临床老年病诊断治疗学

（上）

倪小青等◎主编

吉林科学技术出版社

图书在版编目（CIP）数据

临床老年病诊断治疗学 / 倪小青等主编. -- 长春：
吉林科学技术出版社，2017.8
ISBN 978-7-5578-2959-9

Ⅰ．①临… Ⅱ．①倪… Ⅲ．①老年病－诊疗 Ⅳ.
①R592

中国版本图书馆CIP数据核字(2017)第200248号

临床老年病诊断治疗学
LINCHUANG LAONIANBING ZHENDUAN ZHILIAO XUE

主　　编　倪小青等
出 版 人　李　梁
责任编辑　许晶刚　　陈绘新
封面设计　长春创意广告图文制作有限责任公司
制　　版　长春创意广告图文制作有限责任公司
开　　本　787mm×1092mm　1/16
字　　数　400千字
印　　张　17.5
印　　数　1—1000册
版　　次　2017年8月第1版
印　　次　2018年3月第1版第2次印刷

出　　版　吉林科学技术出版社
发　　行　吉林科学技术出版社
地　　址　长春市人民大街4646号
邮　　编　130021
发行部电话/传真　0431-85635177　85651759　85651628
　　　　　　　　　　　　85652585　85635176
储运部电话　0431-86059116
编辑部电话　0431-86037565
网　　址　www.jlstp.net
印　　刷　永清县晔盛亚胶印有限公司

书　　号　ISBN 978-7-5578-2959-9
定　　价　140.00元（全二册）

编委会

主　编：倪小青　毛培军　程文俊
　　　　孙海清　栾　宁　马利平

副主编：买热木古·阿布都热依木　热依拉·牙合甫　卡丽比努尔·雅克甫
　　　　胡晓婧　　　　　　　　侯光友　　　　　　杨　琳
　　　　王　静　　　　　　　　隋凤花　　　　　　崔顺锦

编　委：(按照姓氏笔画)

马　艳	中国人民解放军第 401 医院
马利平	吉林大学中日联谊医院
王　静	大连医科大学附属第二医院
毛培军	中国人民解放军第三二三医院
卡丽比努尔·雅克甫	新疆医科大学第一附属医院
付玉凤	赤峰学院附属医院
乔蕊芳	山东省泰安市中心医院
刘晓欣	牡丹江医学院第二附属医院
买热木古·阿布都热依木	新疆医科大学第二附属医院
孙海清	成都军区总医院
杨　琳	泰山医学院附属医院
胡晓婧	山东省精神卫生中心
侯光友	解放军 89 医院
姚俊秀	成都军区总医院
热依拉·牙合甫	新疆医科大学第二附属医院
倪小青	中国人民解放军第 107 医院
栾　宁	锦州医科大学附属第一医院
崔顺锦	吉林大学中日联谊医院
隋凤花	吉林大学中日联谊医院
程文俊	内蒙古医科大学附属医院

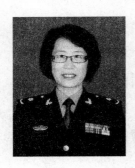

倪小青,女,1967年2月出身军人家庭。系山东省烟台市解放军第107医院高干二科主任、副主任医师及滨州医学院兼职副教授。1992年7月济宁医学院本科毕业、学士学位,同年入伍。现任山东省老年医学研究会老年服务与管理专业委员会常务委员;山东省医学会第五届老年医学分会营养组成员;烟台市老年疾病专业及变态反应专业委员会委员。曾任济南军区疗养医学专业委员会委员。从事老年病专业25年。在老年危重症急救、老年病康复、老年医学保健、心理治疗及生命关怀等方面积累了丰富的临床经验。擅长呼吸及心血管专业,开展多项新技术新业务。发表论文近20篇,其中SCI一篇,影响因子3.73分。获山东中医药科学技术三等奖一项,主编《临床危重症诊断与处理》、《当代疑难病诊疗学》等。曾获济南军区为兵服务先进个人及分部优秀党员、多次获嘉奖及优秀教师及优秀带教教师;所在科室荣立集体三等功、全军为兵服务先进科室及全国三八红旗集体。

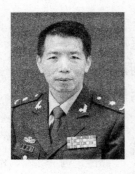

毛培军,解放军第三二三医院内分泌科主任,医学博士,主任医师。陕西省内分泌学会常委,糖尿病学会委员。陕西省国际医学交流促进会内分泌代谢专业委员会常委,军区内分泌专业委员会副主任委员,西北国防医学杂志及中国糖尿病教育与管理杂志编委。长期从事内分泌及代谢病的临床诊治与研究工作,尤其在糖尿病教育与管理模式的探索实践中,跻身国内健康教育领先行列。曾参与国家和军队多项自然科学基金资助课题,获得军队科技成果三等奖2项,省科技成果三等奖1项。发表学术论文30余篇。专业特长:糖尿病早期阶段的康复性治疗、糖尿病慢性并发症的中西医结合治疗、甲状腺疾病、老年医学其他内分泌疑难病症的诊断与治疗、儿童遗尿、顽固性座疮治疗。

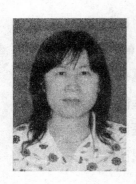

程文俊,女,汉族,1966年出生。内蒙古医科大学附属医院老年病科,主任医师、医学硕士、硕士研究生导师,1990年毕业于内蒙古医学院医学系,获学士学位,同年参加工作,从事内科,2005年于内蒙古医科大学获硕士学位,主攻心血管内科,主要擅长心血管病及老年病的诊断治疗。现任中华医学会心血管分会委员,先后发表本专业论文20余篇,其中中文核心期刊10篇,主持省级科研项目1项,部级科研项目2项。

前　言

老年医学是一门理论与实践相结合的医学,是现代医学科学中的一个重要组成部分,又是现代老年学学科体系中的一个分支学科,是一门研究人体老年期变化、衰老与延缓衰老、老年性疾病防治以及老年保健,促进老年人身心健康的综合交叉学科。因此,老年医学的发展必须紧密地和老年生物学、老年心理学、老年伦理学及老年社会学等学科相联系,才能使老年医学所研究的课题不断更新和提高。编写本书的目的和宗旨就是为广大老年医学研究人员和老年医学教学与临床一线的工作者提供一部理论联系实践的参考书,并为有关人员提供一个深入探讨老年医学的平台,通过共同努力,促进我国老年医学进一步发展与提高。

本书共分为十章,内容涉及老年各系统常见疾病的诊断、救治措施及护理,包括:老年神经系统疾病、老年心血管系统疾病、老年呼吸系统疾病、老年消化系统疾病、老年内分泌与代谢疾病、老年血液系统疾病、老年泌尿系统疾病、老年危重症、护理管理以及老年病护理。针对书中涉及各种老年常见疾病,书中均进行了详细介绍,包括疾病的病因病理、发病机制、临床表现、诊断与鉴别诊断、救治流程、救治关键、救治方案、并发症处理、预后及预防等。

为了进一步提高老年病相关医务人员的诊治水平,本编委会人员在多年老年疾病诊疗经验基础上,参考诸多书籍资料,认真编写了此书,望谨以此书为广大医务人员提供微薄帮助。

本书在编写过程中,借鉴了诸多老年医学相关临床书籍与资料文献,在此表示衷心的感谢。由于本编委会人员均身负一线临床诊治工作,故编写时间仓促,难免有错误及不足之处,恳请广大读者见谅,并给予批评指正,以更好地总结经验,以起到共同进步、提高医务人员临床诊治水平的目的。

《临床老年病诊断治疗学》编委会

2017 年 8 月

前　言

目　　录

第一章　老年神经系统疾病 ……………………………………………………………（1）

第一节　老年脑血管疾病 ……………………………………………………………（1）

第二节　老年帕金森病 ………………………………………………………………（13）

第三节　老年癫痫 ……………………………………………………………………（17）

第四节　老年痴呆 ……………………………………………………………………（20）

第二章　老年心血管系统疾病 …………………………………………………………（27）

第一节　老年心力衰竭 ………………………………………………………………（27）

第二节　老年常见心律失常 …………………………………………………………（37）

第三节　老年心源性猝死及复苏 ……………………………………………………（45）

第四节　老年血压异常 ………………………………………………………………（50）

第五节　老年冠状动脉粥样硬化性心脏病 …………………………………………（57）

第六节　老年心脏瓣膜病 ……………………………………………………………（69）

第七节　老年感染性心内膜炎 ………………………………………………………（79）

第八节　老年心肌病 …………………………………………………………………（87）

第九节　老年心包疾病 ………………………………………………………………（95）

第十节　老年周围血管病 ……………………………………………………………（102）

第十一节　老年心血管疾病诊断方法 ………………………………………………（108）

第十二节　老年心脏起搏器治疗 ……………………………………………………（119）

第三章　老年呼吸系统疾病 ……………………………………………………………（130）

第一节　老年肺炎 ……………………………………………………………………（130）

第二节　老年慢性阻塞性肺疾病 ……………………………………………………（138）

第三节　老年慢性肺源性心脏病 ……………………………………………………（147）

第四节　老年支气管哮喘 ……………………………………………………………（153）

第五节　老年肺结核 …………………………………………………………………（161）

第六节　老年间质性肺病 ……………………………………………………………（163）

第七节　老年肺栓塞 …………………………………………………………………（171）

第八节　老年胸腔积液 ………………………………………………………………（175）

第九节　老年睡眠呼吸暂停低通气综合征 …………………………………………（181）

第十节　老年呼吸衰竭 ………………………………………………………………（189）

第四章　老年消化系统疾病 ……………………………………………………………（197）

第一节　老年食管疾病 ………………………………………………………………（197）

第二节　老年胃及十二指肠疾病 ……………………………………………………（207）

第三节　老年肠道疾病 ………………………………………………………………（220）

第四节　老年便秘 ……………………………………………………………………（223）

第五章　老年内分泌与代谢疾病 ……………………………………………（230）
　第一节　老年糖尿病 ………………………………………………………（230）
　第二节　老年甲状腺疾病 …………………………………………………（240）
　第三节　脂质代谢紊乱 ……………………………………………………（250）
　第四节　高尿酸血症与痛风 ………………………………………………（258）
　第五节　代谢综合征 ………………………………………………………（268）
　第六节　骨质疏松症 ………………………………………………………（276）
第六章　老年血液系统疾病 …………………………………………………（287）
　第一节　贫血 ………………………………………………………………（287）
　第二节　老年白血病 ………………………………………………………（292）
　第三节　骨髓增生异常综合征 ……………………………………………（300）
第七章　老年泌尿系统疾病 …………………………………………………（308）
　第一节　良性前列腺增生症 ………………………………………………（308）
　第二节　老年性阴道炎及雌激素治疗 ……………………………………（313）
　第三节　绝经后泌尿系统症状及雌激素治疗 ……………………………（315）
　第四节　前列腺癌 …………………………………………………………（317）
第八章　老年危重症 …………………………………………………………（325）
　第一节　老年急救 …………………………………………………………（325）
　第二节　多器官功能障碍综合征 …………………………………………（348）
　第三节　老年多脏器功能衰竭的综合救治 ………………………………（359）
第九章　护理管理 ……………………………………………………………（368）
　第一节　护理管理的控制职能 ……………………………………………（368）
　第二节　护理质量管理 ……………………………………………………（375）
　第三节　护理安全管理 ……………………………………………………（393）
第十章　老年病护理 …………………………………………………………（400）
　第一节　老年人常见健康问题的护理 ……………………………………（400）
　第二节　阿尔茨海默病的护理 ……………………………………………（423）
　第三节　血管性痴呆的护理 ………………………………………………（430）
　第四节　脑损害和功能紊乱以及躯体疾病所致的其他精神障碍的护理 ……（435）
　第五节　心境障碍的护理 …………………………………………………（439）
　第六节　失眠症的护理 ……………………………………………………（445）
　第七节　心力衰竭的护理 …………………………………………………（447）
　第八节　心律失常的护理 …………………………………………………（452）
　第九节　高血压的护理 ……………………………………………………（463）
　第十节　稳定型心绞痛的护理 ……………………………………………（467）
　第十一节　急性冠脉综合征的护理 ………………………………………（469）
　第十二节　无症状性心肌缺血的护理 ……………………………………（473）
　第十三节　缺血性心肌病的护理 …………………………………………（475）

第十四节　主动脉夹层的护理 ……………………………………………（476）

第十五节　慢性阻塞性肺疾病的护理 ……………………………………（479）

第十六节　老年肺癌的护理 ………………………………………………（482）

第十七节　胸腔积液的护理 ………………………………………………（488）

第十八节　呼吸衰竭的护理 ………………………………………………（490）

第十九节　肺栓塞的护理 …………………………………………………（493）

第二十节　支气管哮喘的护理 ……………………………………………（497）

第二十一节　睡眠呼吸暂停低通气综合征的护理 ………………………（500）

第二十二节　反流性食管炎的护理 ………………………………………（503）

第二十三节　老年胃肠道肿瘤的护理 ……………………………………（506）

第二十四节　功能性肠病的护理 …………………………………………（511）

第二十五节　肝硬化与肝性脑病的护理 …………………………………（516）

第二十六节　糖尿病的护理 ………………………………………………（520）

第二十七节　高尿酸血症与痛风的护理 …………………………………（526）

第二十八节　老年骨质疏松症的护理 ……………………………………（530）

第二十九节　短暂性脑缺血发作的护理 …………………………………（533）

第三十节　脑梗死的护理 …………………………………………………（534）

第三十一节　脑出血的护理 ………………………………………………（536）

第三十二节　老年肺炎的护理 ……………………………………………（538）

第三十三节　肺结核的护理 ………………………………………………（543）

第三十四节　肾小球肾炎的护理 …………………………………………（545）

第三十五节　尿路感染的护理 ……………………………………………（550）

第三十六节　病毒性肝炎的护理 …………………………………………（553）

参考文献 ………………………………………………………………（560）

第一章　老年神经系统疾病

第一节　老年脑血管疾病

一、短暂性脑缺血发作

短暂性脑缺血发作(transient ischemic attack,TIA)是因颈内动脉或椎－基底动脉系统的一过性脑供血不足,引起受累供血区局灶性神经功能缺失。表现为突发、反复出现的局限性神经功能缺失。每次发作持续数分钟,多在 30min 内完全恢复,不超过 24h。是严重脑卒中明确重要的警告信号

(一)病因及发病机制

1.微栓塞　微栓子主要来源于颈内动脉系统动脉硬化性狭窄处附壁血栓和动脉粥样硬化斑块脱落、胆固醇结晶等。微栓子阻塞小动脉出现脑缺血症状,栓子破碎或溶解移向远端时,脑血流恢复、症状消失。

2.血液动力学改变　原有动脉严重狭窄及梗阻等病变基础上,若较长时间低血压、低灌注时,可出现暂时性脑缺血症状。

3.脑血管痉挛　脑动脉硬化后狭窄血流游涡可刺激血管壁发生血管痉挛。脑血管痉挛所致盗血现象也可以引起 TIA 发作。

4.血液系统疾病　如真性红细胞增多症、特发性血小板增多症、白血病、异常蛋白血症、缺铁性贫血、高脂蛋白血症等,各种原因所致高凝状态都可引起 TIA。

(二)临床表现

1.好发于中老年人(50～70 岁),男性多于女性,常有高血压、糖尿病、心脏病、高脂血症。

2.突发起病,短暂局限脑功能丧失,如黑蒙、失语、失忆或短暂意识障碍。持续数分钟或 20min,症状 24h 内恢复,不留后遗症。可反复发作。每次发作症状相对较恒定。

3.不同血管病变临床表现不同:见表1－1。

表1－1　短暂性脑缺血临床表现

病变血管	症状
颈内动脉	对侧肢体轻偏瘫或单瘫,也可出现偏身感觉障碍 优势半球病变可有发作性失语、失读、失算、言语理解障碍、书写障碍 一过性单眼黑蒙或闪光
椎基底动脉	阵发性眩晕最多见,伴恶心、呕吐 一过性脑干、小脑缺血症候群－复视、眼震、共济失调、吞咽困难、构音障碍和交叉性瘫痪等 猝倒发作少见,表现突然倒地,无可察觉意识障碍,常可立即自行站起 短暂性全面遗忘症(transient global amnesia,TGA):为突发性、一过性记忆丧失,对时间地点定向障碍,发作时不能记忆新事物,但谈话、书写及计算能力保持良好,不伴意识障碍及其他神经系统体征

（三）诊断

1.反复发作短暂脑缺血病史　大多数患者就诊时已无临床症状和神经功能缺损体征,诊断主要根据临床病史特征及相关的辅助检查。

2.实验室检查　血常规、血生化、血脂、血糖、血流变学等。

3.辅助检查

(1)心电图、长程心电图、超声心动图:确定有无心律失常、心源性或胸腔大动脉栓子。

(2)超声多谱勒:了解颈总动脉及其分叉部、颈内动脉处有无血管狭窄、动脉粥样硬化斑。可利用彩色经颅多普勒(TCD)作长程微栓子监测。

(3)神经影像学检查:CT 或 MRI 多正常,部分可见脑内有小梗死灶或缺血灶,弥散加权 MRI 或 PET 可见片状缺血区,也可通过 CT 血管造影和 MRI 血管成像检查患者的脑血管状态。

(4)颈动脉和椎一基底动脉血管造影:进一步明确 CT 血管造影和 MRI 血管成像检查出的血管病变。

4.鉴别诊断

(1)局灶性癫痫:感觉异常、抽搐等症状常按皮质功能区扩展,头颅 CT 或 MRI 检查可发现脑内局限性病灶,脑电图可有局限性痫性放电,抗癫痫治疗有效。

(2)梅尼埃病(Meniere disease):与椎一基底动脉 TIA 相似。表现为发作性眩晕、恶心、呕吐,每次发作持续时间往往超过 24h,伴有耳鸣、耳阻塞感、听力减退等症状。除眼球震颤外,无其他神经系统定位体征。一般多发于年龄较轻患者。

(3)阿一斯综合症(Adams—Stokes):突发头昏、晕倒,多有意识障碍,无或无明显的神经系统局灶性体征,常规心电图检查往往能发现严重心律失常如室上性心动过速、室性心动过速、心房扑动、多源性室性期前收缩、病态窦房结综合征等。

（四）治疗

消除病因、减少及预防复发、保护脑功能。

1.病因治疗　对有明确病因者应尽可能针对病因治疗。

2.预防性药物治疗

(1)抗血小板聚集剂:可减少微栓子发生,一定程度上减少 TIA 的复发。

阿司匹林(ASA)50～325mg/d,晚餐后服用,应用于无溃疡病或出血性疾病者。

氯吡格雷 75mg/d,口服,副作用包括皮炎和腹泻等。

(2)抗凝药:对频繁发作 TIA,特别是颈内动脉系统 TIA 预防卒中。但不推荐常规抗凝治疗。药物,如低分子肝素 4000U,2 次/d,腹壁皮下注射。华法林 2～4mg/d,口服。中药,如丹参、红花、水蛭等。要定期检查凝血功能。

(3)钙通道阻滞剂:对频繁发作 TIA,影像学显示有缺血或脑梗死病灶者防治动脉痉挛。口服药物,如尼莫地平 20～40mg,每日 3 次,西比灵 5mg,每晚 1 次。

(4)脑血管扩张剂及扩容剂:国内使用较广泛,国际上未推荐使用此类药物。

(5)降血脂治疗:对于动脉粥样硬化患者有利于降低卒中事件发生。

3.外科治疗　高度颈动脉狭窄(狭窄 70％～90％)TIA 患者,可考虑颈动脉内膜剥离一修补术。

（五）预后

首次 TIA 未经适当治疗，约 1/3 数年内可能发生完全性卒中。1/3 经历长期反复发作后出现持续脑功能损害。1/3 自然缓解。

二、动脉硬化性脑梗死

脑梗死(cerebral infarction,CI)又称缺血性脑卒中(cerebral ischemic stroke,CIS)。指由于脑部血液供应障碍，缺血、缺氧引起局限性缺血性脑组织坏死或脑软化。动脉硬化性脑梗死是最常见临床类型。

（一）病因、病理生理

主要病因为动脉粥样硬化斑导致管腔狭窄和血栓形成，见于颈内动脉和椎－基底动脉系统任何部位，以动脉分叉处或转弯处多见，如大脑中动脉、前动脉和后动脉的起始部，颈总动脉与颈内、外动脉的分叉处。高血压引起中、小动脉硬化、动脉中膜钙化、弥漫性小动脉硬化及微小动脉玻璃样变性也是动脉硬化性脑梗死的血管病变基础。发病与血脂质代谢异常、内皮细胞受损、高血压、血液流变学、血流动力学等改变密切相关。

病理分期：超早期，1～6h。急性期，6～24h。坏死期，24～48h。软化期，3 天至 3 周。恢复期，3～4 周后，可持续数月至 2 年。

梗死分类：腔隙梗死，所累血管多在 200μm 以下，形成腔隙在 0.5～15mm。大面积脑梗死：约占脑梗死 10%。出血性脑梗死。分水岭脑梗死等。

（二）诊断

1.一般症状

(1)好发于中、老年人。

(2)多有动脉硬化症及高血压病史，或有糖尿病、冠心病、高脂血症病史，以及家族史。

(3)常在安静或休息状态卒中样发病。

(4)前驱症状。可有头昏、头痛、一过性肢体麻木无力等。

(5)先兆症状：反复多次 TIA 发作。

2.临床类型

(1)完全性卒中(complete stroke)：发病后神经功能缺失症状较重较完全，常于数小时内(<6h)达到高峰。

(2)进展性卒中(progressive stroke)：发病后神经功能缺失症状在 48h 内逐渐进展或呈阶梯式加重。

(3)可逆性缺血性神经功能缺失(reversible ischemic neurological deficit,RIND)：发病后神经缺失症状较轻，持续 24h 以上，但可于 3 周内恢复。

3.定位症状与体征表 1－2。

表1-2 缺血性脑血管病定位表现

病变血管	临床表现
颈内动脉	病灶侧失明一对侧偏瘫(交叉性失明一偏瘫二联征)病灶侧 Horner 征一对侧偏瘫(交叉性霍纳一偏瘫二联征)发作性晕厥一偏瘫。精神障碍一偏瘫对侧偏瘫、偏身感觉障碍和偏盲等。主侧半球受累可有失语症
大脑中动脉	主干受累病灶对侧中枢性面舌瘫及偏瘫、偏身感觉障碍和偏盲或象限盲。上下肢瘫痪 大面积额、顶、颞叶梗死可严重脑水肿、高颅内压综合征或发生脑疝 皮质支受损:上半分支表现对侧以面、舌、上肢为重的感觉、运动障碍,主侧尚有运动性失语症。下半分支表现对侧同向性下或上象限盲及感觉性失语、失用等征 深支受累:腔隙梗死多见,纯运动性卒中或感觉运动性卒中"一偏"或"两偏"征 亦可伴偏盲征,主侧半球受累可失语症,非主侧半球受累可体象障碍
大脑前动脉	主干受损:有对侧偏瘫及感觉障碍、精神症状、记忆障碍、意识障碍、二便失禁 皮质支受累对侧下肢皮质型感觉及运动障碍,精神障碍、遗忘、虚构、尿便失禁等 深支受累可致对侧面舌及上肢轻瘫,常有额叶性共济失调主侧半球病变可见上肢失用,亦可出现 Broca 失语
脉络膜前动脉	可表现似大脑中动脉的三偏征及失语症,同侧瞳孔扩大及对光反射迟钝及偏身感觉过敏,忽略症及偏瘫侧血管运动障碍,肢体水肿等
后交通动脉	可产生丘脑外侧、丘脑下部及底丘脑有关症候,如多汗、血管运动障碍、交感神经机能亢进、内分泌障碍及偏侧投掷运动
大脑后动脉	主干受累征可表现为对侧偏身感觉障碍、感觉过敏、丘脑性疼痛及丘脑手,轻偏瘫、偏盲、健忘性失语、视觉失认症等;双侧受损有皮质盲,精神盲及 Anton 综合征 皮质支受累征表现为皮质型偏盲视觉失认、失读症、健忘性失语、记忆障碍等 深支受累征 大脑脚综合征:为同侧动眼神经麻痹,对侧中枢性偏瘫 下红核综合征病变:对侧不随意运动、肌张力增高、运动过度,同侧呈动眼神经麻痹 上红核综合征为丘脑穿通动脉受阻:小脑共济失调、短暂性舞蹈样手足徐动及轻度丘脑型感觉障碍 丘脑膝状体动脉阻塞:对侧偏身感觉障碍、共济失调、偏盲、自发剧痛、暂时性轻瘫及舞蹈样手足徐动动作
小脑后下动脉	病变侧8、9、10脑神经受损征及共济失调,霍纳征及交叉性感觉障碍
小脑前下动脉	病变同侧周围面瘫,霍纳征,小脑共济失调及交叉性感觉障碍,向病侧注视麻痹,伴眩晕、呕吐、眼震
小脑上动脉	病侧小脑共济失调、霍纳征、向病侧注视麻痹,病变对侧偏身感觉呈痛一触分离性感觉障碍
基底动脉	主干完全阻塞则迅即昏迷、四肢瘫痪及多数脑神经受损征,高热,常迅即死亡不全阻塞见各脑神经受损征、交叉性偏瘫征,及小脑动脉与大脑后动脉受累征,尚可出现去大脑强直、闭锁综合征、无动性缄默等意识及肌张力障碍等 双脑桥基底梗死:闭锁综合征,患者意识清楚,四肢瘫痪,不能讲话和吞咽

4.辅助检查

(1)血液:高脂血症,血糖高、血黏度异常、血流变学异常。

(2)颅脑 CT:多数脑梗死病例于发病后24h 内 CT 不显示密度变化,24~48h 后逐渐显示与闭塞血管供血区一致的低密度梗死灶。

(3)颅脑 MRI:能清晰显示小病灶及后脑干的梗死灶,脑梗死数小时内,病灶区即有 MR 信号改变,呈长 T_1、长 T_2 信号。功能性 MRI 如弥散加权 MRI 可于缺血发生后半小时显示长 T_1、长 T_2 梗死灶。

(4)脑血管造影:DSA、CTA 或 MRA 可显示血管狭窄和闭塞的部位、明确病因。

（5）彩色经颅多普勒：可发现颈动脉及颈内动脉的狭窄、动脉粥样硬化斑或血栓形成所导致的血流速度及频谱形态异常，也可用于栓子的监测。

（6）SPECT、PET：可示梗死灶区血流量、代谢降低或消失。

（7）超声心动图检查：有助于发现心脏附壁血栓、心房黏液瘤和二尖瓣脱垂。

5. 鉴别诊断

（1）脑出血：常在活动中起病，发病时血压急剧升高，症状在数十分钟至数小时达到高峰，常有头痛、呕吐、嗜睡、打哈欠、瞳孔不等大等颅内压增高症状，多为均等性偏瘫（内囊），较重的患者可查及血性脑脊液和脑膜刺激征，CT显示脑实质内高密度病灶。

（2）脑栓塞：起病急骤，症状迅速达高峰。常有短暂意识障碍、部分可伴有癫痫发作。常有心脏病史、高血压史、动脉硬化史、手术或外伤史。特别是合并有心房纤颤者应警惕脑栓塞。

（3）颅内占位性病变：颅内肿瘤卒中样起病或颅内肿瘤突发出血，出现局限性神经功能缺失症状时，可能与脑梗死混淆，因此应做较全面的体检。

（三）治疗

1. 提倡超早期治疗（发病后3～6h）。综合保护治疗（针对脑梗死后的缺血瀑布及再灌注损伤应进行综合保护治疗）。个体化治疗。整体化观念（综合考虑脑与心脏及其他器官功能的相互影响）。注重预防性干预（对卒中的危险因素给予纠正措施）。

2. 急性期治疗参考方案

（1）基础治疗：平卧，头部可抬高15°～30°（基底动脉、颈内动脉等大动脉主干闭塞除外）。保持呼吸道通畅，严重缺氧的患者经鼻吸氧（流量2～4mL/min）。监控血糖，当血糖达10mmol/L时需使用胰岛素，注意防止发生低血糖。体温高于38℃，应给予物理降温或相应的药物。吞咽困难或因其他原因不能饮水、进食者，病后48～72h插鼻饲管，以维持营养或保证口服药物治疗，防止吸入性肺炎。

（2）尽量用生理盐水维持水和电解质平衡。

（3）调控血压：缺血性脑卒中急性期，为保证脑的灌注压，原则上不主张降血压治疗。在发病后第一个24h，维持血压在较高水平尤其重要。

（4）对有颅内压增高症状者降低颅内压：①控制液体入量，原则上维持每日300～500mL液体负平衡，保持轻度脱水状态。②渗透性脱水：20%甘露醇或10%甘油果糖，剂量视症状轻重酌定。③严重的颅内压增高可考虑减压手术。

3. 超早期溶栓治疗

（1）入组标准：发病不超过3～6h。年龄<70岁。半年内无卒中和心肌梗死史。发病时血压<185/110mmHg。头颅CT排除脑出血，且无急性梗死的影像学征象。

（2）排除标准：BP>185/110mmHg。房颤。出血性疾病或凝血机制不正常。心包炎、附壁血栓或心肌梗死后室壁瘤。有明确颅内出血史者。30d内有实质性脏器手术史。30天内有外伤史、出血史。90d内有头部外伤史。妊娠、哺乳或30d内有分娩史。严重心、肺、肝、肾疾患，癌肿等。血糖<50mg/dl或>400mg/dl，血小板<10万/mL。头颅CT有异常高密度影，占位效应明显。

（3）溶栓药物：尿激酶（UK）、重组组织型纤溶酶原激活剂（rt-PA）。

尿激酶：静脉溶栓100万～200万U/次。动脉内溶栓50万～70万U/次。rt-PA：

0.9mg/kg,一次性给药总量的 10%,其余静脉滴注 1h。

4.降纤治疗　蛇毒制剂,如东菱迪芙:首日 10BU,溶于生理盐水 100mL 中,1h 内缓慢静脉滴注。第 3 和第 5d5~10BU,静脉滴注。治疗中严密观察纤维蛋白原水平和出血倾向。

5.抗凝治疗

(1)低分子肝素:0.3~0.6mL,1~2 次/d,腹壁皮下注射。

(2)华法林:用药前检查凝血酶原时间及活动度,首日 5~10mg 口服,次日半量,以后根据凝血酶原时间及活动度给予维持剂量(一般为 2.5~5mg),用药期间凝血酶原活动度维持在 20%~40%。

6.抗血小板聚集治疗　确诊为缺血性卒中后可立即开始抗血小板聚集治疗。常用阿司匹林 150~325mg/d(急性期),以后可改为 50~150mg/d。氯吡格雷 75mg/d。

7.其他药物　钙通道阻滞剂、α 受体阻滞剂、抗自由基疗法、抗兴奋氨基酸治疗、改善脑循环疗法、改善脑代谢疗法等。

8.外科治疗　颈动脉内膜切除术、颅内外动脉吻合术、血管内支架置入术、颅内外血管经皮腔内血管成形术等。

9.康复治疗及心理治疗　早期即开始肢体及言语、吞咽、呼吸功能的训练和锻炼,并配合各种理疗、推拿、按摩、针灸等治疗。

三、脑出血

脑出血(cerebral haemorrhage)系指脑血管破裂引起的脑实质出血。分自发性及损伤性两类。通常临床所称脑出血指原发性或自发性脑出血,又分为高血压性脑出血和非高血压性脑出血。老年人脑出血多为高血压脑动脉硬化性脑出血。

(一)病因和发病机制

高血压性脑出血是高血压常伴发穿通动脉(直径 100~300μm 的小动脉)病变,如豆纹动脉管壁透明样变,纤维素样坏死,形成微动脉瘤(直径 300~900μm)。当血压突然升高,这些血管壁薄弱的穿通动脉或微动脉瘤就可发生破裂,脑出血形成脑内血肿,并可继发脑水肿及脑组织移位。非高血压脑出血较少,见于先天性动静脉畸形、动脉瘤、凝血障碍、脑动脉炎、淀粉样血管病、抗凝治疗、溶栓治疗、脑栓塞及肿瘤引起的血管破裂。

(二)诊断

1.临床表现

(1)多发生于 50 岁以上的老年人,疲劳、过度用力和用脑、情绪激动、寒冷等均可诱发,部分病例无明显诱因。

(2)症状

1)头痛:大多数患者有头痛,但必须注意:少量出血及未破入脑室的外囊出血可无头痛,而大量出血引起意识障碍者可掩盖头痛。

2)呕吐:这是脑出血常见症状,由颅内压增高所致,少量出血可无呕吐。

3)意识障碍:基底核外侧型及脑叶出血大多数意识清楚,或仅有轻度模糊,内侧型出血量大者约有 70%出现昏迷,而且多为突起昏迷,少数意识障碍逐渐加深,数日后才昏迷。

4)肢体麻木无力,部分患者癫痫样发作。

（3）体征

1）急性期血压明显增高，多在 180/110mmHg 以上。脉搏多为洪大、有力、缓慢。出血量大、病情危重者常出现呼吸深而慢、鼾声呼吸，严重者呼吸不规则或呈潮式呼吸。部分患者眼底视乳头边缘模糊、视乳头水肿及视网膜出血。若脑出血破入脑室或蛛网膜下腔时，呈颈强直及 Kernig 征阳性。

2）神经系统定位征：高血压性脑出血好发于壳核内囊出血部位为 70%～80%。常见出血部位表现见表 1-3。

表 1-3　高血压性脑出血定位

出血部位	定位表现
壳核内囊	多由大脑中动脉深穿支-豆纹动脉破裂所致，双眼向病侧注视及三偏征（病灶对侧中枢性面、舌瘫及偏瘫。偏身感觉障碍。偏盲主侧大脑半球出血失语症。非主侧半球出血出现顶叶综合征。出血量大，病情严重者出现病灶侧瞳孔扩大及生命体征不稳定等脑疝征象
尾状核	血肿局限时一般无明显定位征，若血肿向后方扩展，累及内囊后肢时，出现对侧轻瘫和感觉障碍。尾核头出血破入脑室，则临床表现类似蛛网膜下腔出血
丘脑	常由丘脑膝状体动脉或丘脑穿通动脉破裂所致，特征性表现病灶对侧偏身深浅感觉障碍，伴自发性疼痛或感觉过度。病灶对侧短暂性轻偏瘫。对侧偏身感觉性共济失调，偏侧舞蹈样不自主运动。主侧半球丘脑出血还可引起丘脑性失语，表现为言语缓慢、重复言语、发音困难、含糊不清、复述较差，但朗读及认读正常。非主侧半球丘脑出血可引起偏身失认症、偏瘫无知症及偏侧忽视症。当出血累及丘脑内侧部、后连合、下丘脑、外侧膝状体时可出现以下眼部体征：双眼上视不能，常处于同时向下或向下方注视，即双眼看鼻尖。瞳孔缩小，光反应迟钝或消失。眼球浮动。霍纳征。双眼向病灶侧注视。同向偏盲
额叶	病侧前额头痛。偏瘫（对侧上肢无力或伴下肢轻瘫），癫痫发作（发作性头眼转向对侧，伴对侧上下肢或面部抽搐），两眼侧视障碍、精神症状、摸索及强握征，主侧半球额下回后部受累时出现运动性失语
顶叶	颞顶部头痛。对侧偏身感觉障碍，Gerstman 综合征（左右定向、手指识别、书写及计算不能），两眼对侧视野同向下 1/4 象限盲，偏瘫无知症和偏身失认症
颞叶	病灶侧头痛，以耳部为中心。感受性失语，颞叶癫痫，两眼对侧视野的同向上 1/4 象限盲
枕叶	头痛位于病侧枕部或眼眶周围。主要体征为视野缺损，视幻觉，视觉失认
小脑	多数表现为突然眩晕、呕吐、枕部疼痛，随后迅速或逐渐出现意识障碍，小脑病损体征（病灶侧肢体共济失调，眼球向病灶侧注视时出现粗大眼球震颤。言语含糊不清、缓慢或呈爆发性言语），枕骨大孔疝（重症大量出血者）
脑桥	交叉性瘫痪，交叉性感觉障碍，双眼向瘫痪侧肢体注视，双侧瞳孔明显缩小，体温增高，或呼吸不规则
脑室	原发性脑室出血罕见，系指脉络丛血管瘤或室管膜下 1.5cm 区域内血管畸形等破裂出血引起的脑室出血。继发性占绝大多数，系指脑实质出血破入脑室。Pia 根据脑室内血肿大小将脑室出血分为三型：Ⅰ型为全脑室积血。Ⅱ型为部分性脑室出血。Ⅲ型为新鲜血液流入脑室内，但不形成血凝块者。Ⅰ型因影响脑脊液循环而急剧出现颅内压增高、昏迷、高热、四肢弛缓性瘫痪或呈去皮质强直，呼吸不规则。Ⅱ型及Ⅲ型仅有头痛、恶心、呕吐、脑膜刺激征阳性，无局限性神经体征

2. 辅助检查

（1）颅脑 CT 扫描：脑 CT 是确诊脑出血最可靠的检查方法，并可直接显示出血的部位，出血量及是否破入脑室或蛛网膜下腔，以及脑水肿，脑移位等改变。脑出血因病期不同，其 CT 改变可有差异，急性期呈现高密度阴影。

（2）颅脑 MRI 扫描：脑出血最可靠和首选的检查方法是 CT，但脑干出血及小脑出血有时因骨质伪影与部分容积效应的干扰，使 CT 显示不清时，可做 MRI 检查。

(3)CTA、MRA、DSA:仅适用于需要查明脑出血的确切病因者。

(4)脑脊液:仅在缺乏 CT 的情况下才考虑,需注意腰穿有发生脑疝的危险。脑脊液压力增高,无色透明,当脑实质内血液破入脑室或蛛网膜下腔者,脑脊液呈血性,蛋白增高。

(三)鉴别诊断

1.脑梗死具有以下特点　①常见病因为动脉粥样硬化。②多于安静时发病。③起病较缓慢。④多无头痛及呕吐。⑤意识清楚。⑥血压正常。⑦颈软、无脑膜刺激征。⑧眼底显示动脉硬化。典型病例根据上述特点可与脑出血鉴别,但大面积脑梗死因有明显头痛、呕吐、昏迷,临床表现与壳核一内囊出血相似,而小量出血因无头痛、呕吐、脑膜刺激征及意识障碍难与一般脑梗死鉴别,需靠颅脑 CT 扫描才能确定,脑梗死 CT 表现为脑内低密度灶。

2.蛛网膜下腔出血具有以下特点　①可发生于任何年龄。②突起剧烈头痛。③颈硬、脑膜刺激征明显。④眼底多有视网膜出血或玻璃体下出血。⑤无偏瘫等神经定位征。根据这些特点可与脑出血鉴别,但蛛网膜下腔出血,有时症状与脑室出血甚相似,需 CT 才能确诊。

(四)治疗

1.一般治疗

(1)保持安静,绝对卧床,保持大、小便通畅、防止大便用力和剧烈咳嗽,以减少血压突然升高而再出血。有意识障碍者,采取侧卧位或平卧时头偏向一侧,避免呕吐物引起窒息有意识障碍不能进食的患者,病初 24～48h 可依靠静脉来补充营养和液体,不宜鼻饲饮食。心功能不全者,因不宜大量静脉补液可早考虑鼻饲。

(2)合理输液:未予鼻饲者输液量一般为 1500～2000mL/d,有发热、多汗、呕吐、腹泻及应用脱水剂时应酌情增加输液量,24h 尿量应保持在 600mL 以上,输液速度不宜过快。

2.控制脑水肿,降低颅内压　对有颅内压增高症状者采取 3 种措施。

(1)控制液体入量,原则上维持每日 300～500mL 液体负平衡,保持轻度脱水状态。

(2)渗透性脱水:20％甘露醇或 10％甘油果糖静脉滴注,剂量视症状轻重酌定。

(3)严重的颅内压增高可考虑减压手术。

3.调节高血压

(1)多数患者血压过高,应给予降血压,防止再出血,但降压不宜过快、过低,只要使血压降到脑出血前原有水平时高一点或维持在 150～160/90～100mmHg。

(2)常用降压药:①利血平 1mg 肌内注射。②硝普钠适用于血压特别高者,用法为 50mg 先用 5％葡萄糖 2～3mL 溶解后,再加入同一溶液 500～1000mL 中静脉滴注,2mg/min,严密观察血压,每 5min 测血压一次,直至血压满意控制后改用其他药物。

4.止血剂　尚无定论,鉴于脑出血后相当长的时间内仍有部分患者继续再出血,因此也可考虑应用止血剂和凝血药。

5.手术治疗

(1)适应证:脑叶出血>30mL,基底节出血>25mL,丘脑出血>15mL,小脑出血>10mL。

(2)方法:微创血肿抽吸术、颞肌下减压术、血肿清除术。见表1-4。

表1-4 高血压性脑出血治疗

出血部位	治疗选择
壳核内囊	出血量 30mL 以内者内科方法治疗出血量 30~50mL,病情中等或内科治疗病情进一步恶化,颅内压增高明显者应手术
丘脑	出血量在 10mL 以下内科治疗,大于 10mL 破入脑室者,按脑室出血处理,未破入脑室者可用立体 CT 定向、穿刺抽吸,结合使用尿激酶溶解血肿(导管置于血肿中央尽量抽出血液,尿激酶 5000U/5mL 注射用水稀释,经导管注入血肿腔,夹闭引流管,以液化残余血块,6~12h 后开放引流,若无血液流出或 CT 扫描已无血块,即不再注入尿激酶)
脑叶	手术适应证:①神经系统缺失症状和体征逐渐加重或无改善者。②血肿量超过 40mL,血肿损害或压迫功能区者,对于神经缺失症状严重及年龄较高者亦可考虑手术,因这种血肿较接近颅骨,手术损伤较轻
小脑	血肿直径大于 3cm,特别是位于中线部位伴有第Ⅳ脑室移位、积血、闭塞、脑积水者应行手术治疗。在开颅清除血肿前,可先作数小时或数天的脑室引流
脑干	脑桥出血最为常见,血肿直径大于 1.8cm 者预后差,死亡率高,有条件者可考虑手术清除血肿或立体定向穿刺抽吸合并应用尿激酶
脑室	出血量少者内科治疗,出血量多及脑脊液循环受阻者,应进行双侧脑室(额角)引流术,一侧冲洗,一侧引流。在脑室引流的同时可行腰穿放脑脊液 1~7mL

6.康复治疗 给予肢体和关节的被动运动以及放置于功能位置,各种康复训练如肢体运动功能、吞咽功能及语言训练。学习新技巧,以弥补缺失的功能,如用左手写字代替右手写字等。

四、蛛网膜下腔出血

颅内血管破裂,血液流入蛛网膜下腔称为蛛网膜下腔出血(subarachnoid hemorrhage,SAH)。老年人的蛛网膜下腔出血多由动脉硬化性动脉瘤所引起。

(一)病因

蛛网膜下腔出血临床分自发性与外伤性两类。自发性分原发性和继发性两种:原发性系指脑底部或脑表面的血管破裂,血液直接流入蛛网膜下腔。继发性则为脑实质出血,血液穿破脑组织流入脑室及蛛网膜下腔。外伤性系颅脑外伤所致。通常临床所称蛛网膜下腔出血指原发性蛛网膜下腔出血。老年人蛛网膜下腔出血最常见病因是脑动脉粥样硬化和颅内动脉瘤。少见病因有动脉炎、肿瘤损坏血管、血液病等。

(二)诊断

1.临床表现

(1)症状:绝大多数(90%以上)突然起病,少数起病较慢。

1)突发剧烈全头痛,或头痛先局部很快波及全头,伴恶心、呕吐。头痛位于一侧者,血管破裂在该侧。老年人可无头痛或程度轻。

2)老年人易出现如幻觉、错觉、妄想等精神症状。

3)部分以突然意识障碍起病,多提示出血量较大。一般在发病时数分钟短暂意识丧失,后意识清醒,但躁动、不安、谵妄。出血量大者昏迷时间长。老年患者更易发生不同程度意识障碍和精神症状。

（2）体征

1）脑膜刺激征：主要体征，表现为颈强直、Kernig 征及 Brudzinski 征阳性，由血液刺激脑膜所致。出血量越大，脑膜刺激征越明显。少数患者病初数小时或深昏迷者可暂无此征。老年患者亦可无脑膜刺激征或程度轻。

2）眼底改变：视网膜前及玻璃体下有片状出血。

3）与动脉瘤有关的体征：①动脉瘤破裂前，多数患者既往有反复发作血管性头痛、局限性头痛病史，可伴有恶心、呕吐、眼肌麻痹、复视、眼球突出、视野缺损、眼眶及面部疼痛。上述症状体征可反复发作。部分患者可有颅内杂音。②动脉瘤定位症状，即动脉瘤压迫或破裂后小量渗漏血液产生局灶性症状，见表 1—5。

表 1—5　脑动脉瘤定位体征

动脉瘤部位	表现
颈内动脉—后交通动脉瘤	视野缺损、眼、颜面部疼痛、第Ⅲ、Ⅳ、Ⅴ、Ⅵ对脑神经麻痹
颈内动脉—大脑中动脉瘤	对侧偏瘫、偏身感觉障碍、失语、幻觉、抽搐
大脑前动脉—前交通动脉瘤	常出现精神症状，包括情绪波动、人格改变、精神运动性兴奋、智力减退 尚可一侧或双侧视力模糊，视野缺损。部分患者出现丘脑症状，如尿崩症、体液调节障碍和脂肪代谢障碍及嗜睡
后交通动脉—大脑后动脉瘤	出现第Ⅲ对脑神经麻痹（病侧睑下垂、眼球外斜、瞳孔散大），病侧眼眶及额部疼痛，部分患者有一过性皮质性黑矇
颈内动脉分叉处动脉瘤	巨大型多见，易发生渗漏性小量出血，表现全头痛，脑膜刺激征，脑脊液中少量红细胞。部分患者轻偏瘫及抽搐

4）偏瘫和偏身感觉障碍：当血液进入脑实质，形成脑内血肿时可出现对侧不同程度的偏瘫和感觉障碍。

5）体温升高：起病一天后逐渐出现体温升高至 37℃～38℃，通常不超过 39℃，一般持续 4～14d，出血吸收热所致。脑室内积血高热是出血影响下丘脑引起。呼吸道分泌物较多，不易咳出者，则高热多与继发性肺部感染有关。

6）心电图改变：最常见是出现高耸或反向 u 波，其次为 ST 段异常（升高或降低）、QT 间期异常（延长或缩短），还可出现高尖 P 波，病理性 Q 波，窦性心动过缓、过速或窦性心律失常，这些改变是由于丘脑下部损害，儿茶酚胺及皮质类固醇分泌增加所致。

7）上消化道出血：严重患者由于脑下部受累，影响交感神经，常引起应激性溃疡，胃肠黏膜血管扩张出血，出现呕血或呕吐咖啡渣样物，黑便。

（3）并发症

1）再出血：病情稳定或好转后再次出现突起剧烈头痛、呕吐、意识障碍、脑膜刺激征、眼底视网膜新鲜出血灶及其他相应的神经系统症状和体征，再出血多发生于首次出血后一个月内，尤其是两周内，其发生机制为首次出血后 7～14d 纤维蛋白酶活性增高，促使原发血管破裂处的血块溶解所致。诱发原因为患者烦躁不安，兴奋激动，大便用力和血压升高。

2）脑血管痉挛：临床上所见到的主要是迟发性痉挛，表现为病情稳定或改善后逐渐出现意识障碍，偏瘫或局部神经系统缺失征，但无上述再出血征。迟发性脑血管痉挛常发生于出血后 4～14d，发生机制可能与脑脊液中氧合血红蛋白、5—HT、TXA_2 含量增高有关。

3）脑积水：有非交通性和正常颅内压性脑积水。

非交通性脑积水:临床表现为逐渐出现颅内压增高症状加重,如淡漠、反应迟钝、头痛加剧、意识障碍加深、颈强直加重。根据发病时间又可分为急性和慢性两种。急性系指病后7d以内引起脑室扩大的脑积水,超过此时间者称为慢性脑积水,急性脑积水多由于第Ⅲ脑室,中脑导水管,第Ⅳ脑室或基底池的血液积聚,使脑脊液循环受阻所致,慢性者多由于中脑导水管及基底池发生粘连。

正常颅内压性脑积水主要症状:①精神障碍,轻者表现为健忘、反应迟钝,重者痴呆。②步态异常,最初仅为走路双腿无力,拖步,以后发展为痉挛步态。③尿失禁,多在精神障碍和步态异常之后出现,多发生于蛛网膜下腔出血后4~6周。④其他体征,包括水平性眼球震颤,锥体外系体征。

2.辅助检查

(1)脑脊液检查:用于无CT设备。轻度蛛网膜下腔出血,因出血量少CT不能显示。出血超过7d,红细胞溶解CT难确诊者。

表现:①压力增高。②血性,出血2~4h内脑脊液红细胞数$5×10^9/L$以上者呈明显红色或血色。4~12h后开始溶血呈橘红色。1.5~3.5d出现胆红素而呈橙黄色,以后逐渐吸收而呈黄色或淡黄色,约历时3周后转为正常,但仍可有较多含铁血黄素吞噬细胞。③白细胞,脑膜受出血刺激而使白细胞轻度增高,可达$50×10^6/L$。④蛋白呈轻度增高,以出血后8~10d最明显。

(2)颅脑CT扫描:这是确定蛛网膜下腔出血的首选辅助检查。①脑池、脑沟及脑室内可见出血的高密度影,在动脉瘤破裂处积血最多。②脑血肿的高密度影。③脑积水。④有巨大动脉瘤时可见钙化的动脉瘤壁。增强扫描可提高阳性率,多数可见一强化的动脉瘤影像。高分辨率CT尚可显示颅内血管影像。

(3)MRI扫描及血管成像:MRI可见出血和动脉瘤影像,而颅脑MRA、CTA及DSA主要用于检测出血原因、确定有无动脉瘤、血管畸形及明确其部位和大小。前两者为非创伤性检查,适用于老年及危重患者。DSA多采用经股动脉穿刺插管法,图像清晰,适用于怀疑脑动脉瘤及需手术治疗者,阳性率85%~90%;少数患者破裂出血后脑血管造影未能显示动脉瘤。

(4)颅骨X线片:20%脑动脉瘤患者可发现动脉瘤壁呈线样、新月形或蛋壳状钙化影。

(5)经颅多普勒:较大动脉瘤时可见颅内血流紊乱或流速及血流方向异常,并可动态监测血管痉挛进展情况。

(三)鉴别诊断

1.高血压性脑出血具有下列特点 ①年龄较大、原有高血压病史。②头痛位于一侧。③起病即有明显脑实质受损定位体征,如偏瘫等,因此容易鉴别。对于蛛网膜下腔出血破入脑实质,脑出血破入脑室及蛛网膜下腔者,因症状、体征相似,需经颅脑CT才可鉴别。

2.脑膜炎与蛛网膜下腔出血的鉴别点 ①起病虽急但非突然。②头痛前或头痛同时就有体温增高等感染征象。③脑脊液呈炎性改变。④CT仅在增强扫描时,脑膜强化改变。

(四)治疗

1.卧床休息4~6周。保持大小便通畅。避免剧烈咳嗽和用力排便。必要予缓泻剂和进食香蕉等通便食物和水果防止便秘。呼吸道感染及咳嗽者应给予抗生素和止咳剂。

2.消除患者紧张、烦躁、激动和头痛,根据病情使用镇静剂和止痛剂,以避免血压增高和再出血。头痛剧烈、躁动不安和血压高者可应用人工冬眠、配合头部降温疗法。

3. 防治心脏并发症及消化道出血。

4. 脱水降颅内压　急性期颅内压增高剧烈头痛,严重者可发生脑疝,必须给予脱水降颅内压。

(1)甘露醇:有效和最常用的方法,剂量按 0.5～2g/kg 计算,15～30min 内用 20％甘露醇静脉注射或快速静脉滴注,用药后 5～15min 颅内压开始下降,2～3h 降至最低水平。具体剂量为 125mL,6～12h 一次。重症 250mL,6h 一次。再出血量大,突然一侧瞳孔散大,呼吸障碍等脑疝表现者,立即给 250mL 快速静脉推注,若用药后情况未见改善,可再给 250mL。

(2)呋塞米:成人 20～40mg,6～12h 一次,有抑制脑脊液生成的作用。适应于以下情况:①心肾功能不全,禁用甘露醇者。②重症患者,单用甘露醇还不能控制颅内高压和消除脑水肿者。③老年患者虽有明显颅内压增高,为避免肾脏损害,20％甘露醇每次仅用 125mL 者。

(3)甘油果糖:250mL 静脉滴注,1～2h 滴完,每日 2 次,和甘露醇交替应用,可维持恒定的降颅内压作用及减少甘露醇用量。

(4)地塞米松:抗脑水肿作用强而持久,并可减轻血液对脑膜的刺激症状及脑膜粘连,但抗水肿作用起效慢,用药后 12～36h 才起作用,并有激发胃出血及感染的扩散。因此是否在出血性卒中的治疗中应用地塞米松,目前意见不一,一般认为轻症不用,危重不伴消化道出血者可考虑使用,剂量为 10～20mg/d,分 2～4 次静脉注射。

(5)白蛋白:胶体物质,兼有脱水及补充营养作用。

5. 抗纤溶药物　纤维蛋白溶解酶原激活因子拮抗剂,抑制纤维蛋内溶解酶原形成,延缓血管破裂处血块溶解,有利于破裂管壁修复,防止出血。亦有认为可引起周围静脉血栓形成和诱发脑血管痉挛及脑梗死,而主张不用。常用药物:①6－氨基己酸,常为首选药物,用法首次 30g 加于 5％葡萄糖液 1000mL 中 24h 静脉滴注,以后 24g/d,连用 2～3 周。②对羧基苄胺(抗血纤溶芳酸,PAMBA)500～1000mg 加于 10％葡萄糖或生理盐水 500mL 静脉滴注,每日 2 次,连用 2～3 周。

6. 脑动脉痉挛的防治

(1)尼莫地平:60～120mg/d,分 3～4 次口服,连用 3 周。或 24～48g/d,24h 连续静脉滴注,连用 10d。

(2)溶栓扩溶疗法:用血浆、低分子右旋糖酐,全血或清蛋白静脉滴注,增加血容量使中心静脉压达 1.33kPa 或毛细血管楔压达 1.87～2.67kPa,血细胞比容维持在 40％左右。

(3)升压疗法:适用于低血压或扩容疗法无效时,用法为多巴胺 7mg/kg 加于 5％葡萄糖液中静脉滴注,使平均动脉压升高 2.66～5.55kPa(20～40mmHg)。扩容和升压疗法是治疗脑血管痉挛的有效疗法,可保证脑的血流灌注,但有加重脑水肿,诱发再出血的危险,应密切注意。

7. 脑积水治疗　轻症用脱水降颅内压疗法,重症需用脑室分流术。

8. γ刀治疗　病因确定为脑血管畸形者,急性期之后可进行 γ刀治疗。

9. 外科手术治疗或介入疗法　颅内动脉瘤一经确诊,首选手术治疗。

(1)手术时机:对动脉瘤破裂后蛛网膜下腔出血病例可通过急性期的积极手术,包括紧急脑血管造影及尽快地直接手术降低死亡率。手术时机取决于以下情况:①患者术前情况。②脑血管造影中有无脑血管痉挛。③颅内压增高情况。④血液流变学变化。

（2）手术的目的：防止或减少动脉瘤出血机会，保持正常脑循环，防止缺血性神经功能障碍。

（3）手术方法

1）间接手术：指载瘤动脉的近端结扎，分急性结扎与慢性结扎两种。此方法的缺点是不能完全防止动脉瘤再破裂，且易产生缺血性障碍。

2）直接手术：行开颅术暴露动脉瘤，对它作各种手术直接干预，如动脉瘤颈结扎、动脉瘤孤立术、瘤壁加固术等。

3）血管内手术：在动脉瘤腔内引入异物，促使瘤腔内产生血栓而闭合。常用方法有肌肉或异物填塞，瘤腔内注射复合胶，动脉瘤内放置可脱离球囊，动脉瘤内钢丝阳极直流电血凝等。

（孙海清）

第二节　老年帕金森病

帕金森病（Parkinson's disease，PD）又名震颤麻痹（paralysis agitans），是老年人中较常见的神经系统变性疾病，临床上以震颤、肌强直、运动迟缓为主要特征，病情可分为原发性和继发性两类，原发性好发于中老年人。

一、病因与分类

1. 原发性 PD　多因素参与，遗传因素使易感性增加，环境因素及年龄老化共同作用。

（1）年龄老化：黑质多巴胺能神经元减少，60 岁以后更明显。

（2）环境因素与毒性暴露：外在环境中某些化学物质可选择性地破坏神经元而诱发 PD，如杀虫剂，除草剂等，重金属铁、锰、铅等有关工业环境暴露作为危险因素。

（3）遗传因素：约 10％PD 有家族史，呈不完全外显率常染色体显性遗传，其遗传易感基因有 CYP2D6B。细胞色素 $P45O_2D_6L$ 型基因突变。谷胱甘肽转移酶 U 基因突变。

目前普遍认为，通过氧化应激、线粒体功能缺陷、钙超载、兴奋性氨基酸毒性、免疫异常、细胞凋亡等机制才导致黑质 DA 能神经元大量变性。

2. 继发性帕金森综合征病因

（1）感染性：如脑炎后、朊蛋白病等。

（2）外伤性：颅脑外伤、拳击性脑病等。

（3）血管性：多发性脑梗死、低血压性休克等。

（4）药物性：如吩噻嗪类药物利血平、抑郁剂等。

（5）中毒性：如汞、一氧化碳、锰、二硫化碳、甲醇、乙醇、毒品等。

（6）其他：如甲状腺功能减退、肝脑变性、脑瘤等。

3. 临床有 PD 症状的疾病

（1）遗传变性性帕金森综合征（包括弥散性路易体病、脊髓小脑变性、Wilson 病、Huntington 病等）。

（2）帕金森叠加综合征（包括多系统萎缩、进行性核上性麻痹、皮质基底节变性等）。

二、病理及发病机制

原发性 PD 主要病变在黑质及黑质纹状体通路,其次为纹状体、蓝斑、中缝核、迷走神经背核、丘脑底核、下丘脑、大脑皮质等。黑质致密部 DA 能神经元大量变性、缺失,胞浆内 Lewy 小体。

三、诊断

1. 临床表现　患者多在 60 岁以后发病,男性略多于女性,起病隐袭、缓慢发展,主要表现为震颤强直、运动障碍三重征。

(1)症状

1)缓慢出现的一侧或两侧肢体震颤、发紧、僵硬感。

2)动作缓慢、笨拙,行走时下肢沉重,不能很快转弯,运动时易疲劳,持久性差,易跌倒,最终卧床不起。

3)强直肌群疼痛,尤以肩周、小腿肌肉、腰肌为甚。

4)其他:语音低钝、情绪低落,主动活动减少,记忆力减退,便秘,小便控制能力差等。

(2)体征

1)震颤:常一侧手部开始,逐渐扩展至同侧下肢及对侧上、下肢,下颌、口唇、舌及头部亦可受累,在静止时出现(静止性震颤),随意运动时减少或消失,紧张时加剧,睡眠时消失。手部震颤以拇指、示指、中指为主,呈搓丸样动作,下肢震颤以踝关节为主。

2)肌强直:多一侧上肢近端开始,以后扩展至全身,强直为伸肌和屈肌肌张力均增高所致,被动运动时因增高的肌张力始终保持一致,所谓阻力均匀,故称为"铅管样强直",若伴有震颤,则如同转动齿轮感,称为"齿轮样强直。"

3)运动障碍:由肌强直及姿势反射障碍所致,表现为随意运动缓慢,动作减少,幅度变小,上肢不能作精细动作,字越写越小,称"写字过小症"。姿势和步态异常:站立时头、躯干向前俯屈,四肢微屈,行走时上肢的前后摆动消失,起步困难,步伐小,但迈步后由于身体前倾、重心前移而越走越快,不能立即停步,称"慌张步态"。面部表情活动减少,常双眼凝视,瞬目动作减少,呈"面具脸"。语音单调、低沉、含糊不清。

4)自主神经紊乱:可有皮脂腺分泌亢进,多汗,唾液分泌过多,便秘,直立性低血压等。

5)眼征:可瞳孔对光反射及眼辐辏反射减弱、会聚麻痹,上视受限。个别有动眼危象,表现发作性眼球固定,上视或向下、并向一侧,瞳孔散大,全身不能活动,持续约数分钟至数小时。

6)精神及智能障碍:可有不同程度的抑郁、焦虑、认知功能障碍、视幻觉等。

2. 辅助检查

(1)实验室检查

1)脑脊液:CSF 压力、常规、生化多为正常,DA 代谢产物 HVA 含量降低。

2)尿:DA 及 HVA 含量降低。

3)基因检测 DNA 印迹技术:PCR、DNA 序列分析等在少数家庭性 PD 患者中可能会发现基因突变。

（2）影像检查

1）颅脑 CT 及 MRI：不同程度脑萎缩改变，但无特异性，可与其他疾病相鉴别。

2）功能显像检测：PET 或 SPECT 与特定放射性核素检测，见 PD 者脑内 DAT 功能降低、DA 递质合成减少，D_2 型 DA 受体活性在疾病早期超敏，后期低敏。

3. 诊断要点 中老年发病、缓慢进行静止性震颤、肌强直、运动障碍及其特殊的姿势和步态，典型的 PD 诊断并不难。

4. 鉴别诊断

（1）老年性震颤特点：①幅度小、频率快。②出现于随意运动中。③肌张力不高。④安坦等药物治疗无效。

（2）特发性震颤：①震颤在随意运动时加重，静止时减轻。②部分病例有家庭史。③肌张力正常。④饮酒可使震颤暂时减轻，普萘洛尔治疗可使震颤减轻。⑤苯海索等药治疗无效。

（3）帕金森综合征以下两点可与 PD 鉴别：①有相应的病因如脑炎、药物、毒物、外伤、脑血管病等病史。②有相应原发病的症状及体征。

（4）其他神经系统变性病并有 PD 综合征

1）橄榄桥脑小脑萎缩（OPCA）疾病：早期即有小脑共济失调，晚期才出现 PD 表现，MRI 显示小脑及脑干萎缩。

2）Shy—Drager 综合征：以自主神经症状最为突出如直立性低血压、性功能障碍及排尿障碍，可有共济失调及锥体束征，PD 症状相对较轻。

3）纹状体黑质变性：表现为运动迟缓和肌强直，震颤不明显，可兼有锥体系、小脑、自主神经症状，左旋多巴疗效差。

4）进行性核上性麻痹：运动迟缓、肌强直，早期即有姿势步态不稳、体姿伸直（与 PD 的躯干前倾不同），核上性眼肌麻痹（垂直注视不能），常有假性球麻痹及锥体束征，震颤不明显，对左旋多巴反应差。

5）弥散性路易体病（DLBD）：有痴呆、幻觉、锥体外系运动障碍，痴呆出现早且迅速进展，可有肌阵挛。

四、治疗

1. 药物治疗 目前仍以药物治疗为主，恢复纹状体 DA 和 ACh 的平衡以减轻症状。

（1）抗胆碱能药物

1）苯海索（安坦，artane）3～6mg/d，分 3 次口服。不良反应：不安、妄想、幻觉、精神错乱、记忆力减退、口干、便秘、小便排出困难、视物模糊等。禁忌证：青光眼及前列腺肥大等。

2）开马君（kemadrin）开始为 7.5mg/d，分 3 次口服。以后可逐渐至 10～30mg/d。不良反应与苯海索相同。

（2）多巴胺释放促进剂：金刚烷胺（amantadine）200mg/d，分 2 次服用。可促进 DA 在神经末梢释放，一般与苯海索合用。不良反应：不宁腿、神志模糊、下肢网状青斑、踝部水肿等。

（3）补充 DA 制剂：通过血脑屏障，多巴胺前体左旋多巴在脑内转变为多巴胺。

1）美多巴（madopar）第 1 周 62.5～125mg，每天 1 次口服，以后每周增加 125mg/d，一般不超过 1000mg/d，分 3～4 次口服。达适宜治疗效果后维持服用。两种片剂：125mg/片（含苄丝肼 25mg，左旋多巴 100mg）和 250mg/片（含苄丝肼 50mg，左旋多巴 200mg）。

2）息宁（心宁美，Sinemet）1 号片 1 片/d，第 1 周用，以后每周增加 1 片/d，达最适宜剂量时维持用。1 号片含卡比多巴 10mg，左旋多巴 100mg。2 号片含卡比多巴 25mg，左旋多巴，2 号片不超过 4 片/d。

常用有息宁控释片（Sinemet CR）和美多巴缓释片（Madopar HBS）可获平稳血浓度，减少每日服药次数。起效缓慢，生物利用度较低，用药剂量要比标准片相应增加 30％，用药次数则相应减少。水溶片有弥散型美多巴，易在水中溶解，吸收迅速起效快（10min 左右），作用持续时间与标准片基本相同，适用于有吞咽困难，清晨运动不能，"开期"一般延迟，"关期"延长，剂末肌张力障碍患者。

多巴制剂副作用：周围性，如恶心、呕吐、低血压、心律失常等。中枢性，如症状波动多为远期并发症，表现为疗效减退或剂末恶化，可改用缓释剂或增加用药次数。或出现"开—关"现象。"开期"指症状突然缓解，"关期"指症状突然加重，在两者之间波动，可试用 DA 受体激动剂，运动障碍，又称异动症，表现类似于舞蹈症，手足徐动症不自主运动或肌张力障碍，可发生在剂峰，剂末或清晨服药前，可调整用药剂量或加用 DA 受体激动剂。精神症状，如梦境、抑郁、焦虑、错觉、幻觉、欣快、轻躁狂、精神错乱和意识模糊等。

（4）DA 受体激动剂：多巴胺受体激动剂有两种类型，一是麦角类，药物包括溴隐亭（bromcriptine）、培高利特（pergolide）、α—二氢麦角隐亭（dihydroergodryptine）、卡麦角林（cabergoline）和麦角乙脲（lisuride）。二是非麦角类，药物有普拉克索（pramipexole）、罗匹尼罗（ropinirole）、批贝地尔（piribedil）、罗替戈汀（rotigotine）和阿朴吗啡（apomoiphine）。

麦角类多巴胺受体激动剂会导致心脏瓣膜病变和肺胸膜纤维化，现多不主张使用，其中培高利特已停用，应从小剂量开始，逐渐增加剂量至获得满意疗效而不出现不良反应为止。其不良反应与复方左旋多巴相似，症状波动和异动症发生率低，体位性低血压和精神症状发生率较高。

（5）抑制多巴胺分解代谢药

1）单胺氧化酶 B（MAO—B）抑制剂：司来吉兰（selegiline，丙炔苯丙胺，Deprengl，优麦克斯，Jumex）为选择性 MAO—B 抑制剂，阻止 DA 降解或增加脑内 DA 含量，与复方左旋多巴合用有协同作用。用量：2.5～5mg，每天 2 次。副作用有口干、胃纳减退、位置性低血压，有消化道溃疡者慎用。

2）儿茶酚—氧位—甲基转移酶（COMT）抑制剂：托卡朋（tolcapone，答是美，Tasmar，柯丹，Comtan，恩他卡朋，Entacapone）通过抑制左旋多巴在外周的代谢，增加左旋多巴进脑量，阻止脑内 DA 降解，常用量 50～150mg/d，分 3 次口服，一般不超过 200mg/d，需与复方左旋多巴合用。副作用有腹泻、头痛、口干、多汗、转氨酶升高等，用药期应监测肝功能。

（6）增强 DA 传导药：脯—亮—甘酰胺（PLG）可加强 DA 的传导，拮抗神经毒物 MPTP 对黑质细胞的损害作用，与复方 L—Dopa 合用有协同作用，用量 400mg/d，静脉滴注。10d 为一疗程。

（7）增加内源性 DA 合成药：烟酰胺腺嘌呤二核苷酸（NADH），间接提高 TH 的活性，增加 DA 的合成。

（8）兴奋性氨基酸释放抑制剂：拉莫三嗪（lamotrigine）能抑制谷氨酸释放而消除其兴奋性神经毒性作用。

2.外科治疗

（1）脑立体定向手术：通过对丘脑外侧核或苍白球的立体定向手术，阻断来自苍白球、红核、前庭神经核和小脑的纤维投向大脑运动区及运动前区发出的冲动,减轻对侧肢体的肌强直和震颤。应用 MRI、CT 影像学技术及电生理技术(微电制图技术进行重点定位)。

(2)细胞移植:将自身肾上腺髓质细胞,尤其是异体胚胎中脑黑质细胞移植到患者的纹状体,以期移植细胞产生 DA,纠正 DA 递质缺乏,改善 PD 症状。

(3)深部脑刺激术(DBS):利用低电压高频刺激丘脑腹中间核(Vim)、丘脑底核(STN)和苍白球(GB),抑制其神经元的活动。

3.康复治疗　对于改善症状有一定作用,包括语言的锻炼,面部肌肉、手部、四肢及躯干的锻炼,步态及平衡的锻炼,以及各种日常生活的训练等。

五、预后

PD 是种慢性进展性疾病,尚无根治方法。疾病晚期常卧床不起。常见直接死因为肺炎、骨折等各种并发症。

(买热木古·阿布都热依木)

第三节　老年癫痫

成年期(20 岁以后)起病的癫痫称晚发性癫痫。60 岁以上发生癫痫者称为老年晚发性癫痫或老年人癫痫(elderly epilepsies)。老年人癫痫多为继发性。

一、病因

老年人癫痫病因分为两大类:

1.特发性癫痫　患者脑部无可解释症状的结构变化或代谢异常。与遗传有较密切关系,在老年人癫痫中此类比例极低。

2.症状性癫痫　老年人癫痫绝大多数为症状性,较常见病因有五种。

(1)脑血管病:各种脑血管病均可发生癫痫,占老年人癫痫 30%～40%,主要为缺血性脑血管病,除急性期可发生外,约 33% 在随后发生。在出血性脑血管病中,癫痫多在急性期发生或为首发症状。

(2)脑肿瘤:老年人癫痫常见病因,癫痫常是脑瘤首发症状,其中以脑膜瘤、脑转移瘤、脑胶质瘤多见。

(3)脑外伤:老年人颅脑外伤伴颅骨骨折、颅内血肿、脑挫伤等,常可伴癫痫发作。

(4)代谢性疾病

1)糖尿病:非酮症性高血糖症、酮症酸中毒、高渗性昏迷等均可引起癫痫发作。

2)尿毒症:尿毒症晚期因水电解质严重紊乱常出现癫痫。

(5)慢性乙醇中毒:乙醇性癫痫在西方国家常见,我国却很少见。

3.隐源性癫痫　临床表现提示为症状性癫痫,但目前的检查手段不能发现明确的病因。

二、发病机制

老年人癫痫发病机制尚未完全明了。目前认为与中枢神经系统抑制性递质 γ－氨基丁酸减少及兴奋性递质谷氨酸增多有关,细胞内钙离子超载以及细胞内外如钠、氯、镁等紊乱也有关系。癫痫发病与遗传有一定关系。

三、诊断

1. 癫痫诊断标准 1981 年国际抗癫痫联盟根据发作时临床表现及脑电图改变对癫痫发作进行分类,沿用至今,见表 1—6。

表 1—6 癫痫发作分类诊断标准

分类		症状
部分性发作(局部起始发作)	单纯部分性发作(不伴意识障碍)	有运动症状
		有体感或特殊感觉症状
		有自主神经症状
		有精神症状
	复杂部分性发作(伴有意识障碍)	先有单纯部分性发作,继有意识障碍
		开始即有意识障碍:①仅有意识障碍。②自动症
部分性发作继发全面性发作		单纯部分性发作继发
		复杂部分性发作继发
全面性发作(两侧对称性发作,发作起始时无局部症状)		失神发作
		肌阵挛发作
		阵挛性发作
		强直性发作
		强直—阵挛发作
		无张力性发作
未分类发作		

2. 老年人癫痫特点

(1)多为症状性,临床发作形式大部分为部分性发作,其中以单纯部分性发作为主,极少数人表现为复杂部分性发作,几乎无失神发作。

(2)老年癫痫发生与病灶大小及疾病严重程度不一定呈平行关系,而与病灶发生部位有关,以额、顶、颞叶发生率最高。可能始于局部,以后迅速扩散为双侧大脑半球继发性强直—阵挛性发作,而非原发性强直—阵挛性发作。

(3)老年癫痫发作后朦胧状态:可持续很长时间,至少有 14% 患者超过 24h,甚至可长达一周。发作后麻痹(Todd's palsy)也比较多见,尤其容易发生在脑卒中后癫痫的患者,易与再次脑卒中相混淆。

3. 老年人癫痫诊断要点

(1)癫痫诊断:首先要确定是否是癫痫,其次是明确发作类型,最后尽可能查明原因。

(2)60 岁以上老年人出现 2 次或 2 次以上痫性发作,可诊断为老年人癫痫。脑电图及与之有关的检查是诊断癫痫很关键的辅助检查。老年癫痫的脑电图异常多表现为局灶性慢波活动,而痫性放电则较其他年龄组少见。

(3)明确类型为治疗提供重要依据:症状性癫痫常见原因为脑血管病、脑肿瘤、脑外伤。颅脑 CT、MRI 等对发现这些病因有很大帮助。糖尿病所致者除糖尿病临床表现外,糖耐量试验对诊断均有帮助,其他少见病因如脑寄生虫病,除影像学检查外,血及脑脊液的有关免疫学检查有很大意义。

4. 鉴别诊断 老年人癫痫需与下列疾病相鉴别。

(1)晕厥:晕厥也是短暂意识障碍,常无先兆、无自动症,无强直—阵挛发作规律以及发作后朦胧状态,尽管有时晕厥发作时也可有肌强直和短促肌阵挛,但比癫痫性抽搐的发生要慢一些,开始常先有头晕、恶心,意识丧失前有双眼发黑等症状。老年患者中晕厥重要原因是心源性的,而抽搐本身可诱发心律失常,并导致意识丧失,当体格检查及常规脑电图均是阴性结果,而临床怀疑心源性时,应建议患者做24h动态脑电图及心电图监测,对鉴别诊断有帮助。

(2)短暂脑缺血发作:由于脑血管病是老年人癫痫常见病因,老年人癫痫常见的 Todd 麻痹和较长的发作后朦胧状态,与短暂脑缺血发作鉴别更为困难,尤其是单纯部分性发作与椎—基底动脉缺血发作临床很难鉴别,尽管脑电图有时正常,但癫痫其他发作形式及其他征象有助于鉴别诊断。

(3)偏头痛:癫痫发作后常伴头痛,尤其是强直—阵挛发作,偏头痛的等位症可模拟癫痫发作,但偏头痛持续时间较长,且脑电图无痫样放电等均可鉴别二者。

四、治疗

1.病因治疗 老年人癫痫多为症状性,病因治疗很重要。脑血管病继发癫痫,特别是脑梗死急性期发生者提示预后不良。如病情能稳定好转,癫痫发作控制后可以逐渐停用抗癫痫药物。如卒中后恢复期发生癫痫则需长期服抗痫药。颅内肿瘤患者行外科治疗或放疗、化疗。脑寄生虫病患者则应进行驱虫治疗。

2.抗癫痫药物治疗

(1)一旦老年人癫痫诊断成立,即需进行抗癫痫药物治疗。

(2)药物选择上与其他年龄组无明显差别。原则个性化选药,兼顾考虑患者发作类型、认知功能、药物代谢及经济状况等。

(3)服用方法主张小剂量开始,逐渐加量,以免产生不良反应(表1-7)。

表1-7 常用抗癫痫药剂量、不良反应

药名	常用剂量(mg/d)	有效血浓度(mg/L)	常见不良反应
丙戊酸钠	600~1800	50~100	恶心呕吐,体重增加
氯硝西泮	4~6	0.015~0.05	嗜睡,烦躁
卡马西平	600~1200	4~10	头晕,共济失调,复视
苯妥英钠	300~500	10~25	共济失调,头晕,复视
苯巴比妥	90~300	15~30	嗜睡,烦躁,皮疹
扑癫酮	750~1500	5~15	嗜睡,烦躁,皮疹
托吡酯	50~200		嗜睡,找词困难,学习下降
奥卡西平	600~1200		低钠血症,皮疹
加巴喷丁	900~1800		较少
拉莫三嗪	100~300		皮疹,攻击行为,易激惹
左乙拉西坦	1000~4000		较少

(4)长期用药需定期复查血象、尿常规及肝肾功能。有条件者应定期进行血药物浓度监测。由于老年人癫痫中有脑的损害和年龄有关的变化,因此,老年人的药代动力学的敏感性增高,药物浓度治疗范围的上限应该向下调整。

3.癫痫持续状态治疗 老年人癫痫持续状态,在给氧防护同时静脉注射地西泮10~20mg,其速度不超过2mg/min,大部分患者有效。用药有效而复发者可给予地西泮于0.9%生理盐水500mL中,24h总量不超过100mg缓慢静脉滴注。应特别注意老年患者呼吸、意识、血压的改变。

五、预防保健

老年癫痫患者应避免做发作时可带来危险的活动和工作,如游泳、驾驶车辆、空中作业等。祛除已知诱发因素,如睡眠缺乏、过度疲劳、高度紧张、过度饮酒和酗酒者突然戒酒等。应说服患者长期规律服药,生活规律及适当体育锻炼。

(付玉凤)

第四节　老年痴呆

痴呆(demantia)是在意识清晰的情况下全面持续性的智能障碍,是获得性进行性认知功能障碍的综合征。所谓获得性是与先天性精神发育迟滞相区别,持续性(数月以上)是指应排除急性脑损伤、代谢、中毒等病变所致的意识错乱,智能障碍表现为不同程度的记忆障碍、语言障碍、视空间功能障碍、人格异常及认知能力下降。认知能力包括计算力、判断力、想象力、创造力、思维能力、综合能力、分析解决问题能力等。智能障碍导致患者的生活自理及行使社会职责能力明显减退。

痴呆的发病率和患病率随年龄增长而增加,痴呆病因通常包括变性性和非变性性,前者如阿尔茨海默(Alzheimer)病、Pick 病、路易体痴呆等,后者包括血管性痴呆、感染性痴呆、外伤性痴呆等。老年期尤以 Alzheimer 病、血管性痴呆最为多见,故在本章中着重阐述,其他类型的痴呆仅在鉴别诊断中简单介绍。

一、Alzheimer 病

阿尔茨海默病(Alzheimer's disease, AD)由 Alois Alzheimer 于 1907 年首先报道。国际疾病分类诊断标准第 9 次修订(ICD-9)将本病 65 岁前起病者称为早老性痴呆,65 岁以后发病则称为(Alzheimer 型)老年性痴呆,但两组的病理和临床过程相同,故而 ICD-10 中将其通称为阿尔茨海默病。国内统计 65 岁以上人口中 2%～3%患有 AD,且发病率随年龄增加而增高,女性略多于男性。

(一)病因和发病机制

病因及发病机制尚未确定,可能与多种因素有关。

1. 遗传　研究证实,人体第 1、14、19、21 号染色体上都存在有与 AD 相关基因位点,约 15%AD 为常染色体显性遗传。

2. 外伤　反复头部外伤可能是产生 AD 危险因素,如从事拳击运动可产生痴呆,患者脑部可观察到 AD 特征性病理改变如神经原纤维缠结等。

3. 中毒　在 AD 患者神经元胞核中常有铝沉积,实验发现铝可导致神经原纤维缠结。兴奋性毒素如谷氨酸盐可能诱导神经细胞死亡。

4. 感染　AD 与亚急性海绵状脑病(CJD)、库鲁病(Kurn)等已证实由慢病毒感染所致的疾病在临床和病理上有相似之处。

5. 神经递质改变　海马和皮质的胆碱能神经元递质功能紊乱被认为是记忆障碍等认知功能减退的重要原因。5-羟色胺、γ-氨基丁酸等非胆碱能递质也有不同程度下降。

6. 其他　病理检查发现 AD 患者脑内老年斑周围有小胶质细胞增生,为炎性免疫反应的改变,"慢性炎症学说"可能与炎症因子、免疫调节异常有关。实验研究显示钙失调、胆固醇水平升高可能是 AD 形成诱因。长期暴露于低频电磁场人群 AD 患病率较高提示发病与环境因素关系密切。

（二）病理

广泛大脑皮质萎缩，脑沟增宽，脑室扩大，以额、顶、颞叶尤为严重，海马显著萎缩。显微镜观察：皮质神经元减少，星形胶质细胞增生，皮质下白质可出现继发性脱髓鞘。特征性的变化为神经原纤维缠结（neurofibrillary tangles，NFT）、老年斑、颗粒空泡变性及血管壁淀粉样蛋白（Aβ）沉积。

（三）诊断

1. 临床表现

（1）症状

1）本病起病隐袭、缓慢进行性发展。

2）首发症状常为记忆力障碍，尤其以近事遗忘明显。继而出现远期记忆障碍、视空间功能受损、命名障碍等，早期人格尚完整，简单工作和社会活动仍能胜任。

3）继续进展可出现精神症状和广泛认知功能障碍，如失语、失用、失认等，部分日常生活需照顾。至疾病晚期，智能严重衰退，大小便失去控制，生活完全不能自理。

4）死亡原因多为全身衰竭和继发性感染。

（2）体征

1）疾病早期神经系统检查无异常发现，

2）疾病进展到一定时期，易引出抓握反射和吸吮反射，活动明显减少或缄默，步履不稳与步幅减小，可查及强直（肌张力增高）、运动减少等锥体外系受累的征象，偶见肌阵挛和舞蹈样多动。

3）晚期患者立行不能，四肢蜷曲，卧床不起。

2. 辅助检查

（1）血液、脑脊液无明显异常。

（2）脑电图：正常或呈弥漫性慢波，但无特异性。

（3）诱发电位：部分患者听觉诱发电位潜伏期延长，事件相关电位（P300）可区分皮质型和皮质下型痴呆。

（4）CT：呈脑萎缩改变，以额颞区明显。可用于排除脑梗塞、脑积水及硬脑膜下血肿等可引起痴呆的疾病。

（5）MRI：除了应用于鉴别诊断外，还可用来测量海马体积，患者海马多明显萎缩。

（6）PET：FDG－PET 或 ^{15}O－PET 显像表现为额叶、顶叶、颞叶葡萄糖代谢减少，脑氧利用（$CMRO_2$）降低，而该区域的脑血流无明显下降，呈代谢/血流分离现象。目前 FDA 已批准 Florbetapir F18 注射液用于评估阿尔茨海默病和其他原因发生的认知障碍。该药为 β－淀粉样蛋白显像剂，它能与阿尔茨海默病标志性的淀粉样蛋白斑块结合，通过正电子发射断层扫描平均敏感度为 95%，为该病的诊断和研究提供有力支持。

3. 神经心理学检查常用的检查量表

（1）简易精神状态量表（MMSE）：是国内外应用最广泛的认知功能量表，主要用于 AD 的筛查及认知功能障碍严重程度的评估。其优点是操作简便、耗时短，适用于老年人群和流行病学调查等大样本研究，缺点是一些项目设计相对简单，对于轻度和极重度的 AD 患者不够敏感，训练效应及年龄、受教育程度、文化背景等因素对结果有影响。

（2）日常生活能力量表（ADL）：主要用于评估老年人伤残程度或需要帮助的程度。AD协作研究组（ADCS）将其改良为两个版本（ADCS－ADL19），包括了主要的基本日常生活能力，适用于严重的AD患者。而由23个项目组成的版本（ADCS－ADL23）包括了更复杂的生活能力，适用于轻、中度AD患者的评估。该量表受诸如年龄、性别、肢体运动障碍以及其他伴随疾病（肺气肿、心脏病）等因素的影响。

（3）神经精神科问卷（NPI）：是目前应用广泛的神经行为评定量表，评定痴呆患者的精神行为症状。

（4）AD评定量表－认知部分（ADAS－cog）：是AD患者专用的认知功能损害的量表，该量表最主要用于AD患者药物疗效的评估，被认为是评价中轻度AD疗效的"金标准"。但对痴呆早期和晚期患者的认知评价不够敏感，也不能用于痴呆病因的鉴别诊断，部分项目需要受试者有一定的阅读书写能力。

（5）临床痴呆评定（CDR）、总体衰退量表（GDS）和功能评定分期量表（FAST）：主要用于全面评估痴呆患者的功能减退，也可用于临床试验时对痴呆病程的分期，描述痴呆的严重程度。

（6）Hachinski缺血量表（HIS）：多用于帮助AD和血管性痴呆（vascular dementia，VD）的鉴别。

（7）其他：此外还有严重损害量表（SIB）、临床总体印象量表（CGI）、AD协作组－临床医生对病情变化总体印象（ADCS－CGIC）、AD行为病理症状（BEHAVE－AD）、AD相关生活质量（ADRQL）、AD生活质量（QOL－AD）、进行性衰退量表（PDS）等多种量表，均需根据不同测试人群和研究目的进行选择。

4. 诊断标准 AD确诊只能通过组织病理学的方法，即脑组织活检或尸检而得到证实，本文节选目前应用较多的1984年NINCDS－ADRDA制定诊断标准。

（1）AD临床诊断标准：通过临床检查确定痴呆，如应用MMSE、Blessed痴呆量表等收集资料，通过神经心理学检查验证。两项或多项认知功能的恶化。进行性记忆或其他认知功能的恶化。无意识障碍。40～90岁发病，最常见于65岁以后。没有可导致进行性缺陷的全身性疾患或其他脑部疾病（表1－8、表1－9）。

表1－8　AD临床评分

· Hachinski 评分法	项目	评分	项目	评分
AD<4分，VD	急性起病	2	情感不稳定	1
>7分	阶梯状恶化	1	高血压史	1
	波动性病程	2	卒中史	2
	夜间精神错乱	1	伴动脉硬化	1
	人格保持良好	1	局灶性神经系统症状	2
	抑郁	1	局灶性神经系统体征	2
	躯体疾患	1		
· 改良 Hachinski 评分				
AD<2分，VD>5分急性起病		2	CT	
	有卒中病史	1	孤立病灶（低密度）	2
	神经系统症状	2	多发病灶（低密度）	3
	神经系统体征	2		

（2）AD诊断标准：由上述标准加上从活检或尸检所获得的组织病理学证据。

2011年美国国家衰老研究所（National Institute of Aging，NIA）和阿尔茨海默病学会（Alzheimer's Association，AA）对前述诊断标准进行了修订（表1-9），将AD视为包括轻度认知损害（mild cognitive impairment，MCI）在内的连续疾病过程，并将生物标志纳入诊断标准中，但此标准尚未能提出具有可操作性生物标记物诊断分界值。

表1-9　NIA-AA阿尔兹海默病（AD）诊断标准

符合痴呆诊断标准，并具备以下特征：

A. 隐袭起病。症状数月或数年内渐进发展，而非数日内突然发生。并且

B. 通过报告或观察有明确认知功能下降病史。并且

C. 病史和检查有明显认知缺损，表现以下两种类型之一：

a. 遗忘：学习能力及近期所学信息回忆能力受损。至少具备一项前面定义的其他认知领域功能损害

b. 非遗忘

语言障碍：最明显的是找词困难，也可能出现其他认知内容损害

视觉障碍：最明显的是空间认知，包括物体失认、面孔失认、视觉图像组合失认和失读症，也可能出现其他认知内容损害

执行功能障碍：推理、判断和解决问题能力受损，及其他认知内容损害

D. 有以下情形不应使用很可能AD诊断：

a. 存在时间上与认知损害发生或加重相关卒中病，或多发或广泛梗死或严重白质高信号负荷

b. 有路易体痴呆突出特征

c. 行为变异型痴呆（bvFTD）突出特征

d. 语义变异型原发性进行性失语或非流利型/语法缺失变异型原发性进行性失语

e. 可用其他伴随神经系统疾病或影响认知功能药物使用解释不同确定性水平

确定衰退：基于知情者提供信息和正式神经心理学测试或标准精神状态检查证明

很可能AD，突变基因携带者符合很可能AD的核心临床标准，存在（APP，PSEN1或PSEN2）遗传突变增加了AD病理原因的可能性。apoEε4等位基因纳入此类的特异性不充分

很可能AD伴AD病理生理学过程

符合很可能AD核心临床标准的人群中生物标志物可以增加是AD病理生理学改变所致临床综合征的可能性。目前不提倡常规诊断中使用AD生物标志物测试，主要基于以下原因：①核心临床标准在大多数患者中具有很好的诊断精确性。②还需要更多的研究确定生物标志物的标准。③不同场所生物标志缺乏标准化。④社区机构的生物标志可获得性存在很大的差异。以下三种情况使用生物标志物可能增加AD病理生理学诊断的确定性：调查研究、临床试验和可获得并能被医生合理的评价

非典型病程

符合AD型痴呆认知损害的特征，或者突然发病，或是缺少充分的病史或客观认知测试结果肯定认知功能的进行性减退

混合表现

符合AD的核心临床标准，但存在：①证据显示有共存脑血管疾病，存在时间关联的卒中史或存在多发或广泛梗死或严重白质高信号负荷。或②存在DLB的特征。或③其他神经疾病、非神经疾病或影响认知的药物使用能够解释

可能AD伴AD病理生理学过程

此分类是为符合非AD的痴呆临床标准而AD病理生理学生物标志物阳性的患者而设，如患者符合LBD或FTD的临床诊断标准，但AD生物标志物阳性或尸检结果符合AD的病理学诊断标准

（四）鉴别诊断

1. 血管性痴呆　多有脑卒中病史，认知障碍发生在脑血管事件3个月内，神经系统体检和影像学检查提示脑血管病病灶，常用Hachinski缺血量表鉴别，Loeb（1988年）对缺血量表进行了修订。有些特殊部位的脑血管病常可导致痴呆，如角回、丘脑前部或旁内侧部等。

2. 皮质下痴呆　如慢性进行性舞蹈病、进行性核上性麻痹及帕金森病痴呆等。帕金森病痴呆常见于帕金森病晚期患者，多先有震颤、肌强直等锥体外系症状，以后逐渐出现痴呆。经

抗震颤麻痹药物治疗后痴呆症状可随神经系统症状好转而有所改善。病理特点为黑质、蓝斑色素脱失，间脑、脑干的单胺能神经元、脊髓侧角等部位可见 Lewy 小体（胞浆内同心圆性嗜伊红包涵体），而在大脑皮质极少出现 Lewy 小体。慢性进行性舞蹈病、进行性核上性麻痹等常伴构音障碍，早期即有肌张力改变、不自主运动等。

3.路易小体痴呆（Lewy body dementia，LBD）　多见于老年人，呈波动性的认知衰退，可有发作性意识模糊和意识清醒间期，常伴有锥体外系症状及锥体束征。病理特点为黑质、蓝斑、Meynert 基底核及整个大脑皮质神经元内均可见路易小体分布。

4.匹克病（Pick disease）　较少见，女性发病率高于男性，主要症状为进行性痴呆，特点为缓慢进展的性格改变及社会性衰退，随后才出现智能、记忆等功能的损害，少数患者可有癫痫。CT 和 MRI 显示额叶和（或）颞叶、顶叶萎缩。病理检查可见明显的叶性萎缩及 Pick 小体（胞浆内细小球形嗜银包涵体）。

5.亚急性海绵状脑病（CJD）　又称为皮质纹状体脊髓变性，初表现行为异常、记忆障碍，以后迅速出现进行性痴呆，常伴有肌强直、肌阵挛，肢体瘫痪、腱反射亢进、共济失调等，脑电图可见阵发性三相波。

6.正常颅内压脑积水（NPH）　多发生于蛛网膜下腔出血、头部外伤和颅内感染后，也有特发性 NPH。临床表现为进行性智力衰退、共济失调步态与尿失禁三联征，CT 或 MRI 提示脑室扩大而腰穿脑脊液压力正常。

7.假性痴呆　老年抑郁症患者在接受精神智能状态检查时可能显示认知功能障碍，但其记忆力改变较痴呆患者突然，且程度较轻，不再发展，按抑郁症治疗可获改善（表 1－10）。

表 1－10　AD 鉴别

	痴呆	抑郁症
	起病	慢	急
	病情经过	情感行为可变动	固定的抑郁
AD 与抑郁症	症状持续时间	长	短
	回答提问	错答	不知道
	对自己评估	未感到能力低下	自感能力低下
	认知障碍	不变	有变动
		痴呆	意识障碍
	起病	慢，进行性加重	急，常可缓解或治愈
	症状	智能低下，低级精神活动保存	全面精神活动降低
AD 与意识障碍	症状波动	不明显	明显
	进展	缓慢	迅速
	体征	无特殊	常有神经系定位征
	脑电图	少特异性	弥漫性慢波

8.其他　AD 尚应与其他可引起痴呆的疾病作鉴别，如脑外伤、脑炎、酗酒、甲状腺功能减退、维生素缺乏等引起的痴呆有明显的病因病史及相关症状，再如神经梅毒引起的痴呆常合并瞳孔异常、共济失调等体征，血清学和脑脊液也有助于鉴别。

（五）治疗

迄今无特效治疗，通过药物治疗可能延缓部分患者病情进展及改善认知功能。

1.乙酰胆碱酯酶抑制剂　该类药物通过减少突触间隙处胆碱酯酶对突触前神经元释放的乙酰胆碱的水解，增加了此处乙酰胆碱的含量，从而改善症状。常用的有多奈哌齐（donepezil,aricept)5～10mg/d。利伐斯的明(rivastigmine)是双重胆碱酯酶抑制剂,开始可用1.5～3mg/d,以后加至6～12mg/d分次口服。加兰他敏也被FDA批准用于治疗轻中度AD,常用剂量为16mg或24mg/d。还有哈伯因(HuperzineA):100μg,每日3次。

2.NMDA受体拮抗剂　近年来兴奋性氨基酸尤其是谷氨酸(Glu)在AD中的神经毒性作用越来越受到重视。NMDA受体为谷氨酸盐受体亚型,美金刚是一种具有中度亲合力的NMDA受体拮抗剂,能通过拮抗NMDA受体而阻断过多谷氨酸盐的释放而改善AD患者的临床症状。由于其具有良好的耐受性和安全性而被FDA批准用于中重度AD的治疗。是第一个在AD和VD方而有显著疗效的NMDA受体拮抗剂。

3.营养和保护神经药物　抗氧化剂、吡拉西坦、麦角类药物、银杏制剂等。

4.其他药物　如降胆固醇药物、罗格列酮、非类固醇类抗炎药和皮质醇类抗炎药、B族维生素等,因这些药物可能降低相关疾病的血管损害,也在临床研究中。

5.免疫治疗

(1)主动免疫,Aβ多肽疫苗刺激产生抗Aβ抗体,促进Aβ清除。

(2)被动免疫,是将体外产生的抗Aβ单克隆抗体应用于患者体内,促进大脑内Aβ转移或清除。

6.基因治疗　将治疗基因(如神经生长因子)转染给靶细胞,再将其移植入脑内,通过其分泌基因产物而达到治疗的目的,此类方法目前尚处于实验阶段。

7.对症及营养支持治疗　根据病情应用抗精神病或抗抑郁药物,如5-羟色胺再摄取抑制剂(SSRI)、氟哌啶醇、劳拉西泮等。进行认知治疗、体育锻炼。加强营养和护理,预防合并症等。

二、血管性痴呆

血管性痴呆(VD)是由脑血管疾病导致的智能及认知功能障碍综合征。

血管性认知功能损害(VCI)指存在临床卒中或亚临床脑血管损伤,引起至少一个认知功能区受损的一组综合征,其中最严重形式是血管性痴呆。VCI组成应包括从轻度认知功能损害(MCI)发展到明显痴呆的所有脑血管疾病相关认知功能损害。血管性因素是老年人群VCI和痴呆重要原因。神经血管单元功能障碍和脑血流量调节机制障碍是VCI进程(从轻度认知功能受损到痴呆)中重要因素。

(一)病因及分类

1.多发性脑梗死性痴呆(MID)较为常见,由多发的、较大的脑动脉梗塞引起,常可同时累及大脑皮质和皮质下组织。

2.单一梗死引起的痴呆　常见于角回、丘脑、额底部及边缘系统等,其中丘脑性痴呆较为多见。单一的大面积脑梗死病灶尤其是额叶和颞叶部位受累者易导致痴呆。

3.小血管病变引起的痴呆　如皮质下动脉硬化性脑病(Binswanger病)、多发性腔隙性脑梗死、脑淀粉样血管病等。

4.出血性痴呆　慢性硬膜下血肿、蛛网膜下腔出血后遗症和淀粉样血管病性脑出血等均可引起VD。

5.脑低灌注状态　如继发于心脏停搏或严重持续性低血压的全脑缺血、缺氧等。

6.混合型痴呆　VD和AD或其他类型的痴呆并存或先后发生。

7.其他　各种脑血管炎和先天性脑血管异常等引起。

（二）诊断

1.临床表现

（1）痴呆的精神症状，如记忆力差、计算力、定向力减退。根据病变部位不同可出现各种相关神经精神症状，如大脑优势半球皮层病变可能出现失语、失用、失读等症状，皮质下病变可能出现相应的运动、感觉障碍，还可出现幻觉、木僵、淡漠等精神症状。MID痴呆病程多呈阶梯式进展，每次发作后可残留一些神经精神症状，反复发作叠加，直到智能全面衰退。

（2）血管病继发的神经损害症状。单一脑梗死多急性起病，常伴明显的神经系统受损症状和体征，如瘫痪、失语等。

2.辅助检查

（1）血液检查：多有血液流变学异常如血黏度、红细胞比容、纤维蛋白原增高及血小板聚集率升高等，此外还常伴有血脂、血糖升高。

（2）经颅多普勒超声（TCD）：可了解颅内血管有无狭窄、闭塞及狭窄程度。

（3）头部CT和MRI：可显示单个或多个梗死或出血灶，常伴有不同程度的脑室扩大、白质疏松等，MRI还可显示CT难以分辨的微小病灶。

（4）正电子发射断层扫描（PET）：显示脑血流和脑氧利用减低呈局灶性，且与某一特定动脉分布区有关，相应病灶葡萄糖代谢降低，代谢与血流减低呈对应性。

3.诊断标准　目前公认诊断血管性痴呆必须具备3个条件。

（1）临床上必须有痴呆症状。

（2）有患脑血管病证据，包括病史、体格检查及影像学等证据或经神经病理检查证实。

（3）痴呆必须与脑血管病有关，即应在脑血管病发生后3个月之内出现。

（三）鉴别诊断

1.脑血管病引起的神经精神症状　如各种失语、谵妄、幻觉等，但这些症状持续时间一般较短，可随着脑血管病变改善而好转甚至消失，而且症状单纯，不伴其他认知功能障碍。

2.与Alzheimer病、假性痴呆及其他可引起痴呆的疾病作鉴别，详见前部分。

3.CADASIL（常染色体显性遗传性脑动脉病伴皮质下梗死和白质脑病）　多见于青壮年，常有家族史，除痴呆症状外还有反复发生的短暂脑缺血发作、皮质下缺血性梗死和腔隙性梗死，常伴有偏头痛、抑郁等，MRI可见皮质下多发的小梗死灶，脑或皮肤活检可见血管壁增厚、血管平滑肌中层细胞嗜锇颗粒沉积，目前本病可通过基因诊断来鉴别。

（四）治疗

目前尚无特效治疗，关键在于对脑血管病的预防和治疗，及时发现并控制脑血管病危险因素，如高血压、高血糖、高血脂等。可选用改善脑循环、营养和保护神经类药物如二氢麦角碱类、钙通道阻滞剂、吡拉西坦、维生素E等，研究表明胆碱酯酶抑制剂如多奈哌齐对血管性痴呆也有较好疗效，还可根据病情适当应用抗抑郁、抗焦虑、镇静、安眠等药物对症治疗，此外，心理治疗、语言训练及营养支持疗法亦很重要。

（付玉凤）

第二章　老年心血管系统疾病

第一节　老年心力衰竭

　　心力衰竭(heart failure)是老年人常见而又难治的临床综合征,是各种心脏疾病发展到终末期的共同改变,其患病率和死亡率一直居高不下。据美国国立健康统计中心的资料,纽约心脏病协会(NYHA)心功能分级Ⅱ～Ⅲ级者年死亡率为15%,Ⅳ级者年死亡率高达50%。近年来,随着各种心血管疾病治疗新技术、预防措施的出现,心血管疾病患者生存率大幅提高,心力衰竭的发病率也出现明显的上升趋势。在西方国家,心力衰竭患病率在1.5%～2.0%,美国每年新发心力衰竭病例40万,心力衰竭患者总数约500万。在欧洲每年新发心力衰竭58万,心力衰竭患者总数约650万。有研究表明,我国35～44岁、45～54岁、55～64岁和65～74岁年龄组的心力衰竭发病率分别为0.4%、1.0%、1.3%和1.3%。因此,可以预测,随着我国人口老龄化的加速,以及高血压、冠心病等心血管疾病发病率的上升,我国人群中心力衰竭的患病率和患患者数将呈显著上升的趋势。

一、定义及分类

（一）心力衰竭的定义

欧洲心脏病学会(ESC)2008年的心力衰竭定义:心力衰竭是一种临床综合征,患者具有以下特点:①典型的心力衰竭症状:在休息或运动时出现气短、呼吸困难、乏力、疲劳或踝关节肿胀。②典型的心力衰竭体征:心动过速、呼吸急促、第三心音、心脏杂音、肺部啰音、胸腔积液、颈静脉压力增高、外周水肿、肝大、腹水及恶病质等。③静息状态下有关心脏结构或功能异常的客观检查证据:心脏扩大、超声心动图可见心脏结构或功能的异常、BNP升高。

2009年美国ACC/AHA"成人心力衰竭诊断治疗指南更新"对心力衰竭作了如下定义:心力衰竭是由于心脏的各种结构或功能的病变使心室充盈和(或)射血能力受损而引起的一种复杂的临床综合征。

其内容至少包括以下四种类型:①既往从未出现心力衰竭的患者发生的急性左心力衰竭(如急性心肌梗死、急性重症心肌炎等所致)。②急性右侧心力衰竭(如右心室心肌梗死、急性大块肺梗死等所致)。③慢性心力衰竭急性失代偿。④慢性心力衰竭。

（二）分类

以往心力衰竭仅按时间分为急性心力衰竭与慢性心力衰竭。后来根据多数专家的共识,将心力衰竭按性质分为收缩性心力衰竭与舒张性心力衰竭。前者主要表现为心脏排血量下降(EF≤45%～50%)并伴有肺、体循环淤血的表现。后者主要表现为收缩期射血功能尚在正常范围(EF≥45%～50%),而因舒张功能不全导致左心室充盈压增高进而出现肺循环淤血,引起一系列心力衰竭的临床表现。最新的心力衰竭按预后进行分类,分为新发心力衰竭(主要指首次出现并有明确病因的心力衰竭)、短暂性心力衰竭(也称一过性心力衰竭,指心力衰竭持续一段时间,经治疗后心力衰竭恢复至代偿期,如急性心肌梗死伴发的心力衰竭)、慢性心力衰竭(指心功能始终处于失代偿所致的心力衰竭)、孤立性心力衰竭(其特点为低心排血量、低血压,伴或不伴右侧心力衰竭的体征,常见的病因为急性肺动脉栓塞、心外科手术后心脏低排综合征等)。

1.急性心力衰竭 指急性发病或急需治疗的心力衰竭。可以是新发生的心力衰竭,或是慢性心力衰竭急性恶化。多数急性心力衰竭(约占70%)是由慢性心力衰竭恶化所致,少数(约占25%)为新发急性心力衰竭,另有5%急性心力衰竭为终末期心力衰竭。

老年人急性心力衰竭常见诱因有:①急性冠状动脉综合征(ACS)和急性心肌缺血。②重度高血压。③快速心律失常。④感染。⑤肾功能恶化。⑥医源性容量负荷过重。⑦贫血。⑧肺栓塞。

2.收缩功能保存的心力衰竭(HFPEF) 也称为射血分数正常的心力衰竭,定义为EF下降或接近正常(EF≥45%~50%)。HEPEF不是一个特异性诊断,它是由多种疾病(排除非心源性因素)引起的一组综合征。一般认为,HEPEF等同于舒张性心力衰竭。心室舒张功能障碍的主要机制是左心室舒张期主动松弛能力受损并延迟,心肌顺应性下降,室壁僵硬度增加,从而导致左心室舒张末期压力增高,心室充盈受限,肺循环淤血。

二、临床表现

1.症状

(1)根据心力衰竭严重程度可表现为劳力性呼吸困难、端坐呼吸、夜间阵发性呼吸困难、休息时呼吸困难及急性肺水肿。

(2)体力下降、乏力及虚弱。

(3)少尿、夜尿增多。

(4)食欲缺乏,恶心、呕吐,上腹饱胀,肝区疼痛,甚至引起剧烈腹痛等,由于胃肠道淤血所致。可导致肝功能不良,长期肝淤血可引起黄疸甚至心源性肝硬化。

(5)头痛、失眠、烦躁、意识淡漠甚至昏迷,由于脑血流下降,脑组织缺血、缺氧所致。

2.体征 心脏扩大、奔马律、交替脉、肺部啰音、体静脉压增高、肝颈静脉反流征阳性、淤血性肝大、低垂部位水肿、胸腔积液、腹水等。

3.老年人心力衰竭特点

(1)老年人心力衰竭症状多不典型,部分患者已处于中度心力衰竭可完全无症状,一旦受到某种因素如感染等可诱发,即可发生重度左侧心力衰竭危及生命。老年人发生急性左侧心力衰竭时,由于心排血量下降造成脑供血不足,多出现脑缺血症状。

(2)老年人常有多种疾病并存,相互影响掩盖或加重心脏病的症状及体征,导致诊断困难。以下情况支持左侧心力衰竭:咳嗽及呼吸困难突然出现或加重。夜间阵发性呼吸困难时肺部湿性啰音异常增多,且随体位而变化。应用血管扩张剂或利尿剂后症状迅速缓解。

(3)评价老年人心力衰竭程度需结合病史、体征、辅助检查资料等综合判断。

(4)老年人心力衰竭时易合并其他器官功能障碍,如肾衰竭、代谢性酸中毒、脑供血不足、低氧血症、电解质紊乱、心律失常等。

(5)老年心力衰竭患者应用利尿剂及扩管药时易导致血压过低而加重心力衰竭。

三、诊断

1.诊断标准 存在两个主要标准或一个主要标准与两个次要标准即可诊断。

(1)主要标准:①夜间阵发性呼吸困难和(或)睡眠中憋醒。②颈静脉怒张或搏动增强。③肺部啰音和(或)呼吸音减弱,尤其双肺底。④心脏扩大。⑤急性肺水肿。⑥第三心音奔马律。⑦非洋地黄所致交替脉。⑧颈静脉压升高>15cm H_2O。⑨循环时间>25s。⑩胸部 X 线示上、中肺野纹理增粗,或见到 Kerley B 线。⑪肝颈反流征阳性。

(2)次要标准:①踝部水肿和(或)尿量减少而体重增加。②无上呼吸道感染的夜间咳嗽。③劳力性呼吸困难。④淤血性肝大,有时表现肝区疼痛或不适。⑤胸腔积液。⑥肺活量降低至最大肺活量的 1/3。⑦心动过速(心率>120 次/min)。⑧按心力衰竭治疗,5d 内体重减少大于 4.5kg。

2.心力衰竭分期诊断 分期是为治疗提供依据。2001 年美国 ACC/AHA 指南将心力衰竭发展分为四期(或称阶段),更好地反映心力衰竭的长期发展变化,很大程度上体现了心血管事件链的理念及早期干预的治疗观念。具体如下。

A 期:患者具有心力衰竭的高危因素,但尚无心包、心肌或心脏血管的结构或功能异常,从未出现心力衰竭的症状和体征。高危因素包括:高血压、冠状动脉疾病、糖尿病、高脂血症、有使用心脏毒性药物治疗史或酒精滥用史、风湿热病史、心肌病家族史。治疗策略主要是控制血压、血糖,改善心肌供血,防治动脉粥样硬化,可采用 ACEI 或 ARB、他汀类调脂药,高血压病患者若无禁忌,可采用 β 受体拮抗剂。

B 期:患者有导致心力衰竭的心脏结构异常,但从未出现心力衰竭症状或体征。例如:可具有左心室肥厚或纤维化,左心室扩张或收缩力减弱,无症状的瓣膜病变,曾发生心肌缺血或心肌梗死。治疗基本同 A 期,如有心肌梗死或左心室射血分数(LVEF)降低,则须用 β 受体拮抗剂。

C 期:患者有结构性心脏疾病并有或曾经有心力衰竭症状。例如:左心室收缩功能不良所致的呼吸困难或乏力,曾经出现心力衰竭症状而经治疗症状消失的患者。治疗上采用以下方案:①短期应用正性肌力药物或奈西立肽。②醛固酮受体拮抗剂。③必要时行心脏再同步治疗、埋藏式心律转复治疗,限钠、利尿。④所有患者血压允许下均应使用 ACEI 或 ARB 和 β 受体拮抗剂。

D 期:患者有严重结构性心脏疾病,尽管经过充分治疗,仍在休息时有明显的心力衰竭症状,需要特殊治疗。例如,因心力衰竭反复住院的患者并且不能安全出院,住院等待心脏移植的患者,在家持续接受静脉输液治疗以缓解症状或使用机械循环辅助设备,接受心力衰竭临终关怀的患者。此期患者仍可使用正性肌力药、奈西立肽联合利尿剂。如上述治疗疗效差,可使用左心室辅助装置。

四、治疗

(一)急性心力衰竭的治疗

1.纠正低氧血症 通过吸氧、无创通气,改善患者的低氧血症,给患者充分的氧治疗。

2.减轻心脏负荷

(1)强效利尿剂如襻利尿剂,减少体液潴留及重要脏器淤血。若使用利尿剂后 1h 内患者的尿量在 500mL 以上,则患者的心力衰竭情况会得到缓解。

(2)扩血管活性药物在血压允许情况下,使用硝酸甘油或硝普钠,扩张静、动脉,减轻心脏前后负荷,改善患者症状。

目前进入临床使用阶段的新药重组脑钠肽,有利尿、利钠作用,可减轻心脏前后负荷,降低肺动脉压力,减轻肺水肿,也用于急性心力衰竭。但2011年《新英格兰医学杂志》发表一项纳入7141例急性左侧心力衰竭患者的研究发现,与安慰剂比较,奈西立肽对急性左侧心力衰竭患者的呼吸困难有改善趋势,但对全因死亡及再住院风险没有显著影响,且显著增加了低血压的发生率,该研究不推荐奈西立肽作为急性左侧心力衰竭患者的常规治疗。

3. 增加心肌收缩力

(1)心力衰竭快心率,特别是快室率心房颤动,或血压偏低,LVEF较低为收缩性心力衰竭,可给予毛花苷C静脉注射。

(2)磷酸二酯酶抑制剂,如米力农或氨力农,有正性肌力作用,可扩张外周血管而减轻外周循环阻力。须在血压许可范围内应用,避免发生低血压反应。

(3)儿茶酚胺类正性肌力药物,主要为β₁受体兴奋剂,包括多巴酚丁胺、多巴胺,可增加心肌收缩力。

多巴胺作为正性肌力药[$>2\mu g/(kg \cdot min)$]用于急性心力衰竭伴有低血压患者。当静脉滴注低剂量[$\leqslant 2 \sim 3\mu g/(kg \cdot min)$]时,可增加肾血流量而增加尿量。但如果无反应,则应停止使用。当剂量$>5\mu g/(kg \cdot min)$时,它也作用于α受体,增加外周血管阻力,即增加左心室后负荷,增加肺动脉压和肺血管阻力,对急性心力衰竭患者可能有害。

(4)正性肌力药左西孟旦。它是一种钙离子增敏剂,可增加心肌收缩力。该药物使心肌对钙离子的结合和解离明显增强,改善心肌收缩及舒张功能。同时具有抑制磷酸二酯酶,增强心肌收缩力的作用。还通过激活ATP敏感的钾通道使血管扩张,减轻外周阻力。左西孟旦可用于因心脏收缩功能障碍所致的有症状的心排血量降低而不伴低血压的患者。欧洲心脏病学会(ESC)2005指南和2008更新指南,以及2009美国AHA指南均将左西孟旦列为治疗急性心力衰竭的Ⅱa类推荐,证据等级为B级。

(二)收缩性心力衰竭的治疗

1. 病因治疗

(1)去除或缓解基本病因:如控制血压、瓣膜手术、血管重建、纠正甲状腺功能亢进、室壁瘤切除等。

(2)消除诱因:如控制感染、纠正心律失常、纠正贫血、电解质紊乱等。

(3)改善生活方式:如低盐低脂饮食、戒烟、控制体重、控制血压、治疗糖尿病等。

(4)避免应用的药物:如Ⅰ类抗心律失常药物,特别Ⅰa类药物,大多数钙通道阻滞剂。

2. 减轻心脏负荷

(1)休息、限制钠盐摄入。

(2)利尿剂

1)所有心力衰竭患者,有液体潴留的证据或原先有过液体潴留者,均应给予利尿剂。NYHA心功能Ⅰ级患者一般不需应用利尿剂。

2)应用利尿剂后心力衰竭症状得到控制,临床状态稳定,亦不能将利尿剂作为单一治疗。应尽早与血管紧张素转换酶抑制剂、β受体拮抗剂及醛固酮受体拮抗剂联合应用。

3)氢氯噻嗪适用于轻度液体潴留、肾功能正常的心力衰竭患者,如有显著液体潴留,特别当有肾功能损害时,宜选用襻利尿剂如呋塞米。

4)利尿剂通常从小剂量开始(氢氯噻嗪25mg/d,呋塞米20mg/d)逐渐加量,氢氯噻嗪

100mg/d已达最大效应,呋塞米剂量不受限制。但2011年的一项研究发现,在急性失代偿性心力衰竭患者中,对呋塞米而言,无论是每12h静脉注射一次还是持续静脉滴注、静脉使用低剂量(与患者以前的口服剂量相等)与高剂量比较(以前口服剂量的2.5倍),对患者的症状及肾功能的改善均没有显著差异。

5)一旦病情控制(肺部啰音消失,水肿消退,体重稳定),即可以最小有效量的利尿剂长期维持,一般需无限期使用。在长期维持期间,仍应根据液体潴留情况随时调整剂量。

使用过程中应防止出现"利尿剂抵抗",即指在尚未达到治疗目标(缓解水肿)时,利尿剂效应已经减弱或消失。出现利尿剂抵抗往往预后很差。可伴发于静脉使用襻利尿剂后引起的急性容量丢失,但更常见的是出现在慢性严重心力衰竭长期使用利尿剂治疗后。

此时可用以下方法克服:①静脉应用利尿剂:如呋塞米持续静脉滴注(1~5mg/h)。②两种或两种以上利尿剂联合使用。③应用增加肾血流的药物:如短期应用小剂量的多巴胺或多巴酚丁胺[2~5μg/(kg·min)]。④增加利尿剂剂量。

(3)血管扩张剂:临床上对慢性心力衰竭的治疗多使用硝酸甘油、异山梨酯等口服药物扩张小静脉而减轻心脏前负荷。也可使用动脉扩张剂如α_1受体拮抗剂(乌拉地尔等)、血管紧张素转换酶抑制剂(ACEI)、血管紧张素受体拮抗剂(ARB)扩张动脉减轻血管阻力而减轻心脏后负荷。

(4)重组脑钠肽:有利尿、利钠作用,抗交感神经活性,降低血浆醛固酮和内皮素等作用。可以扩张小动脉和静脉,使肺毛细血管楔压、肺动脉压和循环总阻力下降,即降低了心脏的前后负荷,从而改善慢性心力衰竭患者的血流动力学,提高每搏量和心脏指数。

该药主要用于NYHAⅢ~Ⅳ级并伴有休息时存在呼吸困难、收缩压≥90mmHg的慢性心力衰竭患者。当硝酸甘油应用受限或疗效不佳、正规CHF治疗效果不佳、有心律失常时可优先选用。如合并有心源性休克、存在容量不足的证据、收缩压≤90mmHg、有明显的主动脉瓣膜狭窄、肥厚性或限制性心肌病、缩窄性心包炎、右心室梗死的患者应慎用。建议使用2μg/kg静脉注射后,继以0.01μg/(kg·min)静脉滴注维持,推荐使用24h,不主张超过48h。

3. 增加心肌收缩力

(1)洋地黄类正性肌力药:地高辛是目前应用最为广泛的洋地黄类药物,是目前证实唯一长期治疗不增加死亡率的正性肌力药。推荐应用于所有有心力衰竭症状的患者,特别适用于心力衰竭伴快速心室率的患者,使静息心室率控制于60~70次/min。应与利尿剂、β受体拮抗剂、ACEI和(或)ARB类药物联用。目前多采用自开始即用固定的维持量给药方法,即维持量疗法,0.125~0.25mg/d,对于70岁以上或肾功能受损者,地高辛宜用小剂量(0.125mg,每日1次或隔日1次)。

用药过程中应注意药物不良反应及中毒症状,如胃肠道症状(厌食、恶心和呕吐)、神经精神症状(视觉异常、定向力障碍、昏睡及精神错乱)、心力衰竭症状加重、出现新心律失常。

(2)非洋地黄类正性肌力药:包括磷酸二酯酶抑制剂(米力农、氨力农)及肾上腺素能受体兴奋剂(多巴胺、多巴酚丁胺)。该类药物通过不同机制增加细胞内cAMP浓度,增高Ca^{2+}内流,产生正性肌力作用。由于该类药物长期应用可增加心力衰竭患者的死亡,目前不主张作为长期治疗药物,在慢性心力衰竭加重及难治性心力衰竭时短期使用可缓解症状,帮助患者渡过难关。

(3)钙增敏剂左西孟旦:是一种新正性肌力药物,可通过增加心肌肌钙蛋白对Ca^{2+}的敏感性而增强心肌收缩力。此外,可通过开放 ATP 敏感型 K^+ 通道扩张血管,使肺动脉压、肺毛细血管楔嵌压、总外周血管阻力下降,从而降低心脏前、后负荷,使每搏量、心排血量增加,而心率和心肌耗氧量不增加。能有效地改善心力衰竭患者血流动力学障碍,不影响心肌舒张功能,也不增加恶性心律失常风险。但目前无足够证据表明其可取代传统的正性肌力药品,其远期改善长期生存率,仍需进一步大规模临床试验证实。

4.抗肾素-血管紧张素-酸固酮系统药物

(1)血管紧张素转换酶抑制剂(ACEI):1987 年应用 ACEI 治疗心力衰竭的临床试验(CON-SENSUS),不同于以往应用正性肌力药和血管扩张剂治疗心力衰竭的试验,成功地降低了 27% 的心力衰竭死亡率,奠定了 ACEI 治疗心力衰竭的基础。作用机制主要为:

1)改善血流动力学:①扩张血管,使全身外周血管阻力降低,减轻心脏后负荷。②减少醛固酮分泌,从而减少水钠潴留,降低血容量,减轻心脏前负荷。

2)降低血中儿茶酚胺水平,使慢性心力衰竭患者已下调的 β_1 受体恢复正常。

3)抑制心肌肥厚及心室重构。ACEI 使用原则:①起始剂量和递增方法。治疗前应注意利尿剂已维持在最合适剂量,液体潴留可减弱其疗效,容量不足可加剧其不良反应。应用从很小剂量起始,逐渐递增,直至达到目标剂量。一般每隔 3~7d 剂量倍增 1 次。剂量调整快慢取决于患者临床状况,低血压史、低钠血症、糖尿病、氮质血症以及服用保钾利尿剂者,递增速度宜慢。收缩压 <90mmHg,血清肌酐 >265μmol/L、血钾 >5.5mmol/L 时使用应慎重。②目标剂量和最大耐受剂量。一些研究表明,大剂量较之小剂量对血流动力学、神经内分泌、症状和预后产生更大作用。因此,应尽量将剂量增加到目标剂量或最大耐受剂量,但需依患者血压及临床症状而定。③维持应用:当剂量调整到目标剂量或最大耐受剂量,应终身使用。其良好治疗反应通常要到 1~2 个月或更长时间才显示。即使症状改善并不明显仍应长期维持治疗,以减少死亡或住院的危险性。撤除 ACEI 可能导致临床状况恶化,应予避免。④不同类型 ACEI 的效果和选择均无差别,对临床影响不大。

(2)血管紧张素受体拮抗剂(ARB):大量关于 ARB 药物的临床研究均证实该类药物有治疗心力衰竭作用,多个国家指南均将其作为不能耐受 ACEI 患者的替代治疗药物。其治疗心力衰竭可能机制为:①血流动力学效应:扩张动脉血管,减轻心脏后负荷,抑制醛固酮,减少水钠潴留。②神经内分泌抑制作用:抑制肾素血管紧张素及醛固酮系统活性,降低心 AngⅡ水平,从而延缓心室重塑,防止心力衰竭发生发展,降低心力衰竭死亡率。③ARB 阻断 AngⅡ受体的 AT1 亚型,减少 AT1 受体介导 AngⅡ引起的各种有害作用。同时反射性增高的 AngⅡ将作用于 AT2 受体,并通过此受体发挥心脏保护和改善心功能的作用。

使用建议如下:由于 ARB 类药物没有显示出优于 ACEI 的作用,对于未使用过 ACEI 患者不宜首选。对于可耐受 ACEI 的患者也不宜使用 ARB 替代。注意 ARB 类药物也可引起低血压、肾功能恶化及高血钾。心力衰竭患者对 β 受体拮抗剂有禁忌时,可用坎地沙坦或缬沙坦与 ACEI 合用,但需慎重并防止血压过低。

ACEI 与 ARB 类药联用治疗心力衰竭的问题,目前已经完成为数不多的临床试验,结论不完全一致,总倾向是两者联用可能使心力衰竭患者有所获益。基于几项大型临床研究,特别 CHARM 研究结果,美国食品药品管理局(FDA)正式批准坎地沙坦与 ACEI 联合用于 NYHAⅡ~Ⅲ级的 CHF 患者治疗,推荐初始剂量为 4mg,每日 1 次,直至达到每日 32mg 靶剂量。美国心脏病学会和美国心脏病协会(ACC/AHA)明确指出,对于有心力衰竭症状并且

LVEF≤40％的 ST 段抬高心肌梗死患者可以联合应用 ACEI 与 ARB 进行治疗。

（3）醛固酮受体拮抗剂：主要抑制 RAS 系统醛固酮作用。由于 ACEI 使用过程中存在"醛固酮逃逸现象"，在 ACEI 基础上加用醛固酮受体拮抗剂可进一步抑制醛固酮的有害作用，使患者获益更大。其治疗心力衰竭的可能机制有：抑制心血管重塑。减少胶原在心脏沉着，防止心肌纤维化。增强心肌顺应性。防止低血钾和心律失常。促进一氧化氮合成。

RALES 研究中，用螺内酯（25mg/d）可使有症状的Ⅳ级心功能患者死亡及住院的危险明显降低。该药物耐受性良好，可显著降低重度心力衰竭患者的总死亡率，推荐应用于Ⅱ～Ⅲ级心功能的患者。应与β受体拮抗剂、ACEI 和（或）ARB 类药物联用。使用过程中应监测患者血压、血钾水平，有少数患者出现男性乳房增生症。

5.β受体拮抗剂　CIBISⅡ、MIRIT－HF 及 COPERNICUS 等里程碑式研究奠定了β受体拮抗剂治疗心力衰竭的地位。其作用机制：①抑制心脏和血管重构。②拮抗儿茶酚胺对心肌的毒性作用。③消除儿茶酚胺对外周血管的损害。④上调心肌β受体水平。⑤减慢心率，减少心肌耗氧量，抗心律失常，尤其是降低心源性猝死的危险。

（1）使用原则：①从极低剂量开始，如患者能耐受前一剂量，可每隔 2～4 周将剂量加倍，如前一较低剂量出现不良反应，可延迟加量直至不良反应消失。②起始治疗前和治疗期间患者必须体重恒定，无明显液体潴留（及干体重状态），利尿剂已维持在最合适剂量。如患者有体液不足，易产生低血压。如有液体潴留，则有增加心力衰竭恶化的危险。③确定最大剂量：应尽可能达到靶剂量，如患者不能耐受靶剂量，亦可用较低剂量，即最大耐受量。临床试验表明高剂量优于低剂量，但低剂量仍能降低死亡率，因此如不能耐受高剂量，低剂量仍应维持应用。目标剂量如何确定，目前尚不明确，可参考临床试验所用的最大剂量。因β受体拮抗剂的个体差异很大，因此治疗宜个体化，以达到最大耐受量，但清醒静息心率不宜低于 55 次/min。一旦达到目标剂量或最大耐受量后，一般长期维持并不困难。应避免突然撤药，以防引起病情恶化。如在β受体拮抗剂用药期间，心力衰竭有轻或中度加重，首先应调整利尿剂和 ACEI 用量，以达到临床稳定。如病情恶化需静脉用药时，可将β受体拮抗剂暂时减量或停用，病情稳定后再加量或继续应用。

（2）必须监测的项目：①低血压：为减少低血压的危险，可将 ACEI 或血管扩张剂减量或与β受体拮抗剂在每日不同的时间应用，以后再恢复 ACEI 的用量。一般情况下，不主张将利尿剂减量，因可能引起液体潴留，除非上述措施无效。②液体潴留：常在起始治疗 3～5d 后体重增加，如不处理，1～2 周后常致心力衰竭恶化。因此，应要求患者每日称体重，如有增加应立即增加利尿剂用量，直至体重恢复到治疗前水平。③心动过缓和房室传导阻滞：低剂量β受体拮抗剂不易发生这类不良反应，但在增量过程中危险性逐渐增加。如心率＜55 次/min 或出现二、三度房室传导阻滞，应停用β受体拮抗剂。

（3）制剂选择：①临床试验表明，选择性 β_1 受体拮抗剂与非选择性β兼 α_1 受体拮抗剂同样可降低死亡率和患病率。两种制剂究竟何者为优，目前虽有一些试验，但样本量偏小，力度不够，且使用的是血流动力学等替代终点等，因而尚不足以定论。目前认为，选择性 β_1 受体拮抗剂美托洛尔、比索洛尔和非选择性β兼 α_1 受体拮抗剂卡维地洛均可用于慢性心力衰竭。②ACEI 与β受体拮抗剂使用顺序：2005 年公布的 CIBISⅢ研究发现先用比索洛尔治疗的疗效并不劣于先用依那普利治疗，且安全性无显著差异。因此，在轻中度心力衰竭患者先用 ACEI 还是β受体拮抗剂的问题上，医师可根据患者的具体情况选择首先使用 ACEI 制剂还是β受体拮抗剂。在住院期间开始β受体拮抗剂使用可及时发现和避免β受体拮抗剂相关的不良事件,从而更有效地提高其使用率和患者的依从性,达到早用早受益的目的。多数患者在使用利尿剂和普通剂量的 ACEI 后,只要病情平稳,能平卧,无明显水钠潴留,就应及时开始小剂量β受体拮抗剂治疗,即尽早两药联合治疗。然后采用交错逐步滴定的方式,使β受体拮抗剂和 ACEI 逐渐达到各自最大剂量。

6. 其他药物

(1)伊伐布雷定:该药物选择性抑制窦房结 If 通道,从而减慢患者心率。2010 年 ESC 公布的 SHIFT 研究(收缩期心力衰竭的 If 抑制剂伊伐布雷定治疗临床试验)是迄今规模最大的慢性心力衰竭预后研究,对 37 个国家 6505 例心率≥70 次/min 的中、重度 HF 患者平均随访 23 个月发现,在常规治疗基础上加入减慢心率药物伊伐布雷定,与安慰剂相比,主要终点(心血管死亡或 HF 住院的复合终点)降低 18%,因心力衰竭死亡或住院风险均降低 26%。尽管患者已接受指南推荐的标准治疗,服用伊伐布雷定后其转归仍显著改善,显示伊伐布雷定显著改善慢性心力衰竭患者的预后。

(2)有希望的心肌肌动蛋白激活物:2011 年《Lancet》杂志发表一项研究发现,与安慰剂比较,心肌肌动蛋白激活物 omecamtiv mecarbil(CK-1827452)可显著减少左心室收缩末期容积达 15mL 减少左心室舒张末期容积达 16mL,而没有明显的不良反应,从而认为心肌肌动蛋白激活物可改善心力衰竭患者的心功能,可作为心力衰竭治疗的新药物。

7. 器械治疗

(1)心脏再同步治疗(CRT):CRT 是近年来备受关注的治疗慢性心力衰竭的新方法,它借助于起搏技术使严重的房室传导阻滞或心室内传导障碍患者恢复原有的心脏循环同步状态。一系列大规模、多中心临床试验的初步结果表明,CRT 恢复了心脏电-机械同步,改善了心脏的结构和功能,阻止了心力衰竭的发展,取得了令人满意的疗效,显示出良好的应用前景,目前已成为伴有 QRS 波时限增宽的中重度心力衰竭患者的有效治疗手段。心力衰竭患者晚期因心脏各个部位的收缩不协调,心脏的射血功能降低。心室失同步收缩不仅加重了心室的机械损伤,还可能引起心室分子水平的病理生理改变,加重心室重构的进展。而 CRT 可能通过纠正收缩协调、拮抗神经内分泌激活,在逆转左心室重塑等方面发挥作用。

目前认为可能机制如下:①改善心脏的同步性:CRT 可通过优化房室延迟时间,减少等容收缩时间,减少心室间机械活动不同步。CRT 可以改善室内同步,减少二尖瓣反流,改善血流动力学。②改善神经内分泌紊乱:CRT 治疗可以调节脑钠肽。同时 CRT 治疗能改善患者的心率变异性,使心脏交感神经张力降低,有利于改善左心室收缩功能。③逆转左心室重构:CRT 通过左心室同步机械收缩的改善逆转心力衰竭患者的左心室重构,进一步减少左心室收缩末期和舒张期容积,减少二尖瓣反流。

我国 CRT 治疗适应证的建议(2006 年 4 月中华医学会心电生理和起搏分会组织提出):

Ⅰ类适应证:同时满足以下条件者:①缺血性或非缺血性心肌病。②充分抗心力衰竭药物治疗后,心功能仍在Ⅲ级或不必卧床的Ⅳ级。③窦性心律。④LVEF≤35%。⑤LVEDD≥55mm。⑥QRS 时限≥120ms 伴有心脏运动不同步。

Ⅱa 类适应证:①充分药物治疗后心功能好转至Ⅱ级,并符合Ⅰ类适应证其他条件。②慢性心房颤动患者,合乎Ⅰ类适应证的其他条件可行 CRT 治疗,部分患者结合房室结射频消融以保证有效夺获双心室。

（2）左心室辅助装置：将左心房或左心室血流引入辅助泵体，经泵体驱动血流进入主动脉，完全替代左心泵血功能。经左心辅助后左心室室内张力可降低80％，心肌氧需求降低40％，是纠正顽固性心力衰竭和心脏移植前的一种理想治疗手段。

8.其他治疗

（1）干细胞治疗：干细胞移植治疗的确切机制目前还未完全清楚。可能与新生心肌细胞生成、促进新生血管形成以及旁分泌等多种机制有关。

目前，在心力衰竭中使用干细胞治疗的研究平均使LVEF增加约3％，干细胞移植的疗效除与移植细胞类型（如自体骨髓干细胞、骨髓源性祖细胞、自体外周血干细胞、骨骼肌肌原细胞等）有关外，还与细胞数量、移植时间、移植策略（单次或多次移植）等有关，目前各研究中心尚无统一的标准。干细胞的临床研究还存在诸多问题：如无研究表明哪些细胞最适宜用来进行干细胞移植治疗。干细胞注射方式（如冠状动脉内注射、心内膜下注射）何种最佳尚不确定。临床收益与干细胞移植量无明显相关。缺乏选择性与非选择性干细胞移植效果对比结果。相关剂量范围研究资料不足。缺乏对干细胞移植时间窗的探讨等。因此，未来对干细胞治疗安全性和有效性的探讨，期待更多双盲随机对照研究问世。

（2）基因治疗：2011年《Circulation》杂志发表了一项小规模的研究，发现使用Ⅰ型腺相关病毒介导的肌质网Ca^{2+}－ATP酶基因治疗在12个月时可显著改善心力衰竭患者的6min步行距离、最大耗氧量及左心室收缩末期容积，并显著缩短心力衰竭患者的住院时间，且没有明显的不良反应，从而认为需进一步的大规模研究评价该基因治疗的作用。

（三）舒张性心力衰竭的治疗

舒张性心力衰竭又称为收缩功能保存的心力衰竭（HFPEF）或射血分数正常的心力衰竭（HFNEF）。指由于左心室舒张期主动松弛能力受损，心脏顺应性降低、僵硬度增加，导致左心室舒张期充盈受损、左心室舒张末压增高。临床上具有明显的心力衰竭症状，而LVEF正常或＞45％。HFPEF可先于收缩性心力衰竭发生，可单独存在或两者并存。

1.诊断

（1）临床诊断：①典型心力衰竭的症状或体征。②LVEF正常（＞45％），左心室无扩大。③超声心动图有左心室舒张功能异常证据（左心室松弛异常或充盈受限）：左心室松弛异常表现为二尖瓣E峰的峰值下降，心房A峰速度代偿性升高，E/A比值下降＜1。左心室充盈受限表现为E峰增高、E峰快速下降及E/A比值升高＞2。④超声心动图检查无心瓣膜疾病，并应排除心包疾病、病毒性心肌炎、限制性心肌病等。

（2）中国心力衰竭协会简化标准：①临床存在可导致左心室舒张功能障碍的心血管系统疾病。②有呼吸困难等左侧心力衰竭症状。③体征和X线检查示肺淤血。④左心室不大，LVEF＞50％。

2.治疗　目前尚缺乏关于舒张性心力衰竭的治疗指南。

（1）病因治疗：是治疗的关键。引起舒张性心力衰竭疾病中，高血压、冠心病及心脏瓣膜病具有相对特异的治疗目标，如降压、逆转心室肥厚、瓣膜置换、改善心肌血供等，以预防和改善心肌缺血、心肌肥厚，调整心肌和心肌外结构异常，还应重视危险因素的控制，调整细胞内和细胞外异常等。

（2）对症治疗：原则为降低肺静脉压，减少左心室容量，维持心房收缩，防止心动过速，通过降低心率，增加舒张期时程来减轻肺淤血。利尿剂可以改善症状，但应从小剂量开始。硝酸酯类药物能减少中心血容量,但应防止出现低血压。抑制神经体液活性能够降低左心室舒张期压力,ACEI、血管紧张素Ⅱ1型受体(AT1R)拮抗剂和醛固酮拮抗剂因能逆转心室肥厚,抑制神经体液系统的激活,可用于舒张性心力衰竭的治疗。舒张性心力衰竭患者对心动过速耐受力差,心动过速可加重舒张功能障碍,β受体拮抗剂和某些钙通道阻滞剂可用于控制心率,心率在60～70次/min较为理想。对于舒张性心力衰竭肺水肿患者,如果要用正性肌力药物,必须短期、谨慎。

(3)调节心肌功能异常的治疗:有资料表明一氧化氮供体对心肌具有弛缓效应,降低左心室舒张末压,可能用于舒张性心力衰竭。此外,内皮素拮抗剂可能也有一定作用。

(四)慢性心力衰竭急性加重的治疗

慢性心力衰竭急性加重有三种情况:容量负荷增加,有肺循环、体循环淤血,常伴慢性高血压急性升高。心排量降低致低血压、肾功能不全和(或)休克。上述两种情况并存。此类患者预后较差,6个月内再住院率为50%。12个月死亡率为25%～35%。

促发因素主要有:心肌缺血(通常没有症状),包括心肌梗死,严重高血压,房性、室性心律失常,感染,肺栓塞,肾衰竭等。

1.积极控制诱发因素。

2.氧疗与通气支持,维持氧饱和度在95%～98%的水平。

3.根据收缩压和肺淤血情况,分别选用利尿剂、血管扩张剂和正性肌力药。①如收缩压＞100mmHg,有肺淤血,可应用呋塞米加血管扩张剂(硝酸甘油、硝普钠)。②如收缩压为85～100mmHg,有肺淤血,可应用血管扩张剂和(或)正性肌力药(多巴酚丁胺、磷酸二酯酶抑制剂。③如收缩压＜85mmHg,无肺淤血,也无颈静脉怒张,应予快速补充血容量。④如收缩压＜85mmHg,有肺淤血,应在血流动力学监测下补充血容量,应用正性肌力药和(或)多巴胺或去甲肾上腺素等。

硝酸酯类可缓解肺淤血而不增加心肌耗氧量,应予首选。硝酸甘油和低剂量呋塞米合用,优于单用高剂量呋塞米。硝普钠适用于重度心力衰竭伴高血压危象者。

正性肌力药物应谨慎短期应用。多巴酚丁胺或中等剂量的多巴胺均可用。已在应用β受体拮抗剂的患者,宜用磷酸二酯酶抑制剂如米力农。洋地黄并无治疗心力衰竭急性发作的指征,除非为心房颤动并发快速室率诱发心力衰竭急性加重。

前述的奈西立肽及左西孟旦也可用于慢性心力衰竭急性加重的治疗。

4.原有药物的维持应用和调整

(1)ACEI类:不建议调整ACEI的剂量,如患者出现低灌注导致的肾衰竭,可酌情减量或暂时停用。

(2)β受体拮抗剂:当患者发生心力衰竭的急性加重时,应注意鉴别是否与β受体拮抗剂的应用相关,而做出相应处理。

(3)急性心力衰竭并非应用β受体拮抗剂的指征,除非患者有持续性胸痛且应用吗啡无效。或有进行性心肌缺血、心动过速,可予静脉注射美托洛尔。

(五)心力衰竭合并室性心律失常的治疗策略

心力衰竭患者可并发不同类型的心律失常。室上性心律失常中以心房颤动最多见且与预后密切相关,室性心律失常中主要见于频发室性期前收缩、非持续性及持续性室性心动过速。如果行动态心电图监测,几乎所有心力衰竭患者均可记录到室性心律失常,其中87%可记录到多形及成对室性期前收缩,54％可记录到非持续性室速。研究发现(MERIT－HF 试验结果),在 NYHA 心功能Ⅱ～Ⅲ级的患者中,50％以上的患者死因为心脏性猝死(SCD),其中大部分死于心室颤动。在心功能Ⅳ级的患者中,主要死因是泵衰竭,占 56％,猝死大约占 1/3(33％)。在 Framingham 心脏研究所长达 39 年的随访研究中,无论是男性还是女性,心力衰竭的出现明显增加了心脏性猝死和全因死亡,心力衰竭患者心脏骤停的发生率是普通人群的 6～9 倍。

心力衰竭合并室性心律失常的治疗要点:①对于无症状性室性期前收缩,非持续性室速,抗心律失常药物仅限于 β 受体拮抗剂,不建议用其他抗心律失常药物。β 受体措抗剂可拮抗交感神经,用于慢性心力衰竭患者心脏性猝死的一级和二级预防,可明显减少心力衰竭患者心律失常的发生,纠正电风暴。②胺碘酮是唯一无负性肌力作用的抗心律失常药物,对生存终点呈中性作用,可用于心力衰竭伴症状性快速心律失常及电复律无效且血流动力学改变明显的持续性室速。但由于其心脏外的不良反应,不宜常规或预防性应用于心力衰竭伴频发室性期前收缩或无症状性、非持续性室速的治疗。③慢性心力衰竭合并有症状的室性心律失常、频发室性期前收缩,可联合应用 β 受体拮抗剂和胺碘酮。④对于植入 ICD 后反复出现心动过速,频繁放电,建议使用 β 受体拮抗剂和胺碘酮,以减少 ICD 放电。

(六)心力衰竭合并心房颤动的治疗

对于心力衰竭合并心房颤动的患者到底是维持窦律还是控制心室率,于 2008 年发表在《新英格兰医学杂志》的 AF－CHF 研究(多中心、随机对照心房颤动与充血性心力衰竭)初步回答了这一问题。该研究纳入 1376 例有充血性心力衰竭症状的心房颤动患者,并将其随机分为节律控制组和室率控制组,给予标准心力衰竭治疗和抗凝治疗。受试者的 LVEF＜35％。平均随访 37 个月的结果显示,两组心血管病死亡率、全因死亡率、卒中及心力衰竭恶化发生率等均无显著性差异。抗心律失常药物维持窦心律的有效性不高,并且有增加死亡的风险,是 AF－CHF 研究未能获得预期结果的主要原因。基于上述研究,Cain 教授在《新英格兰医学杂志》同期发表的述评中指出,对于合并心力衰竭的老年、活动量不大及症状不明显的患者,建议选择临床应用相对简单,药物不良反应相对少的控制心率策略。

此外,Wood 对发表于 1989—1998 年关于房室结消融＋起搏治疗心房颤动的 21 项研究进行了综合分析,结果显示,心室率控制不佳,症状严重的心房颤动患者行房室结消融并植入永久起搏器能够显著减轻患者的主观症状,提高生活质量,改善心脏收缩功能,且不增加死亡率。

(程文俊)

第二节　老年常见心律失常

随年龄的增加,心律失常(cardiac arrhythmia)发病率明显增加。老年人心律失常不仅发生率高、危害性大,而且常伴有复杂的临床情况,增加了治疗的难度,成为临床心血管病和心律失常领域诊疗的难点。

一、老年心律失常的特点及分类

(一)发生机制及特点

1.心脏形态结构增龄性变化　随年龄增加,心肌解剖、生理和生化发生退行性变化,心肌正常生理性质改变,心肌发生纤维化、淀粉样变,瓣膜退行性改变,传导系统纤维化、脂肪浸润,心肌兴奋性增高、传导变慢,心律失常发病率明显增加等。

2.生理变化 老年人呼吸功能减退常伴二氧化碳潴留,可增加心肌兴奋性,也可促发心律失常。

3.心肌疾病 随着年龄增加,老年人并发各种心脏病的概率明显增加。由于窦房结动脉或其发源的动脉粥样硬化,引起心房缺血、炎症、纤维化等,导致窦房结功能减退、房性心律失常发生率增加。冠心病引起心肌梗死和心室扩大,可导致心室过度牵张,心肌缺氧和心肌细胞内钾丢失,心肌细胞动作电位改变,引起室性心律失常。心室肌缺血,受损心室肌与正常心肌间电生理不均一性,可诱发折返而出现反复发作或持续室性心动过速。肺心病时,多源性房性期前收缩、房性心动过速较多见。充血性心力衰竭是各种器质性心脏病晚期表现,常伴有室性心律失常、心房颤动。老年心房颤动患者,常可见心房内较多淀粉样物质沉着。老年人二尖瓣环发生退行性病变及钙化,病变可涉及传导系统,引起房室或束支传导阻滞。

4.药物作用 老年人常同时患有多种疾病,同时服用多种药物,加上老年人肝肾功能的增龄性下降,对药物耐受性较低,药物生物利用度下降,有效血药浓度增加,易发生毒性反应,尤其是抗心律失常药物,发生致心律失常作用。其他如大环内酯类抗生素、喹诺酮类抗生素、抗疟疾药、抗组胺药、抗精神病药、抗抑郁药、抗惊厥药,部分抗肿瘤药物等,也可导致心律失常。

5.临床特点 大部分起病隐匿,病史较长,进展缓慢。老年人临床症状较年轻人明显,心率缓慢引起心、脑、肾等脏器供血不足的症状十分常见。多数老年患者同时存在几种心律失常。老年人常存在多种疾病,尤其伴有中枢神经系统疾病时,表述困难易导致漏诊、误诊。

(二)分类

老年心律失常分类和一般人群相同,从发生机制进行分类,分为自律性、折返性、触发性三大类。但老年人因其特殊的病理生理特性,其心律失常分为:

1.老年退行性心律失常 指患者不伴有心血管病和其他疾病因素,明显属于增龄性的退行性变导致心律失常。此类心律失常往往不影响血流动力学,但是常常比较顽固。

2.老年病理性心律失常 是老年患者既往已有或新发的各种心血管病,或由其他疾病因素引起的心律失常。其心律失常发生是疾病发生发展过程中的一种症状。

3.混合型 即在老年退行性变基础上,合并心血管疾病而导致的心律失常,是临床多见的情况。

二、老年常见缓慢性心律失常

老年人心脏传导系统退行性改变,心脏传导阻滞发生率随年龄而增加,缓慢性心律失常的发生率明显高于年轻人。老年人缓慢性心律失常最为常见类型有:病态窦房结综合征(sick sinus syndrome,SSS,简称病窦综合征)、房室传导阻滞和室内传导阻滞。老年人缓慢心律失常的临床特点:①大部分起病隐匿、病史较长、进展缓慢。②难于恢复或痊愈。③房室传导阻滞程度往往较重,如不处理预后差。④临床症状较年轻人明显。⑤老年人心脏传导阻滞一旦发生,常呈进行性发展。⑥且大多发生于希氏束远端或束支(90%),少数发生于房室结水平。

(一)病态窦房结综合征

1.病因 老年人窦房结起搏细胞随增龄而逐渐减少,可减至健康中青年人的5%～10%

以下。窦房结动脉多呈单一血管,起始于右冠状动脉。老年人冠心病、心肌病、高血压等发病率较高,这些疾病损伤窦房结动脉,导致窦房结及其周围组织缺血、纤维化,以及发生窦房结退行性病变。

2.诊断

(1)心电图:病窦综合征根据心电图表现分为四型:

Ⅰ型:窦性心动过缓(sinus bradycardia),严重者心率<40 次/min 以下。

Ⅱ型:窦性停搏(sinus pause or sinus arrest)或窦房阻滞(sinoatrial block,SAB)。

Ⅲ型:心动过缓-过速综合征(bradycardia-lachycardia syndrome)。

Ⅳ型:窦房结、房室结双结病变。

(2)动态心电图:窦性心率,<40 次/min,停搏>3s。可出现黑矇、晕厥等与心动过缓相关临床症状。

(3)窦房结功能测定:常用指标有窦房结恢复时间(SNRT)和窦房结固有心率(IHR)。

老年人 SNRT>1600mS 为异常。IHRP<[118.1-(0.57×年龄)]×82% 可判断为窦房结功能低下。

3.治疗

(1)原则:①原发病治疗十分重要。老年患者的诊断明确、有与心动过缓相关症状,应及时安置心脏起搏器。②老年人常合并心脑血管疾病,耐受力较年轻人差,而且预后不良。临床医师应重视老年患者的症状,不能强调出现心脏停搏时间一定大于 3s,才考虑安置起搏器。

(2)起搏器选择:显著窦性心动过缓、房室传导正常者首选 AAIR 型。伴房室传导阻滞者首选 DDDR 型。窦房阻滞或窦性停搏,但平均窦性心率正常者,可选 AAI 或 DDD 型。频发快速性房性心律失常者,宜选有模式转换功能的 DDD 型或 VVIR、VVI 型起搏器。

(二)房室传导阻滞

老年人随增龄房室传导系统结缔组织逐渐增多,60 岁以后,中心纤维体和室间隔上部钙化逐渐增加,房室结内细胞成分和希氏束传导细胞含量逐渐减少,是老年人容易发生房室传导阻滞(简称房室阻滞)的病理基础。

1.病因

(1)冠心病心肌梗死、急性心肌炎,可发生急性房室传导阻滞。高血压、各类型心肌疾病是导致慢性房室传导阻滞的常见原因。

(2)Lev 病即左心骨架硬化症,可能由于高血压及二尖瓣、主动脉瓣长期受高压影响,导致支架组织纤维化。

(3)Lenegre 病为特发性希氏束、室束支退化症,其基本病理改变是房室束以下传导系统细胞逐渐丧失,代之以纤维化和脂肪浸润。

2.临床表现 老年患者房室传导阻滞大多为发展过程缓慢。传导阻滞程度可表现一度、二度Ⅰ型、二度Ⅱ型和三度。有些老年患者房室传导阻滞可以呈间歇性表现,需要做 24h 动态心电图检查,或在症状出现时反复做心电图检查才能明确诊断。

除器质性心脏病外,有些间歇性房室传导阻滞可能继发于一过性心肌缺血,或见于睡眠呼吸暂停综合征患者,后者在长间歇呼吸暂停中出现传导阻滞,此时常伴血氧饱和度显著下降。

3.治疗

(1)急性房室传导阻滞主要针对病因治疗。急性下壁心肌梗死和急性心肌炎患者在渡过急性期后,房室传导阻滞常可以减轻或消失,对于此类患者二度以上房室传导阻滞,可选择临时心脏起搏、肾上腺皮质激素及异丙肾上腺素对症治疗。难以恢复的房室传导阻滞,应安置永久性心脏起搏器。

(2)慢性房室传导阻滞二度以上并有相关症状的慢性房室传导阻滞,包括长时间不能恢复的急性房室传导阻滞,应安置永久性心脏起搏器。窦房结功能正常者可选择 DDD 或 VDD 型。窦房结功能不良者应首选 DDDR 型。频发房性快速性心律失常者,可选择有起搏模式转换功能的 DDD 型或 VVIR、VVI 型起搏器。

(3)间歇性房室传导阻滞老年患者如排除因睡眠呼吸暂停综合征或某些不常用药物导致的房室传导阻滞,有相关症状的二度以上房室传导阻滞、包括长时间不能恢复的急性房室传导阻滞,应安置永久性心脏起搏器。

(三)室内传导阻滞

1.分型　心室内传导阻滞又称束支阻滞,分单束支阻滞、双束支阻滞和三束支阻滞三种类型。

(1)单束支阻滞:包括左束支阻滞(LBBB)、右束支阻滞(RBBB)和左前分支阻滞、左后分支阻滞。左、右束支阻滞又可分为完全性和不完全性阻滞。

老年人单支阻滞发生率较高。右束支阻滞可见于慢性阻塞性肺疾病老年患者或健康人,左束支阻滞多见于有器质性心脏病,如高血压、冠心病及心肌病等。左前分支阻滞多发生于老年冠心病、心肌病患者,也见于健康老年人。单支传导阻滞临床意义较复杂,除观察其是否与器质性心脏病有关,还应观察单支阻滞动态变化情况,是否从无到有及阻滞程度是否逐渐加重等。

(2)双束支阻滞类型:多见右束支阻滞伴左前分支阻滞,较少见右束支阻滞伴左后分支阻滞、左前分支和左后分支交替阻滞。后者如发生二分支完全性阻滞,则与左束支主干完全性阻滞难鉴别。

(3)三束支阻滞类型:指右束支、左前分支及左后分支均出现传导阻滞,如三支均发生完全性传导阻滞,则与三度房室传导阻滞不易鉴别。不完全三束支阻滞常见形式是左、右束支传导阻滞交替出现,或双支阻滞伴不同程度(一度或二度)房室传导阻滞等。

2.病因　老年人双束支和三束支阻滞患者常有较大面积或弥漫性心肌损害,后者可出现与缓慢性心律失常相关的严重症状。有些患者可能合并较严重心功能不全,预后较差。

3.治疗　老年患者束支传导阻滞,特别是单束支和双束支阻滞,多无心动过缓及心脏停搏表现。如未合并其他原因导致的心动过缓,患者可无症状。临床意义仅取决于患者是否存在心脏器质性疾病。但在持续性或间歇性三束支阻滞的老年患者中,则可能出现与心动过缓及心脏停搏相关的严重症状,其临床意义同完全性房室传导阻滞,必须立即安置心脏起搏器。

(1)老年人缓慢性心律失常介入治疗的特殊性:安置心脏起搏器,是治疗缓慢性心律失常有效方法。老年人缓慢性心律失常,除典型的二度以上房室传导阻滞和病窦综合征外,还有表现为心房颤动伴缓慢心室率等。心脏起搏器植入术,目前是老年患者最常施行的心脏介入性手术之一。现认为,老年及高龄均不是心脏起搏器植入术的禁忌证。相反,老年人心脏老龄化改变,常有心功能(包括收缩功能和舒张功能)下降心脏自律性降低和传导能力减弱,心功能代偿能力较差,发生缓慢性心律失常机会增加,缓慢性心律失常时出现的症状较重。老年患者如有安置心脏起搏器的适应证,应当及早积极安置心脏起搏器,以防止心脏意外事件发生。安置心脏起搏器后,可以改善症状,提高老年患者的生活质量。

因老年人自身特点,起搏器植入有其特殊性:

①老年人尽量选用生理性起搏器:心脏生理性起搏可以减少心脏病发病率和死亡率。很多研究提示,生理性起搏器与单纯心室起搏相比,慢性心房颤动、卒中、心力衰竭、心血管事件的发生率明显减少。

②老年人容易发生起搏器综合征起搏器:综合征是非生理性心室按需起搏器(VVI)的常见并发症。

③房室同步起搏对老年患者更有利:老年人心功能代偿能力低,心室舒张期顺应性下降,心室充盈需更多依赖于心房的活动,房室协调活动能提高心排血量,改善运动耐量。

④单腔心房按需起搏(AAI):是最简单的生理性起搏器,应注意房室传导阻滞。有研究提示,对年龄≤70岁,PR间期≤0.22s,或年龄>70岁,PR间期≤0.26s的病窦患者,以100次/min起搏心房,房室传导仍为1∶1时,安置AAI起搏器是安全的。

⑤VDD起搏器较适合老年患者:VDD起搏器为单电极双腔起搏器,手术方式简便、快捷。但对有潜在窦房结功能不全,或心功能不全,需提高心率以改善心功能的老年患者,不适合选用VDD起搏器。

⑥频率应答型起搏器:起搏频率可随活动量自动改变,以适合生理需要。老年人安置心室频率应答型起搏器后,活动能力、临床症状、运动耐力等,均比固定起搏频率的心室起搏有所提高。

(2)心脏起搏器植入术常见并发症

1)出血和感染:如皮下或囊袋内出血,出血合并感染。

2)糖尿病患者术后创面不易愈合。

3)起搏器囊袋穿孔:无菌性囊袋穿孔多见于老年女性。

4)心肌穿孔:特别是老年女性患者,右心室壁较薄弱,容易发生心室壁穿孔。心肌穿孔多见于临时起搏器术后,也可发生在永久起搏器植入术中。

5)术后发生起搏和感知失灵多见于电极脱位:老年人心肌萎缩,电极头部不易固定,电极导管植入后容易发生脱位。老年人心肌应激性较差,起搏电压阈值较高,容易导致起搏失灵和感知障碍。

三、老年常见快速型心律失常

(一)心房颤动

1.流行病学 心房颤动(atrial fibrillation,AF)发生率随增龄而升高,40～50岁小于0.5%,80岁人群高达5%～15%。近70%心房颤动患者年龄在65～85岁。心房颤动患病男女相近。流行病学资料表明,60岁后男性患病率明显升高,65～69岁男女患病率分别5.8%和2.8%,而70～79岁分别为5.9%和5.8%,75岁以上心房颤动患者中60%为女性。根据近年来心房颤动患病率增长趋势,未来心房颤动患病率还将持续增长。

2.病因 阵发性心房颤动可见于健康人。在情绪激动、运动、手术后、电击及酒精中毒时易发生。在无心脏病变基础上发生心房颤动称为"孤立性心房颤动"。更多心房颤动发生与心血管疾病相关,如冠心病、Ⅱ膜性心脏病(多为二尖瓣性)、高血压,尤其存在左心室肥厚、心肌病、感染性心内膜炎、心力衰竭等。其他如慢性肺源性心脏病、肺栓塞、甲状腺功能亢进、自主神经系统调节功能异常等。通过提高迷走神经或交感神经张力可以触发易感人群发生心房颤动。

3.分类　2010年欧洲心血管协会（European Society of Cardiology，ESC）指南推出新分类法：

(1)首诊心房颤动：第一次确诊心房颤动，与心房颤动持续时间及相关症状无关。

(2)阵发性心房颤动：能在7d内自行转复为窦性心律者，一般持续时间<48h。

(3)持续性心房颤动：指持续7d以上，需药物或电复律才能转复为窦性心律。

(4)长期持续性心房颤动：心房颤动持续时间≥1年，并决定进行节律转复治疗的心房颤动。

(5)永久性心房颤动：不再考虑节律控制策略的长期持续性心房颤动。一旦再决定进行节律转复治疗时，则永久性心房颤动将被重新定义为"长期持续性心房颤动"。

4.临床表现　心房颤动症状取决于有无器质性心脏病、心功能基础、心室率快慢及发作形式等。

(1)特发性心房颤动而心室率不快时可无症状。

(2)心脏病心房颤动可有病因相关表现，或心悸、气促、乏力和心前区不适感，尤以初发或阵发性者明显。室率快速严重者可出现晕厥、急性肺水肿、心绞痛或心源性休克等。

(3)心房颤动患者可发生动脉栓塞事件：由于心房无机械收缩和血流淤滞等，易形成左房或心耳血栓，脱落时易发生动脉栓塞事件，尤以脑栓塞发生率、致死率和致残率最高。风湿性心脏病二尖瓣狭窄伴心房颤动患者最易发生，且有反复发作倾向。

(4)体格检查：心脏听诊时第一心音强弱不等、心律均绝对不规则，由于部分心动周期心排出量不同程度减少，常致脉搏短绌、强弱不等和血压测量结果差异较大等。如心律变为规则时，应考虑是否恢复了窦性心律、转变为心房扑动及房室传导比例固定、发生完全性房室传导阻滞、出现房性、房室交界性或室性心动过速。

(5)心电图：特征为P波消失，代之以连续、不规则、形态与振幅以及时间间距不一致的颤动波，称为f波，f波频率350～600次/min，心室律绝对不规则。在未接受治疗或房室传导正常者，心室率一般100～160次/min。QRS波群通常正常，心室率过快出现心室内差异传导，QRS波形态增宽变形。

5.治疗　积极寻找和治疗心房颤动原发疾病和诱因。预防血栓栓塞、控制心室率和尽可能恢复并维持窦性心律。

(1)抗栓治疗预防血栓栓塞：除低危患者（孤立性心房颤动、年龄<65岁）或存在禁忌证，所有心房颤动患者均应行抗栓治疗，以预防血栓栓塞并发症。

1)国际权威指南推荐CHA2DS2－VASc积分（表2-1）根据主要危险因素、临床相关非主要卒中危险因素评分等，对非瓣膜性心房颤动进行初始卒中风险评估，并建议直接根据危险因素选择抗栓治疗：存在一个主要危险因素或两个以上临床相关非主要危险因素，即CHA2DS2－VASc积分≥2分者，需服用口服抗凝药物。存在一个临床相关非主要危险因素，即CHA2DS2－VASc积分为1分者，口服抗凝药物或阿司匹林均可，但优先推荐口服抗凝药物。无危险因素，即孤立性心房颤动、年龄<65岁，可服用阿司匹林或不进行抗栓治疗。

表 2－1　非瓣膜性心房颤动 CHA2DS2－VASc 评分及抗凝意见

危险因素分类及评分	危险因素	CHA2DS2－VASc 评分
主要危险因素	年龄≥75 岁	2
	卒中、TIA、血栓栓塞	2
临床相关非主要危险因素	女性	1
	年龄 65～74 岁	1
	高血压	1
	充血性心力衰竭	1
	糖尿病	1
	血管疾病	1
抗栓治疗		
CHA2DS2－VASc 积分≥2 分	口服抗凝药物	
CHA2DS2－VASc 积分＝1 分	口服抗凝药物(优先推荐)或阿司匹林	

2)药物：目前预防心房颤动血栓栓塞药物主要为抗凝药物和抗血小板药物。

抗凝药物包括华法林、普通肝素和低分子肝素、直接凝血酶抑制剂(达比加群)。抗血小板药物包括阿司匹林和氯吡格雷。

华法林抗凝的靶目标国际标准化比值(INR)2.0～3.0。老年患者抗凝强度亦为 2.0～3.0,不建议 INR<2.0 和 INR>3.0。INR 在 3.0～4.0,颅内出血风险增加而血栓栓塞事件发生率并不比 2.0～3.0 低。目前临床试验研究表明,亚裔人群服用华法林颅内出血风险较欧美白种人增加。由胡大一教授牵头的国内心房颤动抗凝研究表明,中国人非瓣膜病心房颤动患者,应用华法林抗凝,INR2.0～3.0 安全有效,但应避免 INR>3.0,以最大限度减少出血并发症,尤其应严密监测高龄、合并心力衰竭和肾功能异常患者。

老年患者华法林治疗窗非常狭窄,需要反复监测 INR 值调整剂量。由于高龄引起的生理改变以及并存多种疾病和需服用多种药物等,都影响华法林代谢,使出血倾向增加。我国有抗凝适应证患者仅约 10% 应用了华法林。老年患者中,因摔倒而停用华法林也是影响治疗的原因。

达比加群酯(dabigatran)是新近研发的一种抗凝药。RELY 试验对比了达比加群和华法林治疗卒中高危因素的心房颤动,纳入 18113 例非瓣膜性心房颤动患者。结果表明,达比加群酯对卒中或体循环栓塞主要终点的作用不低于华法林。达比加群酯不易受食物和药物影响,无需抗凝监测或剂量调整,可能逐渐用于心房颤动卒中的预防和治疗。但应用达比加群治疗前,应评估患者肾功能,并建议≥75 岁老年患者及肌酐清除率(CCr)<5mL/min 人群监测肾功能。

对于拒绝服用口服抗凝药物或有服用禁忌患者,可联用 75～100mg 阿司匹林和 75mg 氯β比格雷替代。心房颤动持续时间<48h 伴有卒中危险因素者,转复前也需进行肝素抗凝治疗。心房颤动持续时间≥48h,应在复律前 3 周口服华法林治疗,心律转复后继续服用治疗 4 周。

(2)控制心室率：对于持续心房颤动治疗目标是减慢快速的心室率,单用或联合 β 受体拮抗剂、洋地黄或非二氢吡啶类钙通道阻滞剂,甚至胺碘酮,使静息心率 60～80 次/min,轻中度活动时心率<110 次/min。然而,严格心室率控制未必是最好措施。最新循证医学(RACE Ⅱ)结果表明,心房颤动者控制长期心室率<110 次/min,将获益更大,心血管事件发生率从

14.9％下降到 12.9％,但该研究随访 2～3 年,结果意义有限。对于合并心力衰竭或发生心动过速的心肌病患者的心房颤动,仍要实施严格心室率控制治疗。

(3)恢复并维持窦性心律:长期有效且安全的维持心搏的窦性心律,能够改善和消除症状,延缓病程进展。应该指出,维持窦性心律不是要完全消除心房颤动发作,有效药物治疗时可能引发严重的不良反应。因此,应强调和注重药物治疗的安全性。重视窦性心律维持治疗的临床化和个体化,即根据心房颤动患者不同临床心血管病和心功能状况,选择用电复律或药物复律。

胺碘酮(amiodarone)是维持窦性心律最有效的药物,对于心房颤动超过 6 个月、左心房内径超过 45mm、心房颤动心室率＜60 次/min、洋地黄中毒、曾有栓塞史或超声发现心房附壁血栓者、曾用电转复不能巩固窦性心律者不宜行电复律。

药物复律对交感性心房颤动首选 β 受体拮抗剂。迷走性心房颤动首选丙吡胺。原因不确定者可选用决奈达隆(dronedarone),它是不含碘的胺碘酮样药物,降低心房颤动复发方面次于胺碘酮,但耐受性更好。决奈达隆不宜应用于左心室功能受损,近期心力衰竭失代偿或者心功能 NYHA 分级 IV 级患者。其他药物有普罗帕酮、索他洛尔、氟卡尼等,无效时再考虑胺碘酮。

(4)导管消融根治心房颤动:虽仍是心房颤动的二线治疗,随技术快速发展,导管消融治疗心房颤动疗效不断提高。对有症状阵发性心房颤动,以及药物治疗无效、有明显症状持续性心房颤动,或长期持续性心房颤动,可考虑行导管消融。此外,对于心室率过快药物不能控制者,可选择房室结改良术加植入起搏器治疗。心房起搏作为预防心房颤动的方法正在探索。目前,使用心脏起搏器预防心房颤动主要在窦房结功能不全合并阵发性心房颤动患者。

对于发生心房颤动的高危者(各种器质性心脏病患者),长期服用相关药物如 ACEI、ARB、他汀类药物等,能改善心肌重构,延缓患者心脏形态学和功能重构,进而延缓和减少心房颤动的初发和复发。

(二)室性心律失常

室性期前收缩是老年人常见的心律失常,多无症状。室性心动过速(简称室速)和心室颤动是猝死的主要原因。老年人室性心律失常处理原则与年轻人相同,但要考虑老年人抗心律失常药物耐受性和药物致心律失常的作用和不良反应。

1.治疗　老年人无器质性心脏病的室性期前收缩或非持续性室速并不需药物治疗。症状明显者应去除患者的诱发因素,可选用镇静剂或 β 受体拮抗剂。对伴有器质性心脏病的室性期前收缩患者,主要治疗基础疾病,控制诱发因素。在此基础上用受体拮抗剂作首选治疗,Ⅲ类抗心律失常药物可用于复杂室性期前收缩的患者,而不应使用Ⅰ类抗心律失常药物。

发生于器质性心脏病患者的非持续性室速,很可能是恶性室性心律失常先兆。心腔内电生理检查是评价预后的方法之一。如果电生理检查不能诱发持续性室速,治疗主要针对病因和诱因,并在此基础上,应用 β 受体拮抗剂有助改善症状和预后。上述治疗效果不佳,且室速发作频繁、症状明显者,可以按持续性室速用抗心律失常药物预防或减少发作。对于电生理检查能诱发持续性室速者,应按持续室速处理。如果患者左心功能不全,或诱发血流动力学障碍的持续性室速或心室颤动,应首选埋藏式心脏复律除颤器(ICD)。无条件者按持续室速药物治疗。

2.预后　老年人发生持续性室速,多预后不良,容易引起心脏猝死。无论有无器质性心脏病,有无心脏结构和功能异常,都应紧急处理。除治疗基础心脏病、认真寻找可能存在的诱发因素,同时及时治疗室速本身,终止室速或心室颤动发作。①血流动力学稳定和非持续性室速,可用利多卡因、胺碘酮或普罗帕酮静脉注射。②对持续性室速伴有严重血流动力学障碍者,应选用同步直流电转复。注意预防复发:积极有效治疗病因。排除急性心肌梗死、电解质紊乱或药物等可逆性或一过性因素所致持续性室速,是植入 ICD 的明确适应证。药物可选用β受体拮抗剂、Ⅲ类、Ⅰc类药物。

恶性心律失常指伴有血流动力学障碍的持续性室速或心室颤动,多有明确器质性心脏病。包括:①频率 230 次/min 以上单形性室性心动过速。②心室率逐渐加速的室性心动过速,有发展成心室扑动或(和)心室颤动的趋势。③室性心动过速伴血流动力学紊乱,出现休克或左侧心力衰竭。④多形性室性心动过速,发作时伴晕厥。⑤特发性心室扑动或(和)心室颤动。ICD 是治疗恶性室性心律失常最有效的方法,其治疗致命性室性心律失常、预防心脏性猝死作用明显优于抗心律失常药物,已成为无可逆性诱发因素的心脏性猝死高危患者的首选治疗措施。β受体拮抗剂能降低心肌梗死、心力衰竭的总死亡率,是恶性心律失常一级预防的首选用药。

(侯光友)

第三节 老年心源性猝死及复苏

心源性猝死(cardiac cardiac death)是由于心搏骤停(sudden cardiac arrest)导致脑血流突然中断乃至死亡。以急性症状开始 1h 内意识突然丧失为前驱的自然死亡。无论是否知道患者已患有心脏病,死亡的时间和形式都是无法预料的。

猝死时间定义的不同,严重影响了流行病资料,世界范围的心源性猝死发病率难以估计,在美国每年约有 30 万人发生心源性猝死,占全部心血管病死亡人数的 50% 以上。心源性猝死的危险在 35 岁以后明显增高,并且持续增高超过 70 岁。我国随着人民生活水平提高和人口老龄化的加速,老年人群的心源性猝死发生率也逐年上升。

一、病因

绝大多数心源性猝死患者有器质性心脏病。心源性猝死在西方国家至少 80% 是由冠心病及其并发症引起,其中 20%～25% 或更多患者以心源性猝死为首要临床表现。另外 10%～15% 由心肌病所致。老年人心源性猝死常见病因有:

(一)冠状动脉异常

1.冠状动脉粥样硬化

(1)慢性缺血性心脏病伴暂时性供需失衡—血栓形成、血管痉挛、体力活动。

(2)急性心肌梗死。

(3)慢性动脉粥样硬化伴心肌基质改变。

2.冠状动脉栓塞

(1)主动脉瓣或二尖瓣心内膜炎。

(2)人工主动脉瓣或二尖瓣。

(3)异常的自体瓣膜或左心室附壁血栓。

（4）血小板性栓塞。

3. 冠状动脉功能性梗阻　伴或不伴动脉粥样硬化的冠状动脉痉挛。

（二）心室肌肥大

1. 冠心病伴左心室肥大。

2. 无明显冠状动脉粥样硬化的高血压心脏病。

3. 继发于瓣膜性心脏病的心肌肥厚。

4. 肥厚型心肌病，包括梗阻性和非梗阻性两类。

5. 原发性或继发性肺动脉高压，缓慢进展的心室负荷过重。

（三）心肌疾病与心力衰竭

1. 慢性充血性心力衰竭

（1）缺血性心肌病。

（2）特发性扩张型心肌病。

（3）酒精性心肌病。

（4）高血压性心肌病。

（5）心肌炎后心肌病。

2. 急性心力衰竭

（1）大面积急性心肌梗死。

（2）急性心肌炎。

（3）急性酒精性心脏功能异常。

（4）在主动脉瓣狭窄或人工瓣中的球瓣栓塞。

（5）心脏结构机械性断裂，如心室游离壁的破裂，二尖瓣装置断裂（乳头肌、腱索、瓣叶），室间隔破裂。

（6）无顺应性心室急性肺水肿。

（四）感染、浸润、新生物与退行性过程

1. 病毒性心肌炎伴或不伴心室功能异常。

2. 与血管炎有关的心肌炎，如结节病，进行性系统硬化症，心肌淀粉样变等。

（五）心脏瓣膜疾病

此类疾病常见主动脉瓣狭窄或关闭不全，二尖瓣断裂，二尖瓣脱垂，心内膜炎，人工瓣功能异常。

（六）电生理异常

1. 传导系统异常

（1）希氏束－浦肯野系统纤维化：①原发性退行性变（Lenegre 病）。②继发于心脏骨架的纤维化和钙化（Lev 病）。③病毒感染后的传导系统纤维化。④遗传性传导系统疾病。

（2）异常传导通道：如 Wolff－Parkinson－White 综合征，短不应期旁道。

2. 复极异常

（1）获得性（或继发性）QT 间期延长综合征药物作用（伴基因异常缺陷?）：①心脏的，抗心律失常的。②非心脏的。③药物相互作用。

（2）电解质异常（伴基因异常缺陷?）。

（3）毒性物质。

（4）低温。

（5）中枢神经系统损伤。

3. Brugada 综合征　显示非缺血性右束支阻滞与 ST 段抬高。

4. 未知或不肯定原因心室颤动　无可识别结构性或功能性原因：①特发性心室颤动。②短联律间期的尖端扭转性室性心动过速，多形性室性心动过速。③在以前健康患者中非特异性纤维脂肪浸润（右室发育不良变异？）。

（七）与神经体液和中枢神经系统影响有关的电不稳定性

1. 儿茶酚胺依赖性致命性心律失常。

2. 中枢神经系统有关的。

（八）其他

1. 极度体力活动时猝死（寻找原因）。

2. 心振荡—胸部钝器伤。

3. 静脉回流的机械性干扰

（1）急性心脏压塞。

（2）大块肺栓塞。

（3）急性心内血栓形成。

4. 主动脉夹层动脉瘤。

5. 中毒性/代谢性紊乱

（1）电解质紊乱。

（2）代谢紊乱。

（3）抗心律失常药物的致心律失常作用。

（4）非心脏病的致心律失常作用。

二、病理生理

1. 致命性快速心律失常是心源性猝死的主要原因　心源性猝死是冠状动脉血管事件、心肌损伤、心肌代谢异常和或自主神经张力改变等因素相互作用引起的一系列病理生理异常结果。但其最终机制目前尚无定论。

2. 严重缓慢心律失常和心室停顿是心源性猝死另一重要原因　其电生理机制是：当窦房结和房室结功能异常时，次级自律细胞不能承担起心脏的起搏功能，常见于病变弥漫累及心内膜下普肯耶纤维的严重心脏疾病。

3. 非心律失常性心源性猝死　常由心脏破裂、心脏流入和流出道急性阻塞，急性心脏压塞等导致，所占比例较少。

4. 无脉性电活动　是心源性猝死相对少见的原因，其定义为心脏有持续电活动，但无有效机械收缩功能，常规方法不能测出血压和脉搏。见于急性心肌梗死时心室破裂、大面积肺梗死时。

三、临床表现

心源性猝死临床经过分为前驱期、终末事件期、心脏骤停与生物学死亡。不同患者各期临床表现有明显差异。

四、诊断要点

心源性猝死由于其无法预料的特性,临床上常不能预先观察到症状和体征,在发病前几日或几周可出现一些非特异前驱症状,如胸痛、呼吸困难、心悸、疲乏等,尽管它们对预测即将发生的事件敏感性低,但如果这些前驱症状突然发生时,则对心脏骤停的发生具有特异性。心脏骤停的生存率很低,抢救成功关键是尽早进行心肺复苏,而尽早心肺复苏关键是及时识别心脏骤停。

当患者突然出现意识丧失(对问答、刺激无反应)、昏迷、全身发绀、颈动脉搏动消失(以最短时间判断有无脉搏),应立即诊断心脏骤停并进行心肺复苏(cardiopulmonary resuscitation,CPR)。特别强调,不要等待静听心音、不要等待诊断心搏的各项临床诊断依据均具备才开始抢救。

五、心肺复苏流程

心肺复苏的成功取决于心脏骤停发生地点、发生机制以及患者基础情况、实施复苏的及时和正确性。院外老年人心脏骤停的急救结果不如年轻人。有研究比较高龄患者(>80岁和>90岁两组)与非高龄患者(<80岁,平均64岁组)出院后生存率,分别为9.4%和4.4%及19.4%。但进一步分析认为,年龄只是影响预后的较弱因子,因高龄患者快速室性心律失常发生率并不很高,神经系统稳定性和住院时间也与非高龄患者相当。影响复苏后死亡的高危因素,除年龄>70岁外,既往脑卒中史、肾功能不全和入院时心力衰竭等更为重要。

1.院外急救处理　基础生命活动支持,即初级心肺复苏。

(1)立即人工胸外(心脏)按压,同时保持气道通畅和进行人工呼吸,直至心跳恢复。

(2)心跳恢复后,给予头部降温,以减少脑细胞氧耗量。

(3)急救同时,应设法(让他人)通知急救医疗系统,尽早进入高级生命支持,包括给氧通气、除颤、药物、纠正水电解质紊乱及酸中毒。适当脱水以减轻脑水肿。给予类固醇激素等综合治疗。以达到心肺复苏及脑复苏。复苏程序见图2-1。

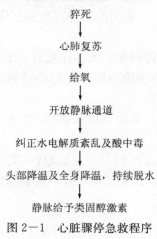

猝死

心肺复苏

给氧

开放静脉通道

纠正水电解质紊乱及酸中毒

头部降温及全身降温,持续脱水

静脉给予类固醇激素

图2-1　心脏骤停急救程序

2.心肺复苏要点见图2-2。

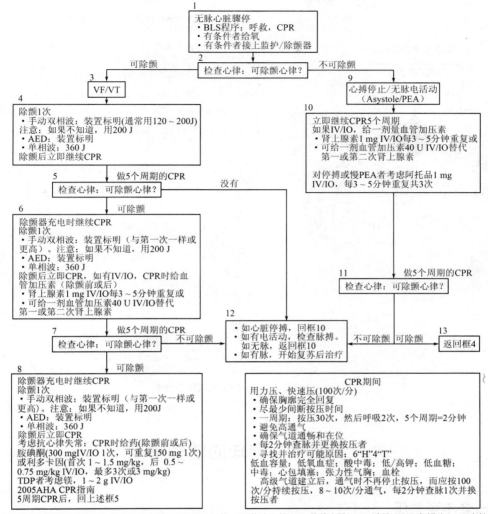

ACS,急性冠状动脉综合征;BLS,基本生命支持;CPR,心肺复苏;IV,静脉注射;IO,骨髓注射;OD,过量;VF,心室颤动;VT,室性心动过速

图2-2 心肺复苏要点(心脏骤停的心血管急救综合操作规范)

3.成人环形高级生命支持流程见图2-3。

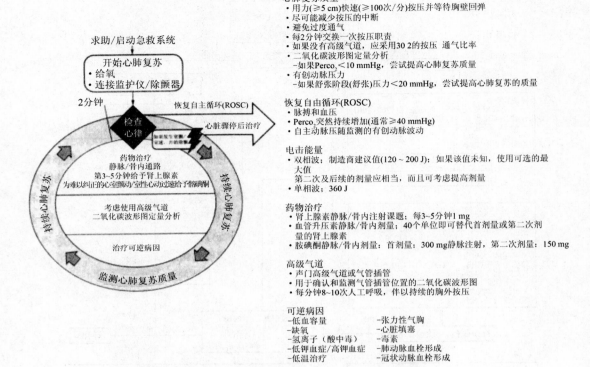

心肺复苏质量
- 用力(≥5 cm)快速(≥100次/分)按压并等待胸壁回弹
- 尽可能减少按压的中断
- 避免过度通气
- 每2分钟交换一次按压职责
- 如果没有高级气道,应采用30 2的按压 通气比率
- 二氧化碳波形图定量分析
 - 如果Perco.<10 mmHg,尝试提高心肺复苏质量
- 有创动脉压力
 - 如果舒张阶段(舒张)压力<20 mmHg,尝试提高心肺复苏的质量

恢复自由循环(ROSC)
- 脉搏和血压
- Perco.突然持续增加(通常≥40 mmHg)
- 自主动脉压随监测的有创动脉波动

电击能量
- 双相波:制造商建议值(120～200 J);如果该值未知,使用可选的最大值
 第二次及后续的剂量应相当,而且可考虑提高剂量
- 单相波:360 J

药物治疗
- 肾上腺素静脉/骨内注射课题:每3~5分钟1 mg
- 血管升压素静脉/骨内剂量:40个单位即可替代首剂量或第二次剂量的肾上腺素
- 胺碘酮静脉/骨内剂量:首剂量:300 mg静脉注射,第二次剂量:150 mg

高级气道
- 声门高级气道或气管插管
- 用于确认和监测气管插管位置的二氧化碳波形图
- 每分钟8~10次人工呼吸,伴以持续的胸外按压

可逆病因
- 低血容量   - 张力性气胸
- 缺氧   - 心脏填塞
- 氢离子(酸中毒)   - 毒素
- 低钾血症/高钾血症   - 肺动脉血栓形成
- 低温治疗   - 冠状动脉血栓形成

图2-3　成人高级生命支持环形流程

（程文俊）

第四节　老年血压异常

一、老年高血压

高血压是常见的一种心血管疾病,长期高血压可导致心、脑、肾、血管等靶器官的损害,老年人高血压占高血压人群的比例大,脏器损害较重,并发相关疾病多,急性心血管事件发生率高,这是老年人高血压病情变化的主要特点。据统计,我国60岁以上人群中高血压的患病率高达2/3。

（一）流行病学资料

Framinghan研究显示,55岁血压正常的人有90%的可能在一生中发展为高血压。近年调查显示,我国60～80岁的老年人每增加5岁为一组,高血压患病率依次为13.45%、20.21%、26.33%、32.80%和35.67%,高血压的比例随年龄而改变。

（二）发病机制

1.大动脉顺应性减退　老年人的动脉壁内膜和中层变厚,胶原、弹性蛋白质和钙盐增加、中层弹性纤维丧失、内膜表层不规则和内膜下间隙细胞浸润等病理改变,导致大动脉硬化及粥样硬化,弹性减低,管腔顺应性下降。大动脉越僵硬,心脏射血阻力就越大,收缩压也就越高,血管弹性的减低则使血管收缩期储能减少,导致舒张期血流减少而产生较低的舒张压,脉压增大。动脉内皮功能异常以及局部组织肾素血管紧张素系统激活也使大动脉顺应性减退,血压升高本身可降低大动脉顺应性,随着血压升高,动脉壁上压力负荷的主要承担部分由弹性纤维向非弹性胶原转移。影响顺应性的其他因素:高盐摄入、糖尿病、高脂血症、血管紧张素Ⅱ受体AT1的多态性等。

2.外周血管阻力增高 老年人小动脉壁的玻璃样变性和结构重塑,壁/腔比值增加,管腔变小,血流阻力增大,对血管活性物质的收缩反应性也增加。大多数老年人高血压以SBP升高为特征,但血流动力学改变仍同中年人高血压,即总外周血管阻力明显升高。

3.交感神经系统α受体功能亢进 老年人灭活和清除去甲肾上腺素的能力减弱,血浆去甲肾上腺素浓度升高,血管平滑肌细胞上的β受体数目随年龄增长而减少,而α受体数目不变或相对增多,造成交感神经系统α受体功能亢进,血压升高。

4.肾脏功能减退 肾单位随着增龄而减少,肾小球滤过率降低,因而肾功能逐渐减退,肾脏的血流灌注减少这种增龄性改变,在老年高血压患者中更为显著。此外,老年人肾脏排钠能力减退,钠摄入增加导致水钠潴留,致使血压升高。

5.血压调节机制失衡 老年人大动脉退行性变,位于主动脉弓与颈动脉窦的压力感受器的敏感性降低,当血压升高时,对血压波动的缓冲能力下降,加之位于肺循环的低压压力感受器的功能正常,两种压力感受器之间的功能失衡。

(三)临床特点

1.血压波动大 老年患者主动脉弓压力感受器敏感性减低,血压调节功能减退,加上大动脉弹性减退,在心排血量变化时可出现较大的血压改变。血压波动大常会影响对老年人血压总体水平的评估,影响老年高血压的诊断和治疗,因此对老年人更应注意血压的多次测量和治疗方案的及时调整。

2.直立性低血压多见 直立性低血压即立位比卧位的收缩压下降超过20mmHg或平均动脉压降低10%以上。直立性低血压在老年高血压中较多见,常见于降压治疗过程中,老年人高血压直立性低血压的发生与压力感受器调节血压的功能减退有关,发生频率随年龄与神经代谢紊乱而增加。它对选择适宜的降压药物和确定降压治疗时的血压目标值具有指导意义,临床上必须经常测量立位血压。

3.单纯收缩期高血压多见 老年人主动脉硬化,心脏射血时不能充分扩张,动脉系统骤然增多的血容量得不到缓冲,导致收缩压升高,而舒张期由于血管弹性减退,舒张压难以维持,因此老年人以单纯收缩期高血压多见。

4.假性高血压 老年人硬化的肱动脉需要较高的气囊压力阻断血流,故得出较实际为高的血压值,如果发现老年高血压患者经优化降压药物治疗仍持续较高的血压,且无靶器官损害,应高度怀疑假性高血压。

5.靶器官并发症多而严重 老年人高血压患者常伴发多种并发症,不仅发生率高,且多较严重,对老年人健康和生命带来极大威胁,冠心病、脑卒中为常见且严重的并发症,特别是单纯收缩期高血压发生心血管疾病风险更大。

6.正常血压昼夜节律减弱或消失 正常生理状态下,人体24h血压改变表现为一个"双

"峰—谷"曲线,按夜间血压下降率可分为杓型(夜间血压下降率大于10%)和非杓型(夜间血压下降率小于10%)。非杓型高血压由于夜间血压持续升高,心、脑、肾等靶器官长时间处于高水平血压冲击,因而并发症的发生率较高,老年人多表现为非杓型高血压,更易发生心、脑、肾等靶器官损害。

7.体液成分改变　老年人高血压多为低肾素型,血浆醛固酮水平比中年人显著降低,细胞外液容量低,儿茶酚胺随年龄稍有增加。

8.多为无症状性高血压　老年人对持续性高血压有较长时间的适应,大多数患者无任何症状,尽管终末靶器官损害和并发症常见,早期也可无症状,更易导致并发症的发生和进展。

9.多合并其他慢性疾病　老年人高血压常合并其他各种慢性疾病,如糖尿病、冠心病、青光眼、前列腺肥大等,这些疾病相互影响,使老年人高血压的治疗更为复杂。

10.病死率致残率高　老年人脏器随年龄增长而逐渐老化,功能衰退,在此基础上老年高血压加速各脏器功能衰退。我国居民中脑卒中是高血压的主要后果,其次是心力衰竭和肾衰竭。

(四)诊断及鉴别诊断

年龄≥60岁的老年人,在未使用抗高血压药物的情况下,两次或两次以上非同日多次测量血压持续升高达收缩压(SBP)≥140mmHg和(或)舒张压(DBP)≥90mmHg,即为老年高血压。既往有高血压史,目前正使用高血压药物,现血压虽未达上述水平,亦应诊断为老年高血压。老年高血压的诊断需要排除继发性高血压和假性高血压,老年人继发性高血压的发病率较年轻人低,主要见于肾血管性高血压,而老年人肾动脉狭窄多由动脉粥样硬化所致。

(五)治疗

1.治疗目标　根据2011年中国高血压防治指南,老年人的收缩压应控制在150mmHg以下,如能耐受还可进一步降低;伴有慢性肾脏疾病、糖尿病,或病情稳定的冠心病或脑血管病的高血压患者治疗更宜个体化,一般可以将血压降至130/80mmHg以下。伴有严重肾脏疾病或糖尿病,或处于急性期的冠心病或脑血管病患者,应按照相关指南进行血压管理。舒张压低于60mmHg的冠心病患者,应在密切监测血压的情况下逐渐实现降压达标。

2.危险分层　治疗高血压的主要目的是最大程度降低心脑血管并发症发生和死亡的总体危险,因此应在治疗高血压的同时,干预所有其他的可逆性心血管危险因素(如吸烟、高胆固醇血症或糖尿病等),并适当处理同时存在的各种临床情况。根据2011年中国高血压防治指南,对原发性高血压进行危险程度分层的主要依据有血压级别、心血管疾病的危险因素、靶器官损害及并存的临床疾病等四个方面(表2—2)。

表2-2 影响高血压患者心血管预后的重要因素

心血管危险因素	靶器官损害	伴临床疾病
·高血压(1～3级)	·左心室肥厚	·脑血管病:脑出血、缺血性脑卒中、短暂性脑缺血发作
·性别:男性>55岁,女性>65岁	心电图:Sokolow－Lyons>38mV	·心脏疾病:心肌梗死史、心绞痛、冠状动脉血运重建史、充血性心力衰竭
·吸烟	超声心动图 LVMI:男性 125g/m² 女性 120g/m² 颈动脉超声 1MT>0.9mm,或动脉粥样斑块 颈－股动脉脉搏波速度>12m/s(选择使用)	·肾脏疾病:糖尿病肾病;肾功能受损;血肌酐:男性>133μmol/L,女性>124μmol/L;蛋白尿>300mg/24h
·糖耐量受损:2h血糖7.8～11.0mmol/L 和(或)空腹血糖异常(6.1～6.9mmol/L)	·踝/臂血压指数<0.9(选择使用)	·外周血管疾病
·血脂异常: TC≥5.7mmol/L 或 LDL－C>3.3mmol/L 或 HDL－C<1.0mmol/L	·估算的肾小球滤过率降低(eGFR<60mL/min/1.73m²)	·视网膜病变:出血或渗出视盘水肿
·早发心血管病家族史:一级亲属,发病年龄<50岁	或血清肌酐轻度升高: 男性115～133μmol/L(1.3～1.5mg/dl) 女性107～124μmol/L(l,2～1.4mg/dl)	·糖尿病:空腹血糖>7.0mmol/L,餐后血糖≥11.1mmol/L,糖化血红蛋白≥6.5%
·腹型肥胖:腰围,男性≥90cm,女性≥85cm;或肥胖:BMI≥28kg/m²	·微量白蛋白尿:30～300mg/24h 或白蛋白/肌酐比≥30mg/g(3.5mg/mmol)	

TC:总胆固醇;LDL－C:低密度脂蛋白胆固醇;HDL－C:高密度脂蛋白胆固醇;LVMI:左心室质量指数;IMT:颈动脉内膜中层厚度;BMI:体质量指数

根据高血压分级、心血管危险因素、靶器官受损情况及并存的临床情况,指南将高血压患者分为低危组、中危组、高危组、极高危组四层(表2-3)。

表2-3 高血压患者心血管风险水平分层

其他危险因素和病史	血压(mmHg)		
	1级高血压(SBP 140～159 或 DBP 90～99)	2级高血压(SBP 160～179 或 DBP 100～109)	3级高血压(SBP≥180 或 DBP≥110)
无	低危	中危	高危
1～2个其他危险因素	中危	中危	极高危
≥3个其他危险因素,或靶器官损害	高危	高危	极高危
临床并发症或合并糖尿病	极高危	极高危	极高危

3.治疗原则

(1)高血压是一种以动脉血压持续升高为特征的进行性"心血管综合征",常伴有其他危险因素、靶器官损害或临床疾病,需要进行综合干预。

(2)遵循高血压总的治疗原则:应将不良反应降至最小而获得最佳降压疗效,以达到防止靶器官损害的目的。

（3）积极控制血压，达到血压的目标值。

（4）从小剂量开始，降压速度不宜过快。

（5）为了有效地防止靶器官损害，要求一日 24h 平稳降压，最好选择长效降压药物。

（6）为了降压效果增大而不增加不良反应，多采用小剂量联合降压治疗。

4. 非药物治疗　从改变生活方式入手，包括减轻体重，合理膳食，适当增加体力活动和运动，减轻精神压力，保持心理平衡，戒烟限酒。各种非药物措施干预试验的结果提示，减轻体重和限制钠盐摄入对降低血压是最有效的措施。

5. 药物治疗　治疗老年高血压的理想降压药物应符合以下条件：①平稳、有效。②安全，不良反应少。③服药简便，依从性好。常用的五类降压药物均可以选用。对于合并前列腺肥大或使用其他降压药而血压控制不理想的患者，α 受体拮抗剂亦可以应用，同时注意防止直立性低血压等不良反应。对于合并双侧颈动脉狭窄≥70% 并有脑缺血症状的患者，降压治疗应慎重，不应过快、过度降低血压。

（1）利尿剂：主要通过排钠，减少细胞外容量，降低外周血管阻力而降压。以低剂量利尿药，特别是噻嗪类利尿药为基础治疗老年高血压，能够预防脑卒中并减少心血管事件，其作用温和且持续时间长，尤适合治疗单纯收缩期高血压。但大剂量应用可能对代谢产生不良影响，小剂量利尿药可以避免对糖、脂肪和电解质代谢的影响。噻嗪类利尿药长期使用可通过降压作用改善动脉的扩张，吲哒帕胺则兼有利尿及血管扩张作用。

（2）β 受体拮抗剂：通过抑制中枢和周围的肾素－血管紧张素－醛固酮系统及血流动力学自动调节机制而降压。对老年高血压的疗效较年轻患者差，但对于合并冠心病心绞痛、心肌梗死、心力衰竭甚至糖尿病仍可首选，尤其是心肌梗死的二级预防，可防止猝死与再梗死。一至三度房室传导阻滞、病态窦房结综合征、急性心力衰竭和支气管哮喘患者禁用而外周血管病患者慎用高度选择性 β 受体拮抗剂。对于老年患者在使用 β 受体拮抗剂时应特别注意 β 受体拮抗剂的心率减慢和负性肌力作用。

（3）钙拮抗剂：通过阻断血管平滑肌细胞钙通道来降低周围血管阻力而降压，无血糖、血脂代谢紊乱，对老年高血压患者有效，可作为一线降压药物。与其他降压药物相比，钙拮抗剂能更好地预防脑卒中，高钠摄入时不影响降压疗效，适合用于合并外周血管疾病患者，同时具有抗动脉粥样硬化作用。

（4）血管紧张素转化酶抑制剂及血管紧张素 Ⅱ 受体拮抗剂：血管紧张素转化酶抑制剂可扩张血管、降低周围血管阻力。血管紧张素转化酶抑制剂主要用于高血压合并糖尿病，或者并发心脏功能不全、心肌梗死后、肾脏损害有蛋白尿的患者。由于可引起干咳，因此其耐受性差于血管紧张素 Ⅱ 受体拮抗剂，双侧肾动脉狭窄禁用。血管紧张素 Ⅱ 受体拮抗剂作用效果与血管紧张素转化酶抑制剂相近，不良反应少，绝少发生咳嗽。

（5）α 受体拮抗剂：α 受体拮抗剂通过降低周围阻力，显著降低收缩压和舒张压，适用于老年高血压合并血脂异常和糖耐量异常患者，尤其合并前列腺肥大时。其不良反应较多，主要为直立性低血压，尤其老年人更易发生，不适合作为治疗老年人高血压的一线药。

二、老年人低血压

(一)病因

1.原发性　原发性直立性低血压和餐后低血压目前原因不太清楚,主要与自主神经功能障碍有关。

2.继发性

(1)心血管疾病:如心肌梗死、心律失常及心力衰竭等,引起循环功能进行性减退、心肌张力降低、血管弹性减低等。

(2)感染性休克或出血性休克。

(3)药物因素:如降压药物、抗抑郁药物等。

(4)中枢或周围神经疾病:如脑血管疾病、帕金森病、糖尿病等。⑤其他:脱水、腹泻、使用利尿剂等。

(二)诊断标准

老年人低血压是指肱动脉收缩压持续≤90mmHg,舒张压≤60mmHg,伴有头昏、目眩、乏力、肢冷、畏寒等症状,重者常昏倒,甚至导致骨折或发生急性心肌梗死及脑血管意外等并发症。

(三)常见老年低血压

1.直立性低血压

(1)诊断标准:直立性低血压(orthostatic hypotension,OH)是指在改变体位为直立位的3min内,收缩压下降>20mmHg或舒张压下降>10mmHg,同时伴有低灌注的症状,如头晕或晕厥、摔倒、诱发心绞痛或心肌梗死、脑卒中、骨折等。目前,直立性低血压的诊断标准不一,但医学界比较公认是采用美国自主神经科学学会(AAS)和美国神经病学会(AAN)1996年诊断标准:从卧位转为站立位后3min内出现收缩压下降≥20mmHg和(或)舒张压下降≥10mmHg。收缩压直立性低血压(OH-S)定义为:站立后0min(OH-S_0)或2min(OH-S_2)收缩压下降≥20mmHg;舒张压直立性低血压(OH-D)定义为:站立后0min(OH-D_0)或2min(OH-D_2)舒张压下降≥10mmHg。直立后即刻直立性低血压(OH-O)定义为:OH-S_0和(或)OH-D_0。站立2min后直立性低血压(OH-2)定义为OH-S_2和(或)OH-D_2。

(2)临床表现:病情轻者可有头晕、头痛、食欲缺乏、乏力、脸色苍白、消化不良、晕车船等症状;严重症状包括:直立性眩晕、四肢冷、心悸、呼吸困难、共济失调、发音含糊、昏厥。老年单纯收缩期高血压伴有糖尿病、低血容量、应用利尿剂、扩血管药或精神类药物者容易发生直立性低血压。

(3)发病机制:①有效循环血量减少:包括失血、失液所致的血容量绝对不足和血管扩张剂所致的血容量相对不足。直立性低血压在应用抗高血压药物的糖尿病患者比非糖尿病患者更为常见,其也可发生在发热性疾病的患者,因该类患者常存在着继发性血管扩张。②年龄相关性大动脉弹性减弱及心血管反应性的降低。③自主神经功能失调:临床上常见的直立性低血压合并卧位高血压患者多认为系由于中枢神经系统或周围自主神经系统变性继而导致中枢或周围自主神经系统的功能失调。④舒血管因子的释放增多:如组胺、5-羟色胺、缓激肽、前列腺素等的血浓度升高引起周围血管舒张等。

2.餐后低血压

(1)诊断标准:对于餐后发生心脑缺血症状的老年高血压患者,要高度警惕餐后低血压的可能,一般通过测定餐前血压和餐后2h内血压(每15～30min测1次,以最低血压值作为餐后血压),可以达到确诊目的,符合下列3条标准之一者诊断为餐后低血压:①餐后2h内收缩压比餐前下降20mmHg以上。②餐前收缩压不低于100mmHg,而餐后<90mmHg。③餐后血压下降未达到上述标准,但出现餐后心脑缺血症状。餐后低血压可见于健康老年人,但更常见于高血压、糖尿病、帕金森病、心血管病、自主神经功能损害、瘫痪、多系统萎缩和血液透析的老年患者,是老年人常见而特有的疾病。

(2)临床表现:餐后低血压主要发生在早餐(65%),而中餐(19%)和晚餐(16%)亦可发生,一般在餐后15～40min血压开始下降,20～80min收缩压下降20～40mmHg,舒张压下降10～25mmHg,30～100min达低谷水平,收缩压下降达80mmHg,舒张压达45mmHg,下降幅度最大者多见高血压、糖尿病、自主神经功能损害等疾病,高血压患者低谷时间是餐后(33±15)min,多数无明显症状,少数出现餐后心绞痛、头昏、晕厥、黑矇、乏力、跌倒、吐词不清、一过性脑缺血等心脑缺血症状,健康老年人餐后血压下降幅度较小而无症状,高血压患者餐后血压只需轻度降低就产生症状。

(3)发病机制:①内脏血流量增加:机体进食时迷走神经兴奋,胃、肠、胰等组织产生一些具有扩血管作用的体液因子,导致门静脉、肠系膜血管明显扩张,内脏血流量增加,而其他部位血流量相对减少,当心率和外周血管阻力未相应增加时,就产生餐后低血压。因此,餐后内脏血流量增加是产生餐后低血压的始动机制。有研究表明,外周血管阻力下降参与了餐后低血压的形成。②压力反射迟钝:老年人由于主动脉弓和颈动脉窦易发生动脉粥样硬化,其压力感受器敏感性降低,对餐后血压下降不能迅速做出反应。同时,老年人尤其是自主神经功能损害者还存在交感神经功能代偿不全,心率加快和血管收缩不明显,对餐后血压下降不能进行有效代偿。因此,老年人压力感受器敏感性降低和交感神经功能代偿不全所致的压力反射迟钝是餐后低血压发生的病理基础。这也是将餐后低血压称为老年人特有疾病的理由。

(四)治疗

无症状老年低血压患者应采取基础治疗,有症状者则基础加药物治疗。目前,药物治疗尚处在临床探索阶段,其有效性及安全性尚有待进一步验证。

1.基础治疗

(1)饮食疗法:低糖饮食,少食多餐,因为高糖尤其是葡萄糖容易诱发餐后低血压,避免进食时饮酒和血液透析时进食。

(2)体位与运动:餐后适当散步可通过增加心率和心排血量来维持正常血压,达到治疗餐后低血压的目的,如餐后低血压与直立性低血压并存,提倡餐后平卧一段时间。

(3)基础疾病治疗:虽然降压药物有可能诱发餐后低血压,但有效控制高血压反而能改善餐后低血压,老年高血压应用利尿剂餐后血压下降水平明显高于非利尿剂,应首选非利尿剂降压药物进行治疗。若有明显证据是降压药物所诱发餐后低血压者,则应在两餐之间服用降压药物,如偶尔忘记服药,可在少量进食后补服。

2.药物治疗

(1)减少内脏血流量:如奥曲肽、垂体后叶素及咖啡因。

(2)抑制葡萄糖吸收:如阿卡波糖、古尔胶。

(3)提高外周血管张力:如吲哚美辛、米多君。

(程文俊)

第五节　老年冠状动脉粥样硬化性心脏病

一、老年冠状动脉粥样硬化性心脏病概述

冠状动脉粥样硬化性心脏病(coronary atherosclerotic heart disease,CHD),简称冠心病,又名缺血性心脏病,是指由于冠状动脉粥样硬化和(或)冠状动脉功能性改变(痉挛、炎症、栓塞、风湿性疾病、创伤和先天性畸形)引起血管腔狭窄或阻塞,从而导致心肌缺血缺氧或坏死而引起的心脏病。

(一)分型

临床可分为五个类型:隐匿型、心绞痛型、心肌梗死型、心力衰竭与心律失常型、猝死型。

近年来,临床医学将本病分为两大类:急性冠状动脉综合征(ACS)和慢性冠状动脉病(CAD)或慢性缺血综合征(CIS)。ACS包括不稳定型心绞痛、非ST段抬高性心肌梗死、ST段抬高性心肌梗死及猝死;CIS包括无症状性心肌缺血、冠状动脉正常的心绞痛(X综合征)、稳定性心绞痛及缺血性心肌病。

亚太地区年龄≥65岁老年人患冠状动脉粥样硬化性心脏病称为老年冠状动脉粥样硬化性心脏病,简称老年冠心病。本节重点讨论老年不稳定心绞痛和老年急性心肌梗死。

(二)特点

众多研究证,实冠心病的死亡率与年龄成正相关性。冠心病是老年人的首位死亡原因。2005年,中国心脏调查研究指导委员会主导下的中国心脏调查研究显示,连续入组符合冠心病诊断标准的住院患者3513例,在入选的冠心病患者中,其中女性33.4%,平均年龄(70±9.3)岁,男性66.6%,平均年龄(66±12.2)岁,全体研究对象中年龄≥65岁以上老年人群占据了绝大部分。

老年人年龄每增加10岁,冠心病的发病率危险分别增加12.70%,24.20%,31.70%,各年龄组男性发病率均高于女性,男性发病风险为女性的1.39倍。

对于典型的心绞痛,急性心肌梗死等冠心患者群,中青年人往往以典型的临床表现而得到迅速的诊断;老年人通常合并多种基础疾病,痛觉敏感性减低,其临床表现常不典型,症状往往比较轻微或缺如,经常被误诊为其合并症的临床表现。相关资料统计报道,老年心肌梗死患者典型病例仅占22%,不典型的心绞痛可占35%,更多的是无任何症状,高达43%。老年人的多种基础疾病同时也是发生不典型心绞痛的诱因,普通静息心电图初次诊断率较低,临床诊治过程中极易发生漏诊或误诊,严重威胁老年人群的生命安全。

老年人的这些特殊性,促使我们应充分重视老年人群冠心病发作的特点,遏制病情的进一步发展和恶化,使患者的生活质量和生存率得到进一步提高。

(三)危险因素

1. 高脂血症　根据现有报道,总胆固醇(TC)和三酰甘油(TG)升高是老年女性冠心病的独立危险因素,并不影响老年男性冠心病的死亡率;高密度脂蛋白胆固醇(HDL-C)和低密度脂蛋白胆固醇(LDL-C)一样能预示老年人冠心病,HDL水平与老年人冠心病的危险性呈更明显的成负相关;TC/HDL-C比值>5,老年人冠心病的危险性明显升高,其比值每升高1,老年人冠心病的危险性增加17%;HDL-C,LDL-C和TC/HDL是评价老年人血脂方面

有意义的指标。

2.高血压　是老年人冠心病的危险因素,但是,老年人高血压多表现为假性高血压、直立性低血压高发病率和血压波动大的特点。因此,要通过不同体位并反复测量血压,才能正确评价血压。

3.糖尿病　是冠心病的主要危险因素,糖尿病致死、致残的主要原因是心血管疾病。据研究报道,大约75%的糖尿病患者死于冠心病,糖尿病又被称为冠心病的"等危症"。

4.吸烟　研究显示吸烟与老年人冠心病关系呈增龄性改变。

5.肥胖　调查表明,超重并非老年人冠心病的危险因素。

6.增龄　冠心病是增龄性疾病,年龄增长是老年人冠心病发生发展的独立而重要的危险因素。

7.缺乏体力活动　研究表明,缺乏体力活动是冠心病的重要危险因素,老年人的体力活动明显减少,其危险性明显增加。

8.社会心理因素　研究证实,冠心病是一种心身疾病,老年人由于遭遇各种精神刺激的机会越来越多,加上躯体疾病和精神挫折的耐受力日趋降低,社会支持程度与老年人冠心病的发病率成反比。

二、老年心绞痛

（一）病因及诱因

冠状动脉粥样硬化是老年人心绞痛的主要病因,其他心脏病,如主动脉瓣狭窄或反流和先天性二叶主动脉瓣,可引起心绞痛。在老年人,主动脉瓣的退行性变可使瓣膜增厚、僵硬或钙化,有的还可发展为钙化性主动脉瓣狭窄;肥厚型心肌病、主动脉夹层、梅毒性主动脉炎也可以引起心绞痛。

常见的心绞痛诱因:寒冷、酷热、饱餐、顶风行走,老年人合并的多系统疾病致心脏储备功能下降,如糖尿病、高血压、呼吸道感染、贫血、甲亢和心力衰竭和各种心律失常等,情绪激动和体力活动时更易诱发。

（二）发病机制

当冠状动脉血流量不能满足心肌代谢的需要,引起心肌急剧的、暂时的缺血缺氧时,即产生心绞痛。基本病变为冠状动脉粥样硬化造成的管腔狭窄。发病的诱因为心肌氧的供需失去平衡,即心肌对血液需要量暂时性增高造成供血不足,引起局部缺氧和代谢产物的潴留而导致疼痛。

（三）病理生理

在心绞痛发作前,患者常有心脏和肺的顺应性减低的症状,如血压升高、心率增快、肺动脉出和肺毛细血管楔压升高;心绞痛发作时,可出现左心室收缩和舒张功能障碍的病理生理改变,如左心室收缩力和速度减低、射血速度减慢、左心室收缩压下降、心排血量降低、左心室舒张末期压和血容量增加等。

（四）临床表现

1.心绞痛的临床分型　临床上习惯将心绞痛分为慢性稳定型心绞痛、不稳定型心绞痛和变异型心绞痛。

2.临床症状的特点

(1)疼痛部位不典型:典型心绞痛位于胸骨中段后方及心前区,约手掌大小范围,可向左肩背部、左臂内侧放射。老年人的心绞痛则可发生在下颌部到上腹部的任何非典型的部位，但每次发作多固定在某一部位，由相同原因反复诱发。其中非典型的疼痛表现包括牙痛、颈部咽喉部疼痛或紧缩感、上肢酸胀疼痛不适、腹痛和背部心绞痛等，容易误诊，在老年人发生疼痛部位不典型的概率明显多见。

（2）疼痛性质不典型，程度较轻：典型的心绞痛胸痛为压榨、紧束或窒息感，偶伴濒死的恐怖感觉。老年人合并较多的基础疾病及老年退行性病变，神经痛阈的敏感性降低，心脏储备适应能力均较差，对长期慢性缺血的适应均可使其疼痛的性质不明显。多表现为非典型的疼痛，有的类似关节炎的肩背部酸胀隐痛，类似咽炎的咽喉部不适、紧缩感，类似溃疡病的夜间腹部不适，呃逆、胃灼热、出汗等。有的仅表现为胸部不适、呼吸困难、气急、憋闷、软弱无力或疲惫。发作性胸痛的出现频率相对较低。部分患者甚至出现无症状性心肌缺血的发作。对于老年人反复出现的一过性非疼痛症状均应考虑本病的可能，并仔细观察发作时心电图及对硝酸甘油的反应。

（3）疼痛持续时间：症状出现后多持续 3～10min，数秒或数小时均少见。

（4）体征少：通常心绞痛发作体征较少，有时可见心率增快、血压升高、皮肤冷或出汗，可有一过性奔马律、心尖收缩期杂音和肺底啰音等。但有些患者可出现心率减慢、血压下降，在症状缓解后消失。

（五）辅助检查

1.实验室检查

（1）关注冠心病危险因素。检查空腹血糖、血脂，必要时行葡萄糖耐量试验。

（2）了解有无贫血及其他高代谢情况，排除诱发因素。做血液一般检查和甲状腺功能等。

（3）了解基础疾病情况，行尿液、肝肾功能、电解质、肿瘤标志物等检查。

（4）对于发作心绞痛的患者，行心肌酶、肌钙蛋白、肌酸激酶及同工酶的检查，与急性冠状动脉综合征鉴别。

2.心电图和其他影像学检查

（1）静息心电图

1）对于所有提示存在心绞痛症状的患者均应记录 12 导联静息心电图。

2）约 50% 患者静息心电图在正常范围。最常见的心电图改变为非特异性的 ST－T 改变。

3）心绞痛发作时，绝大多数患者记录的心电图有异常的改变，表现为 ST 段的抬高或压低。因心内膜下心肌更容易缺血，故常见反映心内膜下心肌缺血的 ST 段压低（≥0.1mV），发作缓解后恢复。有时出现 T 波倒置。

4）ST 段压低或 T 波倒置的患者中，发作时出现"假性正常化（T 波变为直立）"，为支持冠心病诊断的另一个指征。

（2）动态心电图：又称 Holter 心电检测，连续记录并自动分析 24h 心电图，可从中发现心电图 ST－T 改变和各种心律失常，不仅可以反映有症状的心肌缺血（心绞痛发作），也可以发现无症状的心肌缺血，同时可以观察发作的频度和持续时间。但此过程中出现的 ST－T 改变可受多种因素影响，一般不作为诊断冠心病心肌缺血的主要依据。但心绞痛症状出现的时间伴随的 ST－T 改变，则有重要的诊断价值。

（3）X 线检查：可无异常发现，伴发缺血性心肌病时可见心影增大、肺充血等。

(4)心电图运动试验:运动负荷增加心脏负荷以激发心肌缺血,运动中出现典型的心绞痛,心电图改变主要以 ST 段水平型或下斜型压低≥0.1mV(J 点后 60～80ms)持续 2min 为运动试验阳性标准。老年人可因肺功能差或体力不支影响结果判断。老年患者基础疾病多,体力状况差,合并潜在心功能不全,或者有严重高血压,血压波动明显(血管壁弹性差,活动后血压上升明显),有不稳定型心绞痛、严重心律失常,无痛性心肌梗死者不适宜做该项检查。

(5)核素心肌显影检查:^{201}Tl 静息时所示灌注缺损主要见于心肌梗死后瘢痕部位,运动后见于心肌缺血区,不能运动的患者做双嘧达莫试验可取得与运动时相同的效果。敏感性高,特异性强,结合其他临床资料,对老年人心绞痛诊断有较大价值。

(6)超声心动图:未发作时多为正常表现,症状发作或运动试验时出现缺血区室壁阶段性运动异常可提示心绞痛发作。

(7)冠状动脉造影:在确立冠心病的诊断中以及在评估患者的病情时必不可少。可对冠状动脉血管狭窄的病变部位和严重程度做出准确的判断,为确定治疗方案提供依据。

(六)鉴别诊断

1.心血管疾病

(1)急性心肌梗死:疼痛部位与心绞痛类似,但疼痛性质更为剧烈,持续时间长,多超过30min,可长达数小时,含服硝酸甘油效果欠佳。心电图可见面向梗死部位的 ST 段抬高,或梗死性 Q 波的形成。非 ST 段抬高心肌梗死多表现为 ST 段下移或 T 波改变。同时,可有血压的下降,白细胞增高,心肌坏死的特异性标志物增高。

(2)主动脉夹层:多因主动脉壁动脉瘤形成破裂,可同时出现血压增高,胸痛性质剧烈可放射至背部、腹部、下肢等,与急性心肌梗死较难见鉴别,二者均可引起心肌酶升高,在二者的鉴别中,病史和发病特点极为重要。同时,影像学检查也可作为鉴别的参考。

(3)瓣膜病变:严重主动脉狭窄或关闭不全可引起严重心绞痛,通过病史、体征及影像学检查不难鉴别,当瓣膜病变合并冠心病时,则需冠状动脉造影进行明确诊断。

(4)心肌病:特别需要鉴别的是梗阻性肥厚型心肌病,可因流出道狭窄产生收缩期杂音,在胸骨左缘 3～4 肋间可闻及,同时还会因狭窄引起心绞痛、呼吸困难及晕厥等症状,超声心动图可见其特征性的室间隔非对称性的肥厚。

(5)急性心包炎:一般多见于年轻人,疼痛多位于心前区,上腹部及颈部多见,持续存在,呈刀割样锐痛,深吸气、体位改变和吞咽时加重,坐位或前倾位及憋气时减轻,早期可出现发热及心包摩擦音。心电图可见 QRS 波群低电压,ST 段弓背向下抬高及 T 波倒置。超声心动图可见心包积液。

(6)梗死后综合征:发生急性心肌梗死几周至几个月内出现发热、胸痛等症状,可反复发生,表现为胸膜炎、心包炎、肺炎等。

(7)心肌肌桥及 X 综合征:根据冠状动脉造影结果,发现心肌肌桥或结果阴性可确立诊断。

2.消化系统疾病

(1)反流性食管炎及食管裂孔疝:根据疾病病史,胸痛发作性质和特点,与饮食的关系,结合钡餐或胃镜检查,不难做出诊断。

(2)胆囊炎及胆石症:多起病较急,疼痛部位于上腹部多见,伴发热、白细胞增多等,结合腹部 B 超或 CT 可鉴别诊断。

（3）胰腺炎：多与暴饮暴食或酗酒后出现的上腹部剧烈的刀割样疼痛，同时可伴有血象和淀粉酶的改变，结合影像学检查可做出诊断。

（4）消化性溃疡或肿瘤：消化性溃疡疼痛具有节律性及其特有的规律性，与饮食有比较明确的关系，但消化道肿瘤疼痛呈持续性，性质剧烈，结合大便隐血试验，钡餐及内镜检查，或其他影像学检查可鉴别。

3. 其他

（1）肺栓塞：可表现为胸痛咯血、呼吸困难，血压下降，多发生于手术后、长期卧床、妊娠后期等，选择性肺动脉造影可确定诊断。

（2）带状疱疹：疼痛呈持续性，出疹前可有头痛发热、上呼吸道感染等病史，出疹后疱疹和疼痛局限于神经走行区域，可鉴别。

（3）胸壁疾病，肋软骨炎：多见于胸壁上有局限压痛点，活动或改变体位、咳嗽及用力呼吸时疼痛明显，无明显阵发性发作的规律性。

（4）心脏神经官能症：行冠状动脉造影可明确诊断。

（七）治疗

1. 明确和治疗诱因　一些可刺激交感神经的药物和某些疾病（如甲亢、贫血、发热、心动过速、心力衰竭等）可以诱发和加重心绞痛，应该治疗。其中戒烟也是一个非常重要的措施，因为吸烟不仅会促进动脉粥样硬化的进展，还可使冠状动脉张力增加，引起心肌需氧增加和冠状动脉血流减少，从而导致急性心肌缺血，加重和诱发心绞痛。

（1）控制冠心病的危险因素：冠心病的危险因素（如高脂血症、高血压、吸烟、糖尿病、雌激素缺乏、吸烟等）可以引起内皮功能障碍，导致血管收缩，血管内血栓形成，促进冠心病的发生和发展。消除冠心病的危险因素可以改善内皮功能。

（2）改变生活方式：向患者做好疾病知识的普及，让患者了解疾病的性质，以正确地对待。合理安排工作和生活，宜尽量避免各种确定的诱因，建立良好的饮食起居习惯，如保持合理的饮食结构，劳逸结合，保持良好心态，进行适当的体育锻炼等。

2. 药物治疗

（1）抗心绞痛和心肌缺血的药物治疗：常用的有硝酸酯类、β 受体拮抗剂、钙通道阻滞剂三大类药物及其他药物（曲美他嗪，尼可地尔），它们通过降低心肌耗氧量和（或）增加缺血区血液供应，改善心绞痛症状和体征。三类药物可以单独应用，也可以联用，最主要应根据患者的具体病情，采取个体化的原则选择药物抗心绞痛。

1）硝酸酯类药物：短效的硝酸甘油用于急性症状的缓解和预防，指导患者正确使用硝酸甘油，避免硝酸酯类药物发生耐药。

2）β 受体拮抗剂：观察 β 受体拮抗剂的效果，逐渐增加到最大剂量，确保 24h 预防心肌缺血；单用 β 受体拮抗剂如果效果不佳，尝试单用硝酸酯类药物或钙通道阻滞剂 Ⅱ a 类或联用双氢吡啶类钙通道阻滞剂；β 受体拮抗剂与双氢吡啶类钙通道阻滞剂联用可以减少其引起的心动过速的副作用，但在老年患者，由于 β 受体拮抗剂与双氢吡啶类钙通道阻滞剂联用，会引起传导阻滞和心肌收缩功能下降，要特别谨慎。

3）钙通道阻滞剂：如果钙通道阻滞剂单用或联合治疗效果不满意，用长效的硝酸酯类药物替换钙通道阻滞剂。

4）代谢类药物（曲美他嗪）：通过抑制脂肪酸氧化，优化心肌能量代谢，改善心肌缺血和左心功能,可以和 β 受体拮抗剂等抗心绞痛药物联用。

5)尼可地尔:具有类似硝酸酯类药物作用的钾通道阻滞剂,能发挥抗心绞痛的作用。

(2)改善预后的药物治疗:常用的药物有抗血小板和抗凝药物、血管紧张素转换酶抑制剂、β 受体拮抗剂、钙通道阻滞剂、调脂药物等。

改善预后的药物治疗包括:①没有禁忌证的所有患者服用小剂量的阿司匹林。禁忌证包括出血、阿司匹林过敏或以前有阿司匹林抵抗,稳定型心绞痛患者由于过敏等原因不能耐受阿司匹林时,可用氯吡格雷替代,GPⅡb/Ⅲa 抑制剂有明显减低风险的益处。②陈旧性心肌梗死有心力衰竭患者都应接受 β 受体拮抗剂治疗。③对于有 ACEI 应用指征的患者接受 ACEI 治疗,包括合并高血压、心力衰竭、左心室收缩功能不全、心肌梗死后心功能不全以及糖尿病患者;所有心绞痛和确诊有冠心病的患者,接受 ACEI 治疗。④所有冠心病患者接受他汀类药物治疗,已证明存在冠心病的高危患者,可以考虑应用大剂量的他汀类药物治疗。

3.冠状动脉血运重建术　包括冠状动脉介入治疗(PCI)和冠状动脉旁路移植术(CABG)。

(1)PCI:包括单纯球囊扩张、冠状动脉旋磨术、冠状动脉定向旋切术及冠状动脉内支架术。由于 PCI 创伤小、恢复快、相对危险性较低,容易为医师及患者所接受,在临床得到日益广泛的应用。对于低危的稳定型心绞痛患者 PCI 与药物治疗具有相似的疗效,对于相对高危及多支血管病变的心绞痛患者,PCI 能更好地缓解症状,尤其是药物洗脱支架可明显减少再狭窄的风险。研究提示,PCI 虽能够明显减少心绞痛的症状,并不能改善患者的长期预后或阻止心肌梗死的发生,但是对老年人短期恢复和短期并发症有好处。

但是 PCI 和 CABG 大部分都依赖于外科医师以及患者的身体条件,内科医师要认真考虑患者尤其是老年患者的整体情况从而选择合适的治疗方法。

(2)CABG:目前已成为治疗冠心病的最普通的手术,CABG 对于低危的患者并不比药物治疗更好,但可以改善高危患者的预后,对于左主干明显狭窄、三支主要冠状动脉近段狭窄、两支主要冠状动脉狭窄(其中包括左前降支)者,CABG 优于药物治疗,借助于体外循环的冠状动脉手术,对于老年患者存在全身炎症反应及微血栓形成的风险,而非体外循环手术则可以减少围术期并发症的发生和死亡率,但血管的通畅率可能降低。

(3)其他治疗:基因治疗、中医治疗、康复治疗可以帮助改善老年心绞痛。

(八)预后

老年人无症状性心肌缺血较成年人多见,因体力活动少,劳力型心绞痛较成年人少,而不稳定型心绞痛比成年人多见,其预后比成年人差。运动核素扫描和冠状动脉造影对老年稳定型心绞痛患者的预后具有很高的判断价值。

1.老年人稳定型心绞痛预后不良的相关因素有:心绞痛的严重发作,合并众多严重的并发症,如高血压、糖尿病、慢性肾功能不全、严重的呼吸系统疾病等,心肌梗死病史,心脏扩大、心功能不全,静息心电图有 ST 段下移,吸烟等。

2.老年人不稳定型心绞痛的预后比稳定型心绞痛的预后普遍较差,虽然进行内科治疗仍在休息时出现心绞痛、心电图 ST－T 改变、Holter 监测有心肌缺血、冠状动脉造影为左主干病变、多支病变或复杂病变以及提示有血栓者,预后均较差。

3.老年人变异型心绞痛预后不良的主要影响因素为冠状动脉病变的严重程度,有无心肌梗死,心绞痛复发持续时间和是否伴有严重的心律失常。一般认为,变异型心绞痛急性期的持续时间通常为 6 个月,此期间有较频繁的心绞痛发作,非致死性心肌梗死发生率为 20%,死亡率约为 10%,心绞痛发作时如出现严重心律失常,如室性心动过速,心室颤动,高度房室传导阻滞,或心脏停搏等,则有发生猝死的高度危险,预后极度不良。在度过 3～6 个月的心绞痛发作期而稳定的患者,预后较好。

三、老年急性心肌梗死

(一)分型

2012 年,全球心肌梗死工作组继续联合欧洲心脏病学会(ESC)/美国心脏病学会基金会(ACCF)/美国心脏协会(AHA)/世界心脏联盟(WHF)整合最新流行病学及循证医学证据,再次沿用了 2007 年版心肌梗死的类型,将心肌梗死分为五类:自发性心肌梗死(1 型)、供血不平衡性心肌梗死(2 型)、猝死型心肌梗死(3 型)、经皮冠状动脉介入治疗(PCI)相关性(4a 型)和支架内血栓相关性心肌梗死(4b 型)、冠状动脉旁路移植术(CABG)相关性心肌梗死(5 型)。

(二)病因及诱因

常见病因为冠状动脉粥样硬化,偶见于冠状动脉炎症、栓塞、痉挛和先天畸形。

诱因有:晨起后交感神经活性增加,促使机体的应激反应性增强,心率、血压和心肌收缩力增加;饱餐后,尤其是进食大量脂肪后,使得血脂升高和血黏度增加;情绪激动、重体力活动和用力大便时,可以使血压升高,左心负荷明显增加;出血、脱水、休克、外科手术和严重心律失常等,可引起心排血量骤然下降,冠状动脉灌注锐减;强冷刺激和感染也是常见的诱因。

(三)发病机制

大多数是在粥样硬化基础上,出现斑块的破溃、出血、继发血栓形成,最终导致冠状动脉急性闭塞。

部分老年人在诱因的作用下出现神经和体液调节障碍,使得儿茶酚胺分泌增加,血管紧张素及其他缩血管物质释放增加,血小板释放血栓素 A_2 —前列环素平衡失调,血小板聚集增加,血栓素 A_2 诱发剧烈的冠状动脉痉挛,使得粥样硬化病变管腔狭窄部位发展为完全闭塞,发生急性心肌梗死。

(四)病理生理

在病理上,冠心病是以冠状动脉内膜多种病变为特征。早期是血管内膜的脂质沉着,然后逐渐发展为纤维斑块,并在此基础上并发溃疡、出血、血栓形成及钙化,使得冠状动脉动脉管腔狭窄或闭塞,导致心肌供血不足。冠状动脉粥样硬化基础上并发新鲜血栓形成是急性心肌梗死的主要原因,冠状动脉管腔急性血栓堵塞是急性透壁性心肌梗死最主要的原因。而粥样硬化斑块的破溃、出血和继发血栓形成可导致冠状动脉急性闭塞,当闭塞的比较突然且缺乏侧支循环形成,或合并其他多支动脉狭窄或闭塞时,就容易发生心肌梗死。老年人冠状动脉病变比成年人严重,多支血管病变常见(病变血管依次为:前降支、右冠状动脉、旋支),老年人由于病程长,常导致长期慢性的心肌缺血,有助于侧支循环的建立,因此老年人侧支循环丰富,较易发生非 Q 波性心肌梗死和无痛性心肌梗死。同时由于上述原因,老年患者一旦发生心肌梗死,不但局部病损严重,而且病变范围广泛。

(五)临床表现

有研究报告,老年人急性心肌梗死只有 20%～40% 出现典型的临床症状,当梗死面积＞

50％时有 48％的患者具有心前区疼痛。

1.梗死先兆　先兆症状多发生在梗死前 1 周,约占 60％以上,发病前 1~3 周内出现约 30％,开始于发病前 3~4 周较少。常见先兆症状有:

(1)心绞痛发作频繁、加剧:约有 20％患者以典型心绞痛症状作为梗死前症状先兆入院。多为不稳定型心绞痛的表现,以新发心绞痛或原有心绞痛加重最突出。其特点是发作频度增加、持续时间延长、放射到新的部位、及发作诱因不明显或诱因改变,硝酸甘油效果差等。

(2)胸部症状:如胸闷、气短、心前区隐痛,胸部烧灼感、紧缩或压迫感,不明诱因的呼吸困难等。

(3)消化道症状:食欲减退、恶心、呕吐、上腹痛、呃逆等。

(4)其他症状:牙痛、咽痛,下颌部、颈部、肩背部隐痛或不适,疲乏无力、心慌、意识障碍等。

2.临床特点及主要症状

(1)胸痛:在 80 岁以下老年患者,胸痛往往是出现最早和最为突出的症状。这种疼痛与心绞痛相比,性质更剧烈,持续时间更长、部位更广泛,休息及含硝酸甘油均不能缓解。随着年龄的增加,疼痛的发生率逐渐降低,严重程度也随着增龄而减轻,持续时间也较短。有报道称,80 岁以上急性心肌梗死患者,无痛型可达 63.6％,往往表现为突发的胸闷气短、咽部梗阻感、腹痛、倦怠或晕厥。

(2)心力衰竭与休克:老年人心脏在解剖和功能上均逐渐退化,心肌收缩力减弱,心室顺应性减低,心排血量减少。老年人冠心病病程长,心肌缺血广泛,心脏储备功能差,多合并多支血管病变,因此老年急性心肌梗死患者发生心力衰竭与心源性休克较年轻患者多见。突然发作急性左侧心力衰竭为最初表现。有呼吸困难、端坐、喘鸣或咳粉红色泡沫痰、出汗、发绀,发作急性左侧心力衰竭为最初表现。严重心力衰竭造成左心室排血严重障碍,即表现为心源性休克。

(3)呼吸困难:当患者原有轻度心力衰竭时,心力衰竭症状的加重可能是心肌梗死的唯一表现。心力衰竭患者如反复出现端坐呼吸困难发作或搅人的夜间咳嗽,可能提示为无痛性心肌梗死。

(4)其他症状:包括消化系统症状,如上腹痛、恶心、呕吐及消化不良多见于下后壁梗死。老年冠心病患者伴有脑动脉粥样硬化病变时,一旦出现重要脏器供血不足,可首先表现为脑缺血症候,严重者可出现意识丧失。另外,还可表现为猝死、脑血管意外、低血压、神经精神症状等。

3.体征

(1)心脏体征:消瘦的老年人,在前壁广泛心肌梗死的初期,在胸骨左缘可扪及收缩期膨出搏动。长期高血压患者,搏动弥散。心率变化较大,心动过速、心动过缓均可出现。还可出现各种类型的心律失常,以室性心律失常最多,尤其是室性期前收缩。心尖区第一心音减弱,可出现第四心音(心房性)奔马律,少数有第三心音(心室性)奔马律。心尖部或胸骨左缘 3~4 肋间常可听见一过性、变化突然的收缩期杂音。老年人在心底部听见收缩期杂音,应注意有无主动脉瓣狭窄存在。在第 2~3d 可出现心包摩擦音,为反应性纤维性心包炎所致。

(2)心外体征:肺部啰音提示心肌梗死后合并左侧心力衰竭,严重左侧心力衰竭可危及哮鸣音。粉红色泡沫痰提示合并肺水肿。严重左侧心力衰竭可出现交替脉。出现异常颈静脉怒张和异常搏动时应注意有无右室梗死、右室乳头肌缺血坏死引起的三尖瓣关闭不全、心脏破裂和心包填塞的发生。可出现上腹压痛及呃逆,右侧心力衰竭可出现肝大或肝颈静脉回流征阳性。

（六）辅助检查

1.实验室检查

（1）白细胞计数:多在发病后1～2d出现,可持续2～4d。白细胞可增至$(10～20)×10^9$/L超过$20×10^9$/L约占10%,中性粒细胞增高,常可见核左移。老年人机体反应力差,约20%的患者白细胞计数在正常范围。

（2）红细胞沉降率和C反应蛋白:能较准确地反映坏死组织吸收过程及炎症持续时间,可持续约数周。

（3）血清酶:心肌细胞不可逆损伤坏死,心肌内多种酶释放入血,检测到的血清酶升高,主要包括谷草转氨酶(AST),乳酸脱氢酶(LDH),肌酸激酶(CK),丙酮酸脱氢酶(PK),肌酸激酶同工酶(CK－MB)。动态监测心肌酶的活性,对确诊、病情监护、病期判断、梗死面积评估和预后判断有重要意义。但是老年人CK、AST和LDH的峰值比成年人低,而且达峰时间比成年人晚,诊断时应予注意。这与老年人全身肌肉比例降低有关系,而非梗死面积缩小。

（4）心肌坏死标志物:肌红蛋白出现最早,起病后2h内升高,12h达高峰,24～48h内恢复正常,其值越高敏感性越好,说明心肌损伤、坏死越广泛和严重,预后越差。但其特异性不很强。肌钙蛋白包括肌钙蛋白I(cTnI)和肌钙蛋白T(cTnT),在起病后3～4h升高。cTnI于11～24h达高峰,7～10d降至正常。cTnT于24～48h达高峰,10～14d降至正常。特异性高,在症状出现6h后查为阴性,则6h后应复查。在急性冠状动脉综合征患者中,cTnI可作为一个早期优势互补指标,它是不稳定型心绞痛和非Q波心肌梗死患者死亡率增高的一项独立危险因素。尽管CK－MB正常,血浆标本中cTnI>0.4ng/mL的患者,死亡率明显增加。血清cTnT晚期峰值与伴有Q的急性心肌梗死的左室射血分数密切相关。cTnT在急性心肌梗死早期和晚期诊断中具有高度特异度(96%)和敏感度(100%)。急性心肌梗死患者胸痛开始后10～120h血标本检测cTnT无假阴性结果。

2.心电图检查　在急性心肌梗死过程中,心电图常呈特殊性演变过程,对其诊断、定位、梗死范围的估计,病情的演变和预后均有帮助。但老年人不仅临床症状不典型者增多,而且,心电图阳性率也降低,假阴性增多。

（1）急性ST段抬高心肌梗死心电图特点:①面向坏死区周围损伤区导联出现ST段弓背向上抬高,与直立的T波联结形成单向曲线。②面向透壁心肌坏死区导联出现宽而深的Q波(病理性Q波),振幅超过同一导联R波的1/4即深于1/4R或为QS波,宽度在0.04秒以上。③面向损伤区周围缺血区出现倒置或低平T波,有时出现T波两肢对称,波底尖端正中的冠状"T"波。④上述改变的动态演变。

（2）非ST段抬高性心肌梗死患者心电图:有两种:①无病理性Q波,有普遍性ST段压低≥0.1mV,但aVR导联(有时还有V_1导联)ST段抬高,或有对称性T波倒置为心内膜下心肌梗死所致。②无病理性Q波,也无ST段变化,仅有T波倒置改变。

（3）急性心肌梗死的定位诊断如表2－4。

表 2—4　急性心肌梗死的定位诊断

梗死部位	相应导联	冠状动脉闭塞部位
前间壁	$V_{1\sim3}$	左前降支
前侧壁	$V_{5\sim6}$	左前降支
前壁	$V_{3\sim4}$	左前降支
广泛前壁	$V_{1\sim6}$	左前降支
高侧壁	I、aVL	左回旋支
后侧壁和正侧壁	$V_{7\sim9}$	左回旋支
下壁	II、III、aVF	左回旋支
右心室	$V_3R\sim V_7R$	冠状动脉

3. 放射性核素心肌显像　在以下情况应用价值较大：老年人无痛性心肌梗死；在陈旧梗死基础上再发梗死；心肌梗死的同时伴有左束支传导阻滞或预激综合征；小范围非穿壁性心肌梗死；冠状动脉旁路移植和冠状动脉腔内成形术后怀疑有心肌梗死或用于了解术后心肌组织存活情况；右心室心肌梗死；异常 Q 波的鉴别诊断；了解心肌梗死是否合并心肌缺血或心肌缺血的范围。目前多用单光子发射计算机化体层显像（SPECT）来检查，正电子发射体层显像（PET）可观察心肌代谢变化，判断心肌的死活可能效果更好。

4. 超声心动图　了解心室壁的运动和左心室功能（包括 LVEF 及心室容量），有助于判断病情和预后。同时对心肌梗死的并发症，如室壁瘤、室间隔穿孔、乳头肌功能失调等的诊断及鉴别诊断有重要的意义。

5. MRI　急性心肌梗死时心肌微循环通透性增加，细胞外水分增加，心肌细胞受损，钠离子潴留于细胞内，形成心肌细胞内水肿。这种细胞内外水分增加是造成 MRI 信号变化的主要原因。在急性心肌梗死发生的第一周到 10d，心电图门控 MRI 图像显示在梗死部位有高信号强度。

6. 冠状动脉造影　冠状动脉造影对判断冠状动脉病变的准确部位及侧支循环的情况以及病变的严重程度，治疗方法的选择具有重要的意义。但老年人常有多支血管病变，合并多种严重的基础疾病，对于老年人急性心肌梗死，首先应考虑全身脏器的功能情况及有无可能进一步行经皮冠状动脉内血管成形术及冠状动脉旁路移植治疗，然后再决定是否有行冠状动脉造影检查的必要。

7. 血流动力学监测　可及时、准确地反映急性心肌梗死患者的各种病理、生理学数据，有力地指导临床，在确立诊断、鉴别诊断和判断预后上有重要意义。同时还可以观察药物如血管扩张剂、受体拮抗剂及正性肌力药等的治疗反应，有助于及时调整。

（七）鉴别诊断

1. 心绞痛　主要与不稳定型心绞痛相鉴别，性质、部位比较相似，但是不稳定型心绞痛发作时间较短，常为药物所缓解。一般没有血清酶学变化，不伴有低血压等，发作时诱因较明显，结合病史及心电图改变不难鉴别。但对老年人不稳定型心绞痛应警惕，如不及时治疗，较易演变成急性心肌梗死。

2. 主动脉夹层　胸前锐痛并穿透背部为本病的典型症状，胸痛一开始就达高峰，常放射到背、肋、腹、腰、下肢等。两上肢血压和脉搏可有明显差异。仔细询问病史、结合体格检查、心电图及实验室检查可鉴别。

3.急性肺动脉栓塞　可表现为胸痛、咯血、呼吸困难,血压下降,多发生于手术后、长期卧床、妊娠后期等,$S_I Q_{III} T_{III}$是急性肺动脉栓塞特征性心电图改变。诊断不明确时应谨慎排除此病。

4.急性心包炎　心包炎的疼痛常与发热同时出现,疼痛多位于心前区,上腹部及颈部多见,持续存在,呈刀割样锐痛,深吸气、体位改变和吞咽时加重,坐起或上身前倾时减轻。

5.急腹症　急性胰腺炎、消化性溃疡穿孔、急性胆囊炎、胆石症等均可引起上腹部疼痛,严重者可伴有休克,结合病史、体格检查、影像学检查、心电图检查、实验室检查等以鉴别。

(八)并发症

1.心律失常　是老年人急性心肌梗死最常见的并发症。心动过缓型心律失常和心动过速型心律失常均可出现。心动过缓型心律失常包括窦性心动过缓、窦性停搏与窦房阻滞、房室交界性逸搏心律、室性逸搏心律及各种类型的房室传导阻滞。心动过速型心律失常包括窦性心动过速、房性期前收缩、心房扑动、心房颤动、室上性心动过速及室性心律失常等。最严重可表现为心室颤动。老年人冠心病病程长,同时心脏随着增龄可出现退行性变,在出现心肌梗死之前也较易出现各种类型的心律失常,因此更加要警惕老年人发生急性心肌梗死后,在缺血缺氧加重的基础上,心律失常易向恶性心律失常转变。

2.心力衰竭与心源性休克　是老年人急性心肌梗死常见的严重并发症,老年人常因生理老化同时伴有多种疾病,老年人心肌工作量减少20%～40%即可发生泵衰竭。同时老年人前壁梗死的发生率更高,梗死面积大,更易发生心力衰竭。由于梗死范围大,老年人更易在陈旧梗死基础上出现新的心肌坏死,且陈旧加新鲜心肌无效区域面积大,常很快发生急性肺水肿和心源性休克,预后恶劣。

3.乳头肌功能失调或断裂　二尖瓣乳头肌因缺血、坏死等使收缩功能发生障碍,造成不同程度的二尖瓣关闭不全,心尖区出现收缩中晚期喀喇音和吹风样收缩期杂音,可引起心力衰竭。

4.心脏破裂　少见,包括游离壁破裂、室间隔穿孔等造成心脏破裂,造成心包积血引起急性心脏压塞而猝死。

5.栓塞　多见于起病后1～2周,可由左心室附壁血栓脱落所致。其临床症状根据栓塞部位不同、栓子大小和对动脉阻塞的范围和程度而有不同的表现。

6.室壁瘤　绝大多数并发于急性透壁性心肌梗死,主要见于左心室。体格检查可见左侧心界扩大,心脏搏动范围较广,可有收缩期杂音。经心电图、超声心动图、心肌核素扫描、选择性冠状动脉造影均可诊断。

7.心肌梗死后综合征　多于心肌梗死后数周至数月内出现,可反复发生,常见症状为发热、与呼吸和体位有关的心前区疼痛和胸痛,可放射至颈部、下颌、肩臂及后背等处。多数人认为是由于机体对坏死心肌和心包抗原刺激所产生的一种自身免疫反应。

(九)治疗

1.一般处理和对症支持治疗

(1)休息:急性期绝对卧床休息,保持环境安静,解除焦虑,防止不良刺激。

(2)心电监护和血流动力学监测:一般应监护48～72h,对血流动力学不稳定者以及具有心律失常、持续或间歇性心肌缺血或进行溶栓和经皮腔内冠状动脉成形术治疗的患者,心电监护不应少于72h。除颤仪应随时处于备用状态。对于严重泵衰竭者,包括低心排血量、低血压、心源性休克和肺水肿等,还应监测肺毛细血管压和中心静脉压等。密切观察心率、心律、血压和心功能的变化,随时调整治疗措施。

(3)吸氧:老年急性心肌梗死早期即使没有左侧心力衰竭或肺疾病,也常有不同程度的动脉低氧血症,吸氧有利于改善心肌供氧情况。通常在发病早期用鼻导管或面罩给氧,速度为2～4L/min。合并严重充血性心力衰竭,肺水肿或有其他严重并发症,单纯鼻导管给氧不能纠正其低氧血症时,应早点进行气管插管机械通气。

(4)建立静脉输液通道:保证给药途径通畅,以便及时应用血管活性药物或抗心律失常药物。同时每日应适当补充液体,保持水电解质平衡。但同时要注意老年人急性心肌梗死后心功能较一般成人差,输入过多液体易诱发心力衰竭的发生。可严格监测24h出入液量,以便评估病情。

(5)饮食及其他方面护理:急性期以易消化饮食为主,从流质饮食过渡到半流质饮食,同时限制钠盐的摄入,慢慢改为清淡、易消化的饮食。急性发作期有恶心、呕吐患者可给予相应对症处理。同时应保持大便通畅,避免大便用力诱发猝死。对于大便干结者可定期给予缓泻剂或灌肠处理。因前列腺肥大或下腹肌无力排尿困难者,应及时放置导尿管。

(6)疼痛的缓解:可首先含服硝酸甘油,紧随静脉滴注硝酸甘油,改善心肌供血。不能缓解时需用强镇痛剂,包括可待因、吗啡、哌替啶等,吗啡有抑制呼吸、加重低氧血症的可能,对于已有脑动脉硬化和呼吸道疾病的患者要慎用。同时还可以给予适量镇静药物辅助治疗。

2.药物治疗

(1)溶栓治疗:目前认为,高龄并不是溶栓治疗的禁忌证,关键在于是否存在除高龄之外的导致脑出血的危险因素存在,并进行效果—风险分析。

适应证包括:发病少于6h,含服或静脉滴注硝酸甘油胸痛持续大于30min不缓解,心电图至少两个相邻肢体导联ST段抬高≥0.1mV(胸前导联≥0.2mV),或发病虽然超过6h(6～18h),但胸痛持续不缓解,ST段持续抬高;一般情况好且没有溶栓禁忌证。

禁忌证包括:既往发生过出血性脑卒中、1年内发生过缺血性脑卒中或脑血管事件、脑外伤、颅内肿瘤,近期有活动性内出血、活动性胃肠道溃疡、咯血、未排除主动脉夹层、入院前使用治疗剂量的抗凝药或已知有出血倾向。近期外伤史或手术史,或进行10min以上的心肺复苏术。

老年人溶栓治疗前应控制好血压,溶栓剂首先尿激酶(UK)或链激酶(SK),依体重调整剂量,往往能减少脑出血的发生。且早期溶栓获益大,晚期溶栓疗效较差。

(2)抗凝及抗血小板在无禁忌的患者中,发病早期即开始服用阿司匹林,最初三日服用300～325mg,以后可减至100mg/d,维持量为75mg/d;老年人要观察胃肠道反应及出血等不良反应。对于阿司匹林过敏或不能耐受者,可用氯吡格雷替换;如果不准备早期PCI的患者,应该联合阿司匹林和氯吡格雷治疗9～12个月。

(3)硝酸酯:早期应用硝酸甘油静脉滴注,可降低急性心肌梗死病死率,但低血压(收缩压低于90mmHg)不宜使用。

(4)β受体拮抗剂:早期应用β受体拮抗剂能减低老年急性心肌梗死患者的死亡率,因而成为急性心肌梗死的标准疗法。对于心率低于60次/min,收缩压低于13.3kPa(100mmHg),心源性休克、房室传导阻滞、肺源性心脏病和哮喘患者、中度左心功能衰竭患者禁用。对于下壁梗死的老年患者,容易出现传导阻滞,不宜早期使用。对于前壁梗死伴有轻度心力衰竭或中度左室射血分数减低这使用,可获得良好的近远期效果。

(5)钙通道阻滞剂:急性梗死早期应用钙通道阻滞剂的效果还在观察中,对于急性期或恢复期给予钙通道阻滞剂并不能减低死亡率。但是对于β受体拮抗剂无效的高血压或梗死后心绞痛,或有呼吸系统疾病的患者中是有益的。

(6)血管紧张素转换酶抑制剂(ACEI):在起病早期应用,从低剂量开始。对 EF<45%、前壁心肌梗死或 Q 波梗死的效应明显。ACEI 可改善心室重构,防止左室容积的扩大,同时可使冠状动脉扩张并改善侧支循环,因而增加缺血区心肌血流量,减少心力衰竭的发生,从而降低病死率。对没有严重禁忌证的患者均应早期使用,禁忌证包括:低血压、双侧肾动脉狭窄、肾衰竭等。

3.心脏介入疗法和外科手术措施 老年人由于溶栓禁忌证多,较成人更适合行介入疗法,老年人介入治疗的最佳途径是经桡动脉途径,可减少其卧床的时间。

(1)经皮冠状动脉血管腔内成形术(PTCA):包括直接进行 PTCA 治疗和溶栓后 PTCA 治疗。对于发病 4h 内,有溶栓治疗指证但存在禁忌证者,或过去做过冠状动脉造影对冠状动脉受累情况清楚者,PTCA 设备和人员已充分准备,大面积心肌仍处于濒危状态,有休克症状者,可行紧急 PTCA。对于溶栓后梗死冠状动脉可能仍有高度残余狭窄者,有梗死后心绞痛,严重左心功能不全或出院前负荷试验诱发心肌缺血,可在溶栓 48~72h 后做延迟的 PTCA。PCI 与 CABG 相比能够明显缩短 70 岁以上老年冠心患者群的住院时间,且能够减低 30d 内的卒中率。

(2)冠状动脉旁路移植术(CABG):紧急 CABG(发病 4h 内)适用于急性 PTCA 失败后或持续梗死后心绞痛伴血流动力学不稳定的患者。溶栓后择期 CABG 适用于有持续性梗死后心绞痛而无 PTCA 适应证者。

4.其他辅助治疗措施

(1)营养支持,改善心肌代谢药物的使用。

(2)临时起搏器的应用。

(十)预后

预后与梗死范围的大小,侧支循环产生的情况以及治疗是否及时有关系。在数小时内发生严重心律失常、休克或心力衰竭者,病死率尤高。老年人心力衰竭是影响心肌梗死后心脏性死亡的重要因素。急性心肌梗死有室壁瘤形成的患者明显影响左心功能,常死于心力衰竭和猝死。室性心律失常合并心力衰竭者预后更差。非 ST 段抬高心肌梗死近期预后最佳,但长期预后则较差。

(程文俊)

第六节　老年心脏瓣膜病

老年退行性心脏瓣膜病(senile degenerated heart valvular disease,SDHVD)又称老年钙化性心脏瓣膜病,它是随年龄增长,瓣膜产生老化、退行性变和钙质沉积,使单个或多个瓣膜发生狭窄和(或)关闭不全,导致血液向前流动障碍和(或)反流,已成为老年心脏瓣膜病和瓣膜置换的常见病因。早在 1904 年,Mockberg 即指出退行性变可造成主动脉瓣狭窄(AS)。近年研究证实,瓣叶退行性变、高血脂致严重动脉粥样硬化可累及主动脉瓣。

有数据显示,SDHVD发病约占老年瓣膜病的25%,占非风湿性瓣膜病的80%,病变主要累及主动脉瓣和二尖瓣,引起主动脉瓣狭窄(AS)或(和)关闭不全(AR)及二尖瓣关闭不全(MR)最为常见。由于钙盐结晶沉积,心脏瓣膜的弹性减退、脆性增加,导致心脏血流动力学紊乱,诱发猝死、心肌梗死、血管撕裂、肢体坏疽及心力衰竭和心律失常,是心血管疾病致死的重要原因。近年来,随着经济状况改善和医疗水平的提高,人类寿命得以延长,该症发生率明显增高,严重地影响了老年人的生活质量及寿命,成为当今严重威胁老年人健康的常见病和多发病。

国内没有确切的关于本病流行病学资料,不同报道SDHVD的发病率为3.64%~4.2%,60岁以上者为9%,占老年人心脏瓣膜病的首位,65岁以上者的主动脉瓣狭窄中为老年退行性病者占90%,主动脉瓣反流中52%是由于主动脉瓣钙化所致。赫尔辛基老龄研究显示,577名75~86岁的健康者有53%的人存在主动脉瓣膜的钙化。以多普勒测量瓣口面积小于1.2cm^{2}计算,存在中度至重度主动脉瓣狭窄的,在75~76岁人群中为2.5%,而85~86岁人群上升至8.1%。与退行性心脏瓣膜疾病相关的独立危险因素有年龄(年龄每增长10岁危险增长2倍)、性别(男性为女性的2倍)、吸烟(仍然吸烟者危险增加35%)和高血压(有高血压病史者危险增加20%)。急性冠状动脉综合征欧洲心脏研究纳入了10207例急性冠状动脉综合征的患者,其中489例(4.8%)合并明确的瓣膜疾病,缺血性二尖瓣反流和钙化性主动脉瓣狭窄多见。这些瓣膜疾病患者往往是老龄、女性或合并有糖尿病、慢性肾病等,他们常有心力衰竭病史、心脏缺血事件或有过再血管化治疗。患有瓣膜疾病患者院内和30日病死率明显高于非瓣膜疾病患者,分别为13.4%和15.5%比6.4%和1.1%,氯沙坦高血压终点减少干预研究的心脏超声亚组分析,55~80岁的患者中,主动脉瓣硬化的检出率在入组时是40.4%,主动脉瓣狭窄的检出率是1.6%,4年后的随访中,检出率分别上升至63%和4%。解放军总医院1986—1992年尸检心脏瓣膜疾病110例中,中青年组未见钙化,50~60岁有轻度瓣膜钙化,而60岁以上者瓣膜钙化检出率随年龄增长而增高,且联合瓣膜疾病增多;老年人瓣膜病与性别有关,主动脉钙化或硬化,男女比例为2∶1;二尖瓣环钙化多见于女性,男女比例为1∶2。

尽管上述的研究侧重点不同,但都不同程度地反映出退行性瓣膜疾病是很常见的疾病,在老年人尤其明显。在各种瓣膜疾病中以主动脉瓣狭窄最为突出,在≥65岁人群中占2%~7%。据估计到2020年,仅在欧洲即有3500000人患主动脉瓣硬化,150000人患重度主动脉瓣狭窄。

一、钙化性主动脉瓣疾病

流行病学调查显示,钙化性主动脉瓣疾病(CAVD)已成为目前主动脉瓣疾病的主要病因,包括主动脉瓣钙化(AVC)与钙化性主动脉瓣狭窄(CAS)。根据2006年美国瓣膜病指南,将"超声显示瓣膜回声增强、瓣膜增厚,瓣叶活动不受限制,瓣口面积≥3cm^2,跨瓣血流速率<2.5m/s"定义为"主动脉瓣钙化";将"跨瓣血流速率>2.5m/s,瓣口面积减小<3cm^2"定义为"主动脉瓣狭窄"。随着人口老龄化,钙化性心瓣膜病的发病率正逐年增加。仅在美国,每年约有95000人行瓣膜置换术,另有超过25000人死于主动脉瓣疾病。CAVD平均病程约8年,一旦出现临床症状,若不行瓣膜置换,平均预后仅为2年,5年生存率不到20%。

（一）流行病学资料

在美国，CAVD 在 65～74 岁人群中达 25％，在 85 岁以上人群中可高达 48％；2001 年的欧洲大型心脏病调查显示，主动脉瓣狭窄患者中，81.9％是由钙化性病变引起，而主动脉瓣反流患者中，这一比例为 50.3％。有西方国家研究发现，65 岁以上人群中，AVC 及 CAS 的患病率分别为 21％～29％和 2％～9％；85 岁以上人群中，AVC 及 CAS 的患病率可分别达 48％和 4％。CAS 是患病率仅次于冠心病和高血压的第三大心血管疾病，已成为当今主动脉瓣置换的首要病因及老年人最常见的心脏瓣膜疾病。国内诸俊仁等学者 1985 年报道，60 岁以上人群中，老年钙化性瓣膜病检出率为 23.07％，老年钙化性瓣膜病约占老年瓣膜病的 82％；彭禹等 1999 年报道，60 岁以上人群中老年钙化性瓣膜病检出率为 43.7％（n＝973），病变主要累及部位依次为主动脉瓣环、主动脉、二尖瓣环及瓣叶；陈芸、王虹等 2003 年报道，CAVD 在 50 岁以上人群检出率为 33.4％，在 65 岁以上人群可达 48％（n＝3000）；国内一项非随机选择患者的回顾分析显示，＞50 岁患者 AVC 的患病率达 49.38％。随着人口老龄化的加剧，钙化性病变已成为我国老年心脏瓣膜病、老年主动脉瓣疾病的主要病因。

（二）病理学机制

1.异常的瓣膜张力　主动脉瓣纤维层与瓣膜边缘呈环状平行走向，面向心室面的肌层与瓣膜边缘呈放射状垂直走向。正常情况下，主动脉瓣这种结构可以有效适应血流层切应力，防止内皮细胞损伤。但是当高血压、高负荷等异常情况出现时，血流动力学发生紊乱，出现湍流等现象，层切应力降低，机械张力增高，将导致内皮细胞损伤和基底膜断裂，类似于动脉粥样硬化早期所见到的现象。这在先天性二叶型主动脉瓣人群中尤其明显。由于二叶型主动脉瓣比正常三叶型承受更高的机械张力，因此，几乎所有的二叶型主动脉瓣都会发生退行性钙化，发病年龄比正常主动脉瓣提早近 20 年，并极易进展为主动脉瓣狭窄。主动脉瓣纤维层靠近主动脉根部，呈弯曲状，易发生血流动力学改变，致机械张力增高；主动脉瓣中的无冠瓣在舒张期没有血流，所受层切应力低，机械张力大。因此，主动脉瓣纤维层及无冠瓣均为钙化的好发处。

2.脂质沉积和慢性炎症　高血流张力使瓣膜受损后，断裂的基底膜处常常会发生脂质浸润，于内皮下形成散在脂质沉积。有研究显示，在这些沉积的脂质点周围常可以检测到载脂蛋白 B、载脂蛋白 E 以及脂蛋白（a），故目前认为，这些脂质来源于血浆。此外，瓣膜病变处还可检测到大量氧化性低密度脂蛋白（OX－LDL），它不仅可以激活炎症细胞、诱发炎症浸润，还可为炎症反应提供有效场所。体外动物实验已证实，通过给予家兔高脂饮食，即可造成钙化性主动脉瓣狭窄，且这一过程可被阿托伐他汀有效抑制。由于受内皮损伤、脂质沉积等因素诱导，大量巨噬细胞及少量 T 淋巴细胞会通过黏附分子在主动脉瓣病变处浸润聚集。此时，一方面，巨噬细胞和肥大细胞（巨噬细胞吞噬脂质转化形成）分泌糜蛋白酶、组织蛋白酶等活性酶，降解主动脉瓣中正常胶原纤维和弹性纤维，破坏瓣膜结构；另一方面，炎症细胞又会释放大量细胞因子，如白细胞介素 1β（IL－1β）、转化生长因子 1β（TGF－1β）、肿瘤坏死因子 α（TNF－α）、基质金属蛋白酶（MMPs）、骨成形蛋白（BMP）等，促进间质细胞和成纤维细胞增生，引起胞外间质重构，同时激活肌成纤维细胞，促进钙化形成。有研究显示，在严重的主动脉瓣狭窄患者中，不仅 C 反应蛋白（CRP）血浆浓度显著升高，且在病变瓣膜本身可检测到 CRP 的存在，提示 CRP 可能参与了钙化过程，但其因果关系尚未明确。另外，有学者在主动脉瓣钙化结节中检测到高浓度的衣原体，而大量包膜破坏的衣原体是促进钙沉积的合适物质,因此,怀疑"高浓度的衣原体"也可能是引起主动脉瓣退行性病变的病因之一。

3.钙化和骨形成 主动脉瓣中有大量肌成纤维细胞,这种细胞介于成纤维细胞和平滑肌细胞之间,兼具二者特性。在 CAVD 早期,肌成纤维细胞会在 TGF－1β、骨桥蛋白等多种细胞因子激活下,转化为成骨样细胞,形成小的钙化结节;随病程进展,病变处可以看到活跃的成骨样改变和骨吸收过程,出现凌乱的板层骨样组织。目前认为,这一成骨过程受到包括骨桥蛋白、骨结合素、骨钙素、骨成形蛋白以及骨碱性磷酸酶在内的多种细胞因子调控,是一个瓣膜内异位骨化的过程,是一个可能与全身钙磷代谢有关的主动过程。

4.调节通路和遗传因素 免疫组织化学证实,在 CAVD 的病变处可检测到 ACE(肾素－血管紧张素转换酶)和血管紧张素Ⅱ,且 ACE 通常与载脂蛋白 B 合并存在;在肌成纤维细胞表面可检测到血管紧张素Ⅰ受体。研究认为,ACE 可能是由脂质颗粒从血浆带入,并具活性;血管紧张素Ⅱ可促进单核细胞浸润,增强 OX－LDL 损伤作用,参与钙化形成。此外,OPG(骨保护素)/RANKL/RANK 轴、Wnt 信号传导系统也参与了主动脉瓣钙化和骨形成的调货过程。有研究显示,遗传因素对于 CAVD 的发生、发展可能也起到了重要作用。目前比较肯定的是 NOTCH1 基因,它在 CAVD 患者中存在显著性突变,会增加成骨细胞形成,促进钙化。此外,另一个备受怀疑的是维生素 D 受体基因,这一基因在正常人和主动脉瓣狭窄患者中存在显著性差异。

(三)临床表现

1.症状 早期多无症状,无症状期可达数十年。晚期多有呼吸困难、心力衰竭、晕厥、心绞痛,也可引起猝死及感染性心内膜炎等。症状的出现通常与增龄、心室劳损、心脏扩大、心室质量增加及低射血分数密切相关。一旦出现症状则病情迅速进展。需注意的是,老年人严重心力衰竭者可能有隐匿型 CAS,且听不到明显心脏杂音。心绞痛可能与左心室压力高于冠状动脉灌注压致使收缩时间延长;血流快速通过狭窄瓣口后压力突然下降损伤冠状动脉口;冠状动脉储备力下降;心肌肥厚及冠状动脉毛细血管密度减少有关。严重者发生心肌梗死,可反复发生,面积一般不大。晕厥发生率 6%～19%,可达 46%,产生机制尚有争议,早年认为低心排造成脑缺血,现多认为与心律失常、应激状态或劳累时左心室超负荷突然失代偿有关。

2.体格检查 心脏扩大,可闻及喀喇音及房性奔马律,A₂减弱,主动脉瓣区可闻及收缩期杂音,有时杂音仅限于心尖部或较心底部响。因瓣叶钙化后活动差可无喷射音。S₂可单一或反常分裂。体征出现与否主要取决于心排血量,严重心力衰竭时 CAS 的某些体征可被掩盖。

(四)治疗

目前主要有三种治疗方法:药物治疗,手术瓣膜置换及经皮瓣膜置换。

1.药物治疗 对于左心室扩大和低射血分数的重度 CAVD 患者,不恰当的药物治疗可能加重病情;应慎用硝酸酯制剂、ACEI 等具有血管扩张作用的药物,以免前负荷过度降低致心排血量减少,引起低血压、晕厥。β受体拮抗剂等负性肌力药物亦应慎用,但在心房颤动并快速室率或有窦性心动过速时可酌情应用,伴高血压者慎用降压药物。洋地黄制剂仅适用于心房颤动并快速室率或左心室收缩力下降时应用。在药物应用过程中,可行心电和血压监测,必要时实施有创血流动力学监测。

2.心导管介入治疗 介入治疗包括经皮主动脉瓣球囊扩张术(PBAV)和经皮穿刺主动

脉瓣置换术（TAVR）。CAVD瓣叶钙化严重，PBAV术后瓣口面积增加有限或形成主动脉瓣关闭不全并发症；由于易发生再狭窄，其疗效很少能超过1年；目前主要用于危重症患者的过渡治疗，基本上已被临床放弃。近年来由于技术的发展，TAVR逐渐应用于临床，成为一种新的CAVD治疗方法。现有三种介入治疗路径：经股静脉顺行法、经股动脉逆行法、经心尖顺行法。带瓣膜主动脉支架发展已经到了第三代：第一代为聚氨酯瓣膜；第二代为牛心包瓣膜；第三代的代表性产品有两个：Edward生物瓣和CoreValve生物瓣。目前指南把TAVR定为Ⅲ类适应证，因此，确定合适治疗目标的患者至关重要。现阶段标准为：严重的钙化性CAVD或以CAVD为主的病变，有明显的临床症状，风险较高而且不适宜接受外科手术的患者，预期生存期至少超过1年。

3. 外科瓣膜置换术　手术瓣膜置换可改善患者症状和体征，延长寿命，长期预后良好。根据美国心胸外科协会对46397例瓣膜置换患者的统计，手术死亡率仅6.4%。因此，瓣膜置换手术仍是首选方法。但约有1/3的患者无法耐受手术，原因包括：高龄、合并其他并发症或当地没有手术条件。大多数研究指出，CAVD患者无其他合并症时，瓣膜置换无年龄限制。如合并冠心病、其他瓣膜病变、神经系统异常、肾衰竭，则预后较差。为此，在老年CAVD患者决定瓣膜置换术时，应考虑这些因素。指南中提出的手术指征为：有症状的重度CAVD（瓣膜面积<1cm²）患者（Ⅰ类，B级）；无症状的中、重度CAVD患者合并以下情况：需施行冠状动脉旁路术、升主动脉或其他瓣膜手术者（Ⅰ类，C级）；EF<50%（Ⅰ类，C级），仍在积极从事体力活动、运动试验中出现症状（Ⅰ类，C级），或出现血压降低者（Ⅱa类，C级），瓣膜显著钙化、主动脉峰值血流速度每年增加≥0.3m/s（Ⅱa类，C级）。

二、二尖瓣疾病

随着诊断水平的提高以及心脏彩色多普勒超声检查的普及，越来越多的资料显示，在慢性左心功能不全的患者存在二尖瓣关闭不全（mitral regurgitation，MR），其发生率高达43%～74%。MR的存在与心功能的恶化成级联关系，MR越严重，其死亡率越高。资料显示，在左心室收缩末径和（或）射血分数相同的患者中，合并MR的患者其生存率较无MR的患者明显降低。故MR得到越来越多心血管医师的关注。

（一）病因及分类

解剖学上二尖瓣准确的名称应为二尖瓣装置（mitral apparatus）或二尖瓣复合体（mitral complex），由二尖瓣瓣叶、瓣环、腱索、乳头肌、左心房肌和左心室肌共6个部分组成。二尖瓣的正常工作需要二尖瓣装置本身各组成结构的密切配合才能完成，任何导致上述组成部分破坏的原因均可导致二尖瓣关闭不全。

按照引起MR的不同，疾病病因可分类为：①慢性风湿热。②二尖瓣脱垂。③感染性心内膜炎。④冠状动脉粥样硬化性心脏病。⑤左心室扩张。⑥结缔组织疾病。⑦马方综合征。⑧二尖瓣瓣环钙化。⑨先天性结构异常。⑩严重外伤。⑪左心房黏液瘤。⑫人工心脏瓣膜瓣周漏。⑬生物瓣穿孔或退行性变等。

MR也可以按照其病理生理发展过程划分为：

1. 原发性MR　由于二尖瓣本身的组成部分如瓣叶、瓣环、腱索、乳头肌等的破坏引起的关闭不全，可以由风湿性、遗传性、二尖瓣脱垂、先天性、退行性等等原因引起。

2. 继发性MR（也称功能性MR）　左心室的损害，例如，由冠心病引起的缺血或心肌梗死后心室重构,由扩张性心肌病等等导致左心室扩张、乳头肌功能不全、瓣环扩张,从而引起相对性 MR。在这种情况下,二尖瓣结构本身可无异常。

目前的观点更倾向于按后者来进行 MR 的病因分类。针对老年患者特点,本节描述心肌梗死后导致的缺血性二尖瓣反流(IMR)和退行性改变所致的退行性二尖瓣反流(DMVR)。

(二)流行病学资料

据文献报道,缺血性二尖瓣反流的发生率在左心造影研究中为 1.6%~19.4%,心脏超声研究表明其发生率为 8%~74%。退行性二尖瓣反流在美国人群中的患病率高达 2%~3%,在需要手术处理的二尖瓣反流性疾病中,退行性二尖瓣反流占 60%~70% 的比例;在中国,随着人口老龄化的进展,退行性二尖瓣反流的发生率也在逐年提高。

(三)病理

1. 缺血性二尖瓣反流　是一种包括局部和整体左心室重构、心肌收缩力减弱、乳头肌和左心室运动失同步等多因素、多过程参与的疾病。其病理改变包括:

(1)心肌整体运动功能障碍:动物实验表明,左心室整体心肌运动障碍,无论是否伴有乳头肌功能不全,都会引起二尖瓣关闭不全而出现 MR,运动障碍越严重,MR 越明显。反流程度与左心室功能成负相关。

(2)节段性室壁运动异常:动物实验表明,单纯损伤乳头肌或乳头肌部分血供减少,不损伤其附着部分的心肌并不能引发 MR,但缺血所致的节段性室壁运动异常,特别是与乳头肌根部毗邻处的室壁运动障碍,导致乳头肌根部向后、向外侧移位,使收缩期二尖瓣叶过度受牵拉,远离瓣环形成帐篷样隆起,瓣叶活动受限制,将导致二尖瓣关闭不全及反流的产生。此外,后壁心肌梗死所致节段性室壁运动异常可妨碍二尖瓣瓣环后部括约肌的收缩,使二尖瓣瓣叶对合不良而造成二尖瓣关闭不全。

(3)局部左心室重构:局部左心室重构是引起慢性缺血性 MR 的主要原因。左心室重构的主要特征是左心室扩大、变形和二尖瓣瓣环的扩大。

(4)左心室扩大:左心室扩大是引起慢性缺血性 IMR 的主要原因。左心室腔的扩大和变形可使乳头肌偏离正常位置,导致前后两组乳头肌作用于二尖瓣的力量不能与瓣膜面垂直而致瓣膜闭合不良,出现裂隙引起 MR。

(5)二尖瓣瓣环扩大:动物实验表明,阻塞绵羊的左冠状动脉回旋支造成大面积后壁心肌梗死后,二尖瓣瓣环在瓣叶接合线正交面上发生不对称性扩张。其面积仅增加 (9.2 ± 6.3)% 即可发生 MR。二尖瓣瓣环扩大可伴有左心室扩大,也可无左心室扩大,但只要轻微扩大就可引起二尖瓣关闭不全。

2. 二尖瓣的退行性改变　涉及瓣膜结构和功能的一系列的变化,主要包括腱索的延长、断裂,瓣叶的增厚并最终引起瓣膜整体功能的不协调,导致二尖瓣反流的发生。二尖瓣退行性改变的病因主要包括:弹性纤维缺陷、巴洛综合征及马方综合征。弹性纤维蛋白的缺陷可以导致一条或多条腱索的延长、变细,并易于自发断裂,通常发生于二尖瓣后瓣的中点处。其他未受累节段的腱索及瓣叶形态大致正常。部分患者瓣叶可伴有较轻微的黏液样变性。巴洛综合征则由于瓣膜的广泛黏液性变性而导致瓣叶的广泛性增厚,瓣叶面积增大,瓣膜发生脱垂。多个节段的腱索发生不规则的增厚或变薄,腱索延长,并最终发生断裂。部分严重病例还可出现二尖瓣瓣环的明显扩大及瓣下结构的纤维化和钙化。

（四）病理生理

1.缺血性二尖瓣反流

（1）急性缺血性二尖瓣反流：二尖瓣反流的急性期（如特发性腱索断裂时的急性二尖瓣反流），左心房和左心室突然容量负荷过重，反流的血液与肺静脉回流的血液一起使左心房和左心室扩张。尽管此时患者的左心室心肌收缩功能正常，甚至还可能由于交感反射而有所增强，患者仍会出现心输出量减少或肺淤血等类似左侧心力衰竭的表现。急性严重二尖瓣反流可能会导致休克和肺水肿，需在主动脉内球囊反搏的支持下行紧急二尖瓣修补或置换手术。如果患者能够在急性期维持一个相对稳定的血流动力学状态，在3～6个月内则会过渡到二尖瓣反流的慢性代偿期。

（2）慢性缺血性二尖瓣反流：在二尖瓣反流的慢性代偿期，肌小节串联排列，心肌离心性肥大，心室容积增加，总搏出量相应增加，进而使有效搏出量恢复正常。同时，左心房由于长期的负荷过重，也逐渐扩张，左房压较前有所下降，减轻了肺淤血的程度。这个阶段患者可无明显的症状，能够从事日常活动，甚至能够参加适度的体力活动，这种代偿期可维持数月或数年，但持续的容量超负荷状态最终会使左心室功能下降。部分是由于肌原纤维的丧失或cAMP敏感性下降。在这一阶段，由于左心室收缩力下降，左心室收缩未容积的增加，有效心搏出量下降，扩大的左心室也会进一步加重二尖瓣反流。

（3）二尖瓣及瓣下结构的重要性：二尖瓣瓣下结构（包括正常的腱索、乳头肌）是维持术后左心室正常几何形状和泵功能的基础。腱索的断裂会直接引起左心室功能下降。因此，保留二尖瓣瓣下结构的完整性，对术后保持合适的左心室几何形状和左心室泵功能有重要作用。最近一项随机研究发现，与同时切断二尖瓣的前后腱索相比，仅保存二尖瓣后叶瓣下结构的完整性也可以降低死亡率，并且术后的心功能也更好一些。

2.退行性二尖瓣反流　退行性二尖瓣反流的出现可以增加左心室容量负荷，减少前向血流量，同时引起全身及局部神经－内分泌系统的激活，加速左心室的异常重构。腱索的突然断裂可以引起急性二尖瓣反流，肺静脉压力迅速升高，出现肺淤血及急性左侧心力衰竭。慢性二尖瓣反流可以引起左心房压力的升高，导致左心房内径的逐渐扩大，增加心房颤动和卒中的风险。

（五）治疗

MR的治疗应充分考虑临床病史和影像学检查资料。临床病史包括年龄、性别、NYNA分级、急性心力衰竭事件、合并症（糖尿病和肾功能不全等）。影像学资料也很重要，特别是多普勒超声，包括静息状态时MR的严重程度，左心室病理性重构，心肌活力及诱导缺血情况，左心室失同步的程度，收缩储备能力。轻度二尖瓣反流，因对血流动力学的影响较小，可不予特殊处理，而中、重度MR，不仅明显影响血流动力学，而且降低患者的远期生存率，因此必须治疗。目前，MR的治疗手段主要包括以下几种。

1.药物治疗　其药物治疗的目的在于：减少二尖瓣反流，减轻肺淤血程度，一定程度上增加左心前向血流量。主要应用血管紧张素转换酶抑制剂和β受体拮抗剂，防止或减轻左心室重构而减低反流，但并不能解决左心室存在的结构变化及其对二尖瓣的影响。还可以通过使用强心剂来改善心肌收缩力，使用利尿剂及血管扩张药物降低心脏前、后负荷，缩小左心室容积，减少二尖瓣反流。

2.心脏再同步化治疗（CRT）　是通过双心室起搏的方式治疗心室收缩不同步的心力衰

竭患者。这种治疗可以改善患者的心脏功能,提高运动耐量以及生活质量,同时显示出逆转左心室重构的作用。2005 年公布的 ESC 有关慢性心力衰竭治疗指南中,推荐 CRT 作为患者心力衰竭治疗的 I 类指征。适应证如下:QRS≥120ms,左心室的射血分数 EF≤35%,NYHA 分级 III～IV 级心力衰竭,充分药物治疗无效的患者,CRT 能够改善患者的心功能,但在 CRT 治疗中,仍有 20%～30% 的患者对 CRT 治疗没有反应,也就是说,这些患者的临床症状并没有因为接受 CRT 治疗而得到改善。

3. 外科手术治疗 原发性 MR 经过二尖瓣修补术后可以完全治愈,而慢性缺血性 IMR 却不能完全治愈,只能减轻其严重程度。2006 年 ACC/AHA 及 2007 年 ESC 心瓣膜病指南中对于二尖瓣手术的 I 类适应证包括:①有症状的急性重度二尖瓣反流。②慢性严重二尖瓣反流,心功能 II～IV 级,无严重左心功能不全(LVEF<30%,收缩末期内径>55mm)。指南不推荐对无症状同时左心室功能良好的患者行二尖瓣手术。由于二尖瓣修复术可以最大限度保留自体瓣膜及瓣下结构,避免了人工瓣膜置换术后长期华法林抗凝所带来的出血的风险,且术后患者的左心功能和生存率均优于瓣膜置换。最近一项 Meta 分析显示,二尖瓣成形术的效果优于二尖瓣置换术。这种手术方式可以维持左心室功能,使患者的手术死亡率下降,术后生存率提高,而且瓣膜成形术后血栓栓塞的发生率低。联合冠状动脉旁路移植和二尖瓣成形术治疗,能够改变 NYMA 功能分级,增加 LVEF,减少左心室的半径,减小左心房的体积,降低肺动脉的压力。欧洲心脏学会推荐重度 MR 患者应该采用联合手术治疗;轻度 MR 患者不宜施行手术;中度 MR 患者的治疗还存在争议。目前通常采用术中经食管超声心动图来选择适合联合手术治疗的患者。晚近出现了一些新的手术方式,如选择性切断腱索,乳头肌的重定位,左心室部分切除,使用装置限制左心室扩张,防止重构和反流等,但这些措施的效果需进一步检验。

4. 经皮技术 近几年,随着二尖瓣瓣膜修复理念的不断更新以及介入相关技术和材料的发展,使得经皮二尖瓣修复及成形成为可能。某些装置能够插入冠状窦里,重塑二尖瓣瓣环后部,改善其形状并使后二尖瓣瓣环前移,从而减少二尖瓣反流量。虽然有些装置能够成功地插入到冠状窦里并且短期内减轻 MR,但远期效果还有待于进一步观察。目前投入临床应用的主要技术包括经皮二尖瓣修复术和经皮二尖瓣成形术。

(1)经皮二尖瓣修复术(percutaneous mitral valve repair,PMVR):PMVR 的基本原理来源于外科二尖瓣修复术中的 Alfieri 技术。Alfieri 技术主要通过在二尖瓣前后瓣瓣叶中点处的边一边缝合,人为造成二尖瓣双出口,从而减少二尖瓣瓣口有效面积来减轻反流程度。其中以 Mitra ClipTM 系统作为该介入方式的代表,目前已在欧美地区开展了小规模的临床随机对照研究。Mitra ClipTM 系统的适应证主要包括①二尖瓣反流超声评分在 3 级及以上。②有心力衰竭症状者 LVEF>25%,ESD≤55mm。③无心力衰竭症状者必须满足以下条件之一:LVEF 25%～60%;ESD≥40mm;新发心房颤动;肺动脉高压。自 Condado 于 2004 年进行首例人类 PMVR 开始,各地相继进行了不同规模的临床尝试。其中,Everest(Endovascular Valve Edge—to—Edge Repair Study)研究是目前 Mitra ClipTM 系统最大规模的临床研究。EVEREST I 研究是应用 Mitra ClipTM 系统进行 PMVR 的多中心前瞻性非对照研究。研究共纳入 107 例二尖瓣反流患者,主要为 DMVR 和功能性二尖瓣反流(FMVR)。在长达 3 年多的随访后发现,PMVR 的手术成功率为 74%,64% 的患者出院时反流程度由术前的 3 级及以上,下降到 1 级及以下。患者 1、2、3 年生存率分别为 95.9%、94%、90.1%,高于传统的外科二尖瓣修复的 88.5%、83.2%、76.3%。Robert 等分析了 EVEREST I 研究中受试者的血流动力学的数据后发现,行 PMVR 术后,患者每分钟心输出量由术前的 5.0L/min 上升到术后的 5.7L/min,每搏输出量也由 57mL 上升到 65mL,体循环血管阻力也有不同程度的下降,且所有患者中无一例发生外科修复中经常发生的术后低心输出量综合征。EVEREST II 研究是应用 Mitra ClipTM 系统进行 PMVR 与外科瓣膜修复的前瞻性多中心随机对照试验,受试者按 2:1 的比例随机分为介入组和外科组。经过 1 年的随访后发现,尽管介入组二尖瓣反流的有效缓解率(55%)要低于传统外科手术组(73%),但介入组 30d 不良事件的发生率(15%)明显低于外科组(48%),1 年死亡率(6%)和 3 级以上反流的比例(21%)与外科组几乎一致。该研究表明,尽管 PMVR 缓解二尖瓣反流的有效率要低于传统外科手术,但介入治疗的安全性更高,介入有效者二尖瓣反流的改善程度可与外科手术媲美。即使介入治疗失败,患者也仍有外科手术的机会。目前 PMVR 仍存在较多的缺陷。PMVR 技术复杂,对手术者的个人操作技术要求非常高,限制了该技术的广泛推广。同时 PMVR 对反流的有效缓解率较外科修复术低,许多患者仍需要手术修复。二尖瓣边一边缝合的部位和程度尚缺乏统一的标准,目前主要依据术者的经验来决定。如果缝合后瓣口面积过大,术后二尖瓣反流的缓解情况不理想;缝合后瓣口面积过小,则有可能造成二尖瓣相对狭窄,产生新的问题。对于因弹性纤维缺陷所致的累及单个节段的 DMVR,因病变相对局限,单纯通过边一边缝合二尖瓣即可减轻反流程度。但对于 Barlow 综合征,因病变广泛,瓣膜严重增厚,瓣叶脱垂明显,瓣环明显扩大,行 PMVR 难度较大。此外,大部分严重 DMVR 的患者存在二尖瓣瓣环的扩大。PMVR 仅改变了瓣叶的结构,而未能对瓣环采取环缩成形,从而影响 PMVR 的远期效果。随着原发病病程的进展,有相当比例的患者仍需要接受外科二尖瓣修复。若能在实行 PMVR 的同时进行经皮二尖瓣瓣环成形术,缩小二尖瓣瓣环内径,可能有助于增加术后二尖瓣反流的有效缓解率,同时降低复发率。

(2)经皮二尖瓣成形术:经皮二尖瓣成形术(percutaneous mitral valve annuloplasty,PMVA) 主要通过导管介入,缩小二尖瓣瓣环内径,减少二尖瓣瓣口解剖面积,从而减轻二尖瓣反流程度。目前主要应用于 FMVR 的患者,但若联合 PMVR,将有助于提高 PMVR 对 DMVR 的治疗效果。PMVA 的解剖学基础在于:冠状静脉窦及心大静脉位于房室沟,解剖上邻近二尖瓣瓣环后部,在心脏表面环绕后瓣约 2/3 的周长。PMVA 可通过间接途径和直接途径达到缩小二尖瓣瓣环的效果。间接法是指在冠状静脉窦内植入一种特制的带张力的"C"形合金装置,通过合金环的环缩力量,将后瓣"推"向前瓣,从而减少二尖瓣瓣口面积。该类方法主要的代表包括 Cardiac Dimensions CarillonTM 系统和 Edwards MonarcTM 系统。CarillonTM 系统进入冠状静脉窦后,可以将"C"形环远端的固定装置输送到冠状静脉窦远端或心大静脉后释放并固定,通过输送系统产生张力,环缩后瓣的瓣环。术中同步的超声心动图可以实时监测二尖瓣瓣口面积及反流程度的变化。在达到满意的效果后释放系统近端的固定装置,将其固定在冠状静脉窦近端。CarillonTM 系统减少反流的效果通过术中的心脏超声即可观察到。若装置植入位置不满意,还可以通过输送系统回撤"C"形环。MonarcTM 系统与 CarillonTM 系统主要的区别在于:"C"形环两端通过支架固定,近远端通过"桥"段连接。"桥"段是一个可伸缩的弹簧圈,植入时弹簧圈为伸展状态。通过弹簧圈上可吸收的缝线保持张力并维持伸展状态。随着缝线的吸收降解,弹簧圈逐渐收缩,施加压力于后瓣的瓣环上,进行性的缩小二尖瓣环。因此,MonarcTM 系统的疗效评估需在 1~2 个月弹簧圈完全回缩后进行。Viacor PTMATM 系统使用直接法。通过输送导管的中空管腔将镍合金的硬治疗杆送入冠状静脉或心大静脉,向前推动瓣环后壁,促进瓣叶的合拢来减轻反流程度。目前已有部分 PMVA 装置进行了小规模的临床研究。AMADEUS(Mitral Annuloplasty Device European Study)研究使用改良的 CarillonTMXE 系统,共纳入 48 例扩张型心肌病导致的 FMVR 患者,成功植入器械 30 例(62%)。随访 6 个月后发现,成功植入者二尖瓣反流程度较术前减少了 22%~32%,患者 6min 步行时间及生活质量均得到不同程度的改善。但应该注意到,该研究中有 3 例患者发生了心肌梗死。VOLUTION I(Clinical Evaluation of the Edwards Lifesciences Percutaneous Mitral Annuloplasty System for The Treatment of Mitral Regurgitation)研究是 MonarcTM 系统较大规模的临床应用研究。该研究共纳入反流程度 2 级以上的 FMVR 患者 72 例,成功植入 59 例(82%),其余 13 例因冠状静脉窦解剖结构不适合器械植入而失败。随访 1 年后发现,成功植入 MonarcTM 系统的患者,在 3 个月弹簧完全回缩后,二尖瓣反流均得到不同程度的缓解。术前反流程度越重的患者有效率越高,术前反流达 3 级及以上的患者,1 年有效率达 85.7%。该研究同时也发现,有 15 例患者经冠状动脉造影显示有不同程度的冠状动脉受压,有 2 例发生了心肌梗死。PMVA 目前尚有一定的局限性。首先,相当一部分的患者冠状静脉窦离二尖瓣环较远,特别是当心腔明显扩大时,两者距离更远,而无法行 PMVA。因而,术前冠状动静脉的成像对受试者的选择至关重要。其次,通过二尖瓣后瓣瓣环的环缩,可以拉近后瓣与前瓣的距离,但不能阻止前瓣瓣环的继续扩大,在实行 PMVA 后,患者的反流仍然可能会继续发展。一部分患者需要再手术或行外科瓣膜修复术。此外,无论是在动物实验还是在前期临床试验中,均有一部分受试对象在术后出现了冠状动脉对角支或回旋支的受压,甚至诱发心肌梗死。同时,在植入器械的过程中,由于术者经验和操作等原因,也有发生冠状静脉穿孔、血栓形成等严重不良事件的可能。

5.未来治疗靶点　目前自体肌原细胞移植到梗死区域已经用于实验模型,并且显示通过逆转局部左心室重塑减轻慢性缺血性 IMR。

(六)预防、康复与展望

应采取积极的预防措施,包括:①对于老年人要注意劳逸结合,生活规律。定期体格检查并做超声心动图检查,早发现早治疗。②积极治疗与本病发病关系密切的相关疾病,如高血压、糖尿病、高脂血症、钙磷代谢异常性疾病及慢性肾功能不全等。③积极控制并发症如心力衰竭、心律失常,定期复查以延缓病程。

病情得到缓解后,康复应注意以下方面:在医师指导下适量活动,如散步、打太极拳、做体操等,避免过度体力活动;保持情绪乐观,合理休息,充足睡眠,不增加心脏负担;饮食要注意营养合理搭配,如患有高血压、高脂血症、糖尿病等,要坚持饮食治疗,保持均衡体重;注意避免气候、环境变化对机体的不良影响;要戒烟、限酒。

随着对老年钙化性心脏瓣膜病重视程度的提高,以及对发病机制的进一步研究,不久的将来一定能找到延缓本病的进展、预防和治疗本病的有效措施。有必要进一步探讨药物对瓣膜钙化的作用,尤其对早期病变的研究,以指导用药,益处包括延长疾病发展到严重病变而需要外科换瓣的时间。随着技术的发展,主动脉瓣经皮置换以及二尖瓣经皮修补术为瓣膜病介入治疗提供了新的发展方向,虽然这些技术在现在还处于早期研究阶段,但是前期的实践为将来的瓣膜病介入治疗发展提供了令人鼓舞的方向。相信,随着材料技术、影像技术以及心外科、影像科以及心脏科多科技术的合作,将会推动瓣膜病介入治疗技术的不断发展。

(程文俊)

第七节　老年感染性心内膜炎

感染性心内膜炎(infective endocarditis,IE)指因细菌、真菌和其他微生物(如病毒、立克次体、衣原体、螺旋体等)直接感染而产生心瓣膜或心室壁内膜的炎症,有别于由于风湿热、类风湿、系统性红斑狼疮等所致的非感染性心内膜炎。老年感染性心内膜炎指年龄在 60 岁(西方 65 岁)及以上的罹患感染性心内膜炎的患者。从本质上来说,老年 IE 与其他人群 IE 并无不同之处,但老年 IE 在流行病学特点、病因分布和临床表现等许多方面具有其特殊性。

首先,在流行病学特点方面,感染性心内膜炎的年患病风险具有明显的年龄依赖性:80 岁以上人群患该病的危险是普通人群的 5 倍;60 岁以上患者的男女之比为 8：1,而一般人群患者的男女之比约为 1.5：1,提示老年男性患病率高。

其次,在病因分布方面,感染性心内膜炎多发于原有心脏病的基础之上。而老年人基础心脏疾病患病率高,其中老年男性以主动脉瓣钙化为主而老年女性则以二尖瓣环的病变为主。有研究结果表明,60 岁以上的 IE 约 50% 发生在瓣膜退行性病变的基础上。因为有些瓣膜退行性病变较轻不易检出,所以老年人 IE 发生在"正常"心脏基础上的较多,可达 30% 以上,不易早期预防。

第三,老年人 IE 的临床表现更为多变,明显的发热在老年人相对少见,而非特异性症状如疲乏、消瘦及中枢神经系统症状较为多见。另外,心脏杂音常被误认为老年退行性瓣膜病而忽视。人工心脏起搏器性心内膜炎更常见于老年人,容易误诊,且预后更差。

由于上述老年人群的特殊性,我们应重视老年人 IE 的特点,充分认识年龄对患病的影响以及诊治过程中的注意事项,减少漏诊、误诊的发生,这对于提高诊疗水平以及改善老年 IE 患者的生活质量有着重要意义。

一、流行病学资料

尽管卫生保健水平不断提高,但是感染性心内膜炎的发病率在过去的二三十年内没有明显的下降,似乎还有上升的趋势。近年来,随着人口老龄化,先天性和瓣膜性心脏病患者存活时间的延长,各种导管和人工装置体内植入不断增加导致发生院内感染的机会增加,老年人口中罹患 IE 的病例越来越多。在发达国家,每百万住院患者每年发生 10~50 例不等。近 30 年来,IE 患者年龄的中位数已从 30 岁升高到 50 岁。据 Harris 报道,目前大约有 1/4 IE 患者的年龄超过 60 岁。

二、病因

IE 的发生必需两个重要条件:首先是存在可黏附细菌的受损瓣膜或心内膜;其次是存在致病菌。

1.存在可黏附细菌的受损瓣膜或心内膜是首要条件　老年人心脏本身往往有动脉粥样

硬化斑块、二尖瓣环钙化及多种病变存在,易产生血流压力阶差并引起湍流或喷流,损伤低压腔局部内膜。内膜损伤后暴露内层胶原,使血小板在该处聚集和纤维蛋白沉积,形成无菌性血栓性心内膜炎。无菌性血栓性心内膜炎形成后,血流中的细菌可黏附其上。所以,老年人是发生 IE 的高危人群。老年男性以主动脉瓣钙化为主而老年女性则以二尖瓣环的病变为主。随着年龄的增长,50 岁以上人群瓣膜退行性病变增多。因为有些瓣膜退行性病变较轻不易检出,所以老年人 IE 发生在"正常"心脏基础上的较多,可达 30% 以上。此外,肥厚梗阻型心肌病、膜型主动脉瓣瓣下狭窄及二尖瓣脱垂伴关闭不全,也可并发本病。

近年来,IE 发生于原无心脏病变者日益增多,尤其见于接受长时间经静脉治疗、静脉注射麻醉药成瘾、由药物或疾病引起免疫功能抑制的患者。静脉药瘾者、血管内人工假体者(如人工机械瓣膜置换者、伞片封堵和起搏器植入者)、院内感染者、血液透析患者是目前感染性心内膜炎的主要高危人群。

2. 血流中存在可黏附于瓣膜或心内膜的细菌并在其上繁殖 并非所有存在于血流中的细菌均可黏附在瓣膜上。致病菌必须能结合葡聚糖,且能耐受血清内抗体的杀菌力,具有在瓣膜表面集落化的特征。黏附性与细菌产生葡萄糖的量成正比,最高的是金黄色葡萄球菌,其次是链球菌、表皮葡萄球菌,最低的是大肠杆菌、克雷伯肺炎杆菌。

在老年患者中,IE 的主要病原菌为葡萄球菌和链球菌。葡萄球菌包括金黄色葡萄球菌和表皮葡萄球菌,占老年人 IE 的 20%～30%。老年人住院机会较多,院内感染金黄色葡萄球菌的可能性相应增加。人工瓣膜感染性心内膜炎的致病菌早期为金黄色葡萄球菌、表皮葡萄球菌及革兰阴性杆菌,晚期以链球菌为主。链球菌的特殊菌种常随年龄增长而异。55 岁以上的致病菌以草绿色链球菌为主。粪链球菌所致的老年 IE 也多见,可能与泌尿生殖器检查或疾患有关。革兰阴性杆菌感染的 IE 在老年人群中也不少见,致病菌有嗜血杆菌、假单胞菌属、肠道克雷伯杆菌属以及沙雷菌属等,多与腹腔内感染有关。

近年来,由于普遍使用广谱抗生素,致病菌种已明显改变,几乎所有已知的致病微生物都可引起本病。目、过去罕见的耐药微生物病例增加,两种细菌的混合感染时有发现。真菌尤为多见于心脏手术和静脉注射麻醉药物成瘾者中,长期应用抗生素或激素、免疫抑制剂、静脉导管输给高营养液等均可增加真菌感染的机会,其中以念珠菌属、曲霉菌属和组织胞浆菌较多见。

三、病理

本病的基本病理变化为在心瓣膜表面附着由血小板、纤维蛋白、红细胞、白细胞和感染病原体沉着而组成的赘生物,呈白色、红色或灰色,菜花样、息肉样和疣状结节,小者在 1.0cm 以下,大者甚至阻塞瓣膜口。当病变严重时,心瓣膜可形成深度溃疡,甚至发生穿孔。偶见乳头肌和腱索断裂。

本病的赘生物较风湿性心内膜炎所产生者大而脆,容易脱落而形成感染性栓子,随大循环血流播散到身体各部产生栓塞,尤以脑、脾、肾和肢体动脉为多,引起相应脏器的梗死或脓肿。本病常有微栓或免疫机制引起的小血管炎,如皮肤黏膜瘀点,指甲下线状出血,Osler 结和 Janeway 损害等。感染病原体和体内产生相应的抗体结合成免疫复合物,沉着于肾小球基膜上,引起局灶性肾小球肾炎或弥漫性或膜型增殖性肾小球肾炎,甚至可引起肾衰竭。

四、分类

近年来,IE 的流行病学特点发生了明显变化,风湿性心脏瓣膜病患者逐渐减少,人工瓣膜、老年退行性瓣膜病变和经静脉吸毒越来越多地成为 IE 的促发因素,器械相关性 IE 的发生率增高,这些都引起了人们的关注。欧洲心脏协会(ESC)最近公布了 2009 年新版的感染性心内膜炎预防、诊断与治疗指南。新指南摒弃了沿用多年的急性、亚急性和慢性心内膜炎分类方法,提出应按照感染部位及是否存在心内异物而将 IE 分成四类,并将区别早期及晚期人工瓣膜 IE 的时间由 60d 更改为 1 年。其分类如下:①左心自体瓣膜 IE。②左心人工瓣膜 IE(瓣膜置换术后 1 年内发生者称为早期人工瓣膜 IE,1 年之后发生者称为晚期人工瓣膜 IE)。③右心 IE。④器械相关性 IE(包括发生在起搏器或除颤器导线上的 IE,可伴或不伴有瓣膜受累)。

心内膜炎也可根据感染来源分成三类:①社区获得性 IE。②医疗相关性 IE(院内感染和非院内感染)。③经静脉吸毒者的 IE。

有以下一种情况者可认为属活动性 IE:①IE 患者持续发热且血培养多次阳性。②手术时发现活动性炎症病变。③患者仍在接受抗生素治疗。④有活动性 IE 的组织病理学证据。

IE 的再发有两种情况:①复发:指首次发病后 6 个月内由同一微生物引起 IE 再次发作。②再感染:是指不同微生物引起的感染,或在首次发病后超过 6 个月由同一微生物引起 IE 再次发作。

五、临床表现

1. 典型表现　感染性心内膜炎多伴有发热、心脏杂音、贫血、栓塞、皮肤病损、脾大和血培养阳性等,但老年人症状常不典型。老年人 IE 有如下特点:①临床表现更为多变,明显的发热在老年人相对少见,而非特异性症状如疲乏、消瘦及中枢神经系统症状较为多见。②心脏杂音常被误认为老年退行性瓣膜病而忽视。③人工心脏起搏器性心内膜炎更常见于老年人,容易误诊,且预后更差。④感染途径,老年患者以消化道和泌尿道感染途径更常见。

2. 症状及体征

(1)肺部感染在老年人常见,发热常被认为由肺部感染引起,反复运用多种抗生素而发热未被完全控制,致使多次血培养阴性。延误治疗,死亡率高。

(2)以各类中枢神经症状起病,定向障碍甚至昏迷。由脑内微血栓、弥漫性血栓性脑膜脑炎、菌性动脉瘤破裂、大脑中动脉栓塞引起。

(3)心脏杂音:80%~85% 的自体瓣膜心内膜炎有心脏杂音,老年患者易出现杂音强度和性质的变化,或出现新杂音(尤以主动脉瓣关闭不全多见),腱索断裂或瓣膜穿孔是感染性心内膜炎出现新的杂音的重要原因,常提示预后不良。

(4)周围体征:周围表现如皮肤瘀点、线状出血、Roth 斑、Osler 结节、紫癜、Janeway 结节、杵状指(趾)等多为非特异性表现,由于抗生素的广泛应用,现已不多见。

(5)贫血:50%~70% 的患者可出现进行性贫血,多表现为正常细胞、正常色素性贫血,无网织红细胞增生。多为轻中度贫血,后期可达重度贫血,主要由于感染抑制骨髓所致。

(6)脾大:见于 30% 的病程超过 6 周的感染性心内膜炎患者,急性者少见,其质地柔软,一般为轻中度增大,可伴轻度压痛。发生脾栓塞时,则疼痛剧烈。脾大是感染性心内膜炎与风湿性心脏病鉴别诊断的重要依据之一。

(7)骨关节与肌肉疼痛:可出现骨骼及关节压痛,其特点是孤立的单关节疼痛和不对称性单侧肌肉痛,可出现于病程的早期,抗生素治疗后数周才渐消失。骨关节肌肉疼痛可由骨膜炎、关节炎或骨膜出血等引起,也可由局部血管栓塞所致。晚期可以出现杵状指(趾),占10%～20%。

3.并发症

(1)心脏并发症:包括心力衰竭、心肌脓肿、急性心肌梗死、化脓性心包炎和心肌炎。

(2)动脉栓塞:常发生于病程晚期,也可为首发症状,或在感染控制后数周至数月发生。有效的抗生素治疗可迅速降低栓塞发生率。

(3)大多数患者有肾损害:包括肾动脉栓塞、肾梗死、免疫复合物所致继发性肾小球肾炎以及肾脓肿。

(4)神经系统损害:30%～40%的患者有神经系统受累的表现。脑栓塞常见,占其中50%,主要累及大脑中动脉及其分支。少见的有颅内出血、中毒性脑病、脑脓肿和化脓性脑膜炎。后三种情况主要见于急性患者,尤其是金黄色葡萄球菌性心内膜炎。

(5)细菌性动脉瘤:是一种细菌所致侵袭性动脉炎,多见于亚急性者,受累动脉依次为近端主动脉(包括主动脉窦)、脑、内脏和四肢,一般见于病程晚期。颅内动脉瘤易致脑出血。

(6)转移性脓肿:多发生于肝、脾、骨骼和神经系统。

六、辅助检查

1.血培养检查　IE患者中有75%～85%血培养阳性。阳性血培养是诊断本病的最直接的证据。适当的抽血培养可使80%～99%的患者得到细菌学诊断。在应用抗生素前24～48h内采集3～4个血标本。先前应用过抗生素的患者应至少每日抽取血培养共3d,以期提高血培养的阳性率。取血时间以寒战或体温骤升时为佳,每次取血应更换静脉穿刺的部位,皮肤应严格消毒。常规应做需氧和厌氧菌培养,在人造瓣膜置换,较长时间留置静脉插管、导尿管或有药瘾者,应加做真菌培养。

2.一般检验　红细胞计数和血红蛋白降低,偶可有溶血现象。白细胞计数在无并发症的患者可正常或轻度增高,有时可见到核左移。红细胞沉降率大多增快。50%以上患者可出现蛋白尿和镜下血尿。

3.心电图检查　一般无特异性。在并发栓塞性心肌梗死、心包炎时可显示特征性改变。

4.放射影像学检查　胸部X线检查仅对并发症如心力衰竭、肺梗死的诊断有帮助,当置换人造瓣膜患者发现瓣膜有异常摇动或移位时,提示可能合并感染性心内膜炎。CT或螺旋CT对怀疑有较大的主动脉瓣周脓肿时有一定的诊断作用。

5.超声心动图检查　超声心动图有经胸检查(TTE)和经食管检查(TEE)两种途径,对于IE的诊断、处理以及随访均有重大价值。TTE/TEE的适应证包括:①一旦怀疑患者有IE可能,TTE是首选的影像学技术,应尽早检查。②高度怀疑IE而TTE正常时,推荐TEE检查。③TTE/TEE呈阴性结果但临床上仍高度怀疑IE的患者,应在7～10d后再行TTE/TEE检查。④IE治疗过程中一旦怀疑出现新的并发症(新杂音、栓塞、持续发热、心力衰竭、脓肿、房室传导阻滞),应立即重复TTE/TEE检查。⑤抗生素治疗结束时,推荐TTE检查以评价心脏和瓣膜的形态学及功能。

超声心动图诊断 IE 的三项主要标准是：①赘生物。②脓肿。③人工瓣膜裂开。见图 2－4。

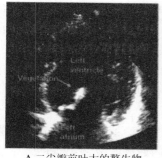
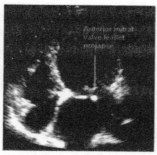
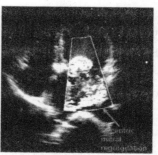

A.二尖瓣前叶大的赘生物　　　　B. 可见二尖瓣脱垂　　　　C.严重的二尖瓣反流

图 2－4　感染性心内膜炎患者超声心动图检查图像（同一患者）

TTE 诊断 IE 的敏感度为 40%～63%，TEE 敏感度为 90%～100%，TEE 的敏感度和特异度均高于 TTE，特别有助于检出脓肿和准确测量赘生物的大小。因此，大多数怀疑 IE 的患者都可考虑 TEE 检查，包括 TTE 结果已经呈阳性的患者。但是，TTE/TEE 检查结果阴性不能完全排除 IE 诊断，因为在有严重瓣膜病变（二尖瓣脱垂、退行性钙化、人工瓣膜）、赘生物很小（<2mm）、赘生物已脱落或末形成赘生物的患者中，超声不易或不能检出赘生物。超声心动图也可能误诊 IE，因为有多种疾病均显示类似赘生物的图像，包括风湿性瓣膜病、瓣膜黏液样变性、瓣膜血栓、腱索断裂、系统性红斑狼疮患者的利－萨病变（Libman－Sacks lesions，一种非细菌性心内膜炎，常累及二尖瓣）、心腔内小肿瘤（如纤维弹性组织瘤）等。此外，如何诊断局限于心腔内器械表面的 IE 以及如何早期准确检出小型脓肿尚未解决。

6. 心导管检查和心血管造影　除了对诊断原有的心脏病变尤其是合并有冠心病很有价值外，尚可评估瓣膜的功能。但心导管检查和心血管造影可能使赘生物脱落引起栓塞，或引起严重的心律失常，加重心力衰竭，须慎重考虑，严格掌握适应证。

7. 放射性核素^{67}Ga（稼）心脏扫描　对心内膜炎的炎症部位和心肌脓肿的诊断有帮助，但需 72h 后才能显示阳性，且敏感度和特异度明显不如二维超声心动图，且有较多的假阴性，故临床应用价值不大。

8. 血清免疫学检查　机体体液免疫系统产生特异性及非特异性抗体，40%～50% 的类风湿因子阳性，IgG 亦增加。约有 90% 患者的循环免疫复合物（CIC）阳性，且常在 $100\mu g/mL$ 以上，比无心内膜炎的败血症患者高，具有鉴别诊断的价值。亦适用于血培养阴性者。所有免疫学改变在病原菌被清除后才能恢复正常。

七、诊断及鉴别诊断

诊断标准：目前临床上多采用 1994 年新的诊断标准即所谓的 Duke 标准，它建立于微生物数据和心脏超声图像基础上。2000 年对 Duke 标准进行了重新修订，对血培养阴性的 IE 和金黄色葡萄球菌感染的 IE 的诊断作了进一步说明。凡发热患者有一种或多种感染性心内膜炎的主要表现：如存在基础的心脏病变或者是易患人群，新出现的杂音或杂音强度、性质有改变，贫血、血尿、脾大、白细胞增高，伴或不伴栓塞。阳性血培养和超声心动图检出赘生物对进一步明确诊断有重要价值。感染性心内膜炎诊断标准如下。

1.主要标准

(1)血培养阳性的依据

1)两次分开的血培养有感染性心内膜炎的典型细菌:草绿色链球菌、牛链球菌组、HACEK[指一组革兰阴性杆菌:嗜血杆菌属(H)、放线菌属(A)、人心杆菌属(C)、啮蚀艾肯菌属(E)、金氏杆菌属(K)]或社团获得性金黄色葡萄球菌或肠球菌。

2)持续的血培养阳性,与 IE 相一致,血培养抽取时间相隔 12h 以上,或所有三次、四次或四次以上的多数血培养阳性,首次与最后一次抽取时间至少相隔 1h。

(2)心内膜受累的依据

1)超声心动图包括:①在心瓣膜或瓣下结构,或反流血液冲击处,或在植入的人工瓣膜上见有摆动的心内团块,且不能以其他解剖学变化来解释。②心内脓肿。③新出现的人工瓣膜移位。

2)新的瓣膜反流。

2.次要标准(存在下列基础疾病和易患人群)

(1)存在发生感染性心内膜炎的基础心脏疾病或静脉滥用药物者(如静脉吸毒)。

(2)发热,体温≥38℃。

(3)栓塞,主要动脉栓塞、化脓性肺栓塞、霉菌性动脉瘤、颅内出血、结膜出血、Janeway结节。

(4)免疫学现象,肾小球肾炎、Osler 结节、Roth 斑、类风湿因子阳性。

(5)细菌学依据,血培养阳性但不符合上述主要标准,或与感染性心内膜炎一致的活动性细菌感染的血清学证据。

(6)超声心动图:有感染性心内膜炎的表现,但未达主要标准。

临床上凡有两项主要标准,或一项主要标准加三项次要标准,或五项次要标准即可诊断为 IE。凡有一项主要标准和一项次要标准,或三项次要标准则诊断为可能的 IE。

本病的临床表现涉及全身多脏器,既多样化,又缺乏特异性,需与急性风湿热、系统性红斑狼疮、左房黏液瘤、肺炎球菌和革兰阴性杆菌感染相鉴别。

本病以神经或精神症状为主要表现者,在老年人中应注意与脑动脉硬化所致脑血栓形成,脑溢血及精神改变相鉴别。

八、治疗

1.治疗原则　消除致病微生物,减少并发症,降低死亡率,防止复发。及早治疗可以提高治愈率,早期诊断和适当的治疗,包括手术治疗,可使老年患者的预后得到明显的改善。但在应用抗生素治疗前应抽取足够的血培养,根据病情的轻重推迟抗生素治疗几小时乃至 1～2d,并不影响本病的治愈率和预后。而明确病原体,采用最有效的抗生素是治愈本病最根本的因素。随着 IE 危险因素的变化及抗生素的滥用,普通的抗微生物标准治疗对耐药菌和血培养阴性的 IE 多无效。

2.抗生素的应用

(1)选用杀菌剂,如青霉素、链霉素、头孢菌素、万古霉素等。

(2)维持较高的抗生素血清浓度:按体外杀菌浓度的 4～8 倍给药。

(3)疗程要够。目前认为,大多数病例经 2～4 周治疗可治愈,仅部分病例需治疗 6 周或更长时间。

（4）尽早治疗。在连续血培养 4～6 次后即开始经验性治疗，根据临床特点及可能的感染途径、致病菌可选用两种不同抗菌谱的抗生素联合应用。对各种类型致病菌所致 IE 的药物治疗分述如下。

草绿色链球菌引起者仍以青霉素 G 为首选，多数患者单独应用青霉素已足够。对青霉素敏感性差者宜加用氨基糖苷类抗生素，如庆大霉素（gentamycin）12 万～24 万 U/d；妥布霉素（tobramycin）3～5mg/（kg·d）或阿米卡星（丁胺卡那霉素）1g/d。青霉素是细胞壁抑制剂类，和氨基糖苷类药物合用，可增进后者进入细胞内起作用。对青霉素过敏的患者可用红霉素、万古霉素或第一代头孢菌素。但要注意的是有青霉素严重过敏者，如过敏性休克，忌用头孢菌素类，因其与青霉素可出现交叉过敏反应（约 1%）。

肠球菌性 IE 对青霉素 G 的敏感性较差，需用 200 万～4000 万 U/d，因而宜首选氨苄西林（ampicillin）6～12g/d 或万古霉素和氨基糖苷类抗生素联合应用，疗程 6 周。对耐药菌株可选用奎诺酮类、舒巴坦－氨苄西林和碳青霉烯类等药物。

金黄色葡萄球菌性心内膜炎，若非耐青霉素的菌株，选用青霉素 G 1000 万～2000 万 U/d 和庆大霉素联合应用。耐药菌株可选用第一代头孢菌素类、万古霉素、利福平（Riforpin）和各种耐青霉素酶的青霉素，如苯唑西林（oxacillin）等。表皮葡萄球菌侵袭力低，但对青霉素 G 效果欠佳，宜万古霉素、庆大霉素、利福平联合应用。

革兰阴性杆菌引起的心内膜炎病死率较高，但作为本病的病原菌较少见。一般以 β－内酰胺类和氨基糖苷类药物联合应用。

铜绿假单胞菌引起者可选用第三代头孢菌素，其中以头孢他啶（ceftazidine）最优，也可选用哌拉西林（piperacillin）和氨基糖苷类合用或多糖菌素 B（polymyxin B）。

沙雷菌属可用哌拉西林或氨苄西林加氨基糖苷类药物。厌氧菌感染可用 0.5% 甲硝唑（metronidazole，灭滴灵），或头孢西丁（cefoxitin）。也可选用头孢哌酮（对厌氧菌属中的弱拟杆菌无效）。

真菌性心内膜炎死亡率高达 80%～100%，药物治愈极为罕见，应在抗真菌治疗期间早期手术切除受累的瓣膜组织，尤其是真菌性的 PVE，且术后继续抗真菌治疗才有可能提供治愈的机会。药物治疗仍以两性霉素 B（amphotericin B）为优，0.1mg/（kg·d）开始，逐步增加至 1mg/（kg·d），总剂量 1.5～3g。两性霉素 B 的毒性较大，可引起发热、头痛、显著胃肠道反应、局部的血栓性静脉炎和肾功能损害，并可引起神经系统和精神方面的改变。氟胞嘧啶（5－FC）是一种毒性较低的抗真菌药物，单独使用仅有抑菌作用，且易产生耐药性。5－FC 和两性霉素 B 合并应用，可增强杀真菌作用，减少两性霉素 B 的用量及减轻 5－FC 的耐药性。两性霉素 B 用量为 150mg/（kg·d）静脉滴注。

对临床高度怀疑本病，而血培养反复阴性者，可凭经验按肠球菌及金黄色葡萄球菌感染，选用大剂量青霉素和氨基糖苷类药物治疗 2 周，同时做血培养和血清学检查，除外真菌、支原体、立克次体引起的感染。若无效，改用其他杀菌剂药物，如万古霉素和头孢菌素。感染心内膜炎复发时，应再治疗，且疗程宜适当延长。

3. 预防性使用抗生素的原则　既往的指南和临床实践均倡导通过预防性使用抗生素来预防 IE，这种观点是在 20 世纪早期基于观察性研究得出的。这种做法的理论依据是医学操作过程中会发生一过性菌血症，后者可引起 IE，特别是对于有易患因素的患者。但是上述预防策略的有效性从未在临床试验中得到证实,因此不符合循证医学的要求。2009 版指南提出,一方面,继续认可易患 IE 的患者在接受医学操作时需要考虑预防性使用抗生素的原则,另一方面,应该将适应证严格限制在那些接受最高危操作的最高危患者。

接受高危操作时推荐使用抗生素预防 IE 的最高危患者为:

(1)人工瓣膜或心瓣膜修复采用人工材料的患者。

(2)既往有 IE 病史的患者。

(3)先天性心脏病患者:①发绀型先天性心脏病,未手术修复或有残留缺损、姑息性分流或通道。②先天性心脏病采用人工材料(经手术放置或经皮导管技术送入)完全修复后 6 个月内。③人工材料或装置的植入部位持续存在残留缺损。

抗生素预防只考虑用于发生危险最高的患者,其他瓣膜性或先天性心脏病患者不再推荐抗生素预防。最高危患者根据以下操作类型的危险程度推荐用抗生素预防 IE。

(1)牙科操作:仅在下列情况下考虑抗生素预防:涉及齿龈或牙根尖周围组织的手术或需要口腔黏膜穿孔的操作。以下情况不推荐抗生素预防:非感染组织的局部麻醉注射,拆线,牙的 X 线检查,放置或调整可移动的义齿修复或正牙的器具或支架。乳牙脱落或嘴唇及口腔黏膜损伤后也不推荐抗生素预防。

(2)呼吸道操作:抗生素预防不推荐用于呼吸道操作,包括支气管镜或喉镜检查,经鼻或气管内插管。

(3)胃肠或泌尿生殖器操作:抗生素预防不推荐用于胃镜、结肠镜、膀胱镜或经食管超声心动图检查。

(4)皮肤和软组织:抗生素预防不推荐用于任何皮肤或软组织操作。

4.手术治疗　近年来手术治疗的开展,使感染性心内膜炎的病死率有所降低,尤其在伴有明显心力衰竭者,死亡率降低得更为明显。老年人的手术风险与年轻患者相似。

下述情况需考虑手术治疗:①自体瓣膜心内膜炎的手术治疗主要是难治性心力衰竭;其他有药物不能控制的感染,尤其是真菌性和抗生素耐药的革兰阴性杆菌心内膜炎。②人工瓣膜置换术后感染,内科治疗不能控制。③并发细菌性动脉瘤破裂或多发性栓塞、化脓性并发症等。④先天性心脏病发生感染性心内膜炎,经系统治疗,仍不能控制时,手术应在加强支持疗法和抗生素控制下尽早进行。

人工瓣膜心内膜炎病死率较自体瓣膜心内膜炎为高。单用抗生素治疗的 PVE 死亡率为 60%,采用抗生素和人造瓣再造手术方法可使死亡率降至 40% 左右。因此,一旦怀疑 PVE 宜数小时内至少抽取 3 次血培养后即使用至少两种抗生素治疗。早期 PVE 致病菌大多侵袭力强,一般主张早期手术。后期 PVE 大多为链球菌引起,宜内科治疗为主。真菌性 PVE 内科药物治疗仅作为外科紧急再换瓣术的辅助治疗,应早期做再换瓣术。耐药的革兰阴性杆菌 PVE 亦宜早期手术治疗。为了降低手术后的残余感染率,术后应持续使用抗生素 4~6 周。

九、预后

住院的 IE 患者死亡率为 9.6%~26%。影响 IE 预后主要因素包括:患者的病情特征、是否有心脏和非心脏并发症、病原微生物种类、超声心动图征象。有心力衰竭、血管周围炎、金黄色葡萄球菌感染之一者,其死亡风险极大,如三者并存,风险达 79%,常需在 IE 急性期实施手术。1 型糖尿病、左室功能不全、脑卒中、持续感染、肾功能衰竭等,均为 IE 预后不良的重要因素。目前,约 50%患者在住院期间接受外科手术。有外科指征而手术风险较高、无法实施手术者预后差。

(姚俊秀)

第八节　老年心肌病

心肌病是指伴有心功能障碍的心肌疾病,其分类包括扩张型心肌病、肥厚型心肌病、限制型心肌病、致心律失常性右心室心肌病、不定型的心肌病。特异性心肌病是指伴有特异性心脏病或特异性系统性疾病的心肌疾病,其类型包括缺血性心肌病、代谢性心肌病、瓣膜性心肌病、围生期心肌病以及全身系统疾病、神经肌肉性疾病、肌萎缩、过敏性和中毒性反应心肌疾病等。

随着分子遗传学研究的进展以及对心肌病发病机制认识的不断深入,2007 年美国心脏病学会(AHA)以分子水平的发病机制作为分类基础,提出新的心肌病定义和分类的建议。新的心肌病定义是由各种病因引起的一组非均质的心肌疾病,包括心脏的机械活动异常和(或)电活动异常,通常表现为心室不适当肥厚或扩张,可单独局限于心脏,亦可为全身疾病的一部分,最终导致进行性心力衰竭或心源性死亡。心肌病分为原发性心肌病和继发性心肌病两大类。原发性心肌病指病变仅局限于心肌疾病,又按遗传因素占致病原因的程度分为遗传型、混合型和获得型心肌病三类。继发性心肌病指心肌病变是全身多器官疾病的一部分,种类较多,如浸润性疾病、内分泌系统疾病、自身免疫性疾病、中毒性疾病、蓄积性疾病、营养缺乏性疾病、心内膜疾病、神经肌肉疾病、肿瘤化疗并发症、电解质紊乱、心面综合征等。该定义和分类方法较以往定义和分类方法有明显改变,对未来心肌病研究提出了一个崭新的架构,当然距离临床广泛应用尚需一定的时间与实践过程。

本节着重叙述老年人常见的原发性心肌病如扩张型心肌病以及特异性心肌病如缺血性心肌病、糖尿病心肌病、药物性心肌病。

一、原发性心肌病

(一)扩张型心肌病

扩张型心肌病(dilated cardiomyopathy,DCM)是原发性心肌病中最常见的类型,以左心室或右心室或双侧心室扩大并伴心肌肥厚、收缩功能障碍为特征,常表现为进行性心力衰竭、心律失常、血栓栓塞、猝死。任何年龄均可发病,以 30～50 岁较为多见。近十余年来,我国DCM 发病呈增长趋势,年发病率(5～10)/10 万,男性多于女性(2.5∶1)。

1.病因和发病机制　DCM 是一类既有遗传又有非遗传因素引起的心肌病,至今病因仍不完全清楚,目前认为,其发病可能与遗传、病毒感染、免疫因素、心肌缺血等因素有关。

(1)基因突变与遗传因素:基因突变与遗传因素是 DCM 的主要病因之一。DCM 中有20%～35%有基因突变和家族遗传背景,呈常染色体显性遗传、X-连锁隐性遗传和线粒体遗传。目前,在 DCM 家系中已定位 26 个染色体位点与此病相关,并已从中成功鉴定出 22 个致病基因。家族性 DCM 约占 DCM 的 35%,主要由编码心肌细胞的细胞骨架蛋白和肌小节蛋白基因突变引起。

(2)病毒感染与自身免疫:病毒感染与免疫介导心肌损害可能是重要病因与发病机制。

研究表明,DCM 发病与肠道病毒、肝炎病毒、疱疹病毒、艾滋病病毒等感染有关。病毒对心肌细胞的直接损伤,或由其抗原启动免疫应答反应产生自身抗体,自身抗体介导的免疫过程引起分子水平上心肌细胞功能紊乱,主要影响细胞膜 Na^+-K^+-ATP 酶活性,改变膜通透性等,可能是心肌病发病的重要机制。抗心肌抗体如抗腺嘌呤核苷易位酶抗体、抗 β_1 受体抗体、抗肌球蛋白重链抗体、抗胆碱-2 受体抗体等已被公认为 DCM 免疫标志物。

(3)心肌超微结构改变及微血管痉挛:心肌纤维的容积密度降低并与心肌细胞直径成反比关系,肌凝蛋白重链与 α-肌纤维蛋白的相关成分明显减少,因而 DCM 患者心肌纤维存在原发变性。微血管痉挛亦是 DCM 发病的一个原因。微血管痉挛和缺氧,使细胞膜通透性发生改变、钙负荷增加,诱发 DCM。

(4)多因素综合作用:氧化代谢缺陷和蛋白质异常,营养代谢障碍如 5-羟色胺摄入过多、钾、镁、硒的缺乏以及某些酶的异常,导致心肌代谢障碍,引起进行性心肌损伤,在劳累、感染等因素诱发下引起 DCM。

2.病理及病理生理　DCM 的心脏各房室腔均扩大并有一定程度心肌肥厚,二尖瓣和三尖瓣瓣环增大,由于心肌和心内膜均有纤维化,心脏外观呈苍白色,心腔内有附壁血栓。显微镜下,心肌纤维常变性、坏死、纤维化、明显增粗,心肌细胞内肌原纤维含量减少,线粒体增多、增大,肌质网扩张,糖原增多。

DCM 因心肌病变、心脏收缩功能障碍,心排血量减少,左心室舒张末压升高,心腔被动扩张,肺循环和体循环淤血,产生顽固性心力衰竭表现。因心腔极度扩张,引起房室瓣环关闭不全而产生相应的收缩期杂音。久而久之,心室腔扩大,心肌肥厚,氧耗增多,致心肌相对缺血而发生心绞痛。心肌病变累及起搏、传导系统则可引起各种心律失常。血流迟缓促使附壁血栓形成,引起肺栓塞和体循环栓塞较为多见。在充血性心力衰竭阶段,神经内分泌系统的过度激活、心室重塑的进展导致心力衰竭进行性加重。

3.临床表现　起病缓慢,多数老年人在临床症状明显时才就诊,在出现充血性心力衰竭的症状和体征时才被诊断。心力衰竭多为渐进性,因肺淤血程度不同,逐渐出现夜间阵发性呼吸困难、端坐呼吸,出现右侧心力衰竭症状时常常已进入病情晚期。听诊心尖部可闻及收缩期杂音,75％的病例可闻及第三或第四心音奔马律,并随心功能改善减轻或消失。常合并各种类型的心律失常,以心房颤动多见。部分患者可发生栓塞或猝死。

Brandenburg 将 DCM 病程分为三个阶段:第一阶段为无症状阶段,该阶段做出正确诊断往往较为困难。X 线检查心脏可轻度增大,超声心动图检查显示左心室内径 5～6.5cm,射血分数(EF)值 0.4～0.5,心电图呈非特异性改变,有时能闻及第四心音。第二阶段超声心动图检查显示左心室内径 6.5～7.5cm,EF 值多数在 0.2～0.4,主要表现乏力、气促、心悸等症状,听诊往往可闻及第三心音、第四心音,亦可出现二尖瓣反流性杂音。第三阶段为病情晚期,病程长短不一,有些病情相对稳定,反复出现心力衰竭达数年至十余年之久,亦有心力衰竭进行性加重致短期内死亡,常出现各种类型心律失常,以心房颤动多见。部分患者可发生体循环栓塞、肺栓塞或猝死。

4.辅助检查

(1)X 线检查:心影明显增大,心胸比率＞0.5,肺淤血较轻,与心脏增大不一致。

(2)心电图:可见心房颤动、传导阻滞等各种心律失常。可出现 ST-T 改变、R 波减低,少数可见病理性 Q 波,其出现 Q 波导联与冠状动脉解剖分布无对应关系,多为心肌广泛纤维化的结果,需与心肌梗死相鉴别。

(3)超声心动图:各房室腔均增大而以左心室为主,左心室流出道也扩大,可伴有心肌增厚或变薄,弥漫性室壁收缩运动减弱,EF值下降。二尖瓣本身无变化,但左心室腔充盈压甚高致二尖瓣开放幅度变小,形成大心腔、二尖瓣舒张期小开口的图像,典型者呈钻石样图形,有助诊断。

(4)心导管检查和心血管造影:心导管检查可见左心室舒张末压、左房压和肺毛细血管楔压增高,心搏量、心脏指数减低。心室造影可见左心室扩大,弥漫性室壁运动减弱,EF值降低,冠状动脉造影多无异常,有助于与冠心病鉴别。

(5)放射性核素检查:可明确心腔扩大的程度以及心室收缩功能减弱的程度,该检查简便、安全,适用于老年人。核素血池扫描可见舒张末期和收缩末期左心室容积大,心搏量降低;核素心肌显影表现为灶性散在性放射性减低。

(6)动态心电图监测:常出现各种类型心律失常如心房颤动、传导阻滞、多源性室性期前收缩、频发室性期前收缩或短阵室速,有持续性室速并心室晚电位阳性者猝死危险性极高。

(7)实验室检查:常有血沉增快,偶有血清心肌酶增高,肝淤血可引起球蛋白异常。

(8)心内膜心肌活检:可见心肌细胞肥大、变性、间质纤维化等,虽缺乏特异性,对DCM的诊断不能提供有价值的证据,但有助于排除心肌炎,有时可用于DCM病变程度及预后评价的参考。近年来,一些新技术如心肌细胞培养、单个心肌细胞分离、β受体定量等新技术的进展说明心内膜心肌活检具有广阔的应用前景。

5.诊断及鉴别诊断 本病缺乏特异性诊断指标,诊断的确立常需排除其他器质性心脏病。临床上对于老年人有心脏增大、伴或不伴有心力衰竭或心律失常而无明显病因可寻者,即应考虑本病的可能,需与以下心脏病鉴别。

(1)冠心病:①冠心病多有慢性长期心绞痛或心肌梗死病史,而DCM无典型心绞痛病史。②冠心病心电图多有与冠状动脉供血部位相一致的ST-T改变和异常Q波,而DCM的ST-T改变广泛,即使出现异常Q波亦与冠状动脉供血部位无相应关系。③冠心病左心室扩大程度不如DCM。④超声心动图、放射性核素及心室造影显示冠心病为局限性室壁运动障碍,而DCM为弥漫性室壁运动减弱。⑤必要时可行冠状动脉造影检查以排除或肯定冠心病的诊断。

(2)心包积液:①心包积液时心尖搏动消失、心音遥远,而DCM的心尖搏动向左下移位,常可闻及二尖瓣或三尖瓣关闭不全的收缩期杂音。②超声心动图可清晰看到心包积液区并判断积液量以做出明确诊断,而DCM即使出现心包积液其量亦甚少,并具有大心腔二尖瓣小开口的特征。

(3)风湿性心瓣膜病:①风湿性心瓣膜病瓣膜有明显病理性改变,而DCM瓣膜无明显病理性改变但可见房室环明显扩张。②风湿性心瓣膜病的心脏杂音在心力衰竭控制后尤为明显,且常伴二尖瓣狭窄和(或)主动脉瓣杂音。而DCM的心脏杂音在心力衰竭时较响而心力衰竭控制后减轻或消失。

6.治疗 心肌病尚无特效治疗,强调早期诊断、早期治疗。目前,治疗原则主要是针对充血性心力衰竭和各种心律失常。

(1)一般治疗:包括休息、限制活动量,戒酒,预防和控制呼吸道感染。

(2)药物治疗:早期应针对病因和发病机制进行药物干预。中期出现充血性心力衰竭临床表现时,应按照中华医学会心血管病学分会慢性收缩性心力衰竭治疗建议治疗。晚期伴有顽固性心力衰竭时可在上述药物治疗的基础上短期应用环磷酸腺苷正性肌力药物,仍无改善则可考虑非药物治疗如心脏移植等。药物治疗应注意个体化、小剂量联合用药。

1)β受体拮抗剂:如美托洛尔、比索洛尔、卡维地洛等。宜从小剂量开始,重度心力衰竭者禁用。用药期间应严密观察心率、血压和心功能状况,如心力衰竭加重和(或)静息心率低于55次/min或收缩压低于90mmHg者应及时减量或停药。美国多中心卡维地洛研究结果显示其能使心力衰竭患者的病死率显著降低,生活质量明显改善。

2)洋地黄类药物:对心力衰竭伴心房颤动患者有良好疗效,即使是窦性心律亦有效。需注意DCM患者对洋地黄敏感性增加,易中毒,应在严密观察下采用小剂量、缓给法。

3)利尿剂:心力衰竭症状缓解后,利尿剂应与洋地黄、血管紧张素转换酶抑制剂合用,并注意维持电解质平衡。

4)血管紧张素转换酶抑制剂:是20世纪80年代心力衰竭治疗的一个重要进展,对难治性心力衰竭有独特疗效,疗效持续时间较长。

5)血管扩张剂:如硝酸甘油、硝普钠、硝酸异山梨酯等,应合理配伍,并注意其长期使用可激活交感神经系统而影响疗效。

6)新型正性肌力药物:如磷酸二酯酶抑制剂(氨力农、米力农等)、环磷酸腺苷(环磷酸腺苷葡甲胺),晚期伴顽固性心力衰竭时可短期应用。

7)心肌代谢药物:如1,6-二磷酸果糖、泛癸利酮(辅酶Q_{10})等。

8)抗心律失常治疗:消除心律失常的诱因,加强心力衰竭的治疗。使用抗心律失常药物应慎重,对于无症状频发室性早搏、非持续性室速,一般不主张急于用药,有症状非持续性室速以及持续性室速可应用胺碘酮、普罗帕酮等药物。

9)抗凝治疗:无禁忌证者可加用抗凝药物,对病情有益。

(3)非药物治疗:包括心脏再同步化治疗、左心室减积成形术、心肌成形术、心脏移植等。心脏再同步化治疗是心力衰竭治疗的新途径,2005年ACC/AHA已将其作为心力衰竭患者符合条件治疗的Ⅰa类适应证,能改善心功能,提高患者的运动耐量和生活质量。心脏移植技术已日趋成熟,是晚期DCM患者的有效治疗方法之一,但存在费用高、缺乏供体和术后排斥反应等问题。其他新的治疗方法如针对DCM患者自身抗体的免疫调节及免疫吸附亦是很有前景的疗法,通过自体骨髓干细胞移植以修复丧失的心肌细胞,但均需大规模、随机、对照临床观察以进一步证实其疗效。而基因治疗目前仍在动物实验阶段。

7.预后 本病病程长短不等,一般认为,症状出现后5年的存活率在40%,10年存活率约为22%。如能早期诊断和治疗,预后可明显改善。一旦出现心力衰竭,预后差。

(二)肥厚型心肌病

肥厚型心肌病(hypertrophic cardiomyopathy,HCM)以左心室和(或)右心室肥厚、心室腔变小为特征,常为非对称性肥厚并累及室间隔,典型者左心室容量正常或下降,常有收缩期压力阶差、舒张期顺应性下降。典型的形态学变化包括心肌细胞肥大和排列紊乱,周围区域疏松结缔组织增多。常发生心律失常和早发猝死。本病常为青年猝死的原因,在老年人中发病率较低,本节不做详细叙述。

(三)限制型心肌病

限制型心肌病(restrictive cardiomyopathy,RCM)是以心内膜和心内膜下心肌纤维化引起单侧或双侧心室舒张期充盈受限、心脏舒张功能严重受损,而收缩功能和室壁厚度正常或接近正常的心肌病。此病多见于青少年和成年人,远较扩张型心肌病和肥厚型心肌病少见,本节不做详细叙述。

（四）致心律失常性右心室心肌病

致心律失常性右心室心肌病（arrhythmogenic right ventricular cardiomyopathy,ARVC）是右心室正常心肌逐渐进行性被纤维脂肪组织替代,早期呈典型的区域性,晚期可累及整个右心室甚至部分左心室,而室间隔相对较少受累。临床常表现为右心室扩张、右心功能衰竭、心律失常和猝死。该病好发于年轻人,亦可见于儿童和老年人,本节不做详细叙述。

二、特异性心肌病

特异性心肌病是由已知原因引起的心肌疾病或伴随其他系统疾病的心肌病。本节重点叙述老年人较为常见的特异性心肌病如缺血性心肌病、糖尿病心肌病、药物性心肌病。至于其他器官系统疾病所致心肌病,详见其他器官系统疾病的心血管表现。

（一）缺血性心肌病

首先由 Burch 于 1970 年提出,1996 年 WHO/ISFC 有关缺血性心肌病（ischemic cardiomyopathy,ICM）的定义为:表现类似扩张型心肌病,伴收缩功能受损,但不能用冠状动脉病变或缺血损伤的程度来解释。广义的 ICM 是指由于心肌缺血引起的以纤维化为主的心肌病,老年人常见,并多见于男性。

1.病因和病理　基本病因是冠心病,常有多次和（或）多发性心肌梗死史,或由于心肌慢性缺血、营养障碍导致散在或弥漫性心肌纤维化和心肌间质胶原沉积增加,室壁张力和室壁僵硬度增加,心功能尤其是左心室功能持续处于低下状态。其病理特征是冠状动脉常为多支病变且常有弥漫而严重的粥样硬化致管腔狭窄和血栓形成。因心肌梗死或长期缺血、缺氧,导致心肌变性、坏死、纤维瘢痕形成,左心室常肥厚、扩大,亦可累及右心室,结果心肌收缩力及心室顺应性下降,出现心功能不全,并随病情进展心脏常呈普遍性扩大,酷似扩张型心肌病改变。少数可类似限制型肌病改变。

2.临床表现

（1）有明确的冠心病史,且绝大多数有一次以上心肌梗死史。多数有心绞痛发作,但常随病情进展、心力衰竭加重,心绞痛反而减轻甚至消失。

（2）心力衰竭:75%以上的患者表现为左心功能不全,如咳嗽、呼吸困难、夜间阵发性呼吸困难或端坐呼吸。约 1/3 可出现右心功能不全如颈静脉充盈、肝大、下肢水肿等。心脏普遍性扩大但多以左心室扩大为主,因左心室扩大可有相对性二尖瓣关闭不全。此外,本病可合并乳头肌功能不全,故在心尖区常可闻二尖瓣反流性收缩期杂音。两肺底可闻及湿性啰音,可闻及第三心音或第四心音奔马律。

（3）心律失常:以室性期前收缩、心房颤动、左束支传导阻滞较为多见。

（4）血栓性栓塞:多见于并发房颤且心腔明显扩大者。

3.辅助检查

（1）X 线检查:心脏呈普遍性扩大并以左心室为主,有肺淤血征象。

（2）超声心动图:心脏普遍性增大并常以左心室扩大为主,室壁运动常呈现多节段性减弱、消失或室壁僵硬,有别于扩张型心肌病。有时可见心腔内附壁血栓形成。EF 值常小于

0.35。

（3）放射性核素检查：可显示心腔扩大、多节段心肌放射性核素灌注缺损区。

（4）心导管检查：左心室舒张末压、左房压和肺动脉楔嵌压增高，多节段、多区域室壁运动障碍。

（5）冠状动脉造影：常有多支冠状动脉病变。

（6）心电图：可有缺血性 ST－T 改变、病理性 Q 波，常有心律失常如频发多源性室性期前收缩、心房颤动、房室传导阻滞等。

4. 诊断及鉴别诊断　诊断本病必须具备三项肯定条件和两项否定条件,肯定条件为:①明确的冠心病史,至少有一次或以上心肌梗死(Q 波或非 Q 波心肌梗死)。②心脏明显扩大。③心功能不全征象和(或)实验室依据。否定条件为:①排除冠心病的并发症如室壁瘤、室间隔穿孔、乳头肌功能不全所致者。②除外其他心脏病或其他原因所致的心脏扩大和心力衰竭。

临床上本病主要应与扩张型心肌病相鉴别。①缺血性心肌病多见于老年人,有明确的冠心病史,多数有心绞痛发作,且绝大多数有一次以上心肌梗死史。而扩张型心肌病多见于中青年,无明确冠心病史,即使有心绞痛和病理性 Q 波,其发生率亦远较缺血性心肌病为低。②超声心动图检查显示,缺血性心肌病室壁运动常呈节段性减弱、消失或室壁僵硬,而扩张型心肌病室壁运动常呈普遍性减弱。③核素心肌显像,缺血性心肌病呈节段性或区域性灌注缺损,而扩张型心肌病常呈普遍性灌注降低。④冠状动脉造影,缺血性心肌病常有多支冠状动脉病变,而扩张型心肌病无明显冠状动脉狭窄等可资鉴别。

5. 治疗

（1）控制冠心病的危险因素如高血压、高脂血症等,戒烟酒,减轻体重。

（2）药物治疗：本病以内科治疗为主,药物治疗同扩张型心肌病。需要指出的是,β 受体拮抗剂虽能降低心肌梗死后猝死率,但因其负性肌力作用应谨慎使用,遵循个体化原则,小剂量起始、逐渐加量、视心功能情况调整用法、用量。血管扩张剂以选择硝酸酯类、血管紧张素转换酶抑制剂较佳。有栓塞史或有心腔内附壁血栓者,如无禁忌证,可考虑应用华法林或肝素。心律失常的治疗则按其类型作相应处理。

（3）非药物治疗：由于冠状动脉常有多支病变,心功能较差,所以较难施行冠状动脉旁路移植及经皮冠状动脉成形术。近年已开展经心内膜或心外膜激光打孔术,心脏移植技术日趋成熟。

6. 预后　在 EF 中等下降的患者,三支血管病变较单支和双支血管病变预后相对差。

（二）糖尿病心肌病

糖尿病心肌病(diabetic cardiomyopathy)是糖尿病的一种重要并发症,是一种特异性心肌病。1972 年 Rubler 等在无明显冠状动脉粥样硬化的糖尿病患者中观察到一种特异性心肌病,1974 年 Hamby 等通过进一步研究首次提出糖尿病心肌病的概念。糖尿病心肌病是一种独立的疾病,其发病不依赖于高血压、冠状动脉疾病以及其他心脏疾病,是糖尿病引起心脏微血管病变和心肌代谢紊乱所致的心肌广泛局灶性坏死,早期常表现为舒张功能不全,晚期以收缩功能不全为主。

1. 发病机制　目前研究认为,糖尿病心肌病的发生发展是由高血糖、胰岛素抵抗与高胰岛素血症或胰岛素缺乏对心肌细胞的直接毒性或通过引发代谢紊乱、氧化应激、钙调控机制异常、神经内分泌系统异常激活、非酶促糖基化产物堆积等,引起一系列级联反应所致,各机制间相互影响,共同推动疾病的进展,确切发病机制仍不清楚,尚有待进一步研究探讨。

(1)心肌细胞代谢障碍:糖尿病糖代谢紊乱和脂代谢紊乱是加速糖尿病心肌病变发生发展的重要原因。由于心肌组织中葡萄糖有氧氧化和无氧酵解过程发生障碍,心肌细胞糖代谢低下,引起心脏功能障碍;脂肪组织脂解明显增加,以致心脏组织非酯化脂肪酸水平增高而损伤心脏的收缩和舒张功能。

(2)氧化应激:糖尿病引起氧化应激的机制包括活性氧、活性氮过度产生以及抗氧化能力损伤。氧化应激可通过其下游效应如核酶多聚 ADP 核糖聚合酶依赖的血管活性因子内皮素1 及细胞外基质蛋白纤连蛋白上调促进心脏肥大、损害心功能。

(3)钙调控机制异常:细胞质 Ca^{2+} 浓度的改变是启动心肌兴奋—收缩和复极—舒张偶联的枢纽,心肌中主要依赖肌质/内质网 Ca^{2+}—ATP 酶和细胞膜 Ca^{2+}—ATP 酶调节钙浓度。心肌细胞 Ca^{2+} 超载是糖尿病心肌病心肌功能受损的直接原因。糖尿病时由于 Ca^{2+} 泵活性降低、肌纤维膜上 Na^+—Ca^{2+} 交换减少、电压依赖的 Ca^{2+} 通道磷酸化时间延长引起胞质钙超载,激活肌动蛋白,导致心肌细胞舒缩功能减退。

(4)心脏自主神经病变与心脏局部肾素—血管紧张素系统(renin—angiotensin system,RAS):糖尿病时心肌局部交感神经活性增强,可致心肌弥漫性小灶性坏死和纤维化,心脏局部 RAS 激活,以自分泌或旁分泌的方式发挥多效性作用,导致心肌细胞增生、心肌肥厚、纤维化,影响心脏功能。副交感神经病变也可导致心功能异常。

(5)蛋白激酶 C 代谢异常:可能是糖尿病心肌病最重要的致病因素,蛋白激酶 C 代谢异常通过引起 Ca^{2+} 超载、心肌肌钙蛋白磷酸化、血管紧张素转换酶活性增强等影响心肌超微结构,促使心肌肥大、纤维化、心肌重塑,影响心肌收缩和舒张功能。

(6)心肌细胞凋亡:糖尿病心肌病变过程中心肌细胞凋亡随心脏功能的降低呈加速趋势,心肌细胞数目不断减少,并被胶原纤维等细胞外基质代替,导致心肌修复性纤维化,加快心力衰竭形成。

(7)其他:细胞外基质增生及心肌间质纤维化在糖尿病心肌病发生发展中亦起重要作用。高血糖时通过葡萄糖自动氧化和非酶糖化产生的糖基化产物可对组织细胞产生各种损伤效应,引起冠状动脉微血管病变,导致心肌组织物质转运和代谢异常。

2.病理 糖尿病心肌病病理表现主要为心肌肥大,心脏重量指数(心室重量/体重比)增加,细胞外基质沉积,心肌纤维化。超微结构显示肌原纤维排列稀疏、不规则,细胞间质胶原增生,毛细血管内皮细胞肿胀,基膜增厚,闰盘处黏合膜增宽,细胞质内指状突起增多,核周肌质网扩张,线粒体肿胀、空泡样变、嵴部分消失。

3.临床表现 临床常表现为不同程度的左心室收缩和舒张功能不全,主要以心室舒张功能不全为主,舒张功能不全常出现于收缩功能受损之前。糖尿病心肌病早期可无心功能不全的临床表现,但超声心动图检查等提示舒张功能不全。之后逐渐出现舒张功能不全的临床表现如劳力性呼吸困难等而体检可无明显阳性体征,在同时合并高血压时舒张功能不全更为明显。随病情进展出现收缩功能不全的临床表现如疲乏、呼吸困难、端坐呼吸等,体检可有颈静脉充盈、下肢水肿、肝大等。

4.辅助检查

(1)X 线检查:早期无心腔大小改变,晚期心脏明显扩大,有肺淤血征象。

（2）超声心动图：早期无心腔扩大和室壁运动减弱，E/A 比值＜1。晚期心室腔明显扩大，室壁运动减弱，EF 值＜0.5。Valsalva 动作可降低左心房充盈压，在 Valsalva 动作后测定 E/A 比值和等容舒张时间，有助发现潜在的舒张功能受损。

（3）放射性核素检查：有助于早期发现糖尿病心肌病。

（4）心导管检查：对诊断帮助不大，主要用于排除冠心病。

（5）心电图：可有 ST－T 改变，常见心律失常有室性期前收缩、心房颤动、房室传导阻滞等。

（6）实验室检查：如血糖、糖化血红蛋白、胰岛素分泌水平及 C 肽水平等的测定。

5. 诊断及鉴别诊断　诊断依据糖尿病病史、临床表现及影像学检查等，可参考以下几点：①糖尿病病史。②临床表现：主要以心室舒张功能不全为主，随病情进展出现收缩功能不全。早期主要是舒张功能不全的表现如劳力性呼吸困难等，随病情进展出现收缩功能不全的临床表现如疲乏、呼吸困难、端坐呼吸等，体检可有颈静脉充盈、下肢水肿、肝大等。③超声心动图：早期无心腔大小改变，晚期心室腔明显扩大，室壁运动减弱，收缩功能降低。④X 线检查：晚期心脏明显扩大，有肺淤血征象。⑤放射性核素检查：有助于早期发现糖尿病心肌病。⑥心导管检查：对诊断帮助不大，主要用于排除冠心病。

根据糖尿病病史以鉴别糖尿病心肌病与其他类型心肌病。

6. 治疗

（1）控制饮食，加强锻炼，减轻体重。早期发现、及时纠正血糖、血脂代谢紊乱，改善胰岛素敏感性。

（2）治疗心力衰竭，糖尿病心肌病与其他原因引起的心力衰竭治疗原则相同，见相关章节。

（3）治疗并存的高血压、冠心病、肾脏损害等疾病状态，分别见相关章节。

（4）药物治疗方面，特别指出 β 受体拮抗剂、血管紧张素转换酶抑制剂和血管紧张素Ⅲ受体拮抗剂临床疗效确定。

（5）高压氧治疗，通过改善局部组织缺血缺氧状态从而增加血流和氧含量。

（三）药物性心肌病

药物性心肌病（drug－induced cardiomyopathy）是指接受某些药物治疗的患者，因药物对心脏的毒性作用引起心肌损害，临床表现类似扩张型心肌病和非梗阻性肥厚型心肌病的心肌疾病。近年来，药物性心肌病日益增多，临床常表现为心律失常如室内传导阻滞等、ST－T 改变、慢性心功能不全等。临床常见对心脏有毒性作用的药物有抗肿瘤药物、三环类抗抑郁药物、抗精神病药物、抗心律失常药、β 受体拮抗剂、钙通道阻滞剂以及非类固醇类消炎镇痛药和麻醉药等。

1. 临床常见有心脏毒性作用的药物　主要有以下几类。

（1）抗肿瘤药物

1）阿霉素：通过增加心肌细胞线粒体乙酰化的细胞色素 C 的分解和心肌三磷腺苷的消耗，以及引起心肌细胞内 Ca^{2+} 超载，使心肌受损、心能量耗竭，引起心功能不全。表现为在用药过程中或后出现各种心律失常，亦可出现类似扩张型心肌病的临床表现。

2）环磷酰胺：多在用药 2 周以后发生心肌损害如冠状动脉内皮损伤、心肌细胞损害、间质水肿，且多数呈可逆性，少数可引起继发性心肌病。

3）柔红霉素：通过干扰线粒体能量代谢，使氧自由基产生增加、心肌细胞内钙离子超载而损伤心肌，使心肌收缩力下降，还可引起各种心律失常包括室性和室上性心律失常，甚至猝死。该作用有时可持续数年甚至十余年，如与其他抗肿瘤药物合用，则毒性增加。

4）紫杉醇：可引起心肌收缩力下降、心动过缓，多为一过性，常无明显临床症状。

（2）三环类抗抑郁药物：其心血管不良反应有直立性低血压、心肌抑制作用、房室传导阻滞、窦性心动过速等，因该类药物可抑制细胞色素 P450，故在与其他药物合用时可能影响其他药物的代谢或加重心血管不良反应。

（3）抗精神病药物：吩噻嗪类药物对中枢神经系统有特殊的抑制作用，且有 α 受体拮抗作用，可引起低血压，甚至持续性低血压、休克。氯丙嗪可引起各种心律失常包括房室传导阻滞、室性期前收缩、扭转型室速等，甚至猝死。可能与其降低心肌儿茶酚胺浓度，使心肌收缩力下降，中枢神经过度抑制，不可逆性休克有关。

（4）抗心律失常药：各种抗心律失常药物均有不同程度的负性肌力作用，对原有心脏病的患者可诱发心力衰竭。且抗心律失常药有致心律失常作用，如使用不当可能诱发致命性心律失常。

（5）β 受体拮抗剂：通过抑制心脏 β 受体具有负性肌力、减慢心率作用，在心力衰竭常规治疗的基础上，合理使用 β 受体拮抗剂如美托洛尔、比索洛尔、卡维地洛等可降低病死率，如应用不当可加重心功能不全。

（6）钙通道阻滞剂：通过抑制 Ca^{2+} 内流而有一定的负性肌力作用，尤其是非二氢吡啶类如维拉帕米可引起心动过缓，可能加重心功能不全。而二氢吡啶类尤其是短效二氢吡啶类如硝苯地平可增加心率，反射性引起交感神经兴奋。

（7）其他：麻醉药对心肌均有一定抑制作用。非类固醇类消炎镇痛药通过抑制环氧化酶，使前列腺素合成减少而引起水、钠潴留，对已有心脏病的患者可加重心力衰竭。

2.诊断　诊断主要依据曾应用某些药物如上述抗肿瘤药物或三环类抗抑郁药物等，用药前无心脏病证据，用药后出现心脏扩大、心律失常、心功能不全等征象而又不能用其他心脏病解释者。

3.治疗

（1）严格掌握用药适应证是本病防治的关键，用药期间定期体检或用泛癸利酮预防发病，做到早期诊治。

（2）停用有关有心脏毒性作用的药物。

（3）泛癸利酮每次 20mg，3 次/d，口服；或每次 10mg，1～2 次/d，肌内注射。

（4）治疗心律失常。

（5）治疗心功能不全。

（6）应用肌代谢药物，如 1,6－二磷酸果糖、ATP、维生素 B_1、维生素 B_6 等。

（卡丽比努尔·雅克甫）

第九节　老年心包疾病

心包是由壁层与脏层构成的心脏外面的囊腔，脏层包裹在心脏与邻近心脏大血管外面，系一层间质内皮细胞组成的透明膜，壁层由多层胶原纤维伴稀疏的弹力纤维组成，表面覆盖着一层间皮细胞,胶原纤维在青年人呈波浪状,随着年龄老化逐渐变直,弹力纤维无明显变化,或分布密度较稀疏,老年人心包伸展度变低。健康成人心包腔内含 15～50mL 浆液,起润滑作用。有多种疾病可以引起心包腔积液,多数最初表现为急性心包炎,伴渗出形成心包积液。当心包积液迅速增加且量大时可发生心脏压塞。某些急性心包炎可最终发展成心包狭窄。与青年人对比,老年人胶原性心包疾病较少,心包转移瘤、心脏损伤后综合征相对多见,继发性心包疾病多于原发,且临床型较常见。老年人常有多系统疾病,感觉迟钝、表达力差,易被其他系统疾病或原发病所掩盖,造成漏诊或误诊。

一、老年急性心包炎

急性心包炎是一种以心包膜急性炎症病变为特点的临床综合征。

（一）流行病学资料

根据国内各地临床分析,心包炎占成人心脏病的 1%～5.9%,国外一组 15363 例尸检资料,心包炎检出率为 9.2%,但是在一个综合医院 143115 例住院病例中仅占 0.07%（Silver MD,1983）。日本浴风会医院老年人尸检 1000 例调查,心包粘连占 1.9%,急性心包炎占 0.2%,因心肌梗死心脏破裂或主动脉夹层向心包腔穿破所致心脏压塞占 1.3%。临床与尸检检出率之所以有较大差异,可能与多数心包炎病例临床表现一过性,许多心包疾病不过是全身疾病表现的一部分或并发症,不少系亚临床性有关。

（二）病因与分类

老年人心包炎的常见病因有:心包恶性肿瘤、急性非特异性心包炎、抗凝血治疗后、介入治疗或心脏外科手术后、细菌感染（结核性、病毒性、真菌性等）、尿毒症、主动脉夹层、外伤等。老年人心包炎常见的临床类型可分为:

1. 急性非特异性心包炎。

2. 感染性心包炎　①结核性心包炎。②病毒性心包炎。③化脓性心包炎。④霉菌性心包炎。

3. 非感染性心包炎　①尿毒症性心包炎。②代谢性心包炎。③心包切开后综合征(PCS)和心肌梗死后心包炎(PMIS,又名 Dressler 综合征)。④反射性心包炎。

（三）临床表现

1. 症状　前驱症状可有发热、乏力等,但是老年人常无发热。急性心包炎典型表现为进展性、严重的持续达数小时的刺痛或刀割样的胸骨后、心前区特疼痛。可向颈部放射,也可向臂与背部甚至向左肩放射。卧位时加重,咳嗽、活动后吞咽时亦可使胸痛加重,前倾坐位可使症状减轻。

2. 体征

（1）心包摩擦音:是纤维蛋白性心包炎的重要体征,呈抓刮样音调,粗糙,以胸骨左缘第3、第4肋间及剑突下最显著,前倾坐位较易听到。心包摩擦音是一种由心房、心室收缩和心室舒张早期三个成分组成的三相摩擦音。心包渗液增多时消失,但如心包两层之间仍有摩擦,则仍可闻及摩擦音。

（2）心包积液引起的相应体征:心包积液在 300mL 以上者心浊音界向两侧扩大,且随体位而改变。平卧时心底浊音区增宽,坐位时下界增宽,心尖搏动减弱或消失,或位于心浊音界左缘之内侧,心音遥远,心率快。大量心包积液可压迫左肺引起左肺不张,于左肩胛下叩诊浊音,并可听到气管呼吸音,即左肺受压征(Ewart 征)。如积液迅速积聚,可发生急性心脏压塞。患者气促加剧,面色苍白,发绀,心排出量显著下降,产生休克。若不及时解除心脏压塞,可迅速致死;如积液形成缓慢,可形成慢性心脏压塞,表现为发绀、颈静脉怒张、肝大、腹腔积液、皮下水肿、脉压变小,常有奇脉。

（四）辅助检查

1. 心电图检查　对于急性心包炎的诊断有重要价值,60%～80%的患者有心电图改变。多数在胸痛后数小时或数日出现,主要是多导联 ST 段抬高,T 波可直立、低平或倒置。P－R 段可压低,与心房炎症有关。QRS 波群振幅可降低,不出现 Q 波。

2. 超声心动图检查　可明确诊断心包积液的量及心包厚度,并可明确伴随的心脏结构与功能改变。

3. 胸部 X 线检查　可见心影增大,心腰平直或消失,如大量心包积液,心型呈烧瓶样,透视下可见心脏搏动减弱或近消失。而肺野清晰,与心力衰竭、淤血成明显对比。

4. CT 或 MRI 检查　可显示心包积液量及心包厚度,并对有无分隔等有诊断意义,很少需要心血管造影明确诊断。

5. 实验室检查　可有白细胞计数增高,CRP 与血沉增高。cTnI 与 cTnT 及心肌酶学检查与急性心肌梗死有鉴别意义,但如合并心脏炎时也可增高,并同时伴有第三心音及心电图 ST－T 改变,确诊常需心肌活检。

6. 特殊的诊断试验　如结核菌素试验、风湿因子、抗核抗体、病毒实验、心包穿刺液检查、培养及脱落细胞学检查等。

（五）鉴别诊断

1. 急性心肌梗死　老年患者心包炎有时临床症状不典型,无发热,白细胞计数及血沉升高不明显。急性心肌梗死常在发病后 48～72h 出现体温、白细胞计数、血沉升高。此外,心包炎时多数导联 ST 段抬高,且弓背向下,无对应导联 ST 段压低,ST 段恢复等电位线后 T 波才开始倒置,无病理性 Q 波,心肌酶谱仅轻度升高且持续时间较长。

2. 心脏扩大　心包积液与心脏扩大的鉴别诊断见表 2－5。

表 2－5　心包积液与心脏扩大的鉴别

项目	心包积液	心脏扩大
心尖搏动	不明显或于心浊音内侧	与心浊音界一致
奇脉	常有	无
心音及杂音	第一心音远,一般无杂音(风湿性除外)	心音清晰,常有杂音或奔马律
X 线检查	心影呈三角形,肺野清晰	心影呈球形,肺野淤血
心电图	QT 间期多正常或缩短或有电交替	QT 间期延长,心肌病变者常伴有室内阻滞,左室肥大,心律失常多见
超声心动图	有心包积液征象,心腔大小正常	无心包积液征象,心腔多扩大
放射性核素扫描	心腔扫描大小正常,而 X 线片心影大	心腔大小与 X 线片心影大小大体一致
心包穿刺	见心包积液	不宜心包穿刺

3. 早期复极综合征　本综合征心电图中抬高的 ST 段与急性心包炎早期的心电图改变容

易混淆,前者属于正常变异。以下有助于鉴别:早期复极综合征时 ST 段抬高很少超过 2mm,在 aVR 及 V$_1$ 导联中 ST 段常不压低,运动后抬高的 ST 段转为正常,在观察过程中不伴有 T 波演变。

（六）治疗

对于多数急性心包炎患者需住院处理,便于查找病因和观察有无心脏压塞。通常可以选择口服非甾体消炎药（NSAIDs）及秋水仙碱,但是吲哚美辛降低冠状动脉血流应避免使用。严重胸痛者可以使用麻醉药,对于 NSAIDs 和秋水仙碱无效者可以应用一周的皮质激素,但是尽量避免使用,除非是尿毒症性心包炎或结缔组织疾病。心包内直接给予类固醇不仅有效,而且减少药物的不良反应。胸痛反复者可以合用 NSAIDs 和激素,非甾体类药物或硫唑嘌呤可以避免长期应用激素,激素疗效不佳时可以选用硫唑嘌呤或环磷酰胺,当非手术治疗失败,特别是有类固醇引起的并发症时,可以考虑进行心包切除术。

二、老年心脏压塞

心脏压塞（Cardiac tamponade）是指心包腔积液增多,心包内压增高,心脏舒张充盈受到限制引起的血流动力学障碍。除积液量外,心包内压升高幅度还和积液产生的速度、心包顺应性有关。

（一）病因与分类

心脏压塞可根据心包积液的快慢分为急性心脏压塞和慢性心脏压塞。

1. 急性心脏压塞

（1）急性心包炎:细菌及结核分枝杆菌感染、尿毒症、结缔组织病。

（2）急性心包积血,急性心肌梗死室壁破裂,PCI 治疗时因导管或导丝使冠状动脉穿孔或心脏起搏器安装时导管穿破右室,主动脉瘤及主动脉夹层破入心包,胸壁穿透性或非穿透性创伤,癌转移。

2. 慢性心脏压塞

（1）感染性:结核分枝杆菌、寄生虫感染。

（2）非感染性:心肌梗死后综合征,心包切开术后综合征,尿毒症,恶性肿瘤,黏液性水肿,心力衰竭。

（二）临床表现

本病的病因各异,故其临床表现亦各有不同。心脏压塞有大量心包积液或积血者有明显心包积液的症状和体征,慢性者常无明显症状。

1. 症状　患者主要症状是呼吸困难,皮肤湿冷、苍白,晕厥,尿少等心排血量不足的表现,感染所致者还有发热、不适等。心包腔内大量积血所致者可有贫血表现。由于静脉压增高,可有肝大、腹水、水肿等表现。

2. 体征　心尖搏动减弱或消失,或在扩大的心浊音界内侧。心率明显增快,心音低钝、遥远,吸气时第二心音分裂明显（主要是由于吸气时左室充盈减少,射血时间缩短,主动脉关闭提前）。少数病例可触及心包摩擦音。颈静脉充盈或怒张,多数患者在吸气时平均静脉压下降,但也有少数出现 Kussmaul 征（即在吸气时,颈静脉充盈更明显,静脉压增高）。患者动脉血压下降,且由于心排血量减少而会导致动脉压缩小,约 50% 患者脉压＜30mmHg。本证较为特征性的体征是奇脉,即吸气时脉搏减弱,或吸气时动脉收缩压下降 $10\sim12mmHg$。奇脉是由于心脏充盈受限,吸气时肺循环容量增大,而体循环静脉回流不能相应增加,致使左心室的回心血量减少,心排血量下降。奇脉除见于心脏压塞综合征以外,还可以见于缩窄性心包炎、阻塞性肺疾病及右心室心肌梗死等。可有局部压迫症状,由于大量心包积液,可压迫气管引起呼吸困难,压迫食管引起吞咽困难,压迫喉返神经引起声音嘶哑,压迫膈神经引起呃逆,刺激膈肌引起呕吐。

(三)辅助检查

1.ECG 可正常或非特异性改变(ST-T 波)、电交替(QRS 波少、少数为 T 波)、心动过缓(终末期)、电机械分离(濒死状态)。

2.胸部 X 线 心影增大但肺野清晰。

3.M 型/B 型超声心动图 舒张期 RV 前游离壁塌陷,RA 塌陷,LA 以及极少数情况下 LV 塌陷,LV 舒张末室壁增厚为"假性肥厚",IVC 扩张(吸气时无塌陷),"摇摆心"。可根据超声确定积液量:①小量,左室舒张期超声消失<10mm。②中等量,≥10mm。③大量,≥20mm。超声亦可对积液中纤维束、凝块、肿物、空气、钙化的存在及积液的性质判断。

4.多普勒 吸气时三尖瓣血流增加而二尖瓣血流降低(吸气时相反),吸气时体循环静脉血流收缩期和舒张期均降低,心房收缩时的逆向血流增加。

5.M 型彩色多普勒 二尖瓣/三尖瓣血流随呼吸出现大的波动。

6.心脏导管 确定诊断,量化血流动力学异常。RA 压升高(收缩期 X 降支明显而舒张期 Y 降支缺失或减小)心包内压力亦上升,最终与 RA 内压力相同(压力均于吸气时降低)。RV 舒张中期压力升高至与 RA 和心包压力相同(无早期下陷晚期高原图形)。肺动脉舒张压轻度升高,和 RV 压对应。肺毛细血管楔压亦升高,几乎与心包及 RA 压力相同。LV 收缩压和主动脉舒张压可正常或降低。

7.冠状动脉造影 舒张期冠状动脉压缩。

8.CT 沿双心室的心外膜下无脂肪组织显影,其呈管样形状分布在心耳的前方。

(四)诊断及鉴别诊断

1.诊断 患者具有以低血压、颈静脉怒张和小而安静的心脏为表现的 Beck 三联征,常提示急性心脏压塞,结合其他症状、体征和实验室检查即可诊断,亚急性者往往伴有奇脉。

2.鉴别诊断 应与缩窄性心包炎、限制性心肌病、心内膜弹力纤维增生症、急性肺源性心脏病、肺动脉栓塞、右室心肌梗死及腔静脉阻塞综合征等相鉴别。病因诊断需结合病因类型特征,以及心包穿刺、心包活检等来确定。

(五)治疗

患者病情多较危重,尤其是老年患者抵抗力差,同时多伴有多系统疾病,宜进行积极的治疗,主要包括以下两个方面。

1.心包穿刺减压 是主要治疗方法。主张在超声定位下,在剑突下进行心包穿刺,可对心包液进行检查,明确病因。对心包大量积液及血流动力学障碍者进行抽液减压,但每次抽液不宜大于 800mL,以免因抽液后腔静脉血流大量涌入右室,造成右室负荷过重,而致右室急性扩张。对外伤性、心室壁瘤破裂、主动脉夹层破裂不宜行心包穿刺。临床上抽吸 $100\sim$ 200mL 液体症状即可缓解。若系心包腔内大量出血,常需做心包切开引流。对心包穿刺抽液引流失败、心房后积液、大量慢性积液或穿刺不能解除压塞者,应进行心包开窗引流或心包切除。

2.病因治疗 应同时进行病因治疗。心脏压塞系感染所致者,宜选用合适的抗生素治疗。若系心脏外伤或心肌梗死、心脏破裂、主动脉夹层撕裂者,则应进行紧急手术。

三、老年缩窄性心包炎

缩窄性心包炎(CP)是指心脏与大血管根部被致密增厚显微组织所包裹或肿瘤浸润压迫心脏使心室舒张充盈受限所产生的一系列循环障碍。老年人较常见,病情常较重,预后不良。

(一)病因

目前结核仍然是缩窄性心包炎的主要病因。非特异性心包炎、需要血液透析治疗的尿毒症性心包炎、化脓性心包炎、肿瘤性心包炎、放射治疗(胸部总照射剂量超过 40Gy 时)、外伤、胶原组织疾病均可引起心包缩窄。但是往往也有病因不清者。

(二)临床表现

1.起病隐匿,常于急性心包炎数月至数年发生心包缩窄。

2.有不同程度的呼吸困难、腹胀、乏力、肝区疼痛。

3.体征有肝大、颈静脉怒张、腹腔积液及下肢水肿,有 Kussmaul 征(即吸气时颈静脉更为怒张)。

4.心脏体征包括心尖搏动无法触及,心浊音界正常,心音减低,可以听到心包叩击音,心率一般为窦性,晚期患者可以出现心房颤动,动脉压减低,脉压变小,奇脉不明显。

(三)辅助检查

1.X 线检查 心影大小正常,可呈三角形,左右心缘变直,上腔静脉扩张,有时可见心包钙化。

2.心电图 QRS 波群低电压,T 波低平或倒置。

3.超声心动图 虽可见心包增厚,但并不可靠,有时可见心脏容量变小,室间隔矛盾运动,左室壁活动减弱等。

4.右心导管检查 示右心房、右心室、肺毛细血管楔压升高水平相等;右心房压力曲线示 M 型或 W 型,由增高的 a、v 波和加深的 Y 波、正常的 X 波形成;右心室收缩压轻度升高并呈下陷—高原波形。

(四)鉴别诊断

1.肝硬化 肝硬化可有腹壁和食管静脉曲张,但无颈静脉怒张等上腔静脉压升高的表现。心尖搏动不减弱,无心包撞击音,X 线、心电图、超声心动图检查无异常心导管检查无心房、心室的压力异常变化。

2.限制性心肌病 限制性心肌病的临床表现和血流动力学改变与本病很相似,难以鉴别。必要时需做心内膜心肌活检或探查性胸腔切开术来进行鉴别。近年有报道介绍,用多普勒超声技术有助于鉴别,尤其是经食管超声心动图方法。鉴别见表2—6。

表 2-6　缩窄性心包炎与限制性心肌病的鉴别

鉴别要点	缩窄性心包炎	限制性心肌病
病史	有急性心包炎、心包积液病史	不明显
病程进展	较缓慢	较迅速
额外心音	可听到心包叩击音	可听到奔马律
二尖瓣或二尖瓣闭锁不全杂音	无	较常听到
X线检查	心影正常或轻度增大,50%～70%可见心包钙化	心脏常明显增大,无心包钙化
心电图	低电压,伴 T 波改变,50%有心房颤动	多无低电压,有 T 波变化,有时常见病理性 Q 波,除心房颤动外,常有其他心律失常,如房室传导阻滞、室内阻滞,可见心室肥厚或劳损
超声心动图	心包增厚钙化心腔大小正常	心包无异常,有时可见心内膜增厚
超声多普勒舒张早期心肌速度(Em)	>8cm/s	<8cm/s

（五）治疗

1. 一般内科治疗只能在减轻淤血症状方面起到一定作用,主要包括休息、限制钠盐摄入及适量使用利尿剂等。

2. 有效的治疗则是早期实行心包切除术,以避免发展到心源性恶病质、严重肝功能不全、心肌萎缩,术后约 75% 的患者可获得持久血流动力学和临床症状一定程度的改善。疑有结核病者,术前应给予抗结核药治疗 4 周,并在术后继续用药 1 年。缩窄性心包炎经外科治疗后,预后可大致改善,多数患者术后可逐步恢复正常的活动,若失去手术机会,则预后差,病情逐渐恶化,患者渐趋衰弱,多在几个月至 2 年之间因心力衰竭或并发感染而死亡。

3. 约 15% 的急性渗出性心包炎患者存在短暂性心包缩窄表现,因此在进行心包切除术前应考虑通过内科治疗可以逆转心包缩窄的可能。部分缩窄性心包炎患者可以自愈,或通过联合使用 NSAIDs、类固醇类及抗生素可以治愈,对于禁忌心包切除术的患者可以应用利尿剂和地高辛来改善症状。

四、老年心包肿瘤

心包肿瘤指恶性肿瘤心包转移或原发性心包肿瘤,如间皮瘤所引起。有文献报道肺癌、乳腺癌、白血病、霍奇金病和非霍奇金淋巴瘤占 80%。近年来,肿瘤性心包炎有增多趋势,特别是老年人,肿瘤已经成为心包积液的主要原因。

（一）病因

1. 原发性肿瘤　主要是间皮细胞瘤和血管肉瘤。

2. 心包转移肿瘤　最常见向心包转移的恶性肿瘤有肺癌、乳腺癌、恶性黑色素瘤、淋巴瘤、白血病等。恶性肿瘤的心包转移较常见,恶性肿瘤的尸体解剖中 15%～30% 有心包转移,心包活检中有 4% 心包转移。可通过血行播散或邻近心脏的恶性肿瘤(如肺、纵隔)直接浸润。

（二）临床表现

心包肿瘤的心包积液量可为少量,亦可为大量引起心脏压塞,亦可引起心包缩窄,亦可作为恶性肿瘤的始发表现。因积液量差异较大,临床表现不一。大多数恶性肿瘤转移性心包炎无症状,心包积液量逐渐增加时,部分病例有呼吸困难、咳嗽、胸痛、心动过速等。当心包积液量>500mL 时可见颈静脉扩张、端坐呼吸、吞咽困难、心悸、晕厥、心包摩擦音、心音遥远、胸腔积液、肝大、尿少、低血压甚至休克。

（三）辅助检查

胸部 X 线、B 超、CT 与 MRI 检查出现纵隔增宽、肺门肿块、心包、胸膜渗出液检查及心包、胸膜活检,心包腔镜检查均对原发肿瘤的诊断有意义。恶性肿瘤心包积液的特点是放液后又迅速增加,需反复放液,且积液增加有越来越迅速的倾向,此时需要反复心包液细胞学检查并积极寻找原发灶,以明确病因。

（四）诊断

凡快速增长的血性积液伴心脏压塞,尤其伴心电图电交替者应高度怀疑肿瘤性心包炎可能,心包积液中寻找肿瘤细胞可明确诊断,心包液细菌学检查,有 85％患者可检测到身体其他部位转移而来的癌细胞或原发性心脏肿瘤细胞,如间皮瘤细胞。

（五）治疗

治疗包括除原发病外,心包穿刺或切开以解除心脏压塞或心包内注射抗肿瘤药物等。肿瘤性心包积液根据患者具体情况而定,如有无心脏压塞的临床表现,有无特异性有效的治疗和恶性肿瘤病程的阶段。终末期衰竭患者,通过治疗改变预后是无希望的,在这种情况下,诊断顺序要简化,治疗目的是减轻症状,改善最后数日或数周的生活质量。90％～100％肿瘤性心包炎心脏压塞者,采用心包穿刺留置导管方法抽取心包积液,能有效地缓解相关症状,出现并发症风险较低(<2％)。若心脏压塞复发,可在局部麻醉下行剑突下心包切开术,缓解症状成功率高,并发症发生率低。左侧开胸部分心包切开术(开窗术)与剑突下心包切开术相比,无更多的优点,现已少用。新近有一种经皮球囊心包切开术,对恶性肿瘤心包积液处理是一种有前途的新技术。

（侯光友）

第十节　老年周围血管病

周围血管病包括周围血管闭塞、血管炎、静脉血栓及功能不全、淋巴管疾病等。

一、周围动脉病

周围动脉病(PAD)主要指由于粥样硬化病变导致周围动脉狭窄甚至闭塞,下肢或上肢血供受阻。广义还包括其他原因引起的动脉阻塞,也可发生严重肢体缺血,如血管炎、血栓闭塞性脉管炎、结缔组织病、血管痉挛等,动脉粥样栓塞和由血栓形成或栓塞导致的急性动脉阻塞。另外,急性痛风关节炎、创伤、糖尿病、腰骶神经根病和反射交感性营养不良引起的感觉神经病也可引起肢体缺血性疼痛。

（一）发病机制

致冠状动脉粥样硬化的危险因素有助于周围循环动脉粥样硬化的形成。如吸烟、糖尿病、血脂异常、高血压和高同型半胱氨酸血症等,增加 PAD 发生的危险。

几项观察研究(包括 Edinburgh 动脉研究、Framingham 心脏研究、心血管健康研究等)显示,吸烟者发生 PAD 的危险增加 2～5 倍。糖尿病患者发生 PAD 危险性增加 2～4 倍。PAD

患者中有糖尿病较无糖尿病者更易截肢。

血脂代谢异常与 PAD 患病率增加有关。高甘油三酯血症是 PAD 独立预测危险因素。脂蛋白 a 水平升高发生 PAD 的危险增加两倍,高水平脂蛋白 a 使发生严重肢体缺血的危险性增加。

Framingham 等研究发现,高血压增加跛行危险,且这种危险与高血压严重度呈正比。高同型半胱氨酸血症增加动脉粥样硬化形成的危险性。纤维蛋白原也与 PAD 相关。Edinburgh 动脉研究中发现,纤维蛋白原每升高 0.70g/L,5 年后发生 PAD 的危险增加 35%。PAD 患者的系统性炎症血清标志物－C 反应蛋白水平也升高。在内科医师健康研究中发现,C 反应蛋白位于最高四分位值时,男性发生 PAD 相对危险性是 2.5。

(二)病理及病理生理

1.病理　动脉粥样硬化往往侵犯循环系统特定部位。粥样斑块往往在血流分流处和血管分叉部位易形成,通常在静脉很少发生。位于不同血管床的血管具有独特的形态学、生理学和药理学特征,表明这些血管具有内在的异质性。近年来的研究进展,有助于认识到血管有不同的生物基础。动脉疾病临床征象的形成机制随循环血管床(如冠状动脉循环)和不同动脉(如颈动脉、主动脉或股动脉)而变化。

血管功能在不同循环区域不同,可用心脏治疗中常用的许多血管活性药物选择性作用于血管床而产生的效应证明。硝酸盐可同时扩张动脉和静脉,而血管扩张剂(如肼屈嗪)只作为动脉扩张剂。隐静脉和内乳动脉作为旁路移植物可产生不同临床疗效。内乳动脉较隐静脉释放较多的一氧化氮,而隐静脉则产生更多的缩血管物质、内皮源性环氧合酶。这些差异是白内乳动脉较自体静脉移植物有较良好的临床疗效引起的。另外,血管或来自于不同循环区域的血管细胞有时候相差也很大。如缺氧时肺动脉收缩,而系统动脉扩张;脑动脉与系统动脉循环对一氧化碳不同反应等。

2.肢体缺血病理生理　PAD 导致循环营养物供给骨骼肌和骨骼肌需要氧以及营养的平衡破坏。血管舒缩反应性异常可干扰血流,而且周围动脉粥样硬化的患者传输和阻力血管的扩张能力也下降。正常情况下,动脉对药理和生物化学刺激(如乙酰胆碱、5－羟色胺、凝血酶或缓激肽以及血流增加时形成的切应力)产生扩张效应。内皮释放生物活性物质,尤其是一氧化氮,可引起血管扩张。运动产生的血流刺激使健康人的传输血管松弛,有利于血流运输到运动的肌肉。但是 PAD 患者的股动脉和非阻力血管发生动脉粥样硬化后,使血流或药理刺激产生的内皮依赖的血管扩张功能受损。内源性缩血管物质,如类前列腺素、其他脂质介质、凝血酶、5－羟色胺、血管紧张素Ⅱ、内皮素和去甲肾上腺素可干扰血管扩张。

电生理和组织病理学检查发现,PAD 患者腿部骨骼肌发生部分轴突去神经化。PAD 患者的骨骼肌有Ⅰ型氧化慢收缩纤维,缺乏Ⅱ型糖酵解的快收缩纤维。Ⅱ型纤维的缺失与肌肉力量和运动能力的下降有关。PAD 患者远端的骨骼肌在运动时较早发生无氧代谢,停止运动后可持续较长时间。有跛行症状的患者在运动时乳酸释放和酰基卡尼汀堆积增加,提示无效氧化代谢。而且,核磁共振波谱法测定 PAD 患者亚极量运动后腓肠肌线粒体呼吸活性、磷酸肌苷和三磷腺苷恢复时间缩短。

微循环障碍是肢体严重缺血的病理生理。严重肢体缺血的患者皮肤毛细血管的数量减少。导致毛细血管灌注下降的其他可能原因包括红细胞变形能力下降、白细胞黏附增加、血小板聚集、纤维蛋白原、微血栓形成、过度血管收缩和间质水肿。由于局部血管代谢产物释放使毛细血管前小动脉扩张,血管内压也下降。

(三)临床表现

1. 主要症状　间歇性跛行和静息痛。

(1)间歇性跛行:指受累肌群在运动时,尤其行走时出现疼痛、疲乏感或其他不适,静息时可缓解。在用力时骨骼肌氧需求超过氧供给,乳酸或其他代谢产物激活局部感觉受体,因此发生跛行。

症状定位常与大多数近端狭窄位置有关:①主动脉和髂动脉阻塞患者典型地出现臀和大腿跛行。②腓肠肌跛行发生在股动脉和腘动脉狭窄。腓肠肌在行走时消耗氧较腿部其他肌群多,所以患者最常提及该症状。③踝或足跛行见于胫动脉和腓动脉病变。

静息时腓肠肌和大腿疼痛,如夜间痉挛,不能与跛行相混,这不是PAD的症状。采集患者叙述跛行的病史时,应注意可促使跛行发生的行走距离、速度和坡度。基础测定评价致残,为以后评判病情是否稳定、改善还是恶化提供早期依据。跛行以外的症状也能限制活动能力。PAD患者较无PAD患者行走更慢,且耐受力低。

间歇性跛行应与几种非血管因素引起的劳累性腿疼相鉴别。因去神经关节病引起的腰骶神经根病、脊柱狭窄、椎间盘突出可引起行走时臀部、股部、腓肠肌和(或)足疼痛,常常在行走很短距离后,或者甚至站立时发生。腰骶脊柱病和PAD都易发生在老年人,所以在同一个体可能同时存在。髋和膝关节炎也可引起行走时腿疼。典型时,疼痛定位于受累的关节,并可通过触诊和运动范围的体格检查发现。骨骼肌疾病如肌炎很少引起劳累性腿疼。肌肉触痛、异常的神经肌肉检查结果、骨骼肌酶水平升高和正常的脉搏检查可区分肌炎和PAD。骨骼肌磷酸化酶缺陷的McArdle综合征可引起类似PAD的跛行症状。慢性静脉功能不全的患者有时出现劳累性腿部不适,称为静脉跛行。运动时静脉压增高可导致受累肢体的动脉阻力增加,限制血流供应。以静脉功能不全为例,由于间质水肿而致血管外压力增高可进一步减少毛细血管灌注。体格检查显示周围水肿、静脉淤滞性色素沉着和偶尔静脉曲张可区分异常原因引起的劳累性腿疼。

(2)静息痛:发生在严重肢体缺血,是血供不能满足静息时组织代谢的需要。典型症状是受累时足或趾疼痛或感觉异常。腿抬高症状可加重,相反则改善,可能为灌注压的重力作用。皮肤裂痕、溃疡或坏死处疼痛可能特别剧烈。皮肤常常非常敏感,即使床单那样轻的力量也可诱发疼痛。患者可以坐在床沿边,摇晃双腿以减轻症状。缺血性或糖尿病肾病患者尽管有严重缺血,但疼痛轻微或无疼痛症状。

2. 体格检查　详细的血管检查包括脉搏的触诊和动脉杂音的听诊。健康人上肢的肱动脉、桡动脉和尺动脉以及下肢的股动脉、腘动脉、足背动脉和胫骨后动脉可触及脉搏搏动。在瘦弱的患者还可触及主动脉搏动。脉搏减弱或消失可提供动脉狭窄的部位。血管杂音经常提示狭窄处血流速度增加和血流紊乱。慢性主髂动脉病患者的腿可出现肌肉萎缩。慢性低程度缺血的其他症状包括脱发、趾甲增厚和变脆。皮肤光滑和变亮、指(趾)垫的皮下脂肪萎缩。严重肢体缺血患者的皮温低,也可以表现瘀点、持续性青紫或苍白、皮肤发红、足部水肿、皮肤裂开、溃疡或坏疽。动脉溃疡典型地表现为苍白的基底部、不规则的边界,通常累及趾头或足跟或受压处。溃疡大小不一,可小到3~5mm。

3. 分类　根据症状严重程度和体格检查异常发现,对PAD患者进行分类。Fontaine描述了一种广为使用的分类方法,将患者分为无症状到肢体严重缺血的1~4个阶段。一些专业血管学会采用了一种更为描述性的分类,包括无症状患者、跛行三级、严重肢体缺血三级(从只有静息痛到次要和主要组织缺失)。

(四)诊断

1.节段压力测定和踝－臂指数 测量一侧肢体节段的收缩压是最有用和最简单的评价外周动脉狭窄存在和严重度的非侵入性测试。

2.踝－臂指数(ABI) 测量可简化床边测量腿节段的收缩压。该指数是指踝部收缩压与肱动脉收缩压比值。由于血压测量有变异性,ABI低于0.9认为异常,经动脉造影证实的周围动脉狭窄有95%敏感度。ABI常用于评价PAD的严重度。有跛行症状的患者,其ABI常在0.5～0.8,严重肢体缺血患者的ABI低于0.5。ABI与行走距离和速度成反比。40%以下ABI低于0.4的患者能完成6min行走。踝部压低于55mmHg且有皮肤溃疡的患者,溃疡愈合差。

3.平板运动试验 用于评价外周动脉狭窄的临床意义以及提供患者行走能力的客观依据。最初的跛行距离定义为第一次出现跛行症状的距离,绝对跛行距离是指由于严重腿部不适使患者不能再继续行走的距离。这种标准化和更为客观地评价行走能力的方法补充了患者的病史,从而定量评价患者活动能力的丧失,也可作为监测干预治疗的尺度。

平板运动采用装有马达的活动平板,可设置固定或循序变化的速度和倾斜的角度。固定负荷试验通常保持12%恒定级别和0.75～1km/h的速度。负荷呈循序变化的平板一般一个级别维持1km/h的恒定速度,每隔2～3min逐一增加级别,负荷随之增加2%。负荷呈循序变化的平板试验结果较固定负荷平板试验重复性好。

4.双重超声影像 是提供评价外周动脉的解剖特征和动脉狭窄的功能特性的一种直接和非侵入性手段。该方法包括灰阶B型超声显像、脉搏多普勒速度测量和多普勒移位信息的彩色编码。

双重彩色超声影像是定位外周动脉狭窄的有效方法。正常动脉有层流,管腔中央流速最快,相对应的彩色图像通常均一,伴相对恒定色彩和强度。动脉发生狭窄时,流经狭窄管腔的流速增快。随着流速增加,彩色显像逐步失饱和,狭窄远端的血流紊乱引起色彩变化。沿着动脉长度,尤其彩色图像提示血流异常的区域可测量脉搏多普勒速度。动脉粥样斑块处峰收缩期流速增加2倍或以上,提示管腔直径狭窄50%以上;流速增加3倍,提示狭窄75%以上;阻塞的动脉无多普勒信号。以对比血管造影作为判别标准,双重超声影像判别动脉狭窄部位的特异度约为95%,敏感度为80%～90%。

5.磁共振血管造影(MRA) 无创性显示主动脉和外周动脉。增强的MRA对血管解剖的分辨率与传统的对比数字减影造影相当。对比研究报道,MRA显示主动脉、髂动脉、股腘动脉和胫腓动脉的敏感度为93%～100%,特异度为96%～100%。对评价需要决定血管内和手术干预治疗的患者,或者行对比血管造影有肾脏损害、过敏或其他并发症危险的有症状患者,MRA是目前有最强的应用指征。

6.计算机体层血管造影(CTA) 使用单个探头技术CTA显示狭窄敏感度和特异度分别为94%～100%和98%～100%。狭窄大于75%时,敏感度为73%～88%和特异度为94%～100%。新一代多探头扫描仪应用可提高准确性。

虽然CTA具有需要放射造影剂和离子放射的缺点,但与MRA相比较,其优越在于可使用于装有支架、金属夹和起搏器的患者。

7. 对比血管造影　血管造影术是在动脉内注入造影剂提高分辨率后使用数字减影技术。一般采用经股动脉逆向插管评价主动脉和周围动脉。放射对比造影剂注入主动脉可使主动脉和髂动脉显影,注入髂股动脉段可使股动脉、腘动脉、胫动脉和腓动脉显影。主动脉阻塞患者,可通过肱动脉或腋动脉插管,或者直接经腰途径可使主动脉显影。

(五)治疗

治疗目标包括降低心血管病发病率和死亡率,减少跛行症状以提高生活质量,消除静息痛以及保持肢体的活力。

1. 改变危险因素　美国国家胆固醇教育计划成人治疗专家组将 PAD 指定为"冠心病等危症",提高了 PAD 患者目前治疗的建议等级,包括戒烟,调脂,治疗糖尿病,控制血压,抗血小板治疗等。

2. 药物治疗　针对 PAD 症状的药物治疗已经远落后于冠心病的药物治疗,目前还没有有确切疗效的药物问世。

3. 运动康复　监督下的运动康复锻炼可改善 PAD 患者跛行的症状。运动至少每周 3 次,持续 6 个月,每次运动时间至少 30min 以上有最大获益,而步行作为运动康复的标准模式。通过康复锻炼改善跛行的可能机制包括侧支血管的形成、内皮依赖性的血管扩张、血流动力学、肌肉代谢以及步行效率的改善等。运动锻炼可以改善 PAD 患者内皮依赖性的血管扩张,也可对冠状动脉粥样硬化患者以及充血性心力衰竭患者的外周循环产生此类作用。PAD 患者通过运动训练获得的益处可能是骨骼肌功能改变的结果,例如骨骼肌线粒体酶活性增加、ATP 产生速率加快和乳酸生成增加。在 PAD 患者,随着运动能力的提高,血浆和骨骼肌短链酰卡尼汀浓度下降,这提示有氧代谢能力有了提高从而增加了峰值氧耗量。锻炼也可能增强生化反应,使患者消耗能量更少而步行效率更高。

二、静脉血栓症

肢体静脉可以分为浅静脉与深静脉。下肢浅静脉包括大隐静脉、小隐静脉及其分支;下肢深静脉与大动脉伴行。深、浅静脉间有多处穿支静脉连接。两叶状静脉瓣分布在整个静脉系统内,以控制血流单向流回心脏。

静脉血栓症由血栓性静脉炎和静脉血栓形成。下肢静脉疾病以静脉血栓最具临床意义。

(一)老年深静脉血栓形成

1. 病因与发病机制　深静脉血栓形成是血液在深静脉腔内不正常凝结,导致阻塞和静脉回流障碍。

早在 1856 年,Virchow 就归纳了促发静脉血栓形成的因素,包括血流淤滞及高凝状态和静脉内膜损伤,以血流缓慢为首要原因。老年人活动少、心功能差、下肢静脉易曲张、静脉老化及凝血亢进等,均导致易发下肢静脉血栓形成。其他如手术或外伤损伤血管内膜;肿瘤、药物等导致高凝状态:抗凝物质缺乏、骨髓增生性疾病、异常纤维蛋白血症和弥散性血管内凝血等;静脉炎等也是老年人常见的发病原因。

2. 病理　深静脉血栓形成主要是由于血液淤滞及高凝状态所引起,发病初期静脉内形成(红)血栓,血栓部位继发性质较弱炎症,所以血栓与血管壁仅有轻度粘连,容易脱落成为栓子导致肺栓塞。深静脉血栓形成使血液回流受到明显影响,导致远端组织水肿及缺氧,形成慢性静脉功能不全综合征。

3.临床表现 深静脉血栓形成可有以下局部症状,但临床上有些患者可以毫无局部症状,而以肺栓塞为首发症状,系严重的致死性并发症。

(1)髂、股深静脉血栓形成:症状明显,常为单侧,患肢肿胀发热,沿静脉走向(髂窝、鼠蹊部、股三角)可压痛,并可触及索状改变,浅静脉扩张并可见到明显静脉侧支循环。有些病例皮肤呈紫蓝色,系静脉内淤积的还原血红蛋白所致,称之为蓝色炎性疼痛症,有时腿部明显水肿使组织内压超过微血管灌注压而导致局部皮肤发白,称之为白色炎性疼痛症,并可伴有全身症状,又称中央型深静脉血栓形成。

(2)小腿深静脉血栓形成:因有较丰富的侧支循环可无临床症状,偶有腓肠肌局部疼痛及压痛、发热、肿胀等,又称周围型深静脉血栓形成。

由于锁骨下静脉穿刺及置管操作日益增多,上肢静脉血栓形成病例也日渐增多,波及上肢的症状体征与下肢者相同。

4.诊断 诊断一般不困难,可应用以下诊断方法。

(1)静脉压测定:患肢静脉压升高,提示测压处近心端静脉有阻塞。

(2)超声:二维超声显像可直接见到大静脉内的血栓,配合多普勒测算静脉内血流速度,并观察对呼吸和压迫动作的正常反应是否存在。此种检查对近端深静脉血栓形成的诊断阳性率可达95%;而对远端者诊断敏感度仅为50%~70%,但特异度可达95%。

(3)放射性核素检查:^{125}I纤维蛋白原扫描偶用于本病的诊断。与超声检查相反,本检查对腓肠肌内的深静脉血栓形成的检出率可高达90%,而对近端深静脉血栓诊断的特异度较差。本检查的主要缺点是注入放射性核素后需要滞后48~72h方能显本结果。

(4)阻抗容积描记法(IPG)和静脉血流描记法(PRG):IPG应用皮肤电极,PRG采用充气袖带测量在生理变化条件下静脉容积的改变。当静脉阻塞时,随呼吸或袖带充、放气而起伏的容积波幅度小。这种试验对近端深静脉血栓形成诊断的阳性率可达90%,对远端者诊断敏感度明显降低。

(5)深静脉造影:从足部浅静脉内注入造影剂,在近心端使用压脉带,很容易使造影剂直接进入深静脉系统,如果出现静脉充盈缺损,即可做出定性及定位诊断。

5.治疗 治疗深静脉血栓形成主要是预防肺栓塞,特别是病程早期,血栓松软与血管壁粘连不紧,极易脱落,应采取积极的治疗措施。

(1)卧床:抬高患肢超过心脏水平,直至水肿及压痛消失。

(2)抗凝:防止血栓增大,并可启动内源性溶栓过程。

1)肝素5000~10000U一次静脉注射,以后以1000~1500U/h持续静脉滴注,其滴速以激活的部分凝血活酶时间(APTT)2倍于对照值为调整指标。随后肝素间断静脉注射或低分子肝素皮下注射均可。用药时间一般不超过10d。

2)华法林:在用肝素后1周内开始或与肝素同时开始使用,与肝素重叠用药4~5d。调整华法林剂量的指标为INR(国际标准化凝血酶原时间比值)为2.0~3.0。

急性近端深静脉血栓形成抗凝治疗至少持续6~12个月以防复发。对复发性病例或恶性肿瘤等高凝状态不能消除的病例,抗凝治疗的持续时间可无限制。

孤立的腓肠肌部位的深静脉血栓形成发生肺栓塞的机会甚少,可暂不用抗凝治疗,密切观察。如有向上发展趋势再考虑用药。

(3)溶栓治疗:对血栓形成早期尿激酶等也有一定的效果,虽不能证明在预防肺栓塞方面优于抗凝治疗,但如早期应用,可促使尚未机化的血栓溶解,有利于保护静脉瓣,减少后遗的静脉功能不全。

(4)如因出血体质而不宜用抗凝治疗者,或深静脉血栓进展迅速已达膝关节以上者,预防肺栓塞可用经皮穿刺做下腔静脉滤器放置术。

6.预防　为避免肺栓塞的严重威胁,对所有易发生深静脉血栓形成的高危患者均应提前进行预防。股骨头骨折、较大的骨科或盆腔手术,中老年人如有血黏度增高等危险因素者,在接受超过 1h 的手术前大多采用小剂量肝素预防。术前 2h 皮下注射肝素 5000U,以后每 8～12h 1 次直至患者起床活动。急性心肌梗死用肝素治疗也同时对预防静脉血栓形成有利。华法林和其他同类药物也可选用。

阿司匹林等抗血小板药物无预防作用,对于有明显抗凝禁忌者,可采用保守预防方式,包括早期起床活动,穿弹力长袜。定时充气压迫腓肠肌有较好的预防效果,但患者多难以接受。

(二)老年浅静脉血栓形成

本症不会造成肺栓塞和慢性静脉功能不全,在临床上远不如深静脉血栓形成重要。

1.诱因　多发生于持久、反复静脉输液,尤其是输入刺激性较大的药物时。由于静脉壁有不同程度的炎性病变,腔内血栓常与管壁粘连,不易脱落。有文献报道本病约有 11% 其血栓可蔓延,导致深静脉血栓。

游走性浅静脉血栓往往是恶性肿瘤征象,也可见于脉管炎如闭塞性血栓性脉管炎。

2.诊断　沿静脉走向部位疼痛、发红,局部有条索样或结节状压痛区。

3.治疗　多采取保守支持疗法:

(1)去除促发病因:如停止输注刺激性液体,去除局部静脉置管的感染因素。

(2)休息、患肢抬高、热敷。

(3)止痛:可用非甾体消炎药。

(4)由于本病易复发,宜穿循序减压弹力袜。对大隐静脉血栓患者应严密观察,应用多普勒超声监测;若血栓发展至股隐静脉连接处时,应使用低分子肝素抗凝或做大隐静脉剥脱术或隐股静脉结合点结扎术,以防深静脉血栓形成。

(侯光友)

第十一节　老年心血管疾病诊断方法

老年人心血管疾病常用无创检查方法,包括心电图、超声心动图、负荷试验以及胸部 X 线片、CT、核素心肌显像、磁共振成像(MRI)等放射性方法。

老年人心血管疾病的有创检查主要以导管完成,根据不同检查目的,分类如下:①心脏冠状动脉造影,血管内超声。②心脏结构与功能检查:右心导管检查及造影,漂浮导管。③心脏电生理检查:心腔内电生理检查,植入性心电记录器。④心脏其他检查:心内膜心肌活检术,心包穿刺术等。本节简介老年心血管疾病最常用的检查及评价方法。

一、心电图

在心血管疾病无创检查中,心电图是最基本、最常用的检查方法,包括常规心电图、动态心电图、运动心电图等。

（一）常规心电图

1. 心律失常的诊断和鉴别诊断　目前,尚没有任何其他方法能替代心电图对心律失常的诊断。对于复杂的心律失常心电图图形,必须结合临床,按照规定步骤仔细分析,才能对病因学诊断提供有重要价值的资料。

2. 心肌梗死的诊断　特征性心电图改变和演变规律是诊断心肌梗死的可靠方法。心肌梗死心电图的典型表现具有一定演变规律,但亦有一定局限性。应结合临床症状和心肌酶测定诊断急性心肌梗死,注意防止某些疾病的漏诊。

3. 心绞痛的诊断　冠心病患者心绞痛发作时心电图可发生变化,但心电图不是诊断的最好方法。冠心病患者心绞痛未发作时约60％心电图正常。

4. 其他　心房、心室肥厚在心电图有一定表现。对心肌疾病、心包炎诊断有一定帮助。可帮助了解某些药物(如洋地黄类强心药、抗心律失常药等)和电解质紊乱(低血钾、高血钾及低血钙等)及酸碱平衡失调对心肌的影响。手术麻醉及危重症患者的心电图监护。

（二）动态心电图

动态心电图(dynamic electrocardiogram,DCG)是应用随身佩戴心电记录仪,长时间连续记录受检者在日常生活状态下不同体态的心电图。由于DCG可在日常活动中长时间(24～72h)不间断地记录到各种情况下的心电图形,对短暂发作的心律失常和一过性心肌缺血的心电变化的捕捉十分有利。DCG有助于对心律失常和心绞痛的诊断,对鉴别胸痛和晕厥是否由心脏原因所引起尤为重要。对心律失常和心肌缺血,DCG既有定性诊断价值,又有定量诊断价值。临床用于:①心律失常的诊断。②不明原因的一过性心悸、胸痛、晕厥等症状的鉴别。③心肌缺血的诊断。④药物疗效的评价。⑤选择安置起搏器的适应证及评定起搏器的功能。⑥围术期的监测。⑦康复期随访和心脏储备力的判定。⑧心率变异性分析。⑨其他,如联合应用于监测动态血压的变化、心室晚电位等。

（三）运动心电图

运动心电图是一种心脏负荷试验的心电图。部分冠心病患者休息时不出现心肌缺血表现,运动时心肌耗氧量增加超过冠状动脉供血能力(冠状动脉储备)时出现心肌缺血的心电图表现。一般认为,冠状动脉狭窄＞85％,才引起休息时缺血型ST-T改变。如狭窄在50％～75％,则运动时才可出现此种改变。运动心电图是筛选高危患者的常用方法,用于帮助选择经皮腔内冠状动脉成形术(PTCA)或冠状动脉旁路移植术(CABG)的适应证,亦是广泛用于心脏病疗效评价的一种较为可靠的指标。近年来,心肌梗死患者出院前运动试验受到重视,认为有助于对冠状动脉病变程度的了解和治疗决策的确定。

运动试验结果受许多因素的影响,如冠状动脉病变的位置和严重程度,有无侧支循环,患者年龄、性别及有无症状等。这些因素对运动心电图的敏感性、特异性及阳性预测价值产生重要影响。冠状动脉粥样硬化导致冠状动脉直径＜50％,认为是显著狭窄(即临界性狭窄),在运动负荷下可能产生心肌缺血,亦即运动试验并不能使狭窄程度不足冠状动脉直径50％的病变产生心电图缺血改变。临床上以冠状动脉直径＜50％作为判断试验敏感性、特异性和阳性预测价值的"金指标"。

二、超声心动图检查

超声心动图对老年人心脏瓣膜病变、心脏结构、室壁活动、心脏收缩功能等检测具有简便、快捷、重复性强、信息量大、诊断准确而经济的特点。可无创、高效,及早发现疾病,协助确定治疗方案以及随访追踪疗效。

老年人常存在左心舒张功能不全,超声心动图是目前唯一能够评价左心室舒张功能的无创手段。通过测量二尖瓣血流频谱、肺动脉血流频谱及二尖瓣环组织多普勒等方法综合评价左心室舒张功能,与心导管等有创检查的相关性极佳。

超声心动图操作简便易行,紧急情况下可进行床旁检查,特别适用于病情危重、一般状况较差的老年人群。由于肺气肿、肥胖等原因,老年人经胸超声心动图往往难以得到高质量的影像,增加了判断疾病的难度。

三、放射影像检查

1. X线透视　主要用以观察心脏大血管搏动和弥补X线摄片的不足,不同的角度观察心脏各房室的大小、搏动方式,鉴别心脏大血管与纵隔病变,缩小透视光圈到病变的边缘,心脏大血管的主动性搏动向各个方向传导,而纵隔、肺门病灶的被动性搏动主要向一个方向传导。不足之处为不能留下客观记录。受个人技术水平影响较大。透视影像受设备影响较大,多数影像不够清晰。

2. X线摄片　常规位置有后前位、左前斜位和左侧位片,用于显示心脏外形、轮廓,估计肺淤血、低灌注和高灌注时优势非常明显。显示老年人血管壁及心脏瓣膜的钙化方面有一定价值。在诊断某些心脏疾病时可以发现胸部骨骼异常,有助于疾病的诊断。

3. CT扫描　目前,多层螺旋CT(MSCT)、电子束CT(EBCT)和容积CT的应用使扫描时间大大地缩短,很好地克服了呼吸和心率的影响,图像质量得到明显提高,在心血管疾病方面有了更加广泛的临床应用。冠状动脉64层、128层螺旋CT对检出老年人冠状动脉疾病、判断冠状动脉病变性质具有临床应用价值,有助于确诊症状不典型的老年人冠心病。但血管钙化、支架植入后、心律失常等均影响结果判断,对分叉病变、开口病变的判断有其局限性,目前仍不能替代冠状动脉造影。新近研发的双源CT,组织分辨力进一步加强,还可通过能量减影去除钙化影,对判断冠状动脉管腔狭窄有很好的临床应用前景。

四、磁共振成像

磁共振成像(MRI)对下述老年心血管疾病有诊断价值:①大血管病:如主动脉夹层,能显示真假腔和内膜片。主动脉瘤可见主动脉腔扩大,壁薄及内血栓。主动脉的异常,如缩窄和扩张以及腔的狭窄和梗阻。②心脏肿瘤:良性黏液瘤、恶性纤维组织细胞瘤、血管肉瘤和肌肉瘤。③心包病变:心包积液、心包肥厚和心包肿瘤等。④心脏瓣膜病变:MRI可根据血流信号缺失的大小定量评价主动脉瓣和二尖瓣反流的严重程度,并能对瓣膜置换术后效果进行准确评价,可用于监测心脏瓣膜疾病对左室容量功能、心壁应力的影响情况。由于MRI检查需要花费时间长,老年人尤其病情较重的患者难以配合完成,临床应用存在局限性。

五、核素心肌显像

核素心肌显像是将具有放射活性的示踪剂通过静脉注射入血液,通过γ-照相机产生的单光子发射计算机断层影像,观察心脏某些区域放射性示踪剂的分布浓度,从而反映该区域心肌血流灌注的一种无创检查方法,最常用于显示局部心肌血流分布的放射性核素为^{210}Tl

和^{99}Tc。核素心肌显像主要用于检测心肌缺血、判断心肌梗死的程度、检测存活心肌。

1.单光子发射计算机断层　可进行心脏三维重建,用于检测室壁运动异常,测量左心室容量和射血分数,从而将心肌灌注缺损、室壁运动异常以及心功能整体状况结合,全面反映心肌缺血的情况。

2.正电子发射计算机断层显像(PET)　是一种放射性核素技术,示踪剂能同时发射两种高能光子。PET 与单光子发射计算机断层比较,它改善了空间分辨率,能矫正光子的衰减,通过精确定量心脏放射性核素的活性,评估心肌血流灌注和心肌代谢活性两方面的情况。临床常用^{82}铷进行心肌血流灌注显像,用^{11}C 标记的脂肪酸和^{18}F 标记的葡萄糖来评估心肌的存活性。除定量评估心肌血流灌注缺损外,PET 还可以准确计算局部心肌血流和血流储备。用于诊断冠心病、检测存活心肌,是检测存活心肌的"金标准"。对于老年冠心病患者血流重建术的选择、疗效的判断等意义重大。但该项技术费用高,技术条件要求高,难以普及,国内仅有少数医院能够开展。

六、踝臂指数和脉搏波传导速度检测

以无创的、测量血压的方法,测量两次心跳之间脉搏波传导速度(PWV),以判断血管的弹性程度。用下肢(如踝部胫后动脉或足背动脉)与上臂血压比值,即踝臂指数(ABI),以评估下肢动脉情况。这种动脉硬化病变早期诊断方法已逐渐在临床应用并被进一步评估。

1.ABI　能提示下肢动脉疾病,特别适用于无症状人群的筛查,也可用于监测疗效。应进行 ABI 检测的老年人群包括:①下肢动脉疾病高危人群,如年龄>70 岁,年龄 50～69 岁伴有吸烟或糖尿病史。②劳累相关的腿部不适或缺血性静息性腿部疼痛、间歇性跛行患者。③下肢脉搏检查异常(减弱或消失)。④已经诊断周围血管病患者。⑤已经行下肢动脉血管成形术的患者,应定期测量静息 ABI,必要时测量运动后 ABI。⑥已经确诊有粥样硬化性冠状动脉、脑血管或者肾动脉疾病的老年患者。

ABI<0.90 为异常。ABI 在 0.40～0.90 时,表明血流轻度到中度减少,ABI<0.40 时,提示血流严重减少。

2.脉搏波传导速度(PWV)　与动脉硬化度有较好的相关性。动脉硬化血管引起管壁增厚、血管狭窄、PWV 增快。

检查适用范围有:①50 岁以上体检者。②多年病史的糖尿病患者。③高血压、高血脂、吸烟患者。④冠心病(或有家族病史)、缺血性卒中史的高危患者。⑤慢性肾功能不全血液透析的患者。⑥间歇跛行、不能活动、卧床、肥胖患者。⑦心血管患者术后、用药后的评估手段。

臂踝脉搏波传导速度(baPWV)正常值<1400cm/s。baPWV 增大提示大动脉和中动脉系统弹性减退,即全身血管弹性下降。

七、心血管疾病的介入性检查

介入性检查对老年人并非禁忌,但必须注意老年人介入检查的高风险和造影剂的肾损害等问题,谨慎细致地实施。

(一)冠状动脉造影

冠状动脉造影是识别有无粥样硬化性冠状动脉疾病的"金标准",并为冠状动脉粥样硬化性心脏病(冠心病)患者决定采取内科治疗、经皮冠状动脉介入治疗、冠状动脉旁路移植术提

供最可靠的解剖信息,是心血管内科中最广泛应用的侵入性操作之一。老年冠心病患者常见复杂病变、经皮介入冠状动脉造影检查的手术风险、造影剂肾病等可能性较年轻人高,需要综合评估风险与获益的平衡。对于主动脉、肾动脉等周围动脉的检查,亦可使用相应介入性造影检查。

1. 适应证

(1)以诊断目的为主:不明原因胸痛,无创性检查不能确诊,临床怀疑冠心病。不明原因的心律失常,如顽固性的室性心律失常及传导阻滞。不明原因的左心功能不全,主要鉴别扩张型心肌病或缺血性心肌病。先天性心脏病和瓣膜病手术前,年龄>50岁,易合并冠状动脉病变。无症状但可疑冠心病,从事高危职业如飞行员、驾驶员、警察、运动员、消防队员等,或医疗保险需要。

(2)以治疗为目的:临床冠心病诊断明确,为进一步明确冠状动脉病变的范围、程度行冠状动脉造影,选择治疗方案。急性心肌梗死,冠状动脉造影指导进一步经皮动脉介入治疗或药物治疗。原发性心脏骤停复苏成功,左主干病变或前降支近段病变的可能性较大。冠状动脉旁路移植或经皮腔内冠状动脉成形术后,心绞痛复发。

2. 禁忌证 除了精神正常、有行为和责任能力的患者拒绝该项检查及拒绝签署同意书外,冠状动脉造影一般无绝对禁忌证。主要因为该检查尚有给患者带来并发症的可能性,临床上考虑的相对禁忌证如下:未控制的急性左侧心力衰竭。未控制的严重室性心律失常;严重碘造影剂过敏。严重肾衰竭,除非已准备透析治疗。急性心肌炎。未纠正的洋地黄中毒和严重电解质紊乱。

3. 操作方法与程序

(1)术前准备:复习患者病史及相关资料,向患者及家属解释手术风险,并签署手术同意书。准备常用的造影导管等器械及抢救物品。对不同的血管入路进行常规铺巾,1%利多卡因局部浸润麻醉。

(2)手术方法:血管入路常用桡动脉或肱动脉。老年患者动脉有不同程度粥样硬化或迂曲,必要时可改用股动脉。Seldinger法穿刺动脉并植入动脉鞘管,酌情给予普通肝素50U/kg,高凝状态或操作时间延长(超过1h),可追加肝素。在X线透视下沿导丝引钢丝送入造影导管,确切排气并确认压力曲线良好。进行选择性左、右冠状动脉造影,在注射造影剂前务必确认已充分排气及压力曲线无异常变化,再注射少量造影剂确认管尖的位置,注射造影剂时遵循“先慢后快”的原则,待造影剂进入后,观察整个冠状动脉系统的血管走行、病变部位与程度、侧支循环和血流情况,遇到可疑血管痉挛等情况,可用少量硝酸甘油(100~200μg)冠状动脉内注射再重新判断。以不同的投照体位充分暴露左、右冠状动脉,左冠状动脉常用浅右前斜位、头位、肩位、蜘蛛位、尾位和肝位,右冠状动脉常用左前斜位、头位、右前斜位。检查结束后,拔出动脉鞘管,局部压迫止血,必要时可测量ACT(<200s)后再拔管,或酌情使用血管缝合器。

(3)术后处理:对股动脉入路患者予局部压迫止血,建议穿刺侧肢体制动8~12h,严密观察患者的症状、末梢循环、生命体征与心电图等。对使用血管缝合器的患者制动时间可适当缩短至4h。桡动脉入路者如无特殊可适当活动。

4. 并发症及处理

(1)造影剂过敏:根据不同过敏程度予以处理,直至终止检查。

(2)心律失常:常见心动过缓、房室传导阻滞、室性期前收缩等,与冠状动脉内注射造影剂有关,多为一过性,可嘱患者咳嗽,可加快造影剂排空。少数缓慢型心律失常需用阿托品甚至起搏治疗。严重的心律失常多与导管嵌顿冠状动脉有关,尽快调整导管位置可恢复,必要时使用药物甚至电除颤。

(3)栓塞:包括空气栓塞、血栓栓塞、斑块脱落栓塞等,术中确保充分排气以及抗凝常可避免该并发症。

(4)冠状动脉痉挛:予以调整导管位置或冠状动脉内注射硝酸甘油等解痉药。

(5)冠状动脉夹层:轻者可观察,严重者需植入支架覆盖夹层血管。

(6)猝死:常与左主干急性闭塞有关,如上述的嵌顿、痉挛、夹层、栓塞等。

(7)出血:穿刺部位出血、腹膜后血肿、消化道出血等。

5.结果判断与临床意义 根据病变的狭窄程度、部位、长度、成角、偏心、钙化、溃疡、血栓、扩张性病变或动脉瘤、分支受累以及病变近段血管弯曲度。通常认为,左主干(LM)、左回旋支(LCX)、左前降支(LAD)、右冠状动脉(RCA)及其重要分支直径狭窄程度大于50%将影响血流储备,为有临床意义的病变。

(二)介入性血管内超声检查

长期以来,血管造影检查一直作为心血管疾病诊断的"金标准"沿用至今,它对血管性疾病的定性诊断、病变程度判定以及确定治疗原则,都起着重要作用。但是该方法只能显示血管内腔轮廓的长轴影像,而对血管壁的结构无法做出准确评价,不能检出早期粥样硬化病变,也不能判断斑块的性质和成分,尤其在介入治疗效果方面常高估疗效。

介入性血管内超声技术是近几十年发展起来的一种全新的超声技术,分为冠状动脉内多普勒超声技术(intracoronary doppler,ICD)和血管内超声显像技术(intravascular ultrasound,IVUS),ICD所记录多普勒信号采用频谱分析,具有在介入治疗同时测量流速及测量狭窄病变的最高流速等优点,因而近年在临床上获得了越来越广泛的应用。老年患者冠状动脉病变复杂,进行血管内超声检查有助于发现潜在病变及判断手术指征,避免漏诊或过度治疗。

1.适应证 血管造影不能明确诊断的病例,如临床高度提示冠心病,但是冠状动脉造影未见明显狭窄。明确病变的形态、斑块的组成特征、狭窄程度以及对功能的影响,针对不同的病变特点对治疗进行选择。指导支架的选择与定位。评价治疗效果,如PCI后支架膨胀充分性、贴壁情况、残余狭窄、夹层。远期随访性研究。

2.禁忌证 血管内超声检查没有绝对的禁忌证,因为心导管检查是其先行的步骤,心导管检查的禁忌证也可说是血管内超声的禁忌证。如果治疗前后患者的情况很不稳定,应尽量避免此类检查,因血管内超声检查操作可引起冠状动脉急性痉挛和闭塞。此外,如果冠状动脉造影已获得足够的诊断信息,而血管内超声检查在不大可能改变治疗方法等情况下,则不提倡进行超声检查,这样既可缩短介入手术时间又能降低医疗费用。

3.操作方法与程序

(1)术前准备:常规术前准备与冠状动脉造影相同。

(2)手术方法

1)血管内超声仪器的操作:准备好相应的超声导管与超声诊断仪后,校对超声导管的频率是否与仪器上所选择的工作频率相一致,冠状动脉检查一般用半径为5mm的导管即可。

2)血管内超声导管的操作:在冠状动脉造影注射肝素后的基础上,一般追加肝素3000~5000U。以合适的指引导管进入冠状动脉后,把导丝送入要检查的血管,沿着导丝将超声导管送入血管尽可能的远端,之后缓慢回撤导管。手动回撤时尽量以匀速回撤,1~2mm/s,每2~3s停顿一下,并在录像上记录探头的位置,必要时同时注射造影剂对照。自动回撤时将速度调至0.5~1.0mm/s,匀速回撤。回撤至血管起始处即终止,并同时记录图像。

(3)术后处理:同冠状动脉造影检查,并根据不同的肝素量适当延长肢体制动时间与压迫时间。

4.并发症及处理 冠状动脉造影的常见并发症均可在血管内超声检查时发生,其中血管痉挛最常见,发生率约为2.9%,冠状动脉内注射硝酸甘油可缓解。超声探头的直径较大,较造影更容易发生血管闭塞。另外,血管内超声检查在探头前后移动过程中可能会出现如导丝卷折等并发症,此时应将整套装置同时撤出,注意回撤时要尽量避免用力过猛。

5.结果判断与临床意义 根据不同病变的形态、斑块的组成特征、狭窄程度以及对功能的影响,根据不同的病变特点对治疗方法进行选择。

(三)右心导管检查及造影

近年来,对部分先天性心脏病、肺动脉疾病的诊断,如常见的室间隔缺损、房间隔缺损、动脉导管未闭、肺动脉高压等,超声心动图检查已取代了心导管检查术和心血管造影术。但在诊断某些先天性心脏病或复杂型先天性心脏病时,要求医师的诊断更为精确,以便为外科手术提供依据,此时必须做心导管检查术。对于老年心血管疾病患者,较少单纯测量右心系统压力、心脏结构造影检查,常与其余心导管检查一同进行,目前常用于肺动脉高压的诊治,如药物舒张试验等。

1.适应证

(1)各种先天性心脏病,明确诊断和决定是否进行手术治疗。

(2)进行血流动力学检查,如右心压力、肺动脉压力、肺毛细血管楔压、心排血量,指导危重症患者抢救。

(3)肺血管的诊断。

(4)肺病变的诊断及鉴别诊断。

2.禁忌证 与常规导管(如冠状动脉造影)类似,无绝对禁忌证,而对于严重肺动脉高压时一般不进行肺动脉造影。

3.操作方法与程序

(1)术前准备:常规术前准备同冠状动脉造影。

(2)手术方法

1)手术入路:多采用股动脉,偶采用锁骨下、颈内或肘动脉。

2)压力测定:Seldinger法穿刺并放置血管鞘,X线透视下经腔将右心导管送至右心房、右心室和肺动脉,直至顶端嵌入肺小动脉,依次测定各部位的压力并记录压力曲线。

3)血氧检测:分别抽取上、下腔静脉,右心房(上、中、下),右心室入道、中部、流出道,肺动脉(总干、右、左)和股动脉血标本,测定血氧含量和氧饱和度。

4)需要右心或肺动脉造影,送入猪尾导管至相应部位进行造影。

(3)术后处理:同常规心导管术。

4.并发症及处理

(1)造影剂、出血等并发症同常规导管检查。

(2)导管刺激心房或心室壁诱发心律失常,调整导管位置可恢复,必要时使用药物甚至电除颤。

(3)急性肺水肿、心力衰竭加重、休克和意识丧失,应终止检查并予相应处理。

(4)空气或血栓栓塞:充分排气及抗凝,有血栓者避免使用相关入路。

(5)导管打结、断裂:避免过度转动和推送导管,为预防导管打结应在 X 线透视下推送导管。

5.结果判断与临床意义

(1)右心导管测定可直接反映右心房、右心室、肺动脉压力及肺毛细血管楔压和心排血量,有助于判定肺循环和心功能情况。

(2)根据右心各腔室血氧含量的变化,判断有无分流,并计算分流量。

(3)右侧心血管造影可直接显示心内分流,右侧心房及心室、血管形态,肺血管及瓣膜状况。

(四)漂浮导管检查

漂浮导管(Swan－Ganz 导管)检查用以判断危重症患者心血管功能状况的信息来源,主要通过应用气囊漂浮导管行血流动力学的监测而实现。当患者有不稳定的血流动力学改变或肺功能严重障碍,需应用复杂呼吸形式支持其功能时,为最佳置管时机。因漂浮导管不能长期留置,故临床医师应注重患者的临床改变以掌握置管的适当时机,老年心血管疾病患者心、肺功能严重失代偿时,漂浮导管提供的监测信息有助于较精确地调整治疗方案。

1.适应证

(1)急性心肌梗死并发症:严重心力衰竭、心源性休克、低心排血量综合征。右心室梗死的诊断及指导治疗。各种机械性并发症,如乳头肌功能不全或断裂、室间隔穿孔的鉴别诊断及指导治疗。

(2)多脏器或重要脏器功能不全的重症患者,如各种原因休克,严重外伤或大面积烧伤,急(慢)性心、肾衰竭的诊断和治疗。

(3)急、慢性心力衰竭患者,评价心功能或各种治疗的效果。

(4)鉴别心源性哮喘或肺源性哮喘。

(5)心脏病患者在心脏或非心脏手术以及高危患者各种外科手术围术期的血流动力学监测。

2.禁忌证 无绝对禁忌证,相对禁忌证为:①急性或亚急性感染性心内膜炎。②未控制的严重心律失常。③凝血异常及出血性疾病。

3.操作方法及程序 漂浮导管利用气囊血流导向导管,需在有监测条件和设备的场所如冠心病监护室(CCU)、危重症监护室(ICU)或手术室进行,可床边进行操作,对少数导管植入困难者,可在 X 线透视下完成。

(1)术前准备:根据不同的血管入路,常规消毒铺巾,床边操作常选择锁骨下或颈内,操作开始前先以肝素溶液冲洗各管腔,并以气体充盈气囊检验气表外形与密闭的完整性。

(2)手术方法

1)穿刺所选的植入血管鞘。

2)在压力检测下,将漂浮导管经血管鞘缓慢推送。当导管尖端到达右心房(距颈内或锁骨下穿刺点 10～25cm,距股穿刺点 40～45cm),球囊充气 1.0～1.5mL,然后在严密的心电和压力监测下,平稳推送导管,通过三尖瓣、右心室,见右心室压力图形,继续推送导管进入肺动脉,出现肺动脉压力曲线后直到肺动脉楔压图形出现。正确的肺动脉楔压位置应是在球囊充气时记录到肺动脉楔压图形,放气时记录到肺动脉压力图形。一般情况下,从颈内或锁骨下穿刺点导管进入 45～50cm,从股穿刺点进入 65cm 可到达肺动脉的适当位置。

3)心排血量的测定方法:将漂浮导管热敏电阻外连接端与监护仪心排血量附件相连,在漂浮导管心房腔近端用三通连接 10mL 注射器和注射液的输液管,调整监护仪,吸取 10mL 冰的氯化钠溶液,然后将 10mL 液体快速、均匀、连续注入右心房。正确的注射曲线应平滑、无切迹,上升迅速。一般需测 3 次,取平均值,热稀释法应用正确时测定结果平均变异性约为 4%。

4.并发症及处理

(1)心律失常:常见于推送导管过程中或导管从肺动脉滑脱到右心室时。在推送导管过程中当导管到达右心房时即应充盈气囊,避免导管尖直接刺激右心室壁。

(2)导管内血栓形成:见于高凝状态、心力衰竭、导管放置时间过长,可用注射器抽出血凝块,再用肝素溶液冲洗。

(3)肺栓塞:由于导管持续嵌顿,肺小动脉或测量楔压时间过长,导管内血栓形成强行冲洗等原因造成。预防包括球囊不充气时持续出现肺动脉楔压图形时应回撤导管,重新定位。每次测定肺动脉楔压时间应在 15s 以内。

(4)气囊破裂:发现气囊破裂时禁止再充气,可用肺动脉舒张压估测肺毛细血管楔压。

(5)肺动脉破裂:由于气囊充盈过度、用液体充盈气囊等引起,应注意导管不宜植入过深,减少气囊充盈次数和充盈时间。

(6)导管打结:漂浮导管柔软且在床边进行,由于反复转动,易发生于右心房、右心室扩大的患者,当导管向前推送入 15cm 以上仍无压力改变时,应缓慢回撤后再前送。

(7)心脏损伤:由于在置管过程中气囊充盈不足和气囊充盈时强撤导管造成,在回撤导管时先放气。

(8)感染、气胸、血胸等常见深静脉穿刺并发症。

5.结果判断与临床意义

(1)右心房:①右心房压力正常值:2～6mmHg。②右心房压力升高:瓣膜病、心肌病、肺动脉高压、右侧心力衰竭、心包填塞、缩窄性心包炎、血容量过多。③右心房压力降低:低血容量。

(2)右心室:①右心室压力正常值:收缩压 20～30mmHg,舒张早期压力为 0,舒张末期压力 5mmHg,右心室平均压力 25mmHg。②右心室收缩压升高:肺动脉高压、肺动脉瓣狭窄、左向右分流的心脏病。③右心室舒张压升高:同右心房压升高。④右心室舒张压降低:低血容量,三尖瓣狭窄。⑤右心室舒张波形出现舒张早期低垂、晚期(平方根征):缩窄性心包炎、限制性心肌病、右心室缺血或梗死。

(3)肺动脉压:①肺动脉压正常值:收缩压 20～30mmHg,舒张压 6～13mmHg,平均压 10～18mmHg。在无肺血管或二尖瓣病变时,肺动脉舒张压可间接反映毛细血管楔压,即肺毛细血管楔压＝肺动脉舒张压－(2～4)mmHg。②肺动脉压升高:增加肺动脉阻力的疾病[如慢性阻塞性肺疾病(COPD),原发性肺动脉高压,肺栓塞等]。增加肺静脉压的疾病(如二尖瓣狭窄,左侧心力衰竭增加肺血流量的疾病(如房间隔或室间隔缺损导致左向右分流)。③肺动脉舒张压降低:低血容量、肺动脉瓣狭窄、三尖瓣狭窄。④肺动脉舒张压高于肺毛细血管楔压:肺血管阻力增加的疾病[如 COPD、肺栓塞、成人呼吸窘迫综合征(ARDS)]。

(4)肺毛细血管楔压:①肺毛细血管楔压正常值一般记录平均压 6~12mmHg。②肺毛细血管楔压升高:二尖瓣病变、高血压、心肌病等引起左侧心力衰竭,容量负荷过重。③肺毛细血管楔压降低:低血容量、肺栓塞。④肺毛细血管楔压图形中 α 波消失:心房颤动、心房扑动、房性静止。⑤肺毛细血管楔压图形中高 V 波或巨大 V 波:二尖瓣反流致左心房充盈过多。

心排血量和心脏指数:①心排血量正常值:4~8L/min。心脏指数正常值:2.5~4.2L/(min·m²)。②心排血量降低:各种原因引起的心力衰竭、心源性休克和心包疾病。③心排血量升高:各种原因引起的高动力状态。

(五)心脏电生理检查

1.心腔内电生理检查　是一种评价心脏电功能的精确有创性检查技术,对老年心血管疾病患者存在一定风险。检查前宜全面考虑,权衡利弊,以策安全。检查内容是在自身心律或起搏心律时,记录心内电活动,分析其表现和特征加以推理,做出综合判断,为临床医师提供关于心律失常的正确诊断、发病机制、治疗方法选择和预后等方面重要的甚至决定性的依据。

2.适应证

(1)不明原因晕厥患者,窦性心动过缓患者,评价窦房结功能。

(2)二度房室传导阻滞,了解阻滞部位,房室传导障碍疑为其他原因所致,评价房室结功能。

(3)窄 QRS 心动过速,症状明显和(或)药物治疗效果不理想,了解心动过速机制以便消融等其他治疗。

(4)宽 QRS 心动过速,常规心电图不能明确心动过速的性质,或常规心电图已经能明确性质,做心脏电生理检查为了选择射频治疗。

(5)预激综合征接受射频消融或外科手术前定位。

(6)不明原因晕厥或心脏猝死幸存者,高危职业、不明原因心悸等症状,因其他原因拟心脏手术。

(7)频发室性期前收缩、非持续性室性心动过速。

(8)指导抗心律失常药物应用。

3.禁忌证　同常规导管检查的禁忌证,同时以下情况一般不建议进行心内电生理检查:

(1)心电图能明确症状与房室传导阻滞关系者。

(2)无症状一过性房室传导阻滞,如二度 I 型房室传导阻滞者。

(3)无症状室内传导阻滞。

(4)临床上明确的长 QT 综合征。

(5)已知晕厥和猝死原因,电生理检查不能指导治疗者。

(6)急性心肌梗死早期(48h 内)心脏骤停幸存者。

(7)心悸原因明确为心外原因者(如甲状腺功能亢进)。

(8)单个房性期前收缩、室性期前收缩等无明显症状者。

4.并发症及处理　主要是手术部位出血、感染、记录器移位等并发症,一般规范操作可预防。

5.结果判断与临床意义　在植入式心电记录器的使用过程中患者的依从性十分重要,只有在患者激活记录器后,心电图才可能被记录。根据植入式 Holter 记录的心电图对患者采取相应的治疗措施,如给严重心动过缓、心脏停搏患者植入永久性心脏起搏器,室上性心动过速患者进行射频消融。有学者利用植入式 Holter 记录心房颤动发作前的电生理事件,用以制订进一步的治疗方案。

(六)心内膜心肌活检术

临床上对于不明原因心肌炎、心肌病或全身性疾病的心肌受累,无创检查无法确诊,特别是老年患者难以解释的心功能不全、心肌异常回声等,往往需要借助于心内膜心肌活检术。方法是经皮穿刺,经静脉或动脉插入带有活组织检查钳的心导管,在 X 线透视下将检查钳送到心腔内,咬取心内膜和心肌组织,通过活组织做切片检查。

1.适应证

(1)各类心肌疾病的病因诊断。

(2)急、慢性心肌炎的诊断,严重程度判断和疗效监测。

(3)心脏同种异体移植术后观察患者排斥反应的早期征象。

(4)心脏肿瘤的诊断。

(5)其他可能引起心肌病变的全身性疾病。

2.禁忌证

(1)出血性疾病、严重血小板减少症及正在接受抗凝治疗者。

(2)急性心肌梗死、有心室内附壁血栓或室壁瘤形成者,禁忌心室内活检。

(3)心脏显著扩大伴发严重左心功能不全者。

(4)近期有急性感染者。

(5)不能很好地配合的患者。

(6)分流缺损是相对禁忌证,应避免做右心室活检,以免引起矛盾性体循环栓塞。

3.并发症及处理

(1)心脏穿孔、心包积血和压塞:是心内膜心肌活检术的主要并发症,但发生率不高,有经验的术者其发生率<1%。如患者出现胸痛、呼吸困难、低血压、心动过缓或过速、颈静脉怒张等表现,应怀疑心脏穿孔可能,可用超声心动图观察有无心包积液。一旦发生,须严密观察和监测病情,补充血容量,应用升压药物。如有心脏压塞征象,血流动力学不稳定,应立即行心包穿刺抽液。持续出血者偶尔需要开胸手术。

(2)血栓栓塞:左心室心内膜活检或右心室心内膜活检伴有心内分流时可出现体循环血栓栓塞。注意每次操作前用肝素氯化钠溶液仔细冲洗导管和活检钳,可减少血栓栓塞的危险。主要处理措施是支持疗法。栓塞所致症状常呈自限性。

(3)心律失常:在心室内操作导管或钳夹过程中常出现室性期前收缩或非持续性室性心动过速,不需特殊处理。持续性室性心动过速很少发生,一旦出现,可静脉注射利多卡因或电复律。右心室心内膜活检过程中,在右心房内操作导管会诱发心房颤动,通常呈自限性,如不能自行复律,可选择电复律。术前已存在左束支传导阻滞者做右心室心内膜活检时可引起完全性心脏传导阻滞,需植入临时起搏器治疗。

(卡丽比努尔·雅克甫)

第十二节 老年心脏起搏器治疗

正常情况下,心电激动在窦房结形成,并有节律地通过心脏传导系统(窦房结、结间束、房室结、希氏束、左右束支、浦肯野纤维)传至心脏各部位,使得房室顺序收缩,向全身泵血,维持有效血液循环。若心脏传导系统发生障碍,如窦房结不能有规律地发出激动或激动不能顺利下传,则出现缓慢型心律失常,或在缓慢型心律失常基础上的并发心动过速,甚至心脏停搏,从而危及患者生命。在老年人群中,因为心脏的增龄性老化或合并各种心脏疾病,这种现象更为常见。人工心脏起搏器可以根据需要给予心脏直接电刺激,辅助心脏跳动。它的产生和发展对救治这类患者,尤其是对救治老年患者意义重大。而且,随着心脏起搏器技术的发展,起搏器对于老年人非心动过缓性疾病(如心力衰竭的心脏再同步化、神经介导性晕厥等)也有治疗或辅助治疗作用,进一步延伸了其在老年人群中的应用。

一、心脏起搏器概述

(一)发展简史

人工心脏起搏器是利用低能量电脉冲,模拟心脏的激动发生和传导,刺激心脏使之正常收缩,以治疗某些心律失常的一种医疗电子仪器。

早在19世纪初,科学家就发现直流电刺激可以使停搏的心脏复跳。至19世纪后半叶,一些在哺乳动物和人类中进行的心脏电刺激试验取得了进展。1872年,Duchenne就在心尖部胸壁皮肤用电刺激治疗心动过缓。这些研究为人工心脏起搏器的产生提供了理论和实践的基础。

20世纪30年代,美国医师Hyman,通过多年的探索和研究,设计制作了第一台由发条驱动的电脉冲发生器,用针穿刺心脏抢救心脏停搏的患者。据当时的报道,临床抢救了43例患者,其中14例抢救成功。Hyman的这一创举奠定了心脏起搏理论与实践基础。

第二次世界大战后,心脏起搏技术的临床价值逐渐显示出来。1951年,Callaghan用心导管成功地进行了体外右心房起搏。1952年,美国医师Paul M. Zoll首次在人体胸壁的表面施行脉宽2ms,强度为75～150V的电脉冲刺激心脏,成功地为2例心脏停搏患者进行心脏复苏,挽救了濒死患者的生命。从此,心脏起搏技术真正被医学界广泛接受,逐渐成为缓慢性心律失常的常规治疗方法,Paul M. Zoll也被尊称为"心脏起搏之父"。1958年,Furman通过大量实验证明,心内膜起搏比心外膜起搏的阈值明显降低,并能克服胸壁刺激的缺点。随后,其经周围静脉将起搏电极导线插入右心室刺激心内膜,起搏心脏,从而大大地简化了心脏起搏器植入技术,Furman也成为公认的现代起搏技术的奠基者之一。1958年10月15日在瑞典斯德哥尔摩Karolinska医院,Senning教授执刀为1例Ⅲ度房室阻滞患者Larsson植入了由Elmqvist设计制造的世界首例全埋藏式人工心脏起搏器。植入后临床状况改善,此后又先后更换了22台起搏器,依赖心脏起搏器生活工作了43年,Larsson 2001年卒于与起搏器无关的恶性肿瘤。

世界首例全埋藏式人工心脏起搏器为固定频率,采用的是镍镉电池,标志着心脏起搏技术进入固定频率型时代。1960 年,Chardack 和 Greatbatch 在美国为 1 例房室阻滞的患者植入了晶体管一锌汞电池起搏器,同时应用了 Hunter—Roth 双极电极导线。1963 年,Nathan 首先应用 P 波同步型心室起搏器(VAT 模式)。1964 年,Castellanos、Lemberg 和 Berkovitz 研制成功心室按需型起搏器,使起搏技术进入第二代:按需型心脏起搏时代。1969 年,Berkovitz 又成功地研制了房室顺序起搏器。1977 年,Funke 将它完整化为房室全能型起搏器。1978 年,Furman 植入世界首例 DDD 起搏器。这些使起搏技术进入了第三代即生理性起搏时代。1995 年,首例起搏阈值自动夺获型起搏器问世,这一技术开创了起搏器自动化新时代。

至今,心脏起搏技术还在迅猛发展,每年都存很多新的功能、新的技术问世,起搏器技术更加完善,使患者获得更大程度上的受益。

(二)结构和功能模式

心脏起搏器由脉冲发生器和起搏电极导线两部分组成。根据临床应用,心脏起搏可分为临时性起搏和永久性起搏。与永久性起搏器不同的是,临时性起搏器的脉冲发生器置于体外,一般于紧急状态下非长期使用。本文着重介绍永久性(埋藏式)起搏器的构造和功能。

1. 心脏起搏器的构造

(1)脉冲发生器:由释放及调节脉冲的起搏电路、电池和外壳三部分组成。起搏电路通过电容器充一放电释放矩形脉冲,脉冲的脉宽一般设置为 0.5～0.6ms。脉宽太宽则起搏器耗电增加,影响起搏器使用寿命;脉宽太窄则起搏阈值升高,影响起搏器的使用安全。目前起搏器使用的电池均为锂电池,其特点是体积小、容量大、可靠性高,其中使用最为广泛的是锂一碘电池,可使起搏器的连续使用寿命达到 10 年以上。脉冲发生器的外壳多采用钛壳,其组织相容性优良,无超敏反应,不受体液侵蚀,采用激光焊接可达到全密封。

(2)起搏电极导线:由与心脏及身体组织接触的起搏电极、与脉冲发生器连接的尾端连接头和连接两者的导线三部分组成。起搏电极导线具有起搏和感知的功能。电极导线通常采用铂一铱合金或 Elgiloy 合金。

2. 心脏起搏器的功能模式

(1)起搏器编码:北美心脏起搏与电生理学会(NASPE)和英国心脏起搏与电生理组织(BPEG)在以往工作的基础上共同制定了一套起搏器编码系统,为起搏器系统的功能分类提供了统一的方法。该编码由 5 位字母组成,每个字母分别代表起搏器不同种类功能(表 2—7)。

表 2—7 起搏器编码

I	II	III	IV	V
起搏心腔	感知心腔	感知后方式	程控功能频率适应	抗快速心律失常功能
V=心室	V=心室	T=触发	P=程控频率和(或)输出	P=起搏
A=心房	A=心房	I=抑制	M=多参数程控	S=电击
D=双腔	D=双腔	D=触发+抑制	C=通讯遥测	D=P+S
O=无	O=无	O=无	R=频率适应	O=无
			O=无	

(2)常见起搏方式:如表 2－8。

表 2－8　常见起搏方式

模式	起搏心腔	感知心腔	感知后方式	频率适应
AAI	心房起搏	心房感知	抑制	无
AAIR	心房起搏	心房感知	抑制	频率适应
VVI	心室起搏	心室感知	抑制	无
VVIR	心室起搏	心室感知	抑制	频率适应
VDD	心室起搏	心房心室感知	抑制与触发	无
DDD	房室顺序起搏	心房心室感知	心房感知抑制与触发	无
DDDR	房室顺序起搏	心房心室感知	心室感知抑制与触发	频率适应

二、老年人缓慢型心律失常的起搏器治疗

(一)窦房结功能障碍

窦房结功能障碍是指窦房结和心房冲动形成和传导异常综合征(sick sinus syndrome, SSS),包括不明原因的持续性窦性心动过缓和变时性功能不良,阵发性或持续性窦性停搏伴有房性、房室交界区或室性逸搏心律和慢－快综合征(表现为快速心律失常和心动过缓交替出现,在药物治疗心动过速时加重心动过缓而出现治疗矛盾)。

老年人发生窦房结和心房肌退行性改变,其窦房结起搏细胞(P 细胞),随着年龄增长而逐渐减少,甚至可减至正常人的 5%～10% 以下,导致自律性降低,心律较慢。窦房结动脉多呈单一血管,起始于右冠状动脉;而老年人冠心病心肌梗死、心肌病、高血压等发病率较高,这些疾病又可能损伤窦房结动脉,导致窦房结及其周围组织缺血、纤维化,加重窦房结的病变。这些均导致老年人窦房结功能障碍高发。

窦房结功能障碍永久性起搏器治疗建议:

Ⅰ类适应证:

(1)窦房结功能障碍表现症状性心动过缓,包括频繁有症状的窦性停搏(证据水平:C)。

(2)因窦房结变时性功能不良而引起症状者(证据水平:C)。

(3)某些疾病必须使用某些类型和剂量的药物治疗,而这些药物又可引起或加重窦性心动过缓并产生症状者(证据水平:C)。

Ⅱ类适应证:

Ⅱa 类:

(1)自发性或药物诱发的窦房结功能不良,心率＜40 次/min,虽有心动过缓的症状,但未证实症状与所发生的心动过缓有关(证据水平:C)。

(2)不明原因晕厥,若合并窦房结功能不良或经电生理检查发现有窦房结功能不良(证据水平:C)。

Ⅱb 类:清醒状态下心率长期低于 40 次/min,但症状轻微(证据水平:C)。

Ⅲ类适应证:

(1)无症状的窦房结功能障碍者(证据水平:C)。

(2)虽有类似心动过缓症状,但证实该症状并非由窦性心动过缓引起(证据水平:C)。

(3)非必须应用的药物引起的症状性心动过缓(证据水平:C)。

老年患者窦房结功能障碍的起搏模式选择：可供选择起搏模式包括单腔心房起搏（AAI），单腔心室起搏（VVI）和双腔房室顺序起搏（DDD）。

对于房室传导正常的老年患者，单腔心房起搏器（AAI起搏模式）属于"生理性起搏"，可以维持正常房室顺序关系。当患者一旦出现房室传导阻滞时，则会出现心室率缓慢，房室分离现象，导致起搏器做"无用功"。因此，如果考虑到老年患者在可预见未来，有出现房室传导障碍可能，建议安装双腔起搏器。当房室传导功能良好时，按AAI模式工作，一旦出现房室传导阻滞，则通过模式转换功能自动以DDD起搏模式工作。但由于老年患者无法预知出现房室传导阻滞时间，一个推荐的做法是安装DDD起搏器后延长起搏AV间期，尽量使心房起搏，并尽量使其能通过房室结下传心室，呈AAI模式起搏，以减少心室起搏。这样可减少起搏器放电，延长起搏器寿命，更重要的是减少发生起搏器综合征和心功能不全。DDD起搏也属"生理性起搏"。

单腔心室起搏（VVI）心室刺激与心房活动无关，房室收缩关系不固定，丧失正常房室顺序，属于非"生理性起搏"，可引发起搏器综合征（即与VVI起搏相关的、房室不同步而引发的包括头晕、晕厥先兆、晕厥、乏力和心力衰竭的一组症状群）。由起搏器引起持续性头晕、轻度头痛、发作性低血压等一系列症状被称为"起搏器综合征"。这一概念是由Mitsul等在1969年首先提出。开始他们把上述症状归于不适当的起搏频率。后经过研究发现，这些症状在病态窦房结综合征患者中最多见，主要原因是由于心室起搏产生持续性室房逆传，触发心房在房室瓣关闭时收缩，产生心房逆行充盈和排空而引起一系列不适反应。这些症状常常比较明显和容易识别，但有时也可以表现不典型。

不少研究表明，病态窦房结综合征患者使用AAI起搏较VVI起搏在血流动力学方面有优越性，特别是AAI起搏恢复了房室的顺序收缩，使心排出量增加，而VVI起搏主要弊端是缺乏正常的房室收缩顺序，仅靠随机的房室顺序收缩得到心房收缩对心室的辅助充盈。VVI起搏另一不利之处是，心室起搏逆传至心房导致在房室瓣关闭时心房收缩。此外，VVI起搏还丧失了正常的心室收缩顺序，而心室收缩顺序对血流动力学亦有一定影响。

研究还表明，VVI起搏模式较AAI或DDD起搏模式的心房颤动发生率升高，这可能与急、慢性心房扩大及左房机械功能丧失有关。在起搏器投入临床应用的初期，心室起搏并没有像人们预期那样提高某些患者生存率。与其他起搏方式相比，甚至还加重了患者病情。由于增加了心房颤动、动脉栓塞的发生以及加重心力衰竭，人们可以理解，为什么病态窦房结综合征患者进行VVI起搏并没有改善患者存活率，而AAI或DDD起搏对病态窦房结综合征患者则可改善存活率。目前，许多起搏器公司推出带心房颤动自动模式转换功能的起搏器，能在探测到患者发生心房颤动的时自动转换起搏模式，改DDD模式为VVI模式，这样可避免过多心房冲动传入心室。

对于窦房结功能障碍而言，变时性功能障碍（心率对运动或刺激无反应或反应低下）是其特征之一，频率适应性起搏优于固定频率起搏，是该类患者的首选。对于窦房结功能障碍而房室结功能正常的患者，单腔心室起搏器并非首选。除非预见其房室结亦可能会出现病变，或因经济等原因不能安装双腔起搏器时，才选择单腔心室起搏器。

（二）获得性房室传导阻滞

老年人房室传导系统随年龄增加结缔组织逐渐增多，60岁以后心纤维体和室间隔上部钙化逐渐增加，房室结内细胞成分和希氏束传导细胞含量逐渐减少，是导致老年人容易发生房室传导阻滞的病理基础。

获得性房室传导阻滞永久性起搏治疗建议：

Ⅰ类适应证：

（1）任何阻滞部位的三度和高度房室阻滞伴下列情况之一者。

1）有房室阻滞所致的症状性心动过缓（包括心力衰竭）或继发于房室阻滞的室性心律失常（证据水平：C）。

2）需要药物治疗的其他心律失常或其他疾病，而所用药物可导致症状性心动过缓（证据水平：C）。

3）虽无临床症状，但业已证实心室停搏≥3s或清醒状态时逸搏心率≤40次/min，或逸搏心律起搏点在房室结以下者（证据水平：C）。

4）射频消融房室交界区导致的三度和高度房室阻滞（证据水平：C）。

5）心脏外科手术后发生的不可逆性房室阻滞（证据水平：C）。

6）神经肌源性疾病（肌发育不良、克塞综合征等）伴发的房室阻滞，无论是否有症状，因为传导阻滞随时会加重（证据水平：B）。

7）清醒状态下无症状的心房颤动和心动过缓者，有1次或更多至少5s长间歇（证据水平：C）。

（2）任何阻滞部位和类型的二度房室阻滞产生的症状性心动过缓（证据水平：B）。

（3）无心肌缺血情况下，运动时二度或三度房室阻滞（证据水平：C）。

Ⅱ类适应证：

Ⅱa类：

（1）成人无症状的持续性三度房室阻滞，清醒时平均心室率＞40次/min，不伴有心脏增大（证据水平：C）。

（2）无症状二度Ⅱ型房室阻滞，心电图表现为窄QRS波。若为宽QRS波包括右束支阻滞则应列为Ⅰ类适应证（证据水平：B）。

（3）无症状性二度Ⅰ型房室阻滞，因其他情况行电生理检查发现阻滞部位在希氏束内或以下水平（证据水平：B）。

（4）一度或二度房室阻滞伴有类似起搏器综合征的临床表现（证据水平：B）。

Ⅱb类：

（1）神经肌源性疾病（肌发育不良、克塞综合征等）伴发的任何程度的房室阻滞，无论有无症状，因为传导阻滞随时会加重（证据水平：B）。

（2）某种药物或药物中毒导致的房室阻滞，停药后可改善者（证据水平：B）。

（3）清醒状态下无症状的心房颤动和心动过缓者，出现多次3秒以上的长间歇（证据水平：C）。

Ⅲ类适应证：

（1）无症状的一度房室阻滞。

（2）发生于希氏束以上以及未确定阻滞部位是在希氏束内或以下的二度Ⅰ型房室阻滞（证据水平：C）。

（3）预期可以恢复且不再复发的房室阻滞（证据水平：B）。

老年人出现获得性房室传导阻滞，并具有植入起搏器适应证时，应根据老年人心房功能状态选择相应起搏模式。在心房颤动/心房扑动合并房室传导阻滞时,单腔心室起搏器(VVI模式)是唯一选择。具有窦性心律的老年患者,为保持正常房室传导顺序,使血流动力学恢复正常或接近正常,并避免起搏器综合征,双腔起搏器(DDD模式)是较好的选择,可以更好地改善症状,提高生活质量。

1962年,Nathan及Center首次应用了心房同步心室起搏器,即VAT起搏器,这是一个双腔性生理性心脏起搏器。VAT起搏器可保证房室同步收缩及生理性频率适应性。VAT原理是心房电极探测出"P"波后,利用放大后信号去启动房室延迟电路(VA时间),然后再触发单稳态多谐振荡器,后者形成一方波刺激心室。VAT缺点是只有心房感知而无心室感知,因此可产生心室竞争现象及心房电极对心室信号的交叉感知。在VAT基础上,1979年出现了VDD起搏(心房同步心室抑制型起搏),解决了VAT心室竞争问题。在VDD基础上增加心房刺激,即成为DDD起搏,又称为万能型起搏,至此双腔生理性起搏技术基本成熟。

由于各种感知器在起搏技术中应用,近年频率适应性式起搏,作为一种新型生理性起搏方式得到迅速发展,而双腔频率适应性起搏则是20世纪80年代末发展的最新型生理性心脏起搏器。对于有房室传导阻滞并具有窦性心律的老年患者,选择双腔起搏器,可以使患者获得接近于正常的血流动力学效应。因其有两大优点:第一,可以复制正常房室同步功能,即在心室收缩前的恰当时限进行心房起搏。第二,感知P波后,随窦房结节律调整起搏心律,保持房室正常的收缩顺序,随机体活动状态调整起搏频率是保证正常血流动力学的基本条件。

值得一提的是,许多老年患者获得性房室传导阻滞的发生,都继发于冠状动脉性疾病,有效抗缺血治疗和再灌注治疗可以改善房室结传导功能,有可能从根本上解决传导阻滞病因。

(三)室内阻滞(双分支和三分支传导阻滞)

双分支阻滞指心电图显示房室结以下左、右束支出现传导障碍(形式可为右束支阻滞+左前分支阻滞、右束支阻滞+左后分支阻滞、左束支阻滞三分支阻滞指心电图显示三个分支均有阻滞。这类患者出现症状或进展为三度房室阻滞时发生猝死机会较大。反复晕厥发作是双分支和三分支阻滞的常见表现。虽然无肯定证据表明起搏能降低猝死发生率,但起搏能减轻患者的症状。

双分支和三分支传导阻滞永久性起搏治疗建议:

Ⅰ类适应证:

(1)双分支或三分支阻滞伴高度房室阻滞或间歇性三度房室阻滞(证据水平:B)。

(2)双分支或三分支阻滞伴二度Ⅱ型房室阻滞(证据水平:B)。

(3)交替性束支阻滞(证据水平:C)。

Ⅱ类适应证:

Ⅱa类:

(1)虽未证实晕厥由房室阻滞引起,但可排除由于其他原因(尤其是室速)引起的晕厥(证据水平:B)。

(2)虽无临床症状,但电生理检查发现HV间期≥100ms(证据水平:B)。

(3)电生理检查时,由心房起搏诱发的希氏束以下非生理性阻滞(证据水平:B)。

Ⅱb类:神经肌源性疾病(肌发育不良、克塞综合征等)伴发的任何程度的分支阻滞,无论有无症状,因为传导阻滞随时会加重(证据水平:C)。

Ⅲ类适应证：

(1)分支阻滞无症状或不伴有房室阻滞(证据水平：B)。

(2)分支阻滞伴有一度房室阻滞，但无临床症状(证据水平：B)。

(四)急性心肌梗死后传导阻滞

与其他永久性心脏起搏器适应证不同，当患者出现急性心肌梗死伴传导阻滞时，心脏起搏器的适应证往往取决于其是否存在室内阻滞。急性心肌梗死伴发室内阻滞，除单纯性左前分支阻滞外，近期及远期预后多数不佳，且猝死发生率增加。症状并不作为心脏起搏的主要条件，这是因为任何急性心肌梗死的房室传导阻滞在完全恢复之前均可能出现症状。对于部分患者，临时起搏治疗是一个紧急和适当措施，并不意味将来一定要行永久起搏。因此，对于此类患者应综合考虑传导异常的类型、梗死的部位、心电紊乱与梗死的关系等因素，以决定是否行永久性起搏。

心肌梗死急性期后永久性起搏建议：

Ⅰ类适应证：

(1)急性心肌梗死后持续存在的希氏－浦肯野系统内的二度房室阻滞伴交替性束支阻滞，或希氏－浦肯野系统内或其远端的三度房室阻滞(证据水平：B)。

(2)房室结以下的一过性高二度或三度房室阻滞，伴束支阻滞者。如果阻滞部位不明确则应进行电生理检查(证据水平：B)。

(3)持续和有症状的二度或三度房室阻滞(证据水平：C)。

Ⅱ类适应证：

Ⅱa类：无。

Ⅱb类：房室结水平的持续性二度或三度房室阻滞，无论有无症状(证据水平：B)。

Ⅲ类适应证：

(1)不伴室内传导障碍的一过性房室阻滞(证据水平：B)。

(2)仅伴左前分支阻滞的一过性房室阻滞(证据水平：B)。

(3)不伴房室阻滞的新发束支阻滞或分支阻滞(证据水平：B)。

(4)合并束支阻滞或分支阻滞的无症状性持续一度房室阻滞(证据水平：B)。

三、老年人特殊情况的起搏器治疗

(一)不明原因晕厥的起搏器治疗

老年人常常出现不明原因的晕厥或晕厥先兆。如果通过检查不能明确为心源性或脑源性因素所致，应考虑"颈动脉窦过敏综合征"或"血管迷走性晕厥"等反射性晕厥可能。

颈动脉窦过敏综合征的表现为心脏抑制反射、血管抑制反射或混合型。对单纯心脏抑制反射的颈动脉窦过敏的老年患者，一旦诊断明确，永久性起搏可以有效地改善症状，而对有血管反射因素参与的患者，则应慎重考虑起搏治疗。

血管迷走性晕厥是神经介导性晕厥中最常见的一种临床类型，其特征为心动过缓和血压下降。对其进行心脏起搏治疗尚有较大争议。但若患者症状主要是山心脏抑制反射所致，则心脏起搏治疗可能对改善症状有益。

反射性晕厥的起搏治疗建议：

Ⅰ类适应证：反复发作的由颈动脉窦刺激或压迫导致的心室停搏＞3s所致的晕厥(证据

水平:C)。

Ⅱ类适应证:

Ⅱa类:反复发作晕厥,虽诱因不明,但证实有颈动脉窦高敏性心脏抑制反射引起心室停搏>3s(证据水平:C)。

Ⅱb类:明显有症状,心源性晕厥,合并自发或倾斜试验诱发的心动过缓(证据水平:B)。

Ⅲ类适应证:

(1)颈动脉窦刺激引起的高敏性心脏抑制反应,但无明显症状或仅有迷走刺激症状(证据水平:C)。

(2)场景性血管迷走性晕厥,回避场景刺激晕厥不再发生(证据水平:C)。

(二)收缩性心力衰竭的再同步化治疗

收缩性心力衰竭的老年患者往往合并传导异常,导致房室、左右室间和(或)室内运动不同步,最终使得左室有效心排出量减少,加重病情而导致死亡。心脏再同步化治疗(CRT)是在传统右心房、右心室双腔起搏基础上增加左心室外膜起搏,以恢复房室、室间和室内运动的同步性。通过减少二尖瓣反流,避免室间隔矛盾运动,改善左心室心肌收缩不同步,以增加心排出量,辅助缓解病情。收缩性心力衰竭的再同步化治疗建议:

Ⅰ类适应证:同时满足以下条件者可植入有或无ICD功能的CRT:①缺血性或非缺血性心肌病。②充分抗心力衰竭药物治疗后,心功能(NYHA分级)Ⅲ级或不必卧床的Ⅳ级。③窦性心律。④LVEF<0.35。⑤QRS时限>120ms。

Ⅱ类适应证:

Ⅱa类:①慢性心房颤动患者,满足Ⅰ类适应证的其他条件,可行有或无ICD功能的CRT治疗(多数患者需结合房室结射频消融以保证有效夺获双心室)。②LVEF<0.35,符合常规心脏起搏适应证,并预期心室起搏依赖的患者,心功能Ⅲ级及以上。③LVEF<0.35,已植入心脏起搏器,并心室起搏依赖者,心脏扩大及心功能Ⅲ级及以上。④充分药物治疗后心功能分级Ⅱ级,LVEF≤0.35,QRS时限≥120ms。

Ⅱb类:最佳药物治疗基础上LVEF≤0.35、心功能Ⅰ或Ⅱ级的心力衰竭患者,在植入永久起搏器或ICD时若预期需长期心室起搏可考虑植入CRT。

Ⅲ类适应证:心功能正常,不存在室内阻滞者。

目前有许多研究表明,CRT虽然可以提高生活质量,但不一定提高生存率。一个比较值得关注的原因是,由于CRT治疗可以改善心室肌的收缩同步性,但同时由于左心室电极置于心外膜,而改变了正常心肌兴奋的激动顺序,这样就增加了心肌细胞间的电紊乱,从而增加了心律失常的发生。于是人们在CRT的基础上又进一步发明了CRT-D,即带自动除颤功能的心脏再同步化治疗。理论上需要进行CRT治疗的患者最好能够安装CRT-D。但由于其费用高,在临床应用中受到一定的限制。

(三)梗阻性肥厚型心肌病的起搏器治疗

梗阻性肥厚型心肌病由于室间隔肥厚造成左室流出道狭窄,同时收缩期的Venturi效应造成二尖瓣前移,使得左室流出道进一步梗阻,从而产生一系列的临床症状。患者植入永久性双心腔起搏器(DDD),通过右室心尖部起搏和采用合适的相对较短的房室延迟(AV间期),以保证心尖部、室间隔首先收缩,降低左心室流出道的压差,减轻二尖瓣收缩期的前移,减少流出道梗阻,从而达到缓解症状的目的。目前认为,在其他治疗(如药物治疗)无效,且流出道压差明显(静息或应激下压差＞50mmHg)时,才可以考虑起搏治疗。在行冠状动脉室间隔肥厚心肌化学消融时,可能引起完全性房室阻滞,此时应给予永久性起搏治疗。

梗阻性肥厚型心肌病起搏治疗建议:

Ⅰ类适应证:HOCM 合并符合窦房结功能不良和(或)房室阻滞中的Ⅰ类适应证的各种情况(证据水平:C)。

Ⅱ类适应证:

Ⅱa 类:无。

Ⅱb 类:药物难以控制的症状性 HOCM,在静息或应激情况下有明显流出道梗阻者(证据水平:A)。至于Ⅰ类适应证,若存在心脏性猝死的危险因素,应考虑植入 DDD－ICD。

Ⅲ类适应证:①无症状或经药物治疗可以控制(证据水平:C)。②虽有症状但无左心室流出道梗阻的证据(证据水平:C)。

(四)慢快型心律失常的起搏器治疗

老年患者发生的慢快型心律失常主要表现在病态窦房结综合征基础上出现快速性房性心律失常(如阵发性房性心动过速、阵发性心房颤动等)和持续性心房颤动伴发长 R－R 间期(大于 3s)。治疗原则是:首先植入起搏器避免缓慢心律失常出现,再用药物控制快速性心律失常。病态窦房结综合征基础上出现快速性房性心律失常患者可植入 AAI、DDD 型起搏器,然后应用胺碘酮、β 受体拮抗剂、非二氢吡啶类钙拮抗剂等,预防快速性心律失常发生,或在心律失常发生时控制过快心室率。持续性心房颤动伴发长 R－R 间期患者需植入 VVI 型起搏器,避免出现长 R－R 间期,如果心房颤动伴快心室率,可用 β 受体拮抗剂、非二氢吡啶类钙拮抗剂、洋地黄(伴心力衰竭时)控制心室率。

(五)心脏起搏预防阵发性心房颤动

阵发性心房颤动是老年人最为常见的心律失常。由多项回顾性或前瞻性研究发现,右心房起搏(AAI)或生理性起搏(DDDR)可以减少阵发性心房颤动发生率,因此研制出带有预防心房颤动功能的起搏器。此类起搏器主要针对心房颤动诱发因素,使用一种或多种起搏程序,在心房颤动发作先兆期间启动,达到预防心房颤动目的。另外,心房内或心房间存在传导延迟可能导致心房颤动,应用非传统位置起搏技术(右心房双部位、双心房、房间隔、冠状静脉窦等部位起搏)也可能消除这种传导延迟而预防心房颤动发生。但上述方法确切疗效仍需进一步临床试验证实。另一个值得一提的是,目前许多起搏器生产公司推出带有自动工作方式转换模式(AMS)的起搏器,是在双心室起搏工作状态下,当感知快速房性心律失常,起搏器自动将工作方式转换成非房性频率跟踪的起搏模式,如 VVI、DDI 等,以避免出现快心室率,对于无自动工作模式转换的双腔起搏器,当遇见快速房性心律失常时,起搏器将按照 2:1 或者文氏现象起搏心室。

起搏预防心房颤动建议:

Ⅲ类适应证:无其他永久性起搏器植入适应证,仅为预防心房颤动而植入起搏器(证据水平 B)。

四、起搏器植入并发症及处理

(一)血肿形成

血肿主要在制作脉冲发生器囊袋时,损伤小的动静脉或毛细血管而形成。故在操作过程中,应严格遵循手术操作的基本原则,动作轻柔,细致止血;在确认无活动性出血、渗血后,方可逐层缝合,术后常规沙袋压迫 6h 左右。若出现血肿导致囊袋积液且未并发感染,可在严格无菌操作下进行囊袋抽液,并持续沙袋压迫。

老年患者因常合并冠心病、心房颤动等的疾病,平素长期行抗血小板或抗凝治疗。为避免术中加重出血,常规停用上述药物约 1 周。术前常规检查凝血功能。若相关病情不允许长时间停用抗血小板治疗,可在术前 1 周改用低分子肝素,并于术前 12h 停用肝素。

（二）锁骨下静脉穿刺中并发症

老年患者由于合并慢性阻塞性肺疾病、胸廓畸形、瘦弱等情况,在锁骨下静脉穿刺时,可出现气胸、血胸或血气胸、误穿锁骨下动脉等情况。但发生率较低,只要严格遵循操作规程,并熟练操作,一般较少发生。相应并发症的处理方法如下。

1.气胸 多因穿刺点太靠外、穿刺太深或反复穿刺损伤肺尖,空气进入胸膜腔所致。处理方法视症状而定。轻者严密观察,可不做特殊处理。症状明显或肺压缩在 30% 以上者,需穿刺抽吸空气或放置胸腔引流管。

2.血胸或血气胸 多为同时穿破锁骨下血管和胸膜所致。此为少见的严重并发症,一旦出现多需外科手术治疗。

3.误穿锁骨下动脉 一旦误穿,应立即拔出穿刺针,并重压穿刺点 10min。若不慎插入扩张管,应暂留置扩张管,外科开胸取出并缝合动脉。

（三）心脏穿孔

起搏导线在植入过程中可能导致右室游离壁穿孔,尤其在扩张型心肌病的老年患者,因心壁薄,相对较容易穿孔。多数穿孔在导线撤出后自行愈合。极少数在植入穿孔时出现急性心包填塞,应紧急进行心包穿刺和引流,故建议常规备用心包穿刺包。

（四）心律失常

植入过程中的心律失常多因起搏导线的机械性刺激所致,可为室上性心动过速、室性期前收缩或室速,一般适当移动导线即可使其消失。若室速持续,必要时除颤。在植入起搏导线时出现心房扑动或心房颤动,一般应暂停操作,待其自行转复。若不能自行恢复窦性心律,则需药物或电复律。部分患者在植入或更换起搏器时,可能出现心动过缓,应做好临时起搏的准备,故手术间应常规备用除颤仪和临时起搏器。

（五）起搏器囊袋感染或溃破

在数日至数周急性发作的起搏器囊袋感染,多与手术的无菌操作不严、囊袋血肿、伤口护理不当等有关。抗生素治疗是必要的,但也是不够的。临床可见使用抗生素后,囊袋感染反复发作,甚至数年后还发生。因此,不论急慢性感染,一旦发生均应取出起搏系统进行消毒,囊袋彻底清创消毒,根据情况决定是否沿用原起搏系统和囊袋。

囊袋溃破多见于瘦弱,皮下组织菲薄的患者,也可能与囊袋制作较浅等有关。一旦出现应立即放弃旧囊袋,重新制作合适的新囊袋。

（六）导线电极脱位

起搏器植入后的最初几日,发生电极脱位的概率较高,尤其易发生在那些心肌本身有病变的老年患者,由于老年患者常常同时合并有其他系统的疾病,如果出现剧烈咳嗽、呕吐等情况,更进一步加重脱位的概率。电极完全移位、导线头端浮动在心腔内,较易确诊。而微脱位(半脱位),即电极与心肌接触不良,却难以与心肌水肿、阈值提高相鉴别。通常可以通过测量电极的阻抗,此时其数值较植入时升高数倍。或者改变体位观察体表心电图,患者左侧卧位时,由于导线重力影响,往往传出阻滞减轻甚至消失,感知能力改善。若患者右侧卧位时,则传出阻滞,感知不良加剧。一旦发现电极微脱位,均需要打开囊袋,将电极重新定位。

五、植入起搏器患者的随访

心脏起搏器自植入之时起就开始对患者的随访观察工作。随访既能了解起搏器的工作状态,发现起搏器功能的异常,及时给予纠正;也能随时调整起搏器的各项参数,以适应患者不同基础心脏、不同时期的心功能需要。

植入起搏器患者的随访并不是仅仅对起搏器的功能状态进行监测。完整的随访应该包括:评估患者植入起搏器后的临床状况;起搏器的功能状态及电池电量;根据患者自身状况调整起搏器参数,使之发挥最佳功效;对患者的健康教育。

患者植入起搏器后的临床状态的随访十分重要。起搏器作为最先进的人造植入性装置,其植入的过程中技术含量高,加之其本身的复杂性,其并发症也较多,任何一个并发症都会给患者带来较为危险的后果,故在起搏器随访中一定要重视。

虽然各类起搏器出厂时,都标明电池容量、电耗指示、预测使用寿命等。但起搏器植入体内,实际使用寿命取决于多种因素。正常情况下的更换指标是起搏频率较初始频率降低10%,磁铁频率接近于标明的更换频率,或者脉宽延长 10%～15%,脉冲振幅降低 15%。一旦出现起搏器起搏感知功能异常,如脉冲波严重变形、竞争心律、脉冲发放不规则,甚至起搏脉冲奔放无法通过程控纠正,应立即更换。

起搏器参数的调整也是起搏器随访过程中一个重要的任务,常见的程控项目有:

1. 起搏器类型的程控　如要进行外科手术的患者考虑到电刀的影响,需要关闭起搏的感知功能,可以程控成非按需起搏,即固定频率起搏。有些安装了双腔起搏器的患者发生了心房颤动,可以打开心房颤动抑制功能和心房颤动自动转换模式。

2. 频率的程控　对安装起搏器患者的治疗和诊断十分重要,因为不同的基础心脏病及其功能状态,所需要的心律是不一样的,如安装了起搏器的患者出现心力衰竭,除常规抗心力衰竭治疗以外,恰当地提高起搏频率从而提高心输出量对患者尤为重要。同时有些心律失常的发生呈慢频率依赖性,提高起搏频率可以很好地抑制心律失常的发生,如尖端扭转性室速,可以将起搏频率调至 120 次/min 左右,从而缩短 QT 间期,抑制尖端扭转性室性心动过速的发生。

3. 脉宽　当电压、电流恒定时,脉冲能量由脉宽的调节予以改变,调节脉宽的重要性在于让恰当的脉宽释放的能量既能确保安全起搏,又不致过多耗费电能,延长起搏器的寿命。同时,恰当的脉宽可以消除肌肉神经的激惹现象。

4. 起搏电压　即脉冲振幅,它与脉宽共同决定脉冲能量。选用恰当的振幅可以减少起搏器的能耗,同时可以减少肌肉神经的激惹现象。

随访时间与起搏器植入的时间有关。在最初植入后 1、3、6、12 个月各随访一次,其后根据情况每半年或一年随访一次。在接近预计起搏器使用期限时,缩短随访时间,如每 3 个月或每 1 个月,甚至更短时间随访一次。

(卡丽比努尔·雅克甫)

第三章　老年呼吸系统疾病

老年人呼吸疾病发病率高。呼吸疾病是老年人最易发的原发病,也是老年人各种急性、慢性疾病过程中最常见的,甚至可致死的继发病和并发病,常常还是老年人各系统疾病的诱发原因。老年人常见的呼吸疾病主要有支气管－肺感染、肺部肿瘤、慢性阻塞性肺疾病(COPD)等。老年人重症呼吸疾病易导致急、慢性呼吸衰竭,其他系统疾病如心力衰竭、创伤、败血症等危重症也可导致老年人呼吸衰竭。本章重点讨论老年人常见的呼吸系统疾病。

第一节　老年肺炎

随着年龄增长,鼻、咽喉、气管、支气管至肺组织的解剖结构逐渐发生退行性改变。老年人呼吸系统最主要的生理改变是:①鼻黏膜变薄,腺体萎缩,鼻道增宽,鼻腔干燥,对气流加温与湿化作用减弱。②咽喉部肌肉及弹性组织逐渐萎缩,软组织松弛,腔道塌陷,咽喉黏膜变薄,感觉钝化,加之声门保护性反射退化及咳嗽与喉反射减弱,易发生误吸而引起肺部感染。③唾液流率、吞咽功能下降,使口腔清理功能下降和气道黏膜纤毛清理功能下降,是上气道细菌定植和肺部感染的常见原因。④肺脏弹性回缩力下降、胸壁顺应性和呼吸肌力下降。胸间质发生重构,弹性蛋白和胶原蛋白逆转。远端肺泡管、肺泡毛细血管数目下降,肺泡气体交换面积下降。小气道直径下降,呼气流速下降,而功能残气量增加。由于老年人呼吸系统生理性退行性改变,一旦发生肺部感染易致氧合功能下降,呼吸肌疲劳和呼吸循环衰竭。

肺炎(pneumonia)指累及肺小叶、肺泡及其周围组织的感染性肺实质病变。虽然肺炎可发生于任何年龄,但老年人(≥60岁)是肺炎的主要易感人群。细菌感染是导致肺炎的最常见原因。与年轻人相比,老年人罹患肺炎病情往往比较严重,常缺乏明显的呼吸系统症状,而以自身基础疾病或肺外表现为首发症状,体征多不典型,病情进展快,易致重症肺炎。基础疾病与严重并发症及合并症多是老年人肺炎死亡率高的主要原因。

由于老年人肺炎临床表现不典型,易致误诊,贻误治疗时机。因此,临床医师应对老年人肺炎予以足够重视,以早期发现、早期治疗,改善其预后。

一、流行病学资料

老年人肺炎发病率高,病死率亦高。无论发达国家还是发展中国家,至今仍是老年人感染性疾病导致死亡的首位原因。2010年世界卫组织的报告指出:"在全球引起发病和造成死亡的疾病中,以肺炎为主的下呼吸道感染疾病被列为第3位高危害疾病。"中国每年约有300万肺炎患者,近15万人死于肺炎,病死率占各种死亡原因的第5位,占感染性疾病死亡原因的第1位,在年龄≥65岁老年人死亡病因中居首位。

二、病因与分类

引起肺炎常见病因有病原微生物感染、理化因素、免疫损伤、过敏因素和药物等,其中以病原微生物感染引起细菌性肺炎最常见。

老年人肺炎以感染最常见,根据发病场所不同分为社区获得性肺炎、医院获得性肺炎和养老院获得性肺炎。老年人也常见误吸导致吸入性细菌性肺炎。

1. 社区获得性肺炎(community acquired pneumonia,CAP)　指在医院外罹患的感染性肺实质炎症,包括具有明确潜伏期的病原体感染而在入院后平均潜伏期内发病的肺炎。

临床诊断依据是:①新出现咳嗽、咳痰,或原有呼吸道疾病症状加重,并出现脓性痰,伴或不伴胸痛。②发热。③肺实变体征和(或)湿性啰音。④白细胞计数$>10\times10^9/L$或$<40\times10^9/L$,伴或不伴核左移。⑤胸部 X 线检查显示斑点、斑片状浸润性阴影或间质性改变,伴或不伴胸腔积液。以上 1～4 项中任何一项加第 5 项,并除外肺结核、肺部肿瘤、非感染性肺间质疾病、肺水肿、肺不张、肺栓塞、肺嗜酸性粒细胞浸润症、肺血管炎等,可建立诊断。

2. 医院获得性肺炎(hospital acquired pneumonia,HAP)指患者入院时不存在、也不处于感染潜伏期,而于入院 48h 后在医院内发生的肺炎。

临床诊断依据与 CAP 相同。HAP 的另一特殊类型—呼吸机相关性肺炎(ventilator—associated pneumonia,VAP):是指气管内插管后至少 48～72h 发生的肺炎。即在机械通气后出现的肺部感染,常属难治性肺炎。住院期间的老年人发生 HAP 明显高于年轻人,发病率达 0.5%～15%。

3. 养老院获得性肺炎(nursing home acquired pneumonia,NHAP)　指在养老院中发生的肺炎。其发病率、严重程度和预后等各方面介于 CAP 和 HAP 之间,但更接近 HAP。

4. 吸入性肺炎(aspiration pneumonia,AP)　指由于误吸(吸入)而引起的肺实质的炎性病变。"吸入"指口腔、咽腔中的液体、分泌物或胃内容物反流吸入喉和下呼吸道的过程。吸入后发生何种病症取决于所吸入物量、吸入物性质、吸入次数及宿主对吸入物的反应。老年人吸入性肺炎以吸入性化学性物和吸入性细菌而导致肺炎常见。

(1)吸入性化学性肺炎:老年人多因吸入胃内容物导致。当胃内容物吸入气道后,胃酸刺激支气管引起强烈支气管痉挛,并引起支气管上皮急性炎性反应和支气管周围炎症浸润,胃液若进入肺泡迅速向周围肺组织扩散,肺泡上皮细胞破坏、变性、肺泡水肿并累及毛细血管壁,血管壁通透性增加和肺泡毛细血管壁破坏,形成间质性肺水肿,逐渐有透明膜形成。许多老年人反复隐性误吸,久而久之引起肺间质炎症、肺纤维化。吸入同时可将咽部寄居菌带入肺内,产生以厌氧菌为主的继发性细菌感染,并可形成肺脓肿。肺水肿使肺组织弹性减弱,顺应性降低,肺容量减少,加之肺泡Ⅱ型细胞的破坏,肺泡表面活性物质减少,使小气道闭合,肺泡萎缩引起肺不张。肺泡量通气不足、通气/血流比值降低、静动脉分流增加,导致氧合功能下降,低氧血症甚至急性呼吸窘迫综合征(acute respiratory distress syndrome,ARDS)。化学性吸入性肺炎病理改变严重程度与吸入胃液中酸浓度、吸入量以及在肺内分布情况有关,吸入胃酸 pH<2.5 可严重损伤肺组织,吸入液体低至 50mL 即能引起损害。

(2)吸入性细菌性肺炎(aspiration pneumonia):老年人口咽部定植菌是吸入性肺炎的重要感染因素。当机体免疫功能低下时,口咽部部位寄居菌群改变及菌群失调,在特定条件下吸入下呼吸道引起机会性感染。机会性感染致病菌为条件致病菌,经气管入侵后,引起细支气管,终末细支气管及肺泡炎症。气管、支气管黏膜上皮变性坏死脱落,形成溃疡和增生,细支气管壁有弥漫性淋巴细胞浸润、充血、水肿,向细支气管和肺泡及肺间质蔓延,肺泡内充满红细胞、单核细胞、巨噬细胞和纤维素,产生肺间质水肿,呼吸道内分泌物潴留,引起肺泡萎陷,形成肺不张或阻塞性肺炎及肺脓肿。机会性感染的致病菌主要以革兰阴性杆菌为主(铜绿假单胞菌、肺炎克雷伯菌和大肠埃希菌等),兼有厌氧菌和革兰阳性球菌,如肺炎链球菌、金黄色葡萄球菌以及真菌等混合性感染。中国成人 CAP 致病原流行病学调查显示以细菌合并非典型病原体最常见。

(3)其他吸入综合征:可见于气道阻塞、肺脓肿、外源性类脂质肺炎、慢性肺间质纤维化和偶发分枝杆菌肺炎。

三、危险因素

1. 老年人肺炎的危险因素

(1)吸烟或 COPD 导致肺损伤。

(2)近期发生轻度肺部感染,如感冒,特别是流行性感冒。

(3)咳嗽反射不敏感或咳嗽无力,如外科手术后疼痛导致。

(4)抵抗力低下,如营养不良、中重度贫血等。

(5)服用某些药物,如类固醇激素、免疫抑制剂等。

(6)患未控制疾病,如心力衰竭或糖尿病、呼吸疾病或恶性肿瘤等。

(7)瘫痪,昏迷、长期卧床。

2. 老年人易患吸入性肺炎的原因

(1)老年人吞咽困难:老年人喉黏膜萎缩,喉的感觉减退,口咽/食管功能紊乱,如口咽部骨骼肌强度和咀嚼功能下降、舌对实物团块的控制作用减弱、上食管括约肌压力减弱、咽收缩压和咽食管蠕动波速率增加、吞咽起始感觉阈值增加和吞咽后远端食管同步收缩显著增多均为引吞咽障碍的常见原因。

(2)咳嗽反射随年龄增长逐渐减退:老年人气道上皮咳嗽反射受体敏感性降低,耗竭神经末梢神经肽物质,使气道黏膜增厚,咳嗽反射进一步减弱。由于生理功能减退,正常老人也存在隐性误吸。Kikuchi 等报道,10%老年人可发生误吸;71%患肺炎的老年人可发生误吸;神经功能受损的老年患者,如卒中或脑梗死假性延髓性麻痹致吞咽障碍,引起误吸问题则更严重。

(3)口咽部细菌定植:相当多老年人口腔黏膜和牙齿卫生状况不佳,促进了口咽部细菌的定植。同时,因老年人唾液分泌过少,口咽黏膜干燥,自洁过程不行,也是细菌定植的易感因素。口咽部寄植菌成为吸入性肺炎的条件致病菌,如革兰阴性需氧杆菌(如肺炎克雷伯菌和大肠埃希菌等)、金黄色葡萄球菌和厌氧菌。

(4)鼻饲:临床长期将鼻饲作为避免误吸的方法。近期文献报道,鼻饲最具危险性的并发症是误吸。原因是鼻饲管损伤了吞咽功能,导致口咽部分泌物滞留和食管下括约肌张力降低。机械通气患者使用鼻饲初期至少会发生 1 次误吸。其患吸入性肺炎的概率较未用鼻饲者增加 4 倍。44%鼻饲的卒中患者发生吸入性肺炎。尽管如此,目前鼻饲仍为不能自主进食者肠内营养治疗的主要方法。

(5)胃食管反流病:是老年人常见的胃食管动力性疾病。病因是食管下括约肌松弛导致胃内容物反流,可误吸致肺炎。如果存在机械通气、食管裂孔疝、肥胖、饮酒、高脂饮食、留置胃管等因素,使患胃食管反流病的机会增加。

(6)高龄和自身防御机制下降:老年人,尤其高龄老人和患慢性疾病(如 COPD、慢性心功能不全、胃食管反流病等)的老年人,以及长期吸烟的老年人,更易患吸入性肺炎。

(7)药物影响:如麻醉药、镇静药可使患者意识状态改变,保护性咳嗽反射减弱,胃内容物反流,常导致吸入性肺炎。抗精神病药物或抗焦虑药物也有类似不良影响。利尿剂和抗胆碱能药物可引起口腔干燥而促进细菌在口咽部定植。H_2 受体拮抗药及质子泵抑制剂可改变胃内酸性环境。

四、临床表现

1.老年人肺炎的临床特点

(1)起病隐袭。

(2)多在原发疾病基础上出现肺部感染。如 COPD、慢性肺心病、冠心病、糖尿病、脑血管病、肿瘤等合并肺炎。临床常表现为难以解释的基础疾病症状加重或恶化,或仅表现呼吸频率加快,而可无咳嗽、咳痰等。

(3)常表现心动过速或食欲减退、精神萎靡等。多无发热。高龄患者可嗜睡、意识障碍甚至昏迷、大小便失禁等,所谓老年病五联征(尿失禁、精神恍惚、不想活动、跌倒、丧失生活能力)。

(4)重症者低氧血症或进展为呼吸衰竭较常见,甚至导致多器官功能障碍综合征。

(5)菌血症多见,血培养可获得致病菌;痰检阳性率不高,为 $30\%\sim50\%$。

(6)病程较长,肺炎吸收缓慢,可延续 $1\sim2$ 个月。吸收不完全可导致机化性肺炎。继发于支气管肺癌的阻塞性肺炎,常在同一部位反复感染。

(7)常为多种病原混合感染,如病毒并细菌、细菌并真菌、需氧菌并厌氧菌感染等。

2.老年吸入性肺炎临床表现

(1)常有误吸史及相关基础疾病危险因素。

(2)起病隐袭,可慢性、持续、隐蔽而无明显诱因的反复发生。

(3)一次性大量吸入者呛咳或痉挛性咳嗽、咳浆液性泡沫状痰或血丝痰,气急、心悸。$1\sim2h$ 后可突然发生呼吸困难、发绀,两肺闻及湿性啰音、痰鸣音及哮鸣音,并可迅速出现 ARDS。

(4)老年人重症肺炎常合并呼吸衰竭、心力衰竭、休克、胸膜炎、化脓性胸膜炎等多种并发症,严重影响预后。

3.重症肺炎　老年人因各器官功能衰退,机体免疫力低下,多种疾病同时并存,与中青年相比更容易发生重症肺炎。

重症肺炎诊断标准:①意识障碍。②呼吸频率>30 次/min。③PaO_2<60mmHg、氧合指数(PaO_2/FiO_2)<300,需行机械通气治疗。④血压<90/60mmHg。⑤胸部 X 线片显示双侧或多肺叶受累,或入院 48h 内病变扩大>50%。⑥少尿,尿量<20mL/h 或<80mL/4h,或急性肾衰竭,需透析治疗。以上六项中任何一项可诊断为重症肺炎,需积极救治,有条件者收住重症监护治疗病房(ICU)治疗。

2007 年美国感染病学会/美国胸科学会(IDSA/ATS)发表成人 CAP 共识诊治指南提出,对于需要气管插管机械通气和(或)出现感染性休克需要血管收缩药物的患者,肯定符合重症肺炎标准,需要在 ICU 救治。此外,符合下述重症肺炎次要标准三项以上,也需要在 ICU 救治:呼吸频率>30 次/min;氧合指数(PaO_2/FiO_2)<250;多叶、段性肺炎;意识障碍/定向力障碍;血尿素氮(BUN)>7.1mmol/L;感染引起的白细胞减少($<4\times10^9$/L);血小板减少($<100\times10^9$/L);体温过低(中心体温<36℃);需要积极液体复苏的低血压。

五、辅助检查

(一)实验室检查

1.白细胞计数　临床研究显示,细菌性肺炎老年患者的白细胞总数常不升高,而以粒细胞百分比升高为主。粒细胞百分比升高对老年人肺炎的诊断意义更大。

2.C 反应蛋白　是一种机体对感染或非感染性炎症刺激的急性期蛋白,由肝合成。它是细菌性感染很敏感的生物反应标志物,感染后数小时即见升高,是提示急性感染的敏感指标,提示感染严重程度。病毒性肺炎患者的 C 反应蛋白通常不高。

CRP 在老年 CAP 与 HCAP 患者均升高,较急性支气管炎和 COPD 急性加重(AECO-PD)的升高更为显著。细菌性肺炎患者经抗菌药物治疗后 CPR 多迅速下降,如持续高水平或继续升高,提示抗菌治疗失败或出现感染性并发症(如静脉炎、二重感染、肺炎旁渗液等)。

3.病原学诊断及常见致病菌

(1)痰细菌培养与痰涂片:老年人肺炎痰中病原学检测阳性率不到 50%,主要与痰标本留置方法及留置时间相关。由于老年人常不能正确留痰,所留置的痰液标本常不能代表下呼吸道的状况,因此除做痰培养之外,可同时做痰涂片检查。

正确、规范地留置痰液标本的方法是:①痰液标本采集:尽量在抗生素治疗前采集标本。嘱患者先行漱口,并指导或辅助其深咳嗽,留取脓性痰送检。无痰患者检查分枝杆菌和肺孢子菌可用高渗盐水雾化吸入导痰。真菌和分枝杆菌检查应收集 3 次清晨痰标本;实验室对于通常细菌,要先将标本进行细胞学筛选。对于厌氧菌、肺孢子菌,采用支气管肺泡灌洗液(BALF)标本进行检查的阳性率可能更高。②送检时间:尽快送检,不得超过 2h。延迟送检或待处理标本应置于 4℃保存(疑为肺炎链球菌感染不在此列),保存的标本应在 24h 内处理。

合格痰标本结果分析:①痰标本培养优势菌中度以上生长。②合格痰标本细菌少量生长,但与涂片镜检结果一致(肺炎链球菌、流感嗜血杆菌、卡他莫拉菌)。③3 日内多次培养到相同细菌则提示有意义。④涂片油镜检查见到典型形态肺炎链球菌或流感嗜血杆菌有诊断价值。

(2)常见致病菌:虽然不同国家、不同区域及环境差异使得痰检阳性率和致病菌有所差异,但国内外 CAP 最常见致病菌仍为肺炎链球菌。我国流行病学调查显示,成人 CAP 的致病原以细菌合并非典型病原体(如支原体、病毒等)最常见,细菌仍以肺炎链球菌常见。老年HAP 最主要的致病菌是革兰阴性肠杆菌类,占 60%~70%,其中以肺炎克雷伯杆菌、铜绿假单胞菌、大肠埃希菌及变形杆菌多见。肺部感染患者气管内刷取的分泌物,经分离培养,厌氧菌占 39.3%,厌氧菌+需氧菌混合感染占 58.5%。其中有 COPD、支气管肺炎、支气管扩张、支气管肺癌等基础疾病的老年患者,合并厌氧菌感染的检出率尤高。长期使用抗生素的老年人易合并真菌感染及多重耐药菌产生。

2007年IDSA/ATS成人CAP诊治指南指出,CAP最常见致病原是肺炎链球菌,但在门诊、住院部和ICU这三个不同治疗场所患者肺炎的病原有所不同:门诊依次是肺炎链球菌、肺炎支原体、嗜血流感杆菌、肺炎衣原体、呼吸道病毒(流感病毒、腺病毒、呼吸道合胞病毒和副流感病毒);住院依次为肺炎链球菌、肺炎衣原体、军团菌、吸入性细菌;ICU则为肺炎链球菌、金黄色葡萄球菌、革兰阴性杆菌和嗜血流感菌。住院及ICU患者中的军团菌感染不容忽视。CAP各种耐药菌也是ICU患者常见的致病原,罹患这些致病菌感染的患者多同时合并某些慢性疾病,或存在免疫抑制状态,或长期应用皮质激素,或反复应用抗生素,或存在肺结构破坏性疾病如支气管扩张症等。老年CAP与特殊病原菌感染相关的流行病学情况和危险因素密切相关(表3-1)。

表3-1 社区获得性肺炎与特殊病原菌感染和危险因素

患者情况	常见病原体
酗酒	肺炎链球菌、口腔厌氧菌、肺炎克雷伯杆菌、不动杆菌属、结核分枝杆菌
COPD伴(或)吸烟	流感嗜血杆菌、铜绿假单胞菌、军团菌属、肺炎链球菌、卡他莫拉菌、肺炎衣原体
误吸	革兰阴性肠道病原菌、口腔厌氧菌
肺脓肿	社区获得性耐甲氧西林金黄色葡萄球菌、口腔厌氧菌、地方性真菌性肺炎、结核分枝杆菌、非典型分枝杆菌
病前2周住宿宾馆或游船史	军团菌属
居住地发生流行性感冒	流行性感冒、肺炎链球菌、金黄色葡萄球菌、流感嗜血杆菌
结构性肺病(如支气管扩张)	铜绿假单胞菌、洋葱伯克霍尔德菌、金黄色葡萄球菌
静脉吸毒	金黄色葡萄球菌、厌氧菌、结核分枝杆菌、肺炎链球菌
支气管内阻塞	厌氧菌、肺炎链球菌、流感嗜血杆菌、金黄色葡萄球菌

老年人无论是CAP还是HAP,厌氧菌都很常见,尤其在高龄、衰弱、意识障碍和吞咽障碍患者。综合国外近年报道,厌氧菌检出率在吸入性肺炎为63%~100%,肺脓肿为85%~100%。也有报道厌氧菌检出率在吸性肺炎、肺脓肿、支气管肺癌并感染组分别为82.4%、100%和46.25%。

老年人肺炎易并发菌血症,凡发热老年患者均应及时进行血培养检查。合并胸腔积液并有穿刺指征者,应进行诊断性胸腔穿刺,抽取胸腔积液行胸腔积液的常规、生化及病原学检查。

病原学诊断方法的选择可参考:①门诊治疗的轻、中度患者,原则在初始经验性治疗无效时才需进行病原学检查。②住院患者常规应同时进行血培养和呼吸道标本的病原学检查。

4.动脉血气分析和氧合指数检测 老年人肺炎常规应行动脉血气分析和氧合指数检测,检查有助于分析判断肺的氧合功能状况及呼吸衰竭、ARDS、酸碱失衡的诊断、病情评估、及时救治及疗效观察。

(二)影像学检查

老年人肺炎影像学表现特点与中青年大致相同。

胸部 X 线片按病变解剖分布表现为：①大叶性肺炎：多表现肺段和肺叶性密度均匀增高阴影。②支气管肺炎（小叶性肺炎）：有 COPD 基础疾病的老年患者支气管肺炎比大叶性肺炎更多见，约占 80%，多为沿支气管及周围间质炎性病变，肺纹理增粗、紊乱、沿肺纹理分布点片状或小片状模糊、密度不均阴影，多累及两下肺野。③间质性肺炎：病变主要累及肺的结缔组织支架如支气管壁和小叶间隔。病灶多位于双侧中下肺野，呈条索状、网状阴影，可合并融合性斑点状阴影，反复感染可形成慢性间质性纤维化。

老年人肺炎发病初期有时不能及时发现，或因未予重视未及时检查，或因病情严重或意识障碍者，难以摄出满意吸气相胸片。肺部 CT 分辨率高，有利于早期诊断，对疑有肺炎的老年患者，特别疑有阻塞性肺炎，应及时做肺部 CT 检查。

六、诊断及鉴别诊断

肺炎诊断依据指南判定 CAP 或 HAP 并不困难。但老年人肺炎发热不明显、呼吸道症状、体征不典型，易被基础疾病所掩盖，应及时做肺部 CT 检查，明确诊断。病原微生物检查可明确病原学诊断。

吸入性肺炎诊断，可根据老年患者基础疾病史、误吸史、引起肺炎的临床表现和影像学的特征进行诊断及鉴别诊断。荧光显像吞钡试验是诊断吸入性肺炎的重要指标，纤维咽喉镜直视下的吞咽试验是评价患者吞咽困难的准确方法之一。

鉴别诊断：应与心力衰竭、肺栓塞、肺结核和肺癌并肺部感染相鉴别。

七、治疗

1. 一般治疗　老年人肺炎可视为重症肺炎，一旦确诊，应住院治疗。

（1）纠正缺氧：一般采用鼻导管或面罩给氧。对于通气量基本正常的低氧血症患者，可一定时间内予较高浓度（40%～60%）氧，使 PaO_2 提高至 $\geq 60mmHg$ 或 $SaO_2 \geq 90\%$；对伴有明显 CO_2 潴留的慢性呼吸衰竭，如 COPD、慢性肺源性心脏病等基础疾病者，应予低浓度（<35%）、低流量（1～2L/min）、持续吸氧，并监测血气，使其 $PaO_2 \geq 60mmHg$ 或 $SaO_2 \geq 90\%$。如发生痰液堵塞的紧急情况，立即给予高浓度氧吸入及吸痰。

（2）促进排痰：鼓励患者咳痰，痰液黏稠者可给予扩张支气管药物以平喘和化痰药物，结合局部给药雾化吸入，助以湿化痰液排痰。警惕老年人因咳嗽无力、排痰困难引起痰堵窒息而危及生命。

有助排痰的方法：①适当多饮水。②定时翻身叩背或体位引流。③使用祛痰剂、超声雾化等促进排痰。注意避免应用强效镇咳剂、镇静安眠药，以防痰液不能有效咳出，导致气道阻塞和感染加重。④痰液堆集在气管或咽喉部无力咳出时，及时用吸痰器吸痰。⑤痰堵窒息应立即用手绢或纱布包住示指伸向患者咽部，掏出痰液。必要时应用纤维支气管镜或气管插管将痰液吸出。

2. 抗菌治疗　根据肺炎不同发病场所和患者一般情况予经验性抗菌治疗，待痰培养结果再调整。无论经验性治疗，还是针对性病原菌治疗，都应根据国际、国内相关指南正确选择抗生素。我国 2006 年《社区获得性肺炎诊断和治疗指南》关于老年人 CAP 和需住院治疗的初始经验性抗感染治疗建议如表 3－2。

表 3－2 老年人 CAP 和需住院治疗的初始经验性抗感染治疗建议

常见病原体	初始经验性治疗的抗菌药物选择
老年人或有基础疾病者	
肺炎链球菌、流感嗜血杆菌、需氧革兰阴性杆菌、金黄色葡萄球菌、卡他莫拉菌等	①第二代头孢菌素(头孢呋辛、头孢丙烯、头孢克洛等)单用或联用大环内酯类 ②β－内酰胺类作/β－内酰胺酶抑制剂(如阿莫西林/克拉维酸、氨苄西林/舒巴坦)单用或联用大环内酯类 ③作用于呼吸道感染的喹诺酮类
一般需入院者	
肺炎链球菌、流感嗜血杆菌、混合感染(包括厌氧菌)、需氧革兰阴性杆菌、金黄色葡萄球菌、肺炎支原体、肺炎衣原体、呼吸道病毒等	①静脉注射第二代头孢菌素单用或联用静脉注射大环内酯类 ②静脉注射喹诺酮类静脉注射 β－内酰胺类/β－内酰胺酶抑制剂(如阿莫西林/克拉维酸、氨苄西林/舒巴坦)单用或联用注射大环内酯类 头孢噻肟、头孢曲松单用或联用注射大环内酯类
需入 ICU 重症者	
A 组:无铜绿假单胞菌感染危险因素:肺炎链球菌、需氧革兰阴性杆菌、嗜肺军团菌、肺炎支原体、流感嗜血杆菌、金黄色葡萄球菌等	①头孢曲松或头孢噻肟联合静脉注射大环内酯类 ②静脉注射喹诺酮类联合氨基糖苷类 ③静脉注射 β－内酰胺类/β－内酰胺酶抑制剂(如阿莫西林/克拉维酸、氨苄西林/舒巴坦联合静脉注射大环内酯类 ④厄他培南联合静脉注射大环内酯类
B 组:有铜绿假单胞菌感染危险因素 A 组常见病原体＋铜绿假单胞菌	①有抗假单胞菌活性 β－内酰胺类抗生素(如头孢他啶、头孢吡肟、哌拉西林/他唑巴坦、头孢哌酮/舒巴坦、亚胺培南、美罗培南等)联合静脉注射大环内酯类,必要时还可同时联用氨基糖苷类 ②抗假单胞菌活性 β－内酰胺类抗生素联合静脉注射喹诺酮类 ③静脉注射环丙沙星或氧氟沙星联合氨基糖苷类

抗菌药物选择应特别注意,老年人因血浆白蛋白减少,肾功能减退,肝脏酶活力下降,用药后血药浓度较青年人高,半衰期延长,易发生不良反应,需尽量避免或减少药物不良反应。

老年肺炎抗菌治疗原则如下。

(1)熟悉抗生素药物的适应证、抗微生物活性、药动学、药效学和不良反应。

(2)遵循我国《抗菌药物临床应用指导原则》:老年患者,尤其高龄患者接受主要自肾排出的抗菌药物时,应按轻度肾功能减退情况减量给药,可用正常治疗量 1/2～2/3。青霉素类、头孢菌素类和其他 β－内酰胺类的大多数品种即属此类情况。老年患者宜选用毒性低并具杀菌作用的抗菌药物,青霉素类、头孢菌素类等 β－内酰胺类为常用药物,毒性大的氨基糖苷类、万古霉素、去甲万古霉素等药物应尽可能避免应用。有明确应用指征时在严密观察下慎用,同时应进行血药浓度监测,据此调整剂量,使给药方案个体化,以达到用药安全、有效的目的。

(3)掌握给药方案及疗程。中、重症感染患者,宜采用静脉给药为宜,病情好转后改口服。

(4)及早确认病原体感染类型,根据致病菌及药物敏感测定,选择用药。

(5)治疗中应严密观察不良反应及防治菌群失调、假膜性肠炎、二重感染等。

(6)熟悉药物间相互作用,避免增加不良反应,发挥协同作用。

(7)抗菌治疗尽早开始,首剂抗生素治疗争取诊断 CAP 后 4h 内使用。

(8)抗菌治疗的有效评价在抗菌药物使用 48～72h 进行。

有效表现为:①体温下降。②症状改善。③白细胞计数逐渐下降或恢复正常。

用药72h后症状无改善,原因可能为:①药物未能覆盖致病菌,或细菌耐药。②特殊病原体感染如结核分枝杆菌、真菌、病毒等。③出现并发症或存在影响疗效的宿主因素(如免疫抑制)。④非感染性疾病误诊为肺炎。⑤药物热,或静脉导管相关性感染。伴有基础疾病的老年患者,病情往往更复杂,需仔细分析,做必要的检查,进行相应处理。

(9)不以胸部X线片表现作为停药指征。老年人由于肺组织弹性差、支气管张力低、肺通气不足、淋巴回流障碍等原因,致使炎性病灶消散吸收缓慢,多需4~6周才能完全吸收,吸收不完全可演变为机化性肺炎。

3.呼吸支持　老年肺炎患者如发生呼吸衰竭,符合机械通气适应证时,应予机械通气、呼吸支持治疗。根据患者严重程度选择无创或有创呼吸机通气治疗。

4.防止误吸　①加强口腔护理。②指导患者或亲属正确选择营养方式,如调配固体食物进食。③改变睡眠不良习惯和睡姿,如吃饭时入睡,或饭后立即睡眠。卧位宜上身抬高,平卧位时头部抬高60°,侧卧时抬高头部15°。④假性延髓性麻痹所致吞咽障碍、全身衰竭的患者,仍应插胃管鼻饲和定期翻身叩背。⑤物理治疗,如使用吞咽模式训练仪行康复训练。

5.对症和支持治疗　及时补液、纠正酸碱平衡失调及电解质紊乱;发热老年患者慎用退热剂,防止虚脱、休克;罹患肺炎同时,原有慢性疾病(并存病)可恶化,应重视并发症和并存病的及时处理。

八、预防

老年人肺炎重在预防。具体措施:①接种肺炎疫苗:中华预防医学会制定的《肺炎链球菌性疾病相关疫苗应用技术指南(2012版)》推荐年龄≥65岁的人群和伴有高危并发症者应使用肺炎球菌多糖疫苗。②戒烟:烟草依赖被定性为慢性疾病。吸烟的肺炎患者应把戒烟作为治疗目标。不愿戒烟的老年人也应进行肺炎球菌和流感疫苗接种。③避免交叉感染:咳嗽患者应配戴口罩等措施,减少呼吸系统交叉感染和传播。④加强营养,适量运动,增强体质,提高免疫力和抗感染能力。

(热依拉·牙合甫)

第二节　老年慢性阻塞性肺疾病

慢性阻塞性肺疾病(chronic obstructive pulmonary disease,COPD)是一种具有持续存在气流受限为特征的慢性呼吸系统疾病,气流受限呈进行性发展,伴有气道和肺对有害颗粒或气体所致慢性炎症反应增加。其反复急性加重及其并发症影响整体疾病的严重程度。COPD是老年人的常见病、多发病。随着社会进入老年化,可以预测在未来数年内其患病率及病死率将会进一步上升。

一、流行病学资料

不同国家和地区COPD发病率存在差异。据统计,当前COPD在全球人群中发病率约为10%,欧洲40~69岁人群COPD发病率约为9.1%,英国、法国、波兰约为10%成年人有慢性咳嗽、咳痰并伴气流阻塞征象,导致了COPD的高发病率。亚洲地区日本2001年40岁以上人群中 COPD 发病率为 6.7%。菲律宾为 6.3%,新加坡为 3.5%。在中国预计有 2500 万例 COPD 患者。有报道 60 岁以上人群 COPD 发病率上海城区为 11.9%,农村地区为 15.2%,广州市区为 7.49%,韶关农村为 12%。

二、病因

COPD 确切病因尚不清楚,所有与慢性支气管炎和阻塞性肺气肿发生有关的因素都可能参与 COPD 的发病。已发现的危险因素大致分为内因(个体易患因素)与外因(环境因素),两者相互影响。

(一)个体因素

1. 遗传因素 流行病学研究结果提示,COPD 易患性与基因有关,但 COPD 肯定不是一种单基因疾病,其易患性涉及多个基因。目前唯一比较肯定的是不同程度的 α_1 抗胰蛋白酶缺乏。其他如谷胱甘肽 S 转移酶基因、基质金属蛋白酶组织抑制物 2 基因、血红素氧合酶 1 基因、肿瘤坏死因子 α 基因、白细胞介素(IL)－13 基因、IL－10 基因等可能与 COPD 发病也有一定关系。

2. 气道高反应性 支气管哮喘和气道高反应性是 COPD 的危险因素,气道高反应性可能在接触吸烟或某些环境的损伤因素后产生。

3. 肺的发育 肺的发育与妊娠过程中的发育进程,出生时体重和儿童期接触的环境因素有关,儿时肺功能值明显减低者,其发展为 COPD 的危险性增高。

(二)环境因素

1. 吸烟 为 COPD 重要的发病因素,吸烟开始的年龄越早,吸烟时间越长,每日吸烟量越多,患病率越高。吸烟能使支气管黏膜鳞状上皮化生,纤毛变短、不规则,纤毛运动发生障碍,降低局部抵抗力,削弱肺泡吞噬细胞的灭菌能力,易引起支气管感染。吸烟者肺功能异常率增高,第一秒用力呼气容积(FEV_1)的年下降率较快,死于 COPD 的人数较非吸烟者多。被动吸烟增加了肺的总吸入颗粒,增加肺的负担,也可加重呼吸道症状,促进 COPD 的发生。在妊娠期吸烟影响子宫内胎儿肺的生长发育并有可能影响胎儿的免疫系统。

2. 职业性粉尘和化学物质 当职业性粉尘及化学物质(过敏原、刺激雾和烟雾、工业废气及室内空气污染等),接触足够强度和时间时,可单独引起 COPD。如接触某些特殊物质、刺激性物质、有机粉尘及过敏原可引起气道的高反应性,尤其在已经有气道损伤时更明显。

3. 空气污染 空气中的有害气体如氯、氧化氮、二氧化硫、臭氧等对支气管黏膜有刺激和细胞毒性作用。空气中的烟尘或二氧化硫明显增加时,COPD 急性发作显著增多。空气中污染物质,可对支气管黏膜造成损伤,纤毛清除功能下降,导致呼吸道防御功能减弱,易引发感染。烹调时产生的大量油烟和燃料产生的烟尘也是 COPD 的危险因素。

4. 呼吸道感染 是 COPD 发生、发展的一个重要因素,肺炎链球菌和流血嗜血杆菌可能是 COPD 急性发作的主要病原菌。病毒(如鼻病毒、腺病毒和呼吸道合胞病毒)也对 COPD 的发生和发展起重要作用。肺炎支原体和肺炎衣原体与 COPD 发病的直接关系仍需进一步阐明。有报道称,在 COPI 的急性加重期,肺炎支原体抗体增加。儿童期严重的呼吸系统感染与成年期的肺功能下降及呼吸系统症状发生有关。

5. 社会经济地位 COPD 发病与患者社会经济地位成负相关。这也许与室内外空气污染的程度不同、营养状态及社会经济地位差异等有一定的相关性。

三、临床表现

1. 病史　老年 COPD 患者病史有以下特征。

(1)吸烟史:多有长期大量吸烟史。

(2)有害物质接触史,如较长期粉尘、烟雾、有害颗粒或有害气体接触史。

(3)家庭史,COPD 有家庭聚集倾向。

(4)多在中年以后发病,症状好发于秋冬寒冷季节,常有反复呼吸道感染及急性加重史。随着疾病进展,急性加重变得频繁。COPD 后期发生低氧血症和(或)高碳酸血症,并可发生肺源性心脏病。

2. 症状

(1)慢性咳嗽:通常是 COPD 的首发症状,初起咳嗽呈间歇性,晨起加重,以后早晚或整日均有咳嗽,但夜间咳嗽并不显著。有少数患者可无咳嗽症状而出现明显的气流受限。

(2)咳痰:咳白色黏液性痰,合并感染时咳脓痰,痰量增多。任何形式的慢性咳痰均提示 COPD。

(3)气短或呼吸困难:是 COPD 的标志性症状和大多数患者就医的原因,也是引起患者生活自理能力下降及对疾病产生焦虑心理的主要原因。症状逐渐加重,随时间增加而呈持续性,以致日常活动甚至休息时也感气短,患者诉:"呼吸费力""沉重""缺乏空气"或"憋气"。运动及呼吸道感染时症状加重。

(4)喘息和胸闷:部分患者特别是重度患者有喘息,胸部紧闷感通常在劳力后发生,与呼吸费力、肋间肌等容性收缩有关。

(5)全身性症状:晚期患者常有体重下降、食欲减退、营养不良,外周肌肉萎缩和功能障碍,精神抑郁和(或)焦虑等,合并感染时可咳血痰或咯血。

3. 体征　早期 COPD 体征可不明显,随着病情的发展可出现桶状胸。

(1)视诊及触诊:胸廓形态异常、胸部过度膨胀、前后径增大、剑突下胸骨下角(腹上角)增宽及腹部膨凸等;常见呼吸变浅,频率增快,辅助呼吸肌,如斜角肌及胸锁乳突肌参加呼吸运动,触觉语颤减弱或消失。重症可见胸腹矛盾运动;患者呼吸时常采用缩唇呼吸,以增加呼出气量;呼吸困难加重时,常采取前倾坐位;低氧血症者可出现黏膜及皮肤发绀,伴右心力衰竭者可见下肢水肿、肝大。

(2)叩诊:肺叩诊可呈过清音,心浊音界缩小或不易叩出肺下界,肝浊音界下移。

(3)听诊:两肺呼吸音可减低,呼气延长、心音遥远,并发感染时肺部可有干、湿性啰音。如剑突下出现心脏搏动及心音较心尖部明显增强时,提示并发肺源性心脏病。

四、辅助检查

1. 肺功能检查　是判断气流受限最好的客观指标,其重复性好,对 COPD 诊断、严重度评价、疾病进展、预后及诊疗等均有重要意义。为早期做出诊断,凡有慢性咳嗽、咳痰和危险因素接触史的患者,即使无呼吸困难,均应进行肺功能检查。

肺功能检查主要指标应包括用力肺活量(FVC)和第一秒用力呼气容积(FEV_1)以及这两

种指标的比率即 1 秒率（FEV$_1$/FVC）。肺功能检查中，FVC 及 FEV$_1$ 取三次测量的最大值，并且要求三次测量中的最大值及最小值差异小于 5％或 150mL。使用支气管舒张剂后，FEV$_1$<80％预计值，且 FEV$_1$/FVC 小于 70％者，可确定为气流受限。

支气管舒张试验对诊断和预后、治疗有一定的价值：可获知患者能达到最佳肺功能检查状态；与预后有更好的相关性；可预测患者对支气管舒张剂和吸入皮质激素的治疗反应。

2.胸部 X 线检查　对确定肺部并发症以及与其他疾病（如肺间质纤维化、肺结核）鉴别有重要意义。

胸部 X 线检查早期 COPD 可无明显变化，以后可出现肺纹理增加、紊乱等非特征性改变。主要 X 线征为：肺过度充气，肺容积增大，胸腔前后径增长，肋骨走向变平，肺野透亮度增加，横膈位置降低，心脏悬垂狭长，肺门血管纹理呈残根状，肺野外周血管纹理纤细稀少等，有时可见肺大疱形成。并发肺动脉高压和肺心病者，除右心增大的 X 线征象外，还可见肺动脉圆锥膨隆，肺门血管影扩大及右下肺动脉增宽等。

3.胸部 CT 检查　对诊断有疑问时有助于鉴别诊断，同时高分辨 CT 对辨别小叶中央型或全小叶型肺气肿及确定肺大疱的大小和数量，有很高的敏感性和特异性，对预计肺大疱切除或外科减容手术等的效果有一定价值。

4.血气检查　对晚期患者十分重要。FEV$_1$<40％预计值者，具有呼吸衰竭或右心功能不全临床征象者，均应做血气检查，异常者首先表现为轻、中度的低氧血症，随疾病进展，低氧血症逐渐加重，并出现高碳酸血症。

呼吸衰竭血气诊断标准为：在海平面，呼吸空气的条件下，动脉血氧分压降低（PaO$_2$<60mmHg），伴或不伴动脉血二氧化碳分压增高（PaCO$_2$≥50mmHg）。Ⅰ型呼吸衰竭缺氧为主 PaO$_2$<60mmHg，PaCO$_2$ 正常。Ⅱ型呼吸衰竭有 CO$_2$ 潴留，PaO$_2$<C60mmHg，PaCO$_2$≥50mmHg。

5.其他检查　长期低氧血症时，血红蛋白及红细胞可增高。血细胞比容>55％可诊断为继发性红细胞增多症；并发感染时，痰涂片可见大量中性白细胞，痰培养可检出各种病原菌，常见者为肺炎链球菌、流感嗜血杆菌和肺炎克雷伯杆菌等。

五、诊断及鉴别诊断

1.诊断要点　根据病史、危险因素接触史，体征及实验室检查综合分析，COPD 的诊断很容易确定。存在气流受限是诊断 COPD 的必备条件。肺功能检查是诊断 COPD 的金标准。

慢性支气管炎和肺气肿患者，无呼气气流受限，则不能诊断为 COPD。但应将具有咳嗽、咳痰症状的慢性支气管炎视为 COPD 的高危期。

2.鉴别诊断

（1）支气管哮喘：与 COPD 鉴别有时存在一定困难；哮喘常在儿童期发病，每日症状变化大，夜间或凌晨症状明显，常伴有过敏体质，过敏性鼻炎和（或）湿疹。部分有哮喘家族史，表现为可逆性气流受限。而 COPD 多于中年后起病，症状缓慢进行，逐渐加重，多有长期吸烟史或有害气体、颗粒等接触史，活动后气促明显，主要为不可逆性气流受限。必要时做支气管激发试验、支气管舒张试验和（或）呼气流量峰值（peak expiratory flow，PEF）昼夜变异率来进行鉴别,在少部分患者中,两种疾病可重叠存在。

(2)支气管扩张症:具有反复发作咳嗽、咳痰的特点,合并感染时有大量脓痰;或有反复和多少不等的咯血史;肺部以湿性啰音为主,多固定在一侧的下肺;可有杵状指(趾);胸部 X 线多见肺纹理粗乱。支气管造影或肺 CT 可以与 COPD 鉴别。

(3)肺结核:各种年龄均可发病,多有局部症状或结核中毒症状,如发热、乏力、盗汗、消瘦、咯血等;胸部 X 线表现为肺部浸润或结节样病灶;部分痰结核菌阳性,可确诊。

(4)闭塞性毛细支气管炎:青年起病,多为非吸烟患者,可能有风湿关节炎病史或是烟雾接触史,主要是小气管腔内肉芽组织阻塞造成的疾病,肺功能多为限制性改变。做肺 CT 检查及肺组织活检病理有助于确诊。

(5)弥漫性泛细支气管炎:肺功能有阻塞性损害,发病率为 11.1/10 万,男女之比为 1.4:1。各年龄组均可发病,与吸烟无密切关系,几乎均有慢性鼻窦炎。胸部 X 线片和高分辨率 CT 显示弥漫性小叶中心性的小结节影和肺过度充气。

(6)充血性心力衰竭:有高血压、冠心病等心脏病史,双肺底可闻及湿性啰音;胸部 X 线显示心脏扩大、肺水肿;肺功能检查提示容量受限,无气流受限。

六、严重程度评估与病程分期

(一)严重度分级

根据临床症状、呼气气流受限程度、急性加重的风险、是否存在并发症(呼吸衰竭、心力衰竭)等四方面进行严重程度评估,以指导个体化治疗。

1. 呼气气流受限分级和临床主要症状见表 3—3。

表 3—3　COPD 严重度分级(吸入支气管舒张药后值)

严重度分级	肺功能测定		症状
	FEV_1/FVC	FEV_1/FEV_1 预计值	
I 级(轻度)	<70%	≥80%	有或无慢性症状(咳嗽、咳痰)
II 级(中度)	<70%	<80%	有慢性症状(咳嗽、咳痰、活动气喘)
III 级(中度)	<70%	<50%	有慢性症状(咳嗽、咳痰、气喘加重)
IV 级(极重度)	<70%	50%～30%	慢性呼吸衰竭,反复加重

I 级(轻度 COPD):有轻度气流受限。通常可伴有或不伴有咳嗽、咳痰。此时患者本人可能还没有认识到自己的肺功能异常。

II 级(中度 COPD):气流受限进一步恶化,症状通常逐渐加重,伴有典型活动后气促,由于呼吸困难或疾病加重,患者常去就医。

III 级(重度 COPD):气流受限明显加重,气短加剧,并反复出现急性加重,影响患者生活质量,必须恰当处理。

IV 级(极重度 COPD):重度气流受限,伴有呼吸衰竭或右侧心力衰竭的临床征象。在这一级别中,患者生活质量明显下降,如出现急性加重可能威胁生命。

2. 慢性肺功能受损　患者可不同程度的呼吸困难。表 3—4 是临床应用的问卷评估。

表 3－4 临床 COPD 问卷（CCQ）

请回想你在过去 7d 里感受如何？并根据实际情况在相应数字上画圈

	从没有	几乎没有	偶尔有	有一些	经常有	极经常	几乎所有时间
· 在过去 7d,平均大约多少时间感到							
1. 在休息时气短	0	1	2		4	5	6
2. 在干体力活时气短	0	1	2	3	4	5	6
3. 担心得感冒或呼吸情况越来越差	0	1	2	3	4	5	6
4. 因呼吸症状而抑郁	0	1	2	3	4	5	6
· 一般来说,你大约有多少时候							
5. 有咳嗽	0	1	2	3	4	5	6
6. 有痰	0	1	2	3	4	5	6
· 在过去 7d,平均说,因你的呼吸问题,做下列活动时受限程度如何							
7. 强体力活动(如爬楼梯、匆忙行动、体育活动)	0	1	2	3	4	5	6
8. 中等程度体育活动(如走路、做家务、提东西)	0	1	2	3	4	5	6
9. 家里日常活动(如穿衣服、洗澡)	0	1	2	3	4	5	6
10. 社会活动(如谈话、与孩子在一起、探亲访友)	0	1	2	3	4	5	6

注:CCQ 0～1 分患者症状较轻;>1 分患者症状较重

3. 危险度评估 急性加重风险,在过去一年中≥1 次需要住院治疗的急性加重,归为高危组,如图 3－1。

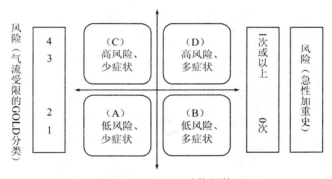

图 3－1 COPD 总体评估

(* A、B、C、D 分组如表 3－4,CCQ 问卷)

4. 是否存在并发症 有无呼吸衰竭、心力衰竭等。

（二）病程分期

COPD 病程分为急性加重期和稳定期。

1. 急性加重期 指在疾病过程中,患者短期内咳嗽、咳痰、呼吸困难加重,痰液颜色或黏度改变,呈脓性或黏液脓性,可伴有发热,意识改变,发绀或原有发绀加重,外周水肿,右心功能不全等表现。

2. 稳定期 指患者咳嗽、咳痰、呼吸困难等症状稳定或症状轻微。

七、治疗

包括疾病的评价和监测,减少危险因素,稳定期的治疗,急性加重期的治疗。

(一)COPD 治疗目标

1.减轻症状,防止病情发展。

2.缓解或阻止肺功能下降。

3.改善运动能力,提高生活质量。

4.预防和治疗并发症。

5.防治急性加重,降低死亡率。

(二)稳定期治疗

原则是根据病情严重程度不同选择治疗方法。

1.教育和管理　对稳定期 COPD 治疗总体原则是根据疾病严重程度进行分级治疗。通过教育与管理提高患者及有关护理人员对 COPD 的认识水平和患者自身处理疾病的能力,更好地配合治疗和加强预防措施,减少反复发作的次数,维持病情稳定,提高生活质量。主要内容有:①教育和督促患者戒烟。②使患者了解 COPD 的病理生理与临床基础知识。③掌握一般和某些特殊的治疗方法。④学会自我控制病情的技巧,如腹式呼吸及缩唇呼吸锻炼等。⑤了解赴医院就诊的时机。⑥社区医师定期随访和疾病管理。

2.控制职业性或环境污染,避免或防止粉尘、烟雾及有害气体吸入。

3.药物治疗　改善和预防症状,减少发作频率和严重程度,提高运动耐力和生活质量。药物起始治疗管理参考表 3－5。

表 3－5　COPU 的分级治疗方案(起始药物管理)

患者	首选	次选	其他选择
A	短效 β_2 受体激动剂(必要时),或短效胆碱能药(必要时)	短效 β_2 受体激动剂和短效胆碱能药,或长效 β_2 受体激动剂或长效胆碱能药	茶碱
B	长效 β_2 受体激动剂或长效胆碱能药	长效 β_2 受体激动剂和长效胆碱能药	茶碱 短效 β_2 受体激动剂或(和)长效 β_2 受体激动剂
C	吸入糖皮质激素＋长效 β_2 受体激动剂或长效胆碱能药	长效 β_2 受体激动剂和长效胆碱能药,或长效胆碱能药和磷酸二酯酶抑制剂,或长效 β_2 受体激动剂和磷酸二酯酶抑制剂	茶碱 短效短效 β_2 受体激动剂或(和)短效胆碱能药
D	吸入糖皮质激素＋长效 β_2 受体激动剂或(和)长效胆碱能药	吸入糖皮质激素＋长效 β_2 受体激动剂,或吸入糖皮质激素＋长效 β_2 受体激动剂和磷酸二酯酶抑制剂,或吸入糖皮质激素＋长效胆碱能药和磷酸二酯酶抑制剂	茶碱 短效短效 β_2 受体激动剂或(和)短效胆碱能药 羧甲基半胱氨酸

(1)支气管舒张剂:松弛支气管平滑肌使支气管舒张,缓解气流受限,是控制 COPD 症状的主要治疗措施,短期按需应用可缓解症状,长期规划应用可预防和减轻症状,增加运动耐力,但不能使所有患者的 FEV_1 得到改善。主要的支气管舒张剂有 β_2 受体激动剂,抗胆碱能药物甲基黄嘌呤类。

1)β_2 受体激动剂:已知气道平滑肌和肥大细胞具有 β_2 受体,应用高选择性的 β_2 受体激动剂可减少的血管的不良反应,尤其是吸入性的 β_2 受体激动剂作为首选。短效 β_2 受体激动剂的雾化吸入剂有沙丁胺醇、特布他林等:吸入后数分钟开始起效,15～30min 达到峰值,持续疗效 4～5h,每次剂量 100～200μg(每喷 100μg)24h 不超过 8～12 喷。主要用于缓解症状,按需使用。长效 β_2 受体激动剂的雾化吸入剂有沙美特罗与福英特罗等,作用持续 12h 以上,有利于缓解夜间与清晨症状。

2）抗胆碱能药物：是一种抗 M 胆碱类平喘药，可以阻断节后迷走神经通路，降低迷走神经兴奋性。抗胆碱能药物可阻止乙酰胆碱和支气管平滑肌上的毒蕈碱受体相互作用引起的细胞内环鸟苷酸的增高，使支气管舒张。吸入性抗胆碱能药物如：异丙托溴铵（溴化异丙托品），吸入后其作用只局限于肺部而扩张支气管并不作用全身，同 β_2 受体激动剂联合吸入治疗加强支气管舒张作用且持久。用法：间歇期长期治疗，爱全乐气雾剂（每喷 $20\mu g$），每次 2 喷，每日数次（平均 3～4 次），最好每隔 4h 吸 1 次。发作期治疗，需 2～3 喷，2h 后可再吸 1 次。噻托溴铵为长效抗胆碱能药吸入剂，作用长达 24h 以上，吸入剂量为 $18\mu g$，每日 1 次。对阿托品类药品过敏者禁用。前房角狭窄的青光眼，或患前列腺肥大而尿道梗阻的患者慎用。

3）茶碱类药物：能抑制磷酸二酯酶提高平滑肌细胞内的 CAMP 浓度，可解除气道平滑肌痉挛，改善心搏血量、扩张全身和肺血管，增加水盐排出，兴奋中枢神经系统，同时具有腺苷受体的拮抗作用，刺激肾上腺分泌肾上腺素，增加呼吸肌的收缩，增强气道纤毛清除功能和抗炎作用。缓释片或控释片每日 1 次或 2 次口服可达稳定的血浆浓度，对 COPD 有一定效果。血茶碱浓度>5mg/L，即有治疗作用；当血茶碱浓度>15mg/L 时不良反应明显增加，应注意监测血药浓度。吸烟可加速其在体内的清除，充血性心力衰竭、感染、发热可减慢此药在体内的清除。H_1 受体拮抗药、大环内酯类药物、氟喹诺酮类药物和口服避孕药等可使茶碱血浓度增加。

三类支气管扩张剂，要根据患者个体情况决定使用短效或是长效。短效剂型价格便宜，但不如长效制剂方便，不同作用机制的药物联合用药可增强支气管舒张作用，用量小，可减少不良反应。短效 β_2 受体激动剂与抗胆碱能药异丙托溴铵联合应用比各自单用使 FEV_1 获得较大与较持久的改善；β_2 受体激动剂、抗胆碱能药物和（或）茶碱联合应用，肺功能与健康状况可获进一步改善。

（2）糖皮质激素：长期吸入性糖皮质激素并不能阻止 COPD 患者 FEV_1 的降低，长期吸入糖皮质激素仅适用于有症状的 COPD 且治疗后肺功能有改善者，对 $FEV_1<50\%$ 预计值（Ⅱ级中度或Ⅲ级重度）的 COPD 患者及反复加重要求抗生素或口服糖皮质激素者可考虑使用，可进行 6 周至 3 个月激素吸入试验治疗。老年患者长期应用吸入性激素可增加患肺炎的风险，同时可增加骨折的风险，应严格掌握适应证，根据治疗效果确定是否继续激素吸入治疗。对 COPD 患者，不推荐长期口服糖皮质激素治疗。

（3）其他药物

1）祛痰药（黏液溶解剂）：常用的有盐酸氨溴索、乙酰半胱氨酸，对一部分痰液黏稠的患者有效。

2）抗氧化剂：N－乙酰半胱氨酸可降低疾病反复加重的频率。

3）免疫调节剂：对降低 COPD 急性加重程度可能具有一定的作用，但尚未得到确证，不推荐常规使用。

4）疫苗：流感疫苗可每年秋季给予一次，或秋、冬季各给一次，减少 COPD 患者的严重发作和死亡。

5）增强 α_1 抗胰蛋白酶治疗，仅用于严重的遗传性 α_1 抗胰蛋白酶缺乏的肺气肿患者。

4. 氧疗　COPD 稳定期进行长期家庭氧疗对慢性呼吸衰竭患者可提高其生存率。长期氧疗对血流动力学、血液学的特性、运动能力、肺生理和精神状态都会产生有益的影响。

Ⅲ级患者有以下指征应长期家庭氧疗：

①$PaO_2 \leqslant 55mmHg$，或 $SaO_2 \leqslant 88\%$ 伴或不伴高碳酸血症。②PaO_2 55～60mmHg 或 SaO_2 <89%，且伴肺动脉高压、心力衰竭、水肿，或红细胞增多症(血细胞比容>55%)。

长期氧疗的目标是使基础 PaO_2 增加至 $\geqslant 60mmHg$ 和(或)SaO_2 >90%，这样可维持重要器官的功能，保证周围组织氧供。家庭氧疗可经鼻导管吸入氧气，流量为 1.0～2.0L/min，每日吸氧持续时间>15h。

5.康复治疗　主要目标是减轻症状，改善生活质量以及增加体力和积极投入日常活动。康复治疗包括呼吸生理治疗、肌肉训练、营养支持、精神治疗与教育等多方面措施。例如，协助拍背或改变体位，以促进患者排痰；指导患者正确的呼吸锻炼，包括用力呼气及避免快速浅表的呼吸、缩唇呼气和腹式呼吸等，以减轻患者 CO_2 潴留，减轻其呼吸困难症状。指导患者适合的运动(如步行、登楼梯、踏车等)与呼吸肌锻炼等。推荐患者适当的营养支持，达到营养均衡、热量适当，以维持理想的体重和体力等。

6.外科治疗　有肺大疱切除术、肺减容术、肺移植术等，要根据患者胸部 CT、动脉血气、肺功能、耐受性、伴随症等全面分析，选择恰当的手术指征。

(三)加重期的治疗

治疗目标：使当前急性加重的危害最小化。

1.确定 COPD 急性加重(AECPD)的原因　引起 AECOPD 常见原因是气道感染和空气污染，主要是细菌、病毒感染，但有 1/3 找不到原因。肺炎、充血性心力衰竭、气胸、胸腔积液、肺栓塞、心律失常等可以引起与 AECOPD 相似的症状，需加以鉴别。

2.诊断和严重性的评估

(1)气促加重是 AECOPD 的主要表现，常伴有喘息、胸闷咳嗽加剧、痰量增多，痰的颜色和黏度发生改变以及发热等，同时亦可出现身体不适、失眠、嗜睡、疲乏、抑郁以及意识模糊。运动耐受力下降，发热和(或)胸部 X 线表现异常时可能为 AECOPD 的征兆，痰量增加及出现脓性痰常提示细菌感染。

(2)评价 AECOPD 病情的严重度：将患者病情加重前的病史、症状、体征、肺功能测定、动脉血气分析以及其他实验室检查结果，同目前加重期的指标相比较。因为这些指标的急性改变值比绝对值更重要。对于严重 COPD 患者，患者意识的改变是病情恶化的重要指标，一旦出现需及时送医院诊治。

(3)肺功能检查：AECOPD 患者，肺功能检查难以配合完成。FEV_1 <1.0L 提示严重发作。

(4)动脉血气分析：对评价 AECOPD 严重程度很有必要，当 PaO_2 <60mmHg 和(或)SaO_2 <90%，提示呼吸衰竭；PaO_2 <50mmHg、$PaCO_2$ >70mmHg 以及 pH<7.3 提示病情危重，需严密监护或转 ICU 行有创或无创机械通气治疗。

(5)心电图检查：有助于诊断右心室肥厚、心律失常以及心肌缺血。

(6)胸肺影像检查：X 线胸片有助于 COPD 加重同肺部疾病的鉴别。肺螺旋 CT 扫描和血管造影是诊断 COPD 合并肺栓塞的主要手段。

(7)实验室检查：血红蛋白测定可排除红细胞增多症或贫血；白细胞计数及分类，在部分患者并感染时可有中性粒细胞核左移。COPD 加重并出现脓痰在经验抗菌治疗的同时做痰菌培养和细菌药敏试验，以指导临床抗生素治疗。血生化检查可了解肝肾功能和排除电解质紊乱(低钠、低钾、低氧等)、血糖异常、低白蛋白血症以及酸碱平衡失调等等。测定血浆 D—二聚体是诊断 COPD 合并肺栓塞的重要指标。

3. AECOPD 的主要治疗　分为院外治疗及住院治疗,措施如下。

(1)控制性氧疗:氧疗是 AECOPD 的基础治疗,在无严重并发症的 AECOPD 患者氧疗后较容易达到 $PaO_2 > 60mmHg$ 或 $SaO_2 > 90\%$,但有可能发生潜在的 CO_2 潴留。因此,开始氧疗 30min 后应查动脉血气分析,确保氧疗有效而无 CO_2 潴留或酸中毒的增加。

(2)抗生素:当患者呼吸困难和咳嗽加重,伴有痰量增多及脓痰时,应根据患者所在地常见病原菌类型及药物敏感性情况积极选用抗生素。由于多数 AECOPD 由细菌感染诱发,因而抗感染治疗很重要,但因 COPD 易反复发作,反复应用抗生素,老年人的机体免疫力低下,广谱抗生素的应用及糖皮质激素的应用及易继发真菌感染,造成二重感染,需要采取预防和抗真菌治疗措施,同时要考虑老年人的各器官功能低下,注意各脏器的保护,防止多器损伤及衰竭。

(3)支气管舒张剂治疗:在 AECOPD 通常选用短效吸入性 β_2 受体激动剂治疗,如疗效不显著则可加用抗胆碱能药物。对于较为严重的 AECOPD 者,可考虑静脉滴注茶碱类药物;监测血茶碱浓度对估计疗效和不良反应有一定意义。

(4)糖皮质激素:AECOPD 住院患者,宜在应用支气管舒张剂基础上加服或静脉使用糖皮质激素,但要权衡其疗效及安全性。建议口服泼尼松每日 30～40mg,连续 10～14d,也可静脉给予甲泼尼龙。应注意,延长激素用药时间不能增加疗效,相反使不良反应增加。

(5)机械通气 AECOPD 患者可应用无创正压通气(non—invasive positive pressure ventilation,NIPPV),以降低 $PaCO_2$,减轻呼吸困难,降低疾病的病死率。但在积极药物和无创性机械通气治疗后,患者呼吸衰竭仍进行性恶化,出现危及生命的酸碱平衡失调和(或)意识改变时,应及时、适时采用有创机械通气以挽救生命。

(6)其他治疗措施:注意出入水量及电解质的平衡,营养支持治疗(肠内或静脉高营养);对于卧床、红细胞增多症或脱水患者,注意防止血栓形成,可给予低分子肝素治疗;积极排痰治疗(如刺激咳嗽、叩击胸部、体位引流等方法);老年人尤其要注意伴随疾病,如糖尿病、冠心病、高血压治疗及并发症(如休克,弥散性血管内凝血,上消化道出血,肝、肾功能不全等)的治疗。

(7)COPD 末期患者姑息治疗和临终关怀:对晚期 COPD 患者非常重要。需考虑 COPD 患者的独特性,让患者及其家属知道疾病最严重的后果,临终时接受的监护以及由此带来的经济花销等。同时,让医护人员和家属充分了解患者意愿,目的是减少患者的痛楚,有尊严地走完人生最后道路。

(乔蕊芳)

第三节　老年慢性肺源性心脏病

肺源性心脏病简称肺心病,是指支气管肺组织、肺血管或胸部病变导致肺循环阻力增高,进而引起右心室结构或功能异常改变的心脏病。临床除有呼吸系统原发疾病的各种表现外,还有右心室增大和右侧心力衰竭的各种表现。根据起病缓急和病程长短,可分为急性肺心病和慢性肺心病两类。急性肺心病的发病率远较慢性肺心病低。临床肺心病多指慢性肺心病

（chronic pulmonary heart disease），是由于胸廓、肺组织或肺血管的慢性病变所致的肺循环阻力增高、肺动脉高压，进而使右心肥厚、扩张，伴或不伴右侧心力衰竭的心脏病。

一、流行病学

我国肺心病患病率约为 4‰，15 岁以上人群患病率约为 7‰。肺心病患病率存在地区差异：北方高于南方，农村高于城市，高原地区高于平原地区，寒冷地区高于温暖地区。患病率吸烟者高于不吸烟者；男性高于女性；且随年龄增长，患病率亦增加，老年多于中青年。冬、春季节和气候骤然变化时，易出现慢性肺心病的急性发作。肺心病占住院心脏病患者的 38.5%~46.0%，治疗效果差，严重危害人民的身体健康。

二、病因

1. 支气管、肺疾病　各种慢性支气管肺疾病，晚期均可导致本病，最多见为 COPD，占80%~90%。其他还包括支气管哮喘、支气管扩张症、严重肺结核，以及各种原因所致的间质性肺疾病等。

2. 胸廓疾病　严重的脊柱后、侧弯及强直性脊柱炎引起的胸廓畸形，胸廓手术后，胸膜纤维化，神经肌肉疾病如脊髓灰质炎、肌营养不良等引起通气功能障碍，造成缺氧，导致肺动脉高压。

3. 肺血管疾病　少见，原发性肺动脉高压、肺动脉炎，累及肺动脉的过敏性肉芽肿，反复发作的肺小栓塞等。

4. 其他　睡眠呼吸暂停综合征，过度肥胖肺泡通气障碍，先天性口咽畸形等均可产生低氧血症。

三、发病机制

缺氧，肺动脉血管阻力增加导致肺动脉高压的形成是关键。白三烯、5－羟色胺（5－HT）、血管紧张素Ⅱ、血小板活化因子、多肽生长因子等参与缺氧时引起肺血管收缩。慢性缺氧可导致小动脉痉挛及肺血管结构重建，内膜增生，中层平滑肌增生肥大，非肌性微动脉肌化，使血管壁增厚硬化，管腔狭窄。

反复发作的慢性支气管炎，炎症波及细支气管伴行的小动脉，引起肺小动脉炎，使小动脉壁增厚、狭窄、纤维化。肺气肿肺泡内压增高，压迫肺泡毛细血管，肺泡壁破裂造成毛细血管网毁损。以上功能性和解剖性因素导致肺循环阻力增高、肺动脉高压，慢性缺氧造成血容量增多，血液黏稠度增加，也可加重肺动脉高压。肺动脉高压早期，右心室还能代偿，随着病情逐渐进展、加重，可使右心室扩大和右侧心力衰竭。有部分患者在急性加重期肺动脉压增高、缓解期肺动脉压降至正常。这可能是肺心病发展的不同阶段和临床表现。

四、临床表现

1. 功能代偿期　主要表现为慢性呼吸道症状，如咳嗽、咳痰、气喘，活动时感到心悸、呼吸困难，乏力和劳动耐力下降。体格检查可有明显的肺气肿体征。胸部叩诊可闻及干、湿性啰音，肺动脉瓣区第二心音亢进，三尖瓣区可出现收缩期杂音或剑突下可见心脏搏动，提示有右心室肥大。

2.功能失代偿期(包括急性加重期)　主要为严重缺氧表现,可有发热、咳嗽、痰不易咳出或咳脓痰,气喘明显,呼吸困难加重,发绀、心悸和胸闷等。同时二氧化碳潴留可引起精神及神经系统症状,称为肺性脑病,表现为头痛、头昏、意识恍惚或嗜睡、淡漠或兴奋、多语、语言障碍、幻觉、精神错乱,或昏迷、抽搐等。体积检查可有颈静脉怒张,心尖搏动移至剑突下,心音此处最响,三尖瓣收缩期杂音,肝大,肝颈静脉反流征阳性,下肢浮肿,甚至出现腹水。

五、辅助检查

1.X线检查　见X线诊断标准。

2.心电图检查　见心电图诊断标准。

3.超声心动图检查　见超声心动图诊断标准。

4.心电向量图检查　见心电向量图诊断标准。

5.肺阻抗检查　当肺心病时肺阻抗血流图的波幅降低,Q-B间期(相当于右室射血前期)延长,B-Y间期(相当于右室射血期)缩短,Q-B/B-Y比值增大,对诊断肺心病有参考价值。

肺心病的肺阻抗血流图诊断标准(全国第四次肺心病会议修订):①波幅明显降低或≤0.15Ω。②上升时间≤0.15s或明显延长。③Q-B时间≥0.14s或明显延长。④B-Y时间≤0.26s或明显缩短。⑤Q-B指数≥0.18s或明显增大。⑥B-Y指数≤0.25s或明显减少。⑦Q-B/B-Y比值≥0.43或明显增大。

凡有慢性支气管炎、肺气肿或慢性肺胸疾病者,排除先天性心脏病及左心疾病、心肌炎者,如同时有三项条件符合,可诊断为肺心病;如有两项符合,可提示肺心病,应结合其他条件确诊。由于肺阻抗血流图一些参数(特别是血流图波幅高Ω者Q-B/B-Y比值)与肺动脉压有一定相关性,目前,根据肺血流图参数制定了计算肺动脉压的回归议程,但其准确性需做更多观察和验证。

6.动脉血气分析　肺心病患者肺功能代偿期可出现低氧血症或合并高碳酸血症。当肺心病并发呼吸衰竭时$PaO_2<60nimHg$,$PaCO_2>50mmHg$。

7.血液检查　部分患者红细胞计数和血红蛋白增高,血液黏度和血小板计数增高。当合并感染时白细胞总数及中性粒细胞增加。部分患者可有肝、肾功能的改变,并可出现电解质的紊乱。

8.其他　肺功能检查有助于了解肺心病的病因,了解阻塞性或限制性通气功能障碍。对缓解疾病的治疗有意义。痰细菌学检查对急性加重期肺心病的抗生素选择有指导作用。

六、诊断

(一)慢性肺心病

慢性肺心病是慢性支气管炎、肺气肿、其他胸疾病或肺血管病变引起的心脏病,有肺动脉高压、右心室增大或右心功能不全。其诊断主要根据:

1.有慢性肺、胸疾病或肺血管病变病史。

2.检查有肺动脉高压、右心室增大或右心功能不全体征。

(1)肺动脉高压,右心室增大的诊断依据:①体征:剑突下出现收缩期搏动,肺动脉瓣区第二音亢进,三尖瓣区心音较心尖部明显增强或出现收缩期杂音。②X线诊断。③心电图诊断。④超声心动图诊断。⑤心电向量图诊断。⑥放射性核素:肺灌注扫描肺上部血流增加,下部减少,即表示可能有肺动脉高压。

注:④~⑥项,有条件的单位可作诊断参考,本标准在高原地区仅供参考。

(2)右心功能不全主要表现:颈静脉怒张、肝大压痛、肝颈静脉反流征阳性、下肢浮肿及静脉压增高等。

(二)肺心病辅助检查诊断标准

1.肺心病的 X 线诊断标准

(1)右肺下动脉干扩张:横径≥15mm,或右肺下动脉横径与气管比值≥1.07,或经动态观察较原右肺下动脉干增宽 2mm 以上。

(2)肺动脉段中度凸出或其高度≥3mm。

(3)中心肺动脉扩张和外围分支纤细,两者形成鲜明对比。

(4)圆锥部显著凸出(右前斜位 45°)或"锥高"≥7mm。

(5)右心室增大(结合不同体位判断)。

具有上述(1)~(4)中一项可提示,两项或以上可诊断,具有(5)一项者则可诊断。

2.肺心病的心电图诊断标准

(1)主要条件:①额面平均电轴≥+90%。②V_1 R/S≥1。③重度顺时针转位(V_5 R/S≤1)。④RV_1+SV_5>1.05mV。⑤aVR R/S 或 R/Q≥1。⑥$V_{1~3}$呈 QS、Qr、qr(需除外心肌梗死)。⑦肺型 P 波:P 电压≥0.2mV,或电压≥0.2mV 呈尖峰型,结合 P 电轴>+80°,或 QRS 低电压时,P 波电压>1/2R,呈尖峰型,结合电轴>+80°。

(2)次要条件:①肢导联低电压。②右束支传导阻滞(不完全性或完全性)。

注:有主要条件一条即可诊断。有次要条件两条为可疑诊断。

3.肺心病的超声心动图诊断标准(1980 年修订)

(1)主要条件:①右心室流出道内径>30mm。②右心室内径>20mm。③右心室前壁的厚度>5.0mm 或有前壁搏动幅度增强者。④左/右心室内径比值<2。⑤右肺动脉内径>18mm,或肺动脉干>20mm。⑥右心室流出道/左心房内径比值>1.4。⑦肺动脉瓣曲线出现肺动脉高压征象者(α 波低平或<2mm,有收缩中期关闭征等)。

(2)参考条件:①室间隔厚度>12mm,搏动幅度<5mm 或呈矛盾运动征象者。②右心房增大,>25mm(剑突下区)。③三尖瓣前叶曲线 DE、DF 速度增快,E 峰呈尖高型,或有 AC 间期延长者。④二尖瓣前叶曲线幅度低,CE<18mm,CD 段上升缓慢,延长,呈水平位或有 EF 下降速度减慢(<90mm/s)。

注:①有胸肺疾病者,具有上述两项条件者(其中必具一项主要条件)均可诊断肺心病。②上述标准仅适用于心前区探测部位。

4.肺心病心电向量图诊断标准(1980 年修订)　在胸肺疾病基础上,心电向量图有右心室及(或)右心房增大指征者,均符合诊断。

(1)右心室肥厚

1)轻度右心室肥厚:下述两条(6 项)中具有一项,即可诊断。①横面 QRS 环呈狭长形,逆时针运行,自左前转向后方,其 S/R>1.2;或 X 轴(额面或横面)右/左向量比值>0.58;或 X 向量角<-110°伴 S 向量电压>0.6mV。②横面 QRS 环呈逆时针运行,其右后面积占总面积的 20%以上伴额面 QRS 环呈顺时针运动,最大向量方位>+60°;或右下或右上面积占总面积的 20％以上。

2）中度右心室肥厚：下述两条中具有一条，即可诊断。①横面 QRS 环呈逆时针运行，其向前＋右后面积＞总面积 70％以上，且右后向量＞0.6mV。②横面 QRS 环呈 8 字形，主体及终末部均向右后方位。

3）重度右心室肥厚：横面 QRS 环呈顺时针运动，向右向前，T 环向左右。

（2）右心房增大：下述三条符合一条即可诊断，额面最大 P 向量＞＋75°作为参考条件；①额面或侧面最大 P 向量电压＞0.18mV。②横面 P 环呈顺时针运行。③横面向前 P 向量＞0.06mV。

可疑肺心病：横面 QRS 环呈肺气肿圆形（环体向右，最大 QRS 向量沿＋270°轴后伸，环体幅度减低和变窄），其额面最大 QRS 向量方位＞＋60°肺气肿圆形其右后面积占总面积的 15％以上。合并右束支传导阻滞或终末传导延缓作为参考条件。

七、鉴别诊断

1.冠心病　肺心病与冠心病均多见于老年人，有许多相似之处，而且常可两病同时存在。冠心病可有典型心绞痛或心肌梗死的病史，有典型的心电图改变，若有左侧心力衰竭发作史、高血压、糖尿病史更有助于鉴别。体格检查、X 线及心电图检查提示左心室肥大为主要表现有助于鉴别，肺心病合并冠心病时鉴别有较多困难，应详细询问病史，做体格检查和有关的心、肺功能检查以明确诊断。

2.风湿性心脏病　风湿性心脏病三尖瓣疾病应与肺心病的相对的三尖瓣关闭不全相鉴别，以及瓣膜病引起的肺动脉高压，右侧心力衰竭症状。瓣膜病多发于青少年，有风湿活动病史及风湿性关节炎和心肌炎病史，听诊可有二尖瓣或三尖瓣的杂音。超声心动图、X 线片、心电图检查有助于诊断。

3.原发性心肌病　本病多为全心增大，无慢性呼吸道病史，无明显缺氧及二氧化碳潴留，无肺动脉高压和肺部 X 线异常等。

八、治疗

（一）急性加重期治疗

急性加重期的治疗原则是积极控制感染，保持呼吸道通畅，纠正缺氧和二氧化碳潴留，纠正酸碱平衡失调及电解质紊乱，控制右侧心力衰竭。

1.积极控制呼吸道感染　呼吸道感染是肺心病急性加重的最常见原因，感染可使气道黏膜充血、水肿，并可致气道分泌物增多，从而进一步加重气流受限，引起呼吸衰竭，严重的缺氧、酸中毒等可加重肺动脉高压，加重右心负担。同时细菌、毒素等可直接造成心肌损害，从而导致右侧心力衰竭。感染控制与否是急性发作期治疗成功与否的重要的问题，因而抗生素的选用是非常关键的。参考痰培养敏感性试验选择抗菌药物，在还没有培养结果之前，可根据经验用药，依据既往用药情况、机体状况、感染的环境及痰涂片革兰染色选用抗菌药物。院外感染以革兰阳性菌占多数，院内感染以革兰阴性菌为主，可选用两者兼顾的抗菌药物，常用的药物有青霉素类、氨基糖苷类、氟喹诺酮类、头孢菌素类、碳青霉烯类、大环内酯类及多肽类抗生素、抗厌氧菌药物。老年人在选用广谱抗菌药物时要注意防止二重感染，尤其是深部真菌感染，要经常进行真菌检查，以及早调整抗菌药物的应用及抗菌治疗。同时，老年人的用药要注意肝、肾功能的保护,特别是对其有损害的药物,要定期监测肝、肾功能变化,防止多器官的损害。如有异常,可针对性地进行治疗。

2.保持呼吸道通畅　肺心病多是由 COPD 所致,患者存在气道狭窄及阻塞,感染时痰液的增多使气道阻塞加重。为使呼吸道通畅,可保持气道的湿化,可局部超声雾化,合理应用解痉、祛痰药物及支气管扩张剂。如因痰栓造成的肺不张时可尽早用纤维支气管镜清除痰液,有利于肺的复张。如经上述处理仍不能有效地纠正气道阻塞,可进行气道插管、气管切开等。

3.纠正呼吸衰竭　肺心病急性加重期的一个突出问题是严重的呼吸衰竭,缺氧是Ⅰ型呼吸衰竭和Ⅱ型呼吸衰竭的共同问题,氧疗是一个很关键的环节,根据呼吸衰竭的类型选择吸氧的浓度,合理应用呼吸兴奋剂。如常规治疗 24h,不能纠正呼吸衰竭的患者,则需采用人工辅助机械通气治疗。

4.纠正酸碱平衡失调及电解质紊乱　肺心病急性加重期呼吸衰竭患者临床常见的酸、碱平衡失调主要有呼吸性酸中毒、呼吸性酸中毒合并代谢性酸中毒、呼吸性酸中毒合并代谢性碱中毒等,少数有重酸碱失衡。主要是改善通气,纠正缺氧和二氧化碳潴留,常见的电解紊乱为低钠、低钾、低氯等,应逐渐给予补充。

5.控制右侧心力衰竭　肺心病心力衰竭患者一般在积极控制感染、改善缺氧、纠正呼吸衰竭及电解质失衡后,右侧心力衰竭便能得到改善,但对治疗后无效或较重的患者可适当选用利尿剂、正性肌力药或血管扩张药。

(1)利尿剂:具有减少血容量,减轻右心负荷,消除水肿的作用,有助于控制慢性肺心病右侧心力衰竭。但利尿剂可引起低钾、低钠、低氯,血液浓缩,痰液黏稠,加重气道阻塞等不良反应。原则上不用强作用的利尿药;利尿药宜小剂量,必要时可联合用药。常用药有武都力(含有氢氯噻嗪,阿米洛利)1 片,1～2 次/d。或氢氯噻嗪(双氢克尿噻)12.5～25mg,1～3 次/d,3～5d,尿量多时可加用保钾利尿药物,如氨苯喋啶 50～100mg,1～3 次/d,或口服 10% 氯化钾10mL,3 次/d。重度而急需行利尿的患者可用呋塞米 20mg 肌内注射或口服。应用利尿剂要注意防止不良反应的发生。

(2)强心剂:慢性肺心病患者由于缺氧、酸中毒、电解质紊乱、细菌、毒素作用等因素,因而对洋地黄类药物耐受性很低,易发生心律失常等中毒反应,使用时要慎重。选用作用快、排泄快的洋地黄类药物,剂量要小,通常为常规剂量的 1/2～2/3 量。如毒毛花苷 K0.125～0.25mg,或毛花苷丙(西地兰)0.2～0.4mg,加 10% 葡萄糖注射液稀释后缓慢注射。因低氧血症、感染等均可使心率加快,故不宜以心率作为是否应用洋地黄类药物及其考核的指征。一般不宜长期应用,有条件者最好监测血浆洋地黄的浓度。

(3)血管扩张剂的应用:血管扩张剂通过减轻右心室前、后负荷,降低心肌耗氧量,对部分顽固性右侧心力衰竭可能有一定疗效。但效果并不像治疗其他心脏病那样明显。常用的药物有钙拮抗剂、α 受体拮抗剂、血管紧张素转换酶抑制剂等,多数降低肺动高压的药物对肺循环的选择性不够强,往往在降低肺动脉压的同时也引起体循环动脉压的明显下降,从而产生明显的不良反应,限制了扩血管药物在肺动脉高压中的应用。

6.营养支持治疗　COPD 继发慢性肺心病患者营养状况多较差,营养不良占 60%～80%。营养疗法有利于增强呼吸肌力及改善免疫功能,提高机体抗病能力,对肺心病患者的康复治疗十分重要,根据患者实际情况可选择口服营养制剂或静脉营养制剂,补足所需热量,给予适量的蛋白质,补足各种维生素。

7. 防治并发症　肺心病的并发症较多,应注意密切观察病情,积极预防或早期治疗,详见有关章节。

(1)肺性脑病:由于急性加重期呼吸衰竭所致缺氧、二氧化碳潴留而引起精神障碍,神经系统症状的综合征。但需要同感染性中毒脑病、脑血管病变、严重电解质紊乱等相鉴别,是肺心病死亡的首要原因。

(2)酸碱平衡失调及电解质紊乱:肺心病因气管阻塞、出现呼吸衰竭时,发生缺氧和二氧化碳潴留,当机体发挥最大限度代偿能力仍不能保持体内平衡时,机体可出现不同类型的酸碱平衡失调及电解质紊乱,使病情进一步恶化。

(3)心律失常:多见于房性心律失常,少数患者由于急性严重心肌缺氧,可出现心室颤动以致心脏骤停。其主要由于缺氧、酸中毒、感染及电解质紊乱所致。应注意与洋地黄中毒引起的心律失常鉴别。

(4)休克:肺心病休克不多见,一旦发生则预后不良。可由于感染中毒性、失血性、心源性、脱水性等原因所致。

(5)消化道出血:可因缺氧、高碳酸血症,某些口服药物(如非甾体消炎药、二磷酸盐类)等,可引起胃肠黏膜糜烂、消化性溃疡、应激性溃疡;或因心源性肝硬化、食管静脉曲张破裂出血及弥散性血管内凝血等原因所致。

(二)缓解期治疗

主要是综合治疗,去除诱因,减少或避免急性加重期发生,长期氧疗,加强运动耐量,调整免疫功能等。详见 COPD 缓解期的治疗。

(倪小青)

第四节　老年支气管哮喘

支气管哮喘(bronchial asthma)简称哮喘,是由多种细胞(如嗜酸性细胞、肥大细胞、T细胞、中性粒细胞、气道上皮细胞等)和细胞组分参与的气道慢性炎症性疾病。这种慢性炎症导致气道反应性的增加,通常出现广泛多变的可逆性气流受限,并引起反复发作性的喘息、气急、胸闷或咳嗽等症状,常在夜间和(或)清晨发作、加剧,多数患者可自行缓解或经治疗后缓解。

老年人哮喘广义包括 60 岁以前患病延续至 60 岁之后,即早发老年哮喘和 60 岁之后始患病者,即晚发老年哮喘。狭义仅是指晚发老年哮喘。本文采用的概念为狭义老年哮喘。老年哮喘的发病机制与其他人群基本相同,本质为慢性气道非特异性炎症。但在病因和临床表现等许多方面,有老年的特殊性。

一、流行病学资料

世界各国或地区所报道的老年哮喘患病率很不一致,目前国内尚缺乏大规模流行病学调查结果。近年的国内外流行病学研究结果提示,老年期也是哮喘发病的高峰之一。国外流行病学调查显示,儿童期发病率为 8%～10%,青年期为 5%,老年期为第二个高峰,再次上升为 7%～9%。

二、病因和发病机制

哮喘病因与发病机制还不十分清楚。患者个体变应性体质及环境因素的影响是发病的危险因素。而免疫—炎症反应、神经机制、气道高反应性及其相互作用被认为与哮喘的发病关系密切。目前较公认的相关主要因素如下。

1. 吸烟　吸烟是老年哮喘的重要发病原因之一。尤其长期吸烟的老年人,长期吸烟导致气道上皮的损害和上皮下神经末梢的裸露等而导致气道高反应性;进而引起的神经纤维暴露可导致气道高反应性。

2. 药物

(1)β受体拮抗药:老年人往往罹患高血压、冠心病、心律失常、青光眼等疾病,使用各种β受体拮抗药的机会相对增多,支气管平滑肌的β受体由于被该类药物阻断从而易于痉挛而诱发哮喘。

(2)非甾体消炎药(NSAID):该类药物目前主要用于预防老年心脑血管事件的发生,及部分需长期口服止痛治疗的慢性骨关节炎。NSAID通过抑制花生四烯酸代谢过程中的环氧合酶,阻断前列腺素合成,导致花生四烯酸进入脂氧合酶途径代谢明显增加,促使体内合成大量具有强烈的支气管痉挛效应的白三烯,导致哮喘发作。

(3)气雾剂:其含有的抛射剂对咽喉部的刺激,可反射性地引起支气管痉挛而诱发哮喘。

(4)抗生素与生物制剂:所有含有抗原或半抗原制剂(如青霉素、链霉素、疫苗、抗血清、抗毒素等)进入人体后,即与相应抗体结合,通过促使肥大细胞或嗜碱细胞脱颗粒,导致组胺或慢反应物质大量释放,而致发哮喘。

3. 胃食管反流病　老年人贲门括约肌松弛,胃—食管反流、微量误吸等化学刺激和迷走神经反射可引发感染及支气管痉挛。

4. 冷空气及运动　老年人细胞内水分含量及体内热量储备相对较少,同时肺功能退化对运动负荷耐受能力下降,一旦遇到冷空气刺激或者运动不当,均易诱发哮喘。

5. 上呼吸道感染　老年人全身及局部抵抗力下降,易患上呼吸道感染。反复呼吸道病毒感染损伤气道上皮细胞可引起气道高反应性。

6. 神经调节机制　老年患者往往夜间迷走神经兴奋性升高,引起哮喘发作。

7. 过敏因素　老年哮喘患者约40.2%的发病与季节变换或接触植物、花粉、灰尘有关。过敏因素仍然是老年哮喘的重要因素。

三、临床表现

1. 症状　典型哮喘临床表现包括:发作性伴有哮鸣音的呼吸困难或发作性胸闷和咳嗽。但老年人哮喘临床表现则不典型,表现在喘息发作的突然性和可逆性等特征不典型,常倾向于常年发病且发作期较长。大多数患者可有长期咳嗽、咳痰、气短、胸闷、喘息的病史,因此,老年哮喘易被漏诊或误诊。国内外流行病学报道,老年哮喘1/3患者被漏诊、误诊或延迟诊断。

2. 体征　典型哮喘体征包括:发作时胸部呈过度充气状态,有广泛的哮鸣音,呼气音延长。但老年人哮喘体征常表现在胸部听诊哮鸣音未必很明显,并常与心血管疾病或其他肺部疾病肺部体征辨别困难。

四、实验室及辅助检查

1. 痰液检查 如患者无痰咳出时,可通过诱导痰方法进行检查。涂片在显微镜下可见较多嗜酸性粒细胞。

2. 呼吸功能检查

(1)通气功能检测:哮喘发作时呈阻塞性通气功能改变,呼气流速指标均显著下降,1秒钟用力呼气容量(FEV_1)、1秒率[1秒用力呼气量占用力肺活量比值,$FEV_1/FVC(\%)$]以及呼气峰流速PEF均减少,肺容量指标可见用力肺活量减少、残气量增加、功能残气量和肺总量增加,残气占肺总量百分比增高。缓解期上述通气功能指标可逐渐恢复。病变迁延、反复发作者,其通气功能可逐渐下降。

(2)支气管激发试验(bronchial provocation test,BPT):用以测定气道反应性。常用吸入激发剂为醋甲胆碱、组胺、甘露醇等。吸入激发剂后其通气功能下降,气道阻力增加。运动亦可诱发气道痉挛,使通气功能下降,一般适用于通气功能在正常预计值的70%以上患者。如FEV_1下降≥20%,可诊断为继发试验阳性。通过剂量反应曲线计算使下降20%的吸入药物累积剂量($PD_{20}-FEV_1$)或累积浓度($PC_{20}-FEV_1$),可对气道反应性增高的程度做出定量判断。老年患者做此试验一定应谨慎选择适应证。

(3)支气管舒张试验(bronchial dilation test,BDT):用以测定气道可逆性。支气管舒张剂可使发作时的气道痉挛改善、肺功能指标好转。常用吸入的支气管舒张剂,如沙丁胺醇、特布他林及异丙托溴铵等。舒张试验阳性诊断标准:①FEV_1较用药前增加12%以上,且其绝对值增加200mL或以上。②PEF较治疗前增加60L/min或增加≥20%。

(4)PEF及其变异率:可反映气道通气功能变化。哮喘发作时PEF下降。此外,由于哮喘有通气功能时间节律变化的特点,常与夜间或凌晨发作或加重,使其通气功能下降。若24h内或昼夜PEF波动率≥20%,也符合气道可逆性改变特点。

3. 动脉血气分析 哮喘发作时由于气道阻塞且通气分布不均,通气/血流比值失衡,可致肺泡-动脉血氧分压差($A-aDO_2$)增大;严重发作时可有缺氧,PaO_2降低;由于过度通气可使$PaCO_2$下降,pH上升,表现呼吸性碱中毒。重症哮喘者气道阻塞严重,可明显缺氧及CO_2潴留,表现呼吸性酸中毒,或可合并代谢性酸中毒。

4. 胸部X线检查 哮喘发作时可见两肺透亮度增加,呈过度通气状态;缓解期多无明显异常。如并发呼吸道感染,可见纹理增加及炎性浸润阴影。要注意肺不张、气胸或纵隔气肿等并发症的存在。

5. 特异性变应原检测 哮喘患者大多数有过敏体质,对众多变应原和刺激物敏感。测定变应性指标并结合病史,有助于对患者病因诊断和脱离接触致敏因素。

(1)体外检测:检测患者特异性IgE,过敏性哮喘患者较正常人明显增高。

(2)在体试验:①皮肤过敏原测试:用于指导避免过敏原接触和脱敏治疗,临床较为常用。需根据病史和当地生活环境选择可疑的过敏原进行检查,通过皮肤点刺等方法进行,皮试阳性提示患者对该过敏原过敏。②吸入过敏原测试,验证过敏原吸入引起的哮喘发作,因过敏原制作较为困难,且该检验有一定的危险性,目前临床较少应用。在体试验应尽量防止发生过敏反应。

五、诊断

（一）诊断标准

1.反复发作喘息、气急、胸闷或咳嗽，多与接触变应原、冷空气、物理、化学性刺激以及病毒性上呼吸道感染、运动等有关。

2.发作时在双肺可闻及散在或弥漫性、以呼气相为主的哮鸣音，呼气相延长。

3.上述症状和体征可经治疗缓解或自行缓解。

4.除外其他疾病所引起的喘息、气急、胸闷和咳嗽。

5.临床表现不典型者（如无明显喘息或体征），应至少具备以下1项试验阳性。

（1）支气管激发试验或运动激发试验阳性。

（2）支气管舒张试验阳性 FEV1 增加 12%，且 FEV_1 增加绝对值 200mL。

（3）昼夜 PEF 波动率≥20%。

符合 1～4 条或 4、5 条者，可以诊断为哮喘。

（二）分期

根据临床表现分急性发作、慢性持续期和临床缓解期。

急性发作（acute exacerbation） 指喘息、气促、咳嗽、胸闷等症状突然发生，或原有症状急剧加重，常有呼吸困难，以呼气流量降低为其特征，常因接触变应原、刺激物或呼吸道感染诱发。其程度轻重不一，病情加重，可在数小时或数日内出现，偶尔可在数分钟内即危及生命，故应对病情做出正确评估，以便给予及时有效的紧急治疗。哮喘急性发作时病情严重程度分级，如表 3—6。

表 3—6　病情严重程度的分级

分级	临床特点
间歇状态（1 级）	症状少于每周 1 次；短暂出现
	夜间哮喘症状不少于每月 2 次
	FEV_1 占预计值≥80%个人最佳值，PEF 或 FEV_1 变异率<20%
轻度持续症状（2 级）	症状不少于每周 1 次，但少于每日 1 次；可能影响活动和睡眠
	夜间哮喘症状多于每月 2 次，但少于每周 1 次
	FEV_1 占预计值≥80%或 PEF≥80%个人最佳值，PEF 或 FEV_1 变异率 20%～30%
中度持续（3 级）	每日有症状；影响活动和睡眠
	夜间哮喘症状≥每周 1 次
	FEV_1 占预计值 60%～79%个人最佳值，PEF 或 FEV_1 变异率>30%
重度持续（4 级）	每日有症状；频繁出现
	经常出现夜间哮喘症状；体力活动受限
	FEV_1 占预计值<60%或 PEF<60%个人最佳值，PEF 或 FEV_1，变异率>30%

慢性持续期（chronic persistent）指每周均不同频度和（或）不同程度地出现症状（喘息、气急、胸闷、咳嗽等）。

临床缓解期（clinical remission）指经过治疗或未经治疗症状、体征消失，肺功能恢复到急性发作前水平，并维持 3 个月以上。

（三）分级

1.病情严重程度分级　主要用于治疗前或初始治疗时严重程度判断，在临床研究中更有其应用价值，如表 3—7。这种分级方法更容易被临床医师掌握，有助于指导临床治疗，以取得更好的哮喘控制。

表 3－7 哮喘急性发作时病情严重程度分级

临床特点	轻度	中度	重度	危重
气短	步行、上楼时	稍事活动	休息时	呼吸危弱
体位	可平卧	喜坐位	端坐呼吸	被动体位
讲话方式	连续成句	单词	单字	不能讲话
精神状态	可焦虑,尚安静	时有焦虑、烦躁	常有焦虑、烦躁	嗜睡或意识模糊
出汗	无	有	大汗淋漓	
呼吸频率	轻度增加	增加	>30 次/min	
辅助肌活动、吸气"三凹"征	常无	可有	常有	胸腹矛盾运动
哮鸣音	散在,呼吸末期	响亮、弥漫	响亮、弥漫	减弱,乃至无
脉率(次/min)	<100	$100\sim120$	>120	脉率变慢或不规则
奇脉	无	可有	常有	无
最初支气管舒张剂治疗后 PEF 占预计值或个人最佳值	$>80\%$	$60\%\sim80\%$	$<60\%$ 或 $<100L/min$ 或作用持续时间 $<2h$	不能确定
PaO_2(mmHg)(空气)	正常	$\geqslant60$	<60	<60
$PaCO_2$(mmHg)	<45	$\leqslant45$	>45	>45
$SaO_2\%$(空气)	>95	$91\sim95$	$\leqslant90$	$\leqslant90$
pH				降低

2. 控制水平分级反映哮喘控制的效果,具体如表 3－8。

表 3－8 哮喘控制水平的分级

症状	完全控制(满足下所有条件)	部分控制任何 1 周内出现下 1~2 项	未控制任何 1 周内
白天症状	无(或不多于 2 次/周)	多于 2 次/周	出现不少于 3 项部分控制特征
活动受限	无	有	
夜间症状/惊醒	无	有	
需用缓解药次数	无(或不多于 2 次/周)	多于 2 次/周	
肺功能(PEF 或 FEV_1)	正常或不小于正常预计值,或本人最佳值 80%	小于正常预计值,或本人最佳值 80%	
急性发作	无	不多于每年 1 次	在任何 1 周内出现 1 次

3. 哮喘急性发作时分级　哮喘急性发作是指喘息、气促、咳嗽、胸闷等症状突然发生或原有症状急剧加重,常有呼吸困难急性加重,其程度轻重不一,呼气流量降低为其特征。常因接触变应原、刺激物或呼吸道感染诱发病情加重,可在数小时或数日内出现,偶尔可在数分钟内即危及生命,故应对病情做出正确评估,以及时有效的紧急治疗。

六、鉴别诊断

1. COPD　尤其是伴有喘息症状者,多起病较缓,与哮喘突然发作不同。一般秋冬等寒冷季节发作,而哮喘多于过敏原较多的春秋季节发作。COPD 患者气道可逆性程度较低,而哮喘患者气道可逆性较高。

2. 心源性哮喘 见于长期患高血压或冠心病的老年人,夜间呼吸困难较白天严重,常伴咳嗽、咳粉红色泡沫痰等肺水肿症状,心前区可闻及病理性杂音。

3. 支气管肿瘤 当转移的纵隔淋巴结和癌肿直接压迫支气管时,出现喘息症状酷似哮喘发作,但本病与长期吸烟关系密切,病情进展较快,通过影像学和病理诊断与哮喘不难区分。

4. 支气管异物 多有呛咳史,呈吸气性呼吸困难,与哮喘呼气性呼吸困难不同,影像学可迅速明确诊断。

七、治疗

老年人哮喘治疗方法和原则与一般人群相同,包括脱离变应原和药物治疗。

1. 脱离变应原 对能找到引起哮喘发作的变应原,立即使患者脱离接触变应原是最有效的方法。

2. 药物治疗 治疗哮喘药物分为控制药物和缓解药物。

①控制药物指需要长期、每日使用的药物。药物主要通过抗炎作用使哮喘维持临床控制,包括吸入糖皮质激素(简称激素)、全身用激素、白三烯调节剂、长效 β_2 受体激动剂(须与吸入激素联合应用)、缓释茶碱、色苷酸钠、抗 IgE 抗体及其他有助于减少全身激素剂量的药物等。②缓解药物指按需使用的药物。这些药物能迅速解除支气管痉挛而缓解哮喘症状,包括速效吸入 β_2 受体激动剂、全身用激素、吸入性抗胆碱能药物、短效茶碱及短效口服 β_2 受体激动剂等。

对老年性哮喘治疗应在综合治疗的基础上,以吸入药物为主,特别是慢性哮喘患者。吸入性药物包括:肾上腺皮质激素、β_2 受体激动剂、胆碱能 M 受体拮抗剂等。吸入药剂型包括粉剂、气雾剂和溶液。药物吸入方式包括直接和间接两种方式,以间接方式更适合老年患者。

(1)避免应用加重病情的药物

1)禁止使用 β_2 受体拮抗药,如普萘洛尔等。

2)慎用血管紧张素转换酶抑制剂,以免加重咳嗽,误导病情判断。

3)慎用非甾体消炎药,如阿司匹林、布洛芬、吲哚美辛等。

(2)糖皮质激素:是目前公认的治疗老年性哮喘的一线药物,使用时应询问有无糖尿病、高血压、冠心病、动脉硬化、骨质疏松、老年性痴呆和白内障等病史;应用前一定要检查血糖或葡萄糖耐量试验、血脂、血钙、血磷、骨密度等,在无禁忌证时权衡利弊使用。剂量一般为成人用量的 50%～70%,并尽可能采用短效剂量,短疗程。

1)给药方式和剂量:首先考虑给予吸入性药。对于吸入性药不能控制或糖皮质激素依赖性哮喘,方可考虑全身给药。

吸入性药:主要适用于:①轻中度慢性哮喘。②静脉、口服糖皮质激素的减量及维持过程中。③预防哮喘季节性发作。④并发糖尿病、高血压、骨质疏松等疾病的激素依赖性老年性哮喘患者。

常用药物有丙酸倍氯米松、布地奈德、丙酸氟替卡松、莫米松等,每日剂量在 200～1000μg,症状控制后逐步减量,可借助辅助贮雾器装置或干粉吸入装置以解决部分患者使用不当而导致疗效不稳定。

口服药:适用于吸入糖皮质激素无效或需要短期加强。

常用药物有泼尼松或泼尼松龙,起始 20～40mg/d,症状缓解后逐渐减量,至≤10mg/d 时重叠应用吸入激素,最后改为吸入用药。

静脉给药:适用于:①老年性哮喘患者中重度急性发作,应用足量支气管扩张剂疗效欠佳者。②定期口服糖皮质激素后症状仍不能控制且有恶化倾向者。

首选药物琥珀酸氢化可的松,用量 100～400mg/d,或甲泼尼龙 40～80mg 静脉注射,每日 1～3 次,症状缓解后逐渐减量,然后改为口服和(或)吸入剂维持。

2)糖皮质激素应用的不良反应及其预防

①吸入激素主要不良反应是导致口腔真菌感染,特别是白色念珠菌。坚持吸药后正确充分漱口,通常可以避免。其次是声嘶。

②全身方式用药不良反应较多,主要有:

内分泌系统:老年哮喘患者停药后,下丘脑－垂体－肾上腺皮质轴系的抑制较中青年人恢复慢。通常静脉用药 3～5d 后,改口服或及时停药;口服应清晨顿服,比连续 3 次服用不良反应明显减少。

代谢紊乱:可见水钠潴留、钾和钙排出增加、代谢性碱中毒、非酮症高渗血症、高血脂、异常脂肪分布、脂肪肝等。应注意高蛋白饮食,适当限制糖类、淀粉类饮食,可减少上述不良反应。

心血管系统:老年人常伴有心血管疾病,使用糖皮质激素时易诱发高血压、冠心病、动脉硬化、老年性痴呆和心律失常等。

消化系统:消化性溃疡、肠穿孔等。适当增加抗酸剂,如 H_2 受体拮抗剂。

骨质疏松:如股骨头无菌性坏死、自发性骨折、肌肉萎缩等。加服维生素 D、钙片及高蛋白饮食,可能起到一定的预防作用。

其他:精神错乱、惊厥、青光眼、白内障等改变。

(3)β_2 受体激动剂

1)短效 β_2 受体激动剂沙丁胺醇是目前临床上最为常用的药物,其特点为:①迅速扩张支气管。②作用强。③对心血管不良反应弱。吸入后 5～10min 即可见效,持续 4～6h。口服 15～30min 起效,维持 6～8h。

2)长效受体激动剂:有福莫特罗、沙美特罗等。其特点:①β_2 受体选择性更强。②β_2 受体激动剂效应更大。③作用持续时间更长。④有一定的抗炎作用。主要用于中度以上老年性哮喘。

给药方式包括吸入、口服、静脉给药。目前吸入给药为最佳方式,平喘作用快,用药剂量小,不良反应少和使用方便。

应注意:①按需间歇使用,不宜长期、单一使用,谨防吸入频率、剂量增加引起的骨骼肌震颤、低血钾、心律不齐等不良反应。②老年人由于各种原因吸入 β_2 受体激动剂比较困难,故推荐使用定量压缩装置的气雾剂(如沙美特罗气雾剂),或准纳器定量装置的干粉吸入剂(如舒利迭)。

(4)白三烯调节剂:包括半胱氨酰白三烯受体拮抗剂和 5－脂氧化酶抑制剂。主要通过对气道平滑肌和其他细胞表面白三烯受体的拮抗,抑制肥大细胞和嗜酸粒细胞释放半胱氨酰白三烯,产生轻度支气管舒张和减轻变应原、运动和二氧化硫诱发的支气管痉挛等作用,并有一定程度的抗炎作用。本品可减轻哮喘症状、改善肺功能、减少哮喘恶化。除吸入激素外,是唯一可单独应用的长期控制药,可作为替代小剂量吸入糖皮质激素用于轻中度老年性哮喘治疗,并可减少吸入糖皮质激素剂量而不影响哮喘病情控制,起效快,疗效与剂量相关,依从性较好。

通常口服给药。白三烯受体拮抗剂扎鲁司特 20mg，每日 2 次；孟鲁司特 10mg，每日 1 次；异丁司特 10mg，每日 2 次。

(5)抗胆碱能药物：目前临床上应用较多的吸入抗胆碱能药物，如溴化异丙托品、溴化氧托品和溴化泰乌托品等，可阻断节后迷走神经传出支，通过降低迷走神经张力而舒张支气管。其舒张支气管作用比 β_2 受体激动剂弱，起效也较慢，但长期应用不易产生耐药，对老年人疗效不低于年轻人，是治疗有吸烟史的老年哮喘患者及老年性哮喘合并 COPD 者的首选药物之一。

本品有气雾剂和溶液两种剂型。直接吸入溴化异丙托品气雾剂的常用剂量为 20～40g，每日 3～4 次；通过雾化泵后吸入溴化异丙托品溶液雾的常用剂量为 50～125g，每日 3～4 次。新近上市的长效抗胆碱能药物溴化泰乌托品，对 M_1 和 M_3 受体有选择性抑制作用，仅需每日 1 次吸入给药。本品与 β_2 受体激动剂联合应用具有协同、互补作用。本品对患有青光眼或前列腺肥大的患者应慎用。

(6)茶碱类药物：有舒张支气管平滑肌及强心、利尿、扩张冠状动脉、兴奋呼吸中枢和呼吸肌等作用。不推荐已长期服用缓释型茶碱患者使用短效茶碱，除非患者血清茶碱浓度较低或可行血清茶碱浓度监测时。老年患者血药浓度 7～10mg/L 时，肺功能改善率较大，不良反应相对较小，如大于 20mg/L 则引起毒性反应。

口服常用茶碱缓释剂，如作用持续 12h 的多索茶碱，老年患者常用剂量 0.3～0.6g/d；静脉给药常用剂量 0.4～0.5mg/(kg·h)静脉维持。

老年性哮喘应用茶碱时应注意：

1)合并充血性心力衰竭、肝硬化、胆汁淤积者，茶碱清除率降低，用常规剂量后茶碱血药浓度偏高，易出现毒性反应，故应适当减量并注意监测血药浓度。

2)老年患者用茶碱时，中枢神经系统、心血管、消化道不良反应较强烈。可选用不良反应较小的喘定(二羟丙茶碱)。其心脏的不良反应仅为氨茶碱的 1/20～1/10，胃肠道不良反应也小得多。

3)老年人静脉用氨茶碱最好采用静脉滴注的方法，不推荐静脉注射给药。

4)应用大环内酯类、氟喹诺酮类、H_2 受体拮抗剂、β_2 受体拮抗药以及维拉帕米、硫氮酮、呋塞米、别嘌醇、流感疫苗、卡介苗及干扰素等药时，或原有肾功能不全者，其茶碱清除率减低更明显，剂量还需适当减少。

(7)其他治疗哮喘药物

1)抗组胺药物：常用于老年性哮喘，主要是第二代嗜睡作用较轻的抗超敏反应药物，如西替利嗪、氮䓬司汀、酮替芬和特非那定等。药物有抗组胺、抑制肥大细胞、嗜酸性粒细胞释放炎性介质和扩张支气管平滑肌的作用，尚有一定的镇静作用，对于无 CO_2 潴留的老年患者哮喘发作的平静有益。阿司咪唑和特非那丁可引起严重心血管不良反应，应谨慎使用。

2)其他口服抗超敏反应药物：如曲尼司特(tranilast)、瑞吡司特(repirinast)等，可用于轻至中度哮喘治疗。其主要不良反应是嗜睡。

(8)可能减少激素口服用量的药物：口服免疫调节剂(甲氨蝶呤、环孢素、金制剂等)、某些大环内酯类抗生素、静脉用免疫球蛋白等。其疗效尚待进一步研究。

(热依拉·牙合甫)

第五节　老年肺结核

肺结核(pulmonary tuberculosis)防治尽管在世界范围内取得一定的成效,但其仍然是引起人类疾病和非正常死亡的重要原因之一。根据 WHO 报道,全球范围内感染结核菌的峰值出现在 2004 年,随后以每年 1‰速度缓慢递减。但随着世界人口增长,结核病感染者的绝对数量还是山现逐年增长。WHO 报告还指出,在 2008 年全球将有 940 万结核病发病患者,由结核病引起死亡的患者可高达 180 万。

一、流行病学资料

肺结核是一种危害性较强的传染病。我国活动性肺结核患者 450 万,全国每年新发肺结核患者约 145 万,每年 13 万人死于结核病。我国患结核患者数在世界位居第二。我国政府经过巨大努力的防控,使肺结核发病率和死亡率有大幅度下降。而在下降趋势中,老年患者的构成比有上升。美国疾病控制中心年度报告显示,截至 2008 年,≥65 岁的结核病患者占结核病患者总数的 19%,每年新增病例 20%来自年龄>65 岁群体。我国第四次结核流行病学抽样调查显示,50 岁以上男性患病率较过去显著增加,70 岁以上达峰值,为 3167/10 万;45 岁以上女性患病率逐渐升高,75 岁以上达峰值,为 878/10 万。肺结核老年人患病比青年人高 70%。无论是活动性肺结核,还是涂阳肺结核患病率,都随年龄增长而升高,于 60～70 岁达高峰。

老年人肺结核患病增多原因:①有效的人为干预手段,如抗结核药物合理应用和卡介苗接种等,使儿童和青春期结核得到明显控制,老年肺结核的构成相对突出。②人口老龄化,即使患病率不变,老年肺结核绝对人数也相应增加。③老年保健相关措施未能跟上,使老年肺结核不能有效控制。④老年人某些易患因素,如免疫功能低下、慢性酒精中毒、营养不良、更年期全身生理改变、慢性基础疾病存在等。

二、发病机制

老年人肺结核主要是内源性,其初染多早在幼年或青少年时期,当时未曾明确发病,询问不出既往结核病史;或早年发病接受过抗结核药物治疗,但未能彻底治愈,病情迁延。进入老年期后,由于免疫功能下降,加之其他疾病影响,促使隐匿或陈旧病灶复燃,甚至病情迅速发展。老年人免疫功能下降,加上并发症多,外源性再感染机会也增大。家庭经济条件较差、诊疗不及时、医疗设施及防治管理不完善也是老年人肺结核疫情增高的重要因素。

三、临床表现

1.结核病分型　目前,我国将结核病分为五型:原发型肺结核、血行播散型肺结核、继发性肺结核病、结核性胸膜炎、其他肺外结核。

2.老年人肺结核临床特点

(1)男性多,男性为女性的 4～8 倍。不同报道的结果不一。

(2)老年人重症结核如血行播散型肺结核较年轻人多。

(3)老年人肺结核起病隐匿,缺乏典型午后潮热、夜间盗汗等症状,多表现咳嗽、咳痰,胸闷气短。心悸、乏力、厌食、消瘦、水肿者相对也较多。由于伴有慢性呼吸道疾病和其他并发症或夹杂病而易于漏诊、误诊。

(4)老年人肺结核肺病变广泛,合并空洞形成率高,下叶结核多见。

(5)老年人结核痰菌阳性率高。

(6)老年人肺结核复发率高。

(7)老年人肺结核治疗顺应性差,疗效相对较差。药物不良反应概率较青年患者高。

四、诊断及鉴别诊断

1. 症状和体征 老年人肺结核症状和体征无特异性,可能有低热、盗汗、消瘦、乏力等,但常不被重视。多以出现高热、胸腔积液、咯血等并发症或糖尿病、慢性心肺疾病、肿瘤等合并症就诊。老年人病史采集也有一定困难,大多需请家属帮助回忆以补充。

2. 辅助检查

(1)肺部影像学检查:老年人肺结核影像学表现多样,浸润影、结核球、空洞影、干酪性肺炎及纤维空洞、胸膜炎等形态均可见。部分患者长期病程可因纤维条索、纤维空洞导致"毁损肺"。影像检查与肺炎、肿瘤、支气管扩张等疾病鉴别。常规胸部 X 线片有一定局限性,推荐老年人行肺部 CT 检查以排除肿瘤和其他疾病。

(2)痰液细菌学检查(包括痰涂片和痰菌培养):是诊断传染性肺结核的主要依据尤其咳痰、咯血者需多次查痰。

(3)结核菌素试验(PPD 试验):一般阳性对老年人意义不大。结核菌素试验阴性不能排除肺结核,尤其血行播型肺结核。

(4)纤维支气管镜检查可观察气管大气管状况,对咯血又无禁忌证者可考虑施行。

3. 鉴别诊断

(1)老年人常伴有慢性支气管炎、肺气肿、肺心病、高血压、冠心病等心肺合并病;因易于合并细菌或真菌感染,使病情更加复杂化,应予鉴别。

(2)老年人多发糖尿病,易并发结核感染,应高度警惕。硅沉着病患者由于矽尘损害吞噬细胞功能,影响外周细胞干扰淋巴因子生成,造成免疫功能低下,也易发肺结核。

(3)特别需与肺部肿瘤鉴别。肺癌在老年人群多发,肺结核是肺癌的危险因素。老年肺结核患者,有长期吸烟、胸痛、血痰、血性胸腔积液、肺不张等,应高度警惕,及时行痰脱落细胞、胸腔积液细胞学及支气管镜检查。

五、治疗

1. 治疗原则 根据老年人特点,简化方案,减少老年人药物不良反应发生率。对于病灶范围较小、症状较轻、体质较弱、营养状态不佳、合并多种疾病者,尽量选择适合的安全有效药物,提高治疗的依从性、治疗率、治愈率和老年患者的生活质量。

2. 化疗原则 安全有效,根据老年患者的年龄,体质,心、肺、肝、肾功能等情况调整用药。遵循"早期、规律、全程、联合、适量"原则。

(1)根据患者既往用药史和药物敏感性试验结果,选用敏感药组成有效化疗方案。

(2)药物剂量应偏小,切忌偏大剂量用药。

(3)避免使用不良反应大而效果较差的药物,如对氨基水杨酸、氨基糖苷类药物等。耐受性较好的患者可常规应用第一线、第二线和第三线组合化疗方案。

(4)老年人肝、肾功能较差,可用利福喷汀代替利福平。

（5）对耐药者必要时可用具有抗结核菌作用的抗生素,如氧氟沙星或左氧氟沙星替代;对多年前曾接受过抗结核治疗的老年肺结核患者,复治仍可采用标准初治短程化疗方案。

（6）营养支持治疗,并酌情用免疫增强剂,如胸腺肽、卡提素、乌体林斯(灭活的草分枝杆菌)等,以改善细胞免疫功能,增强化疗效果。

（7）正规治疗,有并发症化疗同时兼治并发症,如合并肺部感染,首选第三代头孢类抗生素治疗。对抗结核药引致肝损害或患者原有肝功能不良时,应减量或同时护肝治疗。

（8）加强监督,落实治疗和及时发现药物不良反应。

六、预后

老年人肺结核病程较长,合并多种基础疾病,自身免疫状态不佳,又因药物不良反应大,使部分老年肺结核患者预后欠佳,甚至出现恶化死亡病例。

（热依拉·牙合甫）

第六节　老年间质性肺病

间质性肺病(interstitial lung diseas,ILD)发病原因复杂,诊治相对困难,常被误诊为肺炎、肺结核或支气管炎等。疾病进一步发展为肺纤维化、蜂窝肺等,可导致呼吸衰竭及死亡。老年人患病率及发病率增加。重视老年人间质性肺病,减少漏诊、误诊发生,对改善间质性肺病患者的生活质量有重要意义。

一、间质性肺病概述

间质性肺病是一组主要累及肺间质、肺泡和(或)细支气管的肺病弥漫性疾病。该疾病不仅累及肺间质,也累及肺泡上皮细胞、毛细血管内皮细胞和间胚叶细胞及其周围组织,实际上是以肺泡单位炎症和间质纤维化为基本病变的弥漫性肺实质疾病(diffuse parenchymal lung disease,DPLD)。

ILD/DPLD 不是一独立疾病,它包括 200 多个病种,共同特征为:①临床有渐进性劳力性气促和低氧血症。②呼吸病理生理学有限制性通气功能障碍,伴有弥散功能降低;肺功能进行性恶化,导致呼吸衰竭。③影像学表现双肺弥漫性病变。④多数类型病程长,最终发展为肺纤维化或蜂窝肺。⑤大部分疾病的病因至今仍不清楚。

（一）流行病学资料

发病率与患病率呈逐年增高趋势,男性多于女性。Coultas 报道,美国墨西哥州间质性肺病总患病率:男性 80.9/10 万、女性 67.2/10 万,年发病率为 31.5/10 万。其中特发性肺纤维化患病率为 20.2/10 万,年发病率为 10.7/10 万。美国明尼苏达州人群流行病学研究结果显示,特发性肺间质纤维化总患病率为 63/10 万,发病率为 17.4/10 万。

老年肺部顺应性、弥散功能、气流速度等一些肺功能参数发生退化,肺部感染机会增加等,导致老年人患病风险增加。临床以特发性肺间质纤维化和药物性间质性肺炎多发。流行病学数据表明,间质性肺病患病率随年龄增加而增加。有研究报道,特发性肺纤维化总患病率为(6~14.6)/10 万,近 2/3 患者年龄大于 60 岁。

（二）发病机制

导致肺纤维化机制迄今尚未完全阐明,但间质性肺病患者的末梢气道、肺小血管、肺泡或肺间质存在不同程度炎症反应,反复炎症损伤和炎症修复过程导致肺纤维化形成。实验证据表明,肺纤维化可源自氧化损伤启动的系列变化,但尚不清楚哪些是始动因素,哪些是继发的改变。

肺纤维化发病过程中炎症细胞、免疫细胞、肺泡上皮细胞和成纤维细胞及其分泌的细胞因子起非常重要的作用。中性粒细胞分泌胶原酶、氧自由基和弹性蛋白酶;活化巨噬细胞释放中性粒细胞趋化因子、肺泡巨噬细胞源性生长因子、IL-8 及 IL-1 等;活化的 T 淋巴细胞分泌巨噬细胞移动抑制因子、IL-2 及单核细胞趋化因子;肺泡上皮细胞发生损伤后可以分泌转化生长因子 β(TGF-β)、肿瘤坏死因子 α(TNF-α)以及 IL-8 等等。这些炎症介质或细胞因子均参与肺组织损伤与修复过程。有学者指出,Th1/Th2 细胞因子失衡是肺间质纤维化形成的重要机制,该细胞因子在炎症进展、组织重建和纤维化的各个阶段有不同的作用。

肺纤维化过程可按照损伤、炎症到纤维化序贯发生,也可通过成纤维细胞亚型变化造成微环境变化,导致细胞损伤和炎症反应。不管哪种途径,一旦启动损伤过程,损伤、炎症和纤维化常常并存,很难鉴别其诱发因素。

(三)分类

间质性肺病(ILD/DPLD)目前国际上分四类:

1.已知病因 DPLD　如药物诱发性(博来霉素、甲氨蝶呤、胺碘酮、氧中毒等)、结缔组织相关性(系统硬化症、类风湿关节炎、混合结缔组织病)、职业或环境有害物质诱发的(如矽、石棉、煤尘、铍、滑石粉等)。

2.特发性间质性肺炎(idiopathic interstitial pneumonia,IIP)　包括:特发性间质性肺纤维化(IPF)/寻常型间质性肺炎(UIP),非特异性间质性肺炎(NSIP),隐源性机化性肺炎(COP)/机化性肺炎(OP),急性间质性肺炎(AIP)/弥漫性肺泡损伤(DAD),呼吸性细支气管炎伴间质性肺病(RB-ILD)/呼吸性细支气管炎(RB),脱屑性间质性肺炎(DIP),淋巴细胞间质性肺炎(LIP)等七种临床病理类型。

3.肉芽肿性 DPLD　如结节病、外源过敏性肺泡炎等。

4.罕见的 DPLD　如肺泡蛋白沉着症、淋巴管平滑肌瘤病、朗格汉斯细胞肉芽肿病、肺泡微结石症、转移性钙化等。

(四)诊断

1.诊断要点

(1)诊断标准　对于免疫功能健全的患者,在无肿瘤、血液恶性疾病及病原微生物感染的情况下,具备以下四点基本条件:①活动时出现呼吸困难。②肺功能呈限制性通气功能障碍变化,肺容量减低、流速正常伴有弥散功能减低和肺泡动脉氧分压梯度异常增大伴静息或运动后 PaO_2 降低。③肺部影像学检查显示两肺弥漫性浸润阴影。④肺组织病理学表现为肺泡炎和间质纤维化,伴或不伴血管炎或肉芽肿。

(2)病因或特异性致病因素的诊断应在以上四点基本条件的基础上进行。

2.临床评估

(1)包括病史、全身系统检查、胸部影像学检查、实验室检查、肺功能检查、支气管肺泡灌洗检查以及肺活检等。

(2)评估要点

1)宿主免疫状态、免疫缺陷性机会病原微生物感染及其并发症的评估。

2)疾病起病方式、临床表现、伴随症状、诊治经过及流行病学病史(包括患者年龄、性别、吸烟史及家族史)等。

3)基础疾病、既往病史与既往药物应用史的评估。

4)职业/环境暴露史:职业性粉尘接触史可在10~20年后出现间质性肺炎症状。

5)单个或多器官、系统病变评估:器官受累情况(如淋巴结、肌肉、皮肤和肾等)。

3.诊断流程 见图3-2。

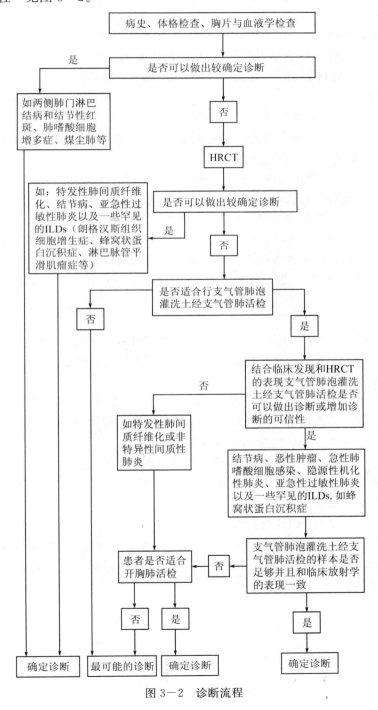

图3-2 诊断流程

二、特发性肺纤维化

特发性肺纤维化(idiopathic pulmonary fibrosis,IPF)是原因不明、以弥漫性肺泡炎和肺泡结构紊乱,最终导致肺间质纤维化为特征的一组特定疾病。主要发生在老年人群中,病变局限于肺部,组织病理学和(或)影像学表现符合寻常型间质性肺炎(UIP)改变,目前认为与慢性炎症过程有关。

(一)流行病学资料

本病多散发。国外流行病学资料估计,IPF 每年发病率男性约为 10.7/10 万,女性约为 7.4/10 万,占间质性肺病的 65%。目前其发生机制仍不清楚,其 5 年生存率低于 50%。

(二)临床特点

1.发病年龄多在 50 岁以上,男性多于女性。

2.起病较隐袭,主要表现为劳力性呼吸困难、干咳。老年患者发病比老年前期者更加隐匿,常误诊为慢性支气管炎及心功能不全。

3.无肺外器官受累,但可出现全身非特异症状,如疲倦、关节痛及体重下降等。晚期出现发绀,偶可发生肺动脉高压、肺心病和右心功能不全等。

4.体征 双侧肺下部可闻及吸气相 Velcro 啰音(吸气性爆裂音),杵状指(趾)。

5.辅助检查 常缺乏特异性。但有低氧血症、肺通气功能障碍、胸部影像间质性肺疾病改变等。重要的确诊方法是经各种途径的肺组织活检病理检查。

6.病程进行性加重,预后差。诊断后平均生存期 2~6 年。死亡原因是呼吸衰竭及并发症。

(三)致病因素

1.吸烟 多项研究指出,吸烟与 IPF 有较强的相关性,特别吸烟史超过 20 年的人群。

2.环境因素暴露 接触金属粉尘和木屑、耕作、饲养鸟类、切割抛光石头、接触家畜等,并随暴露时间增长危险加大。

3.微生物因素 病毒与肺纤维化有一定联系,是否导致 IPF 仍不清楚。

4.胃食管反流 反流物质可能导致慢性误吸而与 IPF 相关,但仍需进一步研究。

5.长期用药 某些药物如抗抑郁剂可能与 IPF 有关。

6.基因因素 如家族性 IPF,与常染色体显性遗传有关。

7.年龄 随年龄增加,发病率增高。

(四)诊断及鉴别诊断

1.诊断标准 2011 年 ATS 指南诊断 IPF 标准如下。

(1)除外已知原因,如家庭或职业环境接触史、结缔组织疾病和药物毒性作用。

(2)没有活检资料的患者,其高分辨率 CT(HRCT)显示肺部征象出现 UIP 型。UIP 的 HRCT 诊断标准如表 3—9。

表 3—9　UIP 的 HRCT 诊断标准

诊断标准	HRCT 征象
UIP 型	・病变在胸膜下和基底部
（存在右列四条）	・网状影异常 ・蜂窝样伴或不伴行牵拉性支气管扩张 ・没有与 UIP 型不符的任一条目
可能为 UIP 型	・病变主要在胸膜下和基底阶段
（存在右列三条）	・网状影异常 ・没有与 UIP 型不符的任一条目
与 UIP 型不符	・病变主要在中上肺
（存在右列七条中任一条）	・病变主要围绕支气管血管
	・弥漫性磨玻璃样异常（超过网状影异常） ・广泛小结节影（双肺，上肺为主） ・不连续的囊肿（远离蜂窝肺组织，并且两侧均有，多发） ・弥漫的斑片状稀薄影/空气滞留影（两侧，累及三个或三个以上肺叶） ・支气管肺段/肺叶的实变

注：UIP，寻常型间质性肺炎；HRCT，高分辨率 CT

（3）有肺活检资料患者，其 HRCT 的表现和特定联合外科肺活检的病理都有可诊断、可能诊断、不符诊断的几种情况，需要多学科共同讨论。UIP 型的组织病理学诊断标准如表 3—10。

表 3—10　UIP 型的组织病理学诊断标准

诊断标准	HRCT 征象
UIP 型	・存在明显的纤维化/结构畸形的证据±主要在胸膜下/小叶间隔分布的蜂窝样变
（满足右列四条）	・肺实质出现不连续的纤维条索浸润 ・肺实质出现成纤维细胞聚集灶 ・不存在与 UIP 诊断相反的诊断（提示其他可能的诊断，见第四个条目）
很可能为 UIP 型	・存在明显的纤维化/结构畸形的证据±主要在胸膜下/小叶间隔分布的蜂窝样变或仅有蜂窝样改变 ＃ ・缺少不连续的浸润或成纤维细胞聚集灶之一 ・不存在与 UIP 诊断相反的诊断（提示其他可能的诊断，见第四个条目）
可能为 UIP 型 （满足右列三条）	・不连续肺实质纤维条索浸润或弥漫性浸润，伴或不伴有间质性炎症反应 ・缺少诊断 UIP 型的其他标准（见第一个条目） ・不存在与 UIP 诊断相反的诊断（提示其他可能的诊断，见第四个条目）
与 UIP 型不符	・透明膜*
（存在右列任一条）	・机化性肺炎*& ・肉芽肿& ・远离蜂窝样变的区域有明显的间质性炎细胞浸润 ・中央主要气道改变 ・有提示其他诊断的特征

注：* 可与 IPF 的急性加重有关

　& 除 UIP 型，一个孤立的或偶然出现的肉芽肿和（或）轻度的机化性肺炎可能很少出现在其他肺活检中

　＃ 这种情况通常代表肺纤维化终末阶段，当蜂窝样变肺段被取到时，其他区域可能有 UIP 型的病理变化。在 HRCT 中这些区域通常明显表现出蜂窝样变，并可以在取活检前使用 HRCT 定位以免取到这些部位

2.鉴别诊断 特发性肺纤维化需除外已知原因的DILD,但临床鉴别很困难,除需参考病史、病程进展、激素治疗疗效外,还要结合肺组织病理诊断。临床更需重视与以下常见肺疾病鉴别。

(1)慢性吸入性肺炎:病史多有误吸危险因素,如脑血管病变、胃食管反流性疾病或长期用油性滴鼻药者;病变位置多在下肺,影像学检查表现为支气管肺炎或支气管周围炎。肺功能少有弥散功能障碍。

(2)结缔组织病:老年人群发病率增加。如类风湿关节炎、干燥综合征、进行性系统性硬化症、多发性肌炎/皮肌炎等。患者多有相应全身症状如眼干、口干、发热、关节肿胀疼痛、雷诺现象等。相应血清相关抗体检测、皮肤或肌肉组织活检等也有助于结缔组织病诊断。对结缔组织病患者要注意询问用药史、排除药物性肺间质病变。

(3)慢性过敏性肺炎:是免疫介导性肺病,反复急性发作或持续暴露于抗原中可形成慢性过敏性肺炎,较难与IPF相鉴别。有机粉尘接触史、急性发作时症状和体征(如发热、寒战、干咳、呼吸困难、皮疹等)、血清特异性抗体的检测、HRCT以及肺功能检查有助于鉴别。肺功能可表现混合性通气功能障碍;影像很少出现肺气肿和蜂窝样改变;支气管肺泡灌洗液中淋巴细胞增多为主,多数$CD4^+/CD8^+<1$,对鉴别诊断非常有帮助。对于不典型慢性过敏性肺泡炎仍需行外科肺活检鉴别。

(4)癌性淋巴管炎:较常见于肺癌、乳腺、胰腺、前列腺肿瘤、淋巴瘤、白血病等的肺内转移。临床表现可有呼吸困难;影像学检查呈条索状密度增高影,局部肺野内有异常增多网状,不出现蜂窝样改变,50%的患者合并胸腔积液。

(五)治疗

1.治疗 本病目前尚无确实、有效的治疗方法。2011年ATS特发性肺间质纤维化指南,报道了诸如吡非尼酮、干扰素等治疗方法的临床效果,推荐大部分IPF合并无症状胃食管反流患者应该进行治疗。也有学者认为,现有治疗措施对IPF患者肺功能及生存期的改善作用有限或无作用,且大多存在严重不良反应。

(1)药物治疗:迄今无满意的治疗药物。临床常用抗炎药物、抗氧化剂、抗纤维化制剂、抗蛋白酶抗凝剂、细胞因子拮抗剂等,包括糖皮质激素、硫唑嘌呤、环磷酰胺、环孢素A、阿奇霉素、秋水仙碱、干扰素以及蛋白酶抗体3、乙酰半胱氨酸等。药物单独或联合应用,使用剂量和疗程应视患者具体情况制定。

1)糖皮质激素:是治疗IPF的传统药物,应用较多的是泼尼松。2011年ATS指南强烈反对糖皮质激素单独使用,但在急性加重期时,大多数患者可使用糖皮质激素治疗。

如确实需要单独使用糖皮质激素治疗,建议用法:泼尼松或其他等效剂量糖皮质激素,每日0.5mg/kg(理想体重)口服4周,然后每日0.25mg/kg,口服8周;继之减量至0.125mg/kg每日1次,或0.25mg/kg隔日1次口服。

2)激素联合免疫抑制剂或者单独使用免疫抑制剂:临床试验表明,治疗患者与未经治疗患者相比,生活质量和生存期限无明显差异。2011年ATS指南强烈反对使用环孢素或干扰素γ-1b,或糖皮质激素联合免疫抑制剂或单独使用免疫抑制剂治疗IPF,认为少数患者可能部分获益,而大多数患者不能获益。

常用免疫抑制剂:①环磷酰胺:每日2mg/kg,开始剂量可为每日25～50mg口服,每7～14d增加25mg,直至最大量每日150mg。②硫唑嘌呤:每日2～3mg/kg,开始剂量为每日25

～50mg,口服,每7～14d增加25mg,直至最大量每日150mg。

3)免疫调节剂:干扰素γ-1b 200mg,每周3次,治疗12个月,对轻、中度肺功能损害者疗效较重度肺功能损害者为佳。目前尚无IFN-β用于IPF患者的临床研究。

4)细胞因子拮抗剂:TNF-α、TNF-β、ICAM-1、血小板源生长因子、胰岛素样生长因子、IL-1和IL-8等多种细胞因子,参与和促使肺纤维化形成。这类研究仅处于实验研究阶段。

5)抗纤维化药物:

秋水仙碱:2011年ATS指南强烈反对使用秋水仙碱治疗IPF。虽然长期应用秋水仙碱,口服,每日0.6mg,表现出良好耐受性,除轻度腹泻外,几乎没有其他不良反应。但是秋水仙碱对IPF疗效仍不确切。

吡非尼酮(pirfenidone):研究显示,可以延缓肺纤维化进程,稳定病情,提高患者的生存率。2011年ATS指南不建议大部分患者使用吡非尼酮,但对少部分患者可能有效。

红霉素:研究认为,红霉素有抗炎和免疫调节功能,主张小剂量(每日0.25g)长期口服,但目前尚无高质量证据证明其有效。

6)抗氧化剂:包括N-乙酰半胱氨酸、锌、维生素、超氧化物歧化酶等。研究较多的N-乙酰半胱氨酸可作为IPF辅助治疗手段,减慢肺功能恶化进程,2008年BTS指南在证据强度较弱情况下推荐使用N-乙酰半胱氨酸+硫唑嘌呤+泼尼松治疗。N-乙酰半胱氨酸用法:大剂量(每日1.8g)口服。ATS指南不推荐大多数患者单独使用N-乙酰半胱氨酸治疗,少数患者单独使用可能有所获益。

7)抗凝药物:一项非双盲实验结果显示泼尼松+抗凝剂组比单一使用泼尼松组患者生存期提高3年,但药物存在不良反应,使用期间应定期评价疗效及不良反应。ATS指南不推荐大多数人单独使用抗凝剂治疗IPF。

8)其他药物:ATS指南强烈反对使用内皮素受体拮抗药波生坦及TNF-α拮抗剂依那西普用来治疗IPF。

(2)非药物治疗

1)长期家庭氧疗:对IPF治疗效果甚微,但可显著缓解呼吸困难症状和提高低氧血症患者生活质量,可能延长患者的生存期。2011年ATS指南强烈推荐IPF患者进行长期的家庭氧疗。

2)肺移植:是部分患者的选择。一般行单侧肺移植术。肺移植适用于年轻、合并疾病较少、预期寿命长、病变进展迅速、纤维化严重、对药物反应不佳、氧饱和度下降、静息低氧血症或肺活量持续下降的患者。一般情况下,患者在找到合适供体前已死亡。

3)其他非药物治疗:2011年ATS指南推荐大部分IPF患者应进行合适肺康复治疗。少数出现呼吸衰竭的IPF患者选择机械通气治疗可能合理,但大部分IPF患者不能从中获益;对大部分出现肺动脉高压IPF患者针对肺动脉高压治疗无益。

2.对IPF患者的建议

(1)患者戒烟非常重要。

(2)坚持平时运动量可以维持体力和肺功能。选择适合自己的运动方式,强度不宜太剧烈,以中等强度运动为佳。

(3)参加肺康复和呼吸训练。

(4)呼吸困难严重时可以少吃多餐,减轻胃对肺部的挤压。

(5)严格遵医嘱,如果治疗过程中出现异常情况立即与医师联系,以防止病情恶化。

三、药物性肺间质纤维化

药物性肺间质纤维化是一种药源性疾病。目前统计表明,能引起肺间质纤维化的药物已达近百种,主要有抗肿瘤药物、免疫抑制剂、降压药物、抗心律失常药物等。药物性肺间质纤维化的发病机制非常复杂,目前尚不完全清楚,可能与药物细胞毒作用和机体对药物超敏反应有关。

老年人多种慢性疾病常需多种药物联合进行治疗。有统计,老年人平均使用2~6种处方药物,且用药疗程长,可达5~10年。长期使用多种药物导致药物不良反应增加,老年人药物性肺间质纤维化并不少见,须引起重视和警惕。

(一)临床表现

1. 发病时间　差异很大,与药物种类剂量以及个体差异有关。分为急性型和慢性型。

一般抗生素类药物或噻嗪类利尿剂导致药物性肺间质纤维化发病较快,常在数日或数周内发病;博来霉素多在用药后4~12周发病;甲氨蝶呤多在用药19d后发病;白消安约1年后发病。

2. 急性型　临床表现发热、咳嗽、呼吸困难,可伴有皮疹和乏力。

3. 慢性型　起病隐匿,表现为进行性呼吸困难,干咳、病情进展缓慢。体格检查有发绀,双肺可闻及 Velcro 啰音。目前尚无杵状指(趾)报道。

(二)辅助检查

同特发性肺纤维化的辅助检查。

(三)诊断

诊断较困难。主要依靠详细询问患者用药史,结合临床表现与辅助检查,排除引起肺间质纤维化的其他疾病。早期病例停用可疑药物后,病变好转甚至消失有助于本病的诊断。

(四)治疗及预后

1. 治疗

(1)早期发现可疑药物是关键,立即停药。早期部分病例停药可能自愈。晚期病例肺间质纤维化时,停药亦不能逆转。

(2)急性型或确定有过敏者,应首选糖皮质激素治疗,持续1~3个月;对于临床症状较重的慢性型,特别是细胞毒性反应引起或肺内纤维化病变明显时,激素治疗可以稍长。

(3)重度症状患者用甲泼尼龙每日100mg或氢化可的松每日500mg,连用数日冲击治疗后,减量改为口服泼尼松龙维持治疗。还应正确给氧,对症处理;中度症状患者用泼尼松龙每日40~60mg;轻症者用泼尼松龙每日30mg。症状缓解后逐渐减量,总疗程一般不少于1年。临床老年人应用激素应谨慎。

2. 预后　与炎症反应类型有关,慢性型预后较差。早发现、早诊断、早停药并治疗是决定预后的重要因素。

(倪小青)

第七节　老年肺栓塞

肺栓塞(pulmonary embolism,PE)指进入体静脉循环的各种物质如空气、脂肪、羊水、细菌栓子、肿瘤栓子以及深静脉血栓形成(dedp venous thrombosis,DVT)等嵌塞肺血管系统所产生的一系列临床综合征。临床上最常见和最重要的是 DVT 形成引起的肺血栓栓塞症(pulmonary thromboembolism,PTE),在肺栓塞中占绝大部分,通常所称的肺栓塞即指 PTE。由于其病因的复杂性、临床表现及常规检查的非特异性,临床误诊、漏诊及病死率较高。老年人由于合并较多的肺栓塞易患因素,如肥胖、糖尿病、肿瘤及心肺疾病等,因此,老年肺栓塞的临床表现更为复杂而不易识别。

一、流行病学资料

随年龄增加,肺栓塞发病率和死亡率均上升。美国年龄 65～69 岁组年发病率 120/10万,85 岁及以上组年发病率 700/10 万,故肺栓塞又为"老年人的沉默杀手"。美国每年约 70万人患有肺栓塞症状,每年死于肺栓塞患者占死亡人数的 10%～15%,成为临床死亡原因的第三位,仅次于肿瘤和心肌梗死。

我国目前尚无确切流行病学资料,但阜外医院报告 900 余例心肺血管疾病尸检报告中,肺段以上大血栓栓塞者达 100 例(11%),其中 29%风湿性心脏病,26%心肌病,19%肺心病病例检出肺栓塞,而生前得到正确诊断仅 13%。这说明心肺血管疾病也常并发肺栓塞,也说明该病误诊率、漏诊率、病死率较高。近十年来由于认识、诊断水平的提高,预防、治疗手段进步,其防治工作取得很大进展。

二、致病因素

老年人发生肺栓塞易患因素有以下几个方面。

1.深静脉血栓形成(DVT)　是发生肺栓塞的主要原因,DVT 与肺栓塞被认为是同一病理过程的两个不同阶段。美国每年约 250 万人诊断为 DVT,其中 1/4 发生肺栓塞。研究表明,50%～70%DVT 患者有无症状肺栓塞的证据。

2.心脏病　常见于心房颤动合并心力衰竭者;风湿性心脏病、动脉硬化性心脏病、肺心病也易合并肺栓塞;右心房(室)附壁血栓脱落可致肺栓塞;感染性心内膜炎也可有赘生物脱落成为炎性栓子。

3.卧床　卧床 2～3 周以上和长期卧床者。

4.肥胖　体重指数(BMI)>27kg/m²。

5.手术　骨折、外科手术尤其是腹部手术后。

6.肿瘤　肺、胰腺、消化道和生殖系统肿瘤,易合并瘤性栓子而导致肺栓塞,其中肺癌最常见。

三、临床表现

1.症状　缺乏特异性。常见有:活动后呼吸困难;胸痛,多数为胸膜性疼痛(少数为心绞痛发作);咯血;咳嗽、咳痰;晕厥。

(1)急性肺心病:突发呼吸困难、发绀、濒死感、低血压、休克、心力衰竭等,见于栓塞两个肺叶以上的患者。

(2)肺梗死:突然气短、胸痛、咯血及胸膜摩擦音或胸腔积液。

(3)"不能解释"的呼吸困难:梗死面积相对较小。

(4)慢性反复性肺血栓栓塞:发病隐匿、缓慢,发现较晚,主要表现为重症肺动脉高压和右心功能不全。

老年肺栓塞症状更不典型,易误诊和延误治疗。老年肺栓塞患者"肺梗死三联征"不典型,多数仅表现呼吸困难、胸痛,而咯血少见。值得注意是,晕厥在老年肺栓塞较常见,占老年肺栓塞的 19.0%～27.6%,非老年组仅占 6.0%～9.9%。

2.体征　常见发热、呼吸频数、心率增快(>90 次/min)、肺部可闻及哮鸣音和湿性啰音、胸膜摩擦音。P_2 亢进,胸骨左缘第 2 肋间可闻及收缩期杂音等。颈静脉充盈和搏动、下肢 DVT 所致的肿胀、压痛、僵硬、色素沉着和浅静脉曲张等。

3.DVT 症状与体征　考虑肺栓塞诊断时,必须注意是否存在 DVT,特别是下肢 DVT。其主要表现为患肢肿胀、周径增粗、疼痛或压痛、皮肤色素沉着,行走后患肢易疲劳或肿胀加重。但需注意,下肢 DVT 患者约 50% 无自觉症状和明显体征。

四、辅助检查

以前把肺血管造影作为诊断的金标准。最近多排螺旋 CT 的应用取代了肺血管造影,特别对老年肺栓塞的诊断起了非常重要的作用。

1.血浆 D－二聚体检测　D－二聚体为纤维蛋白多聚体在纤溶系统作用下产生可溶性降解产物,是特异性纤溶过程的标志物。老年急性肺栓塞血浆 D－二聚体测定值>500μg/L 为阳性结果,敏感度为 92%～100%,可有效筛除低临床概率肺栓塞。测定值<500μg/L 时,基本排除肺栓塞。应注意 D－二聚体增高缺乏特异性,受恶性肿瘤、创伤、感染、心脑血管疾病等因素影响。动态观察 D－二聚体含量变化有助于病情判断。

2.动脉血气分析　老年肺栓塞常有与其他心肺疾病相同的低氧血症、低碳酸血症、肺泡－动脉血氧分压差增大等。血气分析正常,不能排除 PTE 诊断。

3.心电图检查　主要用于排除其他疾病如心肌梗死、心包炎和主动脉夹层等。心电图改变多是一过性动态变化,非特异性,节律异常(窦性心动过速、室性期前收缩、心房颤动或房扑);肺性 P 波;QRS 波改变(电轴左偏、电轴右偏、右束支阻滞图形,Ⅲ、aVF 导联出现 Q 波,Ⅰ、aVL 导联出现 S 波,心脏顺时针转位);ST－T 改变(V_1、aVR 和Ⅲ导联 ST 段抬高,胸前导联 V_1～V_5 T 波倒置)。

4.下肢血管超声检查　50%～80%的肺栓塞患者有 DVT 存在;有 DVT 而无呼吸系统症状者中约 50%伴有肺栓塞。老年人 DVT 患病率明显高于非老年组,并且与肺栓塞关系更为密切。联合螺旋 CT 可提高诊断肺栓塞的敏感度。根据 DVT 发生位置可预测肺栓塞患者的生存率。对怀疑肺栓塞的老年患者,优先进行下肢超声检查很有意义。

5.胸部 X 线检查　可见区域性肺血管纹理稀疏、纤细,肺透亮度增加,未受累部分呈现纹理相应增多;肺梗死时可发现肺周围浸润性阴影,形状不一,常累及肋膈角,膈肌抬高及胸腔积液(少至中量);右肺下动脉横增宽(>15mm)或伴截断征;最典型的征象为横膈上方外周楔形致密影,但是较少见。胸部 X 线片诊断肺栓塞的敏感度、特异度均较低,但是对于评价心肺情况及鉴别肺部疾病(如肺炎、气胸、肺水肿、肋骨骨折和胸腔积液等)有重要的价值。

6.核素肺通气/灌注扫描(ECT)　肺栓塞的肺灌注显像表现为肺叶、肺段和(或)多发亚肺段放射性分布稀疏或缺损,而通气显像正常或接近正常,若通气和灌注均正常可排除肺栓塞。任何引起肺通气和血流受损的因素如肺部炎症、肺部肿瘤、慢性阻塞性肺气肿、肺源性疾病、充血性心力衰竭等均可影响扫描的结果,致使肺通气和灌注结果在判断上较为复杂,需密切结合临床进行判断。最近一项回顾性分析研究中发现,年龄≤40岁的患者的肺通气灌注扫描的确诊率为76%,而年龄≥80岁的患者仅为33%。即在老年患者中约2/3肺通气/灌注扫描结果没有确诊价值。因此,肺通气/灌注扫描对老年肺栓塞的诊断有一定的局限性。仅在对碘过敏或肾功能受损的情况下可考虑应用肺通气/灌注扫描。

7. 螺旋CT　螺旋CT肺动脉造影是近年发展的影像学技术,可清楚地显示血栓部位、形态,与血管的关系及内腔受损情况,可以鉴别胸肺病变及评价溶栓和手术效果。对主肺动脉、肺叶动脉、肺段动脉栓塞的敏感度>80%,特异度>90%,但对诊断亚段肺栓塞的准确度较差。肺栓塞的主要CT表现有:肺动脉内部分充盈缺损,附壁血栓、轨道征和肺动脉完全闭塞。其中,轨道征是急性肺栓塞的可靠诊断依据。肺栓塞的间接征象有局部肺纹理稀疏纤细、右心室扩大、肺动脉扩张、肺内出现马赛克征、胸腔积液、心包积液和肺梗死等,有助于确诊肺栓塞。年龄对螺旋CT的诊断价值没有明显的影响,所以螺旋CT在老年肺栓塞诊断中非常重要。

8. 磁共振成像(MRI)　对段以上肺动脉内血栓诊断的敏感度和特异度较高,有快捷、无须注射造影剂的优点。主要表现:肺动脉大分支腔内充盈缺损,肺动脉管壁完全闭塞,肺段和部分亚肺段缺支、少支。

9. 肺动脉造影　肺动脉造影是目前临床诊断肺栓塞的金标准。但是由于其有创性(并发症发生率约4%,病死率约为0.5%),不宜作为首选检查,仅在临床高度怀疑肺栓塞而静脉超声和螺旋CT检查阴性时可考虑。PTE直接征象有肺血管内造影剂充盈缺损,伴或不伴轨道征的血流阻断;间接征象有肺动脉造影剂流动缓慢,局部低灌注,静脉回流延迟等。如缺乏PET的直接征象,不能诊断PTE。

五、诊断及鉴别诊断

1. 提高肺栓塞的诊断意识　中华医学会呼吸病学分会制定的《肺血栓栓塞症的诊断及治疗指南(草案)》中提出,将PET诊断分为疑似诊断、确诊诊断和危险因素诊断三个步骤。首先强调临床评分的重要性,要在影像学检查之前进行,根据国际上最常用Well评分进行基本评价(表3-11),决定下一步诊疗措施。如临床判断肺栓塞可能性低或中度,先做D-二聚体检查,如结果为阴性,则无须进一步检查;如结果为阳性,则根据需要选择进一步检查。

表3-11　肺栓塞风险评分-Well评分标准

病史、症状、体征、检查	评分
原有肺栓塞或深静脉血栓形成	+1.5
心率>100次/min	+1.5
近期手术或制动	+1.5
深静脉血栓形成的临床征象	+3
其他诊断可能性比肺栓塞小	+3
咯血	+1
癌症	+1

*肺栓塞临床可能性:低0~1;中2~6;高≥7

2.合理选择辅助检查

(1)下肢静脉超声检查:随年龄增加,DVT 的患病率与肺栓塞并存率增加,因此,对老年肺栓塞应及早行下肢静脉超声检查。

(2)螺旋 CT 检查:因为不受年龄的影响,无创、准确和简便,可优先选择螺旋 CT(尤其多层螺旋 CT)检查。静脉超声与螺旋 CT 联合应用,可以提高诊断肺栓塞的敏感度。碘过敏或肾功能受损时可考虑应用肺通气灌注扫描。

(3)肺动脉造影检查:临床高度怀疑肺栓塞而静脉超声和螺旋 CT 检查阴性时可考虑肺动脉造影。

3.鉴别诊断

(1)呼吸困难、咳嗽、咯血、呼吸频率增快等呼吸系统表现为主的患者,多被诊断为其他胸肺部疾病如肺炎、胸膜炎、哮喘、支气管扩张、肺不张、肺间质病等。

(2)以胸痛、心悸、心脏杂音、肺动脉高压等循环系统表现为主的患者,易被诊断为其他心脏疾病如冠心病(心肌缺血、心肌梗死)、肺心病、心肌炎、主动脉夹层等和内分泌疾病如甲状腺功能亢进。

(3)以晕厥、惊恐表现为主的患者,有时被诊断为其他心脏或神经精神系统疾病,如心律失常、脑血管病、癫痫等。

六、治疗

治疗目的:①控制栓塞引起的心肺功能紊乱,渡过急性期。②缩小或消除血栓。③防止新的栓塞再发。对于急性肺栓塞患者,除一般对症支持治疗外,首要治疗目的在于通过清除和溶解肺血管床内的血栓栓子,减轻血流动力学状态改变所导致的病理变化,重要措施有:抗凝治疗、溶栓治疗、介入治疗和外科手术治疗。

1.一般处理 高度疑诊或确诊患者需绝对卧床,保持大便通畅,避免用力以防止栓子再次脱落;对焦虑和惊恐的患者予以安慰和适当镇静;胸痛者对症止痛;发热、咳嗽等症状予以相应的对症治疗。监测中心静脉压,对于低血压者予以补充胶体溶液,使右房压维持在 15～20mmHg,以保证最大的右心充盈。避免使用利尿剂和血管扩张剂。对有低氧血症者,采用经鼻导管或面罩吸氧。当合并严重呼吸衰竭时,可使用经鼻/面罩无创性机械通气或气管插管机械通气。

2.抗凝治疗 抗凝治疗虽然不能直接促进血栓溶解和减少 DVT,但可阻止血栓的进一步发生和发展。急性血栓栓塞后数分钟内血栓栓子将会显著增殖,因此,一旦临床高度怀疑肺栓塞,应立即对患者给予抗凝治疗,而不应一味等待更明确的诊断。在 48h 内给予抗凝治疗,可显著降低急性肺栓塞复发的危险性。常用的抗凝药物有普通肝素、低分子肝素和华法林。在体内,肝素和抗凝血酶Ⅲ(ATⅢ)结合后发挥抗凝作用。

尽管肝素本身不能溶解已经形成的血栓,但它能促进内源性纤溶机制来溶解已形成的血凝块,从而发挥其抗凝作用。近年来,低分子量肝素在肺栓塞的治疗方面开辟了一个新的领域。低分子量肝素生物利用度高,半衰期长,皮下给药吸收完全。大量研究表明,与普通肝素相比,低分子量肝素对血小板的作用要轻微得多,具有更好的生物活性以及较长的半衰期,抗凝作用同样有效且不用监测凝血时间。用法:每次 5000U/12h,皮下注射,疗程 10～14d。之后口服华法林 3～6 个月。

华法林是维生素 K 拮抗剂,干扰肝脏合成维生素 K 依赖的凝血因子 Ⅱ、Ⅶ、Ⅸ、Ⅹ,能防止这些因子的羟化激活,从而发挥抗凝作用。由于因子的半衰期约为 5d,因此口服华法林的完全抗凝作用一般在 5d 之后。此外,华法林治疗初期由于降低蛋白 C 和蛋白 S 酸化使其水平下降,具有促血栓形成作用。因此,长期抗凝的患者在治疗初期流由肝素或低分子肝素过渡到华法林,以抵消华法林的促凝血作用。成人首次剂量 3～5mg,75 岁以上老年人应从 2mg 开始,以后调节剂量,使凝血酶原时间延长到正常 1.5～2.5 倍(16～20s),凝血酶原活动度降到 30%～40%,国际正常化比率至 2.0～3.0。

3.溶栓治疗　溶栓药物可直接或间接使血浆纤溶酶原转变成纤溶酶,快速降解纤维蛋白,使血凝块溶解。肝素对于已形成的血凝块没有作用,而溶栓药物则可以在血凝块完全成熟之前将其溶解。但溶栓药物不能防止新的血栓形成,因此,在进行溶栓治疗的同时应给予抗凝治疗。一些大规模的前瞻性研究结果表明,与单纯应用肝素治疗相比,溶栓药物可以改善肺血流动力学状态,降低右侧心力衰竭的危险。

溶栓药物有链激酶、尿激酶和重组型组织纤溶酶原激活剂(rt－PA)。因链激酶疗效较差且出血并发症多故应用较少,尿激酶与 rt－PA 是目前临床上应用最多的溶栓药物。中华医学会呼吸病学分会《肺血栓栓塞症诊断及治疗指南(草案)》中推荐溶栓治疗方案如下:①尿激酶 4400U/kg,10min 内静脉滴注,随后以 2200U/(kg·h)持续静脉滴注 12h;也可考虑 2h 溶栓方案,20000U/kg 持续静脉滴注 2h。②rt－PA:50～100mg 在 2h 内静脉滴注。

溶栓治疗适用证:①肺栓塞诊断明确。②处于急性期。③大面积肺栓塞伴有血流动力学改变。④除外出血素质。⑤无溶栓禁忌证(包括近期手术、创伤、未控制的高血压、颅脑肿瘤、脑出血等)。

溶栓治疗结束后,应每 2～4h 测定一次凝血酶原时间(PT)和部分活化凝血酶原时间(APPT),当其水平降至正常值的 2 倍时,即应开始规范的肝素治疗。

4.介入治疗

(1)经导管植入下腔静脉滤器:若老年肺栓塞或 DVT 栓塞患者因存在禁忌证而不能接受抗凝治疗,可以通过导管植入下腔静脉滤器,以期在大的血栓栓子进入肺循环前将其捕获,从而防止复发。

(2)经导管机械溶栓:采用经皮腔内成形球囊导管机械溶栓,可使肺动脉近端大血栓被溶解而消散从而提高肺血流灌注量。在此过程中,虽然小的血栓碎块有可能引起远端微小肺动脉栓塞。但周围肺血管的体积远较血栓的体积为大,这种微小栓塞并不引起严重后果,患者从中得到的益处远大于微小栓塞可能带来的损害。

5.外科手术治疗　鉴于内科治疗进展及外科手术治疗病死率高、老年患者不易耐受,目前老年肺栓塞患者手术治疗适应证已大为缩小。仅在下列情况考虑行肺动脉血栓摘除术:①肺动脉主干或左右肺动脉骑跨栓塞、短期内危及生命者。②溶栓治疗失败。③溶栓治疗有禁忌证。

(倪小青)

第八节　老年胸腔积液

胸膜疾病是以胸膜与胸膜腔解剖结构和生理功能异常为特征的一大系列疾病。发生于胸膜或胸膜腔的疾病种类繁多,可以归纳为胸腔积液、气胸、胸膜增厚及胸膜肿瘤。

胸腔积液是胸膜疾病最常见的表现,本节重点介绍老年人胸腔积液。

一、老年胸腔积液概述

(一)流行病学资料

结核性胸腔积液是我国最常见的胸腔积液。对 40 岁以上患者胸腔积液病因分析显示,40~59 岁组结核性胸腔积液占 61%,而 60 岁以上占 18%。

恶性胸腔积液在美国和我国居渗出性胸腔积液第 2 位。肺癌、乳腺癌和淋巴瘤是恶性胸腔积液最常见的三大病因,肺癌约占 48.6%,乳腺癌约占 20.6%,淋巴瘤约占 8.7%。恶性胸腔积液与年龄相关,我国 40~59 岁组渗出性胸腔积液病因 36.2% 为恶性,60 岁以上组 79.4% 为恶性。

肺炎旁性胸腔积液系指因肺炎、肺脓肿和支气管扩张引起的胸腔积液。肺炎患者 36%~57% 伴有胸腔积液,多为胸膜反应性渗出液,量较少。

(二)病因和发病机制

1.渗出液病因及发病机制

(1)感染性胸腔积液:胸腔积液符合下述条件可诊断:①脓细胞存在。②革兰染色有细菌存在。③pH<7.0。④糖<2.2mmol/L。结核性胸膜炎、霉菌病、寄生虫病、非典型肺炎、膈下脓肿、肝脓肿、脾脓肿、自发性食管破裂及罕见的肝炎等,均可为感染性胸腔积液的病因。

(2)非感染性炎性胸腔积液物理化学等因素所致的胸腔积液,如食管破裂后,胃酸反流和唾液淀粉酶到纵隔引起化学损伤;口腔细菌流入引起纵隔炎,6h 内不及时处理可导致致命性感染;放射治疗的射线损伤引起胸腔积液等。尿毒症患者约 20% 有纤维素性胸膜炎及胸腔积液,其病因为代谢产物在胸膜代偿性排出或毒性物质刺激胸膜所致。

(3)恶性胸腔积液病因其发病机制分为直接侵犯和间接转移两种形式,主要是肿瘤侵犯淋巴管所致,壁层胸膜表面淋巴孔多位于胸腔下部纵隔、肋间和膈面胸膜,分别引流至局部淋巴结,任何部位阻塞均可影响清除率。肿瘤直接侵犯胸膜血管和炎性介质释放均可使毛细血管通透性增加,受侵胸膜炎性反应、渗出增加。

继发恶性胸腔积液原因有:①癌性肺不张,由于胸腔负压引起漏出液。②高凝引起肺栓塞件胸腔积液。③肿瘤患者恶病质、低蛋白血症。④放疗、化疗引起胸腔积液。⑤阻塞性肺炎的肺炎旁积液。

(4)免疫性疾病胸腔积液:与胸膜下毛细血管壁中免疫复合物有关,它可激活补体系统导致毛细血管通透性增加,使含蛋白液体漏至间质和胸膜腔。

(5)医源性疾病:包括药物引起胸腔积液,创伤性检查如胃镜致食管破裂,食管静脉曲张硬化剂治疗时渗入到周围结缔组织而引起化学性或细菌性跨膜炎症。其他如锁骨下静脉导管的误置,手术时误伤胸导管等。

2.漏出液病因及发病机制

(1)充血性心力衰竭、全心衰竭特别是右侧心力衰竭影响体循环静脉压和胸壁淋巴管对胸腔积液的清除。

(2)肝硬化胸腔积液原因:①低蛋白血症。②奇静脉及半奇静脉压升高。③淋巴引流障碍。④腹水由膈肌裂孔进入胸腔。极少数患者可只有胸腔积液而无腹水。

（3）肾病综合征：原发或继发肾病，血浆渗透压下降，胸腔积液为全身性水肿的一部分，常为两侧并多为肺下积液。

（4）腹膜透析主要由膈肌裂孔液体转移至胸腔，多为两侧，48h 内发生。

（5）低蛋白血症由于低的血浆渗透压所致，故胸腔积液为全身水肿的表现之一。

（6）上腔静脉回流受阻系统循环静脉压上升或胸淋巴回流受阻，如胸腔肿瘤、心包疾病、白塞病等。

（三）辅助检查

1.影像学检查

（1）超声检查：能检出少量胸腔积液；确定胸腔积液定位、定量；鉴别胸腔内液体与实质性病灶；发现胸膜增厚等。

（2）胸部 CT 检查：对胸膜病变诊断有重要价值，能检出常规胸片上分辨困难的病变，显示胸膜增厚、胸膜斑块、钙化和包裹积液的程度和部位。有下列征象：①周边部胸膜增厚。②结节性胸膜增厚。③壁层胸膜增厚＞1cm。④纵隔胸膜受累等，应考虑恶性胸膜病变。

（3）PET 检查：正电子发射体层摄影术（positron emission tomography，PET）鉴别良、恶性胸膜疾病的价值逐渐受到重视。若以 SUVmax2.0 为界，其对恶性病变的敏感度、特异度分别为 91%、100%。研究证实，恶性病变 SUVmax 值越高，预后越差。但 PET 测定的是组织代谢活性，不是特异肿瘤标志物，无法鉴别恶性转移癌和间皮瘤。

2.超声或 CT 介导下胸膜活检 超声或 CT 介导胸膜活检能清晰地显示胸膜、肺表面以及纵隔病变部位，避免盲检失误，提高诊断的敏感度。目前也推崇在 CT 或超声引导下进行胸膜活检。

超声介导的优点包括：实时监测，无 X 射线暴露，耗时少，可床边操作，患者体位自由，不需要患者更多的配合，甚至可在衰弱、呼吸困难的患者进行成功的操作。因此，更适合老年人。

3.胸腔镜检查 尽管采取了包括闭式胸膜活检在内各项诊断措施，仍有 10%～27%胸腔积液患者不能确诊，需要进行胸腔镜活检。胸腔镜可观察到绝大部分胸膜腔，包括膈面、脏层或纵隔胸膜。可在直视下对可疑部位进行活检，诊断准确率高。与开胸活检相比，具有恢复期短、痛苦少、创伤小等优点，较衰弱的患者亦能接受。

二、老年常见渗出性胸腔积液病因

（一）胸膜转移瘤

恶性胸腔积液是老年人胸腔积液的首要病因，占 58%～79%，恶性肿瘤一旦出现胸腔积液，即意味病变为晚期。

1.病因和发病机制 肿瘤引起胸腔积液的直接原因是胸膜上转移灶增加胸膜毛细血管渗透性；其他原因包括转移病灶或癌栓使胸导管、胸膜淋巴管堵塞；心包被肿瘤累及。间接原因有低蛋白血症致血浆胶体渗透压降低。

2.临床表现 临床有原发恶性肿瘤症状，可伴有长期低热、咳嗽、消瘦等非特异性症状。如有胸痛，多为持续性钝痛或隐痛，或难以缓解的剧烈疼痛，疼痛的性质和时间与积液量多少关系不大。少量胸腔积液时患者仅有胸闷，可无明显体征。中至大量积液压迫肺、心和纵隔，可发生气急、呼吸困难，严重者出现发绀、休克。体格检查可见患侧肋间隙饱满；语颤减弱或消失,气管、心脏向健侧移位;叩诊呈浊音或实音;听诊呼吸音减弱或消失。

胸腔积液多呈血性、洗肉水样或酱油样,多单侧,增长快。胸腔积液癌胚抗原(CEA)＞20μg/L是较特异的诊断指标,见于腺癌。铁蛋白、β_2 微球蛋白(β_2MG)、细胞角蛋白等升高,有一定的参考价值,但不如 CEA。胸腔积液病理检查癌细胞阳性率与肿瘤来源有关,肺腺癌阳性率最高为 85%～100%。

3.诊断及鉴别诊断　首先应根据临床表现及胸腔积液的特点判断是否为恶性胸腔积液,必要时行内科胸腔镜探查活检。主要需与结核性胸腔积液鉴别,如表 3－12。

表 3－12　恶性胸腔积液与结核性胸腔积液鉴别

鉴别要点	恶性胸腔积液	结核性胸腔积液
年龄	中老年多见	青少年多见
胸痛	持续、隐痛,与积水量无关	短暂、锐痛,积水多时不痛
积水量	多为大量,生长快	多为中、少量,生长慢
外观	85%呈血性	85%呈草黄色,15%呈血性
胸腔积液乳酸脱氢酶	＞500U/L	＞200U/L
乳酸脱氢酶同工酶	DIH$_2$↑	LDH4,LDH5↑
腺苷脱氨酶	＜45U/L,水/血＜1	＞45U/L,水/血＞1
干扰素 γ	＜3.7U/mL	＞3.7U/mL
癌胚抗原	＞20μg/L	＜20μg/L
脱落细胞检查	可找到肿瘤细胞	阴性
胸膜活检	肿瘤组织	结核性肉芽肿

4.防治措施　恶性胸腔积液为肿瘤晚期的表现。积液量多,增长迅猛,难以控制。治疗目的为减轻患者痛苦,提高生活质量,延长生存期。

(1)胸腔穿刺引流:对终末期癌瘤,生存期限短和对全身化疗不敏感者,为缓解症状可采用单纯反复抽胸腔积液或胸腔插管引流术。

(2)全身化疗:一般情况好的患者,可依据原发肿瘤及肿瘤细胞对化疗药物的敏感性选择全身化疗。在有些病例可获得满意地控制原发肿瘤和胸腔积液,如 SCLC、恶性淋巴瘤、乳癌、卵巢癌、睾丸生殖细胞癌等,但多数难以获得满意效果。

(3)胸腔内注药:控制胸腔积液可采用抗癌药物或生物调节剂胸腔内注药。但在注药前必需短期内反复抽液,最好采用插管引流,最大限度地减少胸腔积液。早年使用氮芥或短小棒状杆菌等。现多采用顺铂每次 80～120mg 或丝裂霉素每次 10mg 或氟尿嘧啶每次 1g,以生理盐水 40mL 稀释后注入胸腔,继之注入地塞米松 10mg 或采用生物调节剂如 IL－2 每次 1万 U～5 万 U 或淋巴因子激活的杀伤细胞(LAK 细胞)($3×10^3$ 个)加 IL－2 胸腔注入,胸腔内注药后应嘱患者在床上经常变动卧位,使药物能与胸膜广泛接触。根据疗效可每周注药 1次。有效者多在 1～5 次胸腔内注药后胸腔积液得以控制。疗效除与肿瘤对药物是否敏感外,与注药时胸腔积液量的多寡密切相关。当每 24h 引流少于 100～150mL 时,方可注入抗癌药物或生物调节剂。

(4)胸膜固定术:经胸腔引流和胸腔内注药虽可使部分患者的胸腔积液得以控制,但仍有20%～30%不能得到有效的控制。当患者身体状况尚能维持一定时期,可通过胸腔引流管或胸腔镜注入硬化剂进行胸膜固定术。

国内外临床多年经验显示,胸腔注入滑石粉或博莱霉素可获得较满意的疗效。其他如氮芥、四环素、短小棒状杆菌、力尔凡(OK432)、阿的平等,疗效偏低或复发率较高,或不良反应较重。滑石粉干粉可通过胸腔镜喷洒在胸膜腔内或以混悬液通过引流管注入胸腔。滑石粉引起胸膜炎性反应相对较轻,胸膜不会过度纤维化和形成肉芽组织,不影响肺组织及胸壁,对肺功能影响较小。博莱霉素具有抗肿瘤作用,并引起胸膜较强炎性反应,使胸膜腔闭锁。博莱霉素常用剂量为60mg溶解于100mL的生理盐水胸腔注入。博莱霉素可引起轻微的局部疼痛和输液样发热反应。使用硬化剂前应进行胸腔引流,使每24h引流液少于100mL方可使用硬化剂,否则由于胸膜增厚使肺膨胀不全影响呼吸功能。

(二)恶性胸膜间皮瘤

胸膜间皮瘤(puleural mesothelioma)是一种较少见的胸膜原发性肿瘤,近年发病率有逐年增加的趋势,发病率占全部肿瘤的0.02%~0.04%,肿瘤多呈弥漫生长,目前无有效的治疗措施,预后差。

1.病因和发病机制 70%~90%患者有石棉接触史,从接触石棉到发病潜伏期一般20~50年,电子显微镜下几乎所有肺及间皮组织可以观察到石棉纤维。石棉是一组天然发生的具有纤维结晶结构的无机硅酸盐矿物质总称。致病性石棉纤维细长、僵硬,吸入肺形成含氧化铁的小体,不能被吞噬细胞消化,反而引起反应性多核吞噬细胞增生,如增生失控则导致间皮细胞变异、癌变。

2.临床表现 典型症状为呼吸困难和持续性进行性加重的单侧胸痛,随病情进展可出现消瘦、乏力、干咳、不规则发热、胸壁肿块。可出现发作性低血糖、关节痛、杵状指(趾)、血小板增多、免疫性贫血等。90%有胸腔积液,多累及右侧。

3.诊断及鉴别诊断

(1)超声或X线检查:胸腔积液可大量,但一般不充满一侧胸腔,约3/4合并有胸内肿块。可见局部或弥漫性胸膜增厚,呈凹凸不平波浪状或突入胸腔。

(2)胸腔积液细胞学检查:胸腔积液黏稠,多呈血性,可见大量间皮细胞,蛋白含量高,但胸腔积液细胞学检查阳性率低。

(3)胸腔积液透明质酸测定:由于间皮瘤分泌大显透明质酸,测定胸腔积液透明质酸含量有助于间皮瘤与肺腺癌的鉴别;某些良性浆膜腔积液中透明质酸浓度亦可升高。用电泳方法测定浆膜腔积液中透明质酸浓度超过50mg/L时,82%是由间皮瘤引起的,用高效液相色谱法测定的透明质酸值为75mg/L时,对诊断间皮瘤的特异度达100%。

(4)穿刺活检组织学检查:查到石棉小体对诊断有较大意义。组织化学染色间皮瘤分泌透明质酸,奥辛蓝或胶质铁染色,预先用透明质酸酶处理后呈阴性反应;少部分腺癌亦可呈阳性反应,但用透明质酸酶处理后仍呈阳性。目前,大多数常用抗体仅对腺癌有反应。抗体对间皮瘤诊断是排他性诊断,常联合应用几种抗体来降低假阴性。

(5)鉴别诊断:本病需与结核性胸膜炎、包裹性胸腔积液、周围型肺癌及胸膜转移瘤鉴别。确诊依赖组织学检查,胸腔镜是最好的诊断方法,肉眼诊断率为92%,活检率达100%。

4.防治措施

(1)恶性局限型胸膜间皮瘤:应手术切除。恶性局限型胸膜间皮瘤多为低度恶性,但有复发和转移的倾向,因此,应尽早彻底切除和随访。

(2)恶性弥漫型胸膜间皮瘤:迄今尚无理想的治疗方法,预后极差。

1)化疗:现有各类抗癌化疗药物单药全身化疗对恶性弥漫型胸膜间皮瘤均无确切疗效,部分缓解率平均 20%左右。以阿霉素为主联合化疗,合并烷化剂或铂类治疗具有一定疗效,但存活期与单药相似,差异无显著意义。有报道卡铂合并吉西他滨全身化疗的部分缓解率>50%,症状改善率达 90%。采用胸腔内注药治疗对控制胸腔积液有一定疗效,可采用阿霉素、顺铂、丝裂霉素等。注药前应进行胸腔引流,对难以控制的胸腔积液可采用胸膜固定术。

2)放疗:照射对减轻间皮瘤局部疼痛和控制胸腔积液有一定疗效,但难以改善患者的存活期。病变范围广泛者需大面积照射存在一定困难。照射范围需包括整个胸膜表面和同侧纵隔及肋骨,照射量需在 50GY 以上高剂量。因此,易发生多种放疗并发症和肺功能损伤。内照射采用放射性腔体金(^{138}AU)或^{32}磷胸膜腔注入,对控制病变发展和延缓胸腔积液增长有一定作用。

3)外科治疗:近年来,随着电视胸腔镜在临床的应用,发现较早期恶性弥漫型胸膜间皮瘤概率增加。综合 CT、MRI 及 18—氟—2 脱氧葡萄糖正电发射断层(18—FDG PET)扫描图像,根据间皮瘤侵犯膈肌、胸壁范围以及纵隔重要脏器等程度,做出能否手术和手术类型的选择。因而手术治疗恶性胸膜间皮瘤受到重视。手术有胸膜切除术和胸膜肺切除术两种方式。前种方式手术死亡率 1%~2%,平均生存期为 8~18.3 个月;后种方式手术死亡率为 5.4%~7.5%,平均生存期为 2 年,部分病例可获得长期存活,如辅以化疗、放疗可改善手术疗效。

(三)结核性胸膜炎

60 岁以上的结核性胸膜炎占渗出性胸腔积液的 18%左右。致病菌是结核杆菌,引起胸膜炎的途径有:肺门淋巴结核的细菌经淋巴管逆流至胸膜;邻近胸膜的肺结核破溃;血行播散性结核;机体超敏反应。

1.临床表现 大多数急性起病,有发热、盗汗、食欲缺乏、乏力等结核中毒症状。早期为干性胸膜炎时伴有明显的胸痛,随呼吸运动或咳嗽而加剧,随着胸腔积液量增多胸痛缓解,抽液后脏层、壁层胸膜相互摩擦再次出现。体格检查可闻及粗糙的胸膜摩擦音。积液多为单侧、少量或中等量,常伴有肺内外结核。结核菌素试验阳性。

85%以上胸腔积液呈草黄色,15%呈血性,随着病情的进展,可由淡血性变为草黄色。胸腔积液生长速度较恶性胸腔积液相对缓慢,早期以中性粒细胞占优势,而后以淋巴细胞为主,葡萄糖含量<3.5mmol/L,腺苷脱氨酶(ADA)>45U/L,干扰素 γ>3.7U/L,CD3、CD4 细胞百分数和绝对数明显高于外周血。对结核性胸腔积液,ADA 是较特异性指标,如果 ADA 测定值>70U/L,诊断较为肯定。而胸腔积液中结核杆菌检查的阳性率不高,仅 8%~14%。

2.诊断及鉴别诊断 根据上述特点及检查,一般可确诊。需与细菌性或病毒性肺炎合并胸膜炎、恶性胸腔积液、风湿性疾病引起的胸膜炎进行鉴别。

在所谓"特发性胸腔积液"中,绝大部分是由病毒引起的,两者鉴别点是病毒性胸膜炎起病急骤,胸痛明显,为持续性,胸壁肌肉触痛或叩击痛,有自限性,大多数患者 2 周左右病情减轻,数周内自愈。

3.防治措施 结核性胸膜炎疗效应达到:①迅速减轻临床症状,缩短病程。②防止胸膜增厚以免影响肺功能。③防止日后肺结核病的发生或发展。

(1)抗结核药物治疗:原则上应参照肺结核治疗。每日 INH(异烟肼)+RFP(利福平)+PZA(吡嗪酰胺)+EMB(乙胺丁醇)或 S(链霉素)。连续服用 1~2 个月,改 INH+RFP 每周 2 次或隔日 1 次,总疗程应不少于 6 个月。

（2）抽胸腔积液：使受压肺脏复张，防止纤维素沉着引起胸膜增厚；改善呼吸和减轻中毒症状。抽液量应根据液量多少和患者耐受情况而定。每次抽液 1000～1500mL 为宜，不应过快，以免发生复张性肺水肿及循环障碍。通常胸膜腔内无须注入药物。

（3）抗结核药物合并糖皮质激素治疗：结核性胸膜炎治疗应以抗结核药物合并胸腔穿刺抽液治疗为主。对有高热、大量胸腔积液及明显结核中毒症状者，可早期采用抗结核药物合并糖皮质激素（泼尼松每晨顿服 30～40mg）和及时胸腔穿刺抽液，可迅速改善临床症状，多数在 1～2 日退热，全身症状明显改善，胸腔积液吸收较单用抗结核药物为快，并可防止胸膜明显粘连增厚。胸腔积液明显吸收后，逐渐减量至每日 10mg。糖皮质激素总疗程不应少于 2 个月，过早停用糖皮质激素可出现反跳现象。抗结核药物合并糖皮质激素治疗除有活动性消化性溃疡等禁忌外，临床应用罕有不良反应，经长期随访并无增加远期结核病的发生、发展。

（买热木古·阿布都热依木）

第九节　老年睡眠呼吸暂停低通气综合征

睡眠呼吸暂停低通气综合征（sleep apnea hypopnea syndrome，SAHS）是一种很常见的睡眠紊乱，是指各种原因导致的睡眠状态下反复出现的呼吸暂停和低通气，引起低氧血症、高碳酸血症，从而使机体发生一系列病理生理改变的临床综合征。

该综合征，每晚睡眠过程中呼吸暂停反复发作 30 次以上，或睡眠呼吸暂停低通气指数（AHI）≥5 次/h，并伴嗜睡等临床症状。呼吸暂停指睡眠过程中口鼻呼吸气流完全停止 10s；低通气则指睡眠过程中呼吸气流强度（幅度）较基础水平降低 50% 以上，并伴有血氧饱和度较基础水平下降≥4% 或微醒觉。随病情逐渐发展，患者可出现各系统脏器功能改变及多脏器并发症，如高血压、心律失常、动脉粥样硬化、冠心病、脑卒中、肺动脉高压、肺心病、呼吸衰竭、代谢综合征等。本病可影响老年人生存及生活质量，严重者可诱发老年人慢性疾病急变而危及生命。SAHS 是影响老年人健康的重要问题。

一、分类

SAHS 分为中枢型、阻塞型、混合型三种类型，以阻塞型最常见。实际上，各型睡眠呼吸暂停都可能有不同程度的中枢神经系统功能障碍。临床分为以阻塞为主型或中枢为主型。

1.阻塞型睡眠呼吸暂停低通气综合征（obstructive sleep apnea hypopnea syndrome，OS-AHS）　指睡眠时鼻和口腔气流停止或减少，但胸腹式呼吸依然存在。

2.中枢型睡眠呼吸暂停低通气综合征（central sleep apnea hypopnea syndrome，CSAHS）　指睡眠时鼻和口腔气流与胸腹式呼吸运动同时暂停，膈肌和肋间肌也停止活动。

3.混合型睡眠呼吸暂停低通气综合征　指一次呼吸暂停过程中开始时出现中枢性呼吸暂停，继之出现阻塞型呼吸暂停。

二、流行病学资料

资料显示，老年人群 SAHS 发病率，国外约为 3.75%，国内约为 6.06%，一般人群为 2%～4%，男性高于女性。SAHS 发病率 40 岁以后随增龄而增加，中年人男性发病率为女性的 3～4 倍，但随年龄的增长，老年期发病率性别差异逐渐减小。

三、危险因素

1.肥胖　由于大量脂肪堆积于颈部,使气道的横截面积狭窄,阻力增大,易出现上气道塌陷,造成上气道阻塞。

2.年龄　随着年龄增加,睡眠呼吸紊乱的发生率明显增高。年龄越大,咽部组织松弛、舌根后坠越明显,上气道阻力增高的发生率越高,OSAHS的患病率也越高。另外,随年龄的增加,睡眠片段增多,助长了呼吸的不稳定性,出现间歇性呼吸和CSAHS。

3.性别　男性较女性更易患睡眠呼吸紊乱,且其程度更加严重。男性发病率高于女性的主要原因为男性中心型肥胖者较多。这可能为男性激素的作用所致,及女性在发生中枢性睡眠呼吸暂停时存在更低的低碳酸血症和呼吸暂停阈值有关。

4.解剖异常　上气道解剖异常可导致OSAHS,如扁桃体肥大、鼻中隔偏曲、鼻息肉造成的鼻腔阻塞、结构性的骨异常,如小下颌、下颌后缩等,解剖上异常改变导致上气道狭窄与通气障碍。

5.遗传因素　睡眠呼吸暂停患者亲属发生睡眠呼吸暂停的危险性大约高于正常人的两倍,不同种族之间也存在发病率和患病严重程度的差异。特殊的遗传性疾病,如下颌－面发育不良征(Treacher Collins综合征)、唐氏综合征(先天愚型)、尖头并指综合征(Apert综合征)、软骨发育不全症(Achondroplasia)等,均存在上气道的解剖异常。

6.饮酒　乙醇可以选择性抑制舌下神经冲动下传,降低上气道扩张肌的紧张度,增加了上气道的阻力,导致上气道狭窄,吸气做功增加,上气道压力不稳定,负压增加。乙醇还可使患者的觉醒阈值提高,使睡眠呼吸紊乱时间延长,缺氧加深。

7.镇静药物　镇静药如苯二氮䓬类药物对没有SAHS病史的人可能引起该症,对于已经患有SAHS的患者则可加重其睡眠呼吸暂停。镇静剂还可提高SAHS患者的觉醒阈值而使睡眠呼吸暂停事件的持续时间延长。

8.吸烟　是一种独立于性别、年龄、体重指数的危险因素。Wetter等发现,吸烟量与发生睡眠呼吸紊乱的危险性有量效依赖性。吸烟者比不吸烟者患SAHS的危险性明显增高,持续吸烟者比已经戒烟者的患病危险性高。

9.神经内分泌系统疾病　一些神经内分泌系统的疾病与老年人睡眠呼吸暂停的发生发展密切相关。如甲状腺功能减低可引起舌体肥大、黏液性水肿,造成上气道狭窄,同时使上气道扩张肌群功能下降,腭垂、腭、咽和舌根松弛坠入咽后壁,堵塞气道,造成睡眠呼吸紊乱。充血性心力衰竭、肾衰竭、肢端肥大症患者有较高的发生中枢型和阻塞性睡眠呼吸暂停的危险性,这与此类疾病有更高的化学反应有关。另外,神经肌肉系统方面的异常,如脑卒中后的肌萎缩以及脊柱后中侧凸畸形等均可增加发生睡眠呼吸暂停的危险性。

四、发病机制与病理生理

(一)老年人睡眠和呼吸生理变化

1.睡眠变化　健康老年人睡眠改变主要表现为睡眠持续时间和深度变化。大体特征是睡眠时相前移(就寝时间提前),睡眠潜伏期延长,起始和维持睡眠困难,造成睡眠变轻,觉醒刺激阈值降低,觉醒次数增多,觉醒时间延长。睡眠结构也发生变化,睡眠各期交换频率增加,非快动眼1期睡眠增多至占总睡眠时间的10%,非快动眼3、4期睡眠减少至占总睡眠时间的5%～10%或甚至完全消失。快速眼动睡眠潜伏期缩短,占总睡眠时间的百分比变化不大,随着整夜睡眠时间的减少,其绝对时间相应减少。60～80岁健康老人每日睡眠时间平均为6h。

2.呼吸变化 老年人呼吸系统结构逐渐退化,咽喉解剖改变包括软腭低垂、局部脂肪增多、周围骨性结构形状变化。随着老龄化,上气道的内径逐渐减小;对气道扩张起关键作用的颏舌肌以及上气道肌肉中的琥珀酸脱氢酶的密度减低,这些肌肉中的Ⅱa类纤维递减,Ⅱb类纤维递增,使得上气道肌肉的张力和耐力减弱,软腭组织的弹性也减弱,导致上气道阻力增高;胸膜增厚及关节硬化导致胸廓顺应性减低;呼吸道各层组织萎缩及肺弹性纤维变性导致小气道闭合和肺弹性回缩力减弱。结构的老化必然导致功能的降低。潮气量、肺活量、弥散功能、动脉血氧分压、呼吸中枢的敏感性均有下降。若以20岁肺功能为100%,到60岁时降至75%,80岁时则降至60%。

(二)睡眠生理及其对通气调节功能的影响

睡眠不是均一和稳定的生理过程,而是由有节奏的许多阶段所构成。根据脑电图、眼动图及肌电图的变化,正常睡眠分成两个时相:①快眼运动睡眠,又称反常睡眠。②非快眼运动睡眠,又称正常睡眠。两种睡眠不是睡眠-清醒过程的不同水平,而是反映不同神经生理和功能。快眼运动睡眠由下脑干的脑桥网状结构所调节;非快眼运动睡眠受脑干5-羟色胺递质系统对网状激动系统所抑制。增龄引起睡眠的改变反映在睡眠持续时间和深度的变化上。

正常睡眠呼吸呈周期性变化,但尚规则,呼吸暂停≤15s。气道平滑肌张力和肺泡通气量呈轻微波动。反常睡眠呼吸不规则。常有呼吸暂停≤15s。常出现胸廓反常活动,气道平滑肌张力和肺泡通气量显著波动。各种刺激,除低氧血症与清醒时相同外,其他如高碳酸血症、气道刺激等,均显著降低。睡眠时的呼吸生理的变化,对正常人的通气影响不大,但对通气调节功能有程度不等的损害者可发生不利作用。

(三)解剖学因素

OSAHS多数存在解剖学因素:肥胖引发的上气道狭窄、鼻部结构的异常,过敏性鼻炎、鼻中隔偏曲、鼻息肉、咽壁肥厚、扁桃体肥大、软腭松弛、腭垂过长过粗、舌体肥大、舌根后坠、颅底发育异常、先天性小颌畸形,以及其他咽、喉部结构异常等,咽肌张力减退等。另外,功能性因素,饮酒、服用安眠药、妇女绝经后、甲状腺功能减退、肥胖、老年等。在睡眠时,吸气时外展肌张力减退和胸腔负压,上呼吸道被动闭合,以及上呼吸道肌肉主动收缩,可引起气道狭窄,发生呼吸暂停。

(四)神经系统或运动系统病变

CSAHS多数存在神经系统或运动系统的病变,如脑血管意外、脊髓前侧切断术、血管栓塞或变性病变引发的脊髓病变、脊髓灰质炎、脑炎、家族性自主神经异常,或肌肉、膈肌病变等。在睡眠时呼吸节律明显变化,唤醒反应及喉刺激的作用减低,可发生高碳酸血症及低氧血症。

(五)病理损伤

呼吸暂停的病理损伤主要因素是体内长期存在的间歇低氧环境,表现为睡眠质量低劣、胸腔压力异常和间歇高碳酸血症等,造成组织器官缺血、缺氧,多系统、多器官功能障碍病理改变。OSAHS造成的间歇低氧被称为睡眠呼吸暂停模式间歇低氧,具有正常氧和低氧交替出现、发生频率高、低氧程度严重、血氧变化幅度大等特点,因此,机体难以适应且损伤程度严重。此种间歇低氧的低氧/再氧合损伤机制与心脑血管疾病的缺血/再灌注非常类似,只是缺血/再灌注损伤影响的是局部,而间歇低氧的损伤影响的是全身。与持续低氧不同,间歇低氧不但可以使交感神经兴奋性持续增强,还启动和促进了全身的氧化应激和炎性反应。临床表现为多器官的功能障碍,病理生理学基础是一系列细胞和基因水平的损伤和改变。

1. 心血管系统　低氧血症导致机体交感神经兴奋性升高,儿茶酚胺水平升高,使外周血管收缩。同时,内皮依赖性的一氧化氮介导的血管扩张功能下降,对缓激肽、乙酰胆碱等舒血管物质反应迟缓,血管舒张功能减弱,主要脏器血流供应减少。反复发生缺氧再灌注损伤产生的炎性因子(如血管内皮生长因子、黏附因子等)引起血管内皮细胞损害,造成血管平滑肌发生重构、增生、肥厚。冠状动脉内皮受损后,血小板易在受损内膜表面黏附聚集,产生狭窄和闭塞。同时,在慢性间歇低氧的过程中,血流动力学和血液组分也发生变化,并影响血细胞功能及血液中的活性因子,导致继发性红细胞增多症、血液黏度增高、血流缓慢,加重组织缺氧乃至血栓形成,导致夜间发生血压升高、心绞痛、心力衰竭、心律失常等。

2. 呼吸系统　低氧血症和高碳酸血症反射性引起低氧性肺动脉收缩;气道阻塞吸气时胸腔负压加大,导致肺血流量增加,右心室容量负荷增大;缺氧导致继发性红细胞增多,血黏度增加,血流缓慢,继发血栓形成,肺小动脉栓塞,产生肺动脉高压,导致肺心病。

3. 消化系统　表现胃食管反流。可能因上气道阻塞引起胸腹腔呼气末压力梯度变化,反流导致咳嗽增加腹内压等,触发一过性管道下端括约肌松弛又引起胃液反流,致夜间觉醒次数增加与睡眠效率降低。老年人还易发生误吸,少量胃酸刺激咽喉部和气道中的酸敏感器,引起喉痉挛加重呼吸暂停。

4. 泌尿系统　长期间歇低氧导致泌尿系统损害,肾实质缺血缺氧,造成肾小球、肾小管病理损伤,肾小管萎缩、间质纤维化。常见表现夜尿增多及蛋白尿。

5. 神经系统　脑更易受到低氧血症的影响。夜间睡眠长时间的、反复发生的呼吸暂停导致严重的低氧血症,SaO_2 降至 $40\%\sim70\%$,直接刺激脑血管收缩,致脑血流量减少,成为发生缺血性脑血管病的危险因素。

6. 内分泌系统　由于周期性交感神经兴奋、儿茶酚胺分泌增加,使肝糖原释放增加,血糖升高。又因血氧降低,引起器官对胰岛素反应性下降或出现胰岛素抵抗。长期缺氧也可导致下丘脑－垂体－甲状腺轴调节功能紊乱,促甲状腺激素释放减少,使甲状腺功能减退。

五、临床表现

(一)白天临床表现

1. 嗜睡　是 SAHS 最常见的症状,SAHS 患者嗜睡以白天为主,且不分地点,轻者表现为工作时间或上下午困倦、睡意,或开会时打瞌睡,严重时吃饭、与人谈话时即可入睡,甚至发生严重的后果,如驾车时打瞌睡导致交通事故。

2. 头晕乏力　由于夜间反复呼吸暂停、低氧血症,使睡眠连续性中断,醒觉次数增多,睡眠质量下降,常有轻重不同的头晕、疲倦、乏力。

3. 神经行为异常　注意力不集中、精细操作能力下降、记忆力和判断力下降,症状严重时甚至不能胜任工作而失业,老年人可表现为痴呆症。夜间低氧血症对大脑的损害以及睡眠结构的改变,尤其是深睡眠减少是主要的原因。

4. 晨起头痛　常有清晨头痛,隐痛多见,不剧烈,可持续 $1\sim2h$,有时需服止痛药才能缓解。与血压升高、颅内压及脑血流的变化有关。

5.个性变化　烦躁、易激动、焦虑等，家庭和社会生活均受一定影响，由于与家庭成员和朋友情感逐渐疏远，可以出现抑郁症。

6.性功能减退　约有30％的患者可出现性功能障碍，甚至阳痿。

（二）夜间临床表现

1.打鼾　是OSAHS的主要症状，鼾声不规则，高低不等，往往是鼾声-气流停止-喘气-鼾声交替出现，一般气流中断停止的时间为20～30s，个别长达2min以上，可观察到患者有明显的发绀。

2.呼吸暂停　75％的同室或同床睡眠者发现患者有呼吸暂停，常常担心呼吸不能恢复而推醒患者。OSAHS患者，有明显的胸腹矛盾运动，呼吸暂停多随着喘气、憋醒或响亮的鼾声而终止。

3.憋醒　呼吸暂停后突然憋醒，常伴有翻身，四肢不自主运动，甚至抽搐，或突然坐起，感觉心慌、胸闷或心前区不适。

4.多动不安　因低氧血症，患者夜间翻身、转动较频繁，并可出现睡眠行为异常，表现为恐惧、惊叫、呓语、夜游、幻听等。

5.多汗　出汗较多，以颈部、上胸部明显，与气道阻塞后呼吸用力增加和呼吸暂停后高碳酸血症有关。部分患者出现遗尿，随SAHS治疗后症状的改善而消失。

（三）全身器官损害表现

睡眠呼吸暂停对机体各脏器的影响复杂而广泛，包括：

1.心血管疾病　SAHS引发的低氧血症易导致夜间心肌缺血事件、心绞痛、心肌梗死、心律失常、心力衰竭、心源性猝死的发生。长期睡眠呼吸紊乱造成血管结构的改变，血压波动或持续升高。

2.呼吸系统疾病　SAHS合并各种呼吸疾病时往往存在更为严重的低氧血症，易引发肺动脉高压、夜间哮喘、呼吸衰竭及慢性肺心病。

3.神经系统疾病　许多研究显示，SAHS与脑血管疾病有显著的相关性，易导致夜间缺血性脑卒中、痴呆、认知障碍、视力进行性下降、癫痫等。

4.内分泌和性功能障碍　SAHS引发的低氧血症，造成糖代谢紊乱及高胰岛素血症，临床上出现糖耐量降低及非胰岛素依赖型糖尿病。肢端肥大症、垂体和甲状腺疾病患者缺氧状态更显著，使脏器功能减低。性功能障碍表现性交次数减少，时间缩短，夫妻性生活的不和谐。

5.肾脏损害　SAHS患者肾功能改变表现为蛋白尿、夜尿量、尿钠、氯排泄增高，而随着睡眠呼吸暂停治疗后的好转或纠正，症状及蛋白尿对减少或消失。

6.消化系统疾病　50％～70％SAHS患者有病理性胃食管反流，长期反流的结果导致食管及胃黏膜的糜烂、瘢痕形成、黏膜化生，老年人易发生吸入性肺炎等。

六、辅助检查

1.血液检查　红细胞计数、血细胞比容、血红蛋白增高，提示可能出现慢性缺氧。

2.动脉血气分析　可有不同程度的低氧血症、高碳酸血症和呼吸性酸中毒。

3.心电图检查　可出现心肌缺血和各种心律失常，有高血压及冠心病者可出现心室肥厚。

4.胸部 X 线检查　可表现为肺动脉段突出、肺动脉高压、心影增大。

5.肺功能检查　部分可表现为限制性通气功能障碍。

6.多导睡眠图(polysomnography)检查　临床上对怀疑患有睡眠呼吸障碍的患者都需要接受多导睡眠图监测,是诊断睡眠呼吸障碍的"金标准"。多导睡眠图记录夜间 6～8 个小时睡眠期间的脑电图、眼动图、肌电图,鼻和口腔气流,鼾声,胸、腹呼吸运动,心电图、血压、外周血氧饱和度、肢体活动、体位等参数,肺容积变化及呼吸做功的测量、自主神经系统监测等,然后通过计算机进行数据处理做出诊断。

七、诊断及鉴别诊断

(一)诊断标准

中华医学会呼吸病学分会睡眠呼吸疾病学组 2002 年提出 OSAHS 诊断标准:主要根据病史、体征和多导睡眠图监测结果。临床上有典型的夜间睡眠时打鼾及呼吸不规律、白天过度嗜睡,经多导睡眠图监测提示每夜 7h 的睡眠中呼吸暂停及低通气反复发作在 30 次以上,或每小时 AHI≥5 次。

(二)严重程度标准

中华医学会呼吸病学分会睡眠呼吸疾病学组 2002 年提出 OSAHS 病情分度标准:以 AHI 作为主要判断标准,夜间最低血氧饱和度作为参考(表 3-13)。

表 3-13　阻塞性睡眠呼吸暂停低通气综合征病情分级

病情分度	AHI(次/h)*	夜间最低 SaO$_2$%**
轻度	5～20	85～89
中度	21～40	80～84
重度	>40	<80

注:* AHI,呼吸紊乱指数,即平均每小时睡眠中呼吸暂停+低通气次数大于或等于 5 次

** 夜间最低 SaO$_2$%,即夜间最低血氧饱和度

(三)老年人睡眠呼吸障碍诊断标准

目前,对老年人睡眠呼吸障碍没有明确的诊断标准。随着年龄增加,打鼾发生率会逐渐增加,出现呼吸暂停概率会升高。采用统一 AHI≥5 次/h 作为睡眠呼吸障碍诊断标准或许不合适,因而主张对 60 岁以上老年人适当提高诊断标准。国内外文献普遍将 AHI≥15 次/h 作为老年人睡眠呼吸障碍的诊断标准。

(四)鉴别诊断

1.单纯性鼾症　有明显的鼾声,多导睡眠图检查无气道阻力增加,无呼吸暂停和低通气,无低氧血症。

2.上气道阻力综合征　气道阻力增加,在多导睡眠图(PSG)中反复出现 α 醒觉波,夜间醒觉次数>10 次/h,睡眠连续性中断,有疲倦及白天嗜睡,可有或无明显鼾声,无呼吸暂停和低氧血症。

3.发作性睡病　有过度的白天嗜睡,发作性猝倒,多导睡眠图检查睡眠潜伏期<10min,入睡后 20min 内有快速眼动时相出现,无呼吸暂停和低氧血症,多次小睡潜伏时间试验检测平均睡眠潜伏期小于 8min,有家族史。

（五）老年睡眠呼吸障碍特点

1. 老年人咽部骨质退变和脂肪沉积而导致咽喉腔狭窄,老龄化可导致睡眠时咽壁肌肉张力减低,上呼吸道进一步狭窄。老年人睡眠过程中上呼吸道抵抗较中年人高,咽部感觉下降,睡眠过程中上呼吸道更容易塌陷。

2. 老年常合并中枢神经系统病变,而中枢性呼吸暂停常因呼吸驱动力减弱,上气道肌肉活动下降而伴有部分或完全上气道塌陷,由此诱发或加重阻塞性低通气或呼吸暂停。

3. 老年 SAHS 发病率随年龄增长呈上升趋势,有学者认为,其发病率升高更多归因于中枢性病变的增多。随着老龄化,中枢神经系统的呼吸调节功能逐渐减弱,兼之脑血管疾病、心功能不全的增加,使得发生中枢性呼吸暂停的因素增加。

4. 认知障碍可由于睡眠中断和(或)间歇性缺氧引起,在老年人中由于睡眠中断和(或)间断低氧通常存在认知功能障碍,并可能被视为痴呆的早期征兆。这与神经细胞凋亡的增加相一致。两种疾病的关联是复杂的,有待于进一步研究。

5. 中重度 SAHS 老年人常伴有夜尿频繁等症状,而夜尿频繁又可造成睡眠的片断化,通气控制的不稳定。

6. 有反复摔倒倾向的老年人应明确其病因并考虑睡眠呼吸暂停的可能性。

7. 老年 SAHS 患者发病率和死亡率数据不一致。有研究认为,尽管在老年人中 OSAHS 患病率更普遍,但与中青年人相比预后较好。有些研究认为,OSAHS 在老年患者中预后更差。有待于进一步研究。

八、治疗

睡眠呼吸紊乱是一种常见且危害极大的疾病,上呼吸道的阻塞、低氧血症、高碳酸血症,是全身疾病的独立危险因素。目前,对 SAHS 的临床治疗是有效的,甚至可以消除鼾声,改善低通气、低氧血症及睡眠紊乱状态,控制引发的多系统并发症。

（一）内科治疗

1. 一般治疗　积极治疗原发病。如神经系统疾病、充血性心力衰竭的治疗等。建议患者戒烟酒,控制体重,侧位睡眠,抬高床头,适当增加运动,改善睡眠呼吸暂停症状。

2. 药物治疗　许多药物用于临床但疗效不肯定,主要是增加呼吸中枢的驱动力,改善呼吸暂停和低氧血症。常用的药物有:①增加上气道开放,减低上气道阻力的药物,对鼻塞患者睡前滴用血管收缩剂,如萘甲唑啉、麻黄碱。②呼吸兴奋剂乙酰唑胺、甲羟孕酮。③改变睡眠结构的普罗替林、氯米帕明。④茶碱类,用于中枢型睡眠呼吸暂停综合征(CASA)。

3. 氧疗　当患者拒绝接受上述治疗,但又存在严重的夜间低氧血症/应给予吸氧。由于吸氧本身不能消除或改善频繁发生的上气道阻塞,所以单纯吸氧不能纠正睡眠呼吸暂停引发的低氧血症。而对继发于充血性心力衰竭,伴有心律失常的患者,可降低呼吸暂停和低通气的次数,吸氧对夜间睡眠可能有帮助,但对同时伴有 COPD 的患者要警惕 CO_2 潴留。

4. 辅助气道正压通气治疗　已广泛用于临床,是目前公认的治疗 OSAHS 的首选方法。包括:

（1）经鼻持续气道正压通气(CPAP):正压通气所提供的正向压力,可以减低上气道阻力,刺激上气道机械受体,增加上气道肌张力,防止患者入睡后上气道塌陷。可以消除夜间频繁低氧和觉醒,改善患者的睡眠状况。

（2）双相气道正压通气（BiPAP）：其呼吸机吸气和呼气相分别给予不同的压力，更符合呼吸生理过程，增加了治疗依从性，适用于正向压力需求较高的患者，老年人有心肺血管疾病的患者。

（3）自动调压智能化吸机治疗：可根据患者夜间气道阻塞程度的不同，压力随时变化。疗效和耐受性优于前两种。

患者确诊 SAHS 并同意接受 CPAP 治疗后，应在医院先行压力滴定试验，得出最佳治疗压力，调定后在家中长期治疗。呼吸机压力调定：受患者睡眠体位、睡眠阶段和呼吸时相等因素影响，夜间气道阻塞的程度和所需最低有效治疗压力也随时变化。因此，应定期复诊，根据病情变化，在医师指导下调整压力。不良反应：口鼻黏膜干燥、憋气、局部压迫、结膜炎和皮肤过敏等。选择合适的鼻罩和加用湿化装置可以减轻不适症状。禁忌证：昏迷，有肺大疱、咯血、气胸和血压不稳定者。

5. 口腔矫治器治疗　　根据口腔矫治器作用原理的不同，可分成三类：

（1）鼾声治疗装置：仅用于治疗鼾声的矫治，不适用于治疗 OSAHS，其作用大部分在软腭，通过矫治器的塑料扣，限制软腭在睡眠期间颤动来降低或消除鼾声。

（2）舌治疗装置：在睡眠期间戴用该装置，其前端的囊腔内产生负压吸附舌体向前。耐受性差，影响使用。

（3）下颌作用器：通过前移和向下移动下颌位置，最终扩大上气道。该设备使用简单，小巧便携，戴用较为舒适，对轻中度睡眠呼吸暂停患者有效，是目前临床应用较多的一种。不良反应是初戴时唾液较多，晨间轻度咬合不适，有颞颌关节炎或功能障碍者不宜采用。

6. 体外膈肌起搏　　用电刺激膈肌神经，使膈肌周期性收缩，用于中枢性神经病变引起的呼吸功能紊乱，如膈肌麻痹或疲劳导致的呼吸暂停。

（二）手术治疗

1. 气管切开术或气管造口术　　是传统治疗严重 OSAHS 患者的方法，对 OSAHS 伴严重夜间睡眠时低氧导致昏迷、肺心病、心力衰竭或心律不齐的患者，目前仍是解除上气道阻塞引起的致命性窒息最有效的措施。由于人工气道避开了所有可能发生阻塞的部位，所以此方法可以几乎 100% 治愈 OSAHS。但永久性气管切开术有非常多的不良反应和并发症，因此其手术指征非常严格。随着头颈外科的发展和正压无创通气及其他治疗技术的临床应用，气管切开术仅限于无法使用其他方法，只有依靠气管切开才能维持生命的患者。

2. 鼻手术　　鼻部手术对于有明显鼻腔解剖异常，影响通气者适用，如鼻中隔偏曲矫正术、鼻息肉摘除术、鼻甲肥大手术等。尽管这些手术对 OSAHS 的疗效不肯定，但至少可以降低鼻阻力，改善鼻堵塞的症状，是保证经鼻正压通气治疗成功的重要因素。

3. 腭垂软腭咽成形术（uvulopalatopharyngoplasty，UPPP）　　是目前较常用的手术治疗方法，有效率为 50% 左右，术后部分患者症状改善。适用于口咽部狭窄的患者，如软腭过低、松弛，腭垂粗长及扁桃体肥大者。值得注意是，术后鼾声消失并不意味着呼吸暂停和低氧血症的改善，无鼾声的呼吸暂停更危险，会延误进一步的治疗。

4. 激光辅助咽成形术　　利用激光进行咽部成形术，过程简单，无需全身麻醉，可以门诊进行，降低了手术风险。疗效和适应证同 UPPP。

5. 等离子低温射频消融术　　是一种射频软组织微创手术，利用射频能量使目标组织容积缩小和顺应性降低。手术简单，创伤小，适用于原发性鼾症或轻中度 OSAHS 患者。由于临床应用时间短,目前很难评价其疗效尤其是远期疗效,需临床进一步观察。

6.正颌手术　包括下颌前移术、颏前移术、颏前移和舌骨肌肉切断悬吊术、双颌前移术等。OSAHS 患者中有相当一部分是下颌明显后缩,而上颌位置相对正常,或小颌畸形造成的舌根后移位和舌骨后下方移位导致的上气道狭窄。通过不同类型的下颌前移术,借助于颏舌肌和颏舌骨肌的牵引作用,将舌根向前牵拉,使气道扩大,适用于阻塞性睡眠呼吸暂停的患者。

(热依拉·牙合甫)

第十节　老年呼吸衰竭

呼吸衰竭(respiratory failure)是老年患者人住 ICU 最主要的原因。老年人呼吸衰竭发病率和死亡率高,救治难度大,但目前关注老年人呼吸衰竭的研究为数甚少,临床实践过程中关于老年人呼吸衰竭的循证医学证据缺乏,往往只能依据其他人群的研究资料。另外,老年人呼吸衰竭在病因、临床表现、诊断和治疗方面均有不同于其他人群的特点。在世界各国,占人口少部分的老年人群占用了大部分医疗卫生资源,尤其是 ICU 资源。美国一项大型调查显示,入住普通 ICU 和外科 ICU 的患者中,65 岁以上老年人分别为 48% 和 38%。

一、定义和分类

呼吸衰竭是呼吸系统或其他系统疾病、创伤、药物、中毒等因素引起的肺通气和(或)换气功能障碍,以致在静息状态下不能维持机体必需的气体交换,引起低氧血症伴(或不伴)CO_2潴留,进而引起机体一系列病理生理改变和临床症状的综合征。

通常根据血气分析将呼吸衰竭分为两型:Ⅰ型呼吸衰竭,即单纯低氧血症,不伴有 CO_2 潴留,主要由肺换气障碍所致,如重症肺炎、肺间质纤维化、急性肺栓塞。Ⅱ型呼吸衰竭,CO_2 潴留与低氧血症同时存在,主要由肺通气障碍所致,也可伴有换气功能障碍,如 COPD。此外,临床根据起病缓急,也通常分为急性呼吸衰竭和慢性呼吸衰竭。

二、流行病学资料

随年龄增长,老年人发生呼吸衰竭的风险成倍增加。国外研究显示,患者急性呼吸衰竭发生率 65～84 岁年龄组是 55～64 岁年龄组的 2 倍,是年龄≤55 岁年龄组的 3 倍。据统计,美国 45～54 岁年龄组呼吸衰竭的发病率为 99.9/10 万,而 65～74 岁年龄组骤增为 493.5/10万。迄今我国尚缺乏相应流行病学数据。

三、病理生理

老年人呼吸系统随年龄增长出现一系列解剖结构和生理变化,是老年人容易罹患呼吸衰竭的重要原因。衰老对呼吸系统结构和功能均产生显著影响。

(一)老年呼吸系统结构的变化

随着年龄的增长,老年人的鼻黏膜逐渐萎缩,腺体分泌减少,咽黏膜和淋巴组织萎缩,腭扁桃体萎缩尤为明显,这些改变导致上呼吸道对感染的防御能力降低。气管支气管的黏膜和黏液腺均发生退行性改变;纤毛倒伏伴运动减弱;黏膜弹性组织减少、纤维组织增生;黏膜下腺体和平滑肌萎缩;支气管分泌型 IgA 产生减少。这些改变导致下呼吸道局部防御机能降低。此外,小气道黏膜萎缩、管壁弹性减弱、周围组织的弹性纤维减少,对小气道的牵拉作用减弱,使细支气管腔狭窄,气道阻力增加,并且影响分泌物的排出;小气道杯状细胞数量增多,分泌亢进,黏液潴留,容易形成黏液栓。

胸骨与肋骨逐渐出现脱钙、骨质疏松、胸椎椎体塌陷,脊柱弯曲后凸,肋软骨钙化,肋间肌萎缩。膈肌萎缩,健康老人与年轻人比较膈肌力量减弱 10%～20%,膈运动能力也随之减弱。这些变化导致呼吸肌做功增加,容易引起呼吸肌疲劳。

(二)老年呼吸系统功能变化

上述老年人呼吸系统结构的变化导致肺弹性回缩力下降,通气阻力增加,从而引起肺通气功能下降。此外,老年人随年龄增长肺毛细血管床减少,而肺泡囊、肺泡管扩张,肺泡因其表面张力增高而缩小,致使老年呼吸膜的有效面积减少(30 岁正常成人的呼吸膜面积约为 $75m^2$,70 岁时下降到 $40m^2$)。同时,老年肺毛细血管与肺泡上皮间胶原纤维增多造成了老年人的呼吸膜厚度增厚,气体弥散距离增加,这些变化使老年人的肺换气功能下降。随年龄增长,老年人肺总量通常不变,但功能残气量和残气量均增加,潮气量相应减少。从 30 岁开始,FEV_1 即以每年 10～30mL 的速率递减,在吸烟人群,这种下降趋势更为明显。总之,衰老导致老年人呼吸储备功能下降,一旦发生疾病,容易导致呼吸衰竭。

四、病因

老年人呼吸衰竭的临床常见病因与其他人群并无不同,主要由以下疾病导致:气道阻塞性病变,肺组织病变,肺血管病变,胸廓与胸膜病变,神经肌肉病变。急性呼吸衰竭主要病因如表 3-14。但老年人呼吸衰竭病因构成比与其他人群存在明显差异,如表 3-15。

表 3-14 急性呼吸衰竭的主要病因

病变分类	病因疾病
肺和气道病变	AECOPD、ARDS、肺炎、肺结核、肺间质纤维化、肺癌、气胸、胸腔积液、哮喘急发、支气管扩张症
胸廓与胸膜病变	脊柱畸形、胸部创伤
神经肌肉病变	重症肌无力、肌营养不良、脊髓损伤、肌萎缩侧索硬化
呼吸中枢抑制/病变	药物(吗啡、镇静剂)、中枢神经系统疾病(脑卒中、颅脑外伤、脑炎)
心脏血管病变	肺栓塞、充血性心力衰竭
其他	严重脓毒血症、感染性休克、心源性休克

注:AECOPD,慢性阻塞性肺疾病急性加重期;ARDS,急性呼吸窘迫综合征

表 3-15 老年人和其他人群呼吸衰竭病因构成比

呼吸衰竭类型	疾病病因	老年人群病因构成比	其他人群病因构成比
1 型呼吸衰竭	肺炎	57.2%	27.6%
	急性呼吸窘迫综合征	16.6%	27.6%
	急性肺栓塞	10.8%	9.1%
2 型呼吸衰竭	慢性阻塞性肺疾病	80.0%	47.8%

肺部疾病是老年人呼吸衰竭最主要的病因。常见疾病有肺炎和 COPD。国外 EPIDASA 研究显示,514 例老年患者(平均年龄 80 岁)因急性呼吸衰竭到急诊室的病因依次为:心功能

不全、CAPXOPD 急性加重、肺栓塞。而气胸、肺癌、哮喘和脓毒血症较少见（<5%）。多达47%的老年呼吸衰竭患者有两种引起呼吸衰竭的基础病因。另一项基于 ICU 调查则显示，50%老年呼吸衰竭患者原发疾病为肺部疾病，最常见为肺部感染、肺气肿和 ARDS；心血管疾病占 25%；其他包括神经系统疾病、胸廓疾病等。

呼吸道感染是老年呼吸衰竭最重要的诱因。即使在其他人群很少引起呼吸衰竭的轻中度呼吸道感染，在老年人群也常常诱发呼吸衰竭。其他常见诱因包括：反流误吸、利尿剂应用不当、高浓度吸氧所致肺损伤等。此外，尤其需要重视药物诱发的老年呼吸衰竭，如吗啡或镇静催眠类药物在中青年人群很少引起呼吸衰竭，但在基础心肺功能较差的老年患者中却容易诱发呼吸衰竭。

五、临床特点

老年人群与其他人群的呼吸衰竭在临床症状和体征上相似。但老年人呼吸衰竭症状的主次和程度上具有其自身的特点：

1. 从原发病进展至呼吸衰竭的速度快　老年人往往存在多种基础疾病，各器官储备功能下降，对低氧和（或）CO_2 潴留的耐受性下降，因而从原发病进展至呼吸衰竭的速度明显快于中青年患者。

2. 主诉呼吸困难较少，咳嗽较轻，神经精神症状早而明显。老年呼吸衰竭患者早期主诉呼吸困难较少，而中青年患者常常以呼吸困难为最重要的主诉，并进行性加重。随着年龄增大，患者对呼吸困难反应迟钝，低氧后反射性心跳加速的自主神经反射能力也下降，出现意识水平障碍时患者对外的沟通能力也下降，这些都导致呼吸困难主诉较少。同时，由于老年人咳嗽反射减弱，与中青年比较咳嗽症状较轻，而中枢神经系统对缺氧和（或）CO_2 潴留的耐受性差，神经精神症状早而明显。

3. Ⅱ型呼吸衰竭更多见　年轻人呼吸衰竭中，Ⅰ型和Ⅱ型发生率相似。而老年呼吸衰竭中，Ⅱ型呼吸衰竭比例显著增加。国外研究显示，急诊的老年呼吸衰竭病例中，Ⅰ型占 34.3%，Ⅱ型占 65.7%。另一项基于 ICU 的大型队列研究显示，需要机械通气的老年呼吸衰竭患者中，Ⅰ型仅占 2.38%。

4. 并发症多见　老年人往往多种疾病集于一身。除引起呼吸衰竭的原发病外，还经常合并高血压、糖尿病、冠心病、脑梗死、肾功能不全等疾病，因此，一旦出现呼吸衰竭，常诱发多器官功能不全，病死率明显高于中青年人群。

5. 并发症多见

（1）肺性脑病：老年呼吸衰竭并发肺性脑病多见，其主要机制是高碳酸血症所致的脑组织酸中毒。是否出现肺性脑病与 $PaCO_2$ 上升速度、程度和 pH 有关。$PaCO_2$ 急速升高至 80mmHg 即可引起昏迷，而缓慢进展者 $PaCO_2$ 即使高达 120mmHg 仍可保持意识清醒。老年患者的意识改变常被临床医师考虑为其他内科急症，而忽略了呼吸衰竭的可能性，尤其当患者同时合并老年痴呆或脑卒中时更难鉴别。有时，老年呼吸衰竭患者以昏迷为首发症状，而其他临床症状不明显，更容易误诊或漏诊。

（2）内环境紊乱：老年呼吸衰竭容易导致多重酸碱平衡失调和电解质紊乱。常见为高碳酸血症引起的呼吸性酸中毒，其后往往由于医源性因素（如过度利尿、糖皮质激素等）继发代谢性碱中毒及低钾、低镁、低氯等电解质紊乱。这些因素互相影响而使临床表现错综复杂，出现精神神经、心血管、消化道、肌肉等多系统症状。

（3）心律失常：老年呼吸衰竭容易并发心律失常，而且往往在疾病早期即出现。最常见为房性心律失常，如房性期前收缩或心房颤动。

（4）心功能不全：呼吸衰竭引起的严重缺氧和 CO_2 潴留引起肺动脉高压，诱发或加重右侧心力衰竭。晚期由于严重缺氧、酸中毒引起心肌损害，继发左心功能不全。

（5）肾功能不全：老年人随增龄出现肾储备功能下降，缺氧和 CO_2 潴留易使肾血管收缩、肾血流量减少，发生急性肾衰竭，临床上出现少尿、血尿素氮和肌酐升高、蛋白尿等。

（6）消化道出血：老年人胃肠道黏膜对缺氧耐受性差，容易发生急性胃黏膜病变或应激性溃疡，引起消化道出血。

6. 需机械通气者多　由于老年人呼吸储备功能下降，呼吸衰竭并发症多，一旦发生呼吸衰竭需要机械通气的比例远大于中青年人群。

7. 预后差，死亡率高，复发率高老年呼吸衰竭患者与其他人群比较往往预后较差，死亡率高，这与患者的原发疾病、并发症以及基础心肺功能有关。老年呼吸衰竭患者的原发疾病往往难以根治，由于疾病的持续进展，到疾病晚期，肺功能常有严重的不可逆损伤，容易在多种诱因的作用下反复发生呼吸衰竭。

六、诊断

老年人呼吸衰竭诊断标准与非老年人相同，主要包括：①有引起通气和（或）换气功能障碍的基础疾病。②有缺氧和（或）CO_2 潴留的临床表现。③动脉血气分析提示呼吸衰竭，即在海平面、静息状态、呼吸空气条件下，动脉血氧分压（PaO_2）$<60mmHg$ 伴或不伴 CO_2 分压（$PaCO_2$）$>50mmHg$，这是最重要的依据。④排除心内解剖分流和原发性心排出量降低等所致低氧因素。

老年人呼吸衰竭的诊断过程中以下几点值得关注：①呼吸衰竭的严重程度不仅取决于低氧和（或）CO_2 潴留的程度，而且与变化速度、pH 代偿情况以及基础疾病和并发症密切相关。血气分析结果相同的不同老年患者，其预后可能差别很大。②老年呼吸衰竭患者症状往往不典型，病史陈述可能不清，体格检查结果又容易与原有基础疾病混淆，导致误诊、漏诊或延迟诊断。美国一项研究显示，急诊室呼吸衰竭的诊断正确率仅为 70%，因此应该提高对呼吸衰竭的警惕，及时查动脉血气。③老年人呼吸衰竭的诊断应该是综合的，因为呼吸衰竭是临床综合征，并非单一疾病。除诊断呼吸衰竭外，还应诊断呼吸衰竭类型、原发病和并发症。

七、治疗

（一）保持呼吸道通畅

保持呼吸道通畅是治疗老年人呼吸衰竭的首要任务。具体方法包括：①保持正确的体位（仰卧、头后仰、张口，当口咽部分泌物多或存在胃食管反流时应该侧卧位）。②鼓励咳嗽，使用药物或器械加强排痰，及时去除阻塞呼吸道的分泌物。③存在气道痉挛的患者给予 β_2 受体激动剂、抗胆碱能药物、糖皮质激素或茶碱类药物。④必要时建立人工气道。

（二）氧疗

根据呼吸衰竭类型不同，氧疗的原则也不同。对 Ⅰ 型呼吸衰竭而言，可以按需给氧，吸入氧浓度（FiO_2）可达 40%～50%，以尽可能纠正低氧导致的组织器官缺氧；对于 Ⅱ 型呼吸衰竭而言,应该以持续控制给氧为原则,低流量($1\sim2L/min$)、低浓度(FiO_2 25%～30%)持续 24h 给氧,维持 PaO_2 6～8kPa 或氧饱和度($SPaO_2$)>90%即可。若氧疗不能改善低氧血症(PaO_2 <55mmHg),或氧疗过程中 $PaCO_2$ 增高(>70mmHg),或 pH<7.25 时均应考虑行机械通气。

(三)机械通气

老年患者一旦呼吸衰竭诊断明确,应积极行机械通气治疗(包括无创正压机械通气和有创机械正压通气)。许多研究证实,年龄不是评判机械通气预后的独立影响因素。Ely 等研究发现,年龄>75 岁的机械通气患者与年龄<75 岁组比较,两组死亡率无显著差异,在纠正低氧血症和改善通气不足等方面速率一致,两组的 ICU 住院日数和总住院日数也无显著差异。因此,即使在高龄的呼吸衰竭患者也不应延误机械通气的时机,尤其在发病因素可逆的情况下,更应积极进行机械通气治疗。

1. 无创正压机械通气在老年急性呼吸衰竭的应用 近十多年来,无创正压机械通气(non-invasive positive pressure ventilation,NIPPV)已被广泛用于治疗各种原因导致的呼吸衰竭。国外随机对照试验发现,NIPPV 可以有效地减少老年 COPD 急性加重(AECOPD)所致呼吸衰竭的气管插管率。对于重症肺炎诱发的呼吸衰竭,NIPPV 也可以缩短 ICU 住院时间并减少气管插管率。

NIPPV 无须建立人工气道,从而避免因气管插管或气管切开导致的损伤,同时保留气道的防御功能,减少医院内获得性肺炎的发生。此外,NIPPV 还可提高患者的舒适度,减少镇静剂和肌肉松弛剂的应用,缩短住院时间,最终减少医疗费用。但正是由于 NIPPV 的管道和患者气道之间没有密闭的人工气道连接,NIPPV 无法对呼吸衰竭患者提供有效的气道管理,并且可能因鼻(面)罩漏气问题影响通气效果。

NIPPV 应用于急性呼吸衰竭的适应证包括:①阻塞性通气功能障碍(AECOPD、哮喘急性发作、睡眠呼吸暂停综合征)。②限制性通气功能障碍(胸廓畸形、神经肌肉疾病)。③肺实质病变(ARDS、大叶性肺炎)。④心源性肺水肿。⑤有创机械通气撤机后。其中 AECOPD、神经肌肉疾病、睡眠呼吸暂停综合征所致的呼吸衰竭尤其适合 NIPPV 治疗。

NIPPV 的相对禁忌证包括:①昏迷或精神异常不能配合。②血流动力学不稳定。③需要气管插管保证呼吸道通畅(如严重上消化道出血、气道分泌物过多且排痰困难、存在误吸风险等)。④面部创伤影响鼻(面)罩使用。⑤严重代谢性酸中毒使用 NIPPV 改善不明显。⑥张力性气胸未行胸腔闭式引流。存在这些相对禁忌证时,NIPPV 治疗失败的可能性大,可考虑选择有创正压机械通气。值得注意的是,NIPPV 并无绝对禁忌证,即使有意识障碍,甚至昏迷的患者也可试用,不少患者在使用 NIPPV 后 30min 至 1h 即出现意识改善。有文献报道,40%～50%本需有创正压机械通气的患者经 NIPPV 治疗后可避免气管插管。

NIPPV 治疗过程中应密切监护患者生命体征和动脉血气,防止呕吐误吸。如出现以下情况应改用有创正压机械通气:①治疗 2h 后呼吸困难症状无缓解,生命体征和血气分析指标无改善。②出现呕吐或严重上消化道出血。③气道分泌物增多,排痰困难。④出现血流动力学不稳定。⑤出现神经精神症状,不能配合 NIPPV 治疗。

2. 无创正压机械通气在老年人慢性呼吸衰竭的应用 研究表明,对于慢性呼吸衰竭患者,NIPPV 可通过改善通气延长生命,减少气管插管率,改善其生活质量。目前 NIPPV 已经广泛应用于各种原因所致的慢性呼吸衰竭:①限制性通气功能障碍(胸廓畸形、神经肌肉疾病）。②重度 COPD 稳定期。③夜间低通气（中枢性或阻塞性睡眠呼吸暂停综合征）。

3. 有创正压机械通气在老年人呼吸衰竭的应用当 NIPPV 治疗失败，或出现前述的情况应该考虑行有创正压机械通气（以下简称有创通气）。有创通气的目标已经由过去单纯强调纠正动脉血气，转换到更多关注机械通气并发症，尤其是呼吸机肺损伤，实施所谓"肺保护策略"。

老年人由于呼吸系统生理特点，更需要实施肺保护策略，主要包括以下几点：①采用小潮气量（$5\sim8mL/kg$），允许高碳酸血症（pH 不小于 7.25 即可，不必短期内纠正至正常）。②限制气道压力，推荐平台压$<35cm~H_2O$。③适当加用呼气末正压，通常为 $5\sim20cm~H_2O$，老年人使用呼气末正压应谨慎，从 $3\sim5cm~H_2O$ 开始，以后再酌情增加 $3\sim5cm~H_2O$，维持血 PaO_2 在 60mmHg 左右即可。

关于通气模式选择，迄今尚缺乏专门在老年人群中进行的研究。临床上常用的传统通气模式均可选用，包括容量控制模式、压力控制模式、辅助控制通气模式（A/C 模式），同步间歇指令通气（SMIV）、压力支持通气（PSV），SMIV＋PSV 等。新型的双重通气模式，如压力调节容量控制通气，容量支持通气、容量保障压力支持通气等是否适用于老年呼吸衰竭，目前尚无大型研究证据。

对临床医师来说，如何判断老年呼吸衰竭患者是否能够撤机成功是更大的挑战。一些传统的脱机指标曾被推荐用于评估老年患者撤机成功的可能性，例如浅快呼吸指数（呼吸频率/潮气量）、最大吸气负压和每分通气量等，但后来证实，这些指标均不能准确预测老年呼吸衰竭患者是否能够成功脱机。Kreiger 等的研究认为，浅快呼吸指数采用≤130 这一新阈值，连续观察 8h 可以提高预测成功脱机的准确率，但这只适用于机械通气时间超过 7d 的患者。

对于老年呼吸衰竭患者，大多数专家仍推荐在撤机前全面评估患者的临床情况。若患者呼吸衰竭的病因基本纠正，血流动力学稳定，感染基本控制，意识清楚，自主呼吸平稳有力，咳嗽吞咽反射良好，吸氧浓度降至 40％以下无明显呼吸困难，可考虑进行自主呼吸试验（SBT）。常用的 SBT 包括：①低压力水平（$<7cm~H_2O$）的压力支持通气（PSV）。②持续气道正压（CPAP）5cm H_2O。③T 形管法。已有随机对照研究比较了 PSV 法和 T 形管法，以及 CPAP 法和 T 形管法，结果显示，在撤机和拔管成功率方面大致相似，但哪种方法更适用于老年患者，目前尚无定论。对成人而言，进行 SBT 时，如下指标表明患者能耐受：$PaO_2/FiO_2>150$；$PaCO_2$ 升高≤10mmHg 或 pH 降低≤0.10；呼吸频率≤35 次/min；心率≤140 次/min，或与基础心率比较≤20％；收缩压≥90mmHg 且≤160mmHg，或与基础血压比较<20％。但是这些标准是否适用于老年患者，目前尚不清楚。此外，有些老年患者因为咳嗽无力不能有效廓清气道，或者因咽反射消失容易发生气道误吸，此时虽然可以撤机却不能拔管。

部分老年呼吸衰竭患者治疗过程中可能出现呼吸机依赖（指患者需要每日使用呼吸机超过 6h，持续 21d 以上）。但呼吸机依赖的发生率是否与年龄相关目前尚不清楚。

4. 治疗原发疾病和并发症　在通畅气道、合理氧疗及机械通气治疗的基础上，还应积极治疗导致呼吸衰竭的原发疾病，如 COPD、ARDS、气胸等。同时，老年呼吸衰竭患者常常有多种并发症，如糖尿病、高血压、冠心病、脑卒中等，也应给予积极的治疗。

5. 抗感染　呼吸道感染是老年呼吸衰竭最常见的诱因，也是老年呼吸衰竭患者的常见并发症。及时控制感染是纠正呼吸衰竭，预防多器官功能衰竭的关键措施之一。选择抗生素要考虑病原微生物的特性、抗生素的特性、患者的年龄及肝、肾功能状态。在未能获取病原学证据时应先根据感染的环境(社区获得性还是医院获得性)及痰涂片革兰染色结果经验性选用抗生素。原则是"尽早、足量",首选能兼顾革兰阳性、阴性细菌的广谱强效抗生素,之后再根据临床疗效及痰培养、药物敏感性试验结果调整用药。

6.营养支持治疗　老年呼吸衰竭患者常因食欲缺乏、呼吸困难、胃肠道缺氧等因素,致使营养摄入不足,同时,患者却面临高于正常数倍乃至数十倍的呼吸功和医源性能量消耗,使机体陷入能量和蛋白质的负平衡状态,导致不同程度的营养不良。而营养不良又可降低呼吸肌肌力,使患者容易发生呼吸肌疲劳,进而加重呼吸衰竭。

针对老年呼吸衰竭患者的营养支持治疗需要注意以下问题:①首选肠内营养支持治疗,有利于维持肠道功能,实施方便,并发症少;当胃肠功能障碍或无法耐受肠内营养时,可考虑肠外营养支持。②准确判断呼吸衰竭患者的能量需要,避免过度喂养(超出基础能量消耗量的30%以上),尤其注意避免糖类物质的过量摄入,以免产生过多的 CO_2,加重通气负担;脂肪提供50%的非蛋白质热量,有助于减少 CO_2 的产生。研究报道,高脂配方肠内营养可减少机械通气时间,但对预后改善不明显。③过多的蛋白质摄入可能刺激呼吸驱动导致呼吸肌疲劳,热氮比(100~150)kcal:1gN 为宜(1kcal=4.18kJ)。④急性呼吸衰竭患者的口服饮食量往往很难满足其营养需要,常需给予管饲肠内营养。⑤肠内营养支持实施中,应特别注意避免胃肠道液体的误吸。⑥膈肌收缩有赖于足够量的磷,因此,对于呼吸衰竭患者要特别注意体内磷的平衡状态,及时补充磷制剂。合并低磷血症的危重患者住院的时间与机械通气支持时间均明显延长。⑦有研究报道,补充谷氨酰胺有利于预防肠黏膜屏障受损引起的细菌易位。⑧纠正老年患者的营养不良不能操之过急,应逐步增加至所需营养素的全量,同时注意液体摄入量和水电解质平衡。

7.纠正酸碱平衡失调和电解质紊乱

(1)单纯呼吸性酸中毒:主要是积极改善通气,纠正 CO_2 潴留。

(2)单纯代谢性酸中毒:多为低氧所致的乳酸酸中毒,主要措施是纠正缺氧。pH<7.20 可考虑小剂量碳酸氢钠。

(3)呼吸性酸中毒合并代谢性酸中毒积极改善通气,纠正缺氧。pH<7.20 可考虑小剂量碳酸氢钠。

(4)呼吸性酸中毒合并代谢性碱中毒:多见于机械通气时 CO_2 排出过快,或低钾、低氯血症,或不适当使用碱性药物,针对不同的原因对症治疗。

(5)三重酸碱失衡:针对三重酸碱失衡的主要矛盾采取相应措施,逐步纠正,避免操之过急。

(6)电解质紊乱:最常见为低钾、低氯、低钠血症,多为摄入不足和(或)排出过多所致。治疗主要补充钾、氯及钠,低钾血症不易纠正时应及时补镁。

8.呼吸兴奋剂的应用　呼吸兴奋剂在呼吸衰竭中的应用长期存在争议,针对不同的病因,疗效差异很大。临床应该根据呼吸衰竭的原发疾病,谨慎选择。对于药物所致呼吸抑制,睡眠呼吸暂停综合征所致的呼吸衰竭,可试用呼吸兴奋剂。对于 COPD 所致呼吸衰竭,应权衡病情,若以呼吸中枢反应低下为主,也可考虑使用。对于肺炎、充血性心力衰竭、ARDS、肺间质纤维化等所致的呼吸衰竭则不宜使用。

9.预防和治疗并发症　老年呼吸衰竭患者常常并发肺性脑病、休克、消化道出血、肾功能不全等并发症,应积极进行相应治疗。严重缺氧和 CO_2 潴留的患者,应考虑给予仏受体拮抗药或质子泵抑制剂预防消化道出血。

八、预后

老年人呼吸衰竭的预后首先取决于呼吸衰竭的病因和基础疾病。呼吸衰竭的病因和诱因容易去除的患者预后较好,如哮喘、外科手术等。AECOPD 所致的呼吸衰竭多由呼吸道感染诱发,若感染得到有效控制,同时基础肺功能好,则预后相对较好,若患者基础肺功能差,则病情容易反复,往往需要多次机械通气,预后不良。而慢性肺间质纤维化所致的呼吸衰竭,机械通气虽能延长患者生存时间,但往往撤机困难,预后差。EPIDASA 研究显示,各种病因导致的呼吸衰竭中,充血性心力衰竭和 CAP 的死亡率最高,分别为 21% 和 17%。

老年人常常多种疾病集于一身,随着各系统疾病的增加,机械通气的疗效明显下降,死亡率上升。另有研究发现,随着并发症的增加,老年呼吸衰竭患者的并发症也相应增加,而死亡率随并发症的增多也相应增加。某些并发症可显著增加呼吸衰竭患者的死亡风险,如肿瘤、肝功能异常和人类免疫缺陷病毒(HIV)感染。机械通气的策略和机械通气的并发症也明显影响呼吸衰竭患者的预后。因此,根据患者情况个体化地选择合适的机械通气方式,合理设置参数,同时密切监护,防止并发症尤为重要。

老年人心、肺、肝、肾、脑等重要器官的储备功能均差,一旦发生呼吸衰竭,往往多器官受累。一项针对机械通气的老年呼吸衰竭患者的死因分析研究显示,多器官功能衰竭是最常见的死因(65.5%),其次为原发疾病(27.3%),再次为机械通气并发症(5.5%),其他死因仅1.6%。

关于年龄是否为影响呼吸衰竭预后的独立危险因素,现有证据存在矛盾。EPIDASA 研究显示,与老年呼吸衰竭患者死亡相关的预后因素包括:初始治疗不恰当、CO_2 潴留、肌酐清除率<50mL/min,B 型利钠肽升高和呼吸衰竭的临床症状,而与年龄无关。Ely 等进行的前瞻性队列研究也发现,年龄>75 岁呼吸衰竭患者的死亡率与≤75 岁组比较无显著性差异。而另一项大型多中心队列研究则显示年龄与老年呼吸衰竭患者在 ICU 的死亡率独立相关。

此外,临床医师往往主观地认为,老年患者即使抢救成功后,其生活质量也极差。而一项大型前瞻性队列研究却显示,不同年龄组的呼吸衰竭患者从 ICU 出院后的生活质量并没有显著差异。因此,对于老年患者,仅从年龄角度决定是否进一步积极治疗并不恰当。

(倪小青)

第四章 老年消化系统疾病

随着年龄的增长,老年人消化系统各器官在解剖学、组织学和病理生理学方面均发生了与年轻人不同的变化,因而同一个症状,老年人的病因可与年轻人不同;同一种疾病,可出现不同症状。不同的老年人即使患有同一种疾病,其临床表现也可差异很大,这就给早期诊断、正确治疗带来不便。

第一节 老年食管疾病

一、老年食管疾病概述

(一)老年性食管的形态和生理特点

正常成年人的食管全长 25～30cm,分为颈、胸、腹三段,以胸段最长,腹段最短,还存在三个生理狭窄。随着年龄的增长,老年人的食管结构在解剖学、组织学和生理学方面均发生了与年轻人不同的改变,表现在:①三个生理狭窄部位是老年人易患癌症和异物嵌入的好发部位,老年人由于主动脉、支气管硬化或心脏扩大而压迫食管,常使狭窄部位的狭窄程度加重。②组织学上,老年人食管复层扁平上皮较厚,食管下段黏膜时常被胃柱状上皮取代,部分发展为腺癌,食管腺体萎缩、黏膜固有层弹力纤维增加,平滑肌肌纤维也发生萎缩。③功能上,老年人食管蠕动运动和蠕动性收缩波减弱,导致吞咽功能障碍、食管排空迟缓和食管扩张。④由于膈裂孔处的食管周围支持组织松弛、膈角肌肉变弱、食管下括约肌(lower esophageal sphincter,LES)压力降低,老年人易患食管裂孔疝(hiatus hernia)和胃食管反流病。

(二)老年食管疾病的特点

老年人常多种疾病并存,其理解力、记忆力下降,耳背,甚至出现精神障碍,往往不能正确描述疾病症状,或答非所问,或把次要症状说成主要症状,容易掩盖现有病情,因此,常会发生漏诊或误诊。老年人反应迟钝、痛阈高,临床表现往往不典型,即使病情很严重,其症状和体征反而轻微或缺如,被误认为正常的老化或并发症的临床表现,给其早期诊断、正确治疗带来了较大困难。因此,医师在询问病史时态度要和蔼、亲切、耐心,尽可能不要打断患者叙述,待患者叙述完后,再进行有目的的询问,同时,还要向患者家属、陪护者详细了解病情经过,尽可能准确采集病史资料,进行全面而系统的体格检查,并做出正确的诊断。

由于老年人的上述特点,食管疾病往往难以早期诊断,常以严重并发症的症状就医,因此,对老年人即使表现出的症状很轻微,也要予以足够重视,以免发生误诊和误治。

二、老年胃食管反流病

胃食管反流病(gastroesophageal reflux disease,GERD)是一种酸相关性疾病,因 LES 功能不全、食管廓清能力下降及胃排空延迟而导致胃、十二指肠内容物反流入食管引起的疾病,常有胃灼热、反酸等症状,可导致食管发生炎症、溃疡、狭窄以及咽、喉、气道等食管以外的组织损害。老年人由于食管结构和功能的改变,是 GERD 的高危高发人群,具有以下特点:①老年人发病率随年龄的增长而增加。②病程长，症状少而并发症多见，容易被忽视、误诊。③常易反复发作，久治难愈。

（一）流行病学资料

GERD 在西方国家常见，欧美人群患病率为 7％～15％，我国北京、上海人群的患病率仅为 5.77％。GERD 患病率随年龄的增长而增加，欧美国家老年人 GERD 患病率高达 20％～35％，而我国针对老年人 GERD 的发病率的大宗调查资料较少。郑松柏等报道，老年人反流性食管炎检出率为 8.9％，而中青年人为 4.3％。据估计，有 5％～7％的老年人每日发作与 GERD 相关的胃灼热或反酸症状，每周有症状者为 10％～14％，每月有症状者高达 15％～44％。老年人 GERD 症状呈多样性，不典型，不易被早期发现，因而实际发病率可能要高得多。

（二）发病机制

目前认为，GERD 是多种因素所致上消化道动力障碍引起的酸相关性疾病，它包括反流屏障的缺陷、食管廓清能力的异常、食管黏膜抵抗力的改变以及胃排空延迟等。正常情况下，食管有防御胃酸及十二指肠内容物侵袭的功能，包括食管－胃结合部正常解剖结构构成的抗反流屏障和食管对反流物的抵御作用，即食管廓清能力和食管黏膜组织抵抗力。虽然其发病与胃酸有关，但并非这类患者的胃酸分泌就高。对 GERD 患者做基础胃酸和刺激后最大胃酸分泌量检测，并未发现胃酸增加，因而 GERD 不是胃酸分泌过多所致，而是胃酸所处位置异常。目前认为，GERD 发病过程是食管抗反流防御机制下降和反流物对食管黏膜攻击作用的结果，包括抗反流功能下降、食管清除能力降低、食管黏膜防御作用减弱、食管感觉异常、胃排空延迟，这些因素使反流物即胃酸和（或）胆汁有造成食管黏膜损伤的机会，容易出现病理性胃食管反流。此外，反流也可能与饮食、体位、情绪等因素有关。

老年人易患 GERD 的生理和病理特点：①生理状态下，胃内压力高于位于胸腔内的食管内压，LES 在静息状态呈收缩状态维持一定的压力，是抗反流的重要屏障，起着阻止胃肠内容物反流的作用。大量研究证实，随年龄的增长食管肌群发生萎缩，导致食管蠕动功能低下、LES 静息压降低、抗反流防御能力下降，食管清除能力降低。②食管体部的正常压力和顺行性是及时清除反流物的主要力量。老年人食管体部运动功能障碍，食管体部廓清能力明显减弱，不能及时清除反流物，导致与反流物接触的时间延长，加重了反流物对食管黏膜的损害。同时，老年人唾液分泌量减少，唾液中和反流入食管内的胃酸能力下降，兼之老年人食管上皮的增生及修复能力下降，所以老年人 GERD 的发病率更高。③食管裂孔疝的疝囊增大，胃食管交界处结构包括膈肌脚、膈食管韧带、食管和胃之间的 His 角结构，也是抗反流功能的重要保证，食管裂孔疝时部分胃内容物可以通过膈肌而发生胃食管反流。④老年人患有多种疾病，常常同时口服多种药物如茶碱、抗胆碱、抗抑郁药、镇静药、钙通道阻滞剂、前列腺素等，可以导致 LES 收缩力降低或直接损害食管黏膜，明显促进了胃食管反流。⑤因长期卧床而处于卧位或半卧位状态，缺乏重力作用，反流物不能被有效清除。⑥其他老年性疾病如糖尿病、脑血管疾病等影响胃肠道神经功能，使胃排空延迟。

（三）临床表现

GERD 临床表现多样，轻重不一，多数患者呈慢性复发过程。症状可分为三类：即典型症状、不典型症状与消化道外症状。典型症状是胃灼热、反酸、反食；不典型症状有胸痛、上腹部疼痛和恶心；而消化道外症状包括口腔、咽喉部、肺及其他部位的症状。非典型症状往往无特征性,容易与其他疾病症状混淆,从而忽略了对本病的诊治。在老年患者,由于食管敏感性降低,GERD的典型症状较中青年患者明显减少,以不典型表现为多见,反食、吞咽困难、胸骨后疼痛较胃灼热多见,特别是长期卧床的老年患者主要表现为肺部症状,有时吞咽困难可能是本病的报警症状。

1. 消化道症状

(1)胃灼热和反酸:是GERD最常见的症状。胃内容物在无恶心和不用力的情况下涌入口腔统称为反胃,反流物中偶含少量食物,多呈酸性或带苦味,此时称为反酸。反酸常伴有胃灼热。胃灼热指胸骨后烧灼感或不适,常由胸骨下段向上伸延,常在餐后1小时出现,尤其在饱餐后。平卧、弯腰俯拾姿势或用力屏气时加重,可于熟睡时扰醒。

(2)胸痛:常位于胸骨后的烧灼样不适或疼痛,严重时可为剧烈刺痛,可向剑突下、肩胛区、颈部、耳部及臂部放射,酷似心绞痛。多数患者由胃灼热发展而来,但仍有部分GERD患者无胃灼热、反酸等典型症状,尤应注意与心绞痛鉴别。GERD出现胸痛时常表现为绞窄样或烧灼样痛,也可十分剧烈,疼痛可向颈部、颌部、背部及臂部放射,常伴胃灼热、反酸和吞咽困难,疼痛持续数分钟至数小时可自行缓解,抗酸剂和硝酸甘油类药物亦可缓解疼痛。

(3)咽下疼痛与咽下困难:炎症加重或并发食管溃疡时,可出现咽下疼痛,多在摄入酸性或过烫食物时发生。部分患者有咽下困难,呈间歇性,进食固体或液体食物均可发生,常在开始进餐时发生,呈胸骨后梗死感,可能是由于食管痉挛或功能紊乱所致。少部分患者发生食管狭窄时则呈持续性咽下困难,进行性加重,对干性食物尤为明显。

2. 消化道外症状 当胃内容物反流到咽部时可形成细微或雾状物质,被喷入喉头,吸入气管、支气管和肺部,则可以引起相关部位的症状,如声嘶、咽中异物感、反复咳嗽、吸入性肺炎等。

(1)鼻咽部:可以发生鼻炎、鼻窦炎、咽炎、喉炎、咽喉部溃疡、慢性中耳疾病。GERD可造成鼻咽部病变,胃酸反流到该处可出现炎症,导致上皮细胞增生增厚,甚至出现酸接触性溃疡,表现为长期或间歇性声音异常或嘶哑、咽喉部黏液过多、慢性咳嗽。有研究发现,这些患者鼻-咽部pH监测有明显异常,积极治疗GERD后,鼻咽部症状也可以得到改善。

(2)口腔:主要有牙侵蚀、感觉异常,如烧灼感、舌感觉过敏,但口腔软组织受损不明显。有些GERD患者多涎,这可能与胃酸反流到食管通过反射而造成唾液增多有关。

(3)声带:表现为声带炎、声带肉芽肿。声带长期与胃酸或胆汁相接触可使局部黏膜充血、水肿而引起声带炎,表现为声音嘶哑,久之则形成肉芽肿。

(4)呼吸道:表现为哮喘、慢性支气管炎、吸入性肺炎、支气管扩张、特发性肺纤维化。GERD的呼吸道症状很常见,哮喘和慢性咳嗽多系反流物的吸入或某些反射所致。长期的GERD则可造成慢性支气管炎、支气管扩张、反复发作性肺炎以及特发性肺纤维化等。对GERD与哮喘同时存在的事实认识较早,前者常促发哮喘,多在中年发病,且无过敏病史。可能是经迷走神经介导的反射或微量吸入导致支气管收缩,反之哮喘也易致GERD发生。研究表明,近50%慢性咳嗽者有酸反流,患者常在夜间平卧时出现呛咳,之后亦可在其他时间出现慢性咳嗽。

(5)其他:有睡眠性呼吸暂停、癔球症、难治性呃逆。癔球症可在部分患者中出现,是一种喉部的异物感,不影响吞咽,LES并无异常。发生机制不详。

3. 并发症

(1)上消化道出血:食管黏膜炎症、糜烂或溃疡所致,可有呕血和(或)黑粪。出血量视所累及的血管及其程度而异,一般为少量。食管黏膜不断少量出血可致轻度缺铁性贫血,溃疡偶可引起大量出血。

(2)食管狭窄:食管下端组织反复发生的炎症性损害可造成纤维组织增生,食管壁顺应性丧失形成食管狭窄。狭窄通常出现在食管远段,长度为 2～4cm 或更长。狭窄出现后,一般不再有明显的胃灼热症状。症状明显时需要内镜下进行扩张治疗。

(3)Barrett 食管:是指食管黏膜修复过程中,食管下端的复层扁平上皮被胃的单层柱状上皮所取代,并出现肠上皮化生;长期胃酸或胆汁暴露致使局部黏膜上皮坏死、脱落,其可发生消化性溃疡,又称 Barrett 溃疡。Barrett 食管是食管腺癌的主要癌前病变,其腺癌的发生率较正常人高 30～50 倍。

(4)癌变:大量的资料表明,食管炎尤其是在 Barrett 食管的基础上,发生食管腺癌的危险大为增加,比总体人群增加数十倍。同样,有学者认为在咽喉部炎症和局部溃疡的基础上有发生喉癌的可能。荷兰一项研究中,24 例患咽部或喉部癌症患者接受 24 小时 pH 检测,20 例被诊断患有 GERD。

所以,老年人出现不典型心绞痛、难以治愈的咽喉炎和肺部疾病时,应注意排除 GERD。老年人虽然 GERD 的典型症状不明显,却经常表现为非常严重的食管疾病,包括食管糜烂引起的上消化道出血、食管裂孔疝、食管黏膜的不典型增生甚至癌变。若老年人出现吞咽困难,伴有消瘦、贫血等症状要及早诊治。

(四)辅助检查

1.24 小时食管 pH 测定　可了解食管内的 pH 情况,目前该方法是判断病理性胃食管反流的最佳方法,尤其对患者症状不典型或症状虽典型但治疗无效以及内镜阴性的 GERD 患者更具有重要的诊断价值。

2.内镜与活组织检查　是诊断反流性食管炎最准确的方法,能直接观察黏膜病变,可判定反流性食管炎的严重程度和有无并发症。结合活组织检查有利于明确病变的良恶性质。根据食管黏膜损害程度,内镜下对反流性食管炎进行分级诊断,有利于病情判定及指导治疗。

3.食管吞钡 X 线检查　对反流性食管炎诊断的敏感性不高,在轻型患者常无阳性发现。其优势在于:①可对不愿接受或不能耐受内镜检查者进行检查。②可了解整个食管、胃的运动功能状态,判定病变部位更准确。③可了解有无食管裂孔疝,排除食管癌、食管憩室等其他疾病引起的食管炎。

4.食管滴酸试验　在滴酸过程中,出现胸骨后疼痛或胃灼热的患者为阳性,且多于滴酸的最初 1.5 分钟内出现,表明有活动性食管炎存在。心源性胸痛或其他非食管炎所致胸痛则呈阴性反应。本试验有利于对胸骨后疼痛的鉴别诊断。

5.食管测压检查　由于正常人与胃食管反流者二组测得的 LES 压力数据范围有重叠,用本检查方法来判断胃食管反流不十分可靠,且设备价格高,一般医院难以开展。当 GERD 内科治疗效果不佳时可以作为一种辅助性的诊断方法。

(五)诊断及鉴别诊断

1.诊断标准

(1)典型症状:胃灼热、反流的患者结合内镜下食管炎,诊断并不困难。如内镜检查未发现炎症,24 小时食管 pH 检查阳性时诊断也可确立。无检查条件可行质子泵抑制剂(proton pump inhibitor,PPI)试验性治疗(标准剂量 PPI,每日 2 次,共 7 日),如有效则诊断为 GERD。

(2)非典型症状:咽喉炎、哮喘、咳嗽、胸痛的患者应结合内镜检查、24小时食管pH测定、PH试验性治疗结果进行综合分析。

老年人常不能耐受侵入性检查,因此,GERD的诊断主要依据临床表现及对药物治疗的反应,PPI试验性治疗尤其对老年性GERD的诊断具有重要意义。在GERD诊断后还应了解患者有无病理生理性异常,如食管动力功能、LES压力、酸或碱反流以及有无食管裂孔疝。

2.鉴别诊断 由于老年人疾病和生理特点,临床症状不典型,并发症多,伴随疾病多,容易误诊和漏诊,因此老年人诊断GERD前一定要进行鉴别以排除其他疾病。

(1)心血管疾病:GERD临床症状以胸骨后疼痛最多,疼痛部位亦有在剑突下或上腹部,可放射至肩背、下颌,同左臂放射较多,也称为食管源性胸痛,很容易与心绞痛、主动脉夹层混淆。若以胸痛为主要表现者,应与心源性、非心源性胸痛的各种病因进行鉴别。GERD胸骨后疼痛常发生在餐后,与体位有关,口服制酸药可使症状缓解或消失,而心绞痛则否,后者常发生在运动时,休息片刻后可缓解,心电图和运动试验检查可有阳性发现。

(2)食管其他疾病:GERD表现为咽下困难者,需与食管癌、食管贲门失弛缓症等相鉴别。表现为咽下疼痛者,内镜检查显示有食管炎的患者,应与感染性食管炎(如真菌性食管炎)、药物性食管炎等鉴别。

(3)呼吸道疾病:GERD以哮喘为主要表现者,应考虑到反流物进入呼吸道,引起支气管平滑肌痉挛,应与支气管哮喘鉴别,尤其是哮喘常用氨茶碱治疗,会加重胃食管反流,应加以重视。

(六)治疗

GERD的治疗原则:①去除病因,控制症状。②改善LES抗反流功能。③积极治愈食管炎、减少复发和防止并发症。

1.一般治疗 主要是调整生活方式,增加LES压力,减少胃酸反流,预防胃食管反流的复发。

(1)饮食:控制饮食,少食多餐。餐后易致反流,故睡前不宜进食,进餐后也不宜立即卧床。酒、浓茶、咖啡、巧克力、高脂饮食等均可降低LES压力,应少食或禁用。

(2)避免腹腔内压力增加:肥胖者应积极控制体重,应尽量避免便秘和使用紧束腰带。

(3)起居习惯:睡眠时可将头端的床脚抬高15~20cm,以感觉舒适为度,以增强食管的清除力,加快胃的排空。

(4)药物影响:应避免应用降低LES压力的药物和影响胃排空延迟的药物。如合并有心血管疾病而服用硝酸甘油制剂或钙通道阻滞药可加重反流症状;一些支气管哮喘患者如合并胃食管反流可加重诱发哮喘症状,尽量避免应用茶碱及β_2受体激动药,并加用抗反流治疗。同时慎用抗胆碱能药物、多巴胺受体激动药等降低LES压力的药物。

2.药物治疗

(1)促胃肠动力药:胃食管反流是胃肠动力疾病,因而首先要改善胃肠动力。促动力药的作用是增加LES压力,改善食管蠕动功能,促进胃排空,从而达到减少胃内容物反流入食管和缩短食管酸暴露的时间。药物有甲氧氯普胺、多潘立酮、莫沙必利。莫沙必利为非抗多巴胺、非胆碱能的全胃肠动力剂,能选择性地刺激肠壁肌间的神经节细胞,增加胆碱能神经释放乙酰胆碱,促进消化道的运动。

(2)抑酸药物:通过抑制胃酸分泌酸,减少胃酸反流对食管黏膜的刺激而改善症状。抗胃酸分泌药物仍是目前治疗 GERD 的重要手段。H_2 受体措抗药（H_2 receptor antagonist，H_2RA）包括西咪替丁、雷尼替丁、法莫替丁；PPI 包括奥美拉唑（omeprazole）、兰索拉唑（lansoprazole）、泮托拉唑（pantoprazole）和雷贝拉唑（rabeprazole）等，此类药物作用于胃酸分泌的终末环节，抑制 H^+-K^+-ATP 酶而产生抑酸作用，抑酸作用强大，因此对本病的疗效优于 H_2RA 或莫沙必利，特别适用于症状重、有严重食管炎的患者，是目前治疗胃食管反流病药物中理想的抑酸药物。

（3）黏膜保护剂：用于已受损害的食管黏膜，如硫糖铝能与糜烂、溃疡表面上带有正电荷的蛋白结合形成一层带电荷的屏障，可吸附胆盐、胃蛋白酶及胃酸，阻止黏膜被消化，可减轻胃食管反流症状，从而治疗反流性食管炎。十六角蒙脱石是近年应用于临床的新型消化道黏膜保护剂，由蒙脱石中提取获得，颗粒小，遇水展开覆盖在消化道黏膜表面，起到黏膜保护作用。枸橼酸铋钾也有黏膜保护作用。

目前抑酸药治疗 GERD 虽可获得较为满意的近期疗效，但不能改变其自然病程，停药后复发率较高，据国外研究报道，停药后半年复发率高达 70%～80%。停药后很快复发而症状持续者，往往需要长期维持治疗。并发食管溃疡、狭窄、Barrett 食管者，肯定需要长期维持治疗。莫沙必利、H_2RA、PPI 均可用于维持治疗，其中以 PPI 效果最好。维持治疗的剂量因患者而异，以调整至患者无症状之最低剂量为最适剂量。

3.手术治疗　症状严重且经严格的内科治疗无效，LES 压力很低，或停药后症状很快出现，患者不能耐受长期服药或有严重的并发症，如狭窄以及确认由反流引起的严重呼吸道疾病，应考虑抗反流手术治疗。

（1）腹腔镜下抗反流手术：其疗效与开腹手术类同，是维持治疗的一种选择。

（2）内镜治疗：优点为创伤小、安全性较高，但疗效需进一步评估，方法有内镜下缝合（胃腔内折叠术）、射频治疗、内镜下注射治疗和（或）植入治疗等。

（3）内镜或手术治疗：伴高度不典型增生、食管严重狭窄等并发症，可考虑内镜或手术治疗。

4.并发症的治疗

（1）食管狭窄：极少数严重狭窄需行手术切除，绝大部分狭窄可定期行内镜下食管扩张术治疗。扩张术后予 PPI 长期维持治疗，可防止狭窄复发。

（2）Barrett 食管：Barrett 食管发生食管腺癌的危险性大，为预防 Barrett 食管发生和发展，必须使用 PPI 治疗和长期维持治疗，有手术指征者可考虑抗反流手术治疗。重度不典型增生或早期食管癌者应及时手术切除。

三、老年食管癌

食管癌是消化道常见恶性肿瘤之一，我国是高发区，发病率为（69～166）/10 万，其中以华北地区发病率最高。食管癌的发病率随年龄而增加，80% 的患者在 50 岁以后发病，死亡构成比最高的是 50～69 岁组，占全部病例的 60% 以上，因此食管癌也被称为"老年癌"。男性多于女性，比例为 2∶1。食管癌 50% 左右发生在食管中段，30% 在下段，20% 在上段，很少发生于颈段。由于食管癌患者就诊时多为中晚期，术后 5 年生存率很低，约 30%，远期生存率更不高，因此食管癌应争取早期发现、早期诊断、早期治疗，以提高其远期疗效，改善老年人的生活质量。

（一）流行病学资料

食管癌在全球许多地区流行,分布于世界各地,特别是在发展中国家。不同的国家与地区其发病率不一,食管癌发病率的地区性差异最大,高发地区和低发地区的发病率相差甚至达到 60 倍。高发地区包括亚洲、南非洲和法国北部。在美国食管癌发病率较低,仅占所有恶性肿瘤的 1％和所有上消化道肿瘤的 6％。食管癌多发生于中老年人,30 岁以前发病率很低,30 岁以后随年龄的增长而增高。食管癌在高发区以鳞癌最常见,但在非高发区如北美洲和许多西欧国家,则以腺癌最常见。食管鳞癌男性多于女性,并且与吸烟和饮酒相关。食管腺癌多为白种人,约 62％的患者有 Barrett 食管。

中国食管癌的流行病学也有其自身特点:①发病率、死亡率呈地区性分布,如在河南、河北、江苏、山西、陕西、安徽、湖北和四川等省食管癌高居肿瘤首位,高发区与低发区之间的发病率相差可达数十倍。②食管癌的发病随年龄的增长而增加,我国食管癌平均发病年龄为 63.5 岁,80％的患者发病在 50 岁以后。③种族差异,如新疆哈萨克族居民食管癌死亡率高,比全国平均病死率高 2.3 倍。④男多于女,但高发区的男女性比例则有所降低。⑤食管癌具有阳性家族史的家族聚集性的特点。⑥高发区一般位于较贫困、经济水平低的地区。

（二）病因

食管癌的病因目前尚不完全清楚,但下列因素与食管癌的发病有关:①致癌物质。②遗传因素。③饮食习惯如长期吸烟,饮烈性酒,吃热烫食物,食物过硬等。④癌前病变,如目前认为腺癌的最大高危因素是胃食管反流病和 Barrett 食管。⑤营养和微量元素缺乏。

（三）临床表现

1.早期食管癌症状　早期食管癌患者大多数有症状,约 10％无症状。症状主要有四种:

（1）大口进硬食时有轻微的哽噎感。

（2）吞咽时食管内疼痛。

（3）吞咽时胸骨后闷胀、隐痛不适。

（4）吞咽后食管内有异物感。

这些症状十分轻微且短暂发作,加之老年人神经反射机能减退,故极易被老年患者忽视。上述症状并非早期食管癌所特有,尚须注意与其他疾病相鉴别。

2.中期食管癌症状

（1）典型的进行性吞咽困难:咽下困难的程度与食管周径受癌侵犯程度密切相关。开始时仅在进硬食物下咽时有哽噎感,此后症状逐渐加重,甚至连喝水也感困难。吞咽困难的程度还与病理类型有关,缩窄型与髓质型症状重。

（2）呕吐:当梗阻和咽下困难严重时,梗阻上段的食管扩张,食物及口腔黏液潴留。呕吐物主要为大量黏液,为食管梗阻使食管腺和唾液腺反射性分泌增加所致。少数患者可有呕血,因癌组织表面溃疡或癌组织穿破邻近组织所致。

（3）胸背疼痛:有的患者在吞咽食物时胸骨后疼痛,有的持续性胸背疼痛时原发癌已外侵或转移癌压迫了肋间神经或纵隔神经。

（4）体重下降:由于吞咽困难的存在和加重,可有轻重不等的体重下降。

3.晚期食管癌症状　多为癌的压迫症状及并发症。

（1）癌肿压迫气管引起咳嗽和呼吸困难,如癌组织穿破气管则形成食管、气管或支气管瘘,有进食呛咳,并发生肺炎及肺脓肿等,出现中毒症状和咯脓臭痰。

（2）侵犯喉返神经和膈神经，发生声音嘶哑和膈肌反常运动，压迫颈交感神经，则出现 Horner 综合征。

（3）最常见的转移为锁骨上淋巴结，还可出现肝、脑、骨骼及腹腔转移的相应症状和体征。

（4）可有高度消瘦和脱水等恶病质表现。

（四）辅助检查

1. X 线检查　早期食管癌钡餐 X 线征象有下列四种。

（1）食管黏膜皱褶增粗、中断和紊乱，病理多为糜烂型。

（2）偏侧小而浅的充盈缺损，大小为 0.4～1.5cm，常见于斑块型。

（3）圆形充盈缺损如蕈伞或纽扣形，边缘清晰，多见于乳头型。

（4）食管壁僵硬，舒张度差，钡剂滞留，无明显充盈缺损及龛影，多为隐伏型。

这些 X 线表现可能是由于投照技术不佳而发生的人为假象，也可能因粗心而遗漏，因此须结合患者的症状、细胞学及内镜检查结果全面考虑。中晚期食管癌和贲门癌一般根据上消化道钡餐造影就可确诊，表现为不同程度的管腔狭窄、充盈缺损、龛影、黏膜破坏和食管壁扩张受限以及贲门癌的软组织阴影等。

2. 内镜检查　对高度怀疑、未能明确诊断的早期食管癌及不典型的中晚期食管癌和贲门癌患者，应进行食管镜或胃镜检查，并取组织做病理检查。

3. 细胞学检查　采用气囊拉网法获得脱落细胞标本直接涂片，做巴氏染色，进行显微镜检查，是诊断早期食管病和贲门癌的可靠方法之一。为避免发生误差，每例要求有两次以上的阳性结果。可行分段拉网确定肿瘤的部位。

4. CT 扫描和 MRI 检查　为进一步了解食管癌和贲门癌的大小、外侵范围、区域性淋巴结转移的情况及有无肝转移等，有的学者主张对患者行 CT 和 MRI 检查。

（五）诊断及鉴别诊断

1. 诊断　对疑有食管癌的患者可用以下方法确诊：①拉网法采取食管上皮细胞做涂片，进行细胞学检查，诊断正确率为 87%～96%。②X 射线钡餐造影，诊断正确率可达 96% 左右。③食管镜检查可以直接观察食管黏膜，结合活检对食管癌尤其是早期癌的诊断和定位是最可靠的方法。

2. 鉴别诊断　食管癌需与下列疾病相鉴别。

（1）食管贲门失弛缓症：患者多见于年轻女性，病程长，症状时轻时重。食管钡餐检查可见食管下端呈光滑的漏斗型狭窄，应用解痉剂可使之扩张。

（2）食管良性狭窄：可由误吞腐蚀剂、食管灼伤、异物损伤、慢性溃疡等引起的瘢痕所致。病程较长，咽下困难发展至一定程度即不再加重。经详细询问病史和 X 线钡餐检查可以鉴别。

（3）食管良性肿瘤：主要为少见的平滑肌瘤，病程较长，咽下困难多为间歇性。X 线钡餐检查可显示食管有圆形、卵圆形或分叶状的充盈缺损，边缘整齐，周围黏膜纹正常。

（4）癔症：多见于青年女性，时有咽部球样异物感，进食时消失，常由精神因素诱发。本症实际上并无器质性食管病变，亦不难与食管癌鉴别。

（5）缺铁性假膜性食管炎：多为女性，除咽下困难外，尚可有小细胞低色素性贫血、舌炎、胃酸缺乏和反甲等表现。

（6）食管周围器官病变：如纵隔肿瘤、主动脉瘤、甲状腺肿大、心脏增大等。除纵隔肿瘤侵入食管外,X线钡餐检查可显示食管有光滑的压迹,黏膜纹正常。

(六)治疗

近年来,虽然肿瘤治疗已经取得很多进展,但食管癌的预后仍很差,手术后总的5年生存率约30%,远期生存率不高。50%患者就诊时已有远处转移,即使临床上认为局部晚期的食管癌,经尸检证实也有50%以上病例具有远处转移,70%以上有淋巴结转移。老年食管癌患者临床病情较为复杂,脏器功能下降,免疫功能低下,伴发多种基础病,常合并呼吸、循环系统及内分泌疾病,又容易误诊,治疗困难较多。其治疗目的主要是提高其5～10年生存率,延长生存期,提高生活质量,降低病死率及并发症的发生率。目前治疗手段有传统的手术治疗、放射治疗、化疗三大手段和生物治疗,另外还有热疗、冷冻治疗、激光、内分泌治疗和中医中药治疗等可发挥一定的作用。各种治疗手段都有其优缺点,因此选择一项既要规范化,又要个体化的治疗方案则需要进行全面、客观、综合评价。治疗方案的选择取决于病史长短、病程早晚、病变程度和部位、肿瘤扩展的范围、区域淋巴结转移或远处转移及患者全身情况。

1. 手术治疗 手术治疗仍然是老年人食管癌的首选治疗手段,尤其对早期病变局限的患者,实施局限性食管切除术为首选治疗手段。

为保证手术成功和术后安全应该尽可能做到:①老年人食管癌的外科治疗应严格掌握手术适应证,尤其对高危者更应慎重,选择手术治疗时生理年龄较实际年龄更有意义。②掌握好手术禁忌证,包括病变侵及周围重要脏器、范围广泛、已有远处转移征象、严重心肺功能不全者。③术中应遵循食管癌切除原则和无瘤原则,即最大限度地切除肿瘤组织和最大限度地保留正常组织。④无法控制的高血压、糖尿病和严重恶病质者。术后并发症及死亡率男性高于女性,有随年龄增长而逐渐升高趋势,所以应准确选择手术病例,术前系统疾病的治疗和全身机能的改善对改善手术预后非常重要。

与常规开胸手术相比,微创外科手术具有死亡率低,术后恢复快的优点,适合于老年食管癌患者,但需要强调的是,其主要对象为早期食管癌患者。是否能提高患者的生存率,迄今尚无随机对照资料证实,对大多数患者来说,开放性手术还是标准方案。内镜下黏膜切除术(EMR)是微创外科的主要进展,已经在日本被广泛用于早期食管鳞癌的治疗,正逐渐被西方国家所接受。EMR治疗食管癌的适应证包括癌肿局限于黏膜固有层,没有内脏或淋巴结转移的高分化或中分化鳞癌。EMR被认为是诊断和治疗食管癌的有前途的方法和手段。

2. 化疗 研究表明,化疗周期数的增加或维持化疗并不能增加有效率和提高生存率,反而增加了累加毒性,作为晚期食管癌的一线化疗,3～4个周期的化疗是一个最佳选择。日本学者对70岁以上老年人化疗研究表明,身体状况良好的老年人食管癌化疗的副反应率、毒性和生存率与年轻人相比无明显差异,但并发症和骨髓抑制发生率则高一些。

食管癌的药物治疗目前还停留在细胞毒药物—化疗上,研究的重点在于探讨给药最佳剂量、方法和联合化疗方案。联合化疗以顺铂(DDP)为主,与新药紫杉醇(paclitaxel,PTX)、伊立替康(irinotecan,CPT—11)、吉西他滨(gemcit—abine,GEM)的联合显示出较好的疗效,但食管癌化疗结果病例数并不多,大多数结果来自Ⅱ期临床研究,很少有Ⅲ期随机对照的研究结果,还需研究DDP联合新药与DDP联合氟尿嘧啶(5—FU)的效果。此外,鉴定食管癌特异性肿瘤标志物是研究和治疗食管癌的方向,寻找食管癌耐药相关基因会提高食管癌治疗的针对性。

(1)常规化疗药物:单药治疗食管癌的疗效为联合化疗提供了基础。20世纪60年代和

70 年代食管癌化疗以单药为主,常用的药物有博来霉素(BLM)、丝裂霉素(MMC)、氟尿嘧啶(5－FU)、阿霉素(ADM)、氨甲碟呤(MTX)、依托泊苷(VP－16)等,有效率在 15% 左右,无完全缓解的报道。因为潜在的肺毒性,国外 BLM 已不用于食管癌的联合化疗;MMC 也因为累积性骨髓毒性,已很少用于食管癌的联合化疗,更多地以 5－FU 来代替。20 世纪 80 年代,顺铂(DDP)开始用于治疗食管癌,单药顺铂治疗食管癌,总有效率约 21%。有效率低于 5% 的化疗药物有异环磷酰胺(IFO)、卡铂,在食管癌的化疗中不推荐以卡铂代替顺铂。

(2)食管癌最常用的联合化疗方案:是 DDP 和 5－FU 的联合,有效率为 25%～35%。GEM 是新的抗代谢药,阿糖胞苷的衍生物,GEM 联合 DDP 治疗食管癌可能有较好的疗效。

3.放射治疗　近年来,肿瘤放射治疗技术得到迅速提高,如立体定向放疗(γ 刀、X 刀)、适形放疗、近距离后装放疗、组织间插植放疗、术中放疗等。目前临床上较常用的是三维立体定向适形放射治疗(3D－CRT),其中最先进的是束流调强适形放疗(IMRT)。对于完全切除的早期食管癌患者不应常规使用术后放疗,但放疗仍在食管癌治疗中发挥着重要作用,如不能手术的早期食管癌者可首选放疗,不全切除的食管癌患者必须进行放疗以提高癌肿的局部控制率,晚期食管癌可行姑息性放射治疗等。

4.综合治疗　有文献报道,老年食管癌总的 5 年生存率为 15.6%,单纯手术、化疗及其他治疗 5 年生存率分别为 31.1%、20.9%、5.65%,因此认为治疗上应以手术为主的综合治疗方案作为首选,尤其是 Ⅰ 和 Ⅱ 期食管癌,以外科治疗为主的综合治疗可以有效地提高患者的 5 年生存率。综合治疗模式有 5 种:①对于比较局限的食管癌患者先手术再行术后放疗或化疗。②通过化疗或放疗使不能手术的患者转变为可能手术,从而提高手术切除率。③手术前进行放化疗。④同时化放疗。⑤辅以中医药治疗。肿瘤综合治疗应该根据患者的身体状况、肿瘤的具体部位、病理类型、侵犯范围和发展趋势,有计划地合理地应用现代多学科治疗手段,以延长患者的生存期和提高无瘤生存率,并尽量减少近、远期毒副作用,提高患者的生活质量。

5.食管支架　食管支架的临床应用为不能手术或不能耐受开胸手术的食管癌、贲门癌患者开辟了一种可供选择的治疗方法。主要适用于食管癌放疗后造成的纤维化性梗阻、食管癌并发食管气管瘘、食管纵隔瘘、晚期不能耐受其他治疗且不能进食的患者,以及手术后或放疗后的局部复发者,通过放置食管支架可以使患者恢复正常进食,大大地改善了患者的生活质量。食管支架治疗操作简单,不用开胸手术,易于被患者接受,并发症少,术后恢复快,疗效也肯定。

6.分子靶向药物　科学家们正在尝试分子靶向药物治疗食管癌,其选择性高,与常规化疗、放疗联合应用有较好的效果,联合分子靶向药物的综合治疗是食管癌综合治疗的一个新方向。

(1)表皮生长因子受体靶向药物治疗:大多数上皮来源的恶性肿瘤存在表皮生长因子受体(epidermal growth factor receptor,EGFR)过度表达,其中 40%～80% 食管癌患者伴 EGFR 高表达。针对 EGFR 靶点的药物主要有两类:①EGFR 酪氨酸激酶抑制剂(epidermal growth factor receptor tyrosine kinase inhibitors,EGFR－TKI),代表药主要是吉非替尼(易瑞沙)和厄洛替尼(特罗凯),易瑞沙单药二线治疗食管癌的总控制率在 30%～50%,与放疗联合能提高食管癌的疗效。②针对 EGFR 的单克隆抗体,单抗药物代表药是西妥昔单抗,其联合化疗或放疗具有较好的作用。

（2）肿瘤血管生成抑制剂：30％～60％食管癌患者的病理组织过表达血管内皮生长因子，贝伐单抗（bevacizumab）是第一个被批准用于抑制血管生长的单克隆抗体药物，它不仅能特异性地阻断 VEGF 的生物效应，而且可以抑制肿瘤内血管新生，延缓肿瘤生长和转移。

（3）细胞周期抑制剂：硼替佐米（bortezomib，PS－341）能特异性地抑制核转录因子 κB（NF－κB）信号传导通路的活化，有效地抑制 NF－κB 的活性，抑制与细胞增殖相关基因的表达，能够增强化疗效果。

（4）环氧化酶 2（COX－2）抑制剂：COX－2 的过度表达能促进食管癌变，其表达水平与食管癌的发生、发展密切相关，流行病学研究表明，规律服用非甾体消炎药能降低食管癌的发病率。

7. 内镜下姑息治疗　对有梗阻、吞咽困难、气管食管瘘、上消化管出血的食管癌患者可考虑接受无创性治疗。对于不能切除或难治的患者出现吞咽困难，更为现实的目标是改善症状，改善患者营养状况，提高生活质量。目前有效的内镜下姑息治疗吞咽困难的手段包括气囊扩张、激光切开松解、探条扩张术、局部酒精注射或化疗、光动力疗法（PDT）、腔内照射治疗、食管内支架或膨胀金属螺旋管。联合 PDT 和自动扩张支架为大多数梗阻和不能切除的食管癌者提供最好的姑息治疗方法。

（孙海清）

第二节　老年胃及十二指肠疾病

一、老年人胃十二指肠动力疾病

在临床实践中，胃十二指肠动力紊乱正逐渐被人们所认识。其特征性表现为在无胃肠道梗阻的情况下反复急性发作或出现慢性潴留症状，被认为是因控制胃十二指肠的神经和肌肉系统受到损害所致。依据病因不同可分为原发性和继发性胃十二指肠运动功能障碍，前者包括特发性胃轻瘫、特发性周期性恶心呕吐综合征、嗳气症、反刍综合征等，一般不与特异性疾病相关联；而继发性疾病是临床上很常见的一类疾病，往往具有明确的病因和基础性疾病存在，包括手术后胃十二指肠运动功能障碍如部分胃切除术，与特异性疾病相关的胃肠功能紊乱如糖尿病性神经病变和糖尿病性胃轻瘫，中枢性胃肠运动障碍性疾病如颅脑损伤和心理性疾病，代谢和内分泌紊乱如甲状腺功能亢进，药物性胃肠运动功能障碍如多巴胺和阿片类药物。本节主要介绍原发性胃十二指肠运动功能障碍。

（一）特发性胃轻瘫

胃轻瘫（gastroparesis）也称为胃无力、胃麻痹，是以胃排空延迟为主要特征的一组临床综合征，其病因不明，在无任何系统性疾病的基础上发生的，也无胃肠道器质性病变表现，主要表现为恶心、呕吐、早饱、上腹饱胀、体重减轻等，有时虽无症状但有胃排空减退，严重者出现胃潴留、呕吐，呕吐物常为宿食，恶心、呕吐可能发生在餐前而非进食后，体检无腹部包块和幽门梗阻的体征，部分患者可能上腹部有轻微压痛。胃轻瘫临床上相对较少见，一般以女性多见。其发病机制不甚明了，现认为与胃动力障碍密切相关，表现为胃肠运动不协调、胃壁顺应性降低和胃电活动异常。

随着新技术的不断应用，目前对胃轻瘫的诊断较准确，常以胃肠道功能检查为依据，常用方法有胃排空、上消化道压力测定、胃电检查等，双核素胃排空检查被认为是金标准，但需要进行胃镜、腹部 B 超、消化道造影、胰腺功能、内镜逆行胰胆管造影术（endoscopic retrograde cholangiopancre－atography，ERCP）等检查排除上消化道或肝胆胰腺的器质性疾病。诊断标准为：①具有恶心、呕吐、早饱、上腹饱胀、体重减轻等临床表现。②排除上消化道或肝胆胰腺的器质性疾病。③钡餐或胃镜检查可见胃内滞留物，排除梗阻。④胃肠压力测定、胃电图异常。⑤胃排空显示固体排空和（或）液体排空障碍。

（二）特发性周期性恶心呕吐综合征

慢性特发性恶心（chronic idiopathic nausea，CIN）、功能性呕吐（functional vomiting）和周期性呕吐综合征（cyclic vomiting syndrome，CVS）。功能性呕吐指无法解释的（功能性的）每周至少发作一次的慢性呕吐，而周期性呕吐以周期性发作、模式相同的呕吐为特征。呕吐发作间歇期长短不一，缺乏可解释呕吐的器质性或生化异常的原因。周期性呕吐在老年中发作少。本病较为常见，但研究不多。临床特征表现为持续数日的恶心、呕吐呈阵发性发作，部分患者伴有腹痛，在发作间期无临床表现或仅有轻度消化不良症状。诊断标准为：

1. 慢性特发性恶心　必须包括以下所有条件：①每周出现至少数次令人不适的恶心。②常不伴呕吐。③胃镜检查无异常，无可以解释恶心的代谢性疾病。诊断前症状出现至少 6 个月，近 3 个月符合以上诊断标准。

2. 功能性呕吐　必须包括以下所有条件：①平均每周 1 次或多次呕吐发作。②无进食障碍、反刍综合征或 DSM－Ⅳ所列的主要精神病证据。③无自行诱导的呕吐，无长期使用大麻史，无中枢神经系统异常或可以解释反复呕吐的代谢性疾病。诊断前症状出现至少 6 个月，近 3 个月符合以上诊断标准。

3. 周期性呕吐综合征　必须包括以下所有条件：①发作（急性）与持续时间（少于 1 周）有固定模式的发作性呕吐。②最近 1 年内间断发作 3 次或 3 次以上。③发作间歇期无恶心和呕吐。

慢性特发性恶心迄今尚无肯定的治疗方法。5－HT$_3$拮抗剂可有效控制恶心和呕吐，尤其对肿瘤化疗、手术后相关的恶心、呕吐非常有效。氯丙嗪是一种非特异性中枢神经系统的抗恶心药物，其不良反应从低血压到痉挛性斜颈和张力障碍均不容忽视。异丙嗪用于治疗轻度非特异性恶心，但这些药物引起的困倦让人难以接受。对于功能性呕吐，营养状态和精神支持很重要。有个别研究表明，小剂量三环类抗抑郁药有效，但目前无证据表明药物对该组患者有效，止吐药通常价值不大。经验性抗偏头痛药物可成功治疗周期性呕吐综合征，尤其当患者有偏头痛家族史，可考虑应用抗偏头痛药物来治疗。5－HT$_3$受体激动剂的曲坦类对偏头痛有效。三环类抗抑郁药（如阿米替林）或 SSRI（如氟西汀）可能有效。其他经验性药物有赛庚啶、酮洛酸、氯丙嗪、甲氧氯普胺、昂丹司琼等。

（三）嗳气症

进食和饮水时吞入气体是一种生理现象，有资料表明，每咽下 10mL 液体会伴有 8～32mL 的气体同时吞入。近端胃扩张引起的一过性 LES 松弛是吞入的气体从胃中排出的途径，嗳气很常见，只有在过多嗳气令人烦恼时才考虑为病态，即嗳气症，包括吞气症和非特异性过度嗳气。吞气症的诊断标准必须包括以下所有条件：①每周出现数次令人不适的反复嗳气。②能客观地观察到或检测到吞咽气体。

非特异性过度嗳气诊断标准必须包括以下所有条件：①每周出现数次令人不适的反复嗳

气。②无过度吞咽气体导致(嗳气)症状的证据。诊断前症状出现至少 6 个月,近 3 个月符合以上诊断标准。治疗主要是调整饮食习惯,如避免吸吮硬质果糖或咀嚼口香糖,提倡进餐时细嚼慢咽,避免碳酸饮料等。目前尚无专门针对吞气症的治疗药物,镇静剂对严重病例偶尔有效,但不推荐。催眠疗法可使症状缓解,而心理治疗的价值尚不确定。

(四)反刍综合征

反刍是一种常见现象,常见于绵羊、山羊和牛等动物。在人类,反刍综合征指刚摄入的食物反复地、不费力地反流到口腔,在咀嚼后咽下或吐出。目前认为,在任何年龄和有认知能力的男性和女性均可发病,总体上,女性多于男性。其发病机制不清楚,现认为与有意识的行为有关。典型的临床表现包括:①反复出现胃内容物反流,常发生于进餐开始数分钟内。②每次发作持续 1~2 小时。③反刍物中含有可辨认的食物,患者会自觉味道不错。④反刍过程不费力,或反刍前即刻有嗳气感觉,或感觉有食物到达咽部。⑤反刍前常无干呕或恶心。患者对出现在口咽部的反刍物做出有意识的处理。这种有意识的决定与当时周围环境有关,反刍是一种典型的"进餐,呕吐,白天进餐,白天呕吐"的行为。反刍患者常伴有其他症状,如恶心、胃灼热、上腹部不适、腹泻和(或)便秘,体重减轻也是反刍综合征的突出特点。根据罗马Ⅲ制定的成人诊断标准,必须包括以下所有条件:①持续或反复地将刚咽下的食物反入口腔中,继之吐出或再咀嚼后咽下。②反刍之前无干呕。诊断前症状出现至少 6 个月,近 3 个月符合以上诊断标准。治疗启动时,常用 PPI 控制胃灼热症状并保护食管黏膜,反刍综合征的主要治疗包括行为调整。反刍综合征患者首选的行为治疗包括行为矫正,即通过特殊的呼吸方法抑制反刍的冲动。

二、老年慢性胃炎

慢性胃炎是指由不同病因所致的胃黏膜炎症病变,在我国是一种常见病、多发病,发病率一般随年龄增长而增加,占接受胃镜检查患者的 80%~90%,尤其在中老年人群更为多见,且男性多于女性。以胃窦病变多见,胃黏膜以淋巴细胞和浆细胞浸润为主,部分患者可出现胃黏膜固有腺体萎缩和化生。随年龄的增长,萎缩性胃炎(CAG)的发生率也逐渐增高,60 岁以上者萎缩性胃炎发病率可达 72.4%~92.5%。少数萎缩性胃炎可演变为胃癌(重度 CAG 伴不典型增生称为癌前病变),据报道,我国萎缩性胃炎的癌变率为 2.55%。

(一)病因

慢性胃炎的病因有多种,幽门螺杆菌(Helico—bacter pylori,Hp)感染是其主要病因。Hp 感染率随着年龄增加而增高,据估计,人群中 Hp 感染率大致相当于慢性胃炎的患病率。慢性胃炎的病因主要有以下几个方面。

1. Hp 感染 我国 Hp 相关性胃炎的流行病学调查发现,70 岁以上者 Hp 感染率为 78.9%。现已确认,Hp 的感染是老年慢性胃炎最主要的致病因素。Hp 感染后可引起胃黏膜明显炎症改变,长期感染后,部分患者可发生胃黏膜萎缩和肠腺化生。

2. 物理化学因素损伤 长期大量摄食粗糙、刺激性食物,过热或过冷饮料、酗酒等,服用非甾体消炎药和钾、碘、铁等对胃黏膜有损害的药物,以及过度吸烟等均可直接损伤胃黏膜,诱导炎症介质释放,影响黏膜血流量,促进胆汁反流,从而削弱和破坏胃黏膜屏障。

3. 十二指肠胃反流 因幽门括约肌功能不全或失调,碱性反流物中的胆盐和溶血性卵磷脂对胃黏膜屏障有极强的破坏作用,促使氢离子回渗入胃黏膜,产生炎症、糜烂等。

4.免疫因素　胃体萎缩为主的慢性胃炎发生在自身免疫基础上,又称为自身免疫性胃炎,或称 A 型萎缩性胃炎。我国的萎缩性胃炎以胃窦萎缩为主。近年来的研究表明,慢性萎缩性胃炎的发生可能与自身免疫有关。老年人自身免疫调节功能低下,调节自身抗体产生的抑制功能减退,体内出现多种自身抗体,如抗壁细胞抗体(PCA)、抗胃泌素分泌细胞抗体(GCA)及抗内因子抗体(IFA),这些抗体与相应抗原结合,激活补体或调节 T 淋巴细胞、巨噬细胞而破坏胃黏膜腺体而导致慢性胃炎。

5.年龄因素　有资料表明,无论胃体胃炎还是胃窦胃炎,其发生率和病变严重程度均与年龄呈正相关。随着年龄的增长,萎缩性胃炎和肠腺化生的发生率逐渐升高,病变程度也不断严重,范围也越广,可能与老年人小动脉硬化、胃黏膜生理性的退行性变有关。

6.其他因素　包括:①遗传因素。②胃黏膜营养因子如促胃液素、表皮生长因子等的缺乏。③急性胃炎后胃黏膜损伤经久不愈,反复发作可发展为慢性浅表性胃炎。④口腔、扁桃体及鼻窦处感染灶细菌或毒素吞入胃内,也可引起慢性胃炎。

(二)病理

慢性胃炎病理变化是胃黏膜损伤和修复这对矛盾作用的结果,组织上表现为炎症、萎缩和化生。无论炎症还是萎缩或化生,开始时均呈灶性分布,随着病情发展,灶性病变逐渐融合成片。一般病理变化是胃窦重于胃体,小弯侧重于大弯侧;当萎缩和肠化生严重时,炎性细胞浸润反而减少。根据肠化生细胞黏液性质、有无帕内特细胞(潘氏细胞)和出现的酶种类,可将肠化生分为若干亚型:小肠型和大肠型,完全型和不完全型,一般认为,大肠型或不完全型肠化生与胃癌关系最为密切,但目前对此尚有争议;异型增生是细胞在再生过程中丧失正常分化的过度增生,在结构和功能上偏离正常,形态学上出现细胞异型性和腺体结构的紊乱,异型增生是胃癌的癌前病变。

(三)临床表现

慢性胃炎的症状无特异性,且症状的轻重与黏膜的病理变化往往不一致,本病最常见的症状是上腹痛和饱胀感,疼痛可无明显节律性,通常在饭后症状加重,而空腹时较轻。此外,嗳气、反酸、胃灼热、恶心、呕吐、食欲缺乏、消化不良等现象也比较常见。慢性胃炎的腹痛多不规则,一般为弥漫性上腹隐痛或钝痛,很少表现为剧痛。胃窦胃炎可呈消化性溃疡样腹痛,有节律性,但无周期性。有胃黏膜糜烂者可有少量或大量上消化道出血。长期少量出血可引起缺铁性贫血。恶性贫血者常有全身衰弱、疲软、意识淡漠和隐性黄疸等。一些患者还伴有神经系统症状如精神紧张、心情烦躁、失眠、心悸、健忘等,这些现象反过来又可加重慢性胃炎的胃部症状,形成恶性循环,使病情复杂,不易治愈。老年人慢性胃炎的临床特点:

1.症状无特异性　老年人随年龄增长,感觉较迟钝,故自觉症状轻微,甚至无症状,即使有症状也无特异性,如上腹饱胀、腹痛、嗳气、乏力等,常与其他消化系统疾病混淆。特别是老年人常与其他脏器疾病并存(如慢性心力衰竭、胆囊炎等),往往并存疾病的症状较为突出,易忽略本病的表现。

2.并发症、伴发病多　老年人慢性胃炎并发出血,且因胃黏膜血管硬化不易止血,又由于血容量减少,致使心、脑、肝、肾等重要脏器血液灌流不足,发生功能障碍。老年人在慢性胃炎活动期或饮食失当时,引起呕吐与腹泻易致水、电解质平衡紊乱。老年人慢性胃炎常伴发慢性支气管炎、肺气肿、高血压、冠心病、糖尿病、脑梗死等。

（四）诊断

胃镜和胃黏膜组织病理学检查是诊断慢性胃炎最直接、最可靠的方法，可了解胃黏膜炎症的范围、程度和类型。悉尼分类将胃炎的胃镜诊断定为 7 种：充血渗出性、平坦糜烂性、隆起糜烂性、萎缩性、出血性、反流性和皱襞增生性胃炎。国内 2006 年慢性胃炎研讨会上将慢性胃炎的内镜诊断分为非萎缩性胃炎和萎缩性胃炎，如同时存在平坦糜烂、隆起糜烂或胆汁反流，则诊断为非萎缩性或萎缩性胃炎伴糜烂，或伴胆汁反流。此外，X 线检查仅能协助排除其他胃部疾病。胃液分泌功能测定、胃蛋白酶原测定、壁细胞抗体和内因子抗体测定、血清促胃液素测定及 pH 检测等辅助检查可了解胃功能状态，与贫血的关系以及是否存在 Hp 感染，从而有助于明确诊断和鉴别诊断。

（五）治疗

慢性胃炎的治疗目的是缓解症状和改善胃黏膜组织学。目前认为，慢性浅表性胃炎经治疗症状可完全消失，部分患者胃黏膜慢性炎症病理改变亦可完全恢复，但对于慢性萎缩性胃炎，目前的治疗方法主要是对症治疗，通常难以使萎缩性病变逆转。对重度病变，应做定期随访。

1. 一般治疗　老年慢性胃炎患者，应做到生活有规律，戒除烟酒，勿暴饮暴食，避免饮浓茶，饮食要定时定量。对于神经紧张、焦虑、忧郁及失眠者，应对其精神生活予以足够重视。帮助其确立积极健康的生活态度，安度晚年。对于长期失眠的患者，可口服温和的安眠药物，把有关保健知识教给患者，帮助他们认识疾病，使之对自身病态有较完整的认识，对有恐癌心理的患者应使他们正确理解疾病的演变过程，建立治疗信心。

2. 根除 Hp　Hp 感染与慢性胃炎关系密切。慢性胃炎 Hp 感染率为 50%～60%，而活动性胃炎的 Hp 感染率高达 80%～95%，因此，有 Hp 感染的慢性胃炎患者应采用根除 Hp 感染治疗。20 世纪 90 年代开始，临床上广泛应用三联疗法根除 Hp，初治根除率可达 80%～90%，治疗后胃黏膜活动性炎症消失，慢性炎症程度减轻，是消除或改善消化不良患者症状治疗方案中经济有效的策略。其后的研究表明，Hp 复发率高，停药 1 年后 Hp 阳性率超过 50%，根除率逐步降低的主要原因是耐药菌株的产生，老年人因基础病常反复应用抗生素，耐药问题更突出。为此，国内治疗共识推荐，对有明显异常的 Hp 相关性胃炎（内镜下胃黏膜糜烂，病理活检示中至重度萎缩及肠化生、异型增生）或有胃癌家族史者、消化不良症状经常规治疗疗效差、伴有糜烂性十二指肠炎者行根除治疗。临床已按共识意见对 Hp 感染者进行选择性治疗，并对治疗方案进行调整，给予含左氧氟沙星的四联（标准剂量 PPI＋枸橼酸铋钾 0.24g＋左氧氟沙星 0.2g＋阿莫西林 1.0g，每日 2 次，连服 7 日）方案补救治疗。Hp 的临床研究表明，此方案安全、有效，补救治疗前后的根除率分别为 78.8% 和 83.9%。我国 Hp 处理共识意见的框架范围内，为提高根除率应注意以下几点：①尽可能应用四联疗法（PPI、铋剂加两种抗生素）。②疗程可应用至 10 日或 14 日初次治疗中可用克拉霉素，但应作为四联疗法的组分。

3. 抑酸或抗酸治疗　慢性胃炎胃酸可高可低，应用抑酸剂可降低胃内 H^+ 浓度，减轻 H^+ 对胃黏膜的损害及 H^+ 的反弥散程度，从而为胃黏膜的炎症修复创造有利的局部环境。同时，低酸又可以促进促胃液素释放，促胃液素具有胃黏膜营养作用，促进胃黏膜细胞的增生和修复。目前认为，对于上腹疼痛症状严重，或伴有黏膜出血患者，采用抑酸剂治疗，通常能使腹痛症状明显缓解，常用的制酸剂包括 H_2RA（西咪替丁、雷尼替丁及法莫替丁）和 PPI（奥美拉唑与兰索拉唑等）。

4. **黏膜保护剂**　可增强胃黏膜屏障功能,促进上皮生长。老年患者,药物因素对胃黏膜的损伤也十分突出,常因心脑血管疾病、退行性骨关节病等,长期服用阿司匹林等非甾体消炎药,造成药物性黏膜损伤;胃肠动力障碍、幽门括约肌功能不全等疾病使十二指肠液反流,直接损伤胃黏膜。可对此类患者使用黏膜保护剂,此类药物包括胶体铋、硫糖铝、铝碳酸镁、谷氨酰胺(麦滋林)、甘珀酸、瑞巴派特、十六角蒙脱石及替普瑞酮等,对缓解上腹不适症状有一定作用。但单用效果欠佳,老年高血压、心脏病及肾病患者慎用。

5. **动力促进剂**　50％～80％的患者存在胃动力障碍,多数患者对胃扩张的敏感性增加,上腹饱胀、嗳气,重者可有厌食、恶心或呕吐,影响进食量,体重减轻,治疗以促动力药物为首选。常用药物:①多巴胺受体拮抗剂能增加胃窦和十二指肠运动,协调幽门收缩,促进胃排空,并能使胃肠壁张力恢复正常,代表药物为多潘立酮。②5-羟色胺受体激动剂,选择性作用于胃肠壁内神经丛及神经末梢的 M_2 受体,引起乙酰胆碱释放,促进胃肠运动,改善腹胀、嗳气等消化不良症状,主要有马来酸曲美布汀、莫沙必利、盐酸伊托必利等。

6. **其他**　目前发现有一些胃肠激素具有明显增强胃黏膜防御功能的生物活性,如生长抑素、转化生长因子、神经降压素、表皮生长因子等。由于老年人胃肠激素呈生理性降低,因此,有条件时可以应用一些商品化的胃肠激素如生长抑素及其类似物(如施他宁和善宁)。缺铁性贫血者可补充铁剂,有恶性贫血者需用维生素 B_{12} 治疗;对于睡眠差、有明显精神因素者,可用抗抑郁药、镇静药,三环类药物如氟哌噻吨、美利曲辛对多种原因引起的抑郁、焦虑状态,功能性胃肠紊乱有较好的调理作用,适用于各型消化不良的辅助治疗,症状明显者可应用帕罗西丁、阿米替林治疗。

（六）预后

慢性胃炎大多与 Hp 感染相关,而 Hp 自发清除少见,所以慢性胃炎可持续存在,且多数患者并无症状。少部分慢性非萎缩性胃炎可发展为慢性多灶性萎缩性胃炎,极少数经长期演变可发展为胃癌。15％～20％的 Hp 相关性胃炎可发生消化性溃疡,以胃窦炎症为主者易发生十二指肠溃疡,而多灶萎缩者易发生胃溃疡。一般而言,萎缩性胃炎伴肠化生或异型增生者发生胃癌的危险性增加,每年的癌变率为 0.5％～1％。不伴有肠化生和异型增生的萎缩性胃炎患者可每 1～2 年行内镜和病理随诊 1 次;中至重度萎缩伴肠化者每年随诊 1 次;有不典型增生者应缩短内镜随诊时间,旨在最大限度发现早期病变。重度异型增生患者需立即行胃镜及病理复查,必要时行手术或内镜下局部治疗。

三、老年消化性溃疡

消化性溃疡(peptic ulcer,PU)泛指胃肠道黏膜在某种情况下被胃酸/胃蛋白酶消化而造成的溃疡,可发生于酸性胃液接触的任何部位,如食管、胃或十二指肠,也可发生于胃-空肠吻合口附近或含有胃黏膜的 Meckel 憩室内。老年消化性溃疡是指年龄在 60 岁以上人群的消化性溃疡,主要包括胃溃疡(gastric ulcer,GU)和十二指肠溃疡(duodenal ulcer,DU)。溃疡病可发生于不同年龄,DU 多见于青壮年,GU 则多见于中老年。近年来,随着社会老龄化和胃镜技术进一步完善,老年消化性溃疡的检出率亦相应增加,资料显示,65 岁以上人群胃溃疡患病率为 5.2％～8.5％。

（一）病因和发病机制

胃十二指肠黏膜除了经常接触高浓度胃酸外,还受到胃蛋白酶、微生物、胆盐、乙醇、药物和其他有害物质的侵袭。在正常情况下,胃十二指肠黏膜具有一系列防御修复和修复机制,包括黏液/碳酸氢盐屏障、黏膜屏障、黏膜血流量、细胞更新、前列腺素和表皮生长因子等。消化性溃疡的发生是胃十二指肠黏膜的侵袭因素（aggressive factors）与黏膜自身防御-修复因素（defensive/repairing factors）之间失去平衡的结果。GU 和 DU 在发病机制上有不同之处,前者主要是防御、修复因素减弱,后者主要是侵袭因素增强。

1. Hp 感染 Hp 与消化性溃疡的发生关系密切,在本病的发病中有很重要的作用。有资料报道,十二指肠溃疡患者的 Hp 的检出率高达 90%～100%,胃溃疡患者的检出率为 80%～90%,前瞻性研究显示,Hp 感染者中 15%～20% 的人可发生消化性溃疡,根除 Hp 可促进溃疡愈合,还可显著降低消化性溃疡出血等并发症的发生率。在老年人,胃动脉硬化致黏膜血流减少,胃黏膜发生萎缩,黏液碳酸氢盐分泌减少,胃黏膜上皮更新率降低,Hp 感染后有利于消化性溃疡的发生。此外,老年人常有患肺部疾病,缺氧、二氧化碳潴留,可促使胃壁细胞的碳酸酐酶活性亢进,胃酸分泌增加,诱发或加速溃疡形成。

2. 非甾体消炎药（NSAID） 老年人常患多种疾病,比青年人需服用更多的药物,尤其是非甾体消炎药。在美国约 5% 的 DU 和 25% 的 GU 与长期服用 NSAID 有关。长期摄入 NSAID 可诱发消化性溃疡,妨碍溃疡愈合,增加溃疡复发率以及出血、穿孔等并发症的发生率。长期服用 NSAID 者约 50% 内镜观察可见胃十二指肠黏膜糜烂和（或）出血点,5%～30% 可见消化性溃疡。NSAID 不仅直接损伤胃十二指肠黏膜,还通过抑制前列腺素合成而削弱对胃十二指肠黏膜的保护作用。由于摄入 NSAID 后接触胃黏膜的时间较十二指肠黏膜长,因而以 GU 常见。溃疡发生的危险性与服用 NSAID 的种类、剂量大小和疗程长短有关,而患者年龄（大于 60 岁）、Hp 感染、吸烟、同时应用抗凝药物或服用糖皮质激素等因素则增加其危险性。

3. 胃酸和胃蛋白酶 消化性溃疡的最终形成是由于胃酸-胃蛋白酶自身消化所致,这一概念在"Hp 时代"仍未改变。在无酸的情况下罕有溃疡的发生,抑制胃酸分泌的药物促进溃疡愈合,因此胃酸的存在是溃疡发生的决定因素。GU 患者的胃酸分泌多数正常或低于正常,而 DU 患者的胃酸分泌则增多。

4. 胃十二指肠运动异常 胃运动障碍本身不大可能是 GU 的原发病因,但可加重 Hp 感染或摄入 NSAID 对胃黏膜的损伤。老年人常有胃蠕动功能减退,使食物淤积刺激幽门管,导致胃肠激素分泌亢进,胃液酸度增加,促使溃疡形成。反流液中的胆汁、胰液和溶血磷脂酰胆碱（卵磷脂）对胃黏膜也有损伤作用。

5. 其他 包括遗传因素、应激和心理因素、吸烟、病毒感染等。

（二）临床表现

1. 症状不典型 由于老年人生理功能发生退行性改变导致感觉迟钝。溃疡症状往往不典型,且病程长,腹痛常不突出,无规律性。老年人无疼痛性溃疡病约占 35%,而年轻人只有8%。老年人溃疡疼痛的部位模糊,难以定位,呈不规则性放射。如近端胃溃疡可以出现胸骨后疼痛,类似心绞痛;邻近胃食管连接处的胃溃疡常以吞咽困难为首发症状,易与食管癌和胆绞痛等疾病相混淆;食管裂孔疝内的胃溃疡可表现为不典型胸痛,穿孔时可并发纵隔炎和胸腔积液。在老年消化性溃疡患者中,以上消化道出血、穿孔、贫血等并发症为首发表现者达

13％,部分患者甚至仅有体重减轻而成为其唯一或首发表现,常被误诊为恶性肿瘤。

2.致病因素多　老年人吸烟、饮酒、服用 NSAID 者较多,常伴有冠心病、糖尿病、高血压、慢性支气管炎、脑梗死等老年性疾病,这些伴随病可直接或间接减少胃肠黏膜局部血流,损害黏膜屏障,易引起胃十二指肠黏膜损害。

3.溃疡特点　老年人溃疡特点为高位溃疡、巨大溃疡发生率高。溃疡直径大,一般为 2.0～3.0cm,50％并发出血,30％死于出血;溃疡部位随年龄的增长而上移;当溃疡直径大于3.0cm时,恶变率可达 10.7％。随着年龄的增长,幽门腺区黏膜因假幽门腺化生和(或)肠化生而扩大,使其与胃体的泌酸腺区交界线上移,溃疡的部位由下向上推进,故高位溃疡的发生率随着年龄的增加而递增。老年人长期服用 NSAID 逐年增加,相关溃疡病的发病率也持续上升,使溃疡出血、穿孔等严重并发症的危险性增加 4～6 倍。

4.并发症多　老年人伴随疾病多,不仅掩盖或减轻了消化性溃疡的症状,而且影响溃疡的愈合,使上消化道大出血、穿孔、癌变等并发症和病死率远远高于中青年。

(1)出血:上消化道出血是老年消化性溃疡最常见的并发症,据统计其发生率可达 50％,且随着年龄增长而增加,70 岁以上者可高达 80％。不仅出血发生率高,而且出血量大,持续时间长,易于反复出血,死亡率高。有研究表明,老年人消化性溃疡出血的死亡率是年轻患者的 4～10 倍,是老年消化性溃疡的第一位死因,占本病死亡率的 1/3～1/2。

(2)穿孔:其发生率为 16％～28％,比青年人高 2～3 倍。由于老年人反应迟钝和腹壁肌肉薄弱,很少出现典型的腹膜刺激征,常无典型的临床表现或仅表现为轻、中度局限性压痛、反跳痛及肌紧张,因而就医晚。据统计,约 50％患者发病 24 小时后才就医,30％～65％的患者穿孔前无消化性溃疡的症状,这些因素常延误老年人消化性溃疡穿孔的诊断。

(3)幽门梗阻:由于十二指肠溃疡及幽门管溃疡引起局部黏膜水肿变形所致,极易发生脱水、酸碱失调、电解质紊乱致全身衰竭症状。

(4)癌变:老年人溃疡癌变率为 2％～6％。这与老年人生活习惯差,伴随疾病较多,常掩盖消化性溃疡自身症状,延误治疗有关系。多数学者主张,老年胃溃疡者经正规治疗,症状无明显改善或疼痛规律改变,大便隐血持续阳性,体重下降,消瘦明显,X 线龛影持续存在或出现充盈缺损,应警惕癌变的可能,需定期随访,定期行胃镜检查,活检可鉴别恶性病变。

(5)复发率高:本病治愈后 1 年复发率为 10.3％,以后每年递增约 10％。老年溃疡病复发率高可能与下列因素有关:①老年人溃疡大而深,难以愈合。②老年人感觉迟钝,适应能力较差,精神较易紧张不利于溃疡愈合。③老年伴随疾病多,可导致胃黏膜屏障减弱和调节胃肠道功能的自主神经功能紊乱。④老年人吸烟时间长,吸烟与溃疡复发有关。⑤老年人常用多种药物,有些药物如解热镇痛剂、降糖药、糖皮质激素等可引起溃疡复发。⑥老年人胃排空延长,易导致胃潴留,引起胃溃疡。⑦Hp 感染随年龄的增长而升高,可能与老年消化性溃疡的发生及复发有关。

(6)并存疾病多:老年消化性溃疡伴有高血压、冠心病、脑血管疾病、糖尿病、慢性阻塞性肺疾病等疾病者占 47％,而青年人仅 17％。这些伴随疾病不仅诱发胃溃疡,且影响胃溃疡愈合。因此,只有积极治疗这些伴随疾病,才能促进溃疡尽早愈合。

(三)诊断

典型的周期性和节律性上腹部疼痛是诊断消化性溃疡的主要线索。但必须指出,有溃疡症状者不一定患有消化性溃疡,而相当部分消化性溃疡患者的上腹疼痛常不典型,更有一部分患者可无疼痛症状,详细病史采集、分析很重要。但单纯依靠病史难以做出可靠的诊断,往往需要依靠 X 线钡餐检查和(或)胃镜检查来确诊。

1. X 线钡餐检查　气钡双重对比造影能更好地显示黏膜象,龛影是直接征象,对溃疡诊断有确诊价值。

2. 胃镜检查和黏膜活检　胃镜检查不仅可对胃十二指肠黏膜直接观察、摄影,还可在直视下取活检做病理和 Hp 检测。它对消化性溃疡的诊断和良、恶性溃疡鉴别诊断的准确性高于 X 线钡餐检查。钡餐检查或内镜下看似良性的 GU 中,大约 5% 实际是恶性的;反之,少部分看似恶性的溃疡,事实证明是良性的,不做活检难以鉴别。此外,内镜检查还可发现伴随溃疡的胃炎和十二指肠炎。

老年消化性溃疡需与功能性消化不良、癌性溃疡、胃泌素瘤鉴别。前二者内镜结合活组织病理检查可明确的鉴别,后者需做胃酸分泌试验和血清胃泌素测定。老年消化性溃疡还应与胆囊结石、胆石症鉴别,腹部超声检查可提供鉴别的证据。当高位溃疡出现吞咽困难时,应与食管裂孔疝和憩室病鉴别。少数患者出现胸骨后疼痛,注意与冠心病、主动脉夹层鉴别。

(四)治疗

治疗目的在于消除病因、解除症状、愈合溃疡、防止复发和避免并发症。

一般治疗包括生活要有规律,避免过度劳累和精神紧张,进餐要定时,避免辛辣、过咸食物及浓茶、咖啡等饮料,有烟酒嗜好者应戒除,服用 NSAID 者应尽可能停服。20 世纪 70 年代以前本病的治疗主要依赖抗酸药和抗胆碱药,H_2RA 的问世在治疗上引起第一次变革,近年倡导的根除 Hp 感染治疗则是一次治疗上的重大里程碑。老年消化性溃疡的药物治疗研究较少,原因之一是老年患者由于伴发疾病的存在,常服用其他药物而未被纳入临床研究。另一原因是老年患者不能接受多次内镜检查或安慰剂治疗而退出研究。年龄是否影响抗溃疡药物的疗效有争论。一些研究者指出,老年消化性溃疡患者溃疡愈合较年轻者慢,而另一些学者则认为,高龄并不影响药物促进溃疡愈合。研究表明,年龄本身不是发生不良反应的危险因素。但是,老年人因伴发病较多,应注意 H_2RA、PPI 与其他药物的相互作用。

1. 根除 Hp 治疗　国际上已对 Hp 相关性溃疡病的治疗达成共识,即不论溃疡初发或复发,不论活动或静止,不论有无并发症史,均应抗 Hp 治疗。

(1)根除 Hp 的治疗方案:迄今为止,尚无单一药物能有效根除 Hp,因而发展了将抑制胃酸分泌药、抗菌药物或起协同作用的胶体铋剂联合应用的治疗方案。根除 Hp 的治疗方案大体上可分为 PPI 为基础和胶体铋剂为基础的两大类。一种 PPI 或一种胶体铋剂加上克拉霉素、阿莫西林(或四环素)、甲硝唑(或替硝唑)三种抗菌药物中的两种,组成三联疗法。初次治疗失败者,可采用 PPI、胶体铋剂合并两种抗菌药物的四联疗法。Hp 菌株对甲硝唑耐药率正在迅速上升。呋喃唑酮抗 Hp 作用强,Hp 不易产生耐药性,可用呋喃唑酮替代甲硝唑,剂量为 0.2 克/日,分两次服。

(2)根除 Hp 治疗结束后是否需继续抗溃疡治疗:对此意见尚未统一。治疗方案疗效高而溃疡面积又不很大时,单一抗 Hp 感染治疗 1~2 周就可使活动性溃疡有效愈合。若根除 Hp 方案疗效稍低、溃疡面积较大、抗 Hp 感染治疗结束时患者症状未缓解或近期有出血等并发症时,应考虑在抗 Hp 治疗结束后继续用抑制胃酸分泌药治疗 2~4 周。

(3)抗 Hp 感染治疗后复查:抗 Hp 治疗后,确定 Hp 是否根除的试验应在治疗完成后不少于 4 周时进行。接受高效抗 Hp 方案(根除率大于 90%)治疗的大多数 DU 患者无必要进行证实 Hp 根除的试验。难治性溃疡或有并发症史的 DU,应做 Hp 复查以确立 Hp 是否根除,而 GU 因有潜在恶变的危险,在治疗后还应做胃镜复查。复查前 2 周停用 PPI,否则可能造成假阴性。

2.抑制胃酸分泌药物治疗 溃疡的愈合特别是 DU 的愈合与抗酸治疗强度和时间成正比。碱性抗酸药(如氢氧化铝、氢氧化镁及其复方制剂)中和胃酸(兼有一定细胞保护作用),对缓解烧灼样疼痛症状有较好效果,但要促使溃疡愈合则需大剂量多次服用才能奏效。多次服药的不便和长期服用大剂量抗酸药物可能带来的不良反应限制了其应用。目前已很少单一应用抗酸药来治疗溃疡,可作为加强止痛的辅助治疗。目前临床上常用的抑制胃酸分泌药有 H_2RA 和 PPI 两大类,PPI 抑制胃酸分泌作用比 H_2RA 更强,且作用持久。目前常用的 PPI 有奥美拉唑、兰索拉唑、泮托拉唑、雷贝拉唑和埃索美拉唑。

3.保护胃黏膜药物治疗 胃黏膜保护剂主要有三种,即硫糖铝、枸橼酸铋钾和前列腺素类药物米索前列醇。这些药物治疗 4～8 周的溃疡愈合率与 H_2RA 相似。硫糖铝不良反应少,便秘是其主要不良反应。枸橼酸铋钾除了具有硫糖铝类似的作用机制外,尚有较强的抗 Hp 作用。短期服用枸橼酸铋钾除了舌苔发黑外,很少出现不良反应;为避免铋过量积蓄,不宜连续长期服用。米索前列醇具有抑制胃酸分泌、增加胃十二指肠黏膜黏液/碳酸氢盐分泌和增加黏膜血流的作用。腹泻是其主要不良反应,因可引起子宫收缩,孕妇忌服。

4.NSAID 溃疡的治疗 对 NSAID 相关性溃疡,应尽可能暂停或减少 NSAID 剂量,检测 Hp 感染阳性则进行根除 Hp 治疗。使用 PPI 治疗时,GU 或 DU 的愈合可能不受或较少受到继续服用 NSAID 的影响,因而未停用 NSAID 治疗时,应选用 PPI 进行治疗。既往溃疡病史,同时用抗凝药或激素,高龄或严重伴随病或不能承受溃疡并发症的高危人群,如需长期服用 NSAID 治疗,可预防性服用 PPI,而标准剂量的 H_2RA 则否。

5.溃疡复发的预防 高龄被视为溃疡复发的危险因素之一。Hp 感染、服用 NSAID、吸烟等是影响溃疡复发的可去除的危险因素,应尽量去除。Hp 真正根除后,溃疡的复发率可显著降低,为每年 1%～3%。据报道,至少 50% 的老年溃疡患者在停药后数月内有一次溃疡复发。溃疡治愈后继续持续治疗能减少溃疡复发和溃疡并发症的发生。目前尚不清楚究竟哪些患者需要维持治疗。一般认为,出现以下情况应给予维持治疗:①有长期溃疡病史。②初治溃疡难以愈合。③有明显溃疡病家族史。④有溃疡并发症史。⑤伴有其他疾病的老年消化性溃疡患者,如一般情况较差,也应给予维持治疗,因为这类患者一旦出现并发症,则预后不良。⑥老年人如需持续服用 NSAID 者也是维持治疗的适应证。维持治疗曾是预防溃疡复发的主要措施,但与根除 Hp 治疗相比,维持治疗需长期服药,停药后溃疡仍会复发,疗效也不如前者,因此需对维持治疗的地位作重新评价。实际上,根除 Hp 治疗与维持治疗互补,才能最有效地减少溃疡复发和并发症。常用维持治疗方案为标准剂量 H_2RA 半量睡前顿服,也可用奥美拉唑每日 10mg 或 20mg,每周 2～3 次口服进行维持治疗。维持治疗的时间长短,需根据具体情况决定,短者 3～6 个月,长者 1～2 年,甚至更长时间。

6.消化性溃疡治疗的策略 对胃镜或 X 线检查诊断明确的 DU 或 GU,首先要区分 Hp 阳性还是阴性。如果阳性,则应首先抗 Hp 治疗,必要时在抗 Hp 治疗结束后再给予 2～4 周抑制胃酸分泌治疗。对 Hp 阴性的溃疡包括 NSAID 相关性溃疡,可按过去的常规治疗,即服任何一种 H_2RA 或 PPI,DU 疗程为 4～6 周,GU 疗程为 6～8 周,也可用黏膜保护剂替代抑制胃酸分泌药治疗 GU。至于是否进行维持治疗,应根据溃疡复发频率、患者年龄、服用

NSAID、吸烟、合并其他严重疾病、溃疡并发症等危险因素的有无,综合考虑后做出决定。至于外科治疗,由于内科治疗的进展,目前仅限少数有并发症者。手术适应证为:①大量出血经内科紧急处理无效时。②急性溃疡穿孔。③瘢痕性幽门梗阻。④内科治疗无效的顽固性溃疡。⑤胃溃疡疑有癌变。

7. 老年消化性溃疡并发症的治疗

(1)出血:出血是老年人消化性溃疡最常见的并发症。老年患者出血量大,易于反复发作,死亡率达 25%,是年轻患者的 4～10 倍。一些研究者认为,胃溃疡较十二指肠溃疡更易出血,但死亡率是否更高,则意见不一致。老年患者耐受低血压的能力差,尤其是使用血管扩张剂者,这些药物干扰机体对血液丢失的代偿反应。老年人消化性溃疡并发出血需要严密监护,应常规给氧,有效补充血容量,止血措施包括药物、内镜下止血和手术治疗。药物止血的疗效不肯定。内镜止血疗效确切,可减少再出血的发生率和输血的需要量,降低紧急手术率,特别适于消化性溃疡并发出血的老年患者。

(2)穿孔:居老年人消化性溃疡并发症的第 2 位,与年轻患者相比老年人消化性溃疡穿孔很少能自行愈合,需紧急手术治疗。手术的方式多为修补术。如患者年龄小于 70 岁,一般情况较好,则可行病灶切除治疗。老年人消化性溃疡并发穿孔的死亡率各家报道不一,国外在 25%～38%,国内在 11%～30%,因而一般不主张保守治疗,除非患者一般情况很差,或保守治疗病情迅速改善。

(3)输出道梗阻:由输出道水肿和变形所致,大多数患者的梗阻为器质性,因而内科治疗效果差,手术治疗不可避免,因择期手术,手术死亡率较低。

四、老年上消化道出血

消化道出血是老年人常见的症状。上消化道出血是指屈氏韧带以上的消化道,包括食管、胃、十二指肠以及胰胆系统等病变引起的出血。消化性溃疡是老年人上消化道出血的主要病因,约占上消化道出血各种病因的 50%,其次为胃癌。60 岁以上老年人出血死亡率明显高于中青年人,占 30%～50%。全身慢性疾病的恶化和出血后并发症是影响老年人上消化道出血预后的重要原因,尤其是肺部感染、心脑血管疾病是其主要的死亡原因。

(一)病因

上消化道疾病及全身疾病都可引起上消化道出血。老年人上消化道出血的病因以消化性溃疡、贲门撕裂症、胃炎、食管炎、癌肿等常见。老年人上消化道出血患者病因中肿瘤、胃溃疡多见,而中青年人十二指肠溃疡多见,应注意这一病因特点。主要病因有:

1. 消化性溃疡　是上消化道出血的最主要病因,占上消化道出血的 40%。其中以胃溃疡多见,患病率高可能与下述因素有关:①胃血管硬化和胃黏膜萎缩导致胃黏膜屏障功能受损。②胃蠕动减慢,胃内容物潴留时间长。③幽门括约肌老化,不能有效阻止胆汁和肠液反流。

2. 食管静脉曲张破裂　老年人由食管静脉破裂所致的上消化道出血占 6.2%～11.5%,明显低于中青年患者(16%～34%)。值得注意的是,1/3 食管静脉曲张患者的上消化道出血由并存的消化性溃疡或胃黏膜病变所致,而非曲张的静脉破裂所致。

3. 急性胃黏膜病变　老年人由于胃黏膜屏障功能减退和胃黏膜下血管硬化,容易出现以胃黏膜糜烂、出血之急性浅表性溃疡为特征的急性胃黏膜损伤病变。药物是引起本病的最常见原因,其中以抗凝剂、NSAID、泼尼松多见。此外,老年人各种应激如感染、休克、烧伤、颅内病变、呼吸衰竭、尿毒症等疾病亦可引起急性胃黏膜病变。

4.**恶性肿瘤**　在老年上消化道出血中,恶性肿瘤所致占 25%,以胃癌最多见,其次为食管癌、直肠癌、结肠癌。

(二)临床表现

上消化道出血的临床表现取决于病变的性质、部位、出血量和出血速度。出血量的多少与被侵蚀的血管直径大小有关。侵蚀大的动脉时,出血急而量多。轻者只表现为黑便,重者出现呕血,因失血过多而出现循环障碍,甚至发生出血性休克。

1.**出血**

(1)呕血:是上消化道出血的特征性表现。可见于食管、胃、十二指肠和胃一空肠吻合术后的空肠出血。呕血多为棕褐色,食管静脉曲张破裂出血常呈暗红色,若与胃液混合再呕出则呈咖啡色,如果出血量大而未能及时与胃液充分混合则为暗红或鲜红色。

(2)便血:上消化道大量出血后,均有便血,典型者色黑、发亮、黏稠、呈柏油样,若出血量少与粪便混合,可呈不同程度的黑褐色便。

2.**循环系统表现**

(1)循环系统代偿表现:可有心动过速等表现,出血积存胃肠道未排出时,较容易误认为原有心脏病的表现而延误诊治。

(2)重要器官供血不足表现:老年人常有脑动脉硬化、冠心病等基础病变,出血可引起心、脑、肾等重要器官供血不足,可出现心绞痛、心律不齐、心音低钝、头昏、黑蒙、昏厥、意识不清、尿量减少等,出血未排出胃肠道时易导致误诊。

(3)周围循环衰竭表现:消化道大量出血可引起循环血容量迅速减少,可导致周围循环衰竭,出现头昏、心悸、口渴、黑蒙、皮肤湿冷、疲乏无力、精神萎靡、烦躁不安、反应迟钝、心动过速、血压下降等休克表现。

(4)贫血性心脏改变:长期反复消化道出血可引起严重而持久的贫血,可引起心脏的相应改变,如心脏增大等。

3.**血象**

(1)失血后贫血:急性大量出血后均有失血性贫血,但出血早期,血红蛋白浓度、红细胞计数与血细胞比容可无明显变化,因此,血象检查不能作为早期诊断和病情观察的依据。一般出血 3~4 小时后才出现贫血,且多为正细胞正色素性贫血,可暂时出现大细胞性贫血,出血 24 小时内网织细胞即可升高,至出血后 4~7 日可高达 5%~15%,以后逐渐降至正常。

(2)白细胞升高:大量出血后 2~5 小时,白细胞计数可超过 $10\times10^9/L$,血止后 2~3 日才恢复正常。但在肝硬化患者,如同时有脾功能亢进,则白细胞计数可不增高。

4.**发热**　上消化道大量出血后,多数患者可在 24 小时内出现低热,持续 3~5 日后降至正常。引起发热的原因尚不清楚,可能与周围循环衰竭,导致体温调节中枢的功能障碍等因素有关。

5.**氮质血症**　根据病因不同,可分为:①肠原性:由血液蛋白分解产物在肠道被吸收引起,出血后数小时血尿素氮升高,24~48 小时达高峰,大多不超过 14.3mmol/L,3~4 日后降至正常。②肾前性:由肾血流量暂时下降引起,休克纠正后可迅速降至正常。③肾性:由肾衰竭引起伴有少尿或无尿,在肾衰竭纠正前难以降至正常。

（三）诊断

根据呕血、黑粪和失血性周围循环衰竭的临床表现，呕吐物或黑粪隐血试验呈强阳性，血红蛋白浓度、红细胞计数及血细胞比容下降的实验室证据，可初步做出消化道出血的诊断。但须排除消化道以外的出血因素，如来自呼吸道、口、鼻、咽喉部等部位的出血，以及进食如动物血、碳粉、铁剂、铋剂等药物引起的黑便。鉴别是上消化道还是下消化道出血，可以从以下几方面来判断：①胃肠道出血的排出方式及性状。②有无消化性溃疡、肝硬化等病史，出血前有无饮酒、近期有无服用阿司匹林、NSAID、激素等药物史，腹部有无压痛和包块，肛门指诊对了解肛门直肠病及邻近转移灶有重要意义。③经鼻胃管抽吸胃液检查有助于了解上消化道是否出血。④内镜检查是了解消化道出血部位和病因的最重要方法，诊断准确率高达80％～94％，通过内镜还可实施注射、电凝、激光等方面的止血治疗。⑤X线钡剂造影包括胃肠钡造影、小肠气钡双重造影、结肠灌钡造影等，适用于急性出血已停止，或对慢性出血要了解病因，又因各种原因不能行内镜检查者。⑥选择性腹腔动脉造影、放射性核素显像，胶囊内镜及小肠镜检查等主要适用于不明原因消化道出血。⑦其他各种方法均不能明确出血原因和部位，而情况又紧迫时，可行手术探查。

（四）治疗

1. 一般处理

（1）对大量出血者：应加强护理、禁食、卧床休息，保持呼吸道通畅，吸氧，记录尿量及排出血液量，严密观察意识、体温、脉搏、呼吸、血压、肤色、静脉充盈等情况，有条件者行心电血压监护，必要时行中心静脉压测定。

（2）对中少量出血者：应根据出血量、年龄、伴随病变等给以相应的护理，观察和监护。出血量不大时，一般可适当进食流质或半流质。

2. 补充血容量　老年人对缺血的耐受力差，补充血容量更应积极，输血指征应相对放宽。大量或较大量出血后，应尽快建立静脉通路，尽早输入足量全血（肝硬化者宜鲜血）。严重休克时，应输入血浆、浓缩红细胞。但老年人对连续大量输血的耐受性也很差，如有可能，应测定中心静脉压，有助于评估输血（液）量，并可及早发现是否存在输液过多和充血性心力衰竭。当病情处于平稳状态时，应逐渐减慢输液速度，尤其是老年心、肺、肾功能不全者，严防因输液、输血速度过快或总液量过多而导致急性肺水肿，对肝硬化患者要提防因输血过多、增加门静脉压力而引起再出血。在纠正失血性休克治疗中，一般不主张先用升压药物，在血容量基本补足后仍有血压低者可考虑升压辅助纠正休克，改善血管活性。

3. 止血措施

（1）药物治疗：①生长抑素：人工合成的生长抑素类似物（如奥曲肽），不仅可抑制胃酸、胃泌素和胃蛋白酶分泌，还能减少内脏血流，减低门静脉压力，减少食管胃底曲张静脉的压力和血流量，保护胃黏膜等多重作用，对消化性溃疡和急性胃黏膜病变止血率为87％～100％，对食管静脉曲张破裂出血止血率为70％～87％。②垂体后叶素：可减低门静脉压力而止血，以往为本病主要治疗药物，但不良反应多，可诱发心绞痛、心律失常等，对老年人不适宜，有心脏病、高血压者禁用。③血管收缩剂：去甲肾上腺素6～8mg，加生理盐水100mL口服，起效快，因吸收少、代谢快，故不影响心率、血压，但要慎防消化道黏膜的缺血性损害。④止血剂：局部可用凝血酶、云南白药等，全身可用巴曲酶静脉滴注或肌内注射，其他止血药如酚磺乙胺等效果不肯定。⑤抑酸剂：抑制胃酸分泌，抑制胃酸和胃蛋白酶对黏膜组织的自我消化，降低局部

pH 有利于血小板的聚集和出血部位凝血块的形成,是大部分上消化道出血最基本的治疗手段,如奥美拉唑静脉滴注,出血控制后改为口服,对消化性溃疡出血的止血率可达到 90％以上。

(2)三腔气囊管压迫止血:为以往治疗食管静脉曲张破裂出血的主要方法,短暂疗效约80％,但短期内再度出血发生率高,且患者较痛苦。应用中需慎防黏膜受压坏死、气囊滑出堵塞咽喉、吸入性肺炎等并发症。

(3)内镜治疗:具有针对性强、止血效果好等优点,但老年患者往往难以接受。有以下几种方式:①内镜下喷药适宜于局限性病变,使用药物有 5％孟氏液、凝血酶、巴曲酶等。②内镜下电灼、微波凝固、激光光凝或高频电凝止血。③内镜下金属夹止血法对食管静脉曲张破裂出血有效,止血成功率为 50％左右。④内镜下血管结扎止血法的难度大,但疗效较好,并发症少。⑤内镜下血管收缩剂或硬化剂注射止血,止血总有效率为 85.4％,但可发生食管溃疡、胃溃疡、胸腔积液,纵隔炎等并发症,仅适用于其他方法无效而又不宜手术的高危患者。

(4)血管内介入治疗:①药物灌注治疗:经动脉导管持续输入生长抑素或血管加压素等达到止血目的,但会加重高血压,引起心动过缓、心肌缺血、肠缺血、周围血管缺血等并发症。②栓塞疗法:采用不同的栓塞剂如明胶海绵、金属圈等,经动脉导管选择性置入出血部位的供血动脉,使其形成暂时性或永久性栓塞达到止血目的。

(5)手术治疗:应根据患者的年龄、全身状况、出血速度、出血原因及内科治疗效果而定。如果失血量较大,出血速度较快,每小时输血 500mL 左右仍不能维持血压或反复出血,血压不稳定者或疑有肿瘤并消化道梗阻者应考虑外科手术治疗,但急诊手术比择期手术死亡率高,故原则上应通过非手术的综合治疗,力争止血后病情平稳或恢复一段时间再择期手术,手术治疗不宜作为首选治疗。

(孙海清)

第三节　老年肠道疾病

一、老年肠道疾病概述

(一)老年肠道病变特点

肠道是人体消化食物、吸收营养物质、排泄废物的主要场所,其生理功能的完成则主要依赖于中枢神经的调节、肠道内分泌功能的完整、肠道运动功能的协调、肠道内环境的稳定等。由于年龄的增长,小肠及大肠内分泌细胞减少或衰退、肠道运动功能减弱或不协调、中枢神经系统的调节降低、内脏感觉敏感度的变化以及全身各器官的老化等使得老年人肠道疾病有其自身的特点:

1. 发病率的变化　随着年龄的增长肠道疾病的发生与青年人相比疾病谱有所改变,如大肠癌、便秘、肠息肉、肠憩室、缺血性肠病、不全性肠梗阻等增多,而感染性疾病、肠结核、腹泻、急腹症等则比年轻人少。

2. 临床表现不典型　老年人由于机体内病理与生理的变化,其各种肠道疾病的临床表现均不典型。如大肠癌在老年人仅有不确定部位的腹部不适,部分有便秘、腹泻交替,反复轻微的黏液便、血便,易与痔疮等混淆。因此,对老年人一定要详细询问病史,充分了解患者症状,且体检要全面、仔细,才能早期发现疾病,及时治疗。

3.诊断及鉴别诊断相对困难 老年人往往合并有心、脑血管疾病及糖尿病,在同时出现肠道症状时,某些检查不能接受或耐受,如肠镜、腔内超声等,给诊断带来一定困难。老年人肠道疾病症状、体征不典型,容易混淆,且即使行肠镜检查,也只能反映肠腔黏膜表现、肠腔内的改变,而肠腔外、肠壁、肠间的变化不明显,如不全性肠梗阻、缺血性肠病等,故相对于青年人鉴别诊断常常较困难,需要全面分析、综合考虑。

4.治疗反应差异较大 老年人有些疾病通过改变生活习惯及饮食习惯,注意自身调节,不需要特殊用药可缓解甚至治愈,如肠易激综合征;而有些疾病主要与年龄的增长有关,需长期服用一些药物,如慢性便秘患者;有些疾病如大肠癌发现时即较晚,但治疗效果比年轻人要好得多,治疗方式以综合为主,且生存率比年轻人要高;另有一些疾病与全身疾病同时存在,如缺血性肠病,常伴冠心病、高脂血症等,故积极治疗、防治这些全身性疾病,可以减少缺血性肠病的发生,并有助于治疗。因此,对老年人肠道疾病的治疗要个体化,因人而异,在充分了解患者全身状况、肠道病变的基础上,制订合适的治疗原则及方案,有利于生活质量的提高。

(二)肠道的老年期改变

老年期是人类经过生长、发育、育龄、更年期后的一个生理期,此期是人类逐渐走向衰老甚至死亡的一个相对较长的时期,此期的长短因环境、生活习惯、心情、遗传、健康状况、有否疾病等而定,此期各系统、各器官均有相应的变化,而肠道的老年期改变亦较明显。

1.解剖结构变化 由于年龄的增长,老年人肠道的组织结构亦有相应的改变,主要有:肠壁平滑肌纤维萎缩,导致肠运动功能减退;肠黏膜细胞及其内分泌细胞、肠绒毛减少,导致黏液及相应的消化酶、细胞因子分泌减少;供应肠道的血管肠系膜上、下动脉及来自门静脉系统的肠系膜上、下静脉,由于年龄的增长往往有动脉硬化及静脉血栓形成,使得肠黏膜、肠壁血供受到明显影响;肠神经系统如肌间神经丛、黏膜下神经丛,出现神经纤维退化,传递减慢,各神经元对刺激的敏感度降低,且传递信息迟钝,使得消化道运动功能受限,同时消化道腺细胞及其内分泌细胞分泌减少;肛门括约肌松弛、盆底肌群由于退化而运动不协调等。

2.生理机能改变 老年人由于肠道解剖上出现了一系列的上述变化,其生理机能亦出现相应的改变:小肠的绒毛变短、变宽、小肠黏膜萎缩、小肠腺及小肠黏膜上皮细胞分泌减少,使其主要的消化酶活性降低(如淀粉酶、蛋白酶、蔗糖酶、麦芽糖酶、异麦芽糖酶和乳糖酶),故老年人容易出现消化不良;老年人肠道结缔组织退化、肠平滑肌纤维萎缩、肠壁结构削弱、肠管弹力下降,当肠腔内压力升高或腔外有牵拉即可形成肠憩室;年龄的增长影响了肠道的神经肌肉解剖或功能改变,肠道运动缓慢,加之老年人纤维摄入减少,因而出现排便困难,产生便秘;结肠组织中的隐窝细胞生长率高于年轻人,长期便秘及消化不良,食物中蛋白质、脂肪代谢不完全的残渣与肠壁接触时间延长,老年人结肠在多发性息肉的基础上容易有恶变倾向,发生结肠癌;老年期供应肠道的肠系膜上、下动脉及相应的静脉,亦易出现动脉粥样硬化及血栓形成,易引起缺血性肠病;在 70 岁后,回肠的乳酸酶和双糖酶活力下降,对脂肪吸收只剩有限的储备能力,因此,老年人摄入稍多脂肪易发生腹泻;另外,老年人对脂溶性维生素 D 的吸收下降,水溶性维生素 B_1、维生素 B_{12}、维生素 C 吸收保持正常,铁的吸收在无低胃酸的健康老年人中无改变,但锌和钙的吸收随年龄的增长而减少。

二、老年肠息肉

息肉是指黏膜面突出的一种赘生物,而不管它的形态、大小及其组织学类型。组织学上可分为肿瘤性和非肿瘤性。肿瘤性息肉包括管状腺瘤、绒毛状腺瘤、管状绒毛状腺瘤。非肿瘤性息肉分为错构瘤性息肉、炎性息肉和增生性息肉。肠息肉分为两类:小肠息肉和大肠息肉,老年人群中大肠息肉多见,下面主要介绍大肠息肉。

(一)流行病学资料

肠息肉是老年人的常见病,随着年龄的增长,息肉的检出率呈增加趋势,50 岁以上者约为 50 岁以下者的 6 倍。大肠息肉约占肠道息肉的 80%,其中大多数(50%~75%)位于乙状结肠和直肠,单发多见,多发者占 15%~42%。男性多于女性,发病率随年龄增加而增加。

(二)病因与分类

1.病因 到目前为止,结肠息肉的病因不清。有些可能与长期的炎症刺激和遗传有关。

(1)长期腹泻:很多患者肠道黏膜容易过敏,如饮酒、吃油腻食物或海鲜后出现腹泻,肠道黏膜出现慢性炎症,易导致肠道息肉生长。

(2)长期便秘:长期便秘的患者经常是几日排便一次,粪便长期在肠道内贮存会产生各种毒素,肠黏膜出现慢性炎症,易生长息肉。

(3)遗传:家族性息肉病就是一种遗传疾病。在老年人群中很少见。

(4)炎症性疾病:如溃疡性结肠炎、克罗恩病等易出现息肉。

2.分类

(1)腺瘤性息肉:即腺瘤。老年人以腺瘤性息肉多发,可达到 69.7%。可发生在结肠、直肠的各个部位,单发亦可多发,有带蒂、无蒂、亚蒂。随着年龄的增加,腺瘤性息肉患病率增加,而腺瘤性息肉是癌前病变。癌变率与息肉的大小、不典型增生程度及绒毛成分含量有关。息肉越大,绒毛成分越多,癌变率越高。绒毛状腺瘤癌变率最高,其次是绒毛管状腺瘤,管状腺瘤最低。

(2)错构瘤性息肉:错构瘤系指正常组织异常增生而成瘤样改变,为非肿瘤性息肉,包括 Peutz—Jeghers 综合征、幼年性息肉及幼年性息肉病、Cronkhite—Canada 综合征等。

(3)增生性息肉:多发生在直肠和左半结肠,息肉通常较小,90% 以上直径小于 1.0cm,常为多发,表面光滑,呈粉红色。这种息肉是正常黏膜对外界刺激的增生性反应,非肿瘤性,为良性病变。

(4)炎性息肉:常继发于肠道慢性炎症性疾病,如溃疡性结肠炎、克罗恩病、肠结核等。多分布于结肠和直肠,其形态不规则,多成芽状及短指状。此外,淋巴性息肉和类脂性肉芽肿也属于炎性息肉范畴,非肿瘤性,为良性病变。

老年人大肠息肉中的腺瘤性息肉的大小、形态、数量及病理类型是其癌变的主要危险因素。在直径≤1.0cm 的息肉中以炎性息肉较多见,在直径>1.0cm 的息肉中以腺瘤性息肉较多见。息肉恶变均发生在 1.0cm 以上,尤其是>2.0cm 的息肉。在有蒂息肉中以炎性较多见,均为良性,无蒂息肉中以腺瘤性较多见。最常发生于直肠和乙状结肠的息肉以炎性较多见;近端结肠的息肉,腺瘤性相对较多。单发息肉中多数是炎性息肉,多发息肉中多数是腺瘤性息肉。

(三)临床表现

1.症状

(1)便血:大肠息肉患者最容易出现便血,并且血常常混杂于便中间。

(2)大便习惯改变:包括大便时间、次数的改变,以及便秘或不明原因的腹泻有时是便秘与腹泻反复交替出现。

（3）腹痛：部分患者可出现腹痛，常表现为隐痛，大便时或便后加重，不向其他部位放射。

2.体征　大肠息肉无明显体征，部分特别大的息肉可以在腹部扪及肿块。

（四）临床表现

1.一般检查　血液、尿液检查大多正常，粪便检查可正常，也可有潜血阳性。

2.X线钡剂灌肠　肠腔内轮廓光整的充盈缺损，多发性息肉表现为多个大小不等充盈缺损，带蒂的息肉可显示其长蒂，有一定的活动度。但对于较小息肉有一定漏诊率。

3.结肠镜检查　可明确息肉大小和位置。需仔细检查，有时较小的息肉容易忽略。

（五）诊断及鉴别诊断

大肠息肉的临床症状无特异性，粪便潜血阳性率仅为 35.3%。钡剂灌肠双重造影可发现直径≥1.0cm 的息肉，结肠镜检查并活检是诊断大肠息肉的金标准，根据活检结果即可成立诊断。

需与溃疡性结肠炎、克罗恩病、肠结核等鉴别。

（六）治疗

大肠息肉不论大小、部位均应常规进行活检并摘除，尤其是老年人，大肠息肉有癌变的可能。内镜下常用的摘除方法有活检钳钳平、高频电凝电切及微波、激光切除等，以高频电凝电切应用最普及。通常直径＞5.0cm 的广基或亚蒂息肉以及有癌变的息肉应予外科手术治疗。对于常规内镜难以处理的平坦型病变则可尝试应用内镜下黏膜切除术（endoscopic mucosal resection，EMR）。EMR 是目前对胃肠道表浅型病变的一种安全有效的微创治疗，具体做法是：在结肠镜下，找到病变后，在病变基底部注射生理盐水或高渗盐水＋肾上腺素 5～10mL，形成局部膨隆，用圈套器套牢以病变为中心的黏膜，切除范围包括整个病变及病变边缘至少0.2cm 正常黏膜，切除深度包括黏膜全层及黏膜下层，要求完整保留固有肌层（残基基底为裸露的固有肌层）。对直径＞2.0cm 的平坦型病变，用圈套器分多次套取分次切除，最后完整切除病变。高频电凝电切术和 EMR 的主要并发症均为术后出血和穿孔。息肉切除后应减少活动。尤其是老年患者，由于血管弹性差，曾经使用抗凝药或多发性息肉以及合并严重慢性疾病，息肉切除后应卧床休息、减少活动，以防迟发性出血发生。老年人的抗凝血药可暂停，待正常后再服用。对于术中出血的患者，可以采用内镜下局部肾上腺素注射、喷洒凝血酶等或局部电灼等措施直至出血完全停止。

（七）随访

根据老年人息肉易复发、再发和癌变的特点，切除息肉后要定期随访。大肠腺瘤切除后第 1 年、第 2 年各随访 1 次，如检查阴性改为每 3 年随访 1 次，连续 2 次阴性可结束随诊；但多发腺瘤或腺瘤恶变等高危患者，首次随访应在半年内进行，以后每年 1 次，连续 2 次检查阴性后改为 3 年 1 次，再连续 2 次阴性可结束随诊。息肉一旦复发、再发均应积极予以摘除，以减少癌变的发生率。

（马艳）

第四节　老年便秘

便秘是指排便次数减少、粪便量减少、粪便干结和排便费力等。便秘在老年人群中很常见,其病因复杂,给老年人带来很多苦恼。正常老年人的排便习惯因人而异,多为每日 1~3 次,或每周 2~3 次,大便成形。若排便习惯改变,每周排便次数少于平时习惯,而且粪质干硬,排便困难,则为便秘。便秘对老年人健康危害极大,全面认识便秘的病因,早期采取有效的预防措施和有效的治疗方法,将减轻便秘带来的严重后果和社会负担,并且可以改善老年便秘患者生活质量。

一、流行病学资料

国外流行病学证实,便秘与性别、年龄、饮食习惯、职业、遗传、文化程度、经济状况、居住环境、种族和性格有关。现今在美国人群中便秘的患病率为 2%~28%,每年因便秘就诊人数超过 400 万。我国北京、天津和西安对 60 岁以上老年人群的调查显示,慢性便秘高达 15%~20%。北京所做的 18~70 岁成年人随机分层分级调查表明,慢性便秘患病率为 6.07%,60 岁以上人群慢性便秘患病率 7.3%~20.39%,随着年龄的增长患病率明显增加,女性患病率明显高于男性,男女患病率为 1:(1.77~4.59),其中精神因素是高危因素之一。慢性便秘在我国还存在明显的地域差异,农村患病率高于城市。国内所做的流行病学调查表明,高龄、女性、低收入、工作压力过大、缺乏运动、高脂饮食等是便秘的易患因素。

二、病因与分类

1.病因　老年人便秘的病因复杂,包括胃肠动力障碍、膳食纤维摄入减少、非处方药的滥用以及合并有全身多种疾病等都可导致便秘的发生,主要由器质性疾病和功能性疾病所引起。

(1)器质性疾病

1)胃肠道疾病:胃肠道肿瘤、炎症性肠病、各种原因引起的肠梗阻、肠腔狭窄。

2)肛周疾病:如肛裂、痔疮发炎、肛周脓肿等,因惧怕排便时疼痛而抑制排便,久之出现便秘。

3)全身性疾病:老年人甲状腺功能低下、糖尿病神经病变、帕金森病、多发性神经炎、结缔组织病等均可引起肠道动力障碍。此外,慢性心、脑、肺部疾病、肿瘤消耗等造成腹肌和膈肌软弱,排便无力或不敢排便,亦可引起便秘。

(2)功能性疾病

1)精神和心理因素:精神情绪过于紧张或者抑郁、生活不规律以及应激状态等都会抑制排便反射,或出现便意消失。如果是老年抑郁症和老年痴呆则更使大脑皮质对排便的控制失调,导致无法排出大便。

2)结肠运转缓慢:老年人的结肠运动功能随年龄增加而减弱,排空时间延长,集团运动不足以产生明显的便意,而阶段性收缩又使粪便在结肠原地阻滞不前,水分大量被吸收,粪便坚硬,排出困难。老年人直肠敏感性降低,对粪便容积压力的感受阈值增高,刺激如果达不到明显的感受程度,很容易错过便意时间。并且老年人腹肌及盆底肌群的收缩力下降,排便压力不足以超过肛门括约肌的压力,也造成了粪便不能及时排出。

3)饮食因素:老年人由于活动量少、消耗少、牙齿咀嚼功能下降、食欲减退等原因,导致进食量少、食物过精,尤其是膳食纤维素的摄入减少,使胃肠道得不到有效的刺激,排空减慢,便意减弱。

4)药物因素:老年人往往合并多种疾病,需服用多种药物。如制酸药、抗胆碱能药、阿片制剂、镇静药、抗抑郁药、钙通道阻滞剂等都会导致结肠平滑肌功能失调,加重便秘。

2.分类　在老年人便秘中,功能性疾病引起的便秘占大多数。功能性疾病是指排除了器质性疾病和药物因素引起的慢性便秘,又称慢性特发性便秘(chronic idiopathic constipation,CIC)。临床上将慢性特发性便秘分为三种类型:功能性便秘(functional constipation,FC),功能性排便障碍(functional defecation disorders,FDD)及便秘型肠易激综合征(irritable bowel syndrome with constipation,IBS-C)。

3.分型　根据引起便秘的肠道动力和肛门直肠功能改变的特点将老年人功能性便秘分为三类:慢传输型便秘(slow transit constipation,STC)、出口梗阻型便秘(outlet obstructive consti-pation,OOC)和混合型便秘(MIX)。STC主要是结肠动力低下、结肠传输时间延长所致;OOC患者临床上表现为排便费力、需要手法帮助排便、排便不尽感等。老年STC患者粪便干结,长期的长时间费力排便会导致盆底功能障碍,引起出口梗阻;OOC患者因结肠粪便蓄积或滥用泻药,也导致结肠的慢传输;两者互为作用并加重,发展为MIX。

4.分度　根据便秘及相关症状轻重度及其对生活影响的程度分为轻、中、重三度。轻度是指症状较轻,不影响老年人生活,通过整体调整或者短时间内用药即可;重度是指症状重且持续,严重影响老年人的生活,需药物治疗,不能停药或者药物治疗无效;中度介于轻、重度之间。

三、临床表现

1.症状　便秘病因较多,临床亚型不一,临床表现不尽相同,主要有以下症状。

(1)排便异常相关症状:便秘的主要表现是排便次数减少和排便困难。许多老年患者每周排便次数少于2次,严重者2周才排便1次,甚至更甚。排便不畅,排便时间明显延长,可达30分钟以上。有时每日排便多次,但排出困难,粪便硬结如羊粪状,有排便不尽感。

(2)伴随症状:少数排便困难和大便失禁交替出现,甚至便后出现里急后重感,尿失禁;伴痔疮者多有不同程度的肛门滴血,粪便附着血迹;还可伴有腹胀、腹部不适,部分患者还可出现左下腹隐痛感,排便后减轻。

(3)全身症状:长期便秘的老年患者可伴有头昏、头晕、头痛、乏力、食欲缺乏、焦虑、心烦及坐卧不安等全身躯体症状。

2.体征　体检时有时可在左下腹扪及条索状肿块,如排便后肿块消失,可证实为粪块。肛门指诊可了解肛门收缩和舒张功能,并可发现有无痔疮、肛裂、直肠癌以及存留粪块。

3.并发症

(1)心、脑血管意外:便秘患者往往需要用力排出大便,这对于患有高血压、动脉硬化、冠心病的老年人十分危险,有可能诱发心肌梗死、脑出血,甚至猝死。

(2)粪石:长期便秘的老年人,由于粪便在直肠存留时间长,形成坚硬的粪石团块,排出十分困难,甚至要用器械捣碎或者手术取出。

(3)粪性溃疡:多是由于粪石刺激,造成肠黏膜损伤所致,也与老年人结肠血供不足有关。

(4)大便失禁:老年人便意阈值增高,肛门括约肌功能低下,对粪便失去敏感及控制,在便秘的同时也可出现大便失禁。

(5)直肠脱垂:由于排便费力,肛门括约肌功能失调,老年人的部分或全部直肠黏膜容易脱出肛门以外,形成脱垂。

四、实验室检查

1. 一般检查　血液检查、粪便检查、血沉以及大便潜血是作为老年便秘患者的常规检查。此外,甲状腺功能检查、血清生化检查、血糖、血尿素氮、肌酐及腹部 B 超检查、腹平片检查,也可发现引起便秘的大多数原因。

2. 钡灌肠和结肠镜　通过对结肠形态及肠腔内的观察,可发现导致老年人便秘的器质性病变,排除结肠梗阻、肠腔狭窄、肠憩室。必要时可在结肠镜下行结肠黏膜活组织检查。

3. 排便生理检查

(1) 胃肠传输试验(gastrointestinal transit test,GIT):是评价全胃肠道和局部结肠传输率的最简单实验。常用不透光 X 线标志物,早餐时随实验餐吞服 20 个标志物,相隔一段时间后(口服标志物后 24、48、72、96、120 小时)拍摄腹部平片(计算排出率)。正常情况下服标志物 48～72 小时后,大部分标志物已排出,如果服 20 个标志物,120 小时后,标志物未排出超过 4 个则提示传输减慢。根据 X 线平片上标志物分布也有助于评估便秘是慢传输型或者是出口梗阻型。

(2) 肛门直肠测压(anorectal manometry,ARM):能全面评估肛门括约肌和直肠有无动力及感觉功能障碍,帮助发现排便时直肠肛门功能协调异常情况。常用灌注式测压分别检测肛门括约肌静息压、肛门外括约肌收缩压、用力排便时松弛压,直肠内注气后有无直肠肛门抑制反射等,还可测定直肠压力感觉功能和直肠壁顺应性。

(3) 气囊排出试验(balloon expulsion test,BET):在直肠内放置一个 4cm 长气囊,充水或充气 50mL 并令受试者将其排出,记录排出所需时间。做排出障碍筛选试验,正常人多能在 1 分钟内排出。若患者不能在 3 分钟内排出,考虑有排便障碍,需做进一步检查。

(4) 排粪造影(defecography,DFG):将钡剂模拟粪便灌入直肠内,在 X 线下动态观察排便过程中肛门和直肠功能变化,了解患者有无伴随解剖和功能的异常,如直肠膨出、肠套叠、肛提肌运动减弱、钡剂停留过长或不能完全排出等。

(5) 其他:盆底肌电图能帮助明确病变是否为肌源性及括约肌损伤范围,观察肌肉是否收缩或舒张,证实去除神经或神经再移植的肌肉潜能。阴部神经潜伏期检测(PNT－ML)能显示有无神经传导异常。肛门超声内镜检查可了解肛门括约肌有无缺损。

五、诊断

1. 便秘的诊断标准　便秘的诊断可参照罗马Ⅲ的诊断标准:①排便费力,想排却排不出大便,干球状便或硬便,排便不尽感。②排便次数小于 3 次/周,排便量小于 35 克/日或 25% 以上时间有排便费力。③全胃肠道或结肠传输时间长。

然而不同的便秘患者对便秘的认识不同。年轻人认为,便秘是排便费力(52%)、粪便硬(44%)、排便紧迫感却无粪便排出(34%)、排便次数少(32%)、腹部不适(20%)、排便不尽感(19%)和排便时间过长(11%);而老年人多认为,便秘是排便费力。由此可见,只是简单地询问患者是否有便秘是不够的,应细致询问。详细的询问病史和进行体格检查可为老年人便秘的进一步诊断提供重要的信息。

2. 功能性便秘的诊断标准

(1)功能性便秘(FC):FC 的罗马Ⅲ诊断标准为:出现便秘至少 6 个月,近 3 个月满足以下条件:①必须包括以下 2 项或者 2 项以上:a. 至少 25% 的排便感到费力;b. 至少 25% 的排便为干球粪或硬粪;c. 至少 25% 的排便有不尽感;d. 至少 25% 的排便有肛门直肠梗阻或堵塞感;e. 至少 25% 的排便需要用手法辅助(如用手指协助排便、盆底支持);f. 每周排便少于 3 次。②不用泻剂时很少出现稀便。③不符合肠易激综合征(IBS)的诊断标准。

FC 的病理生理变化特点包括结肠传输延缓和肛门直肠功能障碍两方面。

慢传输型便秘最常发生在老年女性患者,以肠蠕动减慢和排便费力等为特点。用不透光 X 线标志物测定结肠传输时间时发现通过结肠的时间延缓,其公认的检测方法是停服泻剂 1 周后口服 24 枚不透 X 线标志物,5 日后拍腹部平片,>5 枚标志物残留提示结肠传输时间延长。本型便秘无任何解剖学和器质性病变,直肠指检时无粪便或触及坚硬粪便,而肛门外括约肌的缩肛和用力排便功能正常,其病因在于结肠运动障碍,结肠将内容物推进速度减慢或结肠收缩无力。有证据表明,慢传输型便秘患者自主神经功能异常、结肠内含有高血糖素和 5 -羟色胺的内分泌细胞减少以及 Cajal 间质细胞减少。

肛门直肠功能异常表现为排便时肛门括约肌或盆肌不能履行正常的功能,这类患者以盆底肌肉或肛门括约肌功能失调为特征,他们会经常感觉自己排便费力或者不能排便,女性患者有时需要阴道的压力来协助排便,这类患者很大部分和慢传输性便秘患者有重复,由于盆底肌肉不协调收缩也会导致结肠传导减缓,慢传输和不协调性收缩可同时存在,所以慢传输型便秘患者也应该评估盆肌功能的协调性。肛门直肠测压可以检测肛管和直肠压力的改变,用球囊充气可获得初始感觉阈值、排便窘迫阈值、缩窄压。

(2)功能性排便障碍(FDD):FDD 以排便时盆底肌肉矛盾收缩或不能充分松弛(不协调性排便),或排便推进力不足为特征。罗马Ⅲ诊断标准认为属于 FC 的一个亚型。

FDD 的罗马Ⅲ诊断标准为:①患者必须符合 FC 的诊断标准。②在反复试图排便过程中,至少包括以下 2 项:a. BET 或影像学检查证实有排出功能减弱;b. 压力测定、影像学或肌电图检查证实盆底肌肉不协调性收缩(如肛门括约肌或耻骨直肠肌)或括约肌基础静息压松弛率<20%;c. 压力测定或影像学检查证实排便时直肠推进力不足。诊断前症状出现至少 6 个月,近 3 个月符合以上诊断标准。

其病理生理变化特点目前仍不是很清楚,多认为可能是获得性行为障碍,因为至少 2/3 的患者可通过生物反馈训练学会正确地松弛肛门外括约肌和耻骨直肠肌。近年研究显示,FDD 属于肠道动力障碍性疾患,正常时当粪便到达乙状结肠和直肠时,通过直肠收缩,反射性引起肛门内外括约肌松弛等一系列协调性动作来完成排便,上述肌肉运动不协调则可引起排便障碍。

(3)便秘型肠易激综合征(IBS-C):IBS 是一种功能性肠病,临床表现为腹痛或腹部不适伴随排便或排便习惯的改变,具有排便异常的特征。

IBS 的罗马Ⅲ诊断标准为:反复发作的腹痛或腹部不适,最近 3 个月内每月发作至少 3 日,伴有以下 2 项或 2 项以上:①排便后症状改善。②发作时伴有排便频率的改变。③发作时伴有粪便性状(外观)改变。诊断前症状出现至少 6 个月,近 3 个月符合以上诊断标准。

IBS-C 是指 25% 的排便为硬粪,松散(糊状)粪或水样粪<25%。其病因尚不明确,普遍认为可能存在多种因素,其中受到广泛重视的有精神心理因素和食物因素等。目前尚不清楚

其具体的发病机制。其病理生理变化特点目前认为有多种,包括动力改变、内脏感觉高敏、脑—肠功能异常、遗传和环境因素、肠道感染以及社会心理障碍等。

3.便秘诊治流程　如图4-1所示。

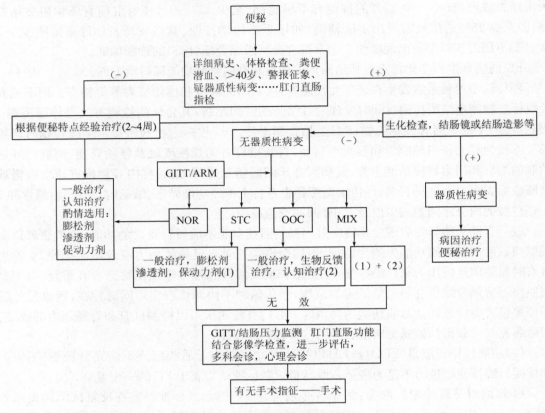

图4-1　慢性便秘诊治流程

注:GITT:胃肠传输试验;ARM:肛门直肠测压;NOR:正常;STC:慢传输型便秘;OOC:出口梗阻型便秘(功能性排便障碍);MIX:混合性便秘

六、治疗

老年便秘的治疗应采取综合措施,以缓解症状、恢复正常排便习惯为治疗目的。应遵循以下治疗原则:个体化治疗,早期治疗,避免滥用泻药。

1.一般治疗

(1)加强排便生理教育,养成良好的排便习惯。利用正常排便条件反射规律定时排便,并且使老年人充分认识到导致便秘的因素,解除老年人对排便过度紧张的负担。

(2)饮食疗法:主要是增加纤维素和水分的摄入量。适当调整饮食内容,增加富含纤维素的蔬菜、水果。纤维素可增加:①消化道生理刺激作用,对肠壁的刺激增强,肠蠕动增强,肠内容物通过时间缩短。②增加粪便的重量和溶剂。③增加肠道正常菌群数量。使粪便的机械刺激增高、水分增加、大便软化,易于排出。多饮水可使大便软化,润滑肠壁,促进排出。必要时可通过适量膳食纤维制剂补充。膳食纤维制剂包括:麦麸、甲基纤维素,前提是老年人可以服用,并且没有肠梗阻禁忌。

（3）运动疗法：老年人可经常进行深呼吸运动，能增加腹肌力量，有利于粪便排出。适当的体力活动可刺激结肠蠕动，加快肠内容物的推进。对于有些OOC的老年患者，长期坚持做胸膝位提肛锻炼有利于加强盆底肌肉的力量，增强盆底肌运动协调性，可减轻症状，甚至治愈。

2.药物治疗

（1）通便药：应用通便药时，要考虑药效、安全性、药物依赖性以及性价比。老年人一定要避免长期使用刺激性泻剂。对老年人群中长期未排便、有粪便嵌塞者，可用清洁灌肠或甘油直肠给药作为临时治疗措施，既可软化粪便，又可刺激直肠黏膜张力感受器，反射性引起肠蠕动而促进排便。动作一定要轻柔，动作粗暴容易肠穿孔。①容积性泻药：通过增加粪便中的水分和固形物而起到通便作用，如欧车前。②渗透性泻剂：包括不被吸收的聚乙二醇、糖类和盐类泻剂。聚乙二醇口服后不被肠道吸收，可有效治疗便秘，是老年人便秘的首选药。不被吸收的糖类可增加粪便容积，刺激肠道蠕动，用于轻中度便秘的治疗（如乳果糖）。盐类泻剂（硫酸镁）在肠道不完全吸收，将水分带入肠腔。硫酸镁过量使用会引起电解质紊乱，所以老年人要慎用。③刺激性泻剂：包括酚酞、蒽醌类、蓖麻油和番泻叶等。美国已禁用酚酞，因为有研究发现酚酞有致癌作用。这类泻剂不良反应大，长期应用可引起结肠黑变病并增加大肠癌的风险，老年人慎用。

（2）促动力药：作用于肠神经末梢，释放运动性神经递质，增加肠道动力。对于没有结肠运动异常确切症状的患者不应使用，对老年人有潜在的不良反应，如心血管的不良反应，应慎用。

3.心理治疗　慢性便秘是一种典型的身心疾病，便秘和心理紊乱可互为因果，相互促进。国外研究发现，65％的便秘患者都存在心理紊乱。针对这类患者应给予相应的心理辅导、心理治疗或精神药物治疗，尤其是对于准备进行生物反馈治疗的患者效果更好。五环类抗抑郁药氟西汀，既能调节神经精神状态，解除紧张情绪，发挥抗抑郁作用，又能改善胃肠运动和分泌功能，对部分便秘患者能显著改善生活质量。

4.生物反馈治疗（Biofeedback therapy）　又称自主神经学习法，是在行为疗法的基础上发展起来的一种新型心理治疗技术和方法。利用现代生理科学仪器，通过人体内生理或病理信息的自身反馈，消除病理过程、使患者身心健康。此疗法适用于FDD，通过治疗使患者排便时盆底肌矛盾性收缩得到纠正，部分患者能同时改善直肠感觉功能、直肠推进蠕动与肛门松弛的协调性。

5.外科治疗　在老年人便秘中真正需要外科手术治疗的患者其实很少。外科手术是治疗老年人便秘的最后途径，应特别慎重。当老年人的便秘症状严重影响基本生活，在排除肠道梗阻及弥漫性肠道蠕动功能异常，明确便秘与焦虑、抑郁等精神异常无关，经过一段时间的非手术治疗无效时，方可考虑手术治疗。手术成功的关键是术前全面的生理检查，严格掌握手术适应证，选择最佳手术方式。手术方式主要有三类：①部分或全结肠切除。②结肠造口术。③改善肛直肠排便功能手术。手术治疗后仍有复发的可能，术后应给予必要的药物治疗。

（马艳）

第五章　老年内分泌与代谢疾病

第一节　老年糖尿病

全球的糖尿病患病率正逐年上涨,与此同时人口的老龄化日趋显著,老年糖尿病患者的人数正急剧增加。老年糖尿病有其独特的临床特点,而且老年人常常同时患有多种疾病和服用多种药物,社会活动和经济状况也和青年人大不相同,因此诊断和治疗有其特殊性,致残致死率高,老年糖尿病正日益受到大家重视。

一、流行病学

糖尿病全球的患病率明显升高,尤以老年糖尿患者群为甚。调查显示 65 岁及以上人群中患病率为 15%～20%,新诊断的占 7%,65～74 岁间糖尿病患病率增加 200%,75 岁以上增加 400%,随着年龄增加,糖尿病患病率急剧升高。20～39 岁人群中糖尿病以每年 1%～2%的速度增加,而在 60～74 岁人群中则是 20%的年增长率。流行病调查显示,意大利 1992—1996 年间 65 至 84 岁的人群中糖尿病患病率为 12.8%。若根据美国糖尿病协会(ADA)1998年的诊断标准校正,老年人群的患病率还要增加至 15.3%。在该人群中,中青年起病的占55.3%,65 岁以后起病的占 44.7%。美国糖尿病控制和预防中心的数据表明大约有 20.9%的 60 岁以上老人患有糖尿病,患病的高峰在 65～74 岁,在此年龄段 20%的男性和超过 15%的女性患有糖尿病,超过 75 岁后患病率有所下降。

我国老年糖尿病的患病率为 9.19%～20%,1997 年北京 60 岁以上人群糖尿病标化的患病率为 15.7%,其中 60～69 岁患病率为 13.73%,70～79 岁为 19.08%,80 岁以上为21.05%。2001 年上海的调查显示 60 岁以上人群糖尿病的患病率是 18.7%,北京解放军总院的结果显示 60 岁以上糖尿病平均患病率是 28.7%,其中 60～69 岁为 17.6%,70～79 岁为30.2%,80 岁以上为 37.8%。2001—2002 年青岛地区老年糖尿病的患病率为 16.5%,远高于其他年龄段。天津市 2011 年的一项调查结果显示老年糖尿病的患病率为 16.48%。由此可见,老年糖尿患者群的迅猛增加已成为一个全球问题。

二、发病机制和病理生理

老年糖尿患者群是异质性人群,包括非老年期起病和老年期起病。多数老年糖尿病为 2型糖尿病,但近年来发现临床最初诊断为 2 型糖尿病的患者中,10%～25%患者的胰岛细胞特异性抗体为阳性。Pietropado 等报道一组年龄在 65 岁或以上、临床诊断为 2 型糖尿病的患者,其中 12%有 GADA 和(或)IA－2A 阳性提示由胰岛自身免疫损伤所致的糖尿病亦见于老年患者。

老年人更容易患糖尿病的机制目前尚未完全阐明,一般认为其发生是遗传因素和环境因素共同的作用。在老年糖尿患者群中基因的作用显著,有糖尿病家族史的个体随着年龄的增加,患病的几率增加。遗传因素可导致胰岛素原向胰岛素的转化发生障碍,也可引起胰岛素分子发生突变,或胰岛素受体基因缺陷等。其他因素也影响老年糖尿病的发生,如增龄、饮食结构的改变、激素的变化以及多种药物的影响。

老龄化的进程可以加速改变糖代谢的各个方面,如胰岛素分泌、胰岛素功能、肝糖原合成等,这些改变和患者的基因背景相互作用使老年人群的糖尿病发病率随着年龄增加。大于50岁的人群中,年龄每增加10年,空腹血糖上升0.06mmol/L,OGTT服糖后2h血糖上升0.5mmol/L。

多项研究显示增龄本身并不是老年人群胰岛素抵抗的主要原因,但增龄与体重和脂肪组织增加,非脂肪组织减少相关,可能会影响胰岛素的信号传导。此外增龄所致的腹型肥胖可导致高胰岛素血症、胰岛素抵抗。老年人饮食结构的改变,脂肪成分增加和碳水化合物减少,也可促进胰岛素抵抗的发生,通过改变饮食结构和增加运动来改善机体成分的比例可延缓胰岛素抵抗的发生就可说明这一点。HGP(heptic glucose production)在糖代谢稳态过程中发挥重要作用,包括空腹和餐后血糖。正常人的肝脏对胰岛素十分敏感,当血浆胰岛素水平低于正常值时,HGP可被完全抑制,与年龄无关。EGIR(The Europen Group for study of Insulin Resistance)报告显示,随着增龄HGP有下降的趋势,但在校正体重后这种差异消失。另有研究显示,老年糖尿病患者肝糖的输出并没有增加。因此在老年人群中肝脏的胰岛素抵抗并不是导致糖耐量异常的主要原因。骨骼肌是胰岛素介导血糖摄取的主要场所,而脂肪组织对胰岛素介导的血糖摄取相对较少,只占2%~3%。EGIR报告增龄与胰岛素介导的血糖利用减少相关,但校正BMI后无明显差异。而大量多中心研究显示增龄不能影响血糖的摄取,故目前增龄相关的胰岛素抵抗仍存在争议。增龄与脂肪增加相关,而腹部脂肪的增加又与胰岛素抵抗相关。故增龄引起的腹部脂肪堆积是老年人胰岛素抵抗的原因之一。肌肉收缩可以增加肌肉对血糖的利用,同时运动可以激活AMPK信号传导通路,提高胰岛素敏感性。缺乏锻炼时老年人普遍存在的问题,增加有氧运动可很好的改善胰岛素抵抗。

在老年人群中精氨酸刺激胰岛素分泌比青年人减少48%,β细胞功能随着年龄增加而减退,胰岛素分泌也随之减少。正常情况下胰岛素分泌是脉冲式的,而老年人胰岛素脉冲分泌受损。研究显示β细胞对肠促胰激素的刺激反应在老年人是降低的,因此推测与增龄相关的肠促胰激素刺激的胰岛素分泌缺陷是导致老年人糖耐量异常的原因。虽然C肽水平在年龄上不存在差异,但IVGGT过程中老年人胰岛素分泌相对下降,老年人相对于年轻人第一时相胰岛素分泌减少46%,第二时相减少56%。糖耐量异常是增龄过程中的一个表现。上述证据显示靶组织,对胰岛素敏感性的下降和胰岛β细胞不适当的功能下降导致糖代谢紊乱,进而发展为糖尿病。

三、临床特征和并发症

(一)临床特征

由于老年人肾糖阈增高,故尿糖多不敏感;渴感中枢功能下降,认知功能和反应下降等,导致典型的三多一少(烦渴,多饮,多食,多尿,体重下降等)症状不明显,50%以上的患者没有此典型症状,多数患者往往是由于常规查体发现血糖升高。即使有症状也不典型,易与其他系统疾病混淆,造成诊断延误。有些患者是以非酮症性高渗昏迷、脑卒中或心肌梗死等并发症初次就诊。此外,肌无力、视物模糊、泌尿系感染、关节疼痛、抑郁等也常是老年糖尿病的首发症状。突然发生的体温过低、恶性外耳炎、泌尿系感染导致肾乳头坏死,认知功能迅速减退等都可出现在老年糖尿病个体。

糖尿病排在引起老年人死亡的原因第 6 位,但实际上是老年人群最常见的致残致死原因,患有糖尿病的老人死亡的风险是相同年龄组没有糖尿病的老年人的 2 倍,这主要是因为糖尿病引起的大血管病变和微血管病变。

(二)心血管事件

2 型糖尿病患者 40％～50％死于冠心病。传统的危险因素包括:高血压、血脂异常、吸烟和糖尿病仍然贯穿整个老年时期。UKPUS 研究显示严格控制血压可以降低 24％的糖尿病相关终点,44％卒中,32％糖尿病相关死亡事件、34％肾衰竭、47％视力下降的风险。HbAlc 每下降 1％,心肌梗死减少 14％,21％任何糖尿病相关终点。在一项包括了 10000 名 45～79 岁受试者的队列研究结果提示心血管疾病的风险和任何原因的死亡随着 HbAlc 的升高而增加。

(三)糖尿病微血管病变

糖尿病视网膜病变是造成失明的主要原因,其主要预测因子是病程。严格的血糖控制可降低糖尿病视网膜病变的患病率 76％。任何一种心血管事件的危险因素都是糖尿病视网膜病变的危险因素,如高血压。65 岁以上的糖尿病患者发生白内障和青光眼的风险是非糖尿病患者的 2～3 倍。因此一旦确诊糖尿病就行眼底检查,良好的血糖、血压的控制有益于预防和延缓糖尿病视网膜病变。

糖尿病神经病变包括周围神经病变、多神经病变和自主神经病变。手套袜子样感觉异常在老年患者中较常见,远端的感觉异常会造成糖尿病足。自主神经病变虽然无疼痛感,但与生活质量密切相关。

糖尿病肾病可迅速发展,危险因子包括:血糖控制不佳、高血压、病程长、男性、高总胆固醇和吸烟。老年人还有其他一些危险因素:造影剂、神经毒性药物、心力衰竭。血糖控制和 ACEI 有助于尿蛋白的控制。

(四)脑血管事件和痴呆、抑郁

卒中是糖尿病患者比较担心的事件,全球糖尿病患者发生卒中的风险升高 3 倍。卒中是导致活动障碍的高风险因素,预测因素包括高血压、房颤、糖尿病或有脑血管事件的病史。脑血管事件的致死率在糖尿病患者中明显升高,特别是在急性期。严格的血压控制对预防卒中有积极的意义。

老年糖尿病患者发生抑郁和各种神经精神症状的几率明显高于非糖尿病患者。认知功能下降在糖尿病患者中非常明显,这与病程和血糖控制相关。在脑血管事件(多发性腔隙性脑梗死和出血)后 3 个月内血管性痴呆可造成认知功能急剧恶化,糖尿病使血管性痴呆的危险性升高 2～8 倍。糖尿病患者伴有高收缩压和血脂异常更易患有 Alzheimer 病。良好的血糖控制可减缓认知功能的恶化。值得注意的是认知功能的下降可导致患者血糖不易达标,增加用药剂量和种类;若患者遗忘自己已经服药可出现重复服药,使低血糖的风险加大。

抑郁在老年人群中多见但不是单单在糖尿病患者中,易与认知障碍和痴呆混淆。病史可以有所帮助,如对过去的事不停地抱怨,常处于情绪低落状态或有负罪感等。一旦发现应给予适当的看护。研究表明糖尿病患者抑郁发生的风险是非糖尿病患者的 2 倍,而且是独立于年龄、性别和目前的其他疾病。抑郁可导致患者血糖控制不佳和依从性下降。由于老年人更容易出现上述问题,故建议在确诊糖尿病的同时进行功能评估,以便更好地控制血糖和治疗相关疾病。

（五）低血糖事件

老年糖尿病患者的低血糖是严重的,有时甚至是致命的。在该人群中应正确评估低血糖风险和血糖正常所带来的益处的平衡。老年糖尿病患者症状往往不典型,而且常常与自主神经病变以及认知缺陷相混淆,从而导致受伤或骨折。除药物因素外还有其他一些原因造成老年人低血糖频繁发作。老年人分泌对抗调节的激素能力受损,特别是胰高血糖素,同时他们的感知力下降,意识不到低血糖的一些"警告"症状,即使他们受到过这方面的教育。同时发生低血糖时他们的运动功能受损,是他们不能采取有效的步骤去纠正低血糖状态。减少严重低血糖事件需要对老龄患者进行教育提高他们对低血糖早期症状的认识(表5-1)。

表5-1 老年糖尿病患者常见的临床表现

· 无典型临床症状

· 非特异性症状:乏力、体重下降、情绪改变

· 血糖升高引起的症状:口渴、多尿、夜尿增多、夜眠差、起夜后摔倒、失禁,反复感染/伤口愈合差;视力改变、认知功能受损/抑郁、神经病变/关节炎

· 高渗非酮症昏迷/糖尿病酮症酸中毒

· 心绞痛/心肌梗死

· 短暂缺血性卒中

四、诊断和筛查

年龄是糖尿病和 IGT 的一个重要危险因素,老年人群中漏诊的糖尿病患者占了较大的比例,由于老年糖尿病患者往往没有临床症状或症状非典型,常常延误诊断;老年糖尿病的筛查和诊断还是遵从于目前的统一诊断标准(表5-2),没有针对不同年龄组的诊断标准,OGTT,随机血糖、HbAlc 以及问卷调查都是有效评价老年人群糖尿病风险的手段,而尿糖不作为检查的手段。

表5-2 糖尿病诊断标准

分类	血糖(mmol/L)	
	空腹	2h-OGTT
正常	<5.6	<7.8
IFG	5.6~6.9	<7.8
IGT	<7.0	7.8~11.0
糖尿病	<7.0	≥11.1
糖尿病	≥7.0	非必须

老年糖尿病的危险因素包括:亚裔、非裔种群;BMI>27 和(或)腰围超标;冠心病或高血压伴或不伴高脂血症;卒中;反复感染;使用升糖药物,如糖皮质激素,雌激素等;糖尿病家族史;IGT/IFG。

对于有一个或更多危险因素的患者,建议 65~74 岁年龄段每 2 年一次,大于 75 岁每年一次糖耐量的检测。没有家族史,大于 65 岁的个体,2h-QGTT 相对于空腹血糖能更好地预测糖尿病和冠心病。在空腹血糖正常的高危人群中,若 PBS 无法执行,则 HbAlc 对诊断有帮助,HbAlc>6% 易发展为糖尿病。

五、预防

流行病学研究显示糖尿病史遗传因素和生活方式共同作用,生活方式包括肥胖、缺少活动,热量摄入过多等,大约 1/3 的 IGT 的患者最终发展成 2 型糖尿病。为了有效地预防糖尿病我们应该了解糖尿病自然病程:糖尿病前期,危险因素、有效和简单的筛查方法,以及有效的干预方式。对生活方式的干预可以减少 50%～60%IGT 转变成糖尿病,但是没有药物的干预并不能长久的保持该益处。

（一）循证医学证据

2001 年护士健康研究(the Nurses Health Study)发现,超重或肥胖是糖尿病最重要的危险因素。缺少运动、吸烟、饮食不佳、喝酒都是糖尿病相关的危险因素。2002 年男性健康行为随访研究(Health Professional Follow－Up Study)旨在研究主要饮食方式与糖尿病风险之间的关系。随访 42000 名 40～75 岁男性 12 年,证实西方的生活方式与糖尿病风险升高密切相关,同样,缺少活动和肥胖也是糖尿病的高风险因素。1997 年大庆研究(Da Qing IGT and Diabetes Study)显示饮食和运动的干预可以减少 IGT 人群发生糖尿病的风险,对照和饮食运动干预组 6 年的糖尿病累积发病率分别为 67.7%、和 46.6%。在校正了 BMI 和空腹血糖后四组之间有显著性差异。2001 年 The Finnish Diabetes Prevention Study 旨在了解中年(平均年龄 55 岁)IGT 人群中生活方式干预的效果。干预组进行个体化的教育旨在减少体重减少脂肪和饱和脂肪酸的摄入,增加纤维素摄入和增加体育活动。经过平均 3.2 年的随访,糖尿病累积发病率为 11%,而对照组 23%。干预组糖尿病风险降低 58%。

2002 年 Diabetes Prevention Program Study 显示生活方式干预(每周 150min 锻炼时间)和应用二甲双胍(850mg,bid)可以预防或延缓糖尿病的发生。平均 2.8 年的随访,糖尿病的发生率分别为 11.0、7.8、4.8/人年,与对照组相比糖尿病风险在生活方式组降低 58%,药物组 31%。老年人和低 BMI 者比年轻人和高 BMI 者更能从生活方式干预中获益。2002 年 STOP－NIDDM 研究显示在 IGT 人群中阿卡波糖(100mg,tid)组在 3.3 年的随访时间中糖尿病发病率为 32%,对照组 42%。阿卡波糖组可以提高 IGT 转为正常糖耐量的比例。55 岁以上组比 55 岁以下组更能获益。2001 年 HOPE 研究显示在有大血管危险因素的患者中应用雷米普利(10mg/d)可以降低糖尿病发生的风险(36% vs 5.4%)。2002 年 LIFE 研究显示,在有左心室肥厚的 55～80 岁的高血压患者中使用洛沙坦与使用阿替洛尔相比,4 年中新发糖尿病明显降低(13/1000 人年 vs 17.5/1000 人年)。

（二）预防策略

老年糖尿病预防策略基本与年轻人相同,但由于老年人机体健康状况和营养状况不同于其他年龄段人群因此在实施过程中应具体对待。

首先饮食遵循普通人群原则,但应重点关注几个方面如增加多不饱和脂肪酸和纤维素的摄取、能量摄入平衡,调整乙醇的摄入,在开始体重控制计划之前,应咨询营养师,进行营养评估,避免出现过度营养不良而影响机体抵抗能力。对于老年 IGT 患者来说,进行规律的运动改变生活方式是不依赖于 BMI 改变而能降低发展为糖尿病的风险的方法。

在高危人群(有一个或多个心血管危险因子)或(和)伴有高血压的人群中,可考虑应用雷米普利(ACEI 类)或厄贝沙坦降低糖尿病风险,但需注意血压的变化,老年人的血压不易降得过低。在空腹和餐后血糖都升高的非肥胖老年患者中,生活方式干预联合使用二甲双胍可降低糖尿病的风险,在 IGT 的老年患者中应用阿卡波糖似乎可以降低发展为糖尿病的风险。

六、综合治疗

(一)原则

治疗糖尿病和预防糖尿病并发症的措施在所有年龄段都是相似的,但对于老年人群又有自己特殊的挑战:不但是年龄相关的生理变化、药物代谢动力学的改变、疾病的表现,还有该人群的既往的健康状况异质性,如是否合并其他慢性疾病(心血管的风险、慢性心功能不全)、活动能力、受照顾的情况、与社会脱轨、抑郁和认知功能、多数 65 岁老人有不同程度的肾功能不全以及服用多种药物引起的药物间不良的相互作用等。在制订诊疗目标时应避免增加患者经济、生理和精神负担,特别是对那些虚弱的、活动受限的、预期寿命短的患者。综合个体的情况制订个体化的长期治疗、预防并发症计划。

首先全面评估患者的健康情况,生活是否自理,是否有骨折,合并的疾病和预期寿命。对于那些生活不能完全自理,与社会接触少的患者来说,增加患者的功能恢复和社会接触能力比单纯的严格控制血糖和预防并发症更为重要。许多老年患者伴有多种疾病,70%可有两种以上疾病,在这些人群中糖尿病可能不是最主要的矛盾,因此在治疗时应权衡利弊,充分考虑其他疾病的治疗情况和目前状况。Piette 等指出要考虑其他疾病状态与糖尿病的治疗是一致的还是矛盾的。一致的状态包括高血压、血脂异常、肥胖和冠心病,它们的病理生理基础是相似的,糖尿病的治疗有益于这些疾病的控制,同样这些疾病的治疗重点也与糖尿病吻合。治疗重点不同甚至影响糖尿病治疗的状态有:COPD、骨关节炎、抑郁、甲亢和癌症。处理时需考虑不同的疾病状态和轻重缓急,不能一概而论。此外,老年综合征(抑郁、摔倒外伤、认知障碍、药物间作用、疼痛、尿路失禁)都应在治疗中考虑到。

老年糖尿病患者可以从控制血压、血脂、戒烟、服用阿司匹林中受益;预期寿命大于 8 年、没有低血糖风险,可能已有微血管并发症的老年患者可从强化血糖控制中获益;对于那些虚弱和预期寿命减少的患者可能症状的改善就已满足需求,避免低血糖带来的风险和负担。

(二)治疗目标

血糖达标是老年糖尿病多因素控制中的重要一环,而低血糖是老年糖尿病患者最为严重的并发症之一,特别是无感知的低血糖,可造成痴呆、跌倒、骨折甚至死亡。所有这些都限制了老年糖尿病患者的用药选择和降低了强化血糖所带来的益处。目前对于老年糖尿病治疗血糖达标值还没有一个一致的意见,但有 3 个方面需注意:①去除高血糖带来的临床症状(多尿、夜尿增多、视力下降、乏力),避免因治疗引起的低血糖。②个体化治疗:根据患者个体的长期、个体化血糖达标值、经济情况以及个体的生活状况制订治疗方案。③应注意除高血糖以外的危险因素:心血管死亡风险(高血压、血脂异常、吸烟、活动减少)。

ADA 的糖尿病和代谢指标是针对一般群体,而对老年糖尿患者群应充分考虑强化血糖控制所带来的潜在危险。UKPDS 的后续研究给我们提出了记忆效应,早期的强化治疗会带来远期的效应,提示强化干预在糖尿病的早期效果最好,而当疾病发展到一定阶段效果就会大打折扣。在老年糖尿病的治疗中我们应注意强化血糖控制潜在的益处和风险以及复杂的治疗方案应进行平衡,例如没有足够的证据表明老年糖尿病患者,尤其有行动不便或精神异常者,达到 ADA 的 HbA1c 标准可以带来更多的益处。另一方面若 HbA1c 在 7% 到 8.5% 之间,可能对于有伴发疾病、虚弱、有低血糖风险或药物副作用的老年人更合适。

欧洲糖尿病工作组针对老年糖尿患者群血糖达标的水平提出了自己的建议：对于一般老年糖尿病患者（单系统受累）来说，6.5≤HbAlc≤7.5%，FBS5～7.0mmol/L，而对于衰弱的患者（不能自理、多系统疾病、痴呆等），发生低血糖的风险较大，因此建议7.5%HbAlc≤8.5%，7＜FBS≤9mmol/L。此外，近期EUGS（the European Union Geriatric Society）和 IDF（the International Diabetes Federation）联合公布了一个糖尿病治疗指南，其中涉及了老年患者的问题，同样放宽了老年糖尿病患者的要求（表5－3）。

此外，针对预期寿命不同，美国老年协会（AGS American Geriatric Society）建议老年糖尿病患者 HbAlc≤7.0%，但如果预期寿命小于5年，有伴发疾病、认知受损 HbAlc≤8%。老年人应根据个体情况进行调整，强化血糖控制意味着低血糖风险增加。

The European Union of Geriatric Medical Societies 建议应区别对待老年患者（健康、虚弱并患有其他疾病、认知障碍等），最根本的目标是避免低血糖和任何造成生活质量下降的医疗行为，制订目标和方案是需考虑合并疾病、病程、低血糖的病史，无意识低血糖、患者的教育程度、积极性、依从性、年龄、预期寿命和使用的其他药物。虽然老年人的预期寿命短，不需严格血糖控制，但也不应忽略微血管并发症的筛查和治疗，我们必须时刻记住糖尿病心血管病变是老年糖尿病患者主要的死亡原因。

表5－3　老年糖尿病患者血糖目标值

	健康	虚弱
空腹血糖	＜7.0mmol/L	＜10.0mmol/L
餐后血糖	＜10.0mmol/L	＜14mmol/L
HbAlc	＜7%	＜8.5%

（三）糖尿病教育

糖尿病教育在老年糖尿病中非常重要，老年糖尿病患者是一个广阔的异质性人群，有年轻起病的，也有老年起病的，对疾病的认知存在很大的不同。老年人的糖尿病教育应贯穿始终，而且由于老年人常有认知障碍，所以教育的对象应包括其家属。糖尿病教育应包括以下几个方面：

1. "你已患有2型糖尿病"对患者的真正含义，需要告知患者要正确认识糖尿病，不要存在恐惧和抵触的情绪。

2. 改善饮食结构降低或控制体重。

3. 体育锻炼对于任何年龄段的患者都是有益的。

4. 并发症教育　保护足部，预防糖尿病足；预防视网膜病变和常规筛查重要性，避免失明；控制血糖预防远期并发症和心血管疾病。

5. 血糖自我检测的必要性和重要性。

6. 糖尿病的处理原则和注意事项。

糖尿病教育一个长期的任务，它可使患者能正确认识糖尿病从而树立战胜疾病的信心，增加患者的依从性和自我监测自我管理的能力，进而减少并发症的发生。

（四）饮食和运动

糖耐量低减、增龄都应减少热量的摄入，而蛋白质摄入没有变化，饮食计划应包括所有能量摄入，食物的血糖指数，保持平稳的血糖谱。食物中应有足量的碳水化合物、矿物质、维生素以及纤维素。在老年糖尿病者中营养不良和肥胖是并存的，应注意营养搭配，避免体重过度减轻,引起营养不良,特别是不要以牺牲基本热量的摄取来换取体重的控制。营养不良的老人应重新评估特别是行动不便、独身、嗜酒、经济条件不好的老人。

锻炼是老年糖尿病治疗过程中的基石。运动不但可以协助控制血糖还可以维持机体的功能和肌肉的力量,减少肌肉中脂肪的含量,对于改善胰岛素抵抗有一定的益处。通常有氧运动和等距活动是最好的,建议每周有 3～5 次 20min 到 60min 的运动。既往不活动的老人在开始新的运动计划之前应行药物的评估和调整以及心血管危险的判断。运动计划中应有热身和休息时间。开始的活动量应为心率是最大心率的 50%～65%。对于活动受限或有关节疾患的老人,游泳和自行车是个比较好的选择。从血糖的角度来说,我们应教育老人在活动前、活动中以及活动后监测血糖,熟知低血糖的症状和急救办法;应正确理解活动时间和进食服药的关系。同时还有避免摔倒,导致骨折。

(五)降糖药

糖尿病的自然病程是一个进行性发展的疾病,大约的患者最终需要药物来控制血糖。在过去的十多年中,有许多新药上市。没有一种药物对老年患者来说是绝对禁忌的,但应小心选择、密切监测,和及时调整剂量。需要注意的方面:药物的副作用和相互作用、方案的复杂性、低血糖的风险以及目前的健康状况。

磺脲类药物在老年糖尿病患者中广泛应用,对于非肥胖的患者具有较好的降糖效果,是口服降糖药的一线用药。但当患者出现肝肾功能不全是容易出现低血糖,特别是服用长效的磺脲类药物,第二代药物如格列吡嗪和格列美脲,低血糖的风险相对较小。当肌酐清除率小于 30～50mL/h 一般不建议应用磺脲类药物。餐时促泌剂瑞格列奈和那格列奈作用时间短,较少引起严重的低血糖。瑞格列奈在肌酐清除率大于 40mL/h 的老年人中不需调整剂量。虽然它起效快作用时间短但对于热量摄入不足的老年人来说还是会有低血糖的风险。当患者肌酐清除率小于 30mL/h 或肝功能异常时,应尽量避免使用。

双胍类药物是临床广泛应用的药物,具有增加外周血糖的摄取、增加胰岛素敏感性,控制体重等作用是口服药物治疗的基石,但在肾功能不全的患者易引起乳酸堆积。对于老年患者来说,血肌酐不是评价患者肾功能的指标,大于 75 岁的老年患者应计算肌酐清除率。肌酐清除率<30mL/min 时,二甲双胍禁用,当肌酐清除率在 30～60mL/min 时,药物剂量减半。在有低氧性疾病(肺部疾病和心力衰竭)和肝功能不全的患者中应慎用。二甲双胍单独使用时一般不会引起低血糖症状,但与其他药物合用,特别是与胰岛素联用时,可有低血糖风险。此外,二甲双胍通过减轻胰岛素抵抗、改善内皮细胞功能、降低脂质沉积、抗炎症、抗氧化应激等作用,从而实现心血管系统的保护作用。多项研究提示,在接受降糖药物治疗的 2 型糖尿病(T2DM)患者中,二甲双胍组较磺脲类组和胰岛素组罹患肿瘤风险降低,二甲双胍剂量越大,肿瘤发生风险越小。英国前瞻性糖尿病研究(UKPDS)结果显示,与饮食控制组相比,二甲双胍组随访 10 年后发生肿瘤风险降低 29%。

α 糖苷酶抑制剂抑制肠道血糖的吸收,有较多的胃肠副作用在临床上限制了它的应用。阿卡波糖在老年患者中适当使用相对安全,单用不会有严重的低血糖事件,但有时会有严重的副作用而限制它的使用。在有以下情况时应禁用:炎症性肠炎、肠道梗阻症状、肠疝气、严重的肾功能不全。

噻唑烷二酮类药物是胰岛素增敏剂,曾广泛应用于临床,但由于可导致水钠潴留和水肿,有潜在的心血管风险,在临床使用中受限。研究指出在老年人群中使用噻唑烷二酮类药物的效果与青年人是一致的,但对于有心脏疾患的患者应禁用或慎用。

肠促胰高血糖素样肽1(glucagon—like peptidel,GLP—1)类似物和二肽基肽酶—4(DPP—4)抑制剂是近年来新近上市的降血糖药物。GLP—1是由肠道L细胞分泌的一种肽类激素,具有以下生理作用:以葡萄糖依赖方式作用于胰岛β细胞,促进胰岛素基闲的转录,增加胰岛素的生物合成和分泌,当血糖低至3.36mmol/L时不再有刺激胰岛素分泌的作用,可避免引起严重低血糖;刺激β细胞的增殖和分化,抑制β细胞调亡,从而增加胰岛β细胞数量,抑制胰高血糖素的分泌,抑制食欲及摄食,延缓胃内容物排空等。这些功能都有利于降低餐后血糖并使血糖维持在恒定水平。DPP—4不仅可降解GLP—1,还可降解包括GIP在内的多种肽类。DPP—4抑制剂可以通过提高活性GLP—1的水平改善α和β细胞对血糖的敏感性,调节胰岛素敏感性和糖原的输出维持血糖水平在生理范围,同时降低低血糖的风险。GLP—1类似物有Liraglutide(利拉鲁肽)、Exenatide(艾塞那肽)等,DPP—4抑制剂有Sitagliptin(西格列汀),Vildagliptin(维格列汀)等。

目前艾塞那肽、西格列汀在老年糖尿病患者中应用的经验较少,但有研究显示,维格列汀在老年人群中具有良好的疗效和安全性,与年轻人相比,维格列汀用于老年患者具有同等的降低HbAlc、空腹血糖和体重的疗效,且低血糖事件的发生率少。Baron等人的研究显示单药治疗24~52周,HbAlc下降1%,与65岁以下组相似,且与Pratley等人研究结果一致,均提示低血糖的发生率低于1%。

老年糖尿病患者不同程度的存在高胰高血糖素血症和餐后高血糖,而维格列汀的治疗恰恰是针对这两方面。它能改善α和β细胞调节血糖平衡的能力,在高血糖状态它能降低不适当分泌的糖原,但同时很好的保护糖原对应急状态的反应如低血糖。这就是为什么老年糖尿病患者不易造成低血糖的原因。但目前该类药物在老年人群中的临床资料不多,尚不建议广泛应用。

(六)胰岛素

使用胰岛素的目的是消除高血糖带来的临床症状,使血糖水平尽快达标,预防远期并发症。对于老年患者来说,胰岛素的应用方案应简单、操作方便,但要增加测血糖的次数,避免低血糖的发生,消除对注射的恐惧。老年人群中应用胰岛素的利与弊见表5—4。

表5—4　老年人群中应用胰岛素的利与弊

利
· 良好的血糖控制
· 易于控制餐后血糖
· 有利于控制黎明现象
· 通过改善HbAlc,预防和减少糖尿病远期并发症
· 避免口服降糖药带来的副作用
弊
· 需要多次注射,方案较复杂
· 每天多次血糖监测
· 体重增加
· 低血糖风险增加

胰岛素包括动物胰岛素、人胰岛素和胰岛素类似物。对于老年人目前更多的是推荐胰岛

素类似物,因其起效快,作用时间短。目前有三种短效胰岛素类似物:赖氨酸胰岛素类似物(B28/29位,赖氨酸替代脯氨酸)、门冬氨酸胰岛素类似物(B28位,门冬氨酸替代脯氨酸)、谷氨酸胰岛素类似物(APIDRA,B29位,谷氨酸替代赖氨酸)。但是单用短效胰岛素类似物并不能长久地控制良好的血糖,特别是无法控制两餐间和夜间血糖。可考虑兼用鱼精蛋白锌胰岛素、甘精胰岛素、地特胰岛素。如果顾虑多次注射胰岛素不能接受,则可选择预混胰岛素或(和)联用口服降糖药。其应用模式与年轻人相同。

目前的用药的总体趋势是早期积极的联合用药使血糖尽快达标,不同药物联用可使机制互补,但在老年人中应注意药物之间的相互作用。

(七)老年糖尿病患者血压、血脂控制

基于1999年WHO的高血压诊断标准,30%～50%的2型糖尿病患者和20%～40%的IGT患者有高血压。大部分患者是单纯的收缩压升高。糖尿病高血压与胰岛素抵抗以及糖尿病肾病相关。糖尿病患者在确诊高血压的同时应该对其心血管危险因素进行评估。对部分新诊断老年高血压应除外继发因素,如甲减、血管重建等。

老年糖尿病伴高血压患者开始治疗的阈值是大于等于140/80mmHg3个月,而且经过生活方式的干预,不同时间测3次血压均高于阈值。HOT研究显示,当舒张压≤80mmHg时,主要心血管事件下降51%,卒中下降30%,但是当舒张压≤75mmHg时,主要心血管事件和一些冠心病事件反而更多。研究显示任何年龄控制血压都可降低卒中的风险。但在一项meta分析中显示,大于85岁的人群中控制血压可使卒中下降34%,主要心血管事件风险下降22%,心力衰竭39%,而对心血管死亡率并没有益处。因此对于一些患有多系统疾病的老人预防心力衰竭和卒中比微血管病变更重要,因此血压可控制在150/90mmHg即可。如果收缩压达到180mmHg,至少应降20～30mmHg。

糖尿病患者严格血脂控制可带来心血管受益,建议:改变生活方式,低脂饮食、增加活动,控制体重;糖尿病一旦被确诊,应行心血管风险的评估(具体评估见表5-5);血糖达标;他汀类药物治疗。

表5-5　10年心血管风险

高危:有明确的心血管疾病(冠心病症状、卒中、外周血管病变)或者冠脉事件的风险>15%
低危:没有明确的心血管疾病或冠脉事件风险≤15%

他汀类药物治疗分一、二级预防。一级预防:没有心血管疾病史,但心血管10年风险>15%的患者,若血脂谱异常,应使用他汀类药物,但目前于前80岁以上患者没有足够的一级预防的临床证据。二级预防:已有心血管疾病,应用他汀类药物,同时可降低卒中的风险。

三项研究HPS,CARDS,PROSPER研究人群包括80岁以上的年龄组,结果显示接受他汀类药物治疗老年人和年轻人同样受益。PROSPER研究是唯一的一项在70～82岁有高危因素的人群中进行的一级和二级预防研究。普法他汀40mg三年能降低非致死性心肌梗死和冠心病死亡15%,但对于卒中没有益处。HPS研究是入选40～80岁有卒中病史且下肢动脉炎或糖尿病的患者予以辛伐他汀40mg治疗:第一次卒中的风险下降25%,70岁以上的糖尿病患者也同样受益。在65～80岁的患者中辛伐他汀可降低主要心血管事件的风险31%。CARDS研究是入组40～75岁糖尿病患者,其LDL-C小于1.6g/L,至少有一个并发症。阿托伐他汀10mg可降低首次心血管事件37%。根据目前资料,老年糖尿病患者使用他汀类药物是受益的,耐受性与年龄无关。但目前没有足够的证据表明80岁以上的患者同样受益,但实际上没有理由在糖尿病患者，或者在高危的正常人群中因为年龄原因而中断他汀治疗。

贝特类药物在糖尿病患者中应用是有效和安全的，如果应用他汀类药物 6 个月以上，甘油三酯水平仍≥2.3mmol/L，应使用贝特类药物；或有心血管疾病且单纯甘油三酯水平≥2.3mmol/L，也应使用贝特类药物。对于一个有心血管疾病的患者而言如果空腹甘油三酯水平持续≥10mmol/L，应就诊于糖尿病专科医师。目前没有 75 岁以上患者非诺贝特的临床资料。

（毛培军）

第二节　老年甲状腺疾病

一、概述

甲状腺是人体最大的内分泌腺，其分泌的甲状腺激素在人体生长发育及物质代谢和能量代谢中发挥重要作用，是调节人体糖、脂肪、蛋白质代谢，保持体温恒定，促进人体生长发育的重要物质。甲状腺激素（thyroid hormone，TH）包括三碘甲状腺原氨酸（T_3）和甲状腺素（T_4），其主要作用是通过 T_3 同受体以及其他相关蛋白质相互作用后，调控靶基因的转录和蛋白质的表达而实现的。

甲状腺的基本组织结构和功能单位是甲状腺滤泡。滤泡细胞旁有少量体积较大的滤泡旁细胞（C 细胞）。滤泡腔内含有大量胶质体，胶质内贮存有滤泡细胞分泌的甲状腺球蛋白（Tg）。合成的 TH 以 Tg 形式储存于甲状腺滤泡腔内。在正常情况下，贮存在 Tg 中的 TH 可供应 100d 左右的代谢需要。

甲状腺功能主要受下丘脑分泌的促甲状腺激素释放激素（thyrotropin releasing hormone，TRH）与垂体分泌的促甲状腺激素（thyroid stimulating hormone，TSH）的调节。此外，甲状腺还可进行自身调节。TSH 是调节甲状腺功能的主要激素。

老年是生命过程中组织与器官趋向老化，生理功能日趋衰退的阶段。内分泌系统同样会出现衰老趋势，老年期甲状腺与其他内分泌系统一样，也会出现衰老性变化，主要表现为：甲状腺呈一定程度的萎缩和纤维化，炎性细胞浸润及滤泡的数目减少，残余滤泡上皮细胞也变得矮小，滤泡内胶质和分泌颗粒均减少，使甲状腺激素的合成、运输、降解发生改变，甲状腺功能也随之下降。

随着年龄的增长，甲状腺激素的分泌逐渐减少可以看作是机体的一种自我调节、自我保护的过程。健康老年人下丘脑 TRH 的合成和释放随着年龄的增长而逐渐减少，TSH 水平维持在正常或正常低限，甲状腺激素分泌减少，血清 T_3 随增龄逐渐下降，反 T_3（RT_3）增高，但血清总 T_4（TT_4）和游离 T_4（FT_4）的水平与年轻人相比无显著差异。一方面是由于老年人基础代谢率降低、热量摄入减少，另一方面由于老年人常常合并有糖尿病、高血压、心脏病、感染及肝、肾功能异常等各种病理生理情况，1 型脱碘酶活性降低，T_4 向 T_3 转换减少，造成血清 T_3 降低。老年人体内 T_4 分泌也减少，但由于垂体对血液循环中 T_3、T_4 的反馈调节敏感性增加，同时身体其他脏器对甲状腺激素敏感性降低，血液循环 T_4 的降解也减少，所以血清 T_4 浓度能保持相对稳定。Weissel 将老年人下丘脑—垂体—甲状腺轴的变化归结如图 5—1。

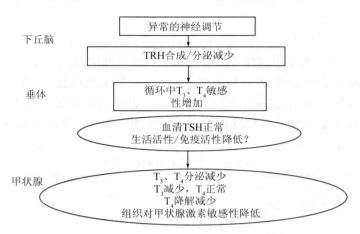

图 5-1　老年人下丘脑-垂体-甲状腺轴的改变

随着社会的老龄化,衰老相关的研究越来越被人们所重视。很多研究表明,随着衰老,甲状腺结节及甲状腺功能紊乱的患病率逐渐上升,包括甲状腺功能减退症(甲减)、亚临床甲减症、甲状腺功能亢进症(甲亢)、亚临床甲亢症。

二、老年甲状腺功能减退症

甲状腺功能减退症(hypothyroidism,简称甲减)是由于甲状腺激素分泌和合成减少或组织利用不足导致的全身性代谢减低综合征。

（一）流行病学

临床上甲状腺功能减退的发病率约在 1% 左右,女性多于男性。20 世纪 70 年代,Tunbridge 等调查首次指出甲状腺功能减退的发生率在老年人中有增加趋势。7 年之后,Framingham 研究再次证实了这一发现。在 Framingham 研究的原始队列中,大于 60 岁的人群中甲状腺功能减退的患病率为 4.4%,老年女性的患病率更是高达 5.9%。英国的 Whickham 研究发现老年人群中甲状腺功能减退的发病率高达 11%。在美国科罗拉多进行的超过 25000 人的筛查显示,血清 TSH 升高者占 9.5%,而大于 74 岁的人群中亚临床甲状腺功能减退(SCH),即 TSH 水平升高而 T_3、T_4 水平均正常的男、女患病率分别为 16% 和 21%。单忠艳等的研究发现,盘山、彰武和黄骅社区临床 14 岁以上人群甲减患病率分别为 0.27%、0.95% 和 2.05%,45 岁以上女性患病率最高,达到 5.07%。北京医院 715 例 60 岁以上老人的健康体检中甲减的发病率为 7.1%。

亚临床甲减症指血清 TSH 增高,T_3 和 TT_4 正常。老年亚临床甲减的发生也逐年增加,发病率报道差异较大,从 0.5%～14.4% 不等。2007 年发表的日本 Suita 研究中,70～80 岁的人群亚临床甲减患病率为 14.6%,而 80 岁以上者则达 20.1%。单忠艳等报道盘山、彰武和黄骅社区亚临床甲减的患病率分别为 0.91%、2.90% 和 5.96%。

各研究结果不尽相同,究其原因,一方面可能由于人群的选择和种族差异,另一方面,各个地区人群碘摄入量的差异也对研究结果有很大影响,尤以中国的资料最为典型。此外,也应考虑到这些研究之间的时间跨度较大,检测技术及检测水平不同也对其研究结果有不小的影响。2009 年 10 月,卫生部组织的甲状腺疾病流行病学调查启动,此次调查在北京、上海、济南等十个城市同时进行,是我国首次组织如此大规模的城市甲状腺疾病调查,以掌握甲状腺功能异常流行病学资料。

（二）病因

老年甲减 98％以上系由甲状腺本身疾病引起。原发性甲减的主要原因有甲状腺组织功能损伤和甲状腺激素合成障碍,老年性甲减大多与甲状腺组织功能受损有关。医源性甲状腺功能减退也是老年甲状腺功能减退的重要原因之一,甚至有研究报道发生率达 42.37％。其他病因包括甲状腺激素合成障碍和继发性甲状腺功能减低。甲状腺激素抵抗极为罕见。老年甲减病因分类见表 5-6。

表 5-6　老年甲减的病因分类

原发性
桥本甲状腺炎（慢性淋巴细胞性甲状腺炎）
无痛性甲状腺炎
亚急性甲状腺炎
甲状腺全切或次全切除术后
甲亢^{131}I 治疗后
颈部疾病放射治疗后
甲状腺内广泛病变（如甲状腺癌、白血病、转移癌或淀粉样变性等浸润）
自身免疫性疾病（1 型糖尿病、血管炎、系统红斑狼疮、类风湿等引起）
TH 合成障碍
缺碘性地方性甲状腺肿
碘过多（每日摄入碘>6mg,见于原有甲状腺疾病者）
药物诱发（胺碘酮、碳酸锂、硫脲类、磺胺类、对氨基水杨酸钠、过氯酸钾、保泰松、硫氢酸盐等）
继发性
垂体外伤、炎症、坏死
垂体肿瘤
垂体手术或放射治疗后
腺垂体功能减退
下丘脑外伤
下丘脑肿瘤细胞浸润
下丘脑射线损害
甲状腺激素抵抗综合征（罕见）

（三）临床表现

老年甲减的症状与甲状腺激素不足引起产热效应低、中枢神经系统兴奋性降低、外周交感神经兴奋和糖、脂肪、蛋白质代谢异常密切相关。但临床症状较少,不典型,易造成误诊、漏诊。

老年甲状腺功能减退主要表现为乏力、畏寒、体重增加、淡漠、感觉异常、动作减慢、智力减退、食欲减退、便秘等,这些症状易与衰老本身伴随的症状混淆而不易引起足够重视,这可能与衰老过程本身伴随甲状腺激素水平的变化有一定关系。老年与青年甲减患者症状的比较见图 5-2。

年龄对甲状腺功能异常不同症状发生率的影响

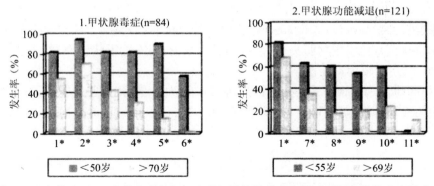

图 5-2　年龄大于 69 岁的患者与年轻患者间甲状腺毒症和甲减不同症状发生率的比较

横坐标为不同的症状:1.乏力;2.心动过速;3.震颤;4.神经过敏;5.怕热;6.食欲增加;7.怕冷;8.感觉异常;9.肌肉痉挛;10.体重增加;11.体重下降

* :P<0.05 为甲减中两者的比较;P<0.01 为甲亢中两者的比较

乏力、怕冷是最常见的症状,常伴有皮肤干燥、毛发脱落、面色苍白水肿、表情淡漠、少言懒动、食欲减退但体重增加。由于甲状腺激素分泌减少造成胆固醇分解下降,肾脏对尿酸的排泄减少,表现为高胆固醇、高甘油三酯、高低密度脂蛋白血症,高尿酸血症,甚至出现假性痛风。甲减患者关节渗出液中含有焦磷酸钙结晶,这点可与真性痛风鉴别。老年甲状腺功能减退患者肌病比较多见,主要累及肩部和背部肌肉,可有肌肉无力,也可有肌肉疼痛、强直或痉挛等症状,血中肌酸激酶升高。

心脏是甲状腺激素的重要靶器官之一,甲状腺功能减退可导致多种心血管并发症的出现。甲状腺激素分泌减少可造成心肌细胞内水钠潴留,细胞肿胀、变性、坏死、断裂,细胞间黏多糖蛋白沉积,间质水肿,血管内皮舒缩功能障碍,血管通透性增加,使心肌黏液性水肿、纤维化,心脏扩大,心脏超声检查常提示有心包积液,同时可伴胸腔或腹腔积液。甲状腺功能减退使心肌细胞 Na^+-K^+-ATP 酶的活性和肌浆网 $Ca^{2+}-ATP$ 酶的活性降低,影响肌球蛋白 ATP 酶的活性,使心肌收缩力降低,心输出量减少。由于甲状腺功能减退时,脂质代谢紊乱产生高脂血症,尤其是高 LDL-C 血症,同时血管内皮细胞功能障碍引起凝血及血管屏障功能改变,血管平滑肌细胞舒张性下降导致舒张期高血压及激活的脂质过氧化反应等因素,均促进动脉粥样硬化的发生与发展,在老年人群中易导致冠状动脉粥样硬化性心脏病。

(四)诊断及鉴别诊断

由于老年甲状腺功能减退症状的不典型,对老年人往往很难仅凭临床症状及体征来诊断。加之在老年人中亚临床甲状腺功能减退的患病率更高,更缺乏明显的症状及体征,仅能靠实验室检查确诊,所以目前对于 65 岁以上有临床症状的老人,尤其是老年女性,推荐常规进行甲状腺功能的筛查。特别是对有不明原因贫血、乏力、便秘,以及冠心病久治不见好转的老年患者和原有甲状腺疾病的患者,及时检测甲状腺功能可减少老年甲减的误诊和漏诊。

甲状腺功能检测是诊断老年甲减的一线指标。原发性甲减患者的血清 TSH 增高,TT4 和 FT_4 降低。TSH、TT_4 和 FT_4 的水平与病情程度相关。血清总 T_3(TT_3)和游离 T_3(FT_3)的水平可正常或减低。因为 T_3 主要来源于外周组织 T_4 的转换,而老年人由于 1 型脱碘酶活性降低,T_4 向 T_3 的转换减少,可造成血清 T_3 降低,所以 T_3 水平不作为诊断原发性甲减的必备指标。亚临床甲减仅有 TSH 水平增高，TT_4 和 FT_4 水平正常。继发性甲减主要包括由于垂体和下丘脑疾病导致的中枢性甲减，化验血清 TSH、TT_4 和 FT_4 水平均降低。

甲状腺过氧化物酶抗体（TPOAb）、甲状腺球蛋白抗体（TgAb）是确定原发性甲减病因的重要指标和诊断自身免疫甲状腺炎（包括桥本甲状腺炎、萎缩性甲状腺炎）的主要指标。一般认为 TPOAb 的意义较为肯定。

老年甲减诊断并不困难，关键在于提高对疾病的认识，对疑有老年甲减的患者应及时进行甲状腺功能检查，做到早期诊断，早期治疗。中国甲状腺疾病诊治指南将甲减诊断思路总结如图 5—3。

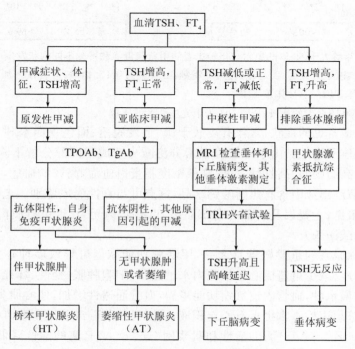

图 5—3　甲状腺功能减退诊断思路

老年甲减的诊断需依赖甲状腺功能的检测，所以临床上发现 TSH 增高的患者，应排除其他原因引起的 TSH 升高。常见的原因如下：①TSH 测定干扰：被检者体内存在抗 TSH 自身抗体可以引起血清 TSH 测定值假性增高，但 TT_4 和 FT_4 正常。②低 T_3 综合征的恢复期：低 T_3 综合征恢复期时，由于机体解除了应激状态，血中皮质醇，儿茶酚胺水平下降，解除了对 TRH 的抑制作用，同时 5'—单脱碘酶（5'MDI）活性恢复正常，血清 TSH 可以增高至 5～20mIU/L。这是机体对应激状态的一种调整。③20%的中枢性甲减患者表现为轻度 TSH 增高（5～10mIU/L）。④肾功能不全：10.5%的终末期肾病患者有 TSH 增高，可能与血清中 TSH 清除减慢、过量碘摄入、结合于蛋白的甲状腺激素从肾脏丢失过多有关。⑤糖皮质激素缺乏也可以导致轻度 TSH 增高。⑥生理适应。有研究显示，当人体暴露于寒冷环境中 9 个月时，血清 TSH 水平可升高 30%～50%。

（五）治疗

老年甲减的治疗目标为临床甲减症状、体征消失，血清 TSH、TT_4 和 FT_4 维持在正常范围。首选左旋甲状腺激素（L—T_4）替代疗法，一般需终身替代。治疗的剂量取决于患者的病情、年龄、体重和个体差异。总剂量需随年龄的增加而减少。原则上从小剂量开始,逐渐加量,大约 $1.0\mu g/(kg \cdot d)$。老年患者使用左旋甲状腺素前需常规评价心脏状态,起始剂量一般为每天 $25\sim50\mu g$,如合并心血管系统疾病,可以从更低的每天 $12.5\mu g$ 开始,每 $3\sim4$ 周增加 $12.5\sim25\mu g$,直到血清 TSH 降至正常范围。近年也有研究显示,在无心血管疾病的甲状腺功能减退患者中,开始甲状腺素替代治疗时即用足全量是安全的,并且与低起始剂量的疗法相比更方便、经济。但是这种方法在老年人中使用仍需谨慎。

理想的服药时间为早餐前,与其他药物的服用间隔应在 4h 以上。肠道吸收不良和氢氧化铝、碳酸钙、消胆安、硫糖铝、硫酸亚铁和食物纤维添加剂等可影响 $L-T_4$ 的吸收。苯巴比妥、苯妥英钠、卡马西平、利福平、异烟肼、洛伐他汀和胺碘酮等老年人的常用药物可以加速 $L-T_4$ 的清除。

对老年人的亚临床甲状腺功能减退是否进行甲状腺激素替代治疗至今仍存在争议。老年亚临床甲减的主要不良后果为发展为临床甲减。英国 Whickham 前瞻性研究证实,单纯甲状腺自身抗体阳性、单纯亚临床甲减、甲状腺自身抗体阳性合并亚临床甲减每年发展为临床甲减的发生率分别为 2%、3% 和 5%。亚临床甲减本身也脂质代谢紊乱、动脉粥样硬化、心脏功能不全和记忆力下降、认知力受损、抑郁等某些神经心理疾病的危险因素。目前尚无研究证实治疗亚临床甲减可以降低甲减的发病率和病死率。对亚临床甲减进行治疗的潜在风险主要在于进展为亚临床甲状腺功能亢进。目前绝大多数学者认为对于血清 TSH>10.0mU/L 的患者应给予治疗,目标和方法与临床甲减的治疗一致。应定期监测 TSH 水平,防止 $L-T_4$ 过量导致心房颤动和骨质疏松。当血清 TSH 在 $4.0\sim10.0mU/L$ 之间时不主张给予 $L-T_4$ 替代治疗,仅监测 TSH 变化即可。对于此类患者同时合并 TPOAb 阳性,需密切观察 TSH 变化,因为这类患者发展为临床甲减的几率较大。

(六)预防

碘摄入量与甲减的发生显著相关。匈牙利学者调查发现,随尿碘排泄量从 $72\mu g/g$ Cr 升高到 $10\mu gg/g$ Cr 和 $513\mu g/g$ Cr,老年人甲减的患病率则从 0.8% 增加到 1.5% 和 7.6%。将碘摄入量维持在尿碘 $100\sim200\mu g/L$ 的安全范围是预防甲减的基础措施,尤其是对于有平状腺疾病家族史、甲状腺自身抗体阳性和亚临床甲减的易感人群。

三、老年甲状腺功能亢进症

甲状腺毒症(thyrotoxicosis)是指血液循环中甲状腺激素过多,引起以神经、循环及消化等系统兴奋性增高和代谢亢进为主要表现的一组临床综合征。其中由于甲状腺腺体本身功能亢进,合成和分泌甲状腺激素增多所导致的甲状腺毒症称为甲状腺功能亢进症(hyperthyroidism)。老年甲亢与其他人群甲亢的病因及病理生理并无本质的不同。

(一)流行病学

在老年人群中,甲状腺功能亢进的发病率远低于甲状腺功能减退,20 世纪 80 年代,虽然 TSH 的检测尚不敏感,还不能成为甲亢诊断的敏感指标,在一些小规模的临床研究中,已发现老年人中临床甲亢的发病率约有 0.7%(高 T_4,低 TSH 或未检测 TSH)。英国的 Whickham 研究提示,老年人群中甲状腺功能亢进的发病率可达 2.5%。Diez 对 313 例老年甲亢患者的性别和年龄分布情况的分析结果如表 5—7。随着近年来甲状腺功能检测技术的提高,老年甲状腺功能亢进的发病率似有增加趋势,亚临床甲亢较临床甲亢发病率更高。文献报道男性亚临床甲亢的发病率为2.8%～4.4%,女性为7.5%～8.5%,60岁以上的女性会高达15%。北京医院715例60岁以上老人查体发现甲亢发病率为1.1%,较文献报道偏低。

表5－7 不同年龄和性别的老年甲亢患者分布情况

	甲亢[n(%)]	亚临床甲亢[n(%)]	合计
年龄(岁)			
50～64	73(53.7)	63(46.3)	136
≥65	94(53.1)	83(46.9)	177
性别			
男性	40(59.7)	27(40.3)	67
女性	127(51.6)	119(48.4)	246
合计	167(53.4)	146(46.6)	313

(二)病因

与中青年甲亢不同,老年人甲状腺功能亢进症大多因毒性多结节性甲状腺肿引起,尤其是服用较大量碘剂(碘甲亢)者,其次为毒性弥漫性甲状腺肿。垂体TSH瘤较为罕见。Graves病较青年人少见。具体病因分类见表5－8。

表5－8 老年甲亢的病因分类

原发性
毒性多结节性甲状腺肿
毒性弥漫性甲状腺肿(Graves disease)
甲状腺功能自主的毒性甲状腺腺瘤
甲状腺癌
碘甲亢
继发性
垂体TSH瘤

(三)临床表现

老年人由于内分泌功能减退,下丘脑和垂体对甲状腺的调节作用减弱,甲状腺组织也出现萎缩,一部分腺体细胞被纤维组织所代替,甲状腺激素的合成与分泌减少,同时外周组织对甲状腺激素反应减弱,所以,老年甲亢起病缓慢,病程较长,症状较轻微、不典型,容易误诊漏诊。1931年Lanay首先提出淡漠型甲亢(apathetic hyperthyroidism),约占老年甲亢的20%。其发病机制具体不清,可能是由于甲亢长期未得到治疗,机体严重消耗所致。常表现为乏力、心悸、厌食、抑郁、嗜睡和体重明显减少。

老年甲亢与年轻人相比,多无心悸、多食、多汗等表现,反而表现为厌食、恶心、呕吐、便秘,甚至发生恶病质。老年甲亢常见乏力和肌肉软弱无力症状,表现为四肢远端肌无力、肌萎缩,上、下楼和蹲起时行动困难,有的可以出现眼肌或低钾周期性瘫痪等。老年甲亢震颤较为多见,尤其双手平举向前伸出时发生。但因老年人震颤可由多种原因引起,因此并不具备诊断的特异性。

并发症常常是老年甲亢的首发症状。心率失常,特别是心房颤动非常常见,高达50%,约是中青年甲亢患者的8倍。在老年人不明原因的心房颤动中约有10%是甲亢引起。老年甲亢伴心房颤动与年轻人不同,其心率一般较慢,多不超过 100 次/min,甲亢控制后转为窦性心律的可能性较小。老年人常常合并高血压病、冠心病等基础心血管疾病,甲亢时易发生心力衰竭、心绞痛和心肌梗死等,因此当老年人发生了难以控制的心力衰竭时,应考虑是否有甲亢的可能。

（四）诊断及鉴别诊断

老年甲亢常起病隐匿,多无典型的高代谢症状和神经兴奋症状,常常因为某一系统的突出表现而掩盖甲亢的典型症状,容易被误诊为心脏病、胃肠道疾病,甚至恶性肿瘤等。因此,老年患者中出现原因不明的心动过速且休息或睡眠时心率仍快,阵发性或持续性房颤,对洋地黄制剂反应差,以及存在表情淡漠、厌食、腹泻、消瘦或衰竭等情况均应考虑甲亢的可能,应及时检查甲状腺功能,做到早期诊断,及时治疗。

血清敏感 TSH(sensitive TSH,sTSH)是国际上公认的诊断甲亢的首选指标,可以作为单一指标进行甲亢的筛查。临床甲亢是指血清 TSH 降低(一般小于 0.1mIU/L),TT_3、TT_4、FT_3、FT_4 增高。老年人也可仅有 FT_4 或 FT_3 升高,即 T_4 甲亢和 T_3 甲亢,亚临床甲亢则指 TSH 低于正常下限而 TT_3、TT_4、FT_3、FT_4 水平正常。

甲状腺 B 超可以及时发现甲状腺的结构改变。Graves 病常表现为弥漫性甲状腺肿大,血流丰富;而结节性甲状腺肿则多表现为甲状腺多发结节。结节边界较清晰,周边可有血流,结节内可以出现食性变。甲状腺核素扫描高功能腺瘤呈现典型的热结节,周围组织和对侧甲状腺组织受抑制或者不显像。甲状腺吸[131]I 率检查可以将破坏性甲状腺毒症(例如亚急性甲状腺炎、安静型甲状腺炎)、碘甲亢和外源性甲状腺激素摄入过多所致甲状腺毒症与甲状腺自身功能亢进所致的甲状腺毒症相鉴别,前三者甲状腺[131]I 率降低,而后者甲状腺吸[131]I 率增高,高峰前移。老年人常因患有多种疾病长期服用多种药物,许多药物能够影响吸[131]I 试验的准确性,尤其是含碘的多种营养素、胺碘酮和造影剂等,需加注意。

（五）治疗

甲亢的一般治疗包括免碘饮食,休息,补充足够热量和营养。尤其是淡漠型甲亢患者,由于长期消耗且年龄较大,应注重全身支持治疗及心理安慰,并给予高蛋白、高维生素饮食。心悸明显者可以给予 β 受体阻滞剂,如普萘洛尔(心得安)10～20mg,每日 3 次,或美托洛尔 25～50mg,每日 2 次。但老年患者如合并患有支气管哮喘、心力衰竭、房室传导阻滞者禁用,合并 2 型糖尿病者慎用。失眠者可以给予苯二氮䓬类镇静药。

抗甲亢的治疗目前有 3 种,分别为抗甲状腺药物治疗、放射性[131]I 治疗和甲状腺次全切除手术。老年人因多患有循环、呼吸、内分泌代谢及神经系统等多种疾病,心肺功能常常不能耐受手术治疗,只有在甲状腺肿大并引起压迫症状或者怀疑有恶性肿瘤可能的情况下才考虑手术治疗。近年来,国内外对老年人甲亢多主张首选放射性[131]I 治疗,中国甲状腺疾病诊治指南已将老年甲亢列为放射性[131]I 治疗的适应证之一。因老年人对同位素的敏感性比较差,常需要重复治疗。

抗甲状腺药物治疗依然是老年甲亢的常用治疗方法之一。常用的抗甲状腺药物(antithyroid drugs,ATD)有甲巯咪唑(thiamazole)和丙硫氧嘧啶(PTU),其主要机制为抑制甲状腺激素的合成和 TSH 受体抗体形成。近年来研究认为甲巯咪唑的免疫抑制作用的主要靶点是甲状腺滤泡细胞,作用效果主要取决于药物在甲状腺内的浓度。甲巯咪唑 15～20mg 每日 1 次顿服,其疗效与传统的 10mg 每日 3 次的疗效相似,而药物的副作用大大减少。同时,每日一次顿服提高患者的治疗依从性,对记忆力减退的老年人尤为适宜。PTU 的常规使用剂量为 100mg,每日 3 次。在甲亢临床症状基本缓解,同时实验室测试甲状腺功能基本正常后可开始减量。药物减量的基本原则为先快后慢,前期可在 1～2 个月内减少甲巯咪唑 5mg 或 PTU50～100mg,待病情进入稳定阶段需放慢减药速度,同时延长观察间隔至每 2～3 个月一次。通常在治疗一年左右的时候进入维持量治疗阶段。对于老年患者,维持治疗的剂量有时可减至甲巯咪唑 2.5mg 每日或者隔日一次。理论上甲亢可以通过口服药物达到完全临床治愈并停药,但是对于病情易于出现反复,同时又不适合其他治疗方法的老年患者,也可选择小剂量药物长期维持治疗,以达到稳定控制病情的目的。

ATD 的主要副作用是皮疹、皮肤瘙痒、白细胞减少症、粒细胞减少症、中毒性肝病和血管炎等。甲巯咪唑的副作用呈剂量依赖性,PTU 的副作用则是非剂量依赖性的。粒细胞缺乏是 ATD 的严重不良反应,老年患者发生粒细胞缺乏的危险性较中青年高,多数发生在 ATD 起始治疗的 2～3 个月或再次用药的 1～2 个月,也可以发生在服药的任何时间。

患者主要表现为发热、咽痛、全身不适,所以老年甲亢的药物治疗应该从小剂量开始,并在用药过程中定期化验血常规,尤其是出现发热、咽痛症状时,应及时进行相关检查。如果中性粒细胞小于 1.5×10^9/L 则应立即停药。甲巯咪唑和 PTU 存在交叉反应,当其中一种药物引起粒细胞缺乏时,通常不能换用另一种药物继续治疗。中毒性肝病和血管炎主要由 PTU 引起,甲巯咪唑导致的胆汁淤积性肝病较为罕见。

对于亚临床甲亢的治疗意见尚不一致。亚临床甲亢的主要不良后果是:①发展为临床甲亢:TEARS 研究发现,亚临床甲亢的患者诊断后不经治疗,2 年、5 年、7 年后有 0.5%～0.7% 的患者进展为临床甲亢,其中 81.8%、67.5%、63.0% 仍为亚临床甲亢,而 17.2%、31.5%、35.6% 的患者则恢复正常。我国的研究显示,亚临床甲亢 5 年发展为临床甲亢者为 5.4%。②对心血管系统、骨骼和老年认知功能的影响:TEARS 研究证实,亚临床甲亢可增加冠心病、心律失常、骨折和老年痴呆的发病危险,排除由亚临床甲亢发展为临床甲亢的患者后,仍与冠心病、心律失常和老年痴呆的发生相关。Cappola 研究也证实亚临床甲亢者心房颤动的发生率显著高于甲状腺功能正常者。因此,老年人如诊断亚临床甲亢需在 2～4 个月时复查,以排除一过性 TSH 降低。对确诊为持续性亚临床甲亢的老年患者,原则上将 TSH 划分为两部分,血清 TSH 在 0.1～0.4mIU/L 为部分抑制,血清 TSH 小于 0.1mIU/L 为完全抑制。对于完全抑制的患者应给予 ATD 治疗或者病因治疗,对于部分抑制患者可以定期观察。对于合并严重骨质疏松、冠心病、房颤或明显甲亢症状的患者应考虑给予 ATD 治疗。

四、甲状腺结节

甲状腺结节是指各种原因导致甲状腺内出现一个或多个组织结构异常的团块。

(一)流行病学

甲状腺结节十分常见。由于检查方法的不同,患病率报道不一,随着高清晰超声检查广泛用于临床,使甲状腺结节的检出率明显增高,为甲状腺结节的早期诊治提供了有利条件。丹麦百岁老人甲状腺超声检查显示甲状腺结节的患病率为 26.0%;日本健康成年人超声检出的甲状腺结节发生率在男性为 18.5%,女性 21.0%,40 岁以上女性甲状腺结节的发病率为 35.3%,发病率随年龄增长而增高;路万虹等的研究也证实,我国中老年人的甲状腺结节发生率高,在男性达 37.16%,女性达 45.70%,随着年龄的增长,结节的发病率逐渐上升,直径也逐渐增大,多发性结节的比例也逐年增高。北京医院715例60岁以上老人健康查体发现甲状腺结节发病率更是高达82.4%,其中多发结节者达65.6%。虽然上述报道存在着一定差异,但都反映出中老年人群甲状腺结节的发病率很高,应给予高度关注。

(二)病因学

甲状腺结节多为良性,恶性结节仅占甲状腺结节的5%左右。老年人甲状腺结节以腺瘤为多见,其次为结节性甲状腺肿。大部分类型病因不明,少部分与甲状腺自身免疫病有关,部分患者可能与遗传因素有关。环境因素,如碘、锂、木薯类植物等也是致甲状腺肿的因素之一(表5—9)。

表5—9 老年甲状腺结节的病因分类

增生性结节性甲状腺肿
肿瘤性结节
甲状腺良性腺瘤
甲状腺乳头状癌
甲状腺滤泡细胞癌
甲状腺髓样癌
甲状腺未分化癌
淋巴瘤
转移癌
囊肿
肿瘤性结节囊性变
甲状舌骨囊肿
第四腮裂残余
炎症性结节
急性化脓性甲状腺炎
亚急性甲状腺炎
慢性淋巴细胞性平状腺炎

(三)临床表现

绝大多数甲状腺结节患者没有临床症状,常常在体检、自身触摸或影像学检查时无意发现。当结节在短期内迅速增大或压迫周围组织时,可以出现相应的临床症状,如颈部肿胀、疼痛、声音嘶哑、憋气、吞咽困难等。

(四)诊断及鉴别诊断

由于甲状腺结节常常没有明显的症状和体征,因此极易被忽视。老年甲状腺结节诊断的目的在于区分良恶性,早期识别甲状腺癌,及时治疗,延长生存期,改善生存质量。

详细的病史采集和全面的体格检查对于评估甲状腺结节的良恶性非常重要。提示甲状腺恶性结节的临床证据包括:①颈部放射线检查治疗史。②有甲状腺髓样癌或MEN2型家族史。③年龄大于70岁。④男性。⑤结节增长迅速且直径超过2cm。⑥伴持续性声音嘶哑、发声困难、吞咽困难和呼吸困难。⑦结节质地硬、形状不规则、固定。⑧伴颈部淋巴结肿大。

所有甲状腺结节患者均应进行甲状腺功能检查。如果合并甲亢,提示有甲状腺高功能腺瘤,多为良性。甲状腺过氧化物酶抗体(TPOAb)和甲状腺球蛋白抗体(TgAb)水平的检测有助于慢性淋巴细胞性甲状腺炎的诊断,少数慢性淋巴细胞性甲状腺炎可以合并甲状腺淋巴瘤或乳头状癌。甲状腺球蛋白(Tg)水平测定对甲状腺结节良恶性鉴别没有帮助。血清降钙素(CT)水平明显增高提示甲状腺髓样癌。

高分辨率 B 超检查是评价甲状腺结节最敏感的方法,为甲状腺结节的筛查提供了无创、便利、可重复的良好条件,显著提高了甲状腺结节的检出率,并帮助鉴别良恶性,也可以在超声引导下进行甲状腺穿刺和细胞学、组织学检查。B 超下提示甲状腺恶性结节的证据包括:①结节边缘不规则。②结节内血流紊乱。③结节内微小钙化。结节的良恶性与结节大小、多少以及是否囊性变无关。

甲状腺细针穿刺和细胞学(FNAC)检查是鉴别甲状腺结节良恶性最可靠、最有价值的检查方法,简单易行,准确性高。FNAC 通常有良性、恶性、可疑恶性和不能诊断 4 种结果。囊性变可能影响 FNAC 的结果。美国《甲状腺结节和分化型甲状腺癌诊治指南(2006)》建议细胞学结果显示为良性者,不须进一步检查和治疗;恶性者,手术治疗;不能诊断者,需重复活检。仍不能诊断时,进行严密观察或手术切除;可疑恶性者,除功能自主结节外,推荐行甲状腺单叶切除或甲状腺全切除。

甲状腺核素显像提示热结节者,几乎可以判断为良性结节,但冷结节对判断良恶性帮助不大。磁共振显像(MRI)和计算机断层扫描(CT)检查对判断甲状腺结节良恶性敏感性差,且价格昂贵,不推荐常规使用。

(五)治疗

甲状腺结节的治疗方法取决于良恶性的诊断,确诊甲状腺恶性肿瘤者首选手术治疗。甲状腺未分化癌恶性度极高,发现时多已合并远处转移,需选择综合治疗,预后较差。甲状腺淋巴瘤对放疗和化疗均较敏感,一旦确诊,首选放、化疗。

甲状腺良性结节绝大多数不需要特殊治疗,需间隔 6～18 个月复查一次,如结节有增长,重复 FNAC 检查。甲状腺高功能腺瘤可以选择手术或放射性^{131}I 治疗。目前认为,L－T$_4$ 抑制治疗可以明显增加老年患者房颤、骨质疏松、骨折的发生,不推荐常规用于老年甲状腺结节的患者。

(毛培军)

第三节　脂质代谢紊乱

老年医学研究的目的是防止老年人过早衰老,预防和治疗老年疾病,维持老年人身心健康,并为老年人提供充分的社会照顾,使他们健康长寿。目前,对人类健康最大的危害是慢性非传染性疾病,如心血管病、恶性肿瘤、慢性阻塞性肺疾病等;而对于老年人的最大威胁是动脉粥样硬化性疾病导致的冠心病、缺血性脑卒中、下肢血管疾病、肾动脉狭窄等。动脉粥样硬化是一种慢性进展性疾病,危险因素相当复杂,其中血脂异常是一项非常重要的危险因素之一。过去十余年间,国际上先后完成的从"北欧辛伐他汀生存研究(4S)"到"积极降脂减少终点事件(IDEAL)"等一系列里程碑式的调脂干预临床研究,论证了调脂治疗在心血管病一、二级预防中的重要意义。无论是冠心病及其等危症或具有多重危险因素的高危患者,积极有效的调脂治疗均可降低心血管事件的发生及进展。然而,在临床实践中许多具有心血管病高危因素、甚至于已患冠心病及其等危症的患者并未得到有效的调脂治疗,在老年人群尤为突出。因此,充分重视并积极干预老年人群的血脂异常,对提高心血管病的防治具有重要意义。

一、老年血脂代谢异常的特点及临床意义

按照 1997 年我国"血脂异常防治对策专题组"的诊断标准,对 2002 年《中国居民营养与健康状况调查》18 岁及以上人群的结果显示,目前我国血脂异常患病率为 18.6%,患患者数大约有 1.6 亿人,其中 70% 左右为≥60 岁的老年人。虽然随着年龄的增长,血脂呈逐渐下降趋势,但血脂异常对心血管系统的危害性并未因此而减少。在这次调查中还进一步证实了我国人群血脂异常是以血清甘油三酯(TG)升高及高密度脂蛋白－胆固醇(HDL－C)降低为主的血脂谱。

血脂水平随年龄而有规律发生变化,一般在 20～60 岁之间受年龄影响较大,60 岁以后变动幅度较小。血清总胆固醇(TC)与低密度脂蛋白－胆固醇(LDL－C)水平在成年以后随年龄而上升,高峰往往在 60～70 岁期间,以后逐渐下降。在相同的生活条件下,血清 TC 和 LDL-LC 在 50 岁以前男性高于女性,50 岁以后则逐渐女性高于男性。老年男子血清 TC 和 LDL－C 比青年期约高 30%,女性由于更年期血清 TC 及 LDL－C 上升幅度比男性大,故老年女性的血清 TC 和 LDL－C 比青年期高约 40% 以上。我国男性血清 HDL－C 在青春发育期下降后就始终低于女性,直至老年。成年以后血清 HDL－C 水平基本稳定不变,但存在着种族差异。血清 TG 随年龄变化不如 TC 有规律。目前我国中老年男、女性的血清 TG 平均水平(以总甘油三酯计)大致为 1.5～1.6mmol/L(106～142mg/dl)。通过观察大批资料发现,血脂的个体生物学变异也很大,但血脂高的人总是在高水平内波动,而低的总是偏低。血脂的生物学变异在不同年龄组间相似。使用统一的血脂异常诊断标准和治疗目标时需考虑到个体内变异的存在,并通过一定的措施将个体内变异降低至适当水平,否则将有可能作出错误的临床诊断。

我国 1989 年进行的流行病学调查资料显示,大部分地区在 55～64 岁年龄组的血清 TC 水平略高于 25～34 岁、35～44 岁和 45～54 岁年龄组的平均值。20 世纪 90 年代我国 11 省市心血管系统疾病的一项研究结果与以上资料相似。2000～2001 年亚洲心血管病联合调查资料显示,不论男女,55～64 岁组、65～74 岁组血清 TC 水平稍高于 35～44 岁、45～54 岁和 35～74 岁组。由此看来老年人血脂异常的患病率偏高。

老年人血脂异常的高患病率,必然带来心血管疾病的高发病率。有一组老年人血脂与冠心病的长期随访研究分析,共纳入以男性为主(男:女=92:8)的研究对象 1211 例,平均年龄 82 岁(50～102 岁,其中 75 岁以上者占 72.6%),平均随访 11.2±3.7 年。血脂水平诊断标准是按照我国心血管病专家制订的《血脂异常防治建议》判断,血清 TC 和 TG 分别≥5.17mmol/L(200mg/dl)和 1.69mmol/L(150mg/dl)为高值,TC≤3.36mmol/L(130mg/dl)及 HDL－C<1.03mmol/L(40mg/dl)为低值;每一个体血脂水平判定系根据多次测定的总趋势,大都为随访期前 5 年或 10 年的各项血脂均值,这样可以避免血脂偶尔增高或降低对分型的影响。该组患者血脂异常的特点是血清 TC 高者多于 TG,血脂异常者多达 2/3。不论有无疾病,血清 TC 与 LDL－C 略有偏高,多在临界范围;血清 TC 高峰值在 65～74 岁之间,不随年龄下降;血清 TG 在 70 岁以后下降较明显;血清 HDL－C 从 50 岁组到 90 岁组基本不变。

冠心病组与无心血管病的对照组比较,血清 LDL－C 在冠心病组较高(131mg/dl vs 121mg/dl,P＜0.0001),HDL－C 在冠心病组低于对照组(44mg/dl vs 50mg/dl,P＜0.0001),TG 在两组间无明显差异(P＝0.07),冠心病患者血清 TC 高者多于 TG。分析结果显示:①血脂水平与心肌梗死死亡及发病相关,15 年中累计死亡 397 例(32.8％);将血脂按 TC、TG 高低分为两组,高脂血症组的总死亡率(31.6％)略低于血脂正常组(35.3％);冠心病死亡在高脂血症组(8.9％)明显高于血脂正常组(4.4％);比较两组急性心肌梗死(AMI)发病例数也是高脂血症组(20.9％)高于对照组(11.4％),两组中 AMI 死亡率则高脂血症组明显升高;如果包括 AMI 存活者,高脂血症组更为多见,可见高脂血症仍是增加老年人(甚至 80 岁以上的高龄老人)心肌梗死与冠心病死亡的主要危险因素。②从血清 HDL－C 水平与冠心病的关系分析结果可见,血脂在允许范围内时(指 LDL－C 致病作用不强时),低血清 HDL－C 仍有明显致病作用;在血清 TC、TG 略高而 HDL－C 从低水平升至正常范围,可以减少 AMI 和冠心病死亡约 50％,HDL－C 从正常升至高水平时又可减少 50％;在血脂正常组(指 TC、TG 都不高),HDL－C 从低升至正常水平时,AMI 和冠心病死亡可以减少 77％左右,HDL－C 高水平组未见死亡(例数太少),有极明显的统计学差异(χ^2,P＜0.0001)。结论是:高脂血症患者可以减少 HDL 对冠心病的防护作用;而在血脂不高时,HDL 对冠心病的防护作用更明显。

由此可见,老年人血脂异常是需要积极治疗的。对于健康状况较好而血清 TC(或 LDL－C)偏高的老年冠心病患者是采用积极调脂治疗的对象。随着生活条件改善,寿命延长,老年期还可生存 40 余年,在这漫长的历程中,老年人群是动脉粥样硬化性疾病的好发群体,老年人冠状动脉完全没有病变者很少见,老年人动脉粥样硬化对冠状动脉的总负荷很高,且有多项冠心病危险因素的集聚,新发生冠心病事件和冠心病死亡要比中年时期的几率更多。据国外报道,有临床或亚临床冠心病的占 2/3 到 3/4。对于这一好发动脉粥样硬化性疾病的老年群体,进行必要的异常血脂干预是有非常重要意义的。

二、老年血脂代谢异常的病因及其发病机制

老年人血脂代谢异常的原因除了遗传因素、机体逐渐衰老因素外,环境因素更为重要。了解和避免导致老年人血脂代谢异常的环境因素,对维持老年人健康长寿及安度晚年非常重要。

(一)超重或肥胖

流行病学调查资料显示:超体重可使血清 TC 升高约 0.65mmol/L(25mg/dl)。

老年人退休以后,生活安逸,劳作及活动减少,机体对能量的消耗下降,体重会增加。超重或肥胖导致体内胆固醇含量增加,促使体内胆固醇池扩大,抑制 LDL 受体的合成;又能使肝脏对载脂蛋白 B(ApoB)的输出增加,促使更多 LDL 的生成。

(二)增龄效应

调查资料显示,健康老年人血清 TC 能增加大约 0.78mmol/L(30mg/dl),原因可能是随着年龄增加,胆汁酸合成减少,使胆固醇随着胆汁的排泄能力下降,导致肝内胆固醇的含量增加,进一步抑制 LDL 受体的活性,使 LDL 代谢率降低。绝经后妇女血清 TC 升高,可能与体内雌激素水平降低有关,雌激素可增加 LDL 受体的活性,也可降低血清脂肪酶的活性,特别是肝脏的甘油三酯脂酶,从而阻碍了血液中乳糜微粒(CM)和极低密度脂蛋白(VLDL)的清除。美国的调查资料发现绝经后妇女血浆 TC 大约升高 0.52mmol/L(20mg/dl)。

（三）不良的生活方式

1. 活动减少 由于老年人的身体健康状况或者体力衰退导致静坐时间增多。运动能增高脂蛋白脂酶活性，升高血清 HDL 尤其是 HDL_2 水平，并能降低肝脂酶的活性，促使外源性 TG 从血浆中清除。

2. 不合理的饮食结构 一些老年人摄入过多含高胆固醇食物，每当胆固醇摄入增加 100mg，血清 TC 可升高 $0.038\sim0.073$mmol/L（$1.47\sim2.81$mg/dl）；若饱和脂肪酸的摄入增多，超过总热量的 14%，可导致血清 TC 上升 0.52mmol/L（20mg/dl），其中主要是 LDL。饱和脂肪酸可抑制胆固醇酯在肝内合成，促进调节性氧化类固醇形成及无活性的非酯化胆固醇转入活性池，降低 LDL 与 LDL 受体的亲和性和细胞表面 LDL 受体活性。糖类摄入过多可影响胰岛素分泌，加速肝脏 VLDL 合成而导致高甘油三酯血症。

3. 过量饮酒（每周酒精摄入超过 500g），可引起 VLDL 和 TG 升高。

4. 吸烟可使 CM 和 TG 升高，使 HDL－C 降低。

这些不良的生活习惯，均可导致血脂代谢异常。

（四）个体差异

机体对胆固醇的吸收、合成、肝脏胆汁的分泌以及体内对 LDL 分解代谢都存在差异，其原因可能是个体间某些遗传基因变异有关。有报道认为，载脂蛋白 E（ApoE）的基因型和载脂蛋白 A_{IV}（ApoAyv）多态性等都能影响个体间对食物胆固醇的吸收率。

（五）疾病导致血脂代谢异常

老年人常患有多种疾病，有些疾病可导致血脂代谢异常。常见的疾病包括：①糖尿病：尤其是 2 型糖尿病患者大约有 40% 伴有血脂代谢异常。由于胰岛素抵抗和高胰岛素血症，对脂蛋白脂酶的激活减弱而降低了脂解作用，导致血清 TG 升高，而 HDL－C 和 Apo－A 降低，TC 和 LDL－C 也可轻度升高，但血清小而密低密度脂蛋白－胆固醇（sLDL－C）升高。②甲状腺功能减退症（甲低）：甲低常合并血清 TG 升高，主要是肝脏甘油三酯酶活性减低，使 VLDL 的清除延缓，同时合并中间密度脂蛋白（IDL）产生过多；血清 TC 升高可能与甲状腺功能减退时肠道对胆固醇的吸收增加有关。甲状腺功能减退症的血脂异常与病情相关。③慢性肾脏病：肾病综合征主要表现为高胆固醇血症，也可有 TG 升高，这是因为 VLDL 和 LDL 的合成增加；也有认为可能是脂蛋白分解代谢减慢有关，血清 TC 升高的程度与血清白蛋白含量呈负相关，当血清白蛋白低于 30g/L 时，可出现严重的高胆固醇血症。正在透析的患者，表现为血清 TG 和 VLDL 升高。肾移植应用免疫抑制剂的患者，可出现血清 VLDL 和 TC 升高。④高尿酸血症与痛风：大约有 80% 高尿酸血症患者伴 TG 升高。⑤脂肪肝：脂肪肝是指脂肪在肝脏内过多蓄积超过肝脏重量的 5% 或 50% 以上肝实质脂肪化。脂肪肝可引起血清 TG 及 VLDL 含量增高，多见 Ⅳ 型高脂蛋白血症。

此外，一些疾病与血脂异常密切相关：①胆囊炎、胆石症：随着高胆固醇食物摄入增多，胆汁中胆固醇浓度增加，如果达到了过饱和程度便会形成胆固醇性结石，胆石症又常常导致胆囊炎。因此，患有胆石症、胆囊炎的患者多伴有血脂异常。由于胆石症或胆囊肿瘤导致胆总管的阻塞可产生异常脂蛋白，血浆中大部分胆固醇为游离胆固醇而胆固醇酯很少，血磷脂明显降低；TG 中度升高。②胰腺炎：重度 TG 升高（>5.6mmol/L）时可导致急性胰腺炎的发作，而高甘油三酯血症也是慢性胰腺炎的诱因之一。

（六）药物引起血脂代谢异常

老年人常因患有多种疾病而服用多类药物，有些药物会导致血脂异常。如：长期服用钙离子拮抗剂会影响血清 TC、LDL－C、HDL－C 和 TG 水平。血管紧张素转换酶抑制剂能够降低血清 TC 和 TG 水平。利尿剂可使血清 TC 和 TG 升高。β－受体阻滞剂连续服用 2 个月以上，可使血清 TC 和 TG 升高。α－受体阻滞剂可使血清 TC、TG 和 LDL－C 升高等。

三、老年血脂代谢异常的诊断

鉴于目前老年人群有关血脂代谢异常的研究资料较少，建议老年人血脂合适水平（表 5－10）、血脂代谢异常危险程度分层（表 5－11）和血脂控制水平（表 5－12）可参考 2007 年《中国成人血脂异常防治指南》制订的标准执行。对于特殊血脂异常类型，如轻、中度 TG 升高 [$2.26 \sim 5.63$ mmol/L（$200 \sim 500$ mg/dl）]，LDL－C 达标仍为主要目标，非 HDL－C 达标为次要目标，即非 HDL－C＝TC－HDL－C，其目标值为 LDL－C 目标值＋0.78mmol/L（30mg/dl）；而重度高甘油三酯血症 [$\geqslant 5.65$ mmol/L（500mg/dl）] 为了防止急性胰腺炎发生，首先应用以降低 TG 为主的药物积极治疗以降低 TG。

表 5－10　血脂水平分层标准

分层	TC(mmol/L)	LDL－C(mmol/L)	HDL－C(mmol/L)	TG(mmol/L)
合适范围	＜5.18(200)	＜3.37(130)	≥1.04(40)	＜1.7(150)
边缘升高	5.18～6.19(200～239)	3.37～4.12(130～159)		1.70～2.25(150～199)
升高	≥6.22(240)	≥4.14(160)	≥1.55(60)	≥2.26(200)
降低			＜1.04(40)	

注"（）"数字的单位是 mg/dl

表 5－11　血脂异常危险分层方案

危险分层	TC5.18～6.19(mmol/L) 或 LDL－C3.37～4.12(mmol/L)	TC≥6.22(mmol/L) 或 LDL－C≥4.14(mmol/L)
无高血压且其他危险因素* 数＜3	低危	低危
高血压或其他危险因素数≥3	低危	中危
高血压且其他危险因素数≥1	中危	高危
冠心病及其等危症	高危	高危

注：* 其他危险因素包括：年龄（男≥45 岁，女≥55 岁）、吸烟、低 HDL－C、肥胖和早发缺血性心血管病家族史

表 5－12　血脂异常患者开始调脂治疗的 TC 和 LDL－C 值及其目标值 mmol/L(mg/dl)

危险等级	TLC 开始	药物治疗开始	治疗目标值
低危：10 年危险性＜5%	TC≥6.22(240) LDL－C≥4.14(160)	TC≥6.99(270) LDL－C≥4.92(190)	TC＜6.22(240) LDL－C＜4.14(160)
中危：10 年危险性 5%～10%	TC≥5.18(200) LDL－C≥3.37(130)	TC≥6.22(240) LDL－C≥4.14(160)	TC＜5.18(200) LDL－C＜3.37(130)
高危：CHD 或 CHD 等危症，或 10 年危险性 10%～15%	TC≥4.14(160) LDL－C≥2.59(100)	TC≥4.14(160) LDL－C≥2.59(100)	TC＜4.14(160) LDL－C＜2.59(100)
极高危：急性冠状动脉综合征，或缺血性心血管病合并糖尿病	TC≥3.11(120) LDL－C≥2.07(80)	TC≥4.14(160) LDL－C≥2.07(80)	TC＜3.11(120) LDL－C＜2.07(80)

血脂异常的诊断主要依靠血脂测定而确诊,但长期血脂异常的患者也可通过一些临床表现被发现。

（一）黄色瘤（xanthoma）

由于真皮内集聚了吞噬脂质的巨噬细胞（泡沫细胞）,黄色瘤是一种局限性皮肤隆起样病变,颜色可为黄色、橘黄色或棕红色,多呈结节状、丘疹状或斑块状。质地一般柔软。

根据黄色瘤的发生部位、形态可分为6种：①肌腱黄色瘤（tendon xanthoma）：发生在肌腱部位,黄色瘤与上皮粘连,边界清楚,常见于家族性高胆固醇血症患者。②掌纹黄色瘤（palmar crease xanthoma）：发生在手掌及手指间皱褶处,呈线条状扁平黄色瘤,常见于家族性异常脂蛋白血症患者。③扁平黄色瘤（xanthelasma planum）又称睑黄色瘤：发生在眼睑周围。常见于各种血脂异常患者,也可发生在血脂正常者。④疹性黄色瘤（eruptive xanthoma）：该种瘤呈丘疹状,橘黄色或棕黄色基底伴有炎症,有时累及口腔黏膜,主要见于长期TG升高患者。⑤结节疹性黄色瘤（tuberous eruptive xanthoma）：好发生在肘部、四肢伸侧、臀部,皮损常在短期内成批出现,基底伴有炎症,有融合趋势。主要见于家族性异常β脂蛋白血症患者。⑥结节性黄色瘤（tuberous xanthoma）：发展比较缓慢,好发于身体的伸侧,呈圆形结节,大小不一,边界清楚,早期质地柔软,后期由于纤维化质地变硬。主要见于家族性异常β脂蛋白血症和家族性高胆固醇血症患者。

（二）角膜弓（corneal arcus）

又称为角膜环,如果发生在40岁以前者,多伴有血脂异常,多见于家族性高胆固醇血症患者,但特异性不强。

（三）脂血症性眼底病变（retinal lipemia）

由于富含TG大颗粒脂蛋白沉积在眼底小动脉内引起光散射所致,常见于长期严重的TG升高伴有乳糜微粒血症[血浆TG大于$11.29\sim22.58$mmol/L（$1000\sim2000$mg/dl）]患者。

（四）游走性关节炎

见于严重的高胆固醇血症,尤其是纯合子家族性高胆固醇血症患者。

（五）急性胰腺炎

多见于严重的高甘油三酯血症患者,血清TG多高于5.6mmol/L（500mg/dl）。

诊断老年人血脂代谢异常注意事项：①需重视和分析老年人患有的全身系统性疾病及正在使用某些药物是否会导致的继发性血脂异常。②应根据有无冠心病及其等危症（包括糖尿病,有临床表现的冠状动脉以外的动脉粥样硬化,如颈动脉疾病、缺血性脑卒中、短暂性脑缺血以及周围动脉疾病、腹主动脉瘤、非心源性栓塞的缺血性卒中等）、高血压以及其他心血管病危险因素,结合血脂水平进行分层,便于指导治疗。

四、老年血脂代谢异常的治疗

老年人是心血管疾病的易发和高发群体,若合并血脂代谢异常更应采取积极的干预措施。但老年整个机体又是处于逐渐衰退的过程,各个组织器官也是处于正常生理功能的边缘状态,调脂治疗可能对器官功能造成不良影响。因此,对于老年人合并血脂异常是否需要治疗及其治疗的目标值一直存在着争议。近些年来通过循证医学证据,多数学者认为老年人合并血脂代谢异常同样需要治疗,但与非老年人的治疗措施有所不同。

（一）对老年个人身体健康状况进行评估

老年人身体处于逐渐衰退的过程，机体抵抗力差，易患多种疾病，患病后症状往往不典型。所以，在采取调脂治疗前必须对个体的身体状况进行评估。

对老年个人身体状况评估内容包括：①目前老年人身体的组织器官功能处于何种状况，功能属于健全、边缘、不全或衰竭状态。②自力生活能力。③目前是否合并心血管病的危险因素及其程度。④是否患有某些疾病，尤其是动脉粥样硬化性疾病，如高血压、冠心病、脑血管病、下肢血管疾病、肾动脉硬化等。⑤疾病的治疗情况，使用药物的种类、剂量、用法，用药的依从性等。⑥患者的预期寿命。

此外，还要考虑到对治疗措施的接受能力，与家庭成员的关系，个人及其家庭的经济状况，对接受治疗的经济承受能力等。

通过对老年人个体状况的评估，权衡各方面的利弊，为制订相应的调脂方案提供依据。

（二）调脂药物的选择及临床应用

通过对老年个体身体状况的评估作为参考，制订切合老年个体的调脂计划。

合并血脂代谢异常的老年人，在器官功能比较健全情况下，可以使用调脂药物，一般按常规剂量应用不需特别调整，但需定期进行临床随访以了解用药期间是否发生相关不良反应（如肌病、肌炎或肌溶解等的相应症状），并监测肝、肾功能。若老年患者的组织器官功能不全或已处于衰竭状态，预期寿命较短，血脂又不是太高的患者，可考虑暂时不需要治疗（已进行透析的患者除外）。当合并有血脂代谢异常的老年人肝、肾功能处于边缘状况而预期寿命又较长（一般＞5 年）的患者，可考虑调脂治疗，但药物剂量要适当减少，先试用常规治疗剂量的1/2，随后根据临床症状、疗效及随访肝、肾功能指标，若无异常可逐渐增加药物的剂量。

除了血清 TG 异常升高（TG＞5.65mmol/L）外，老年患者调脂治疗的首要目标是降低血清 LDL−C，首选的调脂药物是他汀类。

老年人使用他汀类药物的有效性已由大量的循证医学证据所证实。4S 研究的老年亚组分析显示，共入选年龄≥65 岁有冠心病病史患者使用辛伐他汀的治疗组 1156 例，安慰剂组 1126 例，随访 5 年。治疗组总死亡率比安慰剂组降低 27%（P＝0.009）；冠心病事件危险降低 29%（P＜0.001）。胆固醇和冠心病复发事件试验（CARE）老年亚组分析也显示，与安慰剂组比较，治疗组主要冠心病事件发生率在＜65 岁组下降 19%，≥65 岁人群下降 32%；冠心病死亡与安慰剂组比较，治疗组＜65 岁人群冠心病死亡率下降 11%，而≥65 岁人群下降 45%。通过 CARE 研究发现，老年人血浆 TC 在正常平均水平，普伐他汀仍能显著减少心血管事件发生的危险性，并证实老年人调脂治疗的获益度高于非老年人。LIPID 研究发现老年患者主要冠脉事件危险性降低 25%，首次展示了血浆 TC 处于基线水平的老年人降胆固醇治疗的益处。HPS 研究入选 80 岁以下各年龄段的人群，老年组使用辛伐他汀 40mg/d 治疗随访 5 年，结果显示可减少心肌梗死、脑卒中、冠状动脉再血管化的发生率达 1/3 以上。PROSPERD 研究，选择了 5804 例年龄在 70～82 岁患者，服用普伐他汀 40mg/d，平均随访 3.5 年，结果显示治疗组冠心病死亡、非致死性心肌梗死、致死性和非致死性脑卒中的联合终点事件降低 15%，其中冠心病死亡和非致死性心肌梗死减少 19%，冠心病死亡减少 24%。中国冠心病二级预防研究（CCSPS）老年亚组分析也证实了在东方人群进行血脂干预同样可取得更大的益处，主要终点事件（包括非致死性和致死性 AMI、冠心病、猝死及其他冠心病死亡）与对照组相比，危险性下降 45%（P＜0.001）。空军/德州冠状动脉粥样硬化预防研究（AFCAS/TexCAPS）是冠心病一级预防研究,研究结果显示,老年人首次急性冠状动脉事件发生率降低32%,与非老年组降低38%相似。以上研究结果均证实降低TC治疗对老年患者的心脑血管疾病防治的益处,为老年人使用他汀类药物提供了证据。

老年人应用他汀类药物还具有其他益处:①降低老年女性骨折发生率:体外和动物实验提示,他汀类可促进骨生长和增强骨强度。②降低老年痴呆症的发生率:英国的一项对照研究发现他汀类药物能使老年痴呆症的危险性减少70%;美国的一项横断面研究结果显示,服用洛伐他汀或普伐他汀者,阿尔茨海默病(AD)患病率降低69.9%,但是,服用辛伐他汀组AD的患病率未见降低。PROSPER研究资料未显示普伐他汀对老年人认知功能的影响,也许和研究期限不够长有关。2004年一项社区干预的前瞻性列队研究,选择了2356例认知功能健全的老年人,并且采用了时间依从性的协同变量进行分析,结果显示他汀类药物的应用与老年痴呆症或者AD的发病率没有关系。因此,他汀类药物与老年痴呆症之间是否存在着因果关系,有待进一步研究。③心力衰竭:最近研究发现阿托伐他汀可作用于心力衰竭患者的反应性充血和凝血纤溶系统,短期治疗可影响内皮细胞和肝脏某些衍生物的表达。研究资料显示心力衰竭的老年患者可能从他汀类药物中获益。加拿大针对66~85岁最近诊断的心力衰竭住院患者进行的一项回顾性队列研究随访7年,结果显示他汀类药物治疗组的死亡率、急性心肌梗死、脑卒中发生均降低。但目前的研究由于不能控制所有与预后相关的危险因素,因此,需要更多的证据来证实心力衰竭患者是否能够从他汀类药物中获益。④老年黄斑变性:黄斑变性是导致老年人不可逆性视觉丧失的原因之一,应用他汀类药物能够显著降低心、脑血管疾病的发生和发展,延缓老年视觉功能的减退。

老年人使用他汀类药物的安全性也是医生及患者关注的焦点。为此医学界进行了大量的研究,如:普伐他汀对缺血性心脏病的长期干预研究(LIPID)中,老年组虽然伴随的其他不良事件明显增多,但普伐他汀组不良事件的发生率并没有比安慰组明显增高。心脏保护研究(HPS)结果显示,老年组不良反应未见增加。PROSPER的前瞻性研究结果显示,老年患者服用多种药物的同时服用普伐他汀,ALT、AST升高和肌痛的发生率与安慰组相似,无一例发生横纹肌溶解。以上研究结果尽管显示了老年人应用他汀类药物的安全性,但老年人发生肌病的危险性可能增加,尤其是老年女性、糖尿病患者、手术后、肝病、肾病患者,或同时服用多种药物的患者。与他汀类药物相关的肌损害表现有肌痛、肌炎、肌无力伴肌酸激酶(CK)升高,重症者可发生横纹肌溶解及血清CK升高超过正常上限10倍,并可出现血肌酐升高,甚至出现肌红蛋白尿导致急性肾衰竭。他汀类肌损害的发生率为0.3%~3.3%,而老年人群的发生率可能更高,可达0.8%~13.2%。他汀类药物的另一副作用是肝毒性,约有0.5%~2%的患者出现转氨酶升高(大于正常上限3倍),且呈剂量依赖性;由于脂肪肝所致单项转氨酶升高,经过调脂治疗后其转氨酶可下降,甚至可恢复正常;转氨酶升高大于正常上限3倍时,他汀类药物应减量或停药;他汀类药物引起肝衰竭极为罕见。他汀类药物的其他不良反应还包括消化不良、恶心、腹泻、腹痛以及头痛、失眠、抑郁、头晕等,也有个别患者可产生蛋白尿等。因此,应该密切观察,定期检测。

不论是HPS、PROSPER还是4S研究结果均显示,老年人应用他汀类药物和癌症的发病率和病死率与安慰组无显著差异。

由此可见,对于老年人的血脂代谢异常,在治疗的药物选择上与年轻人区别不大,但在药物的剂量上需考虑到老年人的特殊性,老年人常有肝、肾功能异常以及由于患有多种疾病而服用多种药物,需注意药物之间的相互作用。

(三)老年调脂治疗的注意事项

1. 治疗老年血脂代谢异常需进行治疗性生活方式干预,包括合理的膳食结构、适当活动或运动以及减轻肥胖的体重,否则达不到调节异常血脂的目的。但是,老年人进行非药物治疗措施的实施中要根据个体的自身状况而定,一般不提倡过度的饮食限制和强度较大的活动或运动,也不要过快地减轻肥胖的体重;否则,可导致老年人机体的抵抗力和免疫力降低,自立能力下降或走路不稳引起跌倒,也易引发各种疾病的发生。改变不良的生活方式应成为治疗的一部分,单纯有效的饮食和运动等生活方式干预即可降低血浆 TC7%～15%。

2. 基于相同剂量的他汀类药物可使老年患者的 LDL－C 多降低 3%～5%的特点,老年人使用他汀类调脂药物时,应从小剂量开始;以后根据血脂水平再进一步调整用药剂量,以减少药物不良反应或毒、副作用。

3. 老年人是易患多种疾病的群体。据调查,老年人平均患有 3.1 种疾病。上海市南汇区祝桥社区于 2006 年对 2180 名高龄老年人(>80 岁)患病情况调查发现,有 92.16%至少患有一种疾病,患有 3 种以上疾病的占 12.25%。老年人患有多种疾病,必然需要使用多种药物,平均用药 4.5 种,有些患者可高达 20 余种。WHO 报道,老年人 1/3 的死亡是用药不当所致。因此,老年人使用调脂药物必须更加小心药物之间可能发生的相互影响或毒、副作用的相互叠加,特别要关注经 CYp450 酶代谢系统(尤其是与 3A4 同工酶有关)的药物,以免发生药物的相互干扰而影响疗效。

4. 老年人严重混合型血脂代谢异常单用一种调脂药物难以达标时可考虑联合用药,其治疗靶点仍然是以降低 LDL－C 为主,同时关注非 LDL－C 水平。由于他汀类药物疗效确切、不良反应较少及其调脂以外的多效性作用,联合调脂方案多由他汀类与另一类作用机制不同的调脂药物联合,但要谨慎权衡联合调脂获益与可能产生的不良反应后,才可以考虑联合用药的方案。

5. 使用调脂药物要考虑到老年人的风险与效益比。调脂药物是否会使癌症的发生率增加尚无肯定的证据,但老年人是癌症易发和高发的群体。老年血脂异常患者的血脂下降过低是否会导致非血管性疾病及癌症发生的风险增加尚无证据,但应引起足够的重视。

(毛培军)

第四节 高尿酸血症与痛风

高尿酸血症(hyperuricemia)是血尿酸水平高于正常标准的一种状态,可以伴或不伴有临床症状。痛风(gout)为嘌呤代谢紊乱和(或)尿酸排泄障碍所致血尿酸增高的一组临床症候群。其临床特征是高尿酸血症,表现为反复发作的关节炎、痛风石沉积和特征性的关节畸形,可累及肾脏引起慢性间质性肾炎和尿酸性肾石病。在临床上,高尿酸血症主要见于慢性酒精中毒、肥胖和代谢综合征。老年是高尿酸血症的高发人群,高尿酸血症的发生具有增龄效应,年龄是影响老年人血尿酸水平的因素之一,随年龄的增高,血尿素和肌酐水平的增高,以及很多老年人因高血压经常服用利尿剂,均是导致高尿酸血症及痛风的独立危险因素。研究显示,约的原发性老年高尿酸血症患者是由于肾脏的尿酸排泄减少所致,仅有少数患者存在内源性尿酸生成增多。原因是肾脏排泄尿酸的能力随年龄的增长而下降此外,老年人发生慢性肾功能损伤的比率高于年轻人,这也是导致高尿酸血症发病率增高的原因,尤其在老年女性中多。

痛风曾一度被认为是少见疾病,且多流行于欧美国家,但随着社会富裕程度的提高,饮食结构的改善,饮食行为所导致的营养相关性疾病日益增加,痛风作为其中一员,如同肥胖、糖尿病、高血压一样,呈现进一步增加的趋势,尤其在类似中国这样的快速发展国家。痛风在世界各地均有发病,因种族和地区不同而有差异,饮食与饮酒、职业与环境、受教育程度、个人智能和社会地位等均影响其发病。此外,血尿酸水平增高不仅增加了痛风的患病率,而且也增加了心血管疾病的发病风险。不同年龄组间高尿酸血症与痛风的患病率有明显的差异,原发性者多见于中年人,占90%以上,40~50周岁为发病高峰,平均发病年龄为44周岁,而在儿童和老年患者中继发性高尿酸血症与痛风患病率较高,但近年的研究显示老年人群中原发性高尿酸血症与痛风的患病率显著增加。原发性痛风患病率在两性之间也存在差异,男女痛风之比为20∶1;男女高尿酸血症之比为2∶1,痛风的高发年龄男性为50~59周岁,女性在50周岁以后。研究显示,高尿酸血症和痛风也是心肌梗死和外周血管病变的危险因素之一。

一、病因和发病机制

尿酸是嘌呤代谢的终产物,主要由细胞代谢分解的核酸和其他嘌呤类化合物以及食物中的嘌呤经酶的作用分解而来。人体内,内源性尿酸占总尿酸的80%。

嘌呤代谢的速度受磷酸核糖焦磷酸(PRPP)、谷氨酰胺、鸟嘌呤核苷酸、腺嘌呤核苷酸和次黄嘌呤核苷酸对酶的负反馈控制来调节,如图5—4。人体内尿酸生成的速度主要决定于细胞内 PRPP 的浓度,而 PRPP 合成酶、磷酸核糖焦磷酸酰胺移换酶(PRPPAT)、次黄嘌呤一鸟嘌呤磷酸核糖转移酶(HGPRT)和黄嘌呤氧化酶(XO)对尿酸的生成又起着重要的作用。

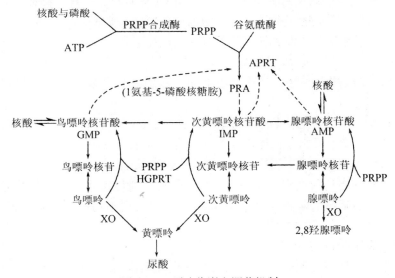

图5—4　嘌呤代谢和调节机制

高尿酸血症痛风可分为原发性和继发性两大类(表5—13)。

表 5—13　高尿酸血症和痛风的病因分类

病因	尿酸代谢紊乱	遗传性
原发性		
Ⅰ.特发性(99%以上),原因未明		
A.尿尿酸排泄正常(80%～90%)	肾脏清除降低伴或不伴生成过多	多基因
B尿尿酸排泄增多(10%～20%)	生成过多伴或不伴肾脏清除降低	多基因
Ⅱ.特异性酶或代谢缺陷(1%以下)		
A.PRPP 合酶活性增加	生成过多	X 伴性
B.PRPPAT 增多或活性增高	生成过多	X 伴性
C.HGPRT 部分缺乏	生成过多	X 伴性
D.黄嘌呤氧化酶活性增高	生成过多	多基因
继发性		
Ⅰ.伴有嘌呤生成增多		
A.HGPRT 完全缺乏	生成过多；Lesch—Nyhan 综合征	X 伴性
B.葡萄糖—6—磷酸酶缺乏	生成过多和肾脏清除降低；糖原累积病	常染色体隐性
Ⅱ.伴有核酸转换增多	生成增加,如肿瘤、血液系统疾病	
Ⅲ.伴有肾脏排泄尿酸减少	引起肾功能降低的物质存在；药物或内源性代谢产物引起肾小管分泌抑制和(或)重吸收增加	

PRPP:磷酸核糖焦磷酸；PRPPAT:磷酸核糖焦磷酸酰胺移换酶；HGPRT:次黄嘌呤—鸟嘌呤磷酸核糖转移酶

(一)原发性高尿酸血症

1.肾脏排尿酸减少　痛风患者中 80%～90%的个体具有尿酸排泄障碍,而尿酸的生成大多数正常,老年患者尤其如此。随着年龄的增加,肾功能逐渐减退,且同时多种疾病并存,应用多种药物,部分药物影响尿酸排泄。肾小球滤出的尿酸减少、肾小管排泌尿酸减少或重吸收增加,均可导致尿酸排泄减少,引起高尿酸血症。其中大部分由于肾小管排泌尿酸能力下降,少数为肾小球滤过减少或肾小管重吸收增加。其病因为多基因遗传变异,具体机制尚待阐明。

2.尿酸生成增多　若经过 5d 的限制嘌呤饮食(<3mg/d)后,24h 尿中的尿酸排泄量超过 3.57mmol(600mg),提示可能存在体内尿酸生成增多的情况。仅有 10%以内的患者是由于尿酸生成增多所致高尿酸血症,原因主要为嘌呤代谢酶缺陷。

3.家族性肾病伴高尿酸血症　是一种常染色体显性遗传疾病,与 UMOD 基因突变有关。主要表现是高尿酸血症、痛风、肾功能不全和高血压,但表现不均一。肾脏损害以间质性肾病为特点。

(二)继发性高尿酸血症

1.继发于先天性代谢性疾病　一些先天性的代谢紊乱,如 Lesch—Nyhan 综合征因存在 HPRT 缺陷,导致次黄嘌呤和鸟嘌呤转化为次黄嘌呤核苷酸和鸟嘌呤核苷酸受阻,引起 PRPP 蓄积,使尿酸的生成增多；糖原贮积症 1 型是由于葡萄糖—6—磷酸酶的缺陷,使磷酸戊糖途径代偿性增强,导致 PRPP 产生增多,并可同时伴有肾脏排泄尿酸较少,引起高尿酸血症。

2.继发于其他系统性疾病　骨髓增生性疾病如白血病、多发性骨髓瘤、淋巴瘤、红细胞增多症、溶血性贫血、癌症等可导致细胞的增殖加速,肿瘤的化疗和(或)放疗后引起机体细胞大量破坏,均可使核酸的转换增加,造成尿酸的产生增多。

慢性肾小球肾炎、肾盂肾炎、多囊肾、铅中毒、高血压晚期等由于肾小球的滤过功能减退,使尿中的尿酸排泄减少,引起血尿酸浓度升高。慢性铅中毒可造成肾小管的损害而使尿酸的排泄减少。

在糖尿病酸中毒、乳酸性酸中毒及酒精性酮症等情况下,可产生过多的 β —羟丁酸、游离脂肪酸、乳酸等有机酸,从而抑制肾小管的尿酸排泌,可出现一过性的高尿酸血症,但一般不会引起急性关节炎的发作。

3.继发于某些药物　噻嗪类利尿剂、呋塞米、乙胺丁醇、小剂量阿司匹林、烟酸、乙醇等药物可竞争性抑制肾小管排泌尿酸而引起高尿酸血症。有 $30\%\sim84\%$ 的肾移植患者可发生高尿酸血症,可能与长期使用免疫抑制剂而抑制肾小管尿酸的排泄有关。

4.其他　乙醇和铁对尿酸的合成与排泄以及关节炎症的发生发展均有明显的影响。饥饿对脂肪分解增多,可抑制肾小管排泌尿酸,引起一过性高尿酸血症。

二、病理和病理生理

(一)痛风性关节炎

痛风性关节炎是因尿酸盐在关节和关节周围组织以结晶形式沉积而引起的急性炎症反应。局部损伤、寒冷、剧烈运动、酗酒使血尿酸达到饱和浓度以上时,血浆清蛋白及 α_1 和 α_2 球蛋白减少,局部组织 pH 和温度降低,尿酸盐的溶解度下降,尿酸盐容易以无定形或微小结晶的形式析出并沉积于组织中。尿酸盐被白细胞所吞噬,引起细胞死亡而释放溶酶体酶类,导致急性关节炎症,产生关节肿痛。滑膜内衬细胞也参与炎症过程,释放出白三烯 B_4(LTR_4)、白介素—1(IL—1)、白介素—6(IL—6)、白介素—8(IL—8)、前列腺素 E_2、溶酶体酶、血浆素、肿瘤坏死因子(TNF—α)等细胞因子导致局部炎症反应和发热等全身反应。

下肢关节尤其是跖趾关节,常为痛风性关节炎的好发部位。最容易发生尿酸盐沉积的组织为关节软骨,可引起软骨退行性改变,晚期可导致关节僵硬和关节畸形。

老年患者,应注意患者同时合并的骨关节退行性变、骨质疏松症等骨关节本身病变。

(二)痛风石

痛风特征性损害是痛风石,它是含一个结晶水的尿酸单钠细针状结晶的沉淀物,周围被反应性单核细胞、上皮肉芽肿异质体和巨大细胞所围绕着。痛风石常见于关节软骨、滑膜、腱鞘以及其他关节周围结构、骨骺、皮肤皮下层和肾间质部位。关节软骨是尿酸盐最常见的沉积部位,甚至有时是唯一的沉积处。尽管沉积物在表面,但实际上是嵌入到细胞基质内。X线摄片常见的穿凿样骨损害代表骨髓痛风石沉积物,它可通过在软骨的缺损与关节表面的尿酸盐层相连。在椎体,尿酸盐沉积物侵蚀邻近椎间盘的骨髓腔,同时也侵蚀椎间盘。

(三)痛风性肾脏病变

痛风肾唯一特征性的组织学表现仅是在肾髓质或乳头处有尿酸盐结晶,其周围有圆形细胞和巨大细胞反应。在痛风患者的尸体解剖中这些表现的比率较高,并常伴有急性和慢性间质炎症性改变、纤维化、肾小管萎缩、肾小球硬化和肾小动脉硬化。最早期肾脏改变是间质反应和肾小管损害。在无痛风石的肾脏,间质反应一般不损害髓质和近髓质的皮质。尽管在痛风中肾石病常见,但一般较轻且进展缓慢。间质性肾病的原因仍未明了。如果缺乏与高尿酸血症有关的结晶样沉积物,甚至间质性肾病也难以确定。其他可能的因素包括肾动脉硬化、尿酸性肾石病、尿道感染、老化以及铅中毒等。结晶样沉积物可发生在远曲小管和集合管。其组成成分可能是尿酸,并与管内尿酸浓度和尿液 pH 有关;它们可导致近曲小管扩张和萎缩。间质内沉积物的成分是尿酸钠,它的形成与血浆和间质液中升高的尿酸盐浓度有关。

三、临床表现

原发性高尿酸血症和痛风发病高峰年龄为 40 岁左右,以男性患者多见,女性约占 5%,多见于更年期后发病,常有家族遗传史。随着人口的老龄化,老年原发性高尿酸血症和痛风的发生率逐年增加,并成为高尿酸血症和痛风的主要人群。高尿酸血症多无典型临床症状,痛风根据不同的临床表现,可分为无症状期、急性关节炎期、间歇期和慢性关节炎期四个阶段。

(一)无症状期

仅有血尿酸持续性或波动性升高,无任何临床表现。由无症状的高尿酸血症发展至临床痛风,一般需历时数年至数十年,有些可终身不出现症状。但随年龄增长出现痛风的比率增加。通常,高尿酸血症的程度及持续时间与痛风症状的出现密切相关。导致高尿酸血症进展为临床痛风的确切机制尚不清楚。多数情况下,长期无症状的高尿酸血症一般不会引起痛风性肾病或肾石病。此外,无症状的高尿酸血症还可反映胰岛素诱导的肾小管对尿酸重吸收情况,故可作为监测胰岛素抵抗和肾血管疾病的一项观察指标。

(二)急性关节炎期

典型的发作起病急骤,多数患者发病前无先兆症状。常有以下特点:①于夜间突然发病,并可因疼痛而惊醒。症状一般在数小时内发展至高峰,受累关节及周围软组织突然出现红、肿、热、痛和功能障碍症状。②患者可出现发热、头痛等症状,伴有血白细胞增高,血沉增快。③初发本病呈自限性,经过数天或数周可自行缓解。④伴有高尿酸血症。⑤关节液白细胞内有尿酸盐结晶,或痛风石针吸活检有尿酸盐结晶,是确诊本病的依据。初次发病时绝大多数仅侵犯单个关节,其中以踇趾关节和第一跖趾关节最常见,偶可同时发生多关节炎。大关节受累时可伴有关节腔积液。症状反复发作可累及多个关节。

通常,急性关节炎症状在春季较为多见,秋季发病者相对较少。关节局部的损伤如扭伤、着鞋过紧、长途步行及外科手术、饥饿、饮酒、进食高嘌呤食物、过度疲劳、寒冷、受凉、感染等均可诱发痛风性关节炎的急性发作。

(三)间歇期

急性痛风性关节炎发作缓解后,患者症状可以全部消失,关节活动完全恢复正常,此阶段称为间歇期,可持续数月至数年。患者受累关节局部皮肤出现瘙痒和脱屑为本病的特征性表现,但仅部分患者可见。多数患者于 1 年内症状复发,其后每年发作数次或数年发作一次。少数患者可终生仅有一次单关节炎发作,其后不再复发。个别患者发病后也可无明显的间歇期,关节炎症状长期存在,直至发生慢性痛风性关节炎。

(四)痛风石慢性关节炎期

未经治疗或治疗不规则的患者,尿酸盐在关节内沉积增多,炎症反复发作进入慢性阶段而不能完全消失,引起关节骨质侵蚀缺损及周围组织纤维化,使关节发生僵硬畸形、活动受限,受累关节可逐渐增多,严重者可累及肩、髋、脊柱、骶髂、胸锁、下颌等关节及肋软骨,患者有肩背痛、胸痛、肋间神经痛、坐骨神经痛等表现,少数可发生腕管综合征。此外,持续高尿酸血症导致尿酸盐结晶析出并沉积在软骨、关节滑膜、肌腱及多种软组织等处,形成黄白色、大小不一的隆起赘生物即痛风结节(或痛风石),为本期常见的特征性表现。痛风石一般位于皮下结缔组织,为无痛性的黄白色赘生物,以耳廓及跖趾、指间、掌指、肘等关节较为常见。浅表的痛风石表面皮肤受损发生破溃而排出白色粉末状的尿酸盐结晶,溃疡常常难以愈合,但由于尿酸盐具有抑菌作用,一般很少发生继发性感染。此外,痛风石可浸润肌腱和脊柱,导致肌腱断裂、脊椎压缩和脊髓神经压迫。产生时间较短的质软痛风石在限制嘌呤饮食,应用降尿酸药物后,可以逐渐缩小甚至消失,但产生时间长的、质硬结节,由于其纤维增生,故不易消失。

四、实验室和其他检查

(一)血液检查

1. 血尿酸测定　尿酸作为嘌呤代谢的最终产物,主要由肾脏排出体外,当肾小球滤过功能受损时,尿酸即潴留于血中,故血尿酸不仅对诊断痛风有帮助,而且是诊断肾损害严重程度的敏感指标。

尿酸通常采用尿酸酶法进行测定,男性正常值为 $380\sim420\mu mol/L(6.4\sim7mg/dl)$,女性为 $300\mu mol/L(5mg/dl)$。影响血尿酸水平的因素较多,患者血尿酸水平与临床表现严重程度并不一定完全平行,甚至有少数处于关节炎急性发作期的患者其血尿酸浓度可以正常。应在清晨空腹抽血检查血中尿酸(即空腹 8h 以上)。进餐,尤其是高嘌呤饮食可使血尿酸偏高。患者在抽血前一周,应停服影响尿酸排泄的药物。抽血前避免剧烈运动,因为剧烈运动可使血尿酸增高。由于血尿酸有时呈波动性,一次检查正常不能排出高尿酸血症,必要时应反复进行。

虽然尿酸值越高者患痛风的几率越大,但仍有高达 30% 的痛风患者尿酸值在正常范围。另外,急性痛风关节炎发作的前,中和后期,人体血液中的尿酸含量可以没有大幅度的变化,这是由于身体通过自我调节加速了尿酸的排出。

2. 酶活性测定　可测定患者红细胞中 PRPP 合酶、PRPPAT、HPRT 及黄嘌呤氧化酶的活性,将有助于确定酶缺陷部位。

3. 其他　关节炎发作期间可有外周血白细胞增多,血沉加快。尿酸性肾病影响肾小球滤过功能时,可出现血尿素氮和肌酐的升高。

(二)尿尿酸测定

尿液中尿酸浓度,在痛风所致的肾脏损害中有重要作用。尿尿酸的测定可用磷钨酸还原法和尿酸酶一过氧化物酶偶联法。通过尿液检查可了解尿酸排泄情况,有利于指导临床合理用药。

正常人经过 5d 限制嘌呤饮食后,24h 尿尿酸排泄量一般不超过 3.57mmol(600mg)。由于急性发作期尿酸盐与炎症的利尿作用,使患者尿尿酸排泄增多,因而此项检查对诊断痛风意义不大。但 24h 尿尿酸排泄增多有助于痛风性肾病与慢性肾小球肾炎所致肾衰竭的鉴别。有尿酸性结石形成时,尿中可出现红细胞和尿酸盐结晶。尿酸盐结晶阻塞尿路引起急性肾衰竭时,24h 尿尿酸与肌酐的比值常>1.0。

(三)滑囊液检查

滑囊液晶体分析是痛风诊断的重要方法。通过关节腔穿刺术抽取滑囊液,在显微镜下可发现白细胞中有针形尿酸钠结晶。关节炎急性发作期的检出率一般在 95% 以上。

(四)痛风石活检

对表皮下的痛风结节可行组织活检,通过偏振光显微镜可发现其中有大量的尿酸盐结晶。也可通过紫尿酸铵试验、尿酸氧化酶分解及紫外线分光光度计测定等方法分析活检组织中的化学成分。

(五)肾脏检查

1. 肾穿刺活检　痛风常累及肾脏,使其体积变小,肾穿刺活检可见被膜腔下肾表面有颗粒及颗粒瘢痕,皮质变薄,髓质和椎体内有小的白色针状物,呈放射状的白线表示有尿酸钠结晶(MSU)沉着椎体减少,尿道可察见肾脏内尿酸盐结石,显微镜下肾小管变性、萎缩以及肾小球硬化等改变。

2. 腹部平片　可见肾内尿酸结石,透光,平片上不显影。但如果钙化,肾区或相应部位可见结石阴影。长期慢性痛风的患者腹部平片可见肾脏影缩小,此时常有明显的肾功能损害。

3. 静脉肾盂造影　如果发现静脉注射造影剂 10min 后摄片两侧肾影密度增高,至 20、40min 后,仅两侧肾实质密度增高,肾盂、肾盏不能清楚显影,输尿管上段隐约显影,说明肾脏功能较差,排空延迟。

(六)特殊检查

采用高效液相电化学分析(HPLC—ED)测定唾液中的尿酸含量,同时与单个或多个电极的安培电化学测定系统比较,发现唾液中的尿酸可作为诊断的一个参考依据。

五、诊断与鉴别诊断

(一)诊断

以下为 1997 年美国风湿病协会的拟诊标准:

1. 多为中年肥胖男性,少数见于绝经后女性,男女之比为 20：1。

2. 主要侵犯周围单一关节,常反复发作,首次发作多为第一跖趾关节,此后可累及跗、踝、腕关节,呈游走性。

3. 起病突然,关节红肿热痛,活动受限,一天内可达高峰,晨轻暮重。

4. 反复发作,关节肥厚畸形僵硬。

5. 在耳廓关节附近骨骼中,腱鞘软骨内,皮下组织等可存在痛风结节。

6. 高尿酸血症,血尿酸大于 $420\mu mol/L(7mg/dl)$。

7. 发作可自行终止。

8. 对秋水仙碱反应特别好。

9. X 线摄片检查可见关节附近骨质中有整齐的穿凿样圆形缺损。

鉴于老年患者高尿酸血症和痛风的高发,第一条标准并不重要。而诊断高尿酸血症仅需要血尿酸水平大于同性别参考值上限即可。

(二)鉴别诊断

本病需与下列可累及关节的疾病进行鉴别:

1. 原发性痛风与继发性痛风的鉴别。

2. 与关节炎鉴别包括类风湿关节炎、化脓性关节炎与创伤性关节炎、关节周围蜂窝织炎、假性痛风、其他类型的关节炎等。急性关节炎期尚需与系统性红斑狼疮、复发性关节炎及 Re-

iter 综合征鉴别,慢性关节炎期还应与肥大性骨关节病、创伤性及化脓性关节炎的后遗症等进行鉴别。通常,血尿酸测定有助于以上疾病的鉴别诊断。

对于老年患者,与骨关节病变鉴别尤为重要。

六、治疗

（一）老年无症状性高尿酸血症的治疗

老年高尿酸血症中只有少部分发生痛风,而绝大多数患者为无症状性高尿酸血症。高尿酸血症与胰岛素抵抗及糖代谢异常、心血管事件、终末期肾损害密切相关,而上述情况本身与增龄相关,因此,其治疗成为预防代谢综合征及痛风的新切入点。临床医师应该意识到高尿酸血症是一些类型肾病及心、脑血管疾病不良预后的可能标志,更重要的是作为识别代谢综合征的早期标志。目前推荐的高尿酸血症饮食包括限制嘌呤、蛋白质和乙醇的摄入及减轻体质量。但是研究表明,不仅要限制热量和碳水化合物的摄入,而且要增加摄入不饱和脂肪酸来替代蛋白质和饱和脂肪酸,对胰岛素抵抗(IR)患者有益,可增强胰岛素的敏感性,能降低血尿酸和血脂水平。过去一直强调低嘌呤饮食,但目前的研究则显示,再严格的饮食控制也只能降低约 $60\mu mol/L$ 的血清尿酸,对于本来食量就不多的老年患者,已不再如以往强调低嘌呤饮食。对饮食控制等非药物治疗后血尿酸浓度仍 $>475\mu mol/L$,24h 尿酸排泄量 $>654mmol/L$,或有明显高尿酸血症和痛风家族史者,即使无症状也应使用降低尿酸的药物,包括促尿酸排泄药(如苯溴马隆)和抑制尿酸生成的药物(如别嘌醇)等。

（二）老年有症状高尿酸血症的治疗

痛风是部分老年高尿酸血症所谓的"典型症状"。原发性痛风目前尚无根治方法,但通过控制高尿酸血症通常可有效地减少发作,使病情逆转。本病的治疗目标为:①尽快终止急性关节炎发作。②防治关节炎复发。③慢性高尿酸血症者的治疗目标是使血尿酸维持在 $360\mu mol/L$(6.0mg/dl)以下。④控制尿酸性肾病与肾石病,保护肾功能。

1.一般治疗 控制饮食总热量;限制饮酒和高嘌呤食物,如动物的内脏(心、肝、肾、脑),部分鱼类,牡蛎,牛羊肉等;每天饮水 2000mL 以上以增加尿酸的排泄;慎用抑制尿酸排泄的药物;避免诱发因素和积极治疗相关疾病等。

2.急性关节炎期的治疗 此期的治疗目的是迅速终止关节炎发作。首先应绝对卧床休息,抬高患肢,避免受累关节负重,持续至关节疼痛缓解后 72h 方可逐渐恢复活动。同时,应尽早予以药物治疗使症状缓解。延迟用药会导致药物疗效降低。

(1)秋水仙碱:对控制痛风急性发作具有非常显著的疗效,为痛风急性关节炎期的首选用药。它的作用机制包括对化学因子的调控、前列腺素的合成和中性粒细胞及内皮细胞黏附分子的抑制作用,而这些黏附分子参与了关节炎症的发生和发展。该药常规剂量为成人每次0.5mg,每小时 1 次;或每次 1mg,每 2h 1 次,直至关节疼痛缓解或出现恶心、呕吐、腹泻等胃肠道不良反应时停药。达到治疗量一般为 3～5mg,48h 内剂量不得超过 7mg。通常用药后 6～12h 内可使症状减轻,约 80％的患者在 24～48h 内症状可完全缓解。该药对胃肠道有刺激作用。有肾功能减退者,24h 总剂量应控制在 3mg 以内。该药可静脉应用,但如果静脉注射时药物外漏,可引起组织坏死。除了胃肠道的不良反应以外,部分患者使用秋水仙碱治疗后,可发生骨髓抑制、肝功能损害、脱发、精神抑郁、上行性麻痹、呼吸抑制等。因此,有骨髓抑制及肝肾功能损害者使用该药时,剂量应减半,并密切观察不良反应的情况。秋水仙碱的不良反应与药物的剂量有关，口服较静脉注射安全性高。极少数患者使用秋水仙碱后，可发生急性心力衰竭和严重的室性心律失常而导致死亡。反复应用秋水仙碱控制痛风或家族型地中海热症状后，可抑制成骨细胞矿化功能，导致骨矿化不良和骨折不愈合，有时还可引起异位骨化。老年、尤其是高龄老年患者的资料缺乏，尤其需要注意老年患者应用该药的毒副作用，谨慎地给予成人剂量的一半或更小剂量。

（2）非甾体类抗炎剂（nonsteroidal anti－inflammatory drug，NSAID）：无并发症的急性痛风性关节炎发作可首选非甾体类抗炎药物，特别是不能耐受秋水仙碱的患者尤为适用。非甾体类抗炎剂与秋水仙碱合用，可增强止痛效果。此类药物应在餐后服用，以减轻药物对胃肠道的刺激。常用的药物包括吲哚美辛，开始时剂量为 50mg，每 6h 1 次。症状减轻后逐渐减为 25mg，每日 2～3 次；或布洛芬，0.2～0.4g，每日 2～3 次，通常可使症状 2～3d 内得到控制。老年患者酌情减量。

（3）糖皮质激素：一般使用秋水仙碱或非甾体类消炎镇痛药物治疗急性痛风性关节炎均有效，不必全身性应用促肾上腺皮质激素（ACTH）或糖皮质激素。尽管糖皮质激素对急性关节炎发作具有迅速的缓解作用，但停药后症状容易复发，且长期服用易致糖尿病、高血压病等并发症，故不宜长期应用。仅适用于少数急性痛风反复发作十分严重的患者，对于秋水仙碱、非甾体类抗炎药治疗无效或有禁忌证者可考虑短期使用。糖皮质激素具有很强的抗炎作用，对各种因素（包括细菌性、化学性、机械性和过敏性等）所引起的炎症反应，均有明显抑制作用。一般用泼尼松 10mg，每日 3 次。或地塞米松 10～20mg 静脉滴注，应用 3～5d 症状缓解后逐渐减量至停药，以免症状复发。减量应慢，以免出现"反跳"现象。严重的精神病和癫痫、溃疡病、骨折、创伤修复期、角膜溃疡、肾上腺皮质功能亢进症、严重的高血压、糖尿病、孕妇、水痘、真菌感染等患者禁用。

（4）其他药物：少数关节疼痛剧烈者，可口服可待因或肌内注射哌替啶。降低血尿酸的药物在用药早期可使进入血液中的尿酸增多，有诱发急性关节炎的可能，故在痛风急性期不宜使用。

3. 慢性期的治疗　间歇期及无症状高尿酸血症的治疗，目的是使血尿酸维持在正常范围内，以预防急性关节炎的发作，防止痛风结节及泌尿系结石发生与发展，使病情长期稳定。因此，降低血尿酸药物为本期治疗的主要用药，治疗目标为血尿酸水平维持在 $360\mu mol/L$（6mg/dl）以下。应用降低血尿酸药物的适应证包括：①经饮食控制后血尿酸仍超过 $416\mu mol/L$（7mg/dl）者。②每年急性发作在 2 次以上者。③有痛风石或尿酸盐沉积的 X 线证据者。④有肾石病或肾功能损害者。

降低血尿酸的药物主要包括抑制尿酸合成与促进尿酸排泄两大类，通常根据患者的肾功能及 24h 尿酸排泄量的情况进行药物选择。对肾功能正常、24h 尿尿酸排泄量＜3.75mmol 者，可选用促进尿酸排泄的药物；如果患者的肾功能减退、24h 尿尿酸排泄量＞3.75mmol，则应用抑制尿酸合成的药物。

（1）抑制尿酸合成药物

1）别嘌醇（allopurinol）：为黄嘌呤氧化酶的抑制剂，可控制高尿酸血症。适用于：①原发性和继发性高尿酸血症，尤其是尿酸生成过多引起的高尿酸血症。②反复发作或慢性痛风者。③痛风石。④尿酸性肾结石和（或）尿酸性肾病。⑤伴有肾功能不全的高尿酸血症。该药主要通过抑制黄嘌呤氧化酶，使次黄嘌呤和黄嘌呤不能转换为尿酸。药物进入体内后，一方面被逐渐氧化,生成易溶于水的异黄嘌呤,随尿液排出;另一方面在有 PRPP 存在的情况下,可转变成相应的核苷酸,使 PRPP 的消耗增加,并可抑制 PRPPAT,使尿酸的合成进一步减少。因而可迅速降低血尿酸浓度,抑制痛风石及尿酸性结石的形成。别嘌醇与促进尿酸排泄药物合用可加快血尿酸降低的速度,并动员沉积在组织中的尿酸盐,使痛风石溶解。

成人常用剂量为 100mg,2～4 次/d。每周可递增 50～100mg,至每日 200～300mg,分 2～3 次服用。每 2 周检测血和尿尿酸水平,如已经达到正常水平,则不再增量,如仍高可再递增。但最大量一般不大于每日 600mg。

该药不良反应患病率为 5％～20％,其中约有半数需要停药,停药后一般均能恢复正常。少数患者有发热、过敏性皮疹、腹痛、腹泻、白细胞和血小板较少等症状。通常,不良反应多见于有肾功能不全者,因此伴有肾功能损害的患者,使用时剂量应酌情减少。

尽管别嘌醇排泄并不会随年龄增长而逐渐减少,但其活性代谢产物氧嘌醇的排泄量与年龄呈负相关,因而老年患者用药后更容易发生不良反应,应严密观察并酌减剂量。

2)Febuxostat:一种选择性的黄嘌呤氧化酶抑制剂,较别嘌醇降低血尿酸的作用更显著。每日 1 次,常用剂量为 10～100mg/d,最大剂量为 240mg/d。该药的主要不良反应包括腹泻、恶心、呕吐等消化道反应,也有关于该药能增加心血管事件发生的不良反应的报道。此外,该药慎用于肾功能不全的患者,老年患者资料缺乏。

(2)促进尿酸排泄药物:此类药物主要通过抑制肾小管对尿酸的重吸收,增加尿尿酸排泄而降低血尿酸。适用于肾功能正常、每日尿尿酸排泄不多的患者。对于 24h 尿尿酸排泄＞3.57mmol(60mg)或已有尿酸性结石形成者,有可能造成尿路阻塞或促进尿酸性结石的形成,故不宜使用。为避免用药后因尿中的尿酸排泄急剧增多而引起肾脏损害及肾石病,用药时应注意从小剂量开始。在使用排尿酸药物治疗时,应每日服用碳酸氢钠以碱化尿液;并注意多饮水,以利于尿酸的排出。该类药物包括有:

1)丙磺舒(probenecid):初始剂量为 0.25g,2 次/d。服用 1 周后增至 0.5g,2 次/d。最大剂量不应超过 2g/d。

2)磺吡酮(sulfinpyrazone):该药不良反应较少,一般初始剂量为 50mg,每日 2 次。后逐渐增至 100mg,每日 3 次,最大剂量为 600mg/d。

3)苯溴马隆(benzbromarone):具有较强的利尿酸作用。常用剂量为 25～100mg,1 次/d。上述药物在老年患者中应用均应酌情减少剂量。

4.其他治疗　伴有肥胖、高血压、冠心病、尿路感染、肾衰竭等的患者,需进行相应治疗。关节活动有障碍者,可适当进行理疗。有关节畸形者可通过手术矫形。

如果用一般药物控制血尿酸的效果不理想,尤其对于伴有血脂异常和高血压病的患者,可使用血管紧张素Ⅱ受体拮抗剂、非诺贝特或阿托伐他汀治疗,有助于降低血尿酸水平,其作用机制可能与促进肾小管对尿酸排泌的作用有关。

(三)继发性痛风的治疗

继发性高尿酸血症及痛风的治疗最关键的是积极治疗原发病,因为原发病往往比痛风更严重、预后更差。一般的治疗原则是:①积极治疗原发病。②在治疗原发病同时,仔细分析、比较后选择药物和治疗手段。③尽快控制急性痛风性关节炎的发作。④一般首选抑制尿酸合成的药物。⑤一般不提倡使用促尿酸排泄药物。⑥肾移植术后高尿酸血症在较长时间内可以无任何症状,但不能忽视对痛风和尿路结石的预防及对血尿酸的控制。⑦控制饮食,限制嘌呤摄入和忌酒。⑧多饮水和服用碳酸氢钠等,积极稀释和碱化尿液。⑨注意生活习惯,避免饥饿、劳累、感染和其他刺激。⑩积极治疗原发性高血压、糖尿病、肥胖症等并发症,减少高胰岛素血症的影响。老年患者更应关注治疗的有效性及肝肾功能变化、药物可能的毒副作用。

(毛培军)

第五节　代谢综合征

一、代谢综合征概述

(一)什么是代谢综合征

代谢综合征(MS)是心血管病的多种代谢危险因素在个体内集结的状态。MS 的主要组分是腹型肥胖、糖尿病或糖调节受损、血脂紊乱以及高血压。此外,尚包括胰岛素抵抗、高尿酸血症及微量白蛋白尿。MS 亦涉及持续低度炎症反应及血液凝溶异常。MS 可以使心脑血管疾病的发病率和死亡率显著增加,目前已被广泛认为是一个影响人类健康的重大卫生问题。

(二)MS 的发展历史

1988 年 Reaven 首次启用"Syndrome X"命名后,该概念受到了多学科临床医生的广泛关注。在过去半个多世纪中曾采用了 10 多种不同的命名,如"富裕综合征"、"X 综合征或 Reaven 综合征"、"死亡四重奏"以及"胰岛素抵抗综合征"等。1998 年世界卫生组织(WHO)专家组将其正式命名为"代谢综合征",并提出第一个 MS 工作定义。之后,1999 年欧洲胰岛素抵抗(IR)研究组、2001 年美国国家胆固醇教育计划(NCEP－ATPⅢ)相继提出了自己的定义。中华医学会糖尿病学分会及中国成人血脂异常防治指南也分别于 2004 年和 2007 年提出了我国自己的 MS 工作定义。2005 年国际糖尿病联盟(IDF)提出了"代谢综合征全球共识定义"和诊断要求。

(三)关于代谢综合征的争议

2005 年,美国糖尿病学会(ADA)和欧洲糖尿病学会(ESDA)发表联合声明,对 IDF 关于 MS 的定义提出质疑,认为 MS 不具有固定症状及共同的病理基础,整个 MS 对预测心血管病危险性的价值不一定优于单个组分,"定义"缺乏科学性和严谨性,没有特定的治疗等。一时激起了国际学术界对 MS 的激烈讨论。随后,IDF 发表文章,强调 MS 是一组病理征状,而非一种疾病,其病因尚不明确。MS 的重大意义在于其有助于确认 2 型糖尿病与冠心病的高危人群。

2009 年 IDF 和美国心脏学会和美国心肺血液研究所(AHA/NHLBI)等组织发表联合声明,试图统一 MS 的定义和需解决的关键问题,焦点主要集中在:①MS 的病因、机制仍不清。②MS 不仅是个公共卫生问题,还是个临床问题,MS 定义的差异造成了临床上的混淆,希望能解决各种 MS 定义中的不同。③中心性肥胖究竟是诊断 MS 的必备条件还是与其他 MS 组分风险等同条件？该声明最主要的贡献是解决了 IDF 的 MS 定义与 NCEP－ATPⅢ 的 MS 定义的分歧，不再强调中心性肥胖是诊断 MS 的必备条件，并对中心性肥胖的诊断在不同的国家和种群的腰围切点进行了修订。

2010 年 Simmons 等发表了"WHO 专家咨询组报告－MS：有用的概念或临床工具？"一文，其中对 MS 在病理生理学、流行病学、临床工作和公共卫生四个关键领域的使用价值进行了评估。指出 MS 作为一个防治疾病的理念很有益处，但 MS 不同的定义，妨碍了其在诊断、治疗或流行病学研究中的运用。作者认为如果确为一种疾病综合征，那么应存在得到认可的基本发病机制。但是迄今 MS 仍缺乏清晰的发病机制，因此 MS 的定义也只能是模糊的。MS 是一种病态前的状态，而不是临床诊断，能够对糖尿病与心血管病进行粗略预测，因此应排除糖尿病或已知心血管疾病的个体。该报告相应的评论亦认为 MS 的确能对心血管病的发病率和死亡率作出预测，但 MS 对发病风险的预测是建立在对组成综合征的各疾病的预测上面，关键问题在于 MS 的风险预测能否超越这一局限。

目前达成的共识如下：①对 MS 共同危险因素的防治，既节约卫生资源，又可获得最大收益。②MS 防治对降低高危人群心血管事件和糖尿病危险有重要意义。③MS 在病因、机制及防治方面仍待进一步研究。

二、代谢综合征的诊断标准

目前在国际及国内应用较多的定义如下。

（一）WHO(1999)的建议

世界上第一个 MS 的工作定义。提出胰岛素抵抗作为代谢综合征的必需成分，另加 2 个危险因子。胰岛素抵抗定义为下列任何一项：①2 型糖尿病。②空腹血糖异常（IFG）。③糖耐量异常。④空腹血糖正常（<6.1mmol/L），但葡萄糖摄取低于在高胰岛素血症正常血糖情况下基础数值的最低档（25%）。另有下列 2 个或更多危险因子：血压≥140/90mmHg，血浆 TG≥1.7mmol/L 及（或）低 HDL－C（男性<0.9mmol/L，女性<1.0mmol/L）；中心性肥胖［男性：腰臀比（WHR）>0.9；女性：>0.85 及（或）BMI>30］；微量白蛋白尿≥20μg/min；或白蛋白/肌酐≥30mg/g。其他相关指标，如高尿酸血症、凝血异常、PAI－1 升高等，但不是诊断必需指标。

WHO 的诊断标准预测 2 型糖尿病和心血管疾病的力度较高，尤其是 2 型糖尿病。但 IR 的精确评估须做更多相关试验，关于超重和肥胖的指标未考虑到人种差异，故存在一定局限性。

（二）美国国家胆固醇教育项目成人治疗组第三次报告（NCEP－ATPⅢ 2001）

满足 3 项及以上即可诊断为 MS：①腹型肥胖，腰围男性>102cm，女性>80cm。②致动脉粥样硬化的血脂异常，TG≥1.7mmol/L，HDL－C 男性<1.0mmol/L，女性<1.3mmol/L。③高血压，降压治疗或血压≥135/85mmHg。④胰岛素抵抗或葡萄糖耐量受损，空腹血糖≥6.1mmol/L。ATPⅢ 专家组认为没有充足的证据可以推荐供常规使用的方法用于评价胰岛素抵抗、炎症前状态和血栓形成前状态。故在诊断中未纳入这些指标。

ATPⅢ 的标准注重了心血管疾病的危险因素，预测冠心病及心血管病的力度较高，将腹部肥胖列为各成分之首,根据腰围增大进行判断。尽管诊断并没有强调胰岛素抵抗的存在,但符合 ATPⅢ 诊断标准的多有胰岛素抵抗,有研究者建议,符合 ATPⅢ 诊断标准的 MS 或者出现 2 个以上危险因素的非糖尿病患者,可加做葡萄糖耐量试验。

（三）国际糖尿病联盟（IDF2005）

1. 临床部分　根据 IDF 新定义,确诊代谢综合征必须符合以下条件:中心性肥胖（欧洲男性腰围≥94cm,女性≥80cm,其他人种有各自特定的数值)(表 5－14)。此外,还需加上以下 4 个因素中的任意 2 项:①TG≥1.7mmol/L(150mg/dl),或已经进行针对此项血脂异常的治疗。②HDL－c 男性<1.03mmol/L(40mg/dl),女性<1.29mmol/L(50mg/dl),或已经进行针对此项血脂异常的治疗。③血压升高:收缩压≥130mmHg 或舒张压≥85mmHg,或已经诊断高血压并开始治疗。④空腹血糖（FPG)≥5.6mmol/L(100mg/dl),或已经诊断为 2 型糖尿病。

如果空腹血糖高于 5.6mmol/L(100mg/dl),强烈推荐进行口服葡萄糖耐量试验（OG-TT)检查,但不必为了诊断代谢综合征而行此检查。

表 5－14　特异性腰围指标

国家/种族	腰围	
	男	女
欧洲人[a]	≥94cm	≥80cm
在美国,临床上可能仍然在沿用 ATPⅢ 标准,即男性 102cm,女性 88cm		
南亚人	≥90cm	≥80cm
根据华人,马来人和亚裔印度人的人群数据		
华人	≥90cm	≥80cm
日本人[b]	≥85cm	≥90cm
中南美人种	在有更确切数据之前,建议使用南亚人标准	
南撒哈拉非洲人	在有更确切数据之前,建议使用欧洲人标准	
地中海东部和中东（阿拉伯)人	在有更确切数据之前,建议使用欧洲人标准	

注:a. 在以后的欧洲裔流行病学研究当中,应该分别用欧洲人和北美人的腰围切点计算患病率,以利于比较;b. 新标准建议如表中所示,也有推荐使用其他不同来源的数值

目前,美国国内在临床诊断中使用的切点值高,且全部种族通用。这里强烈建议不论是流行病学研究,也无论在何地,甚至是做个体诊断,来源同一种族的人应该使用各自的种族特异性切点,不管他们当时身处何地。因此,用于日本人的标准也适用于定居他国的日本侨民或移民,也同样适用于如南亚的男性和女性,不必考虑他们定居地是哪个地区和国家。

2. "白金标准"定义（"platinum standard"definition)－供科学研究使用　IDF 共识制订小组重视其他的一些与代谢综合征有关的指标检查。这些指标应该被纳入到研究课题中,以进一步确定其对心血管疾病和糖尿病的预测能力。并且,在必要时有助于补充、改进代谢综合征的定义,以及验证临床新定义中种族特异性指标的有效性(表 5－15)。

表 5－15 "白金标准"定义－IDF 共识

代谢综合征组分	代谢指标
体脂分布异常	总体脂分布(DXA) 中心性脂肪分布(CT/MRI),脂肪组织生物标志物(瘦素,脂联素)肝脏脂肪含量(MRS)
致动脉粥样变血脂异常 (除 TG 升高和 HDL－C 降低以外)	ApoB(或非 HDL－C),小 LDL 颗粒
血糖异常	
胰岛素抵抗(除空腹血糖升高以外)	OGTT 空腹胰岛素/胰岛素原水平,HOMA－IR Bergman 微小模型计算的胰岛素抵抗
血管调节异常(除血压升高以外)	游离脂肪酸升高(空腹或 OGTT 过程中)
促炎症状态	钳夹试验计算出的 M 值 内皮细胞功能测定,微量白蛋白尿
促高凝状态	高敏 C 反应蛋白升高 炎症细胞因子(如 TNF－α,IL－6)水平升高
激素因子	血浆脂联素水平减低 纤溶因子(PAI－1 等) 促凝因子(纤维蛋白原等) 垂体－肾上腺轴

（四）中华医学会糖尿病学分会(CDS2004)

2004 年,中华医学会糖尿病学分会提出 MS 的诊断标准建议。这个建议是根据在中国人群中用 WHO 标准、NCEP－ATPⅢ标准进行 MS 诊断的资料分析以及针对中国人群研究的结果而提出的(表 5－16)。

表 5－16 中华医学会糖尿病学分会(CDS)
建议 MS 诊断标准

具备以下 4 项组成成分中的 3 项或全部	
1.超重和(或)肥胖	BMI≥25.0
2.高血糖	FPG≥6.1mmol/L(110mg/dl)及(或)2hPG≥7.8mmol/L(140mg/dl),及(或)已确诊为糖尿病并治疗者
3.高血压	SBP/DBP≥140/90mmHg,及(或)已确认为高血压并治疗者
4.血脂紊乱	空腹血 TG≥1.7mmol/L(150mg/dl),及(或)空腹血 HDL－c<0.9mmol/L(35mg/dl)(男)或<1.0mmol/L(39mg/dl)(女)

说明:①考虑到 IR 的诊断尚无统一分割点,且我国胰岛素测定技术尚未能标准化,故 CDS 诊断标准中暂时不包括 IR 项目。②根据中国人的数据分析,人群中有微量白蛋白尿者大多已可由其他组成成分诊断为 MS,所以在 CDS 诊断标准中不包括微量白蛋白尿。

（五）《中国成人血脂异常防治指南》制订联合委员会(JCDCG 2007)建议的 MS 定义

近两年新的研究资料表明,空腹血糖在 5.6～6.1mmol/L 时,糖尿病发生的风险增加了 3～4 倍。中国人 BMI>25 人群相应的腰围在男性中约为 90cm,女性为 85cm。故在 2004 年 CDS 建议基础上,对组分量化指标中进行修改如下:具备以下三项或更多:①腹部肥胖:腰围男性＞90cm,女性＞85cm。②血 TG≥1.70mmol/L(150mg/dl)。③血 HDL－C<

1.04mmol/L(40mg/dl)。④血压≥130/85mmHg。⑤空腹血糖≥6.1mmol/L(110mg/dl)或糖负荷后 2h 血糖≥7.8mmol/L(140mg/dl)或有糖尿病史。

(六)各诊断标准之间的异同

比较几个标准,不难发现它们的基本点都是一致的,即均纳入了糖代谢异常、血脂异常、血压升高、腹型肥胖。但彼此间参数值略有差异。

1. 诊断的必备要素　　IDF 以中心型肥胖为诊断必备条件;WHO 以糖耐量异常,包括葡萄糖耐量受损或糖尿病,或胰岛素抵抗为必备条件。而 NCEP－ATPⅢ、CDS 和 JCDCG 则没有要求。

2. 肥胖或超重的界定值不同　　IDF、JCDCG 和 NCEP－ATPⅢ均使用腰围,后者对不同人种作了相应的调整;WHO 使用体质指数(BMI)和腰臀比;CDS 仅使用 BMI。

3. 糖代谢异常的判断差别　　WHO 和 CDS、JCDCG 以空腹血糖≥6.1mmol/L 为异常,包含 IGR 和 DM 患者。而 IDF 和 NCEP－ATPⅢ将空腹血糖下调至≥5.6mmol/L,在诊断时建议做 OGTT 试验,否则会漏诊 IGT 患者,尤其是孤立性负荷后高血糖。

4. 高血压的标准不同　　WHO 和 CDS 均为 140/90mmHg,而 IDF 和 NCEP－ATPⅢ及 JCDCG 为 130/85mmHg。

5. 血脂水平不同　　五个建议中,甘油三酯水平均相同。而 IDF 采用了 NCEP－ATPⅢ中的血脂水平;WHO 和 CDS 相同,HDL－C 男性<0.9mmol/l,女性<1.0mmol/l;而在 JC－DCG 中,HDL－C<1.04mmol/l,不区分性别差异。

(七)老年人代谢综合征的诊断

目前,老年人群的 MS 诊断仍沿用上述标准,然而,对于老年人群选择何种诊断标准才能有效预测老年人群心血管事件的发生,学术界一直存在争议。已有资料显示,成年人 MS 与心血管疾病发生关系密切。然而,近年的一些流行病学研究则对 MS 与老年人群心脑血管疾病的相关性提出了质疑。例如,Sattar 等以 4812 例年龄 70～82 岁的非糖尿病者为对象,选择 NCEP－ATPⅢ为 MS 诊断标准,评估 MS 及其 5 个组分与老年人群新发心血管疾病及 2 型糖尿病事件风险的相关性;并在另一项包括 2737 名年龄在 60～79 岁的非糖尿病者的英国地区性心脏研究中进一步验证,结果显示 MS 及其组分与老年人的 2 型糖尿病患病风险相关,但与心血管疾病无或仅有较弱关联。然而,也有一些流行病学研究发现,老年 MS 与心脑血管疾病的发生关系密切。如 Wang 等对老年 MS 非糖尿病者 14 年的随访研究显示,无论以 NCEP－ATPⅢ、WHO 或 IDF 诊断标准,MS 均与脑卒中发生率的增加密切相关。Maggi 等亦发现,按照 NCEP－ATPⅢ的诊断标准,老年白种人 MS 与男性和女性的脑卒中和糖尿病发生密切相关,并与男性的心血管疾病及死亡率增加有关。正如上所述,近年的一些 MS 与心脑血管事件的相关性研究结果并不一致,推测其主要原因,可能与现有的各诊断标准均未充分考虑随着年龄的增长而引起的身体组分的正常生理变化有关。其中,最明显的可能是肥胖的诊断阈值对老年 MS 诊断的影响。对肥胖人群常以 BMI 为诊断界值,然而在老年人群中,由于肌肉组织的减少和脂肪组织的增加,以及脊椎椎体的压缩而导致的身高变化,可能使适用于一般人群的 BMI 界值并不能真实反映老年人的肥胖程度和体脂状况。因此老年人群可能也应根据年龄变化来确定反映其真实体脂程度的 BMI 值。老年人 BMI 在 25.0～27.0 并不伴随心血管事件和全因死亡率的增加,因此有学者认为老年人超重的 BMI 界值为≥27.0较为适宜。意大利的一项研究也对老年 MS 诊断界值与心脑血管疾病间的关系做了初步的探讨,结果发现,3038 例年龄 65～84 岁的老年人,以 IDF 标准诊断为 MS 者,与非 MS 者比较,其心肌梗死和脑卒中的发病率并不明显增加,随访 3 年后,仍然得到类似的结果;然而将腰围和血压的诊断界值提高后(腰围:男性≥102cm,女性 88cm;血压≥140/90mmHg),则发现 MS 与心脑血管疾病发生显著相关;而 TG 与 HDL－C 的诊断阈值则与年龄变化无明显关系。提示老年人群的 MS 诊断界值,特别是肥胖和高血压的切点,可能要高于一般人群。

除了各诊断标准已涉及的 MS 组分,老年 MS 的诊断可能尚需考虑与老年人心血管疾病关系密切的一些其他危险因素预测指标,例如踝肱指数(ABI)。ABI 与动脉粥样硬化间的相关性已被近年来的很多研究资料所证实。最近一项研究发现,ABI 与老年 MS 人群的全因死亡率及心血管疾病死亡率显著相关。提示在老年 MS 诊断中,ABI 预测其心血管疾病危险性的作用不容忽视。

综上所述,老年人群 MS 诊断标准应兼顾老年人生理功能的变化,并亟需通过进一步的流行病学研究来确定适合老年人群 MS 的各组分及其诊断阈值,这也是广大老年医学工作者面临的迫切任务之一。

三、MS 的流行病学特点

根据国际糖尿病联盟(IDF)2005 年公布的数据估计,世界人口的 1/4 有 MS。这一数据与美国第 3 次健康营养调查报告的 23.9％患病率(美国人)非常吻合。美国 MS(WHO)患病率为 21％～30％,而在 50 岁以上的糖尿病、糖耐量受损和空腹血糖受损的人群,MS 的患病率(用 ATPⅢ诊断标准)分别高达 86％、31％和 71％。年龄 20 岁以上的美国普通人群 MS(ATPⅢ)标化患病率为 23.7％,随增龄而上升,20～29 岁人群患病率为 6.7％,60～69 岁人群高达 43.5％。

亚洲国际心血管病合作组于 2000—2001 年,在中国对 35～74 岁的成年人群进行了纳入样本为 15540 例的横断面调查,根据 IDF 诊断标准,MS 患病率为 16.5％,标化后的 MS 患病率男女分别为 10.0％和 23.3％,这一结果提示我国 35～74 岁成年人中患有 MS 的人数已经上升至 7700 万(16.5％),男女合计,年龄未标化的 MS 患病率为 16.5％。年龄标化后的 MS 患病率,男女分别为 10％和 23.3％;年龄标化后的患病率,北方和南方地区分别为 23.3％和 11.5％,城市和农村地区分别为 23.5％和 14.7％。我国北方居民的患病率高于南方居民,城市居民高于农村居民。这些结果表明 MS 已经成为我国严重公共卫生问题。另一项在我国 11 个省市进行的队列研究(未包含甘肃省),包括 27739 名年龄在 35～64 岁调查人群,MS 的患病率(WHO 和 NCEP－ATPⅢ的标准)为 13.3％(男为 12.7％,女为 14.2％),且随增龄而增长,MS 者高腰围的百分率最高,男性为 89.0％,女性为 85.1％。

近些年,我国发达城市已逐渐认识到 MS 造成的社会与经济上的严重负担,已有部分地区开展了当地的流行病学调查研究。北京市 2002 年 18 岁以上成年人参加营养调查中,MS(ATPⅢ定义)年龄调整后总患病率 15.14％。其中男性患病率 13.15％,女性患病率 17.1％,男女患病率差异有统计学意义(p＜0.05),45 岁后患病率明显上升,并在 65 岁达到高峰。

上海 15～74 岁居民 MS 横断面调查的患病粗率为 17.5％,年龄标化后为 12.81％,女性高于男性(分别为 14.79％,10.93％),城市高于农村(分别为 13.7％、10.72％),并随年龄的增长而增加,45 岁以上女性患病率明显上升。人群中同时具有 3 种以上 MS 异常组分数的个体比例高达 22.28％。

　　方顺源等在杭州市社区进行的 15 岁以上人群 MS 及相关疾病的调查显示：社区人群中 62.69％的人有不同程度的代谢异常，且有 33.08％的人合并 2 种或 2 种以上的代谢异常。

　　在我国台湾进行的一项基于社区的横断面调查包括 8320 名年龄在 30～92 岁之间的个体，按照 ATPⅢ 标准 MS 的患病率为 15.4％（男为 11.2％，女为 18.6％）。

四、MS 的危害

　　在美国心脏学会（AHA）2004 年学术会议上，Liao 等报告了美国 ARIC 研究人群 MS 患病率及其对心血管疾病发生率及病死率影响的研究结果，并预测 MS 患者在未来 10 年中，要占人类 35～70 岁人群的 35％，这些患者群，每 8 个人就会有一个人因 MS 而死亡；MS 患者心脑血管病几率是正常人的 75 倍；患肿瘤的几率比常人高出 45 倍。

　　美国第三次营养调查显示冠心病的发生率在伴有糖尿病的 MS 患者中为 19.2％，不伴有糖尿病的患者中为 13.9％。在既无 MS 又无糖尿病者中为 8.7％。有 MS 者患冠心病的风险是无 MS 者的 2 倍。MS 合并冠心病患者冠脉血管病变较非 MS 者严重。冠状动脉血管病变严重程度随着危险因素的增加而增加。

　　MS 和超重与糖尿病及心血管疾病发病率和死亡率的增加关联。Isomma 报道患有 MS 的个体心血管疾病死亡率比没有 MS 的个体多 6 倍。在芬兰进行的一项基于人群的前瞻性研究显示，调整传统的心血管疾病危险因素后，患有 MS 的男性个体冠心病死亡风险增高了 3 倍。一项前瞻性资料的荟萃分析显示，在我国超重的男性如果将 BMI 减至 24 以下可使卒中发病率降低 15％，女性则可降低 22％。

　　MS 对冠心病、心肌梗死以及全因死亡具有很高的预测价值。金雪娟等分析美国 ARIC 研究人群的 MS 最新统计结果后认为：组成 MS 的各因子数量与冠心病发生率和各死因总死亡率之间存在着量效关系，MS 组成因子个数与危险性之间的线性关系有助于指导对 MS 患者进行危险分层，可以帮助医师针对性地制订个性化治疗方案。对于各种病因引起的总死亡率，有 MS 和无 MS 依次为每年 69.4/10 万和每年 50.1/10 万，而 MS 患者中有 42.6％～82.1％的冠心病事件可以通过控制血压预防，提示了预防和控制 MS 流行的重要公共卫生学意义。

五、病因和发病机制

　　代谢综合征的发病机制还不完全清楚。从病理生理的角度，其发病可能与下列 3 类异常有关：①肥胖和脂肪组织结构或功能不正常。②胰岛素抵抗。③几种独立因素，如来源于肝、血管和免疫的分子聚合；其他因素如年龄、促炎状态和内分泌的改变也可能参与该综合征的发生和发展。肥胖和胰岛素抵抗是代谢综合征的核心病理环节。中心性肥胖，尤其是内脏性肥胖与胰岛素抵抗独立相关。

　　脂肪氧化分解是胰岛素抵抗的重要诱因。中心性肥胖者下丘脑－垂体－肾上腺轴（HPA）活跃，皮质醇和雄激素水平增加，促进内脏脂肪氧化分解，血浆游离脂肪酸水平（FFAs）升高，肌肉组织和细胞中 FFAs 含量增加，胰岛素敏感性显著降低。

　　脂肪细胞还能够分泌多种细胞因子影响胰岛素敏感性，包括肿瘤坏死因子 α（TNFα）、瘦素、抵抗素、脂联素和内脏脂肪素。作用机制与提高 FFAs 水平、抑制胰岛素信号传导、葡萄糖的运转以及促进氧化应激反应等有关。

遗传异常也许是导致 MS 的分子基础。Jowett 等发现位于染色体 19p13.3 的 BEACON 基因与 MS 和脂代谢异常相关。Widen 等发现肾上腺素 β_3 受体的突变可能会影响腹部肥胖和增加 IR。Thomas 等研究发现肾素血管紧张素基因 M325T 表达的多态性可影响体内 TC 的合成,同时肾素血管紧张素系统的激活可能会增加 IR 和增加脂质代谢障碍,而血管紧张素转换酶受体抑制剂的应用能减少动脉粥样硬化和 IR。核纤层蛋白基因存在多种变异,携带这些突变的人可导致 IR 并出现 MS 的临床表现。

另有研究表明:绝经后妇女雌激素水平下降,中年男性雄激素缺乏,均可引起早期胰岛素代谢紊乱,从而引发 MS。

六、治疗建议

防治代谢综合征的主要目标是预防心血管疾病的发生,对已有心血管疾病者则要预防心脑血管事件再发。由于 MS 的确切机制尚不清楚,目前所有的治疗,都是围绕降低各种危险因素,包括减轻体重、减轻胰岛素抵抗、良好控制血糖,改善脂代谢紊乱,控制血压等。

(一)改变不良生活方式(therapeutic lifestyle changes,TLCs)

早期的大庆研究表明,饮食和运动干预能够延缓 IGT 向 T2DM 转化。美国糖尿病预防计划研究(DPP)和芬兰糖尿病预防试验(Finnish Diabetes Prevention Trial,FDPT)又先后验证了这一结果。严格遵从生活方式干预 3 年,糖尿病发病降低 58%。

生活方式治疗的目标是获得长期体重减轻,包括减少总热量和脂肪(占总热量的 30% 以内)摄入,定期运动及定期咨询等。

1. 饮食调节　控制总热量,减少脂肪摄入,对于 BMI 为 25～30 者,每日 1200 千卡低热量饮食,总热量限制对减重至关重要。近期效果佳,但长期减重不确定,且胆石症并发症高。推荐饮食中饱和脂肪<7% 总热量,胆固醇<200mg/d,总脂肪占 25%～35%。除热量摄入限制外,要多食全谷类及纤维素食品。保持饮食中的碳水化合物(55%～65%)、脂肪(20%～30%)、蛋白质(15% 左右)的合理比例。对于 TG 水平特别高者应将碳水化合物的比例进一步减少,增加蛋白质的比例。

2. 运动锻炼　提倡每日进行轻至中等强度体力活动到 30min。开始采取中度耗氧性运动,以后逐渐增加运动时间和强度。在身体情况允许时,每周要有中等强度的有氧运动(达到最大心率的 50%～70%),和/或每周 90min 大运动量的有氧运动(达到最大心率的 70%)。可以安排每周 3d 以上,避免连续 2d 没有运动。运动形式不限,以身体能够适应的均可以,如快走、慢跑、游泳、骑自行车等。

(二)药物治疗

1. 减肥药物

(1)西布曲明:系一种复合性的去甲肾上腺素,5-羟色胺及多巴胺重吸收抑制剂,其主要作用是产生饱食感、抑制食欲、减少摄食。主要副作用为轻微血压升高(2～4mmHg)或心率加速(4～6 次/min)。2010 年 10 月,由于其较高的心血管和卒中不良事件的发生,FDA 考虑将其退出美国市场。

(2)奥利司他:一种脂肪酶抑制剂,通过阻断食物脂肪从肠道中的消化吸收,导致脂肪轻度吸收不良及热量丢失而起作用,兼具降低血清胆固醇的作用。副作用包括脂肪便、油性便、排便紧迫和便失禁、胃肠胀气等。服用该药时建议同时补充脂溶性维生素和 β 胡萝卜素。

1999 年美国批准其用于肥胖治疗。在我国为非处方药。2010 年 5 月 FDA 发布警告称奥利司他可能引起罕见但严重的肝损害风险，提醒广大医务人员和消费者提高警惕。

（3）二甲双胍：能延缓 IGT 向 T2DM 的转化，减轻胰岛素抵抗。

2．减轻胰岛素抵抗药物　过氧化酶增殖物激活受体激动剂，即噻唑烷二酮（TZD）是临床常用的增加胰岛素敏感的药物。但是对于有心力衰竭病史、缺血性心脏病的老年患者应慎用。

3．改善血脂紊乱　代谢综合征时调脂的目标是较为一致的，首要目标：降低 LDL－c 水平，用他汀类治疗。

2002 年 ATPⅢ建议，有冠心病及等危症时，LDL－c 目标值＜100mg/dl（2.6mmol/L）；有 2 个或以上危险因素时，LDL－c 目标值＜130mg/dl（3.37mmol/L）；0～1 个危险因素时，LDL－c 目标值＜160mg/dl（4.14mmol/L）。常用药物有辛伐他汀、阿托伐他汀、普伐他汀、洛伐他汀及氟伐他汀等。

次要目标：降低 TG，升高 HDL－C，用贝特类或辛伐他汀加烟酸，降低 apoB。

4．降压治疗　糖尿病患者血压达标：130/80mmHg。当血压≥140/90mmHg 时，建议应用 ACEI、ARB、β－受体阻断剂、利尿剂以及钙拮抗剂。治疗方案中应包括 ACEI 或 ARB，该类药能延缓糖尿病患者肾病的进展。如果一种不能耐受，换用另外一种。

5．降糖治疗　应该严格控制血糖达标，空腹 4.4～6.1mmol/L，餐后 4.4～8.0mmol/L，HbAlc＜7.0%，可予磺脲类、双胍类、葡萄糖苷酶抑制剂或 TZD 类。

6．促栓状态　高危患者启用低剂量阿司匹林，已有粥样硬化心血管病而对阿司匹林禁忌者用氯吡格雷。中度高危者考虑低剂量阿司匹林预防。

7．促炎状态　生活方式治疗。

七、未来研究方向

今后 MS 的研究应集中在以下几个方面：①阐明糖尿病与心血管病发生、发展的代谢通路。②寻找导致机体代谢紊乱的早期决定因素。③采取相关措施降低糖尿病与心血管病的发病风险。④适合老年人群的诊断标准和预防策略。

在我国 MS 存在的问题：①我国尚缺乏大规模流行病学调查数据。②MS 基础研究刚刚起步。③我国尚无 MS 与各种原因总病死率之间关系的随访研究结果。④探讨 MS 以及各因子对我国人群心血管病发生率的预测作用。

（毛培军）

第六节　骨质疏松症

一、概述

骨质疏松症（osteoporosis，OP）是一种以骨量低下、骨微结构破坏、导致骨脆性增加、易发生骨折为特征的全身性骨病（WHO，1994）。2001 年美国国立卫生研究院（NIH）提出骨质疏松症是以骨强度下降、骨折风险性增加为特征的骨骼系统疾病，骨强度反映了骨骼的两个主要方面，即骨矿密度和骨质量。

该病可发生于不同性别和任何年龄,但多见于绝经后妇女和老年男性。骨质疏松症分为原发性和继发性两大类。原发性骨质疏松症又分为绝经后骨质疏松症(Ⅰ型)、老年性骨质疏松症(Ⅱ型)和特发性骨质疏松(包括青少年型)3种。绝经后骨质疏松症一般发生在妇女绝经后5~10年内;老年性骨质疏松症一般指老人70岁后发生的骨质疏松;继发性骨质疏松症指由任何影响骨代谢的疾病或药物所致的骨质疏松症;而特发性骨质疏松主要发生在青少年,病因尚不明。

二、病理生理特征

以下三方面因素可以导致骨骼脆性增加:在生长期没有达到理想的骨量和骨强度;过度的骨吸收导致骨量减少及骨微结构破坏;骨重建过程中,骨形成不足以代偿过度的骨吸收。脆性骨折,尤其是髋部和腕部骨折还与跌倒的频率与方向有关。

为了维持健康骨骼,骨重建过程不断地将陈旧的骨骼去除,并以新的骨骼替代。骨重建过程是成人骨骼中骨细胞的主要活动,骨重建可以发生在不规则的小梁骨表面的吸收陷窝,也可以发生在相对规则的皮质骨的哈弗系统。该过程始于多能干细胞活化为破骨细胞,而这需要与成骨细胞的相互作用才能完成。由于骨重建过程中的骨吸收和逆转阶段非常短暂,而需要成骨细胞完成修复的阶段较长,因此,任何骨重建的加快均会导致骨丢失增加。而且,大量未经修复替代的吸收陷窝和哈弗氏管会使骨骼更加脆弱,过度的骨吸收还会导致小梁骨正常结构的彻底丧失。因此,骨吸收增加会通过多种途径导致骨骼变得脆弱。然而,骨吸收增加并不一定导致骨量丢失,比如,骨骼在青春期加速生长期的改变。因此,骨重建过程中骨形成不足以代偿骨吸收才是骨质疏松病理生理过程的关键因素。

老年人的骨量等于青年(约30~40岁)时峰值骨量减去其后的骨量丢失。绝经和老龄会导致骨转换加快及骨量的丢失,从而导致骨折风险增加,而其他与老龄相关的功能下降将进一步放大骨折的风险。图5-5显示了与骨质疏松骨折风险相关的各种因素,包括与老龄和性激素缺乏相关的因素,以及某些特殊的危险因素,如糖皮质激素应用等。当脆弱的骨骼负荷过度时,跌倒或进行某些日常活动时即可能发生骨折。

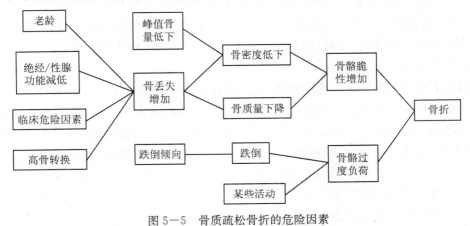

图5-5 骨质疏松骨折的危险因素

三、流行病学资料

随着我国老年人口的增加,骨质疏松症发病率处于上升趋势,在我国乃至全球都是一个值得关注的健康问题。目前,我国岁以上老龄人口估计有 1.73 亿,是世界上老年人口绝对数量最多的国家。2003 年至 2006 年的一次全国性大规模流行病学调查显示,50 岁以上人群以椎体和股骨颈骨密度值为基础的骨质疏松症总患病率女性为 20.7%,男性为 14.4%。60 岁以上人群中骨质疏松症的患病率明显增高,女性尤为突出。按调查估算全国 2006 年在 50 岁以上人群中约有 6944 万人患有骨质疏松症,约 2 亿 1 千万人存在低骨量。北京等地区基于影像学的流行病学调查显示,50 岁以上妇女脊椎骨折的患病率为 15%,相当于每 7 名 50 岁以上妇女中就有一位发生过脊椎骨折。近年来,我国髋部骨折的发生率也有明显上升趋势,经美国人口作标化后,从 1990—1992 年间至 2002—2006 年间,北京市 50 岁以上的女性和男性髋部骨折发生率分别增长了 2.76 倍和 1.61 倍,而 70 岁以上的女性和男性髋部骨折发生率分别增长了 3.37 倍和 2.01 倍。预计未来几十年中国人髋部骨折率还会明显增长。骨质疏松的严重后果是发生骨质疏松性骨折(脆性骨折),即在受到轻微创伤或日常活动中即可发生的骨折。骨质疏松性骨折的危害很大,导致病残率和死亡率的增加。而且,骨质疏松症及骨质疏松性骨折的治疗和护理,需要投入巨大的人力和物力,费用高昂,造成沉重的家庭、社会和经济负担。

四、病因与危险因素

(一)老龄

绝大多数骨质疏松症源自与年龄相关的骨量丢失。人体骨骼的骨量在 20～30 岁之间达到顶峰。决定骨量峰值的因素包括:性别、种族、遗传、营养以及体力活动状态等。男性的骨量明显高于女性,部分原因与男性体格较大有关。黑人骨量高于白人或亚洲人。就某一特定人种群体而言,遗传同样也是决定峰值骨量的一个重要因素。例如,在白人女性中超过一半的峰值骨量变异是由遗传因素决定的。在骨骼生长的高峰阶段钙的摄入是非常重要的。例如,在众所周知的孪生子研究中发现,青春期补充钙者能显著增加骨量。

人体骨骼在 40 岁以后表现为缓慢的年龄依赖性的骨量丢失。这种骨量丢失在男性和女性均以相似的速率发展,骨皮质和骨小梁丢失也是相似的,一生中大约各丢失 25%。随着年龄增加,骨量丢失到一定程度后就会大大增加骨折的风险,特别是那些未达到理想峰值骨量的个体更是如此。年龄相关的骨量丢失在黑人、白人和亚洲人中大致相似。

(二)性激素缺乏

女性患者由于雌激素缺乏造成骨质疏松,男性则为性功能减退所致睾酮水平下降引起。绝经后骨量的快速丢失使得女性骨质疏松性骨折的危险性大大高于男性,卵巢早衰则使其危险性更为增高。绝经后 5 年内会有一个突然显著的骨量丢失加速阶段,每年骨量丢失 2%～5% 较为常见,约 20%～30% 的绝经早期妇女骨量丢失 >3%/年,称为快速骨量丢失者;而 70%～80% 妇女骨量丢失 <3%/年,称为正常骨量丢失者。绝经后骨量丢失是不成比例的,骨小梁丢失约 25%,骨皮质丢失约 10%,绝经后不成比例的骨小梁骨质丢失可以解释女性脊椎骨折比髋部骨折出现更早,因为椎体骨主要由松质骨组成。

性腺功能减退的男性也存在着骨丢失问题,睾酮的替代治疗也有益处。就骨而言,睾酮在男性中的作用与雌激素在女性中的作用同样重要,然而,在罕见的雌激素作用缺陷的男性病例会出现骨骺闭合延迟、骨量峰值的显著降低等。雌激素作用减弱是由雌激素合成最后阶段中芳香化酶的缺乏或雌激素受体的缺陷导致。这表明即使睾酮水平正常的男性，雌激素对于软骨和骨骼的发育也是非常重要的。这也提示性腺衰竭对骨的影响是多因素作用的结果。

（三）遗传因素

骨质疏松症以白人尤其是北欧人种多见、其次为亚洲人，而黑人少见。骨密度为诊断骨质疏松症的重要指标，骨密度值主要决定于遗传因素，其次受环境因素的影响。有报道青年双卵孪生子之间的骨密度差异是单卵孪生子之间差异的 4 倍；而在成年双卵孪生子之间骨密度差异是单卵孪生子的 19 倍。有研究指出，骨密度与维生素 D 受体基因型的多态性密切相关。1994 年 Morrison 等报道维生素 D 受体基因型可以预测骨密度的不同，可占整个遗传影响的 75%，经过对各种环境因素调整后，bb 基因型者的骨密度可较 BB 基因型高出 15% 左右；在椎体骨折的发生率方面，bb 基因型者可比 BB 型晚 10 年左右，而在髋部骨折的发生率上，bb 基因型者仅为 BB 型的 1/4。维生素 D 受体基因型多态性对骨密度影响的研究结果在各人种和各国家间存在很大的差异，最终结果仍有待进一步深入研究。

（四）营养因素

已经发现青少年时钙的摄入与成年时的骨量峰值直接相关。钙的缺乏导致 PTH 分泌和骨吸收增加，低钙饮食者易发生骨质疏松。维生素 D 的缺乏导致骨基质的矿化受损，可出现骨软化症。长期蛋白质缺乏造成骨基质蛋白合成不足，导致新骨生成落后，如同时有钙缺乏，骨质疏松则更快出现。维生素 C 是骨基质羟脯氨酸合成中不可缺少的，能保持骨基质的正常生长和维持骨细胞产生足量的碱性磷酸酶，如缺乏维生素 C 则可使骨基质合成减少。

（五）失用因素

肌肉对骨组织产生机械力的影响，肌肉发达者骨骼强壮，则骨密度值高。由于老年人活动减少，使肌肉强度减弱、机械刺激少、骨量减少，同时肌肉强度的减弱和协调障碍使老年人较易跌倒，伴有骨量减少时则易发生骨折。老年人患有脑卒中等疾病后长期卧床不活动，因失用因素导致骨量丢失，容易出现骨质疏松。

（六）药物及疾病

抗惊厥药，如苯妥英钠、苯巴比妥以及卡马西平，可引起维生素 D 缺乏以及肠道钙的吸收障碍，并且继发甲状旁腺功能亢进。过度使用包括铝制剂在内的制酸剂，能抑制磷酸盐的吸收以及导致骨矿物质的分解。糖皮质激素能直接抑制骨形成，降低肠道对钙的吸收，增加肾脏对钙的排泄，继发甲状旁腺功能亢进，以及影响性激素的产生。长期使用肝素会出现骨质疏松，具体机制未明。化疗药，如环孢素 A，已证明能增加啮齿类动物的骨更新。

肿瘤，尤其是多发性骨髓瘤的肿瘤细胞产生的细胞因子能激活破骨细胞，以及儿童或青少年的白血病和淋巴瘤，后者的骨质破坏常是局灶性的。胃肠道疾病，例如炎性肠病导致吸收不良和进食障碍；神经性厌食症导致快速的体重下降以及营养不良，并与闭经有关。珠蛋白生成障碍性贫血，源于骨髓过度增生以及骨小梁连接处变薄，这类患者中还会出现继发性性腺功能减退症。

（七）其他因素

酗酒对骨有直接毒性作用，与骨的更新减慢和骨小梁体积减小有关。Framingham 研究证实，长期酗酒能增加男性和女性髋部骨折的危险性。吸烟对于男、女性骨矿密度和骨质丢失速率均有不良影响。吸烟的女性对外源性雌激素的代谢明显快于不吸烟的女性,另外还能造成体重下降并致提前绝经。过量咖啡因的摄入与骨量的减少有关,咖啡因的应用能增加与骨密度无关的髋部骨折的危险性。

五、临床表现

许多骨质疏松症患者早期常无明显的症状,往往在骨折发生后经 X 线或骨密度检查时才发现已有骨质疏松。骨质疏松症典型的临床表现包括疼痛、脊柱变形和发生脆性骨折。

(一)疼痛

患者可有腰背疼痛或周身骨骼疼痛,负荷增加时疼痛加重或活动受限,严重时翻身、起坐及行走有困难。发生骨折的部位可有明显的疼痛和活动障碍。

(二)脊柱变形、身高变矮

骨质疏松严重者可有身高缩短、脊柱后突或侧弯畸形和伸展受限。胸椎压缩性骨折会导致胸廓畸形,影响心肺功能;腰椎骨折可能会改变腹部解剖结构,导致便秘、腹痛、腹胀、食欲减低等胃肠道症状。

(三)骨折

脆性骨折是指低能量或者非暴力骨折,如从站高或者小于站高跌倒或因其他日常活动而发生的骨折为脆性骨折。发生脆性骨折的常见部位为胸、腰椎,髋部,桡、尺骨远端和肱骨近端。髋部骨折会导致疼痛及功能丧失,患者的功能往往不能完全恢复,许多患者需要永久性护理。腰椎骨折也会导致疼痛及功能丧失,但症状相对较轻,腰椎骨折常常反复发作,后果一般与骨折的次数相关。桡骨远端骨折会导致急性的疼痛及功能丧失,但往往功能恢复较好。患者发生过一次脆性骨折后,再次发生骨折的风险明显增加。

六、诊断及鉴别诊断

(一)骨质疏松的诊断

目前各个国家和专业学会对于骨质疏松症的诊断均基于发生了脆性骨折及(或)骨密度低下。目前尚缺乏直接测定骨强度的临床手段,因此,骨密度或骨矿含量测定仍是骨质疏松症临床诊断以及评估疾病程度的客观量化指标。

1. 脆性骨折　指低能量或者非暴力骨折,这是骨强度下降的明确体现,故也是骨质疏松症的最终结果及合并症。发生了脆性骨折临床上即可诊断骨质疏松症。

2. 基于骨密度结果的诊断标准　骨质疏松性骨折的发生与骨强度下降有关,而骨强度是由骨密度和骨质量所决定。骨密度约反映骨强度的 70%,若骨密度低同时伴有其他危险因素会增加骨折的危险性。因目前尚缺乏较为理想的骨强度直接测量或评估方法,临床上采用骨密度(BMD)测量作为诊断骨质疏松、预测骨质疏松性骨折风险、监测自然病程以及评价药物干预疗效的最佳定量指标。骨密度是指单位体积(体积密度)或者是单位面积(面积密度)的骨量,能够通过无创技术对活体进行测量。骨密度及骨测量的方法也较多,不同方法在骨质疏松症的诊断、疗效的监测以及骨折危险性的评估作用也有所不同。

双能 X 线吸收测定法(DXA)是目前国际学术界公认的诊断骨质疏松的金标准,可对髋部、腰椎以及全身的骨密度进行测定。定量计算机断层照相术(QCT)可以对单位体积的骨密度进行测定,是骨质疏松科研工作中的重要工具,但在临床工作中的应用远远不如DXA普遍。

基于DXA测定的骨质疏松诊断标准如表5-17:骨密度值低于同性别、同种族正常成人的骨峰值不足1个标准差属正常;降低1~2.5个标准差之间为骨量低下(骨量减少);降低程度等于和大于2.5个标准差为骨质疏松;骨密度降低程度符合骨质疏松诊断标准同时伴有一处或多处骨折时为严重骨质疏松。骨密度通常用T-Score(T值)表示,T值=(测定值-骨峰值)/正常成人峰值骨密度标准差。

表5-17 骨质疏松诊断标准

诊断	T值
正常	T值≥-1.0
骨量低下	-2.5<T值<-1.0
骨质疏松	T值≤-2.5

T值用于表示绝经后妇女和大于50岁男性的骨密度水平。对于儿童、绝经前妇女以及小于50岁的男性,其骨密度水平建议用Z值表示,Z值=(测定值-同龄人骨密度均值)/同龄人骨密度标准差。

测定骨密度的临床指征:中华医学会骨质疏松和骨矿盐疾病分会2011年指南推荐对符合以下任何一条者行骨密度测定:

—女性65岁以上和男性70岁以上,无论是否有其他骨质疏松危险因素;

—女性65岁以下和男性70岁以下,有一个或多个骨质疏松危险因素;

—有脆性骨折史或(和)脆性骨折家族史的男、女成年人;

—各种原因引起的性激素水平低下的男、女成年人;

—X线摄片已有骨质疏松改变者;

—接受骨质疏松治疗、进行疗效监测者;

—有影响骨代谢疾病或使用影响骨代谢药物史;

—IOF(国际骨质疏松基金会)骨质疏松症一分钟测试题回答结果阳性;

—OSTA(亚洲人骨质疏松自我筛查工具)结果≤-1

OSTA(osteoporosis self-assessment tool for Asians)是基于年龄和体重的骨质疏松筛查工具,发现骨质疏松女性的敏感性和特异性分别为91%和45%,OSTA指数计算方法是:(体重-年龄)×0.2。OSTA相关的骨质疏松风险见表5-18。

表5-18 OSTA相关的骨质疏松风险

风险级别	OSTA指数
低	>-1
中	-1~-4
高	<-4

OSTA指数也可以通过图5-6根据年龄和体重进行快速评估。

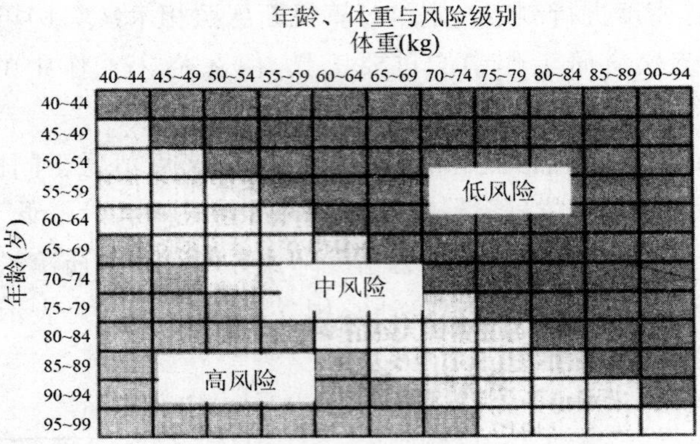

年龄、体重与风险级别
体重(kg)

图 5—6 OTSA 指数评估

（二）骨质疏松症的鉴别诊断

骨质疏松症可由多种病因所致。在诊断原发性骨质疏松症之前，一定要重视排除其他影响骨代谢的疾病，以免发生漏诊或误诊。需要鉴别的疾病包括：

1. 内分泌疾病　皮质醇增多症、性腺功能减退、甲状旁腺功能亢进症、甲状腺功能亢进症、1 型糖尿病等。

2. 风湿性疾病　类风湿关节炎、系统性红斑狼疮、强直性脊柱炎、血清阴性脊柱关节病等。

3. 恶性肿瘤和血液系统疾病　多发性骨髓瘤、白血病、肿瘤骨转移等。

4. 药物　长期超生理剂量糖皮质激素，甲状腺激素过量，抗癫痫药物，锂、铝中毒，细胞毒或免疫抑制剂（环孢素、他克莫司），肝素，引起性腺功能低下的药物（芳香化酶抑制剂、促性腺激素释放激素类似物）等。

5. 胃肠疾病　慢性肝病（尤其是原发性胆汁性肝硬化）、炎性肠病（尤其是克罗恩病）、胃大部切除术等。

6. 肾脏疾病　各种病因导致肾功能不全或衰竭。

7. 遗传性疾病　成骨不全、马方综合征、血色病、高胱氨酸尿症、卟啉病等。

8. 其他　任何原因维生素 D 不足、酗酒、神经性厌食、营养不良、长期卧床、妊娠及哺乳、慢性阻塞性肺疾病、脑血管意外、器官移植、淀粉样变、多发性硬化、获得性免疫缺陷综合征等。

七、预防及治疗

一旦发生骨质疏松性骨折，生活质量下降，出现各种合并症，可致残或致死，因此，骨质疏松症的预防比治疗更为重要。骨质疏松症初级预防指尚无骨质疏松但具有骨质疏松症危险因素者，应防止或延缓其发展为骨质疏松症并避免发生第一次骨折；骨质疏松症的二级预防指已有骨质疏松症，T 值≤－2.5 或已发生过脆性骨折，其预防和治疗的目的是避免发生骨折或再次骨折。

骨质疏松症的预防和治疗策略较完整的内容包括基础措施、药物干预及康复治疗。

（一）基础措施

基础措施贯穿于整个骨质疏松症初级预防和二级预防，内容包括：

1.调整生活方式

(1)富含钙、低盐和适量蛋白质的均衡膳食:在老年人中普遍存在饮食中的钙、维生素 D 和蛋白质的不足。充足的蛋白质摄入对于维持肌肉骨骼系统是必要的,同时可减少骨折后并发症的发生。

(2)适量负重的体育锻炼和康复治疗:制动是导致骨量丢失的重要因素,在床上制动一周的患者所丢失的骨量可能是非制动患者一年所丢失的骨量。

(3)避免嗜烟、酗酒,慎用影响骨代谢的药物:有研究显示戒烟的老年女性髋部骨折风险可降低 40%。

(4)防治跌倒:90%的髋部骨折与跌倒相关,因此应采取防止跌倒的各种措施。与跌倒相关的危险因素及发生跌倒的风险比见表 5-19。

(5)加强自身和环境的保护措施(包括各种关节保护器)等。

表 5-19　跌倒相关的危险因素及发生跌倒的风险比

级别	危险因素	风险比
1	肌力下降	4.4
2	跌倒史	3.0
3	步态异常	2.9
4	平衡能力下降	2.9
5	使用辅助装置	2.6
6	视力下降	2.5
7	关节炎	2.4
8	日常活动能力受损	2.3
9	抑郁	2.2
10	认知功能受损	1.8
11	大于 80 岁	1.7

2.骨健康基本补充剂

(1)钙剂:我国营养学会制订成人每日元素钙摄入推荐量 800mg 是获得理想骨峰值、维护骨骼健康的适宜剂量,如果饮食中钙供给不足可选用钙剂补充,绝经后妇女和老年人每日元素钙摄入推荐量为 1000mg。目前的膳食营养调查显示我国老年人平均每日饮食钙约 400mg,故平均每日应补充元素钙 500~600mg。钙摄入可减缓骨的丢失,改善骨矿化。用于治疗骨质疏松症时,应与其他药物联合使用。单纯补钙并不能替代其他抗骨质疏松药物治疗。钙剂选择要考虑其安全性和有效性,高钙血症时应该避免使用钙剂。此外,应注意避免超大剂量补充钙剂潜在增加肾结石和心血管疾病的风险。

(2)维生素 D:促进钙的吸收、对骨骼健康、保持肌力、改善身体稳定性、降低骨折风险有益。维生素 D 缺乏可导致继发性甲状旁腺功能亢进,增加骨吸收,从而引起或加重骨质疏松。成年人推荐剂量为普通维生素 D200IU/d(5μg/d),老年人因缺乏日照以及摄入和吸收障碍常有维生素 D 缺乏,故该推荐剂量为 400~800IU/d(10~2(μg/d)。维生素 D 用于治疗骨质疏松症时,剂量可为 800~1200IU/d,还可与其他药物联合使用。可通过检测血清 25OHD 浓度了解患者维生素 D 的营养状态,适当补充维生素 D。国际骨质疏松基金会建议保持老年人血清 25OHD 水平等于或高于 30ng/mL(75nmol/L)以降低跌倒和骨折风险。此外,临床应用维生素 D 制剂时应注意个体差异和安全性,定期监测血钙和尿钙,酌情调整剂量。

(二)药物治疗

中华医学会骨质疏松和骨矿盐疾病分会 2011 年指南建议具备以下情况之一者,需考虑药物治疗:①确诊骨质疏松症患者,无论是否有过骨折。②骨量低下患者并存在一项以上骨质疏松危险因素,无论是否有过骨折。③无骨密度测定条件时,具备以下情况之一者,也需考虑药物治疗:

—已发生过脆性骨折;

—OSTA 筛查为"高风险";

—FRAX® 工具计算出髋部骨折概率≥3％或任何重要的骨质疏松性骨折发生概率≥20％(暂借用国外的治疗阈值,目前还没有中国人的治疗阈值)。

FRAX® 是世界卫生组织推荐的骨折风险预测简易工具,可用于计算 10 年发生髋部骨折及任何重要的骨质疏松性骨折发生概率。

抗骨质疏松药物有多种,其主要作用机制也有所不同。有的以抑制骨吸收为主,有的以促进骨形成为主,也有一些具有多重作用机制的药物。临床上抗骨质疏松药物的疗效判断应当包括是否能提高骨量和骨质量,最终降低骨折风险。目前国内已批准上市的抗骨质疏松药物如下(按药物名称英文字母顺序排列:

1. 双膦酸盐类(bisphosphonates)双膦酸盐是焦膦酸盐的稳定类似物,其特征为含有 P—C—P 基团。双膦酸盐与骨骼羟磷灰石有高亲和力的结合,特异性结合到骨转换活跃的骨表面上抑制破骨细胞的功能,从而抑制骨吸收。不同双膦酸盐抑制骨吸收的效力差别很大,因此临床上不同双膦酸盐药物使用的剂量及用法也有所差异。

(1)阿仑膦酸钠:中国 SFDA 批准用于治疗绝经后骨质疏松症和糖皮质激素诱发的骨质疏松症。有些国家也批准治疗男性骨质疏松症。临床研究证明增加骨质疏松症患者腰椎和髋部骨密度、降低发生椎体及非椎体骨折的风险。用法为口服片剂:70mg,每周一次或 10mg,每日 1 次;阿仑膦酸钠 70mg＋维生素 D_3 2800IU 的复合片剂,每周 1 次。建议空腹服药,用 200～300mL 白开水送服,服药后 30min 内不要平卧,应保持直立体位。另外,在此期间也应避免进食牛奶、果汁等饮料及任何食品和药品。胃及十二指肠溃疡、反流性食管炎者慎用。

(2)依替膦酸钠:中国 SFDA 批准用于治疗原发性骨质疏松症、绝经后骨质疏松症和药物引起的骨质疏松症。临床研究证明增加骨质疏松症患者腰椎和髋部骨密度、降低椎体骨折风险。用法为口服片剂,每次 0.2g,一日 2 次,两餐间服用。本品需间歇、周期服药,服药两周后需停药 11 周,然后重新开始第二周期,停药期间可补充钙剂及维生素 D"服药 2h 内,避免食用高钙食品(例如牛奶或奶制品)以及含矿物质的营养补充剂或抗酸药。肾功能损害者、孕妇及哺乳期妇女慎用。

(3)伊班膦酸钠:中国 SFDA 批准用于治疗绝经后骨质疏松症。临床研究证明增加骨质疏松症患者腰椎和髋部骨密度、降低发生椎体及非椎体骨折的风险。该药为静脉注射剂,每 3 个月一次间断静脉输注伊班膦酸钠 2mg,加入 250mL 生理盐水,静脉滴注 2h 以上。肌酐清除率<35mL/min 的患者不能使用。

(4)利噻膦酸钠:国内已被 SFDA 批准治疗绝经后骨质疏松症和糖皮质激素诱发的骨质疏松症,有些国家也批准治疗男性骨质疏松症。临床研究证明增加骨质疏松症患者腰椎和髋部骨密度、降低发生椎体及非椎体骨折的风险。用法为口服片剂 5mg,每日 1 次;片剂 35mg,每周 1 次。服法同阿仑膦酸钠。胃及十二指肠溃疡、反流性食管炎者慎用。

(5)唑来膦酸:中国已被 SFDA 批准治疗绝经后骨质疏松症。临床研究证明增加骨质疏松症患者腰椎和髋部骨密度、降低发生椎体及非椎体骨折的风险。唑来膦酸静脉注射剂 5mg,静脉滴注至少 15min 以上,每年一次。肌酐清除率<35mL/min 的患者不能使用。

2. 降钙素类(calcitonin) 降钙素是一种钙调节激素,能抑制破骨细胞的生物活性和减少破骨细胞的数量,从而阻止骨量丢失并增加骨量。降钙素类药物的另一突出特点是能明显缓解骨痛,对骨质疏松性骨折或骨骼变形所致的慢性疼痛以及骨肿瘤等疾病引起的骨痛均有效,因而更适合有疼痛症状的骨质疏松症患者,主要用于骨质疏松骨折急性期。目前应用于临床的降钙素类制剂有 2 种:鲑鱼降钙素和鳗鱼降钙素类似物,临床研究证实均可增加骨质疏松患者腰椎和髋部骨密度,SFDA 均批准用于治疗绝经后骨质疏松症,两者的使用剂量和用法有所差异。

鲑鱼降钙素有鼻喷剂和注射剂二种。鲑鱼降钙素注射剂一般应用剂量为 50IU/次,皮下或肌内注射,根据病情每周 2~7 次。鳗鱼降钙素为注射制剂,用量 20U/周,肌内注射。

此类药物不良反应包括少数患者有面部潮红、恶心等不良反应,偶有过敏现象,可按照药品说明书的要求确定是否做过敏试验。

3. 雌激素类(estrogen) 雌激素类药物能抑制骨转换,阻止骨丢失。临床研究已证明激素疗法(HT),包括雌激素补充疗法(ET)和雌、孕激素补充疗法(EPT)能阻止骨丢失,降低骨质疏松性椎体、非椎体骨折的发生风险,是防治绝经后骨质疏松的有效措施。在各国指南中均被明确列入预防和治疗绝经妇女骨质疏松药物。有口服、经皮和阴道用药多种制剂。药物有结合雌激素、雌二醇、替勃龙等。激素治疗的方案、剂量、制剂选择及治疗期限等应根据患者情况个体化选择。其适应证为 60 岁以前的围绝经和绝经后妇女,特别是有绝经期症状(如潮热、出汗等)及有泌尿生殖道萎缩症状的妇女。禁忌证包括雌激素依赖性肿瘤(乳腺癌、子宫内膜癌)、血栓性疾病、不明原因阴道出血及活动性肝病和结缔组织病为绝对禁忌证。子宫肌瘤、子宫内膜异位症、有乳腺癌家族史、胆囊疾病和垂体泌乳素瘤者慎用。需注意严格掌握实施激素治疗的适应证和禁忌证,绝经早期开始用(60 岁以前),使用最低有效剂量,规范进行定期(每年)安全性检测,重点是乳腺和子宫。

4. 甲状旁腺激素(PTH) PTH 是当前促进骨形成药物的代表性药物:小剂量 rhPTH(1—34)有促进骨形成的作用。国内已批准治疗绝经后严重骨质疏松症。临床试验表明 rhPTH(1—34)能有效地治疗绝经后严重骨质疏松,提高骨密度,降低椎体和非椎体骨折发生的危险。用法为 20μg/d,皮下注射。用药期间应监测血钙水平,防止高钙血症的发生。治疗时间不宜超过 2 年。有动物研究报告,rhPTH(1—34)可能增加成骨肉瘤的风险,因此对于合并佩吉特(Paget)病、骨骼疾病放射治疗史、肿瘤骨转移及合并高钙血症的患者,应避免使用。

5. 选择性雌激素受体调节剂类(SERMs) SERMs 不是雌激素,其特点是选择性地作用于雌激素的靶器官,与不同形式的雌激素受体结合后,发生不同的生物效应,在骨骼上与雌激素受体结合,表现出类雌激素的活性,抑制骨吸收,而在乳腺和子宫上则表现为抗雌激素的活性,因而不刺激乳腺和子宫。国内已被 SFDA 批准的适应证为治疗绝经后骨质疏松症。临床试验表明雷洛昔芬(raloxifene)可降低骨转换至女性绝经前水平,阻止骨丢失,增加骨密度,降低发生椎体骨折的风险。降低雌激素受体阳性浸润性乳癌的发生率。雷洛昔芬用法为

60mg,每日 1 片,口服。少数患者服药期间会出现潮热和下肢痉挛症状,潮热症状严重的围绝经期妇女暂时不宜用。国外研究报告该药轻度增加静脉栓塞的危险性,国内尚未发现类似报道。故有静脉栓塞病史及有血栓倾向者如长期卧床和久坐期间禁用。

6. 锶盐 锶(strontium)是人体必需的微量元素之一,参与人体许多生理功能和生化效应。锶的化学结构与钙和镁相似,在正常人体软组织、血液、骨骼和牙齿中存在少量的锶。人工合成的锶盐雷奈酸锶(strontium ranelate),是新一代抗骨质疏松药物。国内已被 SFDA 批准治疗绝经后骨质疏松症。体外实验和临床研究均证实雷奈酸锶可同时作用于成骨细胞和破骨细胞,具有抑制骨吸收和促进骨形成的双重作用。临床研究证实雷奈酸锶能显著提高骨密度,改善骨微结构,降低椎体骨折及所有非椎体骨折风险。用法为口服 2g/d,睡前服用,最好在进食 2h 之后。不宜与钙和食物同时服用,以免影响药物吸收。不推荐在肌酐清除率＜30mL/min 的重度肾功能损害的患者中使用。具有高静脉血栓(VTE)风险的患者,包括既往有 VTE 病史的患者,应慎用雷奈酸锶。

7. 活性维生素 D 及其类似物 包括 1,25 双羟维生素 D_3(骨化三醇)和 1α 羟基维生素 D_3(α—骨化醇)。前者因不再需要经过肝脏和肾脏羟化酶羟化就有活性效应,故得名为活性维生素 D。而 1α 羟基维生素 D_3 则需要经 25—羟化酶羟化为 1,25—双羟维生素 D_3 后才具活性效应。所以,活性维生素 D 及其类似物更适用于老年人、肾功能不全以及 1α 羟化酶缺乏的患者。目前国内 SFDA 已批准用于骨质疏松症的治疗。能促进骨形成和矿化,并抑制骨吸收。有研究表明,活性维生素 D 对增加骨密度有益,能增加老年人肌肉力量和平衡能力,降低跌倒的危险,进而降低骨折风险。长期使用应注意监测血钙和尿钙水平。

1,25—双羟维生素 D_3 用法为口服,0.25～0.5μg/d;1α 羟基维生素 D_3 的用法为口服,0.5～1.0μg/d,后者肝功能不全者可能会影响疗效,不建议使用。

8. 维生素 K_2(四烯甲萘醌) 四烯甲萘醌是维生素 K_2 的一种同型物,是 γ—羧化酶的辅酶,在 γ—羧基谷氨酸的形成过程中起着重要的作用。γ—羧基谷氨酸是骨钙素发挥正常生理功能所必需的。动物试验和临床试验显示四烯甲萘醌可以促进骨形成,并有一定抑制骨吸收的作用。在中国已获 SFDA 批准治疗绝经后骨质疏松症,临床研究显示其能够增加骨质疏松患者的骨量,预防骨折发生的风险。用法为口服 15mg,一日 3 次,饭后服用(空腹服用时吸收较差,必须饭后服用)。少数患者有胃部不适、腹痛、皮肤瘙痒、水肿和转氨酶暂时性轻度升高。服用华法林者禁忌使用。

(毛培军)

临床老年病诊断治疗学

（下）

倪小青等◎主编

吉林科学技术出版社

第六章　老年血液系统疾病

第一节　贫血

贫血在老年人群中常见,原因常与个体合并的慢性病状态有关。老年贫血临床表现复杂,大多无症状或无特异性表现。最新研究显示,贫血是老年人群独立的预后不良因素,其中包括体力下降、认识功能减退、体力和心理承受能力脆弱、残疾和死亡等,即便是"轻度"贫血也可能导致机体重要的功能损害和(或)死亡率增加。因此,及时纠正贫血,可很大程度上改善老年人的预后。

一、老年贫血的定义

世界卫生组织(WHO)对 65 岁以上老年人的贫血定义为男性血红蛋白<130g/L,女性<120g/L。此标准虽有争议,且存在一定局限性,但已被世界上许多血液学工作者所接受。依据我国调查结果,把成年人贫血定义为男性血红蛋白<120g/L,女性<110g/L,老年人亦依此标准诊断。一些亚临床因素可能会导致整个老年人群的血红蛋白水平向低水平偏移。随着血红蛋白浓度由低至逐步正常,不良预后的风险逐渐减少。

二、老年贫血的流行病学特征

美国第三次国际健康与营养调查(NHANESⅢ)发现 65 岁以上老年男性贫血发病率为11%,而老年女性为 10.2%,随着年龄的增加,患病率增加,85 岁以上人群贫血发生率为23%。2002 年中国居民营养与健康状况调查数据显示,城乡 60 岁及以上老年人贫血的患病率为 29.1%。

三、老年贫血的临床特点

(一)对贫血的耐受能力减低

由于老年人各器官功能衰退,且老年人常同时患有心脑或其他器官疾病,因而对贫血的耐受能力减低,轻度或中度贫血也可出现重度甚至极重度的临床症状。

(二)对贫血的应激能力减低

随年龄增长,造血组织容量减少,在应激状态下(如外伤、手术等大量出血),青壮年可使机体造血功能增强,尽快恢复人体正常所需的血细胞,而老年人应激能力明显减低。

(三)多继发于其他疾病

约占 80%,常见的原因有肿瘤、感染、慢性肾功能不全、急性或慢性失血,一些代谢性疾病及药物反应也可继发贫血。

(四)高血压和糖尿病合并贫血患病率高

在老年人中高血压和糖尿病肾病所致的贫血不少见,由于糖尿病不合理饮食结构和(或)过度饮食控制可能使贫血加重。

（五）老年人免疫器官活性趋向衰退

自身免疫活性细胞对机体正常红细胞失去自我识别能力，故老年人较易发生自身免疫性溶血。

（六）可表现为精神症状

易误诊为老年性精神病，如抑郁、淡漠、无欲、反应迟钝等，因此当老年人出现上述表现时应进行血常规检查。

（七）注意其他相关体征

如骨痛、腹部包块、淋巴结肿大、神经症状或脊髓病变；老年人慢性贫血最常见的症状和体征常为隐匿性，在诊断时贫血常较为严重。

四、老年贫血的常见类型

引起老年人贫血的病因主要有营养性贫血、慢性炎症性贫血、慢性肾病性贫血、骨髓增生异常综合征、原因不明贫血等几大类。

（一）营养性贫血

营养性贫血极其常见。缺铁性贫血（IDA）和巨幼细胞贫血（MA）是老年人贫血的主要原因。美国 NHANES Ⅲ 调查社区 65 岁及以上年龄的老年贫血女性，有 1/3 为 IDA 和 MA。

1. 缺铁性贫血　铁缺乏是引起营养性贫血的最常见原因。铁摄入减少、铁吸收下降及慢性失血均是缺铁的重要原因。老年人 IDA 的主要原因是慢性失血造成的，尤其是消化道失血。铁缺乏早阶段表现为铁贮备的下降。一旦铁贮备耗竭，血红蛋白的合成受损，结果导致红细胞生成障碍，出现贫血。随着铁缺乏程度加重和持续时间延续，IDA 的典型特征随即显现。以小细胞低色素性贫血为主要特征。老年人 IDA 的临床表现，除一般贫血症状外，可有吞咽疼痛、舌黏膜萎缩及口角皲裂发生。检查除贫血貌外，可有皮肤干燥、发皱和萎缩、毛发干燥易脱落、指甲扁平、不光整、脆薄易断甚至反甲。IDA 的其他典型实验室检查特征还包括血清铁蛋白浓度下降、血清铁浓度降低、总铁结合力增加、转铁蛋白饱和度下降，以及可溶性转铁蛋白受体浓度增加。实验室检查有助于对铁缺乏和缺铁性贫血的进一步确诊和分期。诊断 IDA 后注意排除消化道肿瘤。

2. 巨幼细胞贫血　叶酸和（或）维生素 B_{12} 缺乏可能会通过干扰 DNA 的合成而损害红细胞的成熟和增殖，进而导致大细胞贫血。若同时合并铁缺乏可能表现不典型。萎缩性胃炎、胃癌、胃部手术、弥漫性肠病或某些肠手术后均可导致维生素 B_{12} 吸收障碍或内因子缺乏，某些药物，如氨硫酸钠、新霉素和苯妥英钠等也影响小肠内维生素 B_{12} 的吸收；长期素食亦可致维生素 B_{12} 缺乏。另一方面，叶酸缺乏经常见于营养摄入不足。胃肠道疾病可以引起叶酸吸收减少（如萎缩性胃炎或抑酸治疗引起的胃酸过少以及腹部疾病等），饮酒过度或应用抗叶酸药物如甲氨蝶呤亦可引起叶酸缺乏。典型的叶酸缺乏也表现为大细胞贫血。实验室检查有助于鉴别叶酸或维生素 B_{12} 缺乏。本病除贫血症状外，患者常有舌痛、舌质红、舌乳头萎缩、舌面光滑；消化道症状如食欲缺乏、上腹部不适或腹泻等表现；维生素 B_{12} 缺乏可伴有神经系统症状，如乏力、手足麻木、感觉障碍等周围神经炎和亚急性或慢性脊髓后侧索联合变性表现，老年患者常有精神症状。

（二）慢性病/炎症性贫血或慢性肾病性贫血

1. 慢性炎症性贫血（ACI）也称为慢性病贫血（ACD）。ACI 与各种炎症有关，其中包括慢性感染、肿瘤、糖尿病、风湿性关节炎、系统性红斑狼疮、慢性阻塞性肺疾病、酒精性肝病和充血性心力衰竭以及创伤等。其中恶性肿瘤引起的贫血在ACI中尤为多见。WHO 2001年统计,贫血占恶性肿瘤治疗相关并发症的21%～82%,平均38%,恶性肿瘤治疗相关性贫血可导致明显的生理功能障碍,影响生活质量评分。纠正贫血可使恶性肿瘤患者改善生活质量并获得长期生存。其铁代谢特征是血清铁、总铁结合力减低,血清铁蛋白正常或增高,即铁利用障碍。

ACI可能机制如下:①白细胞介素－6是炎症细胞因子,IL－6升高可以刺激铁调素(Hepcidin)产生,即铁利用的主要调节因子,可以抑制铁从单核－吞噬细胞系统中释放,同时也可抑制肠道对铁的吸收;Hepcidin在体外也能抑制红系集落形成,提示Hepcidin不但通过影响铁代谢,且通过影响红系祖细胞增殖起重要作用。②通过炎症介导祖细胞的凋亡和(或)对祖细胞的直接毒性作用的结果或对红系造血干/祖细胞增殖和分化的抑制。③对促红细胞生成素(EPO)的敏感性下降、反应迟钝导致EPO相对缺乏。

ACI诊断依据:①往往有慢性疾病。②通常为小细胞贫血(但贮存铁不低)。③血清铁及总铁结合力均低于正常,转铁蛋白饱和度在16%～30%之间,血清铁蛋白增高,铁代谢符合铁利用障碍表现。在积极治疗原发病的基础上,ACI/ACD可应用EPO治疗。

2.慢性肾病性贫血(CKD) 随着年龄增长,CKD的发病率不断增加。贫血是CKD的常见并发症之一。EPO大多数由肾脏产生,肾衰竭患者产生EPO数量减少、骨髓红系造血受抑是CKD的主要原因。肾衰竭的晚期,EPO合成严重受损。在肾功能不全患者,除了EPO合成绝对减少外,肾脏外分泌功能也受损,这在贫血发生过程中也起着重要作用,可引起红细胞寿命缩短,骨髓增生受到抑制。CKD患者可能同时还存在其他因素抑制骨髓造血,包括营养缺乏、继发性失血、摄入减低、透析丢失、EPO使用过程中铁利用增加。炎症在CKD发病过程中的作用越来越受到关注。肾功能重度不全,肾小球滤过率<30mL/min时容易出现肾性贫血,诊断容易,检测EPO水平下降可帮助诊断。轻中度肾功能损害时,诊断比较困难,如果肾小球滤过率在30～60mL/min时,有明确的高血压、糖尿病等慢性疾病,轻度贫血,排除其他原因,也可以诊断为肾性贫血。

(三)骨髓增生异常综合征

为髓系肿瘤性疾病,因异常造血克隆失去正常分化能力而具有趋白血病特征,骨髓增生异常综合征(MDS)由低危向高危的发展过程,正是恶性克隆与其诱发的细胞免疫及凋亡相互斗争、彼长此消的过程。本病中老年人多发。早期MDS诊断困难,骨髓检查、流式细胞术、染色体及FISH等检查可以帮助诊断。MDS患者多种基因表达异常和(或)存在突变,包括TET2、RAS、FLT3、DLK1及IDH1/2等。同时有研究发现,骨髓$CD34^+ CD38^- D123^+$细胞可作为MDS恶性克隆的标志,此群细胞的特征表现为过度增殖、异常分化以及凋亡减低;亦有CD47、CD96、TIM3等相关报道。负有免疫监视并清除恶性克隆功能的免疫系统同样发生异常改变,出现免疫妥协以致耐受。约30%～40%的患者可进展为急性白血病。对于MDS的治疗基本策略:低危MDS以支持治疗为主;中高危MDS以降低MDS克隆负荷为主。

(四)再生障碍性贫血

再生障碍性贫血(AA)是不明原因导致T细胞免疫亢进而损伤自身造血细胞引起的正常造血衰竭性疾病,是T淋巴细胞"瀑布激活"致骨髓凋亡。近年来研究发现,AA患者的髓样树突状细胞数量增多、DC1/DC2比例增高、辅助性T细胞Th1/Th2比例失衡、Th1细胞功能亢进、Th1特异性转录因子T－bet高表达、T－bet/GATA－3显著增加、具有保护作用的NK细胞比例下降、造血负调控因子IFN－γ及IL－2等分泌增高、细胞毒性T淋巴细胞比例增高、CD8$^+$ HLA－DR$^+$ T 细胞穿孔素，颗粒酶 B、TNF－β 及 Fas/FasL mRNA 表达增加。AA 病情进展迅速，一旦确诊，应尽快采取治疗措施。

（五）自身免疫性溶血性贫血

老年人免疫稳定功能降低，机体正常组织自我识别能力减弱，易患自身免疫性溶血性贫血（AIHA），也可继发于慢性淋巴细胞白血病及淋巴瘤等淋巴系统增殖性疾病。发病机制即因 DC2 功能亢进，诱导 Th0 向 Th2 转化，导致机体免疫亢进。B 细胞产生自身抗体增多，攻击自身红细胞导致溶血发生。特异性实验室检查为外周血 Coom 试验阳性。有研究发现 CD8$^+$ CXCR3$^+$ T 细胞亦参与 AIHA 发病。CD8$^+$ CXCR3$^+$ 细胞减少，IL－10 水平下降可能打破机体免疫平衡，导致 AIHA 发生。

（六）其他全身疾病相关性贫血

除 CKD 引起的肾性贫血外，肝病以及内分泌系统疾病等均可能导致贫血。少数病毒性肝炎患者可继发再生障碍性贫血，其机制可能与病毒激活体内 T 细胞"免疫瀑布"致骨髓造血凋亡有关。肝硬化致脾功能亢进可导致红细胞在脾脏破坏过多。甲状腺功能减退等亦可导致老年性贫血，机制可能与免疫系统功能异常有关。

（七）"不能分类"或"无法解释"贫血

老年人存在贫血但又不符合目前已有特异性的贫血诊断标准，不能明确贫血原因，此类贫血亦占 1/3 左右，将其称为不能分类或者无法解释。一般多见于社区老年人。"不能分类"的贫血可能是一组异质性疾病，上面提到的所有病因都有可能参与"不能分类"贫血的发病。老年不明原因贫血可能与老年人年龄增长干细胞的生理改变相关。在部分老年人随年龄增长出现低氧/EPO 反馈机制异常时可能发生 EPO 缺乏。最近有研究发现，这样一组贫血的特征有血清 EPO 较低，同时循环内前炎症标志物下降。

当考虑老年不明原因贫血时有 3 点值得注意：①雌激素、雄激素水平随年龄变化造成的潜在影响。②老年患者有服用多种药物的倾向，许多药物能减少红细胞生成。③某些疾病早期不能诊断的，应仔细识别病史中的所有重要医学情况对确定不明原因贫血非常重要。由于血液肿瘤性疾病（如白血病、多发性骨髓瘤、淋巴瘤等）发病率随年龄增长而增加，临床上对这部分原因不明贫血的老年人应进行骨髓涂片、活检及染色体等相关检查，以免漏诊。

五、老年贫血的预后

流行病学研究发现，贫血是老年人群独立的预后不良因素，无论对临床患者还是公共健康研究对象都如此，其中包括致死率、疾病易感性、体能状态、致残以及认知功能。贫血合并其他疾病可增加预后不良的严重程度，无论以老年人群和患有一定疾病的老年患者为对象的研究（如 CKD、心血管疾病和糖尿病），还是在社区范围更广的老年人。

六、老年贫血的治疗

（一）支持治疗

治疗原则与一般血液病患者相同，由于老年人各脏器功能有不同程度衰退，同时伴有其他器官疾病，造血组织应激能力差，对迅速发生的贫血耐受能力低，对缓慢发生的贫血，则可能由于其他疾病掩盖贫血症状，多种原因所致的贫血在老年人中常见，故在治疗上单一用药很难出现效果。因此，积极的支持治疗，包括脏器功能的保护、改善贫血、防止出血及控制感染等十分重要。对血红蛋白<80g/L 患者采用小量多次输血，输血时注意心功能，尽量将血

红蛋白维持在 80g/L 以上。

（二）营养性贫血

缺铁性贫血治疗以口服铁剂为主。通过口服补铁，一般可以达到治疗的目的。在治疗开始的 7～10d 内，网织红细胞会很快上升。不过，持续补铁对补充体内的铁贮备至关重要。一般情况下，可能会出现胃肠道等不良反应。如果潜在的疾病未能纠正，那么起效时间就会推迟甚至无效。口服补铁无效或不能耐受者可选择静脉或肌内注射。静脉补铁已经广泛应用，较口服补铁疗效好，不良反应少。

叶酸缺乏治疗即口服叶酸，维生素 B_{12} 缺乏即需补充维生素 B_{12}，可肌内注射，亦可口服。对内因子缺乏患者，可以考虑给予大剂量口服维生素 B_{12}。补充叶酸和（或）维生素 B_{12} 后，1 周后网织红细胞迅速上升。补充叶酸后，贫血可能一过性得到改善，常常由于同时合并维生素 B_{12} 缺乏的结果；若单纯补充叶酸，不补充维生素 B_{12}，神经系统并发症可能会随着时间延长而加重。因此，建议共同补充叶酸和维生素 B_{12}。

（三）CKD 贫血

对 CKD 老年患者，采用 ESAs 进行治疗是最关键的治疗措施。有研究表明，ESAs 在治疗 CDK 贫血方面，安全、有效，能够显著改善 CDK 患者的各项生活指标，提高生活质量。目前已有关于 CKD 患者接受 ESAs 治疗的指南。在 ESAs 治疗期间需要补铁。一般情况下，ESAs 治疗是安全的。但有一些严重的不良反应，包括增加死亡风险、血栓栓塞并发症、卒中、心脏病发作、再生障碍性贫血、肿瘤进展等。为了最大限度减少这些风险，应密切监测血红蛋白水平，随时调整 ESAs 的剂量。

（四）慢性炎症性贫血

早期前瞻性研究曾经显示，短期应用 ESAs 和补铁，可能会有血液学方面的疗效，纠正贫血。ESAs 是否能够最终改善不良预后，如在更广泛的老年人群中，包括患有特定疾病者，是否能够增加存活率，需要开展进一步的大规模随机对照研究以明确。

（五）再生障碍性贫血

目前 AA 的治疗采用以抗胸腺细胞球蛋白/抗淋巴细胞球蛋白（ATG/ALG）和环孢素（CsA）为主的强化免疫抑制（1ST）和促造血治疗，使 AA 的缓解率达 70% 以上，但仍有近 30% 的患者治疗无效，甚至死亡，经 IST 治疗缓解患者有 10% 的复发概率，延长免疫抑制剂治疗时间有助于降低复发率，因而对于 SAA 的 1ST 治疗疗程均在 1 年以上，甚至需要 3～4 年的治疗时间。但长期应用免疫抑制剂导致患者极易合并感染、第二肿瘤等严重并发症。对于老年患者，首选 ATG/ALG 联合 CsA 的免疫抑制治疗，从而抑制 T 淋巴细胞，降低 T 淋巴细胞产生的造血负调控因子，解除其对造血细胞的抑制及破坏，从而重建造血。

（六）自身免疫性溶血性贫血

AIHA 的治疗主要应用糖皮质激素、环孢素、CD20 单抗（利妥昔单抗）。联合应用可有效提高疗效、减少复发。寻找低毒高效、作用持久的免疫抑制剂，并加强支持治疗，对于改善患者症状、维持脏器功能、提高老年患者生存质量至关重要。

（七）"不能分类"或"不能解释"贫血

对这组异质性贫血患者，目前所了解的发病机制很少，也没有针对性的特殊治疗措施。考虑到贫血一般都是继发于其他特异性疾病，如并不单单是年龄偏大之故。随着临床研究的不断深入，某些特异性病因可能会逐渐被发现。

（孙海清）

第二节　老年白血病

白血病是一组造血干/祖细胞克隆性恶变导致正常造血细胞分化阻滞、凋亡障碍的异质性肿瘤性疾病。这些白血病细胞在体内聚集、浸润，致使造血及免疫功能衰竭和其他脏器功能不同程度受损，引起相应的临床症状。

白血病的发生率在老年人群中明显增高，特别在55岁后随着年龄增加逐渐增高（图6—1），中位诊断年龄是67岁，美国癌症学会估计年龄＞75人群的年发病率为（20～25）/100000，而≤55岁人群则为2.5/100000，超过半数以上的新诊断AmL患者诊断时年龄在≥65岁。

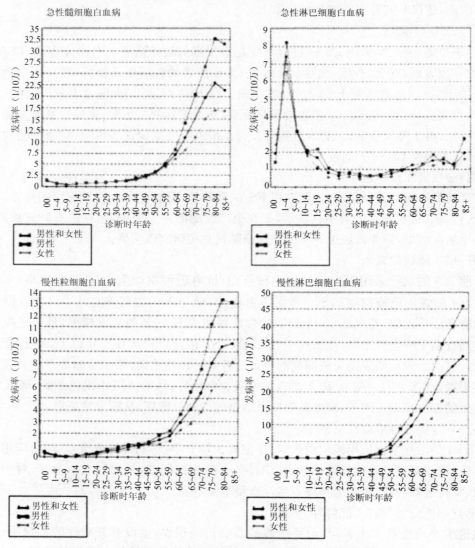

图6—1　不同性别人群年龄相关白血病发生率（17个登记组 2000—2003）

根据白血病细胞分化受阻的阶段,将白血病分为急性和慢性两大类。前者细胞分化阻滞在较早阶段,又称造血前体细胞白血病,故以骨髓和(或)外周血中原始(幼稚)细胞或异常早幼粒细胞增多为主要特征。后者细胞具有较大程度的分化成熟能力,大部分细胞为形态较正常的成熟细胞。根据白血病细胞的系列来源将其分为髓系及淋巴细胞系两大类,前者包括红、粒、单核、巨核细胞系白血病,后者包括 T、B 及 NK 淋巴细胞系白血病。这里重点介绍老年常见的白血病。

一、老年急性髓细胞性白血病

急性髓细胞性白血病(acute myelogenous leukemia,AmL)是起源于髓系造血前驱细胞的白血病。它除了有形态学、细胞化学染色特征外,尚有前体细胞的免疫标志,如 CD34+、TDT+、CD45 弱阳性(dim)或阴性、CD117+、CD64+/CD14− 等。

（一）分类

目前普遍采用的 AmL 诊断分类主要有 FAB 及 WHO(2008)标准:FAB 主要根据原始(幼稚单核或异常早幼粒)细胞(≥30%)比例来诊断 AmL。图 6−2 显示了 AmL 的 FAB 诊断步骤。

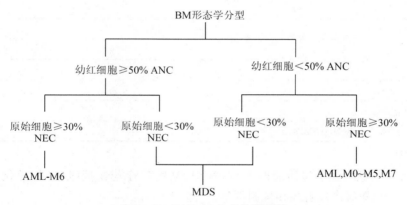

图 6−2　FAB AmL 的诊断步骤

WHO 的诊断标准(表 6−1)更强调白血病细胞的生物学特征特点,包括染色体、基因、免疫学及临床特征等。其与 FAB 标准的主要区别是:①BM 和(或)PB 的原始细胞≥20%可诊断 AmL。②当证实有 t(8;21)(q22;q22)和(或)RUNX1−RUNX1T1(AmL1−ETO)、t(15;17)(q22;q12)和(或)PmL−RARA、inv(16)(p13.1q22 或 t(16;16)(p13.1;q22)和(或)CBFB−MYH11 重复性染色体易位和(或)融合基因时,即使原始细胞<20%也可诊断 AmL;但对 t(9;11)(p22;q23)和(或)mLLT3−mLL、t(6;9)(p23;q34)和(或)DEK−NUP214、inv3(q21q26.2)或 t(3;3)(q21;q26.2)和(或)RPN1−EVI1、t(1;22)(p13;q13)和(或)RBM15−MKL1 异常者,原始细胞<20%能否直接诊断 AmL,尚未定论,应密切观察。③在 WHO 的诊断标准中,将 BM 有核红细胞≥80%,以未分化的或原始红细胞为主者,称为纯红血病。④如果 BM 原始细胞≥20%,红系≥50%,有多系细胞增生异常,−7 异常,应当诊断为伴 BM 增生异常相关改变的 AmL,而不是急性红白血病。⑤明确了伴 BM 纤维化的急性全髓性增生等。

表6-1 WHO急性髓性白血病分类(2008)

伴重现性遗传学异常的 AmL
伴 t(8;21)(q22;q22);RUNX1-RUNX1T1(或 AmL1-ETO)的 AmL
伴 inv(16)(p13.1q22)或 t(16;16)(p13.1;q22);CBFB-MYH11 的 AmL
伴 t(15;17)(q22;q12);PmL-RARA 的急性早幼粒细胞白血病(APL)
伴 t(9;11)(p22;q23);mLLT3-mLL 的 AmL
伴 t(6;9)(p23;q34);DEK-NUP214 的 AmL
伴 inv(3)(q21q26.2)或 t(3;3)(q21;q26.2);RPN1-EVI1 的 AmL
伴 t(1;22)(p13;q13);RBM15-MKL1 的 AmL(巨核细胞型)
伴 NPM1 突变的 AmL
伴 CEBPA 突变的 AmL
伴 MDS 相关改变的 AmL
治疗相关的髓系肿瘤(包括 t-AmL、t-MDS、t-MDS/MPN)AmL,非特殊型(AmL,NOS)
微分化型 AmL
不成熟型 AmL
成熟型 AmL
急性粒单核细胞白血病
急性单核细胞白血病
急性红白血病
急性巨核细胞白血病
急性嗜碱细胞白血病
伴骨髓纤维化的急性全髓病变(APMF)

（二）病因

发生 AmL 的危险因素包括前期 MDS 病史、某些化疗药物接触史(如烷化剂、拓扑异构酶Ⅱ抑制剂、亚硝基药物)、射线和苯制剂等。

（三）临床表现

一般来说 AmL 起病急,临床表现和体征差异很大且没有特异性。患者多数表现为骨髓衰竭的特征,如贫血、中性粒细胞减少、血小板减少及相应乏力、出血和感染。白血病细胞对髓外组织的浸润,如肝、脾、淋巴结肿大以及中枢神经系统受累的症状。一些患者可表现为严重的白细胞增多,由于外周血大量原始细胞引起白细胞淤滞症状。

（四）诊断

AmL 的诊断主要依靠骨髓中原始(幼稚单核或异常早幼粒)细胞≥20%。免疫组化和流式细胞技术可以确定白血病细胞的髓系来源和克隆性。细胞遗传学和分子遗传学可进一步明确亚型和预后(表6-2)。

表6-2 AmL细胞遗传学和分子遗传学的危险度分类

危险度分组	细胞遗传学特点	分子遗传学特点
低危组	t(8;21)(q22;q22)	RUNX1—
		RUNX1T1
	inv(16)(p13.1q22)or t(16;16)(p13.1;q22)	CBFB—MYH11
	正常核型	NPM1突变,无FLT3—ITD
	正常核型	CEBPA突变
	正常核型	NPM1突变,和FLT3—ITD
中危（Ⅰ）组	正常核型	NPM1野生型和FLT3—ITD
	正常核型	NPM1野生型和无FLT3—ITD
中危（Ⅱ）组	t(9;11)(p22;q23)无低危或高危相关的其他染色体改变	mLLT3—mLL
高危组	inv(3)(q21;q26.2)or t(3;3)(q21;q26.2)	RPN1—EVI1
	t(6;9)(p23;q34)	DEK—NUP214
	t(v;11)(v;q23)*	涉及mLL参与的融合转录
	—5 or del(5q);—7;abnl(17p);复杂核型	

（五）治疗

老年白血病患者发病时一般同时有较多共患病（comorbidity）和（或）较重的并发症,多有前驱血液系统疾病（常见MDS）、造血处于衰竭状态、化疗后血象恢复慢,且预后较差、染色体和分子异常比例高、耐药率高、缓解后容易复发等,因此在分析高危因素的同时进行全身状态的评估,强调个体化的治疗方案和剂量。对全身状态较好者其诱导治疗可以用标准柔红霉素＋Ara—C(DA)、去甲柔红霉素＋Ara—C(IA)、米托蒽醌＋Ara—C(MA)或高三尖杉酯碱＋Ara—C(HHA)方案。通常其治疗反应较青年患者差,完全缓解率（CR）为30%～50%,且耐受性差,治疗相关并发症高,可达20%～40%,应给予积极的预防和支持治疗。对全身状态差者可给予小剂量化疗,如以小剂量AraC为基础的方案CAG（阿糖胞苷、阿克拉霉素及粒细胞生长因子）、CHG（C、三尖杉碱及G）等,或口服羟基脲控制白细胞计数。急性早幼粒细胞白血病在老年中并不常见,患者口服全反式维A酸和（或）亚砷酸或联合化疗取得了很好的治疗效果。

近年来去甲基化药物、靶向治疗以及其他新药治疗老年AmL已有不少进展。如地西他滨（decitabine）、抗CD33单克隆抗体—吉姆单抗（Mylotarg）、氯法拉滨、来那度胺等,单独或联合其他化疗药物显示出一定疗效,能够提高生存质量,延长生存期。

由于多数老年白血病患者对化疗耐受性差、耐药性强、复发率高,因此巩固治疗尚无标准方案,需个体化调整。一般可用有效诱导方案重复1～3疗程,或用其他敏感药物维持治疗。

理论上讲造血干细胞移植（HSCT）是根治白血病的最佳选择,但老年患者耐受性差及共患病多,其移植相关并发症和病死率高,多数患者很难接受此种治疗。根据个体状态,对60岁以上者也可选用自体HST（AHST）,对55～60岁患者应用减低毒性的预处理方案后也可行异基因HSCT。

支持治疗是老年AmL患者治疗的重要组成部分,除了对共患病的有效治疗外,防止感染、出血、脏器功能保护、输成分血甚至细胞因子（如G—CSF、IL2）的合理应用都是必要的。

（六）预后

如果不治疗或对化疗无反应，AmL 很快会致命（中位生存期<2 个月）。主要的死亡原因是血细胞减少相关疾病引起的重度感染以及出血。

二、老年急性淋巴细胞白血病

急性淋巴细胞白血病（ALL）在老年人群中较为少见，其发病率在 1～4 岁最高，约 7.2/100000，20～60 岁人群中渐降至不足 1/100000，第二个发病中高峰在 85 岁后，约 1.6/100000，即在成人 ALL 中，60 岁及以上患者约占 30%。男性略多（1.2∶1）。

（一）遗传学及免疫学

老年 ALL 与儿童 ALL 在细胞生物学特点、临床表现、对治疗耐受等方面均有差异。一般前者形态学 ALL—L1 型少见；免疫表型多表现为早期阶段 B 细胞，表型为混合白血病（双表型白血病）者也较多；遗传学显示 70%～90% 以上的老年 ALL 可检测到克隆性异常核型，如 t(9;22)、t(4;11)、t(8;14)、t(2;8)、t(8;22)，其中 Ph 染色体[t(9;22)]阳性者显著增多。

（二）临床表现

临床上老年 ALL 患者有前期肿瘤者较多，发病时外周淋巴结肿大者少见，白细胞减少及贫血者易见。这些高危因素致使多数患者不仅对化疗产生不同程度的耐药，也很难耐受大剂量化疗，因此预后差。

（三）诊断

主要依赖外周血及骨髓细胞的形态学、免疫表型、细胞遗传和基因特征。FAB 将其按形态特点分为 L1～L33 型，而 WHO 则将其归类为前驱 B 或前驱 T 细胞 ALL（表 6—3）。

表 6—3　ALL 的免疫表型

成熟状态	CD19	CD20	CD10	CD34	cCD22	sCD22	sIg	TdT
早期 B 前驱细胞	+	−	−	+	+	−	−	+
普通 ALL—B	+	−	+/−	−/+	+	−/+	−	+
前 B 细胞	+	−/+	+	+	+	−/+	−/+	+
B 细胞	+	+	+	+	+	+	+	−
	CD2	CD7	CD5	cCD3	sCD3	CD1	TdT	
早期胸腺细胞	+	+	−	+	−	−	+/−	
普通胸腺细胞	+	+	+	+	−	+	+/−	
成熟胸腺细胞	+	+	+	+	+	−	+/−	

（四）治疗

目前随着有效化疗的进展，多数儿童 ALL 患者已成为可能治愈的疾病。然而即使同样的治疗方案，老年与儿童 ALL 患者所达到的 CR、持续时间和治愈有很大区别。老年 ALL 患者的初始治疗主要是对症和支持治疗，一般通过输成分血、抗感染等以纠正贫血、控制感染、防治出血。特异的抗白血病治疗主要是为了达到 CR。诱导缓解治疗过程中常用药物包括长春新碱、柔红霉素、泼尼松以及门冬酰胺酶（VDPL 方案）。儿童对这些药物的反应良好，但随年龄增长，患者对这些药物的反应及受性皆会变差，诱导化疗相关病死率可达到 10%～50%。患者达到 CR 后应进行强化和维持治疗，其最佳治疗方案及治疗持续时间目前尚有争论。多数采用个体化方案,多种药物联合巩固或强化治疗,之后给予大约18个月的较低强度的维持治疗方案。中枢神经系统白血病的防治也是老年 ALL 治疗的一部分,包括鞘内注射甲氨蝶呤联合阿糖胞苷,大剂量甲氨蝶呤和阿糖胞苷静脉输注或颅脑照射。对于少数有条件的患者,HSCT 也是可以考虑的。

　　临床上,一方面,老年 ALL 细胞对化疗反应不敏感,需要强化治疗;另一方面,患者全身情况较差,绝大多数不能耐受普通成人的足量化疗,因此对老年 ALL 的治疗十分棘手。需要注意的是:①诱导化疗方案不宜过强,通常由3种药物组成为宜;药物剂量不宜太大,一般以普通成人剂量的 1/2~2/3 为宜;皮质类固醇激素类药物每周2次,而不是每天1次。②强调治疗个体化,即根据患者的全身情况、重要脏器功能及对药物的耐受性和反应性差异,灵活调整治疗方案,使患者尽可能接受最大耐受量的强化治疗。③重视支持治疗和对并发症的防治。另外,应重视免疫治疗及靶向治疗,如 Ph 染色体阳性者可用酪氨酸激酶抑制剂(如伊马替尼)等。

三、慢性淋巴细胞白血病

　　慢性淋巴细胞白血病(chronic lymphocyticleukemia,CLL)是一种成熟 B 淋巴细胞克隆增殖性肿瘤,以淋巴细胞在外周血、骨髓、脾和淋巴结聚集为特征。

　　(一)流行病学

　　CLL 是西方最常见的成人白血病,占所有白血病的近30%,其年发病率为(2~6)/100000,随年龄增加,65岁高达 $12.8/10^5$。CLL 主要发生于老年人群,初诊时约85%的患者＞55岁,中位年龄位72岁。CLL 在包括我国在内的亚洲国家相对少见。男性发病率高于女性,男女比例为(1.5~2)：1。

　　(二)病因

　　CLL 的确切病因和发病机制不甚清楚,环境因素(如电离辐射、化学致癌物、杀虫剂等)、病毒感染(如 HCV、EB 病毒)、性激素与 CLL 发病不甚明了,而老年、男性、白种人、其他淋巴增殖性疾病家族史和单克隆 B 淋巴细胞增多症是 CLL 发病的危险因素。

　　(三)遗传学及免疫学

　　常见的 CLL 染色体异常包括 del(13q)、+12、del(11q)、del(6q)、del(17p)及 14q32 等,涉及的基因异常有 RB-1、DBM、LEV1、LEV2、LEV5、p53 基因缺失或突变及 bcl-2 和 IgH 表达异常。CLL 白血病细胞的免疫表型特征:①表达 B 细胞相关标志:CD19、CD20^{dim} 和 CD23。②表面免疫球蛋白(slg)弱表达,常为 IgM 或 IgM+IgD;轻链限制性表达,即单纯表达 κ 或 λ 轻链。③共表达 CD5 与 B 细胞标志,不表达 CCND1 与 CD10,FMC7,CD22 和 CD79β 常阴性或弱表达。CLL 细胞常表达活化和成熟 B 细胞相关标志:CD38、ZAP-70、CD23、CD25、CD27、CD69 及高表达 HLA-DR。可根据细胞形态学、免疫标志及细胞遗传学特征与其他 B-LPD 鉴别(表6-4)。

表 6-4　CLL 与其他 B-LPD 的鉴别诊断

特征	CLL	B-PLL	HCL	MCL	SMZL	FL
形态学						
细胞大小	小	中	中/大	中	小	很小
染色质	成块	致密	疏松/棉絮状	斑点状	致密	致密
核仁	无/小	显著	无	无/小	无	无
核形	规则	规则	肾形	切迹	规则	核裂
细胞质	甚少	中	丰富/绒毛	中	少	甚小
免疫表型						
CLL 积分	4~5	0~2	0	1~2	0~2	0~1
CD5	++	-/+	阴性	++	+	-/+
CD23	++	-/+	阴性	-/+	-/+	-/+
sIg	弱表达	强表达	强表达	强表达	强表达	强表达
FMC7	-/+	++	++	++	++	++
CD79β	弱表达	强表达	中等表达	强表达	强表达	强表达
CCND1	阴性	阴性	弱表达	阴性	阴性	阴性
FISH						
del(13q)	40%~50%	存在	无	存在	存在	无
del(11q)	20%	存在	无	存在	存在	无
12	15%	罕见	罕见/无	罕见	无	罕见
del(17p)	10%	50%	无	存在	罕见	无/罕见
t(11;14)				存在	无	无
t(14;18)	无	小	很小	无	无	存在
7q-/+3	无	致密	致密	无	存在	无

注:-:阴性或<10%的病例阳性;-/+:10%~25%的病例阳性;+:25%~75%的病例阳性;++:>75%的病例阳性

（四）临床表现

CLL 患者早期多数表现为无症状的淋巴细胞增多。有症状的患者可能有体重减轻、乏力、反复发作的感染、发热以及与肝脾肿大或淋巴结肿大相关的疼痛。多数患者疾病缓慢进展可跨越数年。病程中自身免疫性疾病的发生率 10%~25%,特别多见于疾病晚期和接受治疗的患者,自身免疫性溶血性贫血（AIHA）发生率较高（5%~10%）,AIHA 也可合并其他免疫性血细胞减少症。部分患者中,疾病有一个恶化过程并且在诊断后几个月内进展到临床晚期阶段。目前已开始通过分子生物学和蛋白标志物的识别来解释这种疾病的异质性。

（五）诊断

WHO 对 CLL 的诊断标准是:外周血 B 淋巴细胞>5×10^9/L,至少持续 3 个月。CLL 细胞的形态以成熟小淋巴细胞为主,外周血淋巴细胞中幼稚淋巴细胞<10%,如幼稚淋巴细胞 10%~54%,诊断为 CLL/PL。CLL 细胞典型的免疫表型特征为:sIg^{dim} CD5$^+$ CD19$^+$ CD20^{dim} CD23$^+$ TMC7$^-$ CD22$^-$ CD79$^-$ 及轻链限制性表达。如果骨髓有典型的 CLL 细胞浸润引起的血细胞减少,B 淋巴细胞数<5×10^9/L,也诊断为 CLL。根据患者肿瘤负荷及骨髓衰竭程度,

临床常用的分期系统为 Rai 分期(表 6-5)。CLL 常见的异常染色体和基因改变与其临床特征及预后有关(表 6-6)。

表 6-5 CLL 的 Rai 临床分期系统

分期	改良分期	临床特点	中位生存期(年)
0	低危	淋巴细胞增多	>10
I	中危	淋巴细胞增多+淋巴结肿大	7~9
I	中危	淋巴细胞增多+脾肿大	7~9
II	高危	淋巴细胞增多+Hb<110g/L	1.5~5
IV	高危	淋巴细胞增多+PLT<10×10⁹/L	1.5~5

注:*,外周血淋巴细胞$>15×10^9$/L(持续 4 周)和骨髓淋巴细胞$\geq40\%$

表 6-6 CLL 常见的染色体异常及其临床特征

染色体异常	常规细胞遗传学	FISH	累及基因	临床特征
正常	50%	18%	—	—
del(13q)	10%	55%	R,miR-15a/16-1	预后好
del(11q)	8%	18%	ATM	年轻、巨大淋巴结、预后差
12	13%	16%	mdm2	不典型形态学、晚期
del(17p)	4%	7%	p53	CLL/PL、耐药、预后最差
del(6q)	4%	6%	—	—

细胞遗传学与分子生物学研究显示,CLL 细胞可能存在多个克隆并常发生克隆演变。CLL 转化为幼淋巴细胞白血病(PLL)、弥漫大 B 细胞淋巴瘤(DLBCL)、霍奇金淋巴瘤(HL)、多发性骨髓瘤(MM)或急性白血病等称为 Richter 转化。Richter 综合征则转化为 DLBCL 或其免疫母细胞变异型。

(六)治疗

CLL 的诊断确定后,首先对病情进行全面的评估。对低危或 Rai 0 期患者,多主张密切观察,当出现疾病进展的征象时开始治疗。CLL 开始治疗的指征至少应该满足以下一个条件:①进行性骨髓衰竭的证据。②巨脾或巨块型淋巴结肿大,或进行性有症状的脾或淋巴结肿大。③进行性淋巴细胞增多,或外周血淋巴细胞数$>(200\sim300)\times10^9$/L,或有白细胞淤滞症状。④并发 AIHA 和(或)ITP 对皮质类固醇或其他标准治疗反应不佳。⑤无明显原因的体重下降$\geq10\%$,无感染证据的发热(体温$>38.0\,\text{℃}$,≥2 周)或夜间盗汗>1 个月。

老年患者的化学治疗应个体化。通常对无严重伴随疾病患者,治疗可用:①氟达拉滨+环磷酰胺+利妥昔单抗(FCR)。②FR。③喷司他汀+环磷酰胺+利妥昔单抗(PCR)。④苯达莫司汀+利妥昔单抗(BR)。对≥70 岁或有严重伴随疾病者可用:①苯丁酸氮芥±泼尼松。②BR。③环磷酰胺+泼尼松±利妥昔单抗(CP±R)。④阿仑单抗。⑤利妥昔单抗。⑥氟达拉滨±利妥昔单抗。⑦克拉屈滨。对伴 del(17p)或 del(11q)的患者还可考虑用大剂量甲泼尼龙治疗。对复发难治患者亦可选用环磷酰胺+多柔比星+长春新碱+泼尼松(CHOP)、环磷酰胺+多柔比星+长春新碱+地塞米松与大剂量甲氨蝶呤/阿糖胞苷交替(HyperCVAD)+利妥昔单抗、剂量调整的 EPOCH 或奥沙利铂+氟达拉滨+阿糖胞苷+利妥昔单抗(OFAR)。新近布鲁顿(Bruton)酪氨酸激酶(BTK)抑制剂—依鲁替尼(ibrutinib)、磷酸肌醇

3 激酶(PI3)delta 抑制剂—idelalisib 联合利妥昔单抗已用于复发或难治 CLL,且获得显著疗效。无论哪种化疗或免疫治疗方案,其剂量和疗程必须个体化,即患者能耐受的合理用量,以提高疗效,最大限度减少相关并发症。如果治疗达 CR 或部分缓解的患者可随访,观察过程中疾病进展时可再行治疗。

CLL 患者的免疫力下降,感染风险增高,应当积极预防。其他如自身免疫性疾病和老年共患病都应积极给予对症和支持治疗。

(七)预后

CLL 患者的中位生存期约为 10 年,但不同患者的预后呈高度异质性,一些患者无明显症状、进展缓慢、长期生存,甚至可能自发缓解,另外一些则进展快,即使积极治疗,其生存期也仅为 2~3 年。这些差异和其细胞遗传学和基因的改变密切相关。

(刘晓欣)

第三节　骨髓增生异常综合征

骨髓增生异常综合征(myelodysplastic syndromes,MDS)是一组起源于造血干细胞/祖细胞的克隆性异质性疾病,该病主要发生在老年人,男性多于女性。其特征性的病理生理改变是克隆性造血干细胞/祖细胞的发育异常和无效造血。临床特征表现为不明原因的难治性慢性外周血细胞减少(常为全血细胞减少),骨髓中造血细胞有发育异常的形态学改变(包括红系、粒系及巨核发育异常)以及转变为急性髓细胞性白血病(acute myelogenous leukemia,AmL)的危险性很高。随着人们生活方式的改变及人口老龄化,MDS 的发病率呈现快速增长的趋势。

一、流行病学

MDS 是一种常见于老年人的疾病,近年来,其发病率呈现上升趋势。MDS 在 50 岁以下人群发病较少见,但在 70 岁以上人群是最常见的血液肿瘤,年发病率为 20/100000,欧美国家诊断中位年龄在 60~75 岁,约 86% 的 MDS 患者年龄超过 60 岁;亚洲人 MDS 发病特征与欧美不同,其发病年龄更年轻(中位发病年龄为 48~57 岁)。男性略多于女性,约为 1.2∶1。

二、病因

MDS 与年龄的相关性表明其遗传损伤可能由暴露于危险因子或遗传易感性所致,其发病的危险因子包括暴露于化疗、放疗、苯和其他溶剂、吸烟、酒精等。接受烷化剂、拓扑异构酶Ⅱ抑制剂或电离辐射者一生中患 MDS 的概率为 5%~10%。随着接受放/化疗患者存活时间的延长,MDS 的发生率也在增加。

三、发病机制

MDS 起源于原始造血干细胞,起始的突变或分子通路尚不清楚。由于 MDS 在组织学及细胞遗传学上均具有明显的异质性,不同亚型发生的分子学基础不同,具有不同程度的向白血病转化的易感性。MDS 发生发展过程中,主要出现的病理生理改变包括:①造血干/祖细胞克隆性缺陷。②造血细胞凋亡增加及无效造血。③基因异常。④免疫功能失调。⑤骨髓微环境改变等。

四、临床表现

MDS 起病相对缓慢,约一半的 MDS 患者症状并不典型,20% 的原发成人 MDS 患者是无意中查血常规才发现贫血(anemia)或血细胞减少,其余大部分临床呈现骨髓衰竭、各类血细胞减少的表现,以贫血、出血、不明原因发热为主要临床表现;80% 的患者由于贫血感到乏力,多数 MDS 患者诊断时临床表现为大细胞贫血,伴或不伴其他血细胞减少;20% 表现为出血或感染。MDS 患者,尤其是中性粒细胞<1×10^9/L 的患者,最常见的感染是细菌性肺炎及皮肤脓肿。体检可见不同程度的贫血貌,皮下瘀点、瘀斑,牙龈出血、鼻腔出血等,肝、脾、淋巴结肿大少见;发生白血病转化时,表现与 AmL 基本相同。MDS 有时与某几个少见的与免疫相关的疾病相关,包括发热性中性粒细胞皮病(Sweet 综合征)、脓皮病、皮肤脉管炎及复发性多软骨炎。

五、实验室检查

1. 血细胞计数 多数患者发病时伴有贫血,30%～50% 为全血细胞减少,20% 为贫血合并中性粒细胞减少或血小板减少,大约 5% 为单独的中性粒细胞减少或血小板减少。

2. 外周血和骨髓形态 依靠外周血和骨髓涂片诊断 MDS 需要对其进行最佳的染色、计数的细胞数越多,诊断的精确度就越高,因而最少需要计数 500 个细胞;用于形态学涂片的骨髓需要少于 0.5mL 以避免外周血细胞稀释骨髓。MDS 时出现的主要的形态学异常见表 6-7。

表 6-7 MDS 的形态学异常

系列	外周血	骨髓
红系	椭圆形大红细胞	红细胞发育不良
	不均匀性异型红细胞	多核红细胞
	低色素性红细胞碎片	核碎裂
	嗜碱性点彩	细胞质空泡形成
	有核红细胞	环状铁粒幼细胞
髓系	中性粒细胞颗粒过少	颗粒过少
	中性粒细胞分叶减少	嗜酸性粒细胞和(或)
	(Pelger 细胞)	嗜碱性粒细胞增加
	核染色质聚集	原始细胞增多
巨核系	嗜碱性血小板	小巨核细胞
	巨大血小板	大的单核或双核巨核细胞多分叶核巨核细胞

3. 骨髓活检 骨髓活检可以提供仅从骨髓涂片无法获得的额外的诊断及预后信息,因而对于疑诊或确诊 MDS 的患者应该常规进行骨髓活检,尽管在 MDS 患者骨髓活检常常提示细胞增多,还有 10%～20% 的患者呈细胞减少(细胞容积低于同龄人正常细胞数量的 30%)。大约 50% 的 MDS 患者有网硬蛋白的轻度增多,仅有 10% 明显增多。MDS 患者骨髓细胞分布常不正常,可以出现髓系前体细胞发生易位,髓系的原始细胞簇出现在小梁间隙,这种异常的聚集称为不成熟的前体细胞异常定位(ALIP),并且可以通过自分泌产生血管内皮生长因子。对于原始细胞<5% 的 MDS 患者出现 ALIP 认为是预后不良的标志,但是由于 ALIP 的出现在 MDS 患者是非特异性的,因而很难对其进行定性及量化。

4. 细胞遗传学改变 在诊断 MDS 的患者中大约有 20%～70% 的患者具有细胞遗传学异常,RAEB-1 或 RAEB-2 患者染色体异常发生率最高,RARS 发生率最低。染色体异常中以整条染色体的缺失/增加及染色体片段丢失最为常见,如+8、-5/5q-、-7/7q-、20q-等。大约有5%的MDS患者为单一的del(5q);患者发生Y染色体丢失较常见,认为是年龄相关的现象,而非克隆性异常。

MDS患者的某些细胞遗传学异常与形态学特征及临床表现相关,如单独的del(5q)一般伴小巨核细胞增多,临床过程常常呈惰性过程,来那度胺治疗反应较好。另外,del(17p)多伴有假性Pelger-Huet异常,胞质内包含小空泡,TP53缺失,发生白血病转化的风险增加。与原发性MDS相比,治疗相关的MDS异常染色体核型、复杂核型和5号染色体和(或)7号染色体缺失的发生率增加。

5. 流式细胞仪检测 染色体正常并不意味着不存在克隆造血,对某些怀疑MDS但原始细胞和环形铁粒幼细胞不增加、染色体正常及形态学未达到MDS诊断标准的病态造血患者,可行流式细胞仪检测。通过表型异常的血细胞群的检出间接证实克隆性造血的存在,有助于疾病诊断。

六、诊断

依据2007年出版的张之南教授主编的第3版《血液病诊断及疗效标准》,MDS诊断标准如下:

1. 临床表现 以贫血症状为主,可兼有发热或出血。初期可无症状。

2. 外周血一系或多系减少。

3. 骨髓有核细胞增多,髓系细胞一系或多系呈发育异常的病态造血表现。

4. 除外叶酸或者维生素B_{12}缺乏、重金属中毒、微小病毒B19或者HIV病毒感染、应用粒细胞集落刺激因子等引起的非克隆性血细胞发育异常;除外其他伴有病态造血的疾病,如慢性粒细胞白血病、骨髓纤维化、红白血病、原发性血小板增多症、急性非淋巴细胞白血病(M2b型)、非造血组织肿瘤等;除外其他红细胞系统增生性疾病,如溶血性贫血、巨幼细胞贫血等;除外其他全血细胞减少的疾病,如再生障碍性贫血、阵发性睡眠性血红蛋白尿(PNH)等。

5. 实验室结果有助于本病诊断

(1)骨髓组织切片显示造血细胞空间定位紊乱,或存在ALIP结构。

(2)有非随机性-5/5q-、-7/7q-、-5/5q-、+8、20q-等MDS常见核型异常。

(3)血细胞克隆性分析提示单克隆造血。

(4)姊妹染色单体分化试验延迟,或有其他细胞造血,细胞周期延长证据。

(5)造血细胞有ras或fms等MDS可有的癌基因异常。

七、鉴别诊断

1. 巨幼细胞贫血 MDS红系病态造血可呈现类巨幼样变,严重的巨幼细胞贫血亦可造成血三系下降,但巨幼细胞贫血有相应的生化改变,补充叶酸、维生素B_{12}后血象改善,而MDS患者应用叶酸、维生素B_{12}治疗无效。

2. 阵发性睡眠性血红蛋白尿(paroxysmalnocturnal hemoglobinuria,PNH) PNH时也可出现全血细胞减少和病态造血,但PNH时红细胞和白细胞CD55、CD59阴性的细胞常>10%,而MDS少见;PNH患者Ham试验阳性,并有其他血管内溶血的形态学证据。

3. 再生障碍性贫血(aplasticanemia,AA) 需与三系减少的MDS鉴别,MDS的网织红细胞正常或升高,外周血可见到有核红细胞,骨髓病态造血明显,早期造血细胞比例不低或增加,部分病例有特征性染色体异常。

4.脾功能亢进可出现三系减少,但患者多有肝功能异常、脾脏肿大,没有骨髓原始细胞增加、染色体异常等。

八、分型

1.FAB　分型FAB分型将MDS分为5个预后不同的亚型(表6-8)。

表6-8　MDS的FAB分型

亚型	外周血	骨髓
难治性贫血(RA)	原始细胞<1%	原始细胞<5%
		增生异常
难治性贫血伴环状铁粒幼细胞增多(RARS)	原始细胞<1%	同RA
		环状铁粒幼细胞>15%
难治性贫血伴原始细胞增多(RAEB)	原始细胞<5%	原始细胞5%～19%
		增生异常
难治性贫血伴原始细胞增多转化型(RAEB-t)	原始细胞<5%	原始细胞20%～29%或Auer小体
		增生异常
慢性粒单核细胞白血病(CMmL)	单核细胞>1×10⁹/L	原始细胞<30%
		增生异常

2.WHO分型　WHO分型依据临床以及遗传学数据对FAB分型进行了修订(表6-9),对原始细胞<5%的患者观察,如果出现多系增生异常则预后较差,难治性贫血及难治性贫血伴环状铁粒幼细胞增多定义局限在仅有红系单系增生异常表现的患者。新的分型难治性血细胞减少伴多系增生异常及难治性血细胞减少伴多系增生异常和环状铁粒幼细胞增多,用于定义两系或三系血细胞减少伴有两系或三系髓系细胞增生异常表现超过10%。单独的5q-的MDS患者被单独归为一个亚型,其临床以及实验室特征较一致。多数患者为老年女性;临床表现为大细胞贫血、白细胞计数正常、血小板计数正常或升高;骨髓涂片可见红系增生不良及大的单核或双核巨核细胞;多数患者需要红细胞输注,白细胞减少少见。

表6-9　MDS的WHO分型

亚型	外周血	骨髓
难治性贫血(RA)	贫血	仅有红系增生异常
难治性贫血伴环状铁粒幼细胞增多(RARS)	贫血	仅有红系增生,环状铁粒幼细胞>15%
难治性血细胞减少伴多系增生异常(RCMD)	两系或全血细胞减少	两系或三系有10%以上细胞增生异常
难治性血细胞减少伴多系增生异常及环状铁粒幼细胞增多(RCMD-RS)	两系或全血细胞减少	两系或三系有10%以上细胞增生异常,环状铁粒细胞>15%
难治性贫血伴原始细胞增多-1(RAEB-1)	血细胞减少,原始细胞<5%	单系或多系增生异常,原始细胞5%～9%
难治性贫血伴原始细胞增多-2(RAEB-2)	血细胞减少或原始细胞5%～10%或Auer小体	单系或多系增生异常,原始细胞10%～19%或Auer小体
不能分类的MDS(MDS-U)	血细胞减少	粒系或巨核系增生异常
伴单独5q-的MDS	贫血,血小板正常或升高	巨核细胞呈分叶过少表现,原始细胞<5%

WHO 分型提出 MDS 患者对预后有重要意义的骨髓原始细胞的定义包括原粒细胞、原始单核细胞、原始巨核细胞以及原始单核巨噬细胞,但不包括原始红细胞。难治性血细胞减少伴原始细胞增多的名称依然保留,但是按照原始细胞数进一步分为两个亚型,分别为RAEB-1 和 RAEB-2。原始细胞中 Auer 小体在 MDS 患者的意义目前尚不清楚,但所有具有 Auer 小体的患者均被归为 RAEB-2。新分型取消了难治性贫血伴原始细胞增多转化型,所有伴有增生异常的原始细胞＞20％的患者均被归为伴多系增生异常的急性髓系白血病。增加了一个新的亚型—不能分类的 MDS,特指那些单纯髓系或巨核系增生异常的 MDS 患者。慢性粒单细胞白血病纳入了一个新的分类,称为骨髓增生性/骨髓增生异常疾病。

九、预后因素

成人原发性 MDS 的中位生存期大约为 20 个月,不同的 MDS 亚型预后具有明显的异质性,表 6-10 中列出了 MDS 不良的预后因素。WHO 分型中纳入了部分已知的预后因素,如血细胞减少、骨髓原始细胞增加、出现三系增生异常表现、单独的 5q- 等,因而 WHO 分型对预后更有意义。

表 6-10　MDS 不良的预后因素

临床	治疗相关 MDS
外周血	严重血细胞减少
	LDH 升高或 β_2 微球蛋白升高
骨髓形态学	原始细胞增多
	三系病态造血
	出现 ALIPS
染色体异常	-5 或 -7
	3q-、5q-(除外 5q-综合征)、7q-、17p-
	染色体 11q23 结构异常
	复杂染色体异常
	染色体进展
遗传性/后天基因异常	P53、RAS 突变
	WT1 过表达
	端粒缩短
	基因表达谱异常
免疫表型	原始细胞 CD7+
体外克隆生长	白血病生长模式

目前最常用的评估 MDS 的预后评估工具是国际预后评分系统(IPSS),依据骨髓原始细胞百分比、细胞遗传学发现以及增生异常累及的造血细胞系,这个评分系统将疾病分为低危、中危-1、中危-2 和高危组(表 6-11)。IPSS 是以 FAB 对 MDS 分型为基础建立的,同时也适用于 WHO 分类系统。按照诊断时的年龄分层,不同危险度组的中位生存期见表 6-12。

表 6－11　国际预后评分系统（IPSS）

分值	0	0.5	1	1.5	2
骨髓原始细胞（%）	<5	5~10	—	11~20	21~30
染色体核型	良好	中等	不良		
血细胞减少	0/1	2/3			

注：染色体核型：良好：－Y、5q－、20q－；不良：复杂核型（>3 种异常）或 7 号染色体异常；中等：其他染色体异常；血细胞减少：血红蛋白<100g/L，中性粒细胞<1.5×10⁹/L，血小板<100g×10⁹/L

表 6－12　不同 IPSS 危险度分层原发 MDS 的中位生存期

危险度分层	IPSS 评分	中位生存期（年）			
		<60 岁	>60 岁	<70 岁	>70 岁
低危	0	11.8	4.8	9	3.9
中危－1	0.5~1.0	5.2	2.7	4.4	2.4
中危－2	1.5~2.0	1.8	1.1	1.3	1.2
高危	≥2.5	0.3	0.5	0.4	0.4

MDS 的 WHO 分型预后积分系统（WPSS）增加了多系增生异常和输血依赖作为不良预后因素评估患者预后（表 6－13）。其他可能的影响因素包括年龄、一般状态、新的细胞遗传学危险分类、血小板减少、骨髓纤维化、血 LDH 水平、血 β_2 微球蛋白水平及髓系前体细胞的免疫表型等。

表 6－13　MDS 的 WHO 分型预后积分系统（WPSS）

预后变量	标准	积分
WHO 分型	RA、RAS、5q－	0
	RCMD、RCMD－RAS	1
	RAEB－1	2
	RAEB－2	3
染色体核型	好：正常，－Y、del(5q)、del(20q)	0
	中度：其余异常	1
	差：复杂核型（≥3 种异常）或 7 号染色体异常	2
输血	无	0
	依赖	1

注：WPSS 分为 5 组：极低危组（0 分）、低危组（1 分）、中危组（2 分）、高危组（3~4 分）、极高危组（5~6 分）输血依赖纳入预后指标，输血依赖者生存期短，白血病转化率高

十、白血病转化

MDS 患者发生 AmL 转化的比例在某些 MDS 组织学和细胞遗传学亚型中较高，因而常常被认为是白血病前期状态，其中包括 RAEB－2 和具有预后不佳相关的细胞遗传学异常（如－7，7 号染色体长臂缺失，8－三体及 17 号染色体短臂缺失）的 MDS。对于这些患者，发生白血病的转化的风险超过 50%；对于非 RAEB－2 的 MDS 患者，骨髓原始细胞增多、多系增生异常、不良细胞遗传学异常或不良的细胞系标志物显著增加白血病转化的风险；严格按照 WHO 定义的 RARS 患者发生 AmL 转化的风险不超过 5%。

十一、治疗

MDS 患者的自然病程及预后差异性很大,治疗需要做到个体化。MDS 的治疗选择对低危组和中危－1 组 MDS 采用促造血、诱导分化和生物反应调节剂及对症支持治疗,以改善生活质量为主,对中危－2 组及高危组,采用 AmL 的联合化疗方案和造血干细胞移植(hematopoietic stem celltransplantation,HSCT)。MDS 规范化治疗方案选择时应考虑患者的国际预后积分系统(IPSS)危险度分层、年龄、基本状态及有无合并症等。

1. 支持治疗 IPSS 低危和(或)中危－1 的患者,尤其年龄较大或有合并症的患者以支持治疗为主。支持治疗的主要目的是控制 MDS 症状、预防感染及出血、提高生活质量。支持治疗以输血、输血小板、抗感染及补充造血原料治疗为主。

2. 细胞生长因子 细胞因子能提高 MDS 患者的血细胞数,减少输血次数,改善血细胞减少。常用的造血生长因子有促红细胞生成素(EPO)、G－CSF、GM－CSF、促血小板生成素、IL－11 等。

3. 免疫抑制剂 越来越多的研究提示在中/低危 MDS 的发生发展中,骨髓微环境中免疫异常介导的免疫损伤导致的造血细胞过度凋亡起了重要作用。2010 年 NCCN 指南提出具备以下条件提示可能对免疫抑制剂治疗有效:年龄＜60 岁、依赖输血时间＜6 个月、骨髓增生低下、有 PNH 克隆、人类白细胞抗原 DR15C(HLA－DR15)克隆。免疫抑制剂,如抗胸腺细胞球蛋白(ATG)、环孢素(CsA)等治疗 MDS 取得了一定的疗效。环孢素(CsA)推荐剂量为 3～5mg/(kg·d),持续 3～6 个月评估疗效,同时监测 CsA 血药浓度,维持在 200～300ng/mL,监测肝肾功能,严重异常者注意减量或停药。兔 ATG 推荐剂量为 2.5～5mg/(kg·d)×4d。对合并其他肿瘤或中危－2 及高危患者,特别是伴有 7 号染色体异常的 MDS 患者,不宜应用免疫抑制治疗,偶有应用免疫抑制剂后疾病进展和白血病转化的报道。

4. 免疫调节治疗 免疫调节药物治疗 MDS 具有抑制血管增生和调节细胞因子活性,起到调节和改变骨髓造血微环境的作用。常用的免疫调节药物包括沙利度胺、来那度胺及亚砷酸等。来那度胺和沙利度胺具有较好的免疫调节作用,能够抑制炎症因子和血管新生作用,可用于 MDS,尤其是 5q－综合征患者的治疗。沙利度胺的治疗剂量从 50mg/d 起始,每周递增 50mg,推荐每日剂量 100～400mg;来那度胺治疗剂量为 25mg/d 或 10mg/d,连续应用 28d 为 1 个疗程。亚砷酸可诱导白血病细胞及新生内皮细胞凋亡、抑制 VEGF 的促进内皮细胞增殖的作用,具有抑制血管新生作用,可用于各期各类 MDS 患者的治疗。推荐的亚砷酸治疗剂量为 0.25mg/(kg·d),连用 2 周,休息 2 周,1 个月为 1 个疗程,可用 3～4 疗程,然后改为每月使用 5d。

5. 去甲基化治疗 DNA 甲基转移酶抑制剂可逆转 DNA 过度甲基化,使因过度甲基化而缄默的基因重新表达。低剂量的 DNA 甲基转移酶抑制剂有去甲基化作用,高剂量可直接导致细胞死亡。目前临床可用到的 DNA 甲基转移酶抑制剂为阿扎胞苷(AZA)、地西他滨(DAC)。对于中危－2 或高危患者,尤其是伴有染色体异常但不适合进行干细胞移植(HSCT)的患者,应采用 AZA 或 DAC 治疗。AZA 推荐用药方案为:75mg/(m^2·d),皮下注射,连用 7d,28d 为 1 个疗程,至少连续使用 4 个疗程。DAC 常用的给药方案有两种:①15mg/m^2,每 8h1 次,静脉滴注,滴注时间在 3h 以上,连续治疗 3d,每 6 周为 1 个疗程。②20mg/m^2,每天 1 次,连续 5d。

6.造血干细胞移植 异基因造血干细胞移植(allo－HSCT)是唯一可以治愈 MDS 的治疗方案,但是 MDS 诊断的中位年龄在 70 岁以上,移植相关并发症的发生率及死亡率均较高,多数患者无法接受异基因移植治疗。移植时机和预处理方案的选择显得尤为重要。研究表明,IPSS 低危和中危－1 患者延迟至疾病进展时进行造血干细胞移植(HSCT)可获最大总体生存率,而 IPSS 中危－2 和高危患者在确诊时进行 HSCT 可获最大总体生存率。

由于多数 MDS 患者年龄偏大伴有血细胞减少、一般状态和器官功能差,减低预处理剂量的造血干细胞移植(RIC－HSCT)受到越来越多的重视。供者淋巴细胞输注(DLI)被认为是针对 RIC 移植后复发的有效防治措施,但相关的报道病例数较少。

对于缺乏合适供者的患者,联合化疗可提高 CR,但复发率高,CR 持续时间短。自体造血干细胞移植(auto－HSCT)可加强缓解后治疗,是否可以减少复发目前尚无定论。

7.其他药物治疗 维 A 酸、骨化三醇联合雄激素可刺激造血细胞生长,促进造血细胞分化,可能改善部分患者血细胞减少的症状,对红系改善作用更为明显,副作用为肝功能损伤,女性患者男性化,停药后可恢复。抗胸腺球蛋白在 MDS 患者疗效有限。输血的需要是疾病生物学侵袭性的标志之一,不一定预测输血引起的含铁血黄素沉着相关的死亡或致残,铁螯合剂祛铁治疗可显著提高 IPSS 低危和中危－1 患者的总体存活期。

(刘晓欣)

第七章　老年泌尿系统疾病

第一节　良性前列腺增生症

一、定义

良性前列腺增生症(BPH)是引起中老年男性排尿障碍最为常见的一种良性疾病。在组织学上主要表现为前列腺间质和腺体成分增生,对于中老年男性患者而言,BPH 是引起 LUTS 的最常见原因。

二、流行病学

良性前列腺增生症的流行病学可分为组织学前列腺增生和临床前列腺增生。前者侧重于前列腺的增生是否达到了组织学的诊断标准,而不考虑 LUTS 的程度和前列腺体积。目前认为,40 岁以下男性极少出现组织学前列腺增生,然而随着年龄的增长,组织学前列腺增生的发病比例可由 41~45 岁的 13.2% 增至 81~90 岁的 83.3%。

临床前列腺增生(LUTS)的流行病学与组织学相类似,随着年龄的增长,LUTS 的发生率也随之增加。大约有 50% 组织学诊断 BPH 的男性有中度到重度的 LUTS。有研究表明,亚洲人较美洲人更易于产生中重度 BPH 相关症状。

三、病因学

BPH 发生的病因尚不完全清楚,但目前普遍认为高龄和有功能的睾丸是本病发生的主要因素,且两者缺一不可。其他的相关因素还包括:雄激素及其与雌激素的相互作用、前列腺间质—腺上皮细胞的相互作用、生长因子、炎症细胞等。

四、病理学和病理生理学

1.病理学　良性前列腺增生症主要发生在前列腺的中叶和两侧叶,即前列腺的移行区和尿道周围腺体区。前者在早期主要表现为腺体组织增生,而后者则完全为间质增生,其中平滑肌是间质的重要组成部分,这些平滑肌细胞表面富含肾上腺素能受体,特别是 α 受体,尤其是 α_1 受体,激活该受体可以明显增加前列腺尿道阻力。由于这一区域邻近前列腺尿道,增生后对尿道的压迫最为直接,是造成排尿困难等 LUTS 的重要因素。

2.病理生理学　良性前列腺增生症造成的病理生理学改变主要有:

(1)机械性梗阻:前列腺增生时体积增大,由于前列腺包膜的存在,增生的腺体受压而向后尿道和膀胱膨出,造成后尿道延长、变窄及膀胱出口梗阻加重排尿困难。

(2)动力性梗阻:在前列腺和膀胱颈组织内含有丰富的 α 肾上腺素能受体,良性前列腺增生症时,该受体数量增加且活性增强,造成前列腺平滑肌紧张、张力增大,导致前列腺尿道阻力增高。

(3)继发膀胱功能障碍:长期的后尿道阻力增高可引起膀胱逼尿肌代偿性肥大,形成粗大的网状结构,称为膀胱小梁。尿路上皮在小梁之间形成小室甚至憩室。如果下尿路梗阻长期存在,最终导致膀胱逼尿肌失代偿,出现慢性尿潴留及膀胱内压升高;引起尿液反流至输尿管及肾盂,造成上尿路积水和肾功能损害。

五、临床表现

良性前列腺增生症的临床表现与许多因素相关,包括下尿路梗阻程度、病变进展速度以及是否合并感染、结石、血尿等;特别要注意的是,患者症状与前列腺的体积并不成正比。

良性前列腺增生症的主要临床表现为 LUTS,前列腺增生后其血供丰富、血管增多,部分患者可出现肉眼血尿。由于长期排尿困难,患者需借助腹压排尿,患者还可合并腹股沟疝、内痔等疾病;临床上还可见到因急性尿潴留和肾功能不全而就诊的良性前列腺增生症患者。

六、诊断和鉴别诊断

以 LUTS 为主诉就诊的 50 岁以上男性患者,应首先考虑良性前列腺增生症的可能。为明确诊断,需进行以下临床评估:

1. 病史询问 首先应了解患者的病史,特别是 LUTS 的特点、持续时间及其伴随症状;同时应了解盆腔手术或外伤史;还应询问患者的 LUTS 治疗史以及近来是否服用了可能导致或加重 LUTS 的药物等。其次,评价患者的国际前列腺症状评分(International Prostate Symptom Scores,IPSS)(表 7—1)。IPSS 是目前国际公认的判断 BPH 患者症状严重程度的最佳手段,是 BPH 患者 LUTS 严重程度的主观反映,它与最大尿流率、残余尿量以及前列腺体积无明显相关性。IPSS 尽管不能完全涵盖 LUTS 对患者生活质量的影响,但却有助于医师很好地了解患者的疾病状态。

表 7—1 国际前列腺症状评分(IPSS)

在最近1个月内,您是否有以下症状?	无	在5次中					症状评分
		少于1次	少于半数	大约半数	多于半数	几乎每次	
1. 是否经常有尿不尽感?	0	1	2	3	4	5	
2. 两次排尿间隔是否经常小于2h?	0	1	2	3	4	5	
3. 是否曾经有间断性排尿?	0	1	2	3	4	5	
4. 是否有排尿不能等待现象?	0	1	2	3	4	5	
5. 是否有尿线变细现象?	0	1	2	3	4	5	
6. 是否需要用力及使劲才能开始排尿?	0	1	2	3	4	5	
7. 从入睡到早起一般需要起来排尿几次?	没有	1次	2次	3次	4次	5次	
	0	1	2	3	4	5	

症状总评分＝

注:轻度症状:0~7分;中度症状:8~19分;重度症状:20~35分

2. 体格检查

(1)直肠指诊(digital rectal examination,DRE):DRE 是 BPH 患者重要的检查项目之一,需在膀胱排空后进行。DRE 可以了解前列腺的大小、形态、质地、有无结节及压痛、中央沟是否变浅或消失以及肛门括约肌张力情况。DRE 对前列腺体积的判断不够精确,目前经直肠超声检查可以更为精确地描述前列腺的形态和体积。

（2）下腹部叩诊：了解患者是否存在慢性尿潴留。

（3）局部神经系统检查（包括运动和感觉）：肛周和会阴外周神经系统的检查可提示患者是否存在神经源性疾病导致的神经源性膀胱功能障碍。

3. 必要的辅助检查和实验室检查

（1）血清前列腺特异抗原（prostate specific antigen，PSA）：在良性前列腺增生症患者的诊断过程中，必须进行该项检查，以除外合并前列腺癌的可能。若患者 PSA 高于正常值，应仔细分析 PSA 升高的原因，必要时需进行前列腺穿刺活检术，以防漏诊。

（2）尿常规（urinalysis）：可以确定 LUTS 患者是否存在血尿、蛋白尿、脓尿及尿糖异常等伴随疾病。

（3）前列腺超声检查（prostate ultrasonography）：可以了解前列腺形态、大小、有无异常回声、前列腺突入膀胱的程度、残余尿量以及是否合并膀胱结石、憩室或占位性病变。经直肠超声（transrectal ultrasonography，TRUS）还可以较精确地测定前列腺体积，常用计算公式为 $\pi/6 \times$ 腺体前后径 $\times$ 腺体左右径 $\times$ 腺体上下径。经腹部超声检查还可以了解膀胱壁的改变，膀胱内有无结石、憩室或占位性病变。

（4）尿流率检查（uroflowmetry）：应重点关注最大尿流率（Q_{max}）和平均尿流率（Q_{ave}）这两项指标，以前者更为重要。最大尿流率<15mL/s 提示排尿不畅，<10mL/s 提示排尿严重不畅。评估最大尿流率时以尿量在 150～200mL 为宜，重复检查会增加可靠性。需要注意的是，最大尿流率下降不能区分梗阻和逼尿肌收缩力减低，必要时需进行尿动力学等检查，以分析尿流率下降的原因。

4. 可选择的辅助检查

（1）排尿日记（voiding diary）：排尿日记能够反映患者每日饮水量和排尿量的信息，使医师了解患者的饮水习惯、排尿频率和排尿量。以夜尿或尿频为主的 LUTS 患者应记录排尿日记，24h 排尿日记不但可发现饮水过量导致的排尿次数增加，而且也有助于鉴别尿崩症、夜间多尿症和膀胱容量减少（表 7-2）。排尿日记应连续记录 3～5d，期间患者的生活方式不必刻意改变，应在日记上注明白天和夜间的排尿情况。

表 7-2 排尿日记

时间	液体摄入量（饮水或食物）	排尿量	有无尿急	有无尿失禁

（2）肾功能检查（renal function test）：良性前列腺增生症患者若合并慢性尿潴留或肾盂积水，应进行该项检查，以明确有无肾功能损害。

（3）尿道造影（urethrogram）检查：如果患者既往有尿道炎症、外伤或手术史，应考虑到尿道狭窄的可能，必要时应完善此项检查，以免漏诊和误诊。

（4）尿动力学检查（urodynamics）：对最大尿流率明显降低，但病因不能完全用前列腺增生解释者，或怀疑患者存在膀胱逼尿肌收缩功能障碍者，建议进行此项检查。

（5）尿道膀胱镜（urethrocystoscopy）检查：当下尿路症状与前列腺体积不相符合，或伴有肉眼血尿时，应考虑该项检查，以除外膀胱颈挛缩、膀胱肿瘤等其他疾病，还观察有无膀胱小梁、憩室、结石、肿瘤及尿道狭窄等合并症。

5.鉴别诊断

(1)膀胱颈挛缩:由于慢性炎症或膀胱前列腺手术引起,造成膀胱出口梗阻,临床表现类似良性前列腺增生症,但一般前列腺增生不明显,可以通过膀胱镜检可明确诊断。

(2)前列腺癌:良性前列腺增生症可合并前列腺癌,患者血清总 PSA 通常高于正常范围,直肠指诊可触及前列腺质硬结节,影像学检查常可发现前列腺占位性病变。

(3)神经源性膀胱:本病虽可出现排尿困难、尿潴留甚至继发肾盂积水和膀胱结石等类似良性前列腺增生症症状,但患者多有较为明确的神经系统病史,尿动力学检查可发现膀胱逼尿肌压力显著降低,而无膀胱出口梗阻。

(4)尿道狭窄:患者多有尿道外伤或炎症病史,年龄一般较轻,常表现为排尿困难,可行尿道造影加以鉴别。

(5)膀胱肿瘤:位于膀胱颈附近的膀胱肿瘤可造成膀胱出口梗阻及血尿,需要通过膀胱镜检查明确诊断。

七、良性前列腺增生症的临床进展

BPH 为是一种缓慢进展的前列腺良性疾病,随患者年龄的增加,主观症状和客观指标都有进行性加重的趋势,如 LUTS 加重和最大尿流率进行性下降。研究表明,BPH 患者的 IPSS 逐年增加,年平均增幅为 0.29～2 分不等。最大尿流率呈持续下降,平均每年下降达 2%,部分患者可出现反复血尿、反复尿路感染、膀胱结石、急性尿潴留(acute urinary retention, AUR)以及肾功能损害等并发症。

八、治疗

1.观察等待(watchful waiting)观察等待是一种非药物、非手术的治疗措施,包括患者教育、生活方式指导、定期监测等。轻度下尿路症状(IPSS≤7 分)的患者,或者中度以上症状(IPSS≥8 分)但生活质量尚未受到明显影响的患者可以采用观察等待。观察等待的内容如下:①告知患者 BPH 相关知识,包括 LUTS 和 BPH 的临床进展,特别应该让患者了解观察等待的效果和预后,同时还应使患者知晓前列腺肿瘤的知识。②应对患者的生活方式进行指导,如避免或减少咖啡因、酒精、辛辣等具有利尿和刺激性食物的摄入,以缓解 LUTS;适当限制饮水及调整饮水时间,有助减少日间和夜间排尿次数。③建议患者优化排尿习惯,如伴有尿不尽症状,可以采用放松排尿、二次排尿和尿后尿道挤压等措施。④精神放松训练:伴有尿急症状的患者可以采用分散尿意感觉,把注意力从排尿的欲望中转移开。

患者在观察等待开始后半年进行首次随访,以后每年进行 1 次。随访内容和初次诊断评估的各项内容无异,其目的是了解患者疾病的进展情况,是否出现相关合并症,并以此作为改变治疗方式的依据。

2.药物治疗

(1)α受体阻滞剂:通过阻滞分布在前列腺和膀胱颈部平滑肌表面的 α 肾上腺素能受体,松弛平滑肌,达到缓解膀胱出口动力性梗阻的目的。由于前列腺及膀胱颈部组织内以 α_1(特别是 α_{1A})受体为主,故目前多选用 α_1 受体阻滞剂,常用的药物包括多沙唑嗪、阿夫唑嗪、特拉唑嗪和坦索罗辛,其中坦索罗辛是高选择性的 α_1 受体阻滞剂,因为其药理作用主要是阻断 α_{1A} 受体。

这类药物适用于存在中重度 LUTS 的 BPH 患者。相关研究显示,与安慰剂相比,各种 α_1 受体阻滞剂能显著改善患者的症状,使 IPSS 平均改善 $30\%\sim40\%$、最大尿流率提高 $16\%\sim25\%$。α_1 受体阻滞剂一般在治疗后 48h 内起效,但采用 IPSS 评估症状改善应在用药 $4\sim6$ 周后进行。连续使用 α_1 受体阻滞剂 1 个月无明显症状改善则不应继续使用,也不推荐患者同时服用 2 种及以上的 α 受体阻滞剂,这不但不能增加治疗效果,而且会导致更多的药物不良反应。α_1 受体阻滞剂不影响前列腺体积和血清 PSA 水平,不能减少 AUR 的发生。目前认为,各种 α_1 受体阻滞剂的临床疗效类似。

α_1 受体阻滞剂的常见不良反应包括头晕、头痛、乏力、困倦、直立性低血压、异常射精等,直立性低血压更容易发生在老年、合并心血管疾病或同时服用血管活性药物的患者中。服用 α_1 受体阻滞剂的患者接受白内障手术时可能出现虹膜松弛综合征,因此建议在白内障手术前停用 α_1 受体阻滞剂。

(2)5α-还原酶抑制剂:通过抑制患者体内睾酮向双氢睾酮(dihydrotestosterone,DHT)的转化,进而降低前列腺内双氢睾酮的含量,达到缩小前列腺体积、改善下尿路症状的治疗目的。

在人体内,含有两种 5α-还原酶。Ⅰ型主要分布在前列腺以外的组织中(如皮肤或肝脏);Ⅱ型主要分布在前列腺内。非那雄胺作为经典的 5α-还原酶抑制剂主要抑制Ⅱ型 5α-还原酶,而度他雄胺则可同时抑制Ⅰ型和Ⅱ型 5α-还原酶,前者可以降低血清 DHT 水平 70%,后者可以降低血清 DHT 水平 95%。两者对于前列腺内的 DHT 水平的降低幅度为 $85\%\sim90\%$。5α-还原酶抑制剂能够缩小前列腺体积 $20\%\sim30\%$,使 IPSS 较基线降低 15%,提高最大尿流率 $2.2\sim2.7mL/s$,同时明显减少患者急性尿潴留和接受前列腺手术的风险。因此 5α-还原酶抑制剂适用于治疗前列腺体积增大同时伴中重度下尿路症状的 BPH 患者。

5α-还原酶抑制剂的起效时间相对较慢,一般在使用 $6\sim12$ 个月后获得最大疗效,其最常见的副作用包括勃起功能障碍、射精异常、性欲低下和其他如男性乳房女性化、乳腺痛等。这类药物能够降低血清 PSA 水平,服用 6 个月以上可使 PSA 水平减低 50%左右。因此,对于服用 5α-还原酶抑制剂的患者,在判读血清 PSA 水平时应考虑到药物的影响。

(3)M 受体拮抗剂:部分 BPH 患者以尿频、尿急和排尿不尽感为主要临床表现。M 受体拮抗剂通过阻断膀胱毒蕈碱(M)受体(主要是 M_2 和 M_3 亚型)、缓解逼尿肌过度收缩、降低膀胱敏感性,从而改善这类患者的症状。

目前,常用的药物包括托特罗定和索利那新。由于应用上述药物可能造成残余尿量增加和急性尿潴留,故治疗过程中应严密随访残余尿量的变化,特别是当患者残余尿量>200mL 时,M 受体拮抗剂应慎重应用;M 受体拮抗剂的不良反应包括口干、头晕、便秘、排尿困难和视物模糊等,多发生在用药 2 周内和年龄>66 岁的患者。欧美多数研究显示,尿潴留、胃潴留、窄角性青光眼以及对 M 受体拮抗剂过敏者禁用。

(4)植物制剂和中草药:有研究显示,植物制剂(包括中草药)适用于 BPH 及相关下尿路症状的治疗,疗效明显且副作用发生率低。但是植物制剂(中草药)的作用机制复杂,目前难以判断具体成分生物活性和疗效的相关性。

3.手术治疗 由于 BPH 是一种临床进展性疾病,部分患者最终需要手术来解除下尿路症状及其对生活质量带来的影响和并发症。

（1）手术指征：具有中重度 LUTS 并已明显影响生活质量的 BPH 患者可选择手术治疗，尤其是药物治疗效果不佳或拒绝接受药物治疗的患者。当前列腺增生出现反复尿潴留、反复血尿、反复泌尿系感染、膀胱结石和继发性上尿路积水时建议手术治疗。BPH 患者合并腹股沟疝、严重的痔疮或脱肛，临床判断不解除下尿路梗阻难以达到治疗效果者，应当考虑手术治疗。

（2）手术目的：手术可以切除增生的前列腺组织（而非全部前列腺），以达到缓解下尿路梗阻、改善排尿症状的目的。

经尿道前列腺切除术（transurethral resection of the prostate，TURP）是 BPH 治疗的"金标准"。TURP 主要适用于治疗前列腺体积在 80mL 以下的 BPH 患者，技术熟练的术者可适当放宽对前列腺体积的限制。由于 TURP 术中的冲洗液不含电解质，故长时间手术会导致血容量增加及稀释性低钠血症，称为经尿道切除综合征（transurethral resection syndrome，TURS），前列腺体积较大的患者，其术中出血量会相应增加。

近年来，随着手术设备及技术的进步，经尿道激光手术已成为 BPH 重要的治疗手段。激光具有止血效果良好和非导电特性的特点，明显减少了术中出血及 TURS 的发生。手术中可利用激光对前列腺增生组织的汽化、切割作用，达到解除下尿路梗阻的目的，尤其适合于具有高危因素的患者（高龄、贫血、重要脏器功能减退等）。

开放性前列腺摘除术主要适用于合并膀胱结石、膀胱憩室需一并手术者。常用术式有耻骨上前列腺摘除术和耻骨后前列腺摘除术。开放手术的出血量、输血的概率、住院时间均高于 TURP。

除上述手术方法之外，根据患者具体情况还可选用微波、射频、前列腺支架等微创治疗方式。

（买热木古·阿布都热依木）

第二节　老年性阴道炎及雌激素治疗

老年性阴道炎（senile vaginitis）又称萎缩性阴道炎（atrophic vaginitis），见于自然绝经及卵巢切除后的妇女，其中 65 岁以上发病者占老年性阴道炎发患者数的 1/3，发病原因是因卵巢功能衰退、雌激素水平降低、阴道壁萎缩、黏膜变薄、上皮细胞内糖原含量减少、阴道内 pH 增高（常接近中性）、局部抵抗力降低、病原菌感染等。此外，随着年龄的不断增加，肾上腺发生老化，雌激素水平进一步下降。生殖器官萎缩，严重时可引起阴道狭窄甚至闭锁。主要症状为外阴及阴道干燥、灼热感、瘙痒或疼痛不适。妇科检查可见阴道分泌物稀薄，呈淡黄色；严重者呈脓血性。Kingsberg 等的研究在线调查了 15756 例女性患者，8081 例为绝经妇女，其中 3046 例（38%）曾经有外阴及阴道萎缩症状，常见症状为阴道干涩、性交困难、烧灼感。

老年性阴道炎的治疗：

1. 常规处理及抗生素治疗　治疗原则为增加阴道抵抗力、抑制细菌生长及应用乳酸或醋酸液冲洗阴道以增加阴道酸度。抗菌药物治疗应针对病原菌，常见革兰阴性菌、厌氧菌，阴道局部应用以抑制细菌生长、繁殖。由于老年患者的阴道萎缩、阴道壁皱褶消失、阴道上皮层变薄，对抗生素制剂敏感，不宜长期应用。长期应用不仅出现耐药，且因干扰阴道乳酸菌生长可发生二重感染。常用甲硝唑或诺氟沙星等置于阴道深部，每日 1 次，7～10d 为 1 个疗程。

2.雌激素治疗　绝经后妇女体内雌激素水平下降,补充适量雌激素可以改善相关的更年期症状。但长期口服雌激素需同时加用孕激素保护子宫内膜,降低患子宫内膜癌的风险,但孕激素也可能增加血栓的风险。因此,雌激素口服及全身治疗应进行进一步评价,而老年性阴道炎提倡局部用药。

中华医学会妇产科分会绝经学组指出,阴道局部应用雌激素能明显改善 12％～15％ 的50 岁以上妇女泌尿生殖道萎缩的相关症状。阴道乳酸杆菌以肝糖原为能量来源,并将肝糖原转变为乳酸,使阴道维持酸性,局部使用雌激素时,雌激素促进鳞状上皮细胞内的肝糖原合成,同时保持了阴道上皮的厚度、正常色泽、皱褶及水分。

局部用药剂型有软膏、栓剂、片剂和阴道环,软膏使用需有针管样推送器,多数患者可能偏爱栓剂或片剂类型。国外一项多中心、随机、双盲、平行对照研究以评价阴道用雌二醇片剂的有效性,对 230 例绝经后妇女分组观察,用药组经阴道使用 25mg 或 10mg 雌二醇片剂,对照组使用安慰剂,用药 12 周后发现,用药组妇女阴道健康评分显著改善,阴道成熟度增加。用药组两种剂量之间的阴道症状和健康评分无显著差别。12 周后,用药组妇女再继续用25mg 雌二醇片剂至 52 周,结果表明 pH 比安慰剂组降低更明显,进一步表明阴道使用雌二醇可改善绝经后妇女阴道的内环境及阴道症状。

以往常用的雌激素己烯雌酚、妊马雌酮和尼尔雌醇因其副作用或其他生产渠道的原因已退出市场,目前国内常用药有雌三醇、普罗雌烯等。己烯雌酚为人工合成雌激素,药效约为雌二醇的 10 倍。不良反应有致畸、致癌、干扰内分泌、影响生殖、性别分化及生长发育等。因其油类栓剂使用方便,患者容易接受。但目前市场已无出售。

妊马雌酮是从孕马尿中提取的一种水溶性天然结合型雌激素,为含有 10 种天然来源雌激素的混合物,包括雌酮、马烯雌酮、17α－二氢马烯雌酮等,故名结合雌激素。口服后经胃肠道吸收入血,使体内雌激素增加,促使阴道黏膜上皮生长、弹性增加、pH 降低、阴道自净作用增强,改善了阴道的健康状态。一项多中心、随机研究中,24 例绝经后患阴道炎的妇女每天用结合雌激素治疗,前 7d 每天口服 0.3mg,后 7d 每天阴道外用软膏 0.5g,结果表明血浆雌二醇水平在外用时较低,仅为口服时血浆水平的 1/3,相当或稍高于正常绝经后妇女参考值范围,说明外用比口服方式血中雌二醇水平低。结合雌激素软膏每天使用 2～4g,涂于阴道内表面,使用 1～2 周,症状减轻后降低剂量,可使用 3 个月直至症状消失。根据症状严重程度调整剂量。同时应监测子宫内膜厚度,必要时需加用孕激素。

雌三醇是雌二醇和雌酮的代谢产物,对子宫内膜作用较弱,其在人体内的主要作用部位是阴道上皮细胞,能增强泌尿和生殖系统下段黏膜增殖,改善阴道和下尿道黏膜萎缩,使绝经后萎缩性阴道炎的症状得到缓解。赖爱鸾等报道雌三醇治疗复发性老年性阴道炎,用药 12周,阴道健康评分增加,症状评分减少,pH 降低。

各种外源性雌激素可以经阴道黏膜上皮吸收,因此影响血中雌激素水平。对有雌激素依赖性疾病的患者,如绝经后子宫肌瘤、子宫内膜异位症、乳腺疾病或对用性激素补充治疗有顾虑的患者禁用或慎用。人们希望寻找一种有效却不能经局部用药入血的雌激素,目前研究发现普罗雌烯可能就是这样较为理想的雌激素,其化学结构是 17β－甲氧－3－丙氧雌甾－1,3,5(10)－三烯,是一种特殊的雌二醇－雌二醇二醚,特殊的分子结构使其在原位上发生生物效应,无须经过代谢发挥作用,生物半衰期<24h。因此阴道给药,药物直接作用于阴道黏膜,不被黏膜组织吸收,雌激素在体内无蓄积。用于治疗阴道炎有效,因不影响血中雌激素水平,不

需加用孕激素。

1982 年的一项双盲研究纳入了 38 例年龄介于 24～60 岁的绝经后患者，在研究前至少 1 年自然绝经或卵巢已经切除，并因宫颈癌、子宫内膜癌、卵巢癌和乳腺癌进行治疗，给予患者仅含有普罗雌烯或加有辅料的胶囊制剂，连续治疗 40d。结果表明普罗雌烯胶囊不影响全身雌激素水平。1992 年 Bonneton 通过临床观察发现，局部使用普罗雌稀对血浆性激素结合球蛋白（sex hormone－binding globulin，SHBG）、雌酮、雌二醇、雌三醇、促黄体生成素（luteinizing hormone，LH）和促卵泡刺激素（follicle－stimulating hormone，FSH）无影响，但局部使用雌三醇可使 SHBG、雌三醇升高，使 LH 和 FSH 降低。2010 年 Santos 等分别给予绝经后志愿者阴道内给药和口服给药 10mg 普罗雌烯，测定两者血浆普罗雌烯水平，结果表明普罗雌烯阴道内给药只有不足 1% 的普罗雌烯吸收入血。另一项前瞻性开放研究纳入了 15 例绝经后癌症患者，每天接受阴道普罗雌烯 10mg 治疗阴道萎缩，准确、灵敏的质谱分析测定血浆硫酸雌酮水平的变化来评估循环雌激素池，阴道萎缩的癌症患者接受普罗雌烯治疗 1 个月，结果显示治疗前和治疗 1 个月后血浆硫酸雌酮并无变化，证实普罗雌烯并无全身作用。孙爱军等对 53 例年龄 45～75 岁，自然绝经 1 年以上，有绝经后萎缩性阴道炎临床症状的妇女，给予连续 20d 普罗雌烯治疗，之后进行 8 周维持治疗（每周 2 次，每次 1 粒胶囊）。结果显示，普罗雌烯可以安全、可靠地治疗妇女绝经后萎缩性阴道炎。

普罗雌烯软膏或胶囊商品名更宝芬，中华医学会妇产科学分会绝经学组推荐用法：胶囊使用方法为放入阴道，每日 1 粒，持续用药 20d 左右，此后每周 2～3 次，每次 1 粒，持续使用；软膏使用方法为涂于外阴或阴道，每次 0.5～1g，每日 1～2 次，持续用药 20d 左右，此后每周 2～3 次，持续使用。如仍有外阴阴道萎缩相关的不适症状存在，应继续治疗。局部用药时，普罗雌烯的半衰期为 24h。因此每周 3 次为最佳维持剂量，每周 2 次是最低维持剂量。其他剂型如氯喹那多普罗雌烯阴道片，含有普罗雌烯和抗菌物质氯喹那多，在补充激素的基础上又增加了抗菌消炎作用。但有少数患者对氯喹那多有反应，会感局部不适。

应用雌激素治疗老年性阴道炎，仍有诸多相关问题需要学术界进一步探讨，如局部用药是否加孕激素以保护子宫内膜尚有争议。目前多数意见认为如果用雌激素阴道环释放较高的雌激素，建议加用孕激素保护子宫内膜。患者如果仅表现为单纯阴道干燥和性交痛，有学者提出也可用润滑剂缓解症状。

（买热木古·阿布都热依木）

第三节　绝经后泌尿系统症状及雌激素治疗

老年妇女与雌激素缺乏有关的泌尿生殖系统生理及组织变化表现为膀胱与尿道排尿后尿液滞留于膀胱的时间延长、膀胱的储存容量降低、膀胱逼尿肌在排尿时的最大收缩压力降低、膀胱对扩张的灵敏度阈值降低（最初的急迫感）、尿道闭锁压力降低、尿道的尿液流量降低、尿道上皮成熟指数异常表现为表层细胞比例降低、旁基底细胞比例升高。可出现排尿困难、夜尿与尿急的症状以及尿失禁、泌尿道感染反复发作。多数患者体检可见尿道口外翻、黏膜萎缩、尿道狭窄、尿道黏膜暗红色增生，甚至可见息肉状肿物生长，临床常表现为尿频、尿急、尿痛，甚至会出现坠胀不适、排尿困难、外阴瘙痒、起始段或终末血尿等。有些间质性膀胱炎患者可能同时表现为外阴痛。

除了对症及依据细菌及药敏试验结果给予相应的抗生素治疗外,雌激素对治疗复发性尿路感染有效。局部加用雌激素可降低复发性泌尿系感染的发生。白晓静等观察 80 例有复发性尿路感染病史的绝经后妇女,随机分试验组 40 例使用雌三醇软膏,对照组 40 例使用安慰剂软膏,疗程 6 个月,结果发现试验组中发生尿路感染事件 5 例(13％)明显低于对照组的 31 例(77.5％),且试验组患者试验过程中首次出现尿路感染复发的时间较对照组明显延后,提示阴道局部用雌三醇软膏能有效延长绝经后妇女复发性尿路感染的复发间隔时间,降低复发率。

尿道综合征在女性中很常见,病因多种多样,多有尿道解剖结构异常和病变及焦虑性神经症,部分患者原因不明。在 50 岁以上妇女中约 1/3 发生阴道萎缩和干燥、尿频、尿失禁,治疗较困难,此类患者普遍存在心理问题,主要表现为焦虑、恐惧、疑病、失眠和强迫症状,可能发生机制为雌激素水平下降时,可引起体内 3－内啡肽水平下降和神经递质 5－羟色胺(5－HT)水平异常,产生一系列下丘脑与自主神经之间的平衡失调症状,这些精神症状往往与下尿路症状一同出现,互相影响。还有一部分抑郁症、焦虑症患者以躯体症状为主要表现,而将精神症状掩盖,症状可以表现在任何系统和器官,也可表现为尿频、排尿困难、下腹胀痛而反复就诊于泌尿外科。孔良等治疗绝经后女性 52 例,均有尿频(排尿次数＞每日 10 次)、尿急、下腹胀及紧张、焦虑等症状,病程 2 个月至 3 年,均有抗生素治疗史,疗效不佳,均行尿动力学检查,除外不稳定膀胱和膀胱出口梗阻,剩余尿均＜50mL,采用激素替代疗法(替勃龙 2.5mg/d,口服)联合抗抑郁药(舍曲林 50～100mg/d 口服或文拉法辛 75～50mg/d 口服),3 个月为 1 个疗程,结果 52 例患者中 7 例因药物不良反应(恶心、头晕、嗜睡、失眠、乳房胀痛)退出治疗,余 45 例中显效 35 例、有效 7 例、无效 3 例,总有效率为 93％,表明激素替代疗法联合抗抑郁药治疗绝经后女性尿道综合征效果显著。因此,临床上部分绝经后女性患者尽管有泌尿系统疾病的表现,但当主诉或表现的症状明显比其所存在的疾病严重时,应该想到患者存在精神障碍的可能性,并给予抗抑郁药治疗。

女性发生尿失禁的机会是男性的 2 倍,随年龄的增加而增加,其中女性压力性、急迫性和混合性尿失禁的发生率分别为 33.8％、31.8％和 34.4％,老年女性则以急迫性尿失禁和混合性尿失禁更多见。2001 年一项研究表明,仅 46％的尿失禁患者于门诊就诊,因此绝经后尿失禁确切的发生率难以估计。激素补充治疗临床应用指南(2009)指出,单纯压力性尿失禁治疗首选盆底锻炼和手术治疗,全身激素治疗不能预防和治疗压力性尿失禁;但围术期阴道局部应用雌激素有利于手术的操作和恢复。对于合并急迫性尿失禁或膀胱过度活动症(overactive bladder,OAB)的绝经后妇女,一线治疗方法为阴道局部使用雌激素加抗毒蕈碱药物 M 受体拮抗剂托特罗定(telterodine)。国际绝经协会委员会推荐对绝经后妇女急迫性尿失禁和(或)膀胱过度活动症的一线治疗方法是首选抗毒蕈碱药物(舍尼亭),也可联合局部雌激素治疗,可能达到较满意效果。膀胱过度活动症(OAB)是一种以尿急症状为特征的症候群,常伴有尿频和夜尿症状,可伴或不伴有急迫性尿失禁,尿动力学上表现为逼尿肌过度活动,也可为其他形式的尿道膀胱功能障碍相关概念。雌激素用于治疗尿失禁的理论依据可能为尿道、膀胱、三角区、耻骨尾骨肌富于雌激素受体,雌激素增加阴道和尿道上皮细胞的成熟指数,可提高膀胱敏感阈值,影响胶原合成与降解,刺激尿道血流和尿道上皮的生长。2005 年的一项关于托特罗定单用及联合阴道用结合雌激素乳膏治疗绝经后妇女膀胱过度活动症的随机对照研究表明,托特罗定联合雌激素组比单用托特罗定组妇女的生活质量评分有显著改善,提示阴道雌激素乳膏联合抗毒蕈碱药物治疗绝经后妇女膀胱过度活动症效果显著。

总之,绝经后使用雌激素对泌尿生殖道组织的作用为恢复萎缩的阴道尿道膀胱黏膜、增加尿道周围结缔组织胶原蛋白、恢复退化的尿道血管、增加尿道平滑肌对肾上腺素刺激的敏感性、增加膀胱的敏感性、降低过度活动。妇女全身性激素补充治疗可缓解阴道萎缩症状,口服或经皮补充激素治疗的安全性尚有疑问,不建议对于仅有阴道症状的妇女采取全身性激素治疗,不建议治疗初始便合并全身性与阴道雌激素治疗。2013 英国更年期学会认为,局部雌激素制剂可比全身性疗法更有效,可以与口服或经皮性激素补充治疗联合使用。

(买热木古·阿布都热依木)

第四节 前列腺癌

一、流行病学

前列腺癌是老年男性常见的恶性肿瘤,确诊的中位年龄为 72 岁;前列腺癌极少见于 50 岁以下的男性,但当年龄超过 50 岁后,其发病率和死亡率就会出现指数增长。前列腺癌的发病率还具有明显的地理和种族差异,全球最高的地区包括澳大利亚、新西兰、加勒比海国家及北欧斯堪的纳维亚半岛;最低的国家则位于东亚及北非。近年来,东亚地区前列腺癌的发病却出现了快速上升的趋势,以我国为例,发病率已由 1993 年的 1.71/10 万上升至 2002 年的 3.4/10 万。最新的统计数据显示,北京、上海、广州 2009 年前列腺癌发病率分别达到 19.30/10 万、32.23/10 万和 17.57/10 万。

二、病因及发病机制

前列腺癌的发病原因尚未完全明了,但是下列危险因素是得到公认的。

1. 遗传易感性　遗传易感性是最为重要的因素之一,倘若一个一级亲属(兄弟或父亲)罹患前列腺癌,那么该个体的患病风险较正常人群高 1 倍以上;当一级亲属的患病数量达到 2 个或以上,个体患病风险则增加 5～11 倍。同时,具有前列腺癌家族史的患者较散发患者的发病年龄大约早 6～7 年。近几年,许多有关基因多态性和前列腺癌遗传易感性的研究指出,本病的发病与单核甘酸多态性(single nucleotide polymorphism,SNP)相关,通过全基因组关联性研究(genome－wide association study,GWAS)已经发现 50 余个与前列腺癌发病风险相关的 SNP。

2. 慢性炎症　部分研究指出,前列腺的慢性炎症可能导致前列腺癌的发生。

3. 外源性因素　一些外源性因素会影响前列腺癌从潜伏型到临床型的进程。如高脂肪动物饮食、缺乏体育运动、异黄酮类物质摄取过低等。另外一些研究指出番茄红素是较强的抗氧化剂,是前列腺癌潜在的保护因子。

三、病理学

(一)前列腺癌的病理学表现

腺细胞癌是前列腺癌最主要的病理亚型,在疾病早期,明确的病灶很难通过大体标本观察到,在疾病进展期,肿瘤在大体标本上常表现为边界不规则的灰白色的质硬结节,多伴有周围正常腺体的侵犯。组织学检查虽可发现细胞具有一定的异型性,但绝大多数的癌组织能够形成较为完整的腺体样结构。较之良性增生腺体,肿瘤腺体体积较小,癌细胞被单层立方样或柱状上皮环绕,缺少基底细胞层;癌细胞间排列致密,缺少分支及乳头样的包裹体。由正常前列腺组织演变为癌组织的过程中,有近80%的病例可经历癌前病变阶段,称为高级别前列腺上皮内瘤变。

(二)前列腺癌的病理分级系统

前列腺癌普遍采用创建于1967年的格里森(Gleason)分级系统,在2005年该系统进行了更新。Gleason分级根据肿瘤腺管样结构的异型性,将前列腺癌分为5个等级,随着等级的提高,癌组织的异型性逐渐增加,肿瘤的恶性程度也逐步提高。由于在同一患者的病灶中可包含不同Gleason等级的肿瘤,因此在计算病理评分时只需统计整体病灶内所占比例最高及次高肿瘤的Gleason等级,记录为X分+X分;倘若病灶内只包含一种分化程度的肿瘤,则主要分级区和次要分级区的分数相同。因此,从理论上讲,Gleason分级系统的评分范围是1分+1分~5分+5分。

(三)前列腺癌的TNM分期

前列腺癌的分期可指导治疗方法的选择及评价预后。目前主要采用2010年第7版AJCC的TNM分期系统(表7-3)。

表7-3 前列腺癌TNM分期(AJCC2010年版)

原发肿瘤(T)
T_x:原发肿瘤不能评价
T_0:无原发肿瘤证据
T_1:不能被扪及和影像发现的隐匿肿瘤
T_{1a}:偶发肿瘤,体积小于所切除组织体积的5%
T_{1b}:偶发肿瘤,体积大于所切除组织体积的5%
T_{1c}:穿刺活检发现的肿瘤(如PSA升高)
T_2:局限于前列腺内的肿瘤
T_{2a}:肿瘤局限于单叶的1/2
T_{2b}:肿瘤超过单叶的1/2但局限于该单叶
T_{2c}:肿瘤侵犯前列腺两侧叶并侵犯前列腺包膜,但未浸透包膜
T_3:肿瘤突破前列腺包膜
T_{3a}:肿瘤侵犯包膜外(单侧或双侧),也包括在显微镜下可见的膀胱颈侵犯
T_{3b}:肿瘤侵犯精囊
T_4:肿瘤固定或侵犯除精囊腺外的其他邻近组织结构(膀胱颈、尿道外括约肌、直肠、肛提肌或盆壁等)
区域淋巴结(N)
N_x:区域淋巴结不能评价
N_0:无区域淋巴结转移
N_1:区域淋巴结转移
远处转移(M)
M_x:远处转移无法评估
M_0:无远处转
M_1:移有远处转移
M_{1a}:有区域淋巴结以外的淋巴结转移
M_{1b}:骨转移
M_{1c}:其他器官或组织转移

T 分期表示原发肿瘤的局部情况，主要通过直肠指诊、前列腺超声及前列腺磁共振确定，前列腺穿刺阳性活检数目和部位、肿瘤病理分级和血清前列腺特异抗原(PSA)水平可协助 T 分期的判断。

N 分期表示淋巴结情况，淋巴结切除是准确判断 N 分期的唯一方法，N 分期对准备采用根治性疗法的患者是必要的，一般认为，临床分期 T_2 期或以内、PSA<20ng/mL 和 Gleason 评分<6 分的患者淋巴结转移的机会<10%。

M 分期表示肿瘤远处转移，最常见的是骨转移，骨扫描、磁共振(MRI)检查是判断分期的主要方法，对 Gleason 评分>7 分、临床分期≥T_3 期或 PSA>20ng/mL 的患者，应常规行骨扫描检查，以明确是否存在骨转移。

即使经前列腺穿刺在一侧叶或两侧叶发现肿瘤，但只要肿瘤未被扪及或未在影像上显示，仍属于 T_{1c} 期。

侵犯前列腺尖部的肿瘤，只要没有浸透前列腺包膜，仍归为 T_2 期。

(四)前列腺癌的危险因素分析

欧洲泌尿外科学会 2014 版前列腺癌治疗指南根据血清 PSA、Gleason 评分和临床分可期将前列腺癌分为低、中、高危 3 类(表 7－4)，常用于指导治疗和判断预后。

表 7－4　前列腺癌低、中、高危评价标准

	低危	中危	高危
PSA(ng/mL)	<10	10～20	>20
Gleason 评分	≤6	7	≥8
临床分期	≤T_{2a}	$T_{2b, 2c}$	≥T_{3a}

四、临床表现

前列腺癌在早期通常没有症状，当肿瘤增大侵犯或阻塞尿道、膀胱颈时，可发生类似下尿路梗阻或刺激症状，如尿频、尿急、排尿困难等，很容易和前列腺增生混淆；严重者可能出现急性尿潴留、血尿、尿失禁。前列腺肿瘤还可压迫直肠，造成患者排便困难，甚至诱发肠梗阻。前列腺癌骨转移时会引起骨骼疼痛、病理性骨折、贫血、脊髓压迫，可导致下肢瘫痪等。

五、诊断和鉴别诊断

(一)诊断

直肠指诊和前列腺特异性抗原测定是目前公认的诊断早期前列腺癌的主要手段。通过系统穿刺取得的前列腺标本进行病理检查是确诊前列腺癌的金标准。

1. 直肠指检(digital rectal examination, DRE)由于大多数前列腺癌起源于前列腺的外周带，DRE 对前列腺癌的早期诊断和分期都有重要价值。通过 DRE，检查者可以获得前列腺体积、质地、有无结节的信息，若 DRE 触及到前列腺单发的质硬结节，前列癌的可能性则大大增加。

2. 前列腺特异性抗原(prostate－specific antigen, PSA)20 世纪 70 年代，研究人员发现了 PSA 并将其纯化，80 年代起它被广泛应用于临床。PSA 是一种 33kD 的糖蛋白，属于激肽释放酶样丝氨酸蛋白酶，它受到雄激素的调控，主要功能是促进精液的液化。

在血浆中，PSA 以两种形式存在，即结合型的 PSA 与游离型的 PSA。其中绝大多数

PSA 在血浆中与抗蛋白酶及巨球蛋白结合或组成复合物。PSA 主要由前列腺的管状上皮分泌,年龄在 50～80 岁的男性,其血浆 PSA 的正常范围在 4.0ng/mL 以下。和正常前列腺细胞相比,前列腺癌细胞并不分泌更多的 PSA,甚至其分泌水平还不及正常细胞。在前列腺癌患者中,PSA 升高的原因可能与肿瘤的进展及细胞稳定性的破坏有关。

许多因素都会导致 PSA 水平升高,如良性前列腺增生、泌尿系感染及前列腺炎等疾病。还有些因素会导致 PSA 水平下降,如长期口服 5α一还原酶抑制剂。

PSA 的出现使前列腺癌的诊断出现了革命性的变化。PSA 水平作为一个预测前列腺癌的独立因素,较直肠指诊和经直肠前列腺 B 超的结果更为可靠。由于前列腺癌患者和非癌人群的 PSA 水平存在交叉,为了提高 PSA 预测肿瘤的敏感性和特异性,一些有关 PSA 水平的衍生指标得到了应用。游离 PSA 与总 PSA 的比值(f/tPSA)作为鉴别前列腺癌与前列腺增生的工具已被临床接受并广泛采用。当 PSA 处于 4～10ng/mL 时,f/tPSA<0.1,则前列腺癌发生的可能性达 56%,若 f/tPSA>0.25,发生前列腺癌的可能性只有 8%,我国将 f/tPSA>0.16 作为正常参考值。除此之外,血清 PSA 的变化速率(PSAV)、PSA 密度(PSAD)、血清 PSA 的倍增时间(PSADT)还被应用于前列腺癌患者的病情监测。

3.经直肠超声检查(transrectal ultrasonography,TRUS) TRUS 能够了解前列腺的全貌,可以明确 DRE 无法触及腺体部分的影像学表现,典型的前列腺癌在 TRUS 的表现为位于外周带的低回声结节,但是前列腺癌在超声上的表现并不特异。因此在临床上,其主要用途是引导经直肠前列腺的系统性穿刺活检。

4.前列腺穿刺活检 前列腺系统性穿刺活检是诊断前列腺癌的金标准。目前公认的前列腺穿刺指征如下:①直肠指检发现结节,任何 PSA 值。②B 超发现前列腺低回声结节或 MRI 发现异常信号,任何 PSA 值。③PSA>10ng/mL。④PSA4～10ng/mL,f/tPSA 异常或 PSAD 值异常。作为一种有创的检查手段,经直肠前列腺穿刺可能造成出血、穿刺部位感染及感染中毒性休克等严重并发症,甚至可能导致患者死亡,故穿刺前应预防性口服抗生素 3d,并进行肠道准备。经会阴的前列腺穿刺活检可以有效降低感染风险,但需要专用的穿刺设备并需要麻醉医师的配合,造成医疗成本的增加。

5.前列腺癌的其他影像学检查 MRI 能够较清晰地显示前列腺的组织细节,辅助判断前列腺癌的分期。近年来出现的磁共振波谱检查(magnetic resonance spectroscopy,MRS)能够区分前列腺癌组织中枸橼酸盐、胆碱和肌酐的代谢与前列腺增生以及正常组织中的差异,在前列腺癌的诊断中有一定价值。

6.前列腺癌的核素检查 前列腺癌最常见的远处转移部位是骨骼,核素骨扫描可比常规 X 线片提前 3～6 个月发现骨转移灶,虽然敏感性较高,但特异性较差。

(二)鉴别诊断

1.前列腺增生 前列腺增生的患者同样可以出现 PSA 升高,需要与前列腺癌相鉴别。直肠指诊时前列腺增生质地软或韧,无结节存在。PSA 密度(PSAD)有助于减少前列腺体积对于 PSA 值的影响,但是目前并无公认的 PSAD 的正常值界限。前列腺 MRI 有助于鉴别诊断,但是早期前列腺癌可能在 MRI 上表现为阴性。对于高度怀疑的患者需要进行前列腺穿刺活检以除外前列腺癌。

2.前列腺炎 对于 PSA 升高的患者应注意询问其有无尿路刺激症状、下腹/会阴的疼痛感或不适症状,以了解有无前列腺炎存在。对于高度怀疑前列腺炎的患者应在规律治疗后复查 PSA,以除外炎症对于 PSA 的影响。前列腺炎发作时行前列腺穿刺活检可能增加穿刺后感染的概率。

六、主要治疗手段

和其他器官的恶性肿瘤类似,前列腺癌也存在多种治疗手段,如观察等待、手术治疗、内分泌治疗、放射治疗和免疫治疗等,临床上可根据肿瘤的分期、分级、患者的身体状况及预期寿命选择最为合理的治疗方法。

（一）手术治疗

前列腺癌的手术治疗即根治性前列腺切除术,较之其他治疗手段,手术是目前治疗局限性前列腺癌最有效的方法,现阶段常用的术式包括:耻骨后根治性前列腺切除术、腹腔镜及机器人辅助腹腔镜根治性前列腺切除术。

1. 手术治疗的适应证和禁忌证　接受根治性前列腺切除术的患者其预期寿命应当>10年且总体健康状况良好。在肿瘤分期方面,先前的研究认为,T 分期在 T_{2c} 期以内且无淋巴结及远处转移的患者才符合手术治疗的指征。近来的研究则提示,手术治疗在 T_{3a} 期患者中也占有重要地位,原因是部分 T_{3a} 期患者术后病理证实为 T_2 期,从而获得根治机会;术后病理证实为 T_{3a} 期的患者在手术治疗的基础上进行综合治疗,亦能够取得较满意的治疗效果。对于 T_{3b} 期以上或已经出现淋巴结转移的患者,虽有部分报道称根治手术能够改善患者的总生存率,但这一观点尚未得到学术界的广泛认可,仍需要进一步的研究。手术的禁忌证包括:全身重要脏器功能不全或衰竭、预期寿命<10 年、已出现骨转移和其他脏器转移。

2. 手术方法概述　无论何种手术方式及入路,根治性前列腺切除术的切除范围包括完整的前列腺、双侧精囊腺、双侧输精管壶腹段和膀胱颈部。以往还需要在切除前列腺之前进行双侧闭孔淋巴结活检,以明确有无淋巴结转移。目前,低危前列腺癌患者的手术已出现省略该步骤的趋势。对于高危前列腺癌患者则建议进行扩大的淋巴结清扫术,包括髂外、髂内和闭孔淋巴结,旨在获得更加准确的病例分期并清除微小转移灶,希望改善患者的总生存率。

3. 手术并发症　术中的并发症包括出血性休克、周围脏器损伤等。术后并发症主要有永久性尿失禁、勃起功能障碍、尿道狭窄、尿外渗、深静脉血栓形成和肺栓塞等。

（二）观察等待和主动监测

由于前列腺癌的发病率及死亡率存在极大的差异,研究发现不少患者其肿瘤发展缓慢,并不会影响预期寿命。手术等治疗手段虽然能够提高患者的总生存率,但其并发症仍可能导致患者生活质量下降,为了避免对此类患者的过度治疗,近年来学界提出了"观察等待"和"主动监测"两种处理方法。

1. 观察等待(watchful waiting)　指对于已经确诊的前列腺癌患者,通过密切观察、随诊,直到出现局部或系统症状(下尿路梗阻、血尿、骨痛等)时,采取对症或姑息手段缓解症状的疗法。观察等待的指征包括:已出现远处转移的晚期前列腺癌患者、预期寿命<5 年的患者以及 TNM 分期早于 $T_{2b}N_0M_0$ 的患者,上述患者均对治疗的副作用和并发症存在严重顾虑。

2. 主动监测(active surveillance)　指具有治愈可能的局限性前列腺癌患者因担心治疗的副作用和并发症放弃主动治疗而选择严密随访,积极监测疾病进程,在肿瘤出现进展时再予以处理的治疗方式。主动监测的内容包括:①定期前列腺穿刺活检,在确诊 1 年内重复前列腺穿刺,若穿刺结果较初次穿刺时无明显差别,可根据患者 PSA 水平、年龄、影像学检查结果每 3~5 年重复穿刺检查。②定期复诊，每 3 个月复诊，检查 PSA、DRE，必要时缩短复诊间隔时间和进行影像学检查。对于 DRE、PSA 检查和影像学检查进展的患者可考虑转为其他治疗。

（三）前列腺癌外放射治疗

与手术治疗类似，外放射治疗（external beam radiotherapy，EBRT）是前列腺癌的根治性治疗手段之一，可适用于各期患者。目前认为，EBRT 对于低危前列腺癌的治疗效果与根治性手术类似。外放射治疗出现性功能障碍、尿路狭窄及尿失禁的风险明显低于根治性手术，且随着放射技术的不断改进，合并放射性膀胱炎及直肠炎的机会也大大减少。

EBRT 根据治疗目的的不同可分为 3 类，包括：①根治性放疗：作为根治性的治疗手段用于局限性或局部进展期前列腺癌。②术后放疗：可用于高危前列腺癌患者术后的辅助治疗和术后复发的挽救性治疗。③姑息性放疗：用于转移性前列腺癌，旨在减轻局部症状。

EBRT 的常见不良反应包括下尿路症状、血尿、腹泻、会阴部下坠、血便等，上述副反应大多是可逆的。

（四）前列腺癌近距离照射治疗

前列腺癌近距离照射治疗（brachytherapy）是将放射源密封后直接置入前列腺腺体内，达到杀伤肿瘤细胞的目的。一般通过三维治疗计划系统的准确定位，以提高前列腺的局部剂量而减少直肠和膀胱的放射剂量。

前列腺癌近距离照射治疗是继前列腺癌根治术及外放疗外的又一种有望根治局限性前列腺癌的方法，其疗效肯定、创伤小，尤其适合于不能耐受前列腺癌根治术的高龄前列腺癌患者。常见并发症包括下尿路刺激症状、夜尿增多、排便次数增多、便血、直肠炎、慢性尿潴留、尿道狭窄及尿失禁等。

（五）前列腺癌内分泌治疗

1. 概述　20 世纪 60 年代的研究发现，手术去势和雌激素可延缓转移性前列腺癌的进展，并首次证实了前列腺癌对雄激素去除的反应性。前列腺细胞在无雄激素刺激的状况下将会发生凋亡。前列腺癌的内分泌治疗就是应用这一原理，以抑制或控制前列腺癌细胞的生长。

降低体内雄激素水平或抑制其活性的治疗被称为去雄激素治疗，早年常通过双侧睾丸切除术实现，近 20 年来由于黄体生成素释放激素类似物及黄体生成素释放激素受体拮抗剂的出现，可以通过药物进行去雄治疗。阻断雄激素与受体结合的治疗则称为抗雄激素治疗，其原理是应用抗雄激素药物竞争性阻止雄激素与前列腺细胞雄激素受体结合。去雄激素治疗和抗雄激素治疗的联合应用可达到最大限度雄激素阻断的目的。

由于内分泌治疗会大大降低患者体内的雄激素水平，故在治疗期间很容易出现骨质疏松、血糖紊乱和心血管相关事件，因此应密切监测上述可能出现的不良事件，并给予必要的干预。

2. 内分泌治疗的适应证

（1）已出现淋巴结转移和脏器转移的晚期前列腺癌患者。

（2）存在手术或放疗禁忌证的局限性前列腺癌患者。

（3）根治手术或放疗前的新辅助内分泌治疗。

（4）根治性手术或放疗后的辅助内分泌治疗。

（5）根治性治疗后肿瘤局部复发。

（6）根治性治疗后的肿瘤远处转移。

（7）去势抵抗性前列腺癌雄激素的持续抑制。

3. 内分泌治疗的常用方案

（1）应用手术或药物的单纯去势治疗。

（2）应用药物单一抗雄激素治疗。

（3）最大限度雄激素阻断（去势治疗联合抗雄激素治疗）。

（4）雄激素合成抑制剂治疗。

（5）根治性治疗（手术或放射治疗）前新辅助内分泌治疗。

（6）根治性治疗（手术或放射治疗）后辅助内分泌治疗。

（7）药物间歇内分泌治疗。

4. 内分泌治疗常用药物

（1）黄体生成素释放激素类似物（LHRH－α）：这类药物是人工合成的黄体生成素释放激素，其作用于垂体表面的相应受体，持续应用可造成受体数量下调，使垂体分泌的黄体生成素减少，最终导致睾酮水平下降。应当注意的是，在首次注射该药后，睾酮水平呈现先升高后降低的过程，至3～4周时可达到去势水平，故应在注射前2周或当日开始，给予抗雄激素药物至注射后2周，以对抗睾酮一过性升高所导致的病情加剧的副反应。

（2）黄体生成素释放激素受体拮抗剂（LHRH－antagonists）：这类药物通过封闭垂体表面的黄体生成素释放激素受体影响黄体生成素释放激素与其结合，导致垂体无法产生黄体生成素，最终降低体内睾酮水平。和LHRH－α不同，用药初期期间不会出现睾酮水平的一过性升高。

（3）雄激素受体拮抗剂：这类药物能够影响雄激素与受体结合，使前列腺癌细胞无法获得雄激素而发生凋亡，同时药物不会影响患者体内血清睾酮和黄体生成素水平，较之LHRH－α及LHRH－antagonists，患者在服药期间较少发生心血管系统副作用及骨质疏松。常用的药物包括比卡鲁胺和恩杂鲁胺。

（4）雄激素生物合成抑制剂：醋酸阿比特龙能够通过抑制雄激素合成途径的关键酶CYP17，从而进一步降低前列腺癌内分泌治疗患者体内的雄激素水平，目前可作为转移性去势抵抗性前列腺癌患者的一线用药。

虽然内分泌治疗在前列腺癌患者治疗中占有重要地位，但限于其的作用机制，较之根治性手术或放疗，无法根治肿瘤。有研究显示，内分泌治疗的中位有效时间仅为18～24个月，即50％的患者在内分泌治疗1年半或2年时出现PSA水平升高或疾病进展，最终发展为去势抵抗性前列腺癌，特别是高危患者，内分泌治疗的有效时间会大大缩短。

七、去势抵抗性前列腺癌及治疗

（一）定义

去势抵抗性前列腺癌（castrate resistant prostate cancer）指经初次雄激素剥夺治疗后疾病依然进展的前列腺癌。需要注意的是：①此时患者体内的雄激素水平应当<1.7nmol/L（50ng/dL），即达到去势水平。②间隔1周，连续3次PSA水平上升，较最低值升高50％以上且>2ng/mL。最新的研究认为，如果能进一步降低CRPC患者体内的雄激素水平，肿瘤仍可得到控制，因此，CRPC患者必须保持雄激素抑制治疗。

(二)CRPC 的治疗原则

可将 CRPC 患者分成没有器官转移和存在器官转移(主要为骨转移)两大类。前者的治疗原则是尽可能地降低患者体内雄激素水平或活性。对于之前仅使用去雄药物治疗的患者,可加用抗雄激素药物;之前已采用最大限度雄激素阻断治疗的患者,可停用抗雄激素药物治疗;应用肾上腺皮质激素合成抑制剂,如酮康唑、糖皮质激素或给予低剂量雌激素,可在短期内控制部分患者的疾病进展。后者则可选用化疗或二线内分泌治疗。化疗药物可分为一线的多西他赛和二线的卡巴他赛,二线内分泌治疗药物包括 CYP17 抑制剂醋酸阿比特龙和新型抗雄激素药物恩杂鲁胺。在治疗期间还要考虑患者的一般情况、经济承受能力和药物的不良反应。

由于转移性前列腺癌绝大多数为骨转移,因此骨转移的治疗在前列腺癌的治疗中占有重要地位。目前的观点是,骨转移的治疗原则是缓解骨痛,预防和降低骨相关事件(skeletal related events,SREs)的发生,提高生活质量,改善生存率。双膦酸盐类药物具有抑制破骨细胞活动的作用,具有持续缓解骨痛、降低骨相关事件发生率、延缓骨并发症发生时间的作用,是目前治疗和预防去势抵抗性前列腺癌骨转移的首选药物。镭-223 二氯化合物(氯化镭-223)可以靶向骨转移患者的骨转换增强区域,并发射短距离(<100pm)高能 α 粒子。作为一种骨亲和性钙仿生剂,镭-223 高度靶向新生骨基质,特别是成骨细胞微环境或骨膜转移灶。这种高能 α 粒子放射可诱导双链 DNA 损伤,进而导致细胞毒性效应。另外,α 粒子的短距效应意味着它对邻近健康组织,特别是骨髓的毒性作用可达到最小化。有研究显示,与安慰剂相比,镭-223 可显著改善总生存率,提高生活质量。根据患者骨痛的程度,也可按阶梯用药原则选用合适的镇痛药物。患者若出现较局限的病理性骨折,特别是那些影响其正常生理活动的骨折,应考虑手术治疗,旨在使病灶恢复正常的生理功能,提高患者的生活质量。

(买热木古·阿布都热依木)

第八章　老年危重症

第一节　老年急救

一、老年急症的特点和急救体系

（一）老年急症的特点

老年人急症的特点主要取决于生理性老化的程度、脏器功能的储备降低和各种慢性疾病的影响。

1.首先，由于生理性老化，尤其是神经系统的老化引起机体对某些刺激因素不敏感，以至于在疾病早期表现不典型，容易漏诊、误诊。

2.由于各系统脏器功能水平降低或储备降低，对致病因素的抵抗力明显下降，在疾病影响下很快出现功能不全甚至衰竭的表现，所以老年人的急症病情发展快、病死率高。

3.老年人对药物和各种治疗的反应不一致，治疗中有时不容易起效，有时又更容易出现副作用，从而导致治疗的困难。

4.由于老年人不敏感和行动不便，还有部分老人独居，因而在急症早期不能及时呼叫急救援助，造成救治的延误。

5.老年急症的症状和体征不典型，或者由于同时患有多种疾病，造成病情的复杂，以至于分诊、鉴别诊断、专科病房的收治、手术和治疗方案的决定都相对比较困难。

（二）急诊医学服务体系及老年医学的关系

现代社会的发展和人类健康的需求促进了急诊医学的发展，使原本隶属于各个临床学科的急诊工作和独立存在的院前医疗救助有机的联合在一起，形成了社会化的急诊医学服务体系（emergency medical service system，EMSS），其宗旨是动员和利用社会资源为需要紧急医疗救助的伤病员提供及时、高效、准确和人性化的医疗救助服务。EMSS由院前急救、急诊科和重症监护病房（ICU）三部分组成，但必须是社会化的、有机的联合，是共同宗旨和原则下统一指挥调动的服务体系，而不是各自为政的ICU、急诊科和救护车队。

如果说灾难医学救援和突发公共卫生事件的应急救助是EMSS产生和发展的主要动力之一，人口老龄化和老年急症救助的需求则是EMSS发展的另一重要因素。老年人的生理特征和疾病过程使得其对紧急医疗救助的需求大大增加，在进入老龄社会的发达城市中老年急症救助已经占全部院前救助和院内急诊的半数以上。不难理解，一位高龄老人无论是其高龄本身还是基础疾病的影响，都使得一旦出现急症，其紧急程度会超过一般成人。老年人的行动不便和单独居住状况也决定其需要更多的社会医疗救助。

现代医学的发展不断降低常见急症、危症的病死率，但常见慢性疾病仍远远不能得到根治。在急症、危症中存活者越来越多且可能长期带病生存，诸如慢性心功能不全、慢性肾功能不全、脑血管病后遗症、慢性阻塞性肺病等慢性疾患在老年人中是很多见的，这些老年人需要看急诊和需要紧急救助的机会明显增多，他们是急症的易患个体。因此，老年急症易患个体是EMSS主要服务对象。这个由社区老年急症易患个体组成的群体也是老年医学和急诊医学共同关注的对象。

二、老年急症的院前急救原则

现代社会的院前急救主要由专业的急救体系承担。由于老年急症病情复杂、发展快、死亡危险大,更应该体现生命第一的原则。具体的原则是尽早发现、尽早呼救、尽早开始现场急救和快速准确的转送。

(一)尽早发现

为了早期发现老年人的急症,基层医务人员、家属、患者本人都要加强急救的意识,尤其是重视老年人出现新的症状或不适。患有心脑血管疾病、脏器功能不全、极度衰老的老人是急症易患个体,对这一群体的认识非常重要。基层医务人员对这一老年群体要给予特别的关注,而不是任由他们自己到综合医院就医;要做好老年人的健康宣教,尤其是对突发急症的认识,指导他们掌握急症发生时的自我保护和紧急呼救方法,对重点患者建立特殊档案,尤其是联网的电子档案,建立随身的疾病救治卡片,这些措施对老年急症的及时救治具有重要的意义。

(二)尽早呼救

虽然有便捷的基层医疗服务,老年人的急症仍然以综合医院、专科医院急诊救治为主,在发达国家也是如此。近年来的专业指南强调怀疑急性冠脉综合征、急性脑卒中等急症者不要到社区或私人诊所就医,而应该首先呼叫 EMSS 援救,简言之就是打急救电话,由专业急救人员转送医院。这种方式并不否认基层医务人员的作用。基层医院、社区医生应做好健康宣教和重点关注,一旦患者没有认识到病情的紧迫性而到诊所就诊或电话咨询,基层医务人员应准确发现并帮助患者呼叫急救援助。

(三)尽早开始现场急救

这里有两层意义:如果在家中出现猝死,家属、保姆等在场人员除了应立即电话呼救外,应立即开始现场心肺复苏,这有赖于该地区基层医院对社区居民进行健康宣教和心肺复苏培训。急救专业人员到达现场后,对于猝死或生命垂危的患者应立即开始救治,包括对猝死者的心肺复苏,对创伤的止血、包扎、固定等。

(四)快速准确的转送

这是现代专业急救的特征。为了实现快速转运,首先提出的是就近原则,但就近不是唯一原则。对于具体的病情,要考虑将患者送到能够胜任救治的医院,尤其是对于急性脑卒中、急性冠脉综合征、严重创伤等需要专业化救治措施和条件的急症,应该强调将患者送到最适合的医院,这一原则应该优先于就近原则。有时在短时间内同一地区出现了多例同一种急症,如急性心肌梗死、急性脑卒中等,而同一所医院短时间内不可能同时给多个患者进行急诊介入治疗,这就需要该地区的急救指挥中心统筹安排转运患者,尽可能使每一例急症患者都得到及时、合理、准确的救治。

(五)急救半径和院前急救反应时间

这是反映院前急救质量最为重要的指标,对于老年急症更加重要。前者是指急救单元所执行院前急救服务区域的半径,它代表了院前急救的服务范围的最长直线辐射距离。按目前国内的要求,城市急救半径≤5000m(5km),农村急救半径≤15000m(15km);后者是指从医疗急救呼救开始,到急救单元抵达现场并展开抢救所需要的时间。包括通讯时间、出发时间、到达现场途中时间、到达患者身边时间。目前国内平均急救反应时间 15min,发达国家美国

9min。院前急救反应时间是衡量 EMSS 功效的重要指标。显然,对于心脏骤停和心肺复苏,3～4min 内甚至即刻开始现场抢救才是理想的。要实现这样短的急救反应时间,只有基层医疗部门(社区医生/家庭医生)参与,并努力开展居民的心肺复苏急救培训。

三、老年急症的急诊救治原则

现代医院急诊科应该对老年急症给予特别的关注。急诊的最高原则是生命第一,任何原则性的规定都是围绕这一最高原则而制定。由于目前老年人的急诊已经占普通成人急诊的半数以上,而且这个比例还在继续上升,单独开设老年急诊已经没有意义。但是,在任何急症的评估中,年龄这一因素应该受到足够的重视,如普通肺炎在一般成年人是普通疾病,对于高龄老年人可能就是致命性的。当前国外的专业指南常常以 75 岁为界线来决定急诊救治的取向,这是由于临床研究方案以 75 岁为界线设计试验并提供证据,如急性心肌梗死的溶栓和急诊介入治疗、急性心肌梗死合并心源性休克的转运目标、急性缺血性脑卒中的溶栓治疗等等。急诊医师应该理解指南中年龄界线的意义,也应该理解年龄不是唯一的决定因素。

(一)老年急症的分诊

分诊是现代医院急诊科最具专业特色的职责之一,分诊的失误将造成救治的延误,而老年人急症的分诊往往比一般成年人有更多的困难。现代急诊医学越来越重视急诊分诊的质量,但至今尚未出现系统的急诊分诊学专著或教材。大部分急诊科的分诊工作由高年资、有丰富临床经验的护士或护师承担,这是由传统的急诊室工作承袭而来。现代医院急诊工作量不断加大,急诊分诊的难度也明显加大,尤其是老年急症的增多使不典型病例和多种疾病基础上的复杂急症日益增多,从而也加大了急诊工作的风险,给当代急诊医学提出了一个亟待解决的课题。国际上有由急诊医师承担分诊工作的范例,但尚未得到广泛的关注和积极的响应。笔者认为,目前的城市综合医院急诊分诊工作已经不能完全由护理人员承担,在疑难、复杂急症中应有急诊医师参与或指导评估和分诊,并且至少应在急诊岗位职责和工作常规中有所规定和体现。

(二)老年急症的评估

急症的评估应强调首要性和反复性。首先是对急症患者要评估在先,才能确定其进一步处理和去向;其次是急症患者的状况瞬息万变,需要反复评估,具体在工作中要根据病情确定监测的频度,如持续多功能心电监护、测血压的频度、测体温的频度等,所有这些都应充分考虑到年龄的影响,对高龄老年人的评估应更加积极。

(三)老年急症的急诊救治

现代急诊救治的特征之一是分级、分区救治老。年急症患者经过分诊或经过诊室检查后根据病情需要大致可分成三类,抢救、留观和临时对症治疗。

1. 急诊抢救与早期目标治疗　急诊抢救的目的是挽救生命和稳定病情,在生命体征相对平稳后将患者收入相应的专业病房。可见,急诊抢救的原则目标是生命体征、脏器功能的稳定,从而为专科或 ICU 治疗创造条件或奠定基础。对于不同的急症有具体的目标,如国际脓毒症和感染性休克治疗指南(2012SSC)提出的早期治疗目标为 CVP 8～12mmHg;MAP≥65mmHg;尿量≥0.5mL/(kg·h);中心静脉血氧饱和度>70%,或混合静脉血样饱和度>65%,乳酸水平升高的患者需使乳酸降至正常水平,并明确要求在急诊室就开始治疗,在 6h 之内达到目标。

2.急诊留观治疗 急诊留观治疗原则上是尚未确定住院或诊断不明确而不能确定收治科室患者的短时间(一般在三天内)观察和治疗。这部分患者的病情大多是不稳定的,对急诊工作而言具有一定的风险,尤其是高龄老年人。为了降低急诊风险,发达国家的医院急诊科尽可能减少留观床位并限定留观时间作为制度(如限定留观时间不得超过12h)。国内城市医院急诊科留观床位较多。由于高龄老年人急症的增加,在中国台湾省、中国香港地区和部分发达国家留观患者也日益增多且留观时间延长,这是值得注意的动向,也是急诊医学和老年医学共同关注的问题。

3.临时对症治疗 有些急症虽然急但无生命危险,如轻度的外伤、感冒、胃肠功能紊乱等,在急诊经过临时治疗缓解或减轻症状后即可回家,次日到门诊或社区继续治疗。在此对于高龄老年人要特别留意,有些疾病早期表现不明显或被掩盖,尤其是症状未缓解的高龄老人离开急诊室要认真评估、谨慎决定。

总之,对于高龄、多种疾病、病情复杂、病情危重的老年人,急诊医师应该注意以下事项:

(1)注意容易被掩盖的病情。

(2)监护和检测手段要更加积极。

(3)要详细了解患者此次急症发生前的状况。

(4)适时与家属交代病情并讨论治疗的力度。

(5)争取家属的最大配合。

(6)不要把症状未缓解的老年患者放回家。

(7)不要轻易把抢救室的老年患者转出。

(8)用药要谨慎。

(9)高龄老年急症患者留观是高风险的,切忌留而不观。

(四)老年急症患者的住院问题

急诊患者中大约8成以上在经过检查和初步诊断后可以带药返回或经治疗缓解后带药返回。已经初步明确诊断而需要住院治疗的患者应及时收入专科病房。然而,现代综合医院的专业分科细化与老年急症患者的多种疾病共存、病情复杂化构成矛盾,造成住院决定的困难。理论上应该以患者最突出的、最危险的急症或症候决定住院的去向,但实际上这个问题常常是不易解决的,而且老年急症还在不断增多,这也给老年医学和急诊医学提出了一个共同关注的问题。在国内大城市的急诊科,留观病房的扩大和急诊病房的出现是对这个问题的一种有效的解决方案,一定程度上解决了老年急症、重症患者的住院治疗问题。但是,由于老年患者的恢复慢,住院时间延长,许多老年患者的疾病和生理状况已经难以恢复到正常生活状态,这就造成了出院的困难。将病情复杂的老年人简单地送回社区或基层医院显然是不可操作的。根据发达国家的经验,这一群体的老年人在急症得到控制后应该由一个集康复医学和老年病治疗为一体的老年病医院接收,在给予进一步治疗的同时进行康复治疗,使病情得到进一步稳定、生活能力得到尽可能的恢复,然后再送回社区、家庭或养老院。这一方案的实施显然需要老年医学、急诊医学、康复医学和全科医学的合作,是值得探讨的。

四、老年人的猝死和心肺复苏

(一)老年人猝死的特点

猝死是意外的呼吸、心脏骤停,其中有心脏先停止和呼吸先停止两大类,以心脏骤停为绝大多数。老年人出现的猝死同样以心源性病因多见，绝大多数与心肌缺血有关，可以出现在原有心脏病的基础上，也可出现在没有心脏病病史的老人。老年人突发呼吸停止主要原因是窒息，尤其是有脑血管病后遗症的老人。前者被称为原发性心脏骤停或室颤性心脏停搏，后者为窒息性心脏停搏。

老年人出现突发的呼吸或心跳停止，最大的特点是反应不明显（如挣扎、惊叫、抽搐、呻吟等）或者反应轻微，甚至"静静地死去"。因此，常常不能被及时发现。由于没有及时的现场帮助和急救，呼救时间延迟，从而使抢救成功率明显降低。可见，多病和高龄的老人最好不要独居。对于多病、高危的老人应加强监护和照顾。此外，脏器功能减退和患多种疾病也大大增加老年人出现呼吸、心跳停止的危险并降低抢救成功的概率。

诸多资料显示，如能及时抢救，老年人原发性心脏骤停的复苏成功率并不比非老年人低，复苏成功与否关键在于开始复苏的时间，其次是复苏的质量。窒息性的心脏停搏如能及时发现，尽快畅通气道，则存活的希望更大。

（二）现场生命评估和心肺复苏操作

原发性心脏停搏发生即刻多会出现全身或四肢抽搐，继之意识丧失，此时如能确认无脉搏（大动脉搏动停止），则可以确诊心脏骤停。操作要点如下：

1. 确认意识状态　如果现场目击者不是医务人员，对于突然抽搐或已经倒地静止不动的患者，应该按照规范地确认无意识。标准的手法是双手拍患者的双肩，大声呼叫（最好直呼其名），如果没有反应，确认其意识丧失，应立即呼救（急救电话，并请附近或身边的人帮助）。在判断无意识的同时如果发现没有自主呼吸（或者仅有非常慢的异常呼吸）则可断定心脏停搏。

2. 保证患者处于安全的环境　如果现场有危险，应立即将其转移到安全的地带，应使患者处于平卧体位，四肢和躯干平直无扭曲。

3. 确认心脏停搏和正确的体位后，立即开始胸按压。按压30次后开放气道：清除口腔和咽喉异物，用"抬下颌，压前额"法使头后仰，这种手法可以解除舌后缀对咽喉部的堵塞。注意复苏救治的自始至终都要保持气道开通状态。

4. 人工通气提倡使用简易呼吸器，没有条件时使用口对口或口对鼻人工通气。

5. 对专业人员，在确认无意识和自主呼吸后，要确认是否无脉（即有无自主循环），方法是探明有无颈动脉搏动，确认没有自主循环应立即开始胸按压。

6. AHA心血管急救指南（2010）推荐成年人心肺复苏胸按压和人工通气的比例为30：2，即按压30次通气2次，每进行5个30：2为一个周期的CPR，历时大约2min。

7. 每进行一个周期CPR后暂停（不超过10s）以检查自主循环和自主呼吸是否恢复，如果没有恢复则继续一个周期的CPR，反复上述操作直到恢复自主循环。

8. 一旦恢复自主循环和自主呼吸，停止CPR并给予必要的支持，维持有效的循环和通气功能，争取尽快实现脑复苏。如果仅恢复自主循环，没有自主呼吸，则继续人工通气，频率为10～12次/min。

（三）人工通气的要点

在现场专业人员到达之前或者没有辅助设备时，人工通气只能是口对口或口对鼻通气，其要点是在畅通气道的前提下，施术者平吸一口气，平稳吹入，注意不要漏气，对口吹气时将患者鼻孔闭合，对鼻吹气时将口闭合，以免漏气。每次务必平稳吹入，时间应在1s或以上。专业急救人员到场后，人工通气最好先用简易呼吸器，有条件者同时给氧，每次通气（潮气量）

400～500mL,频率 10～12 次/min;应注意面罩必须与患者的面部严密对合,以免漏气。参与急救的人员应掌握简易呼吸器的使用方法。

(四)心肺复苏指南

2010 年 AHA 心肺复苏指南提出高质量 CPR 的概念,内容是:

1.按压频率至少 100 次/min。

2.按压幅度(胸骨下陷深度)至少 5cm。

3.每次按压后保证胸骨完全回弹。

4.最大限度地减少中断。

5.避免过度通气。

胸按压是心肺复苏中最关键的手段,在自主循环恢复之前,要求保证有效、不间断的胸按压。高质量的胸按压可以产生一定量的脑和冠状动脉血流,以维持脑细胞的存活、支持心肌的活力从而尽快恢复自主搏动,提高电击除颤的成功率。

胸按压的具体要求:

按压部位:两乳头连线中点或胸骨体下半段。

按压手法:双手手指相扣,在下一只手掌根部接触按压部位,垂直用力向下按压,要求肘关节伸直,双肩关节连线中点－双肘关节连线中点－按压之手掌根部三点为一直线,施术者以上半身体的重量下压患者胸骨。

按压频率:至少 100 次/min。

按压幅度:每次按压使胸廓下陷至少 5cm。

胸按压与人工通气的比例*:成人心肺复苏在建立人工气道之前按压通气比例为 30:2,建立人工气道之后(气管插管后)按压仍然是 100 次/min,通气 10～12 次/min。

其他要求:CPR 操作自始至终要保证气道畅通;每次按压后完全解除对胸骨的压力使胸廓完全恢复原状(释放完全)但按压之手掌根部不应离开按压部位;为保证持续有效的按压力度,有条件时应适时更换操作者;不要随意停止按压,两次人工通气或换人操作的间隔时间不超过 5s;重要操作如插管、血管穿刺等需要暂停按压时一次间隔不义超过 10s。

对原发性心脏停搏,初始 5min 内的 CPR 可以只做胸按压,有资料说明其效果不亚于甚至更好于按比例人工通气的 CPR。但对窒息性心脏停搏和超过 5min 的原发性心脏停搏应按比例给予人工通气。

(五)电除颤

心脏停搏初始 90% 以上会表现为心室纤颤,很少一部分为无脉性室速,其余分别为心电静止、无脉电活动和缓慢性心律失常。心室纤颤和无脉性室速属于可电击心律,可以通过电击转变为窦性节律。其他节律的心脏停搏电击无效,称为不可电击心律。对于刚刚出现的心室纤颤和无脉性室速,及时电击转复是非常重要的,以往的资料显示及时的电击转复成功率在 90% 以上。但心脏停搏 4～5min 以上电击效果会明显降低。根据 2005AHA 心肺复苏和心血管急救指南的推荐,成人心肺复苏中对于已经停搏 4～5min 以上或对停搏时间不能确定时,应先进行 2min(或 5 个周期)的 CPR 再给予电击。电击一次后立即 CPR2min 或 5 个周期再确认心律,如果转复窦律成功,确认自主心跳和循环恢复(必须有脉搏)且恢复有效的自主呼吸,则停止 CPR,维持循环和呼吸功能,争取尽快脑复苏,尽可能减少其他脏器的损伤。如果未能转复成功可重复 CPR－电击。

（六）老年人心肺复苏的注意事项

对老年患者的心肺复苏抢救原则与普通成人是相同的，但根据老年人的特点，应注意的是胸按压容易造成肋骨骨折。心肺复苏指南要求在自主循环恢复之前应保持有效和不间断的胸按压。但由于老年人的骨质疏松，在按压过程中极易出现肋骨骨折，多根肋骨骨折对复苏成功后自主呼吸的胸廓运动有不利的影响，也会影响预后，因此在复苏过程中应该尽量避免，但前提是保证有效的胸按压。避免肋骨骨折不是通过减小按压时的胸廓下陷幅度，而是要保证按压点在胸骨的正中线上，且用力要垂直，使肋骨受力的方向与肋骨体方向一致。老年心肺复苏中人工通气应注意每次通气量不要过大，因为老年人正压通气更容易造成肺损伤。要求每次通气量不超过 500mL，一般看到有明显的胸廓起伏即可。每次通气要均匀，时间达到或超过 1s。

（七）心肺复苏用药

老年人在心肺复苏中的用药与普通成年人基本相同，应该强调的是心肺复苏的主要手段是及时有效的胸按压和电除颤，任何药物的应用都是辅助性的，目前没有证据说明用药可以改善心肺复苏后的出院存活率。

1. 肾上腺素　肾上腺素是心肺复苏中最常用的药物，其作用主要在于收缩外周血管，使外周循环阻力上升，从而使胸按压时能够产生更高一点的动脉血压和更多一点的脑、冠状动脉血流。其兴奋心肌的作用虽然有利于心肌复跳，但同时使心肌耗氧增加和受损加重。因此，肾上腺素的应用不提倡大剂量，推荐的用法是每次 1mg 静脉注射，3～5min 可重复 1 次。

2. 胺碘酮　胺碘酮是心肺复苏中首选的抗快速心律失常药物。推荐的用法是首次 300mg 静脉注射，10～15min 后可追加 150mg。注意使用的时机：在经过反复除颤仍持续或者反复复发的室颤/无脉室速，至少使用一次肾上腺素后再次电击仍不能转复或维持窦性心律时，可使用胺碘酮。

3. 碳酸氢钠　长时间的心肺复苏，严重的酸中毒对心肌复跳和周围血管对儿茶酚胺的反应都是不利的，理论上应该使用碳酸氢钠。但在没有自主呼吸且没有建立人工气道时，酸中毒主要是呼吸性的，使用碳酸氢钠后产生的挥发酸（CO_2）不能排出体外，反而更多通过血—脑屏障进入中枢，加重中枢神经系统的酸中毒。因此只有在长时间的心肺复苏中建立有效的人工气道或恢复有效的自主呼吸后仍有严重酸中毒时才考虑使用碳酸氢钠。另一应用指征是高血钾成为心跳停止的原因时。

五、老年急性冠脉综合征

（一）概述

虽然冠心病的发病年龄已经大大提前，40 岁年龄组的急性冠状动脉综合征已不少见，但总体上仍以老年人为主。

急性冠状动脉综合征（acute coronary syndromes，ACS）是冠状动脉急性病变引起的心肌缺血急性事件，包括急性心肌梗死（acute myocardial infarction，AMI）和不稳定型心绞痛（unstable angina，UA）。本综合征的共同病理生理是冠状动脉粥样硬化斑块破裂引起血栓形成、血管痉挛及其造成的冠脉不同程度的狭窄或闭塞。根据心电图 ST 段和 T 波变化，急性冠脉综合征分为 ST 段抬高和非 ST 段抬高两类，前者大多为 ST 段抬高的心肌梗死（ST—elevation myocardiali infarction，STEMI），后者大多为不稳定心绞痛（UAP），少数可表现为非 ST

段抬高型心肌梗死(non—ST—elevation myocardial infarction,NSTEMI)。心脏性猝死可发生于上述任何一种情况,ACS是心脏性猝死最常见原因,也使老年人猝死的最常见原因。

对 ACS 患者的及时、有效干预,特别是 STEMI,能够明显改善预后(降低死亡率、减少并发症),时间就是生命。ACS 患者的首诊医师对其预后是至关重要的,他应该迅速进行危险分级、初始抢救生命、及时正确转运。基础生命支持和高级生命支持是十分关键的工作,在院前急救、急诊科和院内诊治 ACS 患者的医师应掌握对此类患者的评估和抢救生命的原则,并要分清轻重缓急。

(二)老年 ACS 的特点

ACS 的主要临床特征是由于心肌缺血而出现的胸痛及等同症状、心电图改变及衍变过程、心肌酶或心肌标记物变化过程,前两项在部分老年人可表现不典型,尤其是老年人 ACS 的症状常常不典型。

1.血压、糖症状

老年人的 ACS 常表现为无痛性,但多有胸闷。如果同时出现右心室梗死或者原有血容量不足,则可能没有明显的胸闷气短,而表现为乏力、虚弱、全身不适、心慌、出汗等,尤其是老年人伴有高尿病患者,容易被忽视或漏诊。

2.ACS 的心电图表现分为三类

(1)ST 段抬高:主要见于 ST 段抬高心肌梗死急性期。

(2)ST 段呈缺血型压低:主要见于心绞痛和非 ST 段抬高心肌梗死。

(3)正常心电图或非特异性的 ST 段/T 波改变:此为不典型 ACS 的表现,可见于老年人也可见于普通成年人。

3.心肌酶和心肌生化标记物　反映心肌损伤或坏死的生物学标记物是 ACS(尤其是 AMI)诊断的重要指标,其变化不仅仅是升高,同时应注意与疾病过程紧密相关的时间特性,符合时间规律的升高有较高的诊断价值,否则应注意与其他疾病引起者相鉴别。值得注意的是在急诊阶段因距发病时间较短,这些指标尚未升高,此时应以症状和心电图为准。

(三)老年 ACS 的诊断与鉴别诊断

ACS 临床上最主要的鉴别诊断是与胸痛有关的几种危症,如主动脉夹层、急性肺栓塞、自发性气胸;症状以喘憋为主时应与哮喘鉴别。在有条件的医院,高速度的 CT 强化扫描显影可以快速识别主动脉夹层和肺栓塞;如果不能排除主动脉夹层则不能使用纤溶药物。

对于表现不典型的老年人,主要注意点在于避免漏诊。老年人不明原因的乏力、困倦、头晕都可能是心输出量不足、组织灌注不足引起的,有时可能表现为上腹痛、全身酸痛、腹胀等,急诊对有上述症状的老年人应该做心电图,如怀疑 ACS,应反复做心电图,结合酶学和标记物监测综合分析。

虽然心肌酶和标记物检测是 ACS 诊断的重要参考指标,但由于大多数指标的变化发生在心肌缺血 3～6h 以后,院外急救和急诊人员应明确其规律,绝不能以这些指标正常而排除急性心肌梗死的诊断,应避免因等待化验结果而耽误再灌注治疗。

在进行 ACS 风险评估中,应充分重视发病时间这一重要因素。

表 8—1 概括了 ACS 诊断的一些要点,仅供参考。

表 8－1　ACS 诊断的参考要点

1.缺血性胸痛或胸部不适是 ACS 诊断最重要的依据或线索,但老年人 ACS 可以没有胸痛,常表现为胸闷、气短,也可以表现为上腹痛、后背痛、肩部和左上肢痛等,少数仅仅是乏力(心输出量下降),同时也常伴有出汗、倦怠、头晕等。
2.STEMI 的急诊诊断至少应具备缺血性胸痛(或胸部年不适)和心电图的缺血型 ST 段抬高(或新出现的左束支传导阻滞),如果仅有上述 1 条则应具备心肌酶或标记物升高。
3.典型的缺血型 ST 段抬高为弓背向上,但也可以是平直或上斜型,偶尔有轻度弓背向下,尤其是在超急性期 T 波高尖存在时。明显的弓背向下型 ST 段抬高应注意区别于心包炎和早期复极。
4.ST 段不抬高的 ACS 应有心肌缺血症状加缺血型 ST 段压低或 T 波改变。
5.对 ST 段不抬高的 ACS,NSTEMI 与 UAP 区别是 CK－MB 高于正常值上限的 2 倍。
6.缺血型 ST 段压低常表现为 ST 段水平型或下斜型压低,并与心肌缺血症状出现相关。
7.缺血型 T 波改变一般表现为 T 波呈双支对称的倒置,并与心肌缺血症状出现相关,有时表现为 T 波低平;在 STEMI 超急性期表现为 T 波高尖。
8.有时心电图表现酷似 ACS 的典型变化,但与缺血症状的发生无关,或者呈持续的表现,无动态变化,这种心电图表现不支持 ACS 的诊断,应考虑慢性或陈旧性病变所致。
9.急诊对不典型的病例不可轻易放弃,要坚持"反复评估"的原则,因为 ACS 的心电图变化是多变的,尤其是症状反复发作者。
10.对于病情稳定 12h,无缺血性症状发作,至少 2 次心电图无动态变化,心肌酶和标记物阴性者可转专科(心脏内科)门诊。

1.急救处理原则　ACS 院前和急诊科处理原则

(1)院前急救人员应尽可能缩短院外时间,尽早将 ACS 患者送到目标医院。

(2)院前急救人员应有能力正确识别大多数 ACS,现场描记心电图,并将结果事先传到目标医院。

(3)对 STEMI 应尽可能送到 24h 有 PCI 人员待命,且能够在 90min 内开始进行急诊 PCI 治疗的医院;尤其是具有高风险度的 STEMI(心源性休克、肺水肿)更应积极送往 24h PCI 待命的医院;在有常规指导、EMS 人员有相应资质的条件下距起病 3h 以内的 STEMI 可以考虑实施院前溶栓。

(4)急诊科首诊医生必须充分掌握 STEMI 的诊断和早期处理原则,尤其是决定再灌注策略的原则;对适合溶栓者应尽快实施,保证门－针时间≤30min,门－球囊扩张时间≤90min。

(5)急诊科首诊医生必须掌握 UAP/NSTEMI 的危险分层,对高、中危患者在力求控制病情、初步稳定后早期介入治疗;低危和诊断不明确的患者应留在急诊科继续监护/治疗并反复评估,病情稳定 12h 后转心内科门诊。

(6)急诊科医生必须随时警惕和及时治疗急性、致命性 ACS 合并症,如心室颤动(ventricular fibrillation,VF)/无脉搏室性心动过速(ventricular tachycardia,VT)、症状性心动过缓及不稳定性心动过速。

2.院前处理

(1)尽早认识和诊断 ACS;在 STEMI 的发病后第 1 个小时给予治疗,对拯救心肌能得到最大获益。因此,急救人员应尽快评估、分诊及治疗 ACS。诊治延误发生在以下 3 个阶段:

1)从出现症状至患者认识症状并呼叫 EMS。

2)院外转运的时间。

3)在医院的评估时间。

其中患者认识症状的延误是延误时间中最长时间段。

ACS 典型症状是胸部不适,但亦包括上身其他部位的不适、气短、出汗、恶心和头晕等。AMI 症状的特点是胸痛比心绞痛程度更重,持续>15min。老年人及糖尿患者可表现不典型症状或无症状。事实上绝对无症状的心肌缺血是罕见的,应注意无法用其他原因解释的不适,无力,气短,头晕等症状,部分 AMI 表现为上腹痛。

（2）院前急救：半数死亡的 AMI 患者是死于到达医院之前。这些死亡的患者,大多数是心室颤动/无脉性室速所致。这类心律失常多发生于症状出现的极早期（数分钟到 1h 内）,也可能发生在症状出现后的 4h 内。因此,应制订院外心脏骤停的急救计划,包括迅速识别 ACS 症状、呼叫 EMS 系统、早期 CPR 和早期电除颤。院外急救人员应专门进行培训,使他们熟练掌握心肺复苏技术（基本生命支持）并熟悉心血管急救方法。

理想的 EMS 系统应有一个急救指挥调度中心,这个中心应有一个值班专家组支持,但目前国内大多数地区尚不能做到。因此,应强调对调度员及 EMS 人员进行培训,使他们能识别 ACS 症状。

院前急救中,对所有诊断 ACS 的患者均应给吸氧,如有低氧血症,应根据血氧饱和度,随时调整治疗方案。如患者未服用阿司匹林且如无阿司匹林过敏史、无近期胃肠道出血史,则应给阿司匹林（160～320mg）嚼服。

EMS 人员对症状持续 3～5min 的患者可以考虑用药物控制。如患者血流动力学始终稳定（收缩血压＞90mmHg,或比基础血压下降不超过 30mmHg）,心率在 50～100 次/min 之间,可给予硝酸甘油含服,每次 0.5mg,间隔 3～5min 可重复,最多 3 片。如给硝酸甘油后症状不缓解,在有方案规定并有相应资质的前提下可使用吗啡。

（3）院前心电图：院外描记 12 导心电图,并事先通知接诊医院,尤其是利用先进的通信方式将心电图信号传到目标医院供急诊科或心脏科医师分析,可加速诊断,可缩短溶栓时间。多数报道此项措施可使患者进入急诊科大门到溶栓的时间段缩短。实践证明 EMS 人员能做到高效率的心电图描记并传送到急诊科,仅稍增加（＜5.6min）现场时间。

（4）院前溶栓：有临床试验表明,对 STEMI 或新的、推测是新的左束支传导阻滞（left bundle branch block,LBBB）在缺血性胸痛发生后尽快溶栓是有益的。前瞻性研究报告证实,STEMI 患者进行院外溶栓,能缩短溶栓时间,降低死亡率。但近年有荟萃分析提示高龄老人（75 岁以上）STEMI 溶栓治疗获益不明显甚至死亡率增高,其原因可能与高龄老年人症状不明显因此就诊比较晚有关。

英国早期溶栓试验（GREAT）中,在家庭溶栓治疗比在医院早 130min,死亡率下降 50％,有更高的 1 年和 5 年存活率。溶栓每延迟 1h,死亡率增加 20％。

由于最新的证据越来越支持对 STIMI 患者实施急诊 PCI 治疗,只有在现场附近没有适合的医院时才考虑院前溶栓治疗,具体讲就是如果转运不能保证 90min 开始急诊 PCI,就应该在 30min 内实施院前溶栓治疗。

3.急诊科评估和危险分级

（1）评估重点和心电图危险性分级：急诊科人员应迅速评估可能的 ACS 患者,在 10min 内完成病史采集、体检、心电图描记和分析。以下是急诊医生接诊 ACS（或疑似 ACS）患者 10min 内的工作。

1）询问有关病史

·胸部不适及伴随症状

·既往心脏病史

·CAD 危险因素

·溶栓及其他治疗的禁忌证

·确认有意义的阴性症状

2)查体:发现阳性体征,确认有鉴别诊断意义的阴性体征。

3)连接心电监护

4)描记12导心电图并分析(分类):

·ST段抬高

·缺血型ST段压低/T波改变

·非特异性ST段/T波改变或正常心电图

迅速而准确的评估是为了早期开始治疗。如果属于STEMI,初始评估必须更加快速进行。应达到开始再灌注治疗的时间是30min内溶栓("门—药"30min)或90min内PCI("门—球囊扩张"是90min)。

为了减少院内评估可能的时间延误,将急救过程中的几个时间点定义如下:

■时间0(症状,Symptom):症状开始时间点,它代表着冠状动脉闭塞的时间;

■时间1(门口,Door):患者入急诊科时间点;

■时间2(资料,Data):患者进行初步检查及心电图等材料的时间点;

■时间3(决定,Decision):决定是否进行溶栓或进一步检查;

■时间4(药物,Drug):开始用药物的时间点。

有资料报道,时间1~2:约6~11min;2~3:约20~22min;3~4:约20~37min。院内4点常称为"4D"。急诊医生应努力减少每一点的延误。据统计资料院外转运延误只占总延误的5%。院内占25%~33%。

体格检查有助诊断,可排除其他病因。临床症状和体征可提示ACS,据文献报告,单凭任何一种症状或体征或症状与体征组合均不能确定诊断。

如患者出现ACS征象时,应用心电图特点分为三类:

①ST段抬高型心肌梗死(STEMI):ST段抬高或可能是新的BBB,其特点是在2个或以上相邻胸前导联或2个或以上相邻肢体导联的ST段抬高>1mm(0.1mV)。

②高危险性不稳定型心绞痛/非ST段抬高型心肌梗死(NSTEMI):其特点是ST段降低≥0.5mm(0.05mV)或随胸痛动态性的T波倒置。非持续性或暂时ST段抬高>0.5mm(0.05mV),<20min,亦属于此类。

③正常或无诊断意义的ST段或T波改变是不能下结论的或需要进一步作危险分级的一类患者。此类患者包括心电图正常或ST段偏移<0.5mm(0.5mV)或T波倒置≤0.2mV。需要进行一系列心脏检查(和功能检查)。

(2)心脏生物标记物:心脏生物标记物比肌酸激酶同工酶更敏感,可用于诊断、危险分级及预后判断。肌钙蛋白升高与死亡危险性相关,明显升高说明预后很差。肌钙蛋白升高的患者其血栓负荷与微循环栓塞的几率增高。

心脏生物标记物在初始评估时就可得到,但在得到结果前不应延误治疗和再灌注治疗决策。这些检查受到时间限制,在症状出现4~6h内不敏感,除非是连续胸痛6~8h。因此生物标记物一般不能用于院前诊断。

连续监测标记物(CK—MB和心脏肌钙蛋白)能提高心肌梗死诊断的敏感性,但在4~6h内仍不敏感。

(3)ST段抬高型心肌梗死:此类患者的心外膜下冠状动脉完全闭塞。溶栓(药物再灌注)和初期PCI(机械再灌注)是再灌注治疗的里程碑。抢救者应迅速确认STEMI,应迅速筛选适合溶栓或 PCI 的患者。

第一位接诊 STEMI 的医生就应决定是否需要再灌注治疗并直接给药。如患者符合溶栓标准,门一针时间(指注射溶栓药物)≤30min 是最起码的。心脏生物标记物的结果不能延误溶栓或 PCI。在相当部分早期 STEMI 患者的心脏生物标记物是正常的。请心脏病专家或其他医生会诊将延误治疗,增加住院死亡率,仅对诊断有疑问时需请专家会诊。能做血管造影和作 PCI 的医院应制订明确的诊治方案来指导急诊科初始处理。

(4)不稳定型心绞痛和 NSTEMI:在缺乏 ST 段抬高的缺血性胸痛患者可表现为 ST 段降低或无诊断意义或正常的心电图表现。ST 段降低常表示危险性增加。缺血性胸痛患者如心电图符合 NSTEMI 或心电图正常或无诊断意义的患者,溶栓治疗没有益处,反而有害。

尽管许多患者不具有 ACS 表现(即心电图改变是由于其他原因,如 LV 肥厚),但应给初步分诊和适当地给予抗血小板、抗凝或抗心绞痛治疗。这些患者常有部分或间歇性闭塞性血栓。临床表现可与血栓形成或降解有关,故常呈波浪式临床症状。

评估中要以一定的间隔时间复查并得到一系列心脏生物标记物检测结果,包括 CK-MB 和肌钙蛋白。在评估的任何点上心脏肌钙蛋白升高均使患者增加 MCAE 的危险性。据报告,肌钙蛋白增高的患者,最佳治疗是用小分子糖蛋白 II b/III a 抑制剂,和早期侵袭性治疗(PCI)。肌钙蛋白可作为心电图的辅助检查。应注意,其他疾病也可使肌钙蛋白增高,如心肌炎、充血性心力衰竭和肺栓塞。

1)危险分层

UA 和 NSTEMI 的早期治疗策略取决于心脏重大不良事件(major adverse cardiac event,MACE)风险的评估(分级),高危患者应积极进行介入治疗,低危者可以保守治疗。无论哪种风险评估方案,评估的指标主要是症状、心电图、心肌标记物。现有的表格式评估方案大多比较复杂,急诊医生应采用快速简便的方法,以争取时间,减少耽搁。

根据目前常用的评估方案,以下评估要点可供急诊医师参考:

·有以下情况属于高危组:(有任意 1 条)

①心肌标记物明显升高。

②反复的静息心绞痛发作。

③胸痛持续时间≥20min。

④静息性胸痛发作时心电图 ST 段动态压低≥1mm。

·有以下情况至少是中危组:(任意 1 条)

①梗死后心绞痛。

②1 个月内有静息心绞痛发作(虽然近 48h 没有)。

③心肌标记物轻度升高。

·以下情况属于低危组(同时满足以下 4 条)

①无静息心绞痛发作。

②不属于梗死后心绞痛。

③心肌标记物正常。

④胸痛时 ST 段无改变或轻微变化。

此方法是早年由美国临床医师提出,后来经过 Brauwald 及其同事修改,被 ACC/AHA 处理不稳定型心绞痛的编写组采纳。本方法是根据病史、临床表现、实验室检查及心电图资料综合分析的方法。

表 8-2 是 Braunwald 及其同事在几次出版过程中修改的版本。患者初始危险性分级是根据不稳定型冠状动脉疾病(coronary artery disease,CAD)症状可能性,对中、高危险的 CAD 再作 MACE 分级。第 2 次分级可用于前瞻性确认中,高危患者适用介入方法和更积极的抗血小板和抗凝药物治疗。

国内的危险分层方案如下(表 8-3)。

表 8-2 可能缺血性病因及近期危险

第一部分:无 ST 段抬高的胸痛:缺血性病因的可能性

	A. 高度可能 有下列任何 1 项	B. 中度可能 无 A 栏表现 有下列任何 1 项	C. 低度可能 无 A,B 栏表现 有下列任何 1 项
病史	• 主诉是胸或左臂痛或不适 • 且目前胸痛与过去确诊的心绞痛或冠心病性质相同,包括 MI	• 主诉是胸或左臂痛或不适 • 年龄>70 岁 • 男性 • 糖尿病	• 可能是缺血性症状 • 最近服用可卡因
体征	• 短暂性二尖瓣反流 • 低血压 • 出汗 • 肺水肿或啰音	• 心脏外血管病	• 有心悸所致胸部不适
心电图	• 新的(或假定是新的)暂时性 ST 抬高(≥0.5mm)或 T 波倒置(≥2mm),有症状	• 固定 Q 波 • 非新出现的 ST 段或 T 波异常	• 正常心电图或在 R 波为主导联上 T 波低平或 T 波倒置
心脏标记物	• 肌钙蛋白 I 或 T 升高 • CK-MB 升高	• 正常	• 正常

第二部分:高度或中度缺血可能性的胸痛,近期死亡或非致命性危险性

	高危 有下列任何 1 项	中危 有下列任何 1 项	低危,无 A,B 栏项目 有下列 1 项
病史	• 缺血症状在近 48h 期间进行性加重	• MI 病史或 • 周围血管病或脑血管病 • CABG • 原服用 ASA	
疼痛特点	• 静息心绞痛发作持续时间超过 20min	• 较长(>20min)静息心绞痛,现在缓解(中或高度 CAD 可能性) • 静息心绞痛(<20min)或经休息或含硝甘缓解	• 过去 2 周内新发劳力性心绞痛(Ⅲ 或 Ⅳ 级) • 无>20min 的静息心绞痛 • 中或高度 CAD 可能性
体征	• 缺血引起的肺水肿 • 新或恶化二尖瓣反流 • 低血压、心动过缓、心动过速 • S3 奔马律或加重的肺啰音 • 年龄>75 岁	• 年龄>75 岁	
心电图	• 静息心绞痛伴有动态的 ST 段偏移>0.5mm • 新的或假定新的 LBBB • 持续性室速	• T 波倒置≥2mm • 出现病理 Q 波	• 在胸痛发作期间,心电图正常或无变化
心脏标记物	• 肌钙蛋白 I 或 T 明显升高	• 轻度升高	• 正常

表 8-3　不稳定心绞痛危险分层(中华医学会心血管分会 2002)

心绞痛类型		发作时 ST 段下降		肌钙蛋白
		幅度(mm)	时间(min)	T 或 I
低危组	初发、恶化劳力性胸痛 无静息时发作 A:一个月内出现的静息心绞痛	≤1	<20	正常
中危组	但 48h 内无发作者(多数由劳力性心绞痛进展而来) B:梗死后心绞痛	>1	<20	正常或轻度升高
高危组	A:48h 内反复发作的静息心绞痛 B:梗死后心绞痛	>1	>20	升高

　　TIMI 的危险计分包括 7 个独立变量(表 8-4)。这 7 个变量与 14d 内主要终末点:死亡、新发或复发 MI、或需要紧急血管成形,至少有 1 个明显相关性。这个计分来自复合多变量回归分析。

表 8-4　不稳定心绞痛 TIMI 危险计分预示值

预示变数	计分	定义
年龄≥65 岁	1	
至少 3 个 CAD 危险因素	1	危险因素:①CAD 家族史;②高血压;③高胆固醇;④糖尿病;⑤目前吸烟
近 7d 服坚持服 ASA	1	
当前有严重心绞痛	1	24h 至少发作 2 次以上
心肌标记物升高	1	CK-MB 或特异性心脏肌钙蛋白
就诊时心电图 ST 段偏移≥0.5mm	1	ST 段降低≥0.5mm 是有意义的;暂时 ST 段抬高>0.5mm,<20min,按 ST 段降低治疗,但属高危;ST 段抬高≥1mm 超过 20min,按 STEMI 治疗
既往冠状动脉狭窄≥50%以上	1	即使此值不知道,但危险性预示值仍然可靠
TIMI 危险计分级	≤14d 内≥1 个主要终点 * 危险性	危险状态
0 或 1	5%	低危
2	8%	
3	13%	中危
4	20%	
5	26%	高危
6 或 7	41%	

　　* 主要终点:新发或复发 MI,或需要紧急血管成形。
　　TIMI 危险记分的研究者经过对 3 组患者的研究证实 TIMI 危险记分与预后密切相关,有 4 项临床试验证实了 TIMI 危险计分对指导治疗决策的价值。
　　TIMI 危险计分已成为评估推荐治疗意见的主要工具。高危计分患者可能从新疗法中得到更大的利益。
　　应该指出,危险分级主要应用于 CAD 中危或高危的患者(Braunwald 表第一部分),而不是胸痛或有心绞痛样症状的大批人群。危险分级使医生针对高危和中危患者进行积极的治疗,对低危患者避免做不必要的过度治疗。

2)早期介入策略的指征

危险分级有助医生证实 NSTEMI 和 UA,决定 PCI 治疗。冠状动脉造影可使得医生决定是否可用 PCI 血管成形术或冠状动脉旁路移植(coronary artery by pass grafting,CABG)。

2005 年 AHA 的 CPR 和心血管急救指南建议使用更严格可信的风险标准作为高危患者的指征:

- 新 ST 段降低和阳性肌钙蛋白。
- 症状持续或复发。
- 血流动力学不稳定或 VT。
- 左室功能抑制(射血分数<40%)。
- 心电图和功能研究提示多支病变的 CAD。

(5)正常或无诊断意义的心电图改变:大多数 ECG 正常或出现无诊断意义 ECG 改变的患者不是 ACS,如果患者是 ACS 则大抵为低危或中危患者,急诊医师对这类患者也须进行危险评估,以确定必要的诊断方法及治疗措施。

(四)急性冠脉综合征的急诊一般治疗

院外和急诊科的初始治疗有吸氧、连续心电监护、开放静脉及几种药物。

1.吸氧　对所有肺淤血和血氧饱和度<90%的患者应给予吸氧。如经过吸氧后血氧饱和度不能达到 90%,应考虑机械辅助通气。

2.抗血小板药物　据几组临床报告,早期给阿司匹林能降低死亡率。多组研究支持阿司匹林是安全的。因此除非有阿司匹林过敏,对所有怀疑 ACS 患者均应尽快给予阿司匹林。

在院外或急诊科,对怀疑 ACS 患者推荐早期 1 次阿司匹林咀嚼(160～320mg)。其他剂型阿司匹林(可溶性、静脉)和咀嚼片剂同样有效。阿司匹林栓剂(300mg)是安全的,可用于严重恶心、呕吐或有上消化道疾患的患者。

无论是否接受溶栓再灌注治疗,STEMI 患者均需在阿司匹林基础上联合氯吡格雷治疗(口服 75mg/d),氯吡格雷至少应用 14d。拟行 CABG 者应于术前至少 5d(最好 7d)停用氯吡格雷,除非紧急血运重建的益处超过出血的风险。

75 岁以下的溶栓治疗患者或未接受再灌注者,应口服氯吡格雷负荷剂量 300mg。STEMI 患者应长期(如 1 年)接受氯吡格雷(75mg/d)治疗。

3.硝酸甘油　硝酸甘油对缺血性胸部不适是有效的。它有益于血流动力学,包括扩张冠状动脉(特别是在斑块破裂区)、扩张周围小动脉床和静脉容量血管。但其治疗作用是有限的,对 AMI 患者尚无结论性证据证明支持常规静脉、口服或局部使用。注意应谨慎使用此药,特别当低血压时,它将影响那些能降低死亡率和致残率的药物的应用,如 β 受体阻滞剂、ACE 抑制剂。

静脉硝酸甘油使用指征是:

(1)进行性缺血性胸部不适。

(2)治疗高血压。

（3）治疗肺淤血。

缺血性胸部不适患者可接受最大 3 片舌下含化或 3～5min 气雾剂，直到疼痛缓解或出现低血压。静脉硝酸甘油对 STEMI 伴左心衰竭患者，用于控制进行性胸部不适、高血压及肺淤血。对反复缺血患者，最初 24～48h 是使用硝酸甘油的指征。静脉硝酸甘油不是长效制剂，应持续点滴，但不宜长时间使用，病情稳定后如需要应改用口服制剂。

对低血压（SBP＜90mmHg 或低于原来水平 30mmHg 以上）、严重心动过缓（心率＜50 次/min）、心动过速（心率＞100 次/min）患者不应使用硝酸甘油。对怀疑下壁 MI 累及右心室的患者应特别小心。对那些因勃起功能障碍 24h 内（有的制剂更长）用过磷酸二酯酶抑制剂的患者不应给硝酸甘油。

4. 止痛　硫酸吗啡 2～4mg 静注，5～15min 后可重复给药，剂量可增至 2～8mg；由于非类固醇类抗炎药（NSAID）增加死亡、再梗、高血压、心衰及心肌破裂危险，故在发生急性 STE-MI 时应停用 NSAID，阿司匹林除外。

吗啡对硝酸甘油无反应的持续胸痛患者是可选择的止痛剂。对 ACS 合并肺淤血亦有效。吗啡是静脉扩张剂，可降低前负荷和氧需求。为此，不应用于低容量患者。如发生低血压，则抬高下肢、输液、监护肺淤血征象。

5. β 受体阻滞剂　无心衰、低心输出量、心源性休克危险和其他 β 受体阻滞剂相对禁忌证（PR 间期＞0.24s、Ⅱ/Ⅲ度传导阻滞、哮喘发作或反应性气道疾病）的患者，应在 24h 内开始口服 β 受体阻滞剂治疗；STEMI 发生 24h 内有早期禁忌证的患者应重新评价 β 受体阻滞剂是否可作为二级预防；中—重度左室衰竭患者应使用 β 受体阻滞剂作为二级预防，并逐渐加量。

心源性休克危险因子包括：年龄＞70 岁、收缩压＜120mmHg、窦性心动过速＞110 次/min 或心率＜60 次/min 以及距 STEMI 症状发作的时间较长。

6. 抗凝剂　是否实施再灌注治疗的 STEMI 及其他 ACS 患者均应接受抗凝治疗，疗程不超过 8d。比较简便的抗凝策略包括低分子量肝素。

六、老年急性脑卒中

脑卒中主要发生于老年人，是严重危害老年人群健康的重要疾病，急性脑卒中的救治是急诊工作的重点。近年脑卒中防治的重要进展是缺血性脑卒中的溶栓疗法和卒中单元的建立和"组织化治疗策略"。这些进展都要求尽早发现、诊断脑卒中，并在最短的时间内开始治疗，达到最大限度降低病死率、减小神经损伤，改善预后的作用。2005 年 AHA/ACC 心血管急救指南要求基层保健人员、医院和社区必须建立一个联合系统，以提高脑卒中诊治的效果。指南还提出从院前急救到医院救治的 7 个环节（7D），即发现（detection）、派遣（dispatch）、运送（delivery）、进门（door）（到达急诊科与紧急分诊）、资料（data）、决策（decision）、给药（drug administration），指出对这 7 个关键环节应充分重视，力求不出现额外的延误。可见，争取上述 7 个环节中的准确判断、及时运送和正确处理是急救工作者的职责，也是老年医学探讨的内容之一。

（一）脑卒中的识别和 EMS 急救

1. 识别脑卒中警报征象　脑卒中的治疗有明显的时间依赖性，尤其是缺血性脑卒中的溶栓治疗必须在症状发生后 6h 内进行,能否争取在有效治疗的"时间窗"内开始溶栓治疗取决于早期诊断和鉴别诊断,尤其是院前急救的若干环节(如前述)。

　　首要的是识别脑卒中的早期临床征象。大多数脑卒中在家中发病,并且只有半数急性脑卒中患者是由 EMS 送到医院。有些脑卒中患者否认或用各种理由辩解他们的症状,甚至高危患者及身边家属也不能识别脑卒中发作的体征,这样就延误 EMS 的介入和治疗,导致致残率和死亡率增加。因此,科普知识教育或社区医生进行的针对性宣教是很重要的,能有效增加获得溶栓治疗患者的比例。

　　尽管脑卒中病情常常凶险,变化迅速,但起病的症状和体征有时可能是很轻微的,容易漏诊。表 8-5 列举了常见的脑卒中初始表现。

表 8-5　常见的脑卒中初始表现-脑卒中警报征象

· 突发面部、手臂、下肢无力或麻木,特别是单侧肢体
· 突然意识混淆,说话或理解困难
· 突然单眼或双眼视物模糊
· 突然走路困难,头晕,平衡或协调丧失
· 突然出现原因不明的剧烈头痛,尤其是伴有呕吐

　　对于有明显危险因素的人,应该给予重点关注,其家属和本人都应该了解有关的知识,提高警惕。常见的脑卒中危险因素有高血压、糖尿病、吸烟、高血脂(主要是高胆固醇血症)、脑动脉硬化的临床表现。

　　2.院前急救人员和救护车的派遣　美国 FDA 批准的脑梗死溶栓治疗时间窗只有 3h,而从院前急救到专科治疗若干环节中的延误使得患者不能在发病 3h 内到达接诊医院,在美国也只有不到 10% 的急性缺血性脑卒中患者得到溶栓治疗,国内目前这个数字还要低得多。

　　派遣和运送环节延误的控制主要取决于合理的社会化调控机制、训练有素的急救和管理人员、高效畅通的信息和交通系统。对急救服务人员必须进行相应的教育和训练,以便将院前派遣、评估和运送的延误降到最低程度。急救调度中心必须能及时正确认识脑卒中患者的重要性,对可能脑卒中患者提供最高级别的优先派遣。对于一个地区的急救中心,有一个现代信息系统支持下的专家系统将能保证急救派遣的及时和正确。

　　3.脑卒中院前评估手段　2005 年 AHA 心血管急救指南、2007AHA/ASA 成人缺血性脑卒中早期治疗指南均推荐在院前急救中使用 Cincinnati 院前脑卒中计分(Cincinnati prohospital stroke scale,CPSS)(表 8-6)或洛杉矶院前脑卒中筛评表(Los Angeles prohospital stroke scale,LAPSS)(表 8-7),以便于院前急救人员能够以适度的敏感性和特异性确认脑卒中患者,并简化院外评估手段。如 CPSS 仅以体征为指标,只需检查 3 项体征:面瘫、上肢无力和言语异常。如由院前人员评分,有单项 CPSS 异常,其敏感性为 59%,特异性为 89%。LAPSS 需要检查者排除意识异常的其他原因(如癫痫病史,低血糖),然后确定三项体征中的一项是否对称:面部表情微笑或作痛苦表情,抓握和上肢肌力。LAPSS 的敏感性为 93%,特异性为 97%。

表8－6　Cincinnati 院前脑卒中计分

面瘫（请患者呲牙或微笑）

· 正常：两侧面部运动对称

· 异常：一侧面部运动不如对侧好

上肢下垂（患者闭眼后向前伸直10s）

· 正常：双上肢运动等同或双上肢平举完全不动（其他体征，如旋前肌下垂也有助判断）

· 异常：一侧上肢不能抬举动或一侧上肢比对侧缓缓下垂

言语异常（请患者说"你不能教一只老狗做新戏法"）

· 正常：患者言语流利而且用词准确，不含糊

· 异常：患者吐词不清，用词错误，或不能言语

说明：3项中任一项异常，脑卒中的可能性为72％

表8－7　LOS ANGELES 院前脑卒中筛评表（LAPSS）

此表用于评价急性、非昏迷、非外伤性神经系统疾病。若1～6项均为"是"（或"未知"），应通知医院有可疑脑卒中患者并准备转送。若各项为"否"，按常规治疗流程进行。

说明：脑卒中患者有93％为LAPSS评分阳性（敏感性93％），而LAPSS评分阳性的人97％患有脑卒中（特异性97％）。必须注意到即使LAPSS评分阴性患者也有可能是脑卒中。

项目	是	未知	否
1.年龄＞45岁	□	□	□
2.没有痫性发作或癫痫意识不清病史？	□	□	□
3.发病时间＜24h	□	□	□
4.平素患者不坐轮椅或不卧床？	□	□	□
5.血糖在60～400mg/dl之间	□	□	□
6.以下3项检查有明显左右侧不对称（必须单侧）？	□	□	□
	对称	右侧弱	左侧弱
面部表情微笑/痛苦时	□	□下垂	□下垂
抓握	□	□力弱	□力弱
		□无力	□无力
上肢力量	□	□下落	□下落
		□快落	□快落

　　实践证明，通过标准的脑卒中识别培训之后，急救医士辨认脑卒中患者的敏感性可达61％～66％，再经过脑卒中计分表训练，其敏感性可达到86％～97％。因此，上述两种简易的评估手段对于院前急救人员是值得推广的，只是目前国内还缺乏应用的总结和评价。

　　4.脑卒中院前－院内救治流程　　AHA/ECC 指南中的脑卒中章节重点介绍急性脑卒中患者的院外初步处理和急诊科评估和处理，以流程图形式概述怀疑脑卒中患者处理目标。美国国立神经疾病和脑卒中研究所（national institute of neurological disorders and stroke，NINDS）的时段目标，以钟表形式列于该图左侧，分针表示自到达急诊科至完成各项任务的分钟时间目标，以提醒临床医生对处理急性缺血性脑卒中患者的时间敏感性。

　　下列各段简述脑卒中评估与处理的原则与目标、争议的关键亮点、新的推荐意见及教学问题。全文引证流程图中的框数。

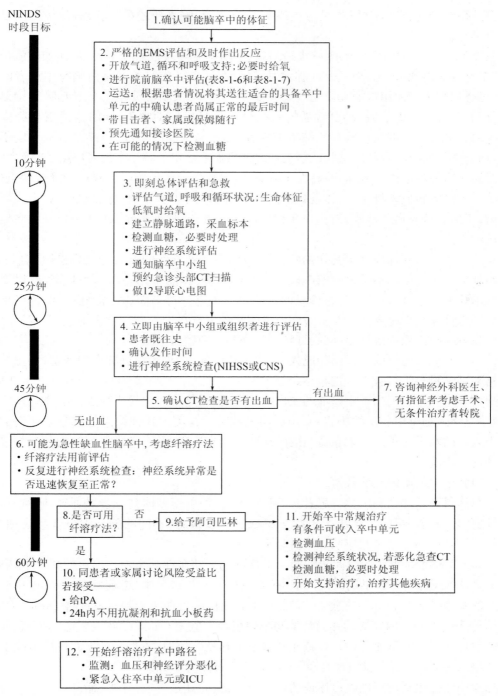

NINDS
时段目标

1.确认可能脑卒中的体征

2. 严格的EMS评估和及时作出反应
• 开放气道, 循环和呼吸支持; 必要时给氧
• 进行院前脑卒中评估(表8-1-6和表8-1-7)
• 运送: 根据患者情况将其送往适合的具备卒中
单元的中确认患者尚属正常的最后时间
• 带目击者、家属或保姆随行
• 预先通知接诊医院
• 在可能的情况下检测血糖

10分钟

3. 即刻总体评估和急救
• 评估气道, 呼吸和循环状况; 生命体征
• 低氧时给氧
• 建立静脉通路, 采血标本
• 检测血糖, 必要时处理
• 进行神经系统评估
• 通知脑卒中小组
• 预约急诊头部CT扫描
• 做12导联心电图

25分钟

4. 立即由脑卒中小组或组织者进行评估
• 患者既往史
• 确认发作时间
• 进行神经系统检查(NIHSS或CNS)

45分钟

5.确认CT检查是否有出血 ——有出血—→ 7. 咨询神经外科医生、有指征者考虑手术、无条件治疗者转院

无出血

6. 可能为急性缺血性脑卒中, 考虑纤溶疗法
• 纤溶疗法用前评估
• 反复进行神经系统检查: 神经系统异常是
否迅速恢复至正常?

8.是否可用 ——否—→ 9.给予阿司匹林 ——→ 11. 开始卒中常规治疗
纤溶疗法? • 有条件可收入卒中单元
• 检测血压
是 • 检测神经系统状况, 若恶化急查CT
• 检测血糖, 必要时处理
• 开始支持治疗, 治疗其他疾病

60分钟

10. 同患者或家属讨论风险受益比
若接受——
• 给tPA
• 24h内不用抗凝剂和抗血小板药

12. • 开始纤溶治疗卒中路径
• 监测: 血压和神经评分恶化
• 紧急入住卒中单元或ICU

　　5. 患者的运送及途中急救　　一旦疑诊脑卒中, 首先应确认发病时间。发病时间代表患者发病的起点, 也就是零时间; 若患者是在睡眠中、睡醒后发现异常或为他人发现有脑卒中表现, 零时间就是为他人认为患者尚属正常的最后时间。EMS人员必须迅速将患者运送到具有急性脑卒中救治能力的医院, 并预先通知接诊医院。

　　EMS人员应该考虑随运一位患者的目击者, 家属或保姆, 以便证实脑卒中症状的发病时间。在运往医院的途中，EMS人员应该维护心肺功能，监测神经系统状态，如经医疗管理机构授权，应检测血糖。

急性脑卒中患者可因误吸、上呼吸道阻塞、中枢病变等导致通气不足，从而加重病情的危险，甚至有可能出现（罕见）神经源性肺水肿。因此，院前救治首要的是对脑卒中患者的气道管理，对意识丧失者使用口咽或鼻咽气道预防发生窒息，从脑复苏角度来看呼吸支持非常重要，可用面罩或鼻导管给氧，必要者需气管插管或呼吸机辅助呼吸，同时监测重要的生命体征。院内外医务人员都应对低氧性脑卒中患者（即血氧饱和度<92％）或血氧饱和度不明的患者，均应供氧治疗。有临床试验证据支持对低氧血症亚组的脑卒中患者应给予吸氧治疗。

对高血压的院前治疗方面，除高血压危象外，多数学者认为此时的降压治疗应慎重适度，降压治疗可导致脑血流量减少，加重脑组织缺血、缺氧，对大多数缺血性脑卒中患者应严密观察病情，不急于抗高血压治疗，对高血压伴发脑出血患者，血压超过220/120mmHg者给予控制血压。

每一家接收医院都应确定其在治疗急性脑卒中患者方面的能力，并将该项信息与EMS系统和社区沟通。虽然不是每一家医院均具足够的能力，能协调必需的医疗资源，以保证实施溶纤治疗的安全，但每一家有急诊科的医院都应该有一份书面诊疗常规，说明他们单位是如何处理急性脑卒中患者的。在常规中应说明医务人员在诊治急性脑卒中患者中的作用，确定哪些患者在院内做纤溶治疗，应制订转到院外脑卒中病房的指征。

经多中心成人随机临床试验和成人meta分析证实，如果能住进脑卒中病房，并由一个经验丰富的多学科小组对脑卒中进行诊治，均提高1年生存率，改善神经功能，改善生活质量。虽然报道的研究是在美国本土以外的院内病房进行的，这种病房提供急性期和康复两方面治疗，但尽早住入脑卒中病房的患者，其预后明显改善。在美国这种结果与脑卒中病房的多学科小组人员的水平有关。如果在适当的转运间期内有这种医院，则需要住院的脑卒中患者应转运到这种医院。

（二）脑卒中的院内急诊救治

1.急诊科初始评估和抢救　患者到急诊科经分诊后，应及时建立静脉通道、吸氧，持续生命体征监测，根据病情的轻重决定治疗方案或进一步检查，不同的脑卒中患者应区别对待。急诊科对脑卒中的评估时间应在10min以内。

急诊CT检查是重要的影像学依据，CT能够区分缺血性脑卒中和出血性脑卒中，利用先进的CT设备还能进行超早期缺血性卒中的评价，如CT脑灌注/缺血半暗带评价，这对于溶栓治疗的实施和研究有重大的意义。理想的CT扫描应当在患者到达急诊科25min内完成，在到达急诊科45min内完成读片。怀疑脑卒中患者的急诊CT或磁共振影像，应由急诊科医师和放射科专家一起迅速评估。在缺血性脑卒中初始几小时，不增强的CT扫描不能提示脑缺血征象。如CT扫描无脑出血征象，可考虑入选溶栓治疗对象。

急诊的监护包括对基础生命体征的评估和支持，尤其是气道，呼吸，循环。在急诊科对低氧血症患者应予给氧，对无低氧血症患者也可以考虑给氧。对于经过给氧后动脉血氧饱和度仍然低于90％的患者，急诊医生应及时给予进一步的呼吸支持，包括建立人工气道和机械通气治疗。脑卒中患者心血管事件是常见的，包括这些心律失常、急性冠脉综合征、心脏骤停，急诊科医生必须熟练掌握这些事件的识别、评估和处理。

建立静脉通道后应及时取血标本做常规化验检查（血常规、凝血、血气、电解质、血糖等）。

迅速纠正低血糖和高血糖都是必要的。

做CT扫描前不检查12导心电图,但心电图可显示新近急性心肌梗死或心律失常(如心房颤动,这是栓塞性脑卒中病因)。如患者血流动力学稳定,没有必要对其他心律失常进行治疗,包括心动过缓、房性或室性早搏、房室传导阻滞。在初始评估急性缺血性脑卒中期间,一般均同意进行心电监护,以发现房颤和可能的致命性心律失常。

如在CT扫描提示有脑出血,则不能进行溶栓治疗。如在初始CT扫描中未见出血,而因其他原因不适合溶栓治疗,经对患者吞咽困难进行过筛检查后,可考虑给阿司匹林,尽管阿司匹林不是一个时间标准的治疗,如果患者不适合溶栓治疗,最好在急诊科就开始给予。阿司匹林过敏或有其他原因不能应用者应考虑给予氯吡格雷。

2.溶栓治疗 如CT扫描未见出血,诊断为急性缺血性脑卒中者应该考虑溶栓治疗。应考首先衡量静脉溶栓治疗的入选和排除标准,同时应进行反复神经系统检查。如患者的神经体征自发性减轻(即功能迅速达到正常)并接近基线并不再复发,则不推荐溶栓治疗。

确认患者适合溶栓治疗后,如有可能,医师应和患者及家属讨论治疗的风险和可能的获益。讨论后,如患者/家属选择纤溶治疗,则给予溶栓治疗,并继续按脑卒中途径监护。在给tPA后24h内,既不给抗凝治疗,亦不给抗血小板治疗,一般直到24h CT扫描随诊后,未见出血为止。

几项研究证明,对成人急性脑卒中患者,在发病3h内给予tPA,可能得到较好或极好的神经学结果。一项前瞻性随机研究证明,开始治疗愈早,获益的可能性愈大。

应该强调严格按照NINDS入选标准决定急性脑卒中患者的tPA治疗,并应由经过专门培训、熟知溶栓治疗方案的医师给药,有清楚的诊疗常规,有一批高水平的人员,在具有纤溶治疗所必需的设备条件(如CT、生命监护、呼吸支持、凝血监测等)的医院内实施。事实证明,在没有经验的、无纤溶资格的医院进行急性脑卒中治疗,是很难得到良好效果的。有足够的证据证明应尽量避免所有延误,尽快给予治疗,如不符合NINDS的诊疗方案,则增加合并症,特别是症状性颅内出血。

3.脑卒中急诊治疗 如前所述,脑卒中患者应该尽早进入卒中单元或专科病房。患者收入院前在急诊的一般治疗包括生命监护、控制血压、控制颅内压、控制血糖、缺血和出血的防治、并发症防治。同时要仔细观察病情,如患者神经学状态恶化,则应及时复查CT扫描,确定恶化原因是脑水肿或出血,并给相应处理。

(1)血压控制:如前所述,脑卒中的降血压治疗至今存在争论,是否需要降压、血压最佳标准、何时需要降压等问题都没有确定的答案。目前认为无论是缺血性还是出血性脑卒中,过度降低血压都会加重神经功能损害;血压过高可增加溶栓治疗合并脑出血的危险,也可能增加脑出血复发的危险。一般认为入选溶栓治疗的缺血性脑卒中患者动脉血压应控制在180/110mmHg以下但不应低于160/100mmHg。

(2)血糖控制:高血糖比血糖正常者更可能导致急性脑卒中病情恶化,但没有证据证明积极控制血糖可改善临床预后。由于有证据证明对其他危重患者用胰岛素治疗高血糖可提高存活率,对急性脑卒中患者血糖>10mmol/L,可考虑给静脉或皮下胰岛素治疗以降低血糖。

(3)降低颅压:保持良好的体位以避免静脉压迫;头抬高20°～30°;避免静脉内输入低渗溶液;维持正常体温;维持正常血容量,以上对于降低颅压都是有利的。对高颅压的治疗主要方法是使用高渗液,最常用的是甘露醇,一般用法是(0.25～0.5)g/kg,20min静脉点滴,每日

4～6次。也可以使用强利尿剂,如呋塞米(40～60)mg/次;对机械通气的患者适当的过度通气有助于降低颅压。

(4)体温控制:体温＞37.5℃应予治疗。高温对急性脑缺血患者可增高死亡率和致残率。诱导性低体温在罹患脑卒中后具有神经保护作用。低体温对室颤性骤停复苏后患者,可提高存活率和改善神经学后果,但经人类对照试验,这种治疗对急性缺血性脑卒中无效。

目前,尚无足够的科学证据推荐或反对使用低体温治疗急性脑卒中。

(5)其他支持治疗:患者的监护包括生命体征监护、气道支持、给氧、通气及营养支持。一般卒中患者需要每小时给75～100mL生理盐水以维持正常血容量。对抽搐发作的患者给予苯二氮䓬类药物治疗,如地西泮5mg静脉注射,应注意其呼吸抑制作用;不推荐预防抽搐,但推荐在治疗急性抽搐后给抗惊厥药物防止复发。

给予口服药物以前,对所有脑卒中患者均应对吞咽困难作过筛检查。最简单的床旁过筛检查方法是叫患者从杯子吸吮少量的水。如患者吸吮和咽下并无困难,则要求患者喝一大口水并咽下。如患者在30s内无咳嗽或误吸,然后,给患者吃稠的食物,直到有神经专科医生或语言病理学家正式检查为止。药物可拌在果酱中服下。对任何有吞咽功能障碍的患者给药,如阿司匹林可从直肠给药,其他药物如果合适,可通过静脉、肌肉或皮下途径。

七、停止临终抢救和放弃复苏

当一位老年患者处于疾病晚期,死亡随时可能来临且不可避免时,医务人员并没有权力停止救治。在患者出现心跳或呼吸停止时,医生仍有义务实施抢救,即心肺复苏。

得到医治和抢救生命是每一个患者的权力,在疾病晚期,患者也有权力拒绝抢救,如放弃或不接受胸按压、电除颤和人工呼吸治疗等。

一个有意识的成年患者有权利拒绝接受治疗,即使这种拒绝有可能对患者的生命造成威胁,这种权力在一些国家的普通法中已经得以体现。拒绝治疗的权力可以看作是一种必然的准则,医师在从事治疗之前必须首先得到患者的同意,但是当患者处于疾病终末期时,拒绝治疗的权力可能会与医师维护生命的角色发生冲突。因此,在允许医师执行其伦理责任的时候,也应允许患者执行自愿接受治疗或拒绝治疗的权利,体现这种职责和权利的措施之一就是不做复苏(do-not-resuscitate order,DNR)的指令。

DNR是由患者本人在神志清楚、具有自主行为控制能力时签署的文件,具体说明了在疾病发展到末期时拒绝接受心肺复苏等抢救措施(或者其中部分救治措施);并经过正规的法律程序生效。DNR代表患者本人的意愿,在患者失去自主能力时,由近亲家属或合法代理人代理签署。

EMSS工作人员常常不被允许按照家属意愿终止临终时刻复苏,尤其是在缺少书面不予复苏(DNR)志愿书的时候。

急诊救治的目标是挽救生命,恢复健康,减轻痛苦,减少残疾和临床死亡。CPR的决定常常是抢救者在几秒钟内作出的,抢救者可能不知道患者是否有心脏停止后不愿复苏的遗嘱存在。因此,进行CPR时,有时与患者的意愿或最佳利益相冲突。

成年患者通常有自我决定的权利,除非法庭宣布他们没有或不具完全行为能力。正确决定的形成,要求患者接受和理解有关他们的病情、预后、可能采取的干预措施的性质、选择权、风险和好处。患者应认真考虑并选择治疗措施,并能正确估计相关的决定。当自决力受到暂时的一些因素如疾病、药物等的影响时,这种决定权应暂时中断。当患者的意愿不明时,CPR应按常规进行。

当患者在失去医疗行为决定能力时,其近亲属或朋友可以作为代理人为患者作出决定。在美国大多数州都已制定了相应的法律,明确认定代理人/监护人可以为无行为能力的患者作出何种医疗措施的决定。法律认定以下人员可以作为一个先前没有遗嘱的人的代理人:①配偶。②成年子女。③父母。④亲属。⑤被患者认可的作为其在无行为能力时作决定的指定者。⑥法律认定的专门健康照料者。另外,代理人应该依照患者的最佳意愿作出决定。

无益原则:如果不能达到医疗目的,那么这种医疗处理就是无效的。无效性的关键决定因素是时间和生活质量。某种医疗措施无法延长生命或改善生活质量就是无效的。患者或家属可能向医生提出某种不合理的医疗要求,如果不科学、社会舆论不认同,则医生有权拒绝这种医疗服务要求。一个典型的例子是,为一个无任何可逆性的死亡患者作 CPR。另外,医务工作者没有义务为一个即便做了 CPR 和高级生命支持也没有任何作用的患者做 CPR。

停止和不进行 CPR 标准:科学评估显示,很少有标准能正确预测 CPR 的无效性。有鉴于这种不确定性,所有心脏骤停的患者均应进行心肺复苏,除非存在以下情况:

· 患者有有效的"不做复苏"遗嘱(DNR)。

· 患者有不可逆死亡征象(如僵尸、断头、腐尸或有明确的尸斑)。

· 尽了最大努力治疗脏器功能仍然恶化,没有任何生命体征好转的迹象(如进行性恶化的败血症或心源性休克)。

院外患者不作 CPR 与停止 CPR 相关的问题:基本生命支持(BLS)培训强调心脏骤停后的第一目击者开始 CPR。医务工作者提供 BLS 和高级生命支持(ACLS)作为其部分职责。对此规则有几个例外:

· 患者已经死亡,没有任何可逆性征象的死亡(如僵尸、尸斑、断头或腐尸)。

· 进行 CPR 可能造成施救者自身身体伤害。

· 患者/监护人明确表示放弃复苏抢救(DNR)。

院前 BLS 的终止复苏:已开始 BLS 的施救者应持续进行直到出现以下之一情况:

· 有效的自主循环和通气恢复

· 已转交到一个更高水平的医疗救助人员,他可以决定复苏对该患者无效

· 已出现可靠的不可逆性死亡征象

· 施救者由于体力不支,或环境可能造成施救者自身伤害,或由于持久复苏影响其他人的生命救治

· 发现有效的 DNR 指令

上述停止及不做复苏的原则/依据来自国外的指南或文献,国内目前尚无可参照的法律或规定,也没有相应的操作指南。但是,这个问题在国内是现实存在的,尤其是在进入老龄化社会的今天,因此这个问题是值得探讨的。

(倪小青)

第二节　多器官功能障碍综合征

一、概述

多器官功能障碍综合征(multiple organ dysfunction syndrome,MODS)是指机体在遭受严重创伤、感染、休克或大手术等急性损伤24h后,同时或序贯出现2个或2个以上系统或器官功能障碍或衰竭,以致不能维持内环境稳定的综合征。老年多器官功能障碍综合征(multiple organ dysfunction syndrome in the elderly,MODSE)特指老年人在器官老化和(或)多种慢性疾病基础上,由某种病因激发,短时间内序贯或同时发生2个或2个以上器官或系统障碍与衰竭的综合征,是老年危重患者死亡的重要原因。

(一)从多器官衰竭到MODS—概念的变迁

1969年Skillman等首次报道了急性应激性溃疡大出血后继发的呼吸衰竭、败血症、低血压和黄疸等一系列系统或器官进行性功能衰竭现象。1973年Tiley系统描述了18例成功行腹主动脉瘤破裂手术的患者,在术后4~5d出现急性肾衰竭,之后相继出现肺、肝、心等重要器官功能衰竭,并称之为"序贯性系统衰竭(sequential system failure)",引起广泛重视。1975年Baue将此概念升级为"多发、进行性或序贯性系统或器官衰竭",并将之称为"70年代综合征"。1976年Elseman和Border等分别提出"多器官衰竭(multiple organ failure,MOF)"和"多系统器官衰竭(multiple system organ failure,MSOF)"的概念。1986年Schieppati等提出"多器官系统不全综合征",1988年Demling提出了"创伤后多系统器官衰竭"。20世纪80年代后期,国内王士雯等首次提出老年多器官功能衰竭(MOFE)的概念,并系统研究了其发病机制、诊断标准、预后及防治。此后MOF这一概念得到广泛认可和普遍接受,并作为主题词收入MeSH词表,其发病原因被归咎于未控制的严重感染及由此引发的全身性反应,相应治疗集中在控制感染上,此种学术观点也一度被大多数学者所认同。1991年美国胸科医师学会和危重病学会联席会议(ACCP/SCCM)提出全身炎症反应综合征(systemic inflammatory response syndrome,SIRS)的概念,并认为SIRS进一步发展则导致MODS,进而发生MOF。该次会议正式将MOF转换为MODS,以便更准确反映MODS的进行性和可逆性。1995年中国庐山会议决定接纳这一提议,正式启用MODS这一名词。随后王士雯等将MOFE更名为MODSE,将MODSE分为器官功能衰竭前期和功能衰竭期,MOFE为MODSE的终末阶段。2003年中国急救医学会制定了MODSE和MOFE的试行诊断标准。MODS在国内有多种译法,如多器官功能不全综合征、多器官功能障碍综合征和多器官功能失常综合征等,现统一称为多器官功能障碍综合征。

现已明确MOF与MODS的区别和联系。器官功能改变是一个进行性发展过程。MOF指器官功能已完全衰竭,是一个回顾性定义和"点"的概念,但未能反映衰竭前的状态和发展过程,过于强调终末状态,忽略了其本意所要表达的连续性、进行性。MODS反映系统和器官功能受损伤,并处于由轻转重、由代偿到失代偿的动态演变过程,是一个"线"的概念,更侧重于过程,而非MOF所强调的结果。MODS强调及早预防和积极救治的重要性,更能反映器官功能动态、连续和进行性变化,以及器官之间相互影响的关系。MOF是由MODS演变而来的,但并非所有MODS都将演变为MOF,MODS发展的终点才是MSOF或MOF。

目前国内外对 MODS 的诊断尚无统一标准,但集中在肺功能、肾功能、肝功能、胃肠道功能、心功能、止凝血系统、脑功能及免疫防御系统功能衰竭等几个方面。

MODS 具有以下特点:

1. MODS 主要死因不是原发疾病或某个单一并发症,而是发生多个远隔器官、系统进行性功能损害以致衰竭的过程。慢性疾病失代偿时不属于 MODS。如肺源性心脏病在慢性支气管炎急性发作时,诱发了右心功能不全并继发循环衰竭,并发肾衰竭、弥散性血管内凝血、脑功能紊乱和胃肠功能衰竭,众多脏器功能不全,常误诊为 MODS。

2. 原发损伤与器官衰竭具有时间跨度,通常为几天,一般>24h。

3. MODS 功能障碍与病理损伤程度上不一致,不具特征性病理变化。

4. 部分患者细菌学检查阴性,抗感染治疗无明显效果。

5. MODS 发病急,进展快,死亡率高。呼吸衰竭和肾衰竭对死亡率影响较大,死亡率随衰竭器官数量增加而增加。

6. MODS 是全身炎症反应所造成的器官损伤,一旦有效遏制炎症发展,使机体能够自我调节,则有希望逆转病程。

(二)MODSE 与 MODS

老年人器官与细胞功能衰退、免疫力低下,功能处于临界不全状态,且机体对各种刺激反应迟钝。老年人常伴发多种慢性疾病,如慢性支气管炎、肺气肿、高血压、冠心病、糖尿病等,且常多病并存。因此某些并不严重的应激即可影响多器官功能,并形成连锁反应,类似"多米诺(domino)"现象,发生 MODS,BPMODSE。

MODSE 临床表现错综复杂,诊断困难,对不属于 MODSE 的情况应予鉴别:

1. MODSE 发生与机体遭受损伤间必须有一定时间间隔(>24h)。创伤直接导致 2 个或 2 个以上器官功能不全或衰竭不属于 MODSE。

2. 长期慢性疾病逐渐发展所致的多器官功能不全,如肝肾综合征、感性脑病、肺心病、肺性脑病、肿瘤晚期广泛转移、心力衰竭等,均不属于 MODSE。

3. 某些局部因素导致的急性脏器功能损伤,如呼吸道阻塞和急性肺水肿导致的低氧血症、临终前中枢性呼吸抑制或心律失常、一些疾病终末期出现的急性多器官功能不全或衰竭,均不属于 MODSE。

MODSE 包含在 MODS 范畴之内,是 MODS 的一个特殊类型。MODSE 与 MODS 有许多相似点,但在研究对象、发病基础、致病原因等方面又有许多不同,MOUSE 是一个独立的临床综合征:MODSE 以老年人为研究对象,而 MODS 多发生在中青年人;MODSE 在器官老化和多种慢性疾病基础上发病,而 MODS 多无明确慢性疾病史,发病前各器官功能多正常;MODSE 发病诱因多为较轻微病情如普通感冒、肺部感染,MODS 发病诱因多为创伤、感染、手术等;MODSE 病程迁延、易反复,MODS 病情多急骤、较短。

MODSE 病因和诱因主要为各重要器官存在基础疾病,感染,手术和外伤,休克,免疫功能低下,营养不良,心肺复苏不充分或延迟复苏,用药及治疗不当等。上述病因中,又以感染和重要器官基础疾病恶化最为常见,其中肺部感染居首位,占诱因的 73.1%,据此王士雯等提出 MODSE 的肺启动学说。除肺居首位外,MODSE 中其他器官功能不全发生频率依次为心、脑、肾、胃肠及肝脏。

MODSE 具有如下特点:

1. 具有多种慢性疾病基础　分析 1605 例 MODSE,99％患者发病前患有 1 种以上基础疾病,多数患者患有 2～3 种疾病,最多患 9 种疾病,以冠心病和慢性阻塞性肺疾病最多,其他依次为肺心病、高血压病、脑血管疾病和糖尿病。

2. 感染或基础疾病慢性发作是常见诱因　感染以肺部感染为主要诱因(占 64％～74％)。在慢支和心衰基础上发生的肺部感染,发展为 MODSE 者高达 37％。

3. 肺常为首发功能障碍器官　王士雯等发现肺脏作为首发衰竭器官的频率远高于其他脏器,达 45.3％。

4. 临床表现不典型　MODSE 临床表现与衰竭器官受损程度并非平行。这是因老年人对病变刺激阈值提高或反应性降低,机体免疫力下降,对长期多种刺激产生一定的耐受力或适应性,易延误诊治。

5. 病情迁延,可反复发作　MODSE 起病隐袭,病程迁延,可反复发作,发病时间 80％在 1 周以上,22.1％在 2 周以上,有些甚至可迁延数月或数年。

6. 病死率与受累器官数目相关　MODSE 受累器官明显多于 MODS,病死率亦随器官障碍数目增多而增高,2 个器官功能不全,病死率约 25％,每增加 1 个器官功能不全,病死率约增加 25％,＞5 个器官功能不全病死率为 100％。其中发生肾功能和胃肠功能障碍者病死率较高。

目前,临床上仍沿用 2003 年中国急救医学会制定的 MODSE 和 MOFE 试行诊断标准。

二、多器官功能障碍综合征的发展历史及现状

严重创伤和感染时,机体炎症反应是一种有效的生理保护机制,但若过度激发或发展,则可形成全身炎症反应综合征(SIRS),此种反应则是破坏性的,届时机体出现代偿性抗炎症反应综合征(compensatory anti－inflammatory reaction syndrome,CARS),与 SIRS 相对抗以求重建平衡,否则 SIRS 的过度激活必然导致 MODS 发生。因此对机体炎症反应的认识有利于深刻了解 MODS 的病理生理机制。

(一)对 MODS 炎症反应的认识过程

传统上认为 MODS 是严重创伤或感染的直接作用结果,即入侵的细菌、内毒素和(或)相应的组织损伤是导致 MODS 的根本原因。随研究深入,对 MODS 认识也逐渐深化。1973 年 Tilney 指出相继衰竭的器官可以是远隔器官,并不一定是最初受损器官。1977 年 Polk 认为,远隔器官功能衰竭是隐匿性腹腔感染的结果。1980 年 Fry 进一步提出革兰阴性杆菌是导致 MODS 的最常见原因。受该理论影响,对 MODS 在积极使用抗生素同时,致力于寻找隐匿感染灶,甚至在缺乏充分证据时,主张经验性治疗或早期解剖探查,以期发现隐匿或未控制的感染灶。遗憾的是,积极治疗并未获得预期疗效,感染、创伤是 MODS 直接原因的理论受到质疑。1985 年 Norton 观察 21 例腹腔脓肿患者,经多次腹腔引流和充分抗生素治疗,仍有 16 例死于 MODS,说明即使脓肿引流充分和抗生素治疗也并不能使 MODS 逆转。随后,有研究发现近 30％死于 MODS 的菌血症患者,在剖腹探查或尸检中无感染灶发现。在此基础上,1985 年 Goris 指出 MODS 并非由细菌、内毒素或组织损伤直接作用所致,可能是机体炎症反应的结果。这是认识上的重大飞跃,形成 MODS 的理论假设,即机体遭受感染或创伤打击时,炎症细胞激活和介质过量释放,进入循环产生持续全身炎症反应,造成广泛组织破坏,这是导致

MODS 的根本原因,而感染、创伤只是通过细菌、内毒素刺激炎症介质产生间接发挥作用。近年研究证明,促炎因子在实验动物体内可复制全身炎症并损害器官,而拮抗内毒素或促炎细胞因子则可保护实验动物,进一步证实机体炎症介质瀑布样连锁放大是感染或创伤导致 MODS 的共同途径,感染并非是导致 MODS 的根本原因,消除启动炎症反应的因素未必能阻止病程发展,机体免疫功能紊乱及促炎介质级联反应可导致病情持续恶化。

(二)全身炎症反应综合征

1991 年 8 月,美国胸科医师学会和危重病学会联席会议(ACCP/SCCM)正式提出全身炎症反应综合征(SIRS)的概念来描述全身炎症,并制定了相应诊断标准。保留"脓毒症(Sepsis)"用以特指具有细菌学证据、由感染引起的 SIRS。如出现两种或两种以上下列表现,可认为存在 SIRS:

1. 体温>38℃或<36℃。

2. 心率>90 次/min。

3. 呼吸频率>20 次/min,或 $PaCO_2$<4.3kPa。

4. 血白细胞计数>$12×10^9$/L 或<$4×10^9$/L,或未成熟中性粒细胞>10%。

近年来 SIRS 相关参数的动态分析引起人们的关注,如在第九次国际复杂重症会议上强调的心率变异分析(heart rate variability,HRV),可进一步对心率变化原因进行分析,优于单个时间点上心率对 SIRS 的诊断。

SIRS 可由感染引起,也可由创伤、烧伤、重症胰腺炎等非感染因素引起。目前分子水平研究表明,机体对由严重创伤、烧伤、缺血再灌注损伤等引起的无菌炎症与感染的反应没有区别。SIRS 参与或介导了多个器官或系统功能改变。机体受到损伤后,本身不仅是受害者,也是积极的参与者。损伤诱发机体的 SIRS,产生大量炎性因子,但却又失去了对这些炎性因子的正常控制,从而形成一个自身放大的连锁反应,使更多内源性有害物质产生,引起组织细胞广泛破坏,导致 MODS。MODS 是 SIRS 进行性加重的最终结果,就本质而言,SIRS 是导致 MODS 的共同途径。

有关 SIRS 细胞分子水平的发生机制尚未完全明确,但多种炎性因子参与及其间复杂的相互影响无疑是关键。目前倾向于将 SIRS 人为划分为 4 个阶段:

1. 诱导 各种感染、创伤激活单核一巨噬细胞系统的各种细胞,主要为单核和巨噬细胞。

2. 细胞因子合成分泌 激活的巨噬细胞产生多种细胞因子,主要为 TNF—α 和 IL—1,其他还包括 IL—6、IL—8、IFN—γ 等。

3. 细胞因子连锁反应 TNF—α 和 IL—1 激活凝血补体系统的共同途径,而内皮细胞则被细胞因子、炎症介质所激活,此时又有更多细胞因子和炎症介质产生,各种介质相互作用,引发连锁反应。

4. 炎症介质导致细胞损伤 激活的内皮细胞在细胞因子作用下表达更多黏附因子,使更多活化的白细胞移行到受损范围,加重细胞损伤,同时大量二级介质释放,如花生四烯酸代谢产物、氧自由基等,直接导致生理紊乱。

SIRS 的提出是对感染、创伤及 MODS 认识的重大突破和进展,导致 MODS 临床和基础研究重点从感染、创伤转移到炎症反应这一本质上,同时也使治疗从控制感染、创伤深入到调节炎症反应上。但 SIRS 诊断标准存在许多不足,特别是当它作为一个综合征或疾病时,不能单纯停留在诊断 SIRS 水平上,应积极寻找 SIRS 的致病因素。

（三）代偿性抗炎反应综合征

1996年，Bone针对感染或创伤时导致机体免疫功能降低的内源性抗炎反应，提出了代偿性抗炎反应综合征（CARS）。CARS与SIRS相对，如与SIRS保持平衡，则可维持内环境稳定，不会损伤器官功能。一旦SIRS、CARS失衡，将使内环境失去稳定，损伤机体。CARS以免疫功能低下为特征，但难以进行临床诊断。1997年，Bone提出将外周血单核细胞HLA—DR表达量低于30%，且伴有炎症因子释放减少作为诊断标准，使临床诊断CARS成为可能。近来有人提出，如在CARS中又出现明显的SIRS特征，则称其为混合型拮抗反应综合征（MARS）。

多因素参与CARS发生：

1.内源性抗炎介质　目前认为PGE2大量和持续释放是导致CARS的主要原因。PGE2抑制TH细胞向TH1细胞分化，促使其向TH2细胞分化，从而抑制IL—2和IFN—γ释放及IL—2受体表达，抑制细胞免疫功能和TNF—α、IL—1β等炎症介质释放，并诱导IL—4、IL—10、IL—13等抗炎介质释放。

2.糖皮质激素和儿茶酚胺是重要的抗炎性内分泌激素。

3.炎症细胞凋亡也影响CARS。

（四）SIRS与CARS的交互作用

促炎与抗炎反应作为对立双方，正常时保持平衡，内环境稳定。有研究显示，炎症早期伴随SIRS出现，内源性抗炎物质释放增加导致CARS，使SIRS与CARS保持平衡，此时机体反应仍是有利的，可增强局部防御能力。而炎症未得到良好控制时，则会出现SIRS与CARS失衡：促炎反应占优势时表现为SIRS，抗炎反应占优势时则表现为CARS，可因免疫系统受抑制而导致顽固感染。但不论哪种表现，都是炎症反应失控的结果，均能使自身组织遭到损害，并打击远隔器官，导致MODS。

Bone最近提出了免疫功能失调理论，可用五个阶段来描述促炎和抗炎反应关系及其在MODS发病中的地位。第一期为局部反应期，促炎与抗炎平衡仅形成局部反应；第二期为全身炎症反应始动期，局部损伤加重，促炎与抗炎介质进入循环，仍保持平衡但极不稳定，易进入第三期—SIRS期：如促炎介质过度而持久释放，则机体不能建立稳态，此时全身炎症已达高峰，炎症反应占优势，形成各种典型病理生理学变化如内皮受损、血小板聚集等；第四期为CARS期，随炎症反应放大，其反作用力—抗炎反应逐渐增强并反应过度，形成CARS使免疫功能低下和感染易感性增加，产生"免疫麻痹"；第五期为免疫不协调期，过度炎症、抗炎反应同时存在，两种介质均大量释放且不能保持平衡，导致失代偿性SIRS和免疫失衡。临床上表现为持续、广泛的炎症反应或严重的免疫功能低下，即免疫功能失调。

因CARS可减轻炎症对机体造成的损害，应给予保护，但晚期常因免疫功能严重抑制而造成无法控制的感染，甚至危害生命，故早期应用炎性介质拮抗剂可对抗过度的炎症反应，而晚期应用反而有害。根据Bone的理论，建立监测SIRS或CARS的指标，对MODS免疫功能状态进行评价，判断MODS患者SIRS、CARS失衡中哪一个占优势，从而针对性地进行免疫调节或选择对促炎和抗炎具有双向调节作用的药物，是MODS防治的方向。

根据TH细胞所分泌的淋巴因子及其功能，将其分为TH1、TH2两种类型。TH1细胞可产生IL—2、IFN—γ、TNF—β等促炎介质，增强炎症细胞细胞毒性作用，介导细胞免疫应答。TH2细胞可产生IL—4、IL—5、IL—10、IL—13等抗炎介质，介导体液免疫应答，促进抗体生成。两种作用相反的炎性介质形成了错综复杂、相互影响的网络和"交叉对话"。TH1和 TH2 细胞实际上分别反映促炎和抗炎反应,两者失衡反映了 SIRS 和 CARS 是否失衡,而TH1、TH2 漂移方向则有助于反映 SIRS、CARS 的失衡方向和程度。

感染创伤时 TH1 向 TH2 漂移,机体细胞免疫功能低下,CARS 占优势。此时免疫调控重点应通过促进 TH2 向 TH1 分化,重建细胞免疫功能,恢复 SIRS 和 CARS 平衡。Kox 选择 10 例严重感染伴 MODS 的 CARS 患者,给予 IFN-γ 治疗,结果 3d 内全部患者单核细胞HLA-DR 表达量显著增加,且释放 TNF-α 和 IL-1 能力也明显恢复,提示 IFN-γ 可逆转CARS。尽管 IFN-γ 等能有效促进 TH2 向 TH1 漂移,但能否恢复机体免疫功能,降低MODS 病死率,尚有待进一步临床观察。感染创伤时也存在 TH1 未向 TIC 漂移,炎症反应占优势的情况,免疫调控治疗就应以抑制 SIRS 为主,如应用 IFN-γ 则可能是有害的,动物实验研究显示此时给予 IL-10 等抗炎介质可能是有益的。

TH1、TH2 漂移需分别测定 TH1 或 TH2 表达或释放的细胞因子,以两者比例改变反映漂移方向,因此临床上难以迅速判定 SIRS/CARS 失衡方向。寻找准确、快速的炎症反应失衡判断方法,是 MODS 临床研究的重要方向。

(五)SIRS 的抗炎症介质治疗

SIRS 实际上是介质介导的炎症过程,据此推测,抗炎症介质可清除过多促炎介质,阻断或干扰机体过度的炎症反应,使促炎和抗炎趋于平衡,从而改善 SIRS 预后。动物实验中很多结果提示抗 TNF-α 和 IL-1 治疗有潜在临床应用价值,但随后的临床试验并不支持上述结果。导致动物和临床试验结果差异的原因很多,主要为:

1.动物实验性脓毒症常由一种细菌或内毒素一次形成,而临床情况千差万别,细菌或内毒素常连续不断作用于机体直至脓毒症形成。

2.临床脓毒症或 MODS 原始病因不一致,而动物实验性脓毒症和 MODS 病因都是单一的。

3.临床总是在脓毒症趋于明显后才开始治疗,治疗窗多是在介质发生作用之后。

4.SIRS 是多个炎症介质相互作用的结果,中和或消除某一介质不足以逆转 SIRS。

5.炎性介质可作用于器官组织细胞内,而治疗药物不一定能穿越细胞膜产生作用。

6.临床上尚缺乏一些可有效评估抗炎症介质效果的客观指标。

近期研究可在新方向和模式下进行,包括:

1.进一步理清复杂炎症反应机制。

2.研究抗介质治疗在 SIRS 不同阶段的不同作用。

3.尝试应用不同组合的抗炎症介质进行治疗。

4.选择偏重单纯炎症反应的病例进行临床试验。

5.试用一些有抗炎特性的介质,如 IL-4、IL-10、IL-13 等来对抗过度反应的促炎介质。

6."个体化"抗炎症介质治疗。

三、脓毒症

脓毒症作为 SIRS-脓毒症-MODS 链上重要一环,尤其是 MODSE 重要的直接病因,是临床研究的热点,但目前其病理生理学机制尚不明确,其概念、诊断、治疗及预防等方面仍存在诸多问题。脓毒症进一步发展可导致严重脓毒症、感染性休克、MODS,是临床危重患者最主要死亡原因之一。脓毒症(sepsis)指具有细菌学证据、由感染引起的 SIRS。严重脓毒症(severe sepsis)即脓毒症伴有器官功能障碍、组织低灌注或低血压,组织低灌注可表现为乳酸酸中毒、少尿或急性意识障碍。感染性休克(septic shock)指脓毒症患者经足量液体复苏后,仍持续低血压(收缩压<90mmHg),或下降幅度超过 5.3kPa(40mmHg),伴有低灌流状态(乳酸酸中毒、少尿或急性意识改变)或器官功能障碍。当应用血管活性药物后收缩压不低,但仍存在低灌流和器官功能障碍时,也视为感染性休克。

SIRS 诊断标准过于敏感,以 SIRS 为基础的脓毒症诊断标准缺乏特异性,当前微生物鉴定及时性及准确性也存在不足,尤其当老年人临床症状不典型时常被延误诊断,脓毒症诊断准确性被质疑。Vincent 等认为脓毒症概念本身即应包括"严重的"含义,存在器官功能不全。2011 年 Merinoff 国际脓毒症论坛对脓毒症概念做出了迄今为止最新的描述:脓毒症是当机体对感染的反应伤及自身组织和器官时"威胁生命的状态"。

目前对脓毒症和 MODS 的治疗还是以预防和对症治疗为主,在器官功能保护和重塑方面尚未取得很明显疗效,缺乏特异的治疗方法。针对其发病机制的药物研究并未得到满意效果,目前 FDA 尚未推荐一种治疗 MODS 的特效药物,国际上唯一一个以脓毒症为适应证的药物—重组人活化蛋白 C 也因疗效不确切于 2011 年 10 月撤市。反思脓毒症药物的研发历史,不难发现针对脓毒症病理生理机制中的某个信号转导分子的药物研发均未获得满意效果,推测可能与脓毒症病情发展快、变化大,细胞信号转导途径与调控机制复杂,涉及的系统和器官多,该信号转导分子在脓毒症发生、发展中的作用与地位并不完全清楚有关。从目前正在进行的脓毒症药物研究看,针对免疫系统的药物研究仍占多数,脓毒症 CARS 阶段的治疗得到重视。临床药物试验显示适时提高免疫力有利于脓毒症患者预后,结合生物标记物诊断,免疫佐剂治疗成为脓毒症治疗研究的一个重要方向。

随着基因组、蛋白组学、代谢组学及生理组学等相关技术平台的发展和完善,研究发现约数百种细胞因子参与了脓毒症患者免疫反应的不同阶段,表现为网络化、交互式、具有明显时效性的非线性模式。但对其在系统水平的协同行为缺乏具体和深入的认识,更不了解其系统协同行为变化如何导致人类疾病和其他相关生命现象。系统生物学理论和技术可为我们提供新的策略,通过多信息融合和体系模型构建,在实验结果基础上寻找相互间联系,再将其融合,将"水平"研究和"垂直"研究统一起来,成为一种"高维"的研究。有学者运用系统生物学理论,借助计算生物学方法,构建了两种用于脓毒症免疫状态评估和免疫反应监测的数学模型即基于 Agent 的模型(agent based modeling,ABM)和基于方程式的模型(equation based modeling,EBM)。这些模型已经得到了进一步的验证,并且用于临床实验的设计和指导。但所有的数学模型都存在一定缺陷,到临床应用阶段还有很长的距离,需不断完善。在系统生物学相关研究基础上 Gray An 等提出在正常炎症反应与失控炎症反应间存在"临界点",超过此临界点炎症就会失控,由细胞水平失控逐步发展为组织器官、多器官炎症失控,直至个体死亡。目前也有利用数学模型选择最佳抗炎治疗人群和治疗剂量的报道。以生物标志物和数学模型为指导的临床实验的成功,为脓毒症免疫调节的个体化治疗带来了新的希望。

总之,脓毒症的免疫反应是复杂的、非线性的,要利用总体、综合的理念即从系统生物学角度认识患者免疫功能紊乱的过程和特点,借助生物信息学和计算生物学技术平台,建立多维、动态数学模型和完善评分系统,精确地、动态地评估患者的免疫状态。在此基础上,根据患者的免疫状态进行个体化的调节治疗,提高对药物使用时间窗的认识,不断评估治疗后的反应,给予最恰当的剂量和疗程,才能改善脓毒症患者的预后。

四、肠源性 MODS

研究发现,约 1/3 脓毒症患者体内找不到原发感染灶或在无感染证据下能发展至脓毒症阶段,虽经抗生素治疗未能控制而发展至 MODS,进一步观察发现此类患者及动物模型体内常出现明显的肠道细菌、内毒素移位,诱发和(或)促进严重感染、创伤、休克后"二次打击"的发生、发展,据此推测胃肠道是此类脓毒症的细菌感染源。20 世纪 60 年代,Ravin 等提出胃肠道是发生 MOF 前无明确感染灶发生脓毒症的潜在致病原。1986 年 Meakins 等提出"胃肠道是 MODS 的始动器官"的论点。1987 年 Border 等进一步提出肠源性脓毒症(gut origin sepsis,GOS)的概念。肠道是对缺血再灌注损伤最为敏感的器官,已证实创伤或感染后,肠道既是炎症细胞激活、炎症介质释放的重要发源地,也是炎症反应失控、MODS 的直接受累器官。肠道可能是促发 SIRS 失控的重要病理环节,在脓毒症、SIRS、MODS 的连续发生发展中发挥重要作用。

(一)肠缺血再灌注损伤

肠黏膜血流量为肌层的 2~4 倍,对血流量减少极为敏感。应激低灌流时,循环血量急剧下降,肠道易受损伤。复苏后,肠道血液循环恢复又相对缓慢,从而引发肠缺血再灌注损伤,导致肠道组织及黏膜病理生理改变。

1. 化学屏障损伤和机械屏障功能障碍　肠缺血和直接、间接损伤造成黏膜上皮大量脱落或萎缩,肠黏膜水肿,绒毛变短、稀疏,上皮细胞间隙增宽,甚至肠道细胞坏死、凋亡,病原菌易于侵入。

2. 生物屏障破坏　肠道蠕动减慢、肠腔扩张致菌群失调,需氧菌、兼性需氧菌生长旺盛,成为优势菌群并释放大量毒素,也是导致细菌或内毒素移位的机制之一。

3. 免疫屏障功能障碍　缺血再灌注损伤使分泌型免疫球蛋白 A(secretory immunoglobulin A,SIgA)分泌减少,肠黏膜巨噬细胞加工、递呈抗原能力下降,肠道免疫屏障功能减弱,导致细菌或内毒素移位。

(二)肠源性细菌、内毒素移位

在肠道缺血再灌注模型中观察到了细菌移位。外科大手术可致肠道内毒素移位,且与术后 SIRS 及并发症相关。外科患者血液、腹水等中也可检测到细菌 DNA,并观察到了细菌移位。由此认为肠道屏障功能障碍时,通透性增加,肠腔内内毒素及过度生长的条件致病菌移位至循环系统,并引起器官和细胞功能障碍和继发感染,可促进炎症持续状态进一步损伤肠道,使更多细菌内毒素移位,炎症反应失控形成恶性循环。肠道细菌内毒素突破肠道屏障移位至循环的可能途径有三条:一是血液途径,经肠道静脉、门静脉、肝脏至体循环;二是淋巴途径,经肠道淋巴系统各级淋巴结、淋巴管,由胸导管入血;三是直接穿透肠壁途径,经肠壁各层直接透过腹膜进入腹腔。

由上述理论推断,肠源性 MODS 患者门脉或血液中找到细菌或内毒素是合乎逻辑的。然而,随研究进一步深入,发生 MODS 的很多病例门静脉血及外周血中并没有检测到细菌、内毒素。解剖上肠道、肝脏和肺具有特殊关系,肠道静脉经肝脏微循环至肺,肝脏可能改变血液中的成分,进而引发肺损伤。但是在一项应用门腔静脉短路研究肠道缺血再灌注肺损伤的

实验中,肺血管通透性并没有发生改变,说明造成肠源性肺损伤的物质不是由肝脏产生。对这种不一致有三种可能解释:

1.细菌内毒素不是经门静脉到达体循环,而是通过其他途径如淋巴通道。

2.肠道缺血再灌注损伤引起淋巴组织产生并释放大量免疫炎性因子,进入循环系统并累及其他器官,导致 MODS,而不仅是移位的细菌内毒素引起 MODS。

3.肠细菌内毒素只有在肠屏障损伤达到一定程度时才经门静脉移位。如果侵入细菌毒力足够大,门静脉可出现菌血症或内毒素血症,在创伤和严重休克患者中可观察到类似现象。

有研究提示仅在淋巴结及输入淋巴管中培养出细菌,而在输出淋巴管中未培养出细菌;在临床试验和动物实验的肠系膜淋巴管/胸导管引流液中也没有直接检测出细菌和内毒素。另一方面,缺血再灌注前结扎引流淋巴管却可减少发病和死亡率。选择性肠道去污或抗内毒素疗法不能确切提高生存率,也不支持肠道细菌内毒素移位学说。随着研究的深入和累积,特别是研究结论的相互矛盾,肠道细菌内毒素移位作为 MODS 唯一或主要原因的理论越来越受质疑,亟待完善。

(三)肠道淋巴系统与肠道的致炎作用

对未能在门静脉血中发现细菌、内毒素,Moore 等认为,内毒素和肠源性炎症因子主要是通过肠系膜淋巴组织,而不是门脉循环从肠道释放出来。许多动物实验也支持此观点,因为肠系膜淋巴结是第一个、而且是唯一含有移位细菌的组织。动物实验表明,胸导管在汇入门脉循环前,内毒素浓度显著增加,因此认为,来自肠道中的内毒素和细菌移位主要通过淋巴途径到达全身循环。Deitch 等提出淋巴结假说,肠道细菌内毒素由肠壁小淋巴管到达肠系膜淋巴结,再经胸导管进入体循环。

肠系膜淋巴结是 SIRS 及 MODS 的触发点,肠源性致病因子通过肠淋巴系统引入循环。Adams 等发现在创伤失血性休克后,大鼠肠道淋巴液进入血液循环会启动中性粒细胞呼吸暴发,而预先将淋巴管结扎处理,则可阻止这一过程得以保护肺。ZC Sifri 等在创伤失血性休克大鼠模型中,发现骨髓抑制也和肠系膜淋巴结的介导作用有关。

根据淋巴途径和肠道的促炎作用,有学者提出 MODS 的肠"淋巴免疫通道"假说,即各种原因引起肠缺血再灌注损伤,肠道和肠道相关淋巴组织产生并释放大量的细胞因子及炎症介质,通过各级淋巴管进入循环系统引起远隔器官损伤,而不是由或仅由移位的细菌内毒素引起损伤。许多引起肠黏膜损伤和促使细菌内毒素移位的因素及肠黏膜屏障的受损,细菌内毒素与肠上皮直接接触,都可以激活肠上皮及肠道相淋巴组织,同样可引起炎症介质的合成与释放,这些产物可引起 SIRS 和 MODS。因此,肠道作为外周最大的免疫器官,在各种创伤和应激打击下的促炎作用逐渐受到重视,存在于肠淋巴液中的来源于肠道和肠道相关淋巴组织的体液因子得到研究者的注意。研究发现,MODS 时淋巴液中某些成分可导致内皮细胞和肺通透性增加,肺泡细胞凋亡及肺组织髓过氧化物酶水平升高,肺毛细血管 P 选择素表达增加,红细胞形态改变及心肌收缩功能下降,而门静脉血血浆没有这些作用,在休克前结扎肠淋巴管可以预防这些改变。在一项纳入 4 例 MODS 患者的研究中,通过测定胸导管和外周血内毒素、细胞因子和 T 淋巴细胞激活的表面标志,证明肠道相关淋巴组织参与了 MODS 的发生发展。Zallen 等研究显示,失血性休克后淋巴液激活循环中性粒细胞产生超氧化物及 CD11分子表达,同时增加肺通透性,引流肠淋巴液可防止肺损伤和中性粒细胞活化。Cavriani 等研究发现,结扎淋巴管可改变血浆 IL-1β 和 IL-10 水平,减轻炎症反应和肺损伤,这与淋巴液中 TNF－α 及 NO 相关。最近研究发现,休克后淋巴液中某些生物活性物质与休克的深度和持续时间相关,体外研究也表明在创伤失血性休克淋巴液中有某些保护性因子缺失或发生改变。

MODS 的肠源性假说经历了一系列概念的演变。最初认为肠源性细菌、内毒素移位至血液循环和全身组织,触发了脓毒症,促进 MODS 形成。但众多基础和临床研究结果与之相矛盾,细菌、内毒素移位是肠道引起 MODS 最重要原因的观点渐不可信。鉴于这些有冲突的事实,近来证实肠道屏障功能障碍在肠源性脓毒症和 MODS 中的作用,已超出了最初细菌移位的定义。感染、休克、创伤引发肠道损伤使其成为一个炎症因子产生器官,肠系膜的微循环成为循环血中性粒细胞的"激活床",而且肠源性非细菌性炎症因子主要通过肠系膜淋巴液而不是门静脉释放出肠道。肠源性炎症因子通过肠道淋巴到达血液循环的观点与临床证据一致,表明肠道引起的远隔器官损伤与肠系膜淋巴液中的肠源性因子有关。

五、MODSE 的肺启动机制

老年人 MODSE 常由肺功能不全引发,肺部感染是主要诱因,因此推测肺脏可能是MODSE 的始动器官,由肺脏老化及由此引发的一系列病理生理变化可能是启动 MODSE 的基础。据此提出了 MODSE 的肺启动机制:原发或继发肺损伤诱发或启动其他肺外器官功能障碍或衰竭,该启动机制尚处于学说阶段,未得到完全证实。

(一)肺启动机制的提出

MODSE 器官障碍发生顺序中肺脏居于首位。MODSE 诱因中,肺部感染占 82.8%,而肺部感染之处常以感冒为最常见、最先出现的症状。随呼吸支持及监护技术日益完善,多数ARDS 并非死于呼吸衰竭,而是最终发展为 MODS 以致死亡。分析老年腹部外科 SIRS 和MODS 患者,也显示呼吸功能不全发生最早且最多。

观察实验动物模型,在内毒素和低灌注诱发的老年大鼠 MOF 中,肺脏衰竭发生最早、频率最高,造模 1h 后肺脏即出现显著病理生理变化,而此时其他重要器官形态和功能均无明显变化,可见肺脏是率先受累的。在油酸、内毒素序贯致老年大鼠 MODS 实验中,发现约 70%大鼠在伤后 12h 内死于严重呼吸衰竭。根据大量临床和基础研究结果,王士雯等发现在MODSE 过程中,肺脏作为首先衰竭器官的频率(45.3%)远高于其他器官,依此提出了肺启动机制。

(二)肺启动机制

1.肺直接启动机制 肺直接启动由肺直接损伤引起,如肺部感染、误吸、挫伤等,其中感染是最常见的原因和方式,由肺部感染所引起的肺启动占 MODSE 的 73.1%。

肺直接启动机制与增龄后肺结构和功能改变有关:

(1)随增龄,老年呼吸系统多出现退行性变,通气功能减退,胸廓硬度增加,呼吸肌老化和运动能力降低,肺泡顺应性降低,呼吸膜有效面积减少、修复能力差,特别是呼吸储备能力降低,使其对呼吸负荷增加的承受力降低。

(2)老年肺组织退行性变,气道纤毛上皮减少、运动减弱而致分泌物不易排出,呼吸道局部分泌性 IgG、IgA 和 T 淋巴细胞数量减少,使局部免疫功能减退,感染不易局限和控制。

(3)肺脏与外环境交通,易受外界致病因素侵袭。解剖上呼吸道与鼻腔、口腔、咽部及食管相交通,上述部位寄生有大量定殖菌,在会厌咳嗽反射或机体抵抗力减弱时易侵入下呼吸道,引发感染。

(4)正常肺泡内有大量巨噬细胞起细胞免疫作用,当受病原体刺激时,可产生生物介质活化中性粒细胞和淋巴细胞杀灭病原体,吞噬坏死和凋亡细胞,避免其释放炎性介质造成组织损伤。研究发现增龄可导致巨噬细胞在受到炎性刺激时凋亡增加,使其吞噬病原体和凋亡、坏死细胞能力降低,这不仅使感染不易局限,且容易形成和加重肺组织局部损伤,并启动全身炎症反应。

Tyburski 等发现,肺直接损伤者动脉血和跨肺 IL-6 水平均明显升高,表明肺脏是体内重要炎性因子产生器官,一旦炎症细胞激活,常引起炎性因子瀑布性释放,启动 SIRS 形成 MODS。在肺直接启动过程中,老年呼吸道防御能力降低是基础,感染是肺直接启动的主要诱因。

2.肺间接启动机制 肺间接启动由肺外感染、严重创伤、大手术、休克、急性胰腺炎等因素引起,是引起 MODSE 的次要方式。

肺间接启动机制与肺脏自身结构有关:

(1)肺循环接受全部心脏输出量,具有体内最大的毛细血管床、内皮系统和广泛的微血管系统,与外界气体交换面积最大和速度最快,体内许多物质的生成、释放、激活及灭活代谢都在肺脏进行,肺外其他损伤激活所产生的炎性因子通过肺循环时较易形成肺损伤。研究发现,胰腺炎和肠缺血再灌注可通过释放炎性介质和影响肺泡表面活性物质而引起肺损伤。

(2)肺循环微血管系统血管内皮细胞结构连续完整,发挥选择性通透屏障作用。当炎性因子造成内皮损伤时,一方面可促进中性粒细胞黏附、迁移,导致炎症细胞在组织局部聚集造成肺损伤。正常情况下,中性粒细胞约 30%储存于肺脏,发生炎症时肺内聚集的中性粒细胞数量更为巨大。另一方面血管内皮细胞可分泌大量血管活性物质和细胞因子,不仅刺激免疫细胞增殖、活化,调节免疫细胞功能和免疫应答,而且也可造成免疫损伤。因此,血管内皮细胞可能是肺间接启动的首位靶细胞。

(3)非肺损伤诱发肺脏炎性因子释放造成肺损伤。Massoudy 等发现,心脏手术体外循环后,不仅心脏因缺血释放炎性因子,肺脏也产生炎症反应,术后 10min 即发现肺静脉内炎性因子水平增高。

(4)除上述共同损伤途径外,不同损伤方式还通过特有病理过程参与肺间接启动,如严重创伤可形成肺脂肪栓塞;头部创伤可造成肺动脉压力增高和血容量增加,导致毛细血管通透性增加和肺表面活性物质破坏;大量输血导致血小板一纤维素微聚物形成,引起肺微栓塞;急性胰腺炎引起血清磷脂酶增高,使肺表面活性物质减低,导致肺不张等。

在肺间接启动过程中,肺组织结构和生理上易受损伤是肺启动的基础,肺外器官损伤形成全身炎性反应是肺启动的诱因。

3.肺启动后引起 MODSE 的可能机制 目前认为细胞内缺氧是形成 MODS 的最终途径之一,而肺启动导致呼吸衰竭往往引起各器官组织细胞缺氧,代谢功能障碍,造成各器官细胞坏死,序贯性器官功能障碍即启动。同时严重感染、损伤导致机体处于应激状态,释放大量儿茶酚胺,机体处于高代谢状态,氧耗增加,加剧了组织和细胞缺氧。此外,SIRS 引起微循环障碍和线粒体损害,导致氧利用障碍,使外周氧利用衰竭。缺氧能反射性刺激末梢化学感受器,直接作用于血管,使各脏器血流量减少,氧运输功能下降,低氧血症和低血流量使各器官功能进一步降低形成恶性循环。

（三）ARDS 与 MODS

急性呼吸窘迫综合征（acute respiratory distress syndrome，ARDS）是一种以进行性呼吸困难和顽固性低氧血症为特征的急性呼吸衰竭。ARDS 是急性肺损伤（ALI）最严重阶段，常可引发或合并 MODS。在以肺为原发损伤的病患中，ARDS 是 MODS 发生发展的源头；而在继发于感染、创伤、休克等肺外因素的病患中，肺起着放大、维持 SIRS 的作用，ARDS 是 MODS 发生发展的"催化剂"。ARDS 是全身炎症反应在肺部的失控，具有与 MODS 相同的发病基础，而且是 MODS 的重要组成部分。ALI、ARDS 和 SIRS、MODS 不是孤立的疾病，而是严重损伤引起全身炎症反应过程中的不同阶段，全身炎症反应贯穿始终，肺脏是这一过程中最易受损伤的首位靶器官，MODS 是这一病理过程的严重后果。

肺启动机制强调了肺在 MODSE 发生发展中的重要地位和枢纽作用，是不同于一般 MODS 器官启动学说的新观点，也为 MODS 临床防治和基础研究提供了新思路，但具体机制尚有待于深入研究。

（倪小青）

第三节　老年多脏器功能衰竭的综合救治

老年多器官功能衰竭（multiple organ failure in the elderly，MOFE）患者由于原有的器官功能低下，免疫力下降，加上原患有多种慢性疾病，长期使用多种药物，又是多个器官在短时间内相继或同时衰竭，因此治疗难度较大。在治疗中常遇到多种棘手的矛盾。各种治疗手段既可产生积极的治疗效果，也可导致严重的不良反应。如呼吸衰竭时机械通气与血压下降、器官低灌注的矛盾；消化道出血止血药的应用与诱发心脑血管闭塞性病变的矛盾；使用广谱抗生素容易招致双重感染，也容易造成肝、肾功能损害，凡此种种。因此在 MOFE 的救治中要根据患者的具体情况，全面分析对比，权衡利弊得失，妥善处理，防止顾此失彼。总结我们多年抢救大量 MOFE 患者的经验教训，提出以下几项救治原则：

1. 积极有效地预防和治疗呼吸道感染，保护呼吸功能，阻断 MOFE 重要的启动环节。

2. 积极治疗慢性基础疾病，防止器官功能不全进入失代偿期。

3. 支持功能不全的器官，阻断已被激活的病理途径，逆转已被激活的体液介质对各器官的不良影响。

4. 正确处理治疗中的多种矛盾，防止因治疗某一器官衰竭而影响其他器官功能。

5. 尽可能早期进行代谢支持，为恢复器官功能提供物质基础。

一、老年多器官功能衰竭的整体治疗

（一）控制感染

MOFE 伴有感染时，应选用合适的抗生素及时予以控制。但此举不能替代必要的脓肿引流。外科手术会加重器官功能的不全，但只有感染被控制后，器官功能不全才能获得逆转。感染往往是 MOFE 发生的直接诱因，故应严格控制感染。老年人肺部感染症状不典型者多，不少人无咳嗽，无发热，血中白细胞不增高，可表现为食欲缺乏，精神淡漠、疲倦、嗜睡、头痛或神志不清，或首先表现为气喘、心跳快等。易被误诊，得不到及时治疗。老年人抵抗力、体力、排痰能力均差，多数人有长期应用抗生素的历史，故一般常用的抗生素疗效不好。不少老年人常有多种疾病并存,如慢性支气管炎、肺心病、高血压、冠心病、糖尿病、肿瘤、胆囊炎等,在这些疾病基础上继发肺部感染,常常使临床症状错综复杂,故不易明确诊断。因此,当怀疑存在感染因素时,应根据感染发生的环境(院内或院外)、部位,参考患者既往的健康状况和用药情况,推断可能的致病微生物,及时选择针对性强且对肝、肾毒性低的抗生素,使之既能杀灭可能的病原体,又能将抗生素的不良反应降到最低。及时进行痰和其他排泄物的病原学检查,尽早明确致病菌。合理选择致病菌敏感的抗生素。

抗生素的初步经验性选择是基于对患者潜在的宿主防御系统的评估,潜在的感染源,及最可能的病原体。广谱抗生素必须能覆盖革兰氏阳性、革兰氏阴性菌和厌氧菌,因为所有这些类别的细菌产生相同的临床征象。使用抗生素注射剂要足量,达到杀菌的血清浓度。许多研究发现,临床症状明显改善得益于抗生素的血清杀菌浓度而不是抗生素的数量。腹腔或会阴感染患者覆盖针对厌氧菌的治疗尤为重要。中性粒细胞减少症或烧伤患者是应用抗假单胞菌抗生素的指针。通常可以应用单一广谱抗生药物治疗免疫功能正常的患者,如第三代头孢菌素。然而,免疫功能低下的患者,通常必须用两种广谱抗生素治疗提供重叠覆盖。

应警惕长期大量接受广谱抗生素的患者发生菌群失调。经积极的常规抗感染治疗而发热不退和(或)长时间血流动力学状态仍不稳定时,应考虑是否存在真菌感染,必要时加用抗真菌药物。

此外,如患者有肺部感染,应保持气道通畅、加强翻身叩背,促进排痰等。对需要导尿或保留尿管的患者,一定要严格无菌操作,防止泌尿系统感染发生。禁止滥用糖皮质激素类药物,更不能以此作降低高温的措施。以往认为糖皮质激素只是在应用药理剂量时才起抗炎因子作用,这一观点是错误的。现已阐明,大多数危重患者的糖皮质激素不足是其受体功能不全所致,激素的抗炎效应是通过其受体介导的生理作用而不是药理作用所发挥的。只有在受体显著减少时,糖皮质激素才能通过低亲和力皮质激素受体发挥作用,这时才考虑应用大剂量糖皮质激素。

(二)代谢和营养的支持

代谢支持一词是由 Cerral 于 1980 年提出的,其含义是为机体提供适量的营养底物,以维持细胞代谢所需要而不是提供过多的营养底物以免增加器官的负荷而影响其代谢功能。机体在器官衰竭时的代谢改变主要表现为高代谢甚或超高代谢状态;其中有高血糖症,糖原异生,胰岛素作用降低,乳酸盐及丙酮酸盐值增加;血浆甘油三酸酯及脂肪酸值上升;脯氨酸、蛋氨酸、谷氨酸、鸟氨酸、苯丙氨酸、酪氨酸、色氨酸和丙氨酸值上升,支链氨基酸(branched—chain amino acid, BCAA)亮氨酸、异亮氨酸、缬氨酸初期降低而后期上升,蛋白合成降低,蛋白分解增加;能量消耗增加,在器官衰竭时由葡萄糖和脂肪产生的能耗进一步减少,在晚期氧化燃料主要为氨基酸。根据上述改变的特点,代谢支持的重点在于支持器官的结构和功能,推进各种代谢通路,减少葡萄糖的负荷,增加脂肪和氨基酸的供应。营养代谢支持的目的是:供给细胞代谢所需要的能量营养底物,维持组织器官结构与功能,通过营养素的药理作用调理代谢紊乱,调节免疫功能,增强机体抗病能力,从而影响疾病的发展与转归。应该指出,营养支持并不能完全阻止和逆转患者危重应激的分解代谢状态和人体组织改变,患者对于补充的蛋白质保存能力很差,但合理的营养支持可以减少净蛋白的分解及增加合成改善潜在和已发生的营养不良状态,防止并发症的发生。

营养代谢支持的途径分为肠内或肠外,只要胃肠道有功能并安全,应尽量予肠内营养,任何原因导致胃肠道不能使用或应用不足,应考虑肠外营养或联合肠内营养。

呼吸衰竭患者的营养支持不宜采取惯用的全胃肠外营养(total parenteral nutrition, TPN)方案,否则患者病情反见恶化,CO_2生成增加,呼吸通气负担加重,使得呼吸衰竭更加明显,过多的葡萄糖输入可损害肝功能,甚至出现高渗性非酮症性昏迷。每日给总热量167~188J(40~45cal)/kg为宜,其中非蛋白热卡的供应控制在125~146J(30~35cal)/kg,与氮的比例为418J∶1g。葡萄糖的输入速度不宜超过5mg/(kg·min)。应用脂肪作为非蛋白热卡的来源,可以降低呼吸商,减少CO_2的生成,减轻呼吸负担。目前认为以脂肪提供40%~50%的非蛋白热卡是相当安全的,其中以中链脂肪酸的脂肪乳剂最为理想。在中、重度应激状态时,每日供应氨基酸(2~3)g/kg才可获得氮平衡。注意所使用的氨基酸液配方,因为在MOFE时芳香族氨基酸(aromatic amino acid,AAA)不能被肝脏利用以合成蛋白质,因此其血中浓度升高;而BCCA可被利用和消耗,BCCA/AAA比率下降,故应增加BCCA和减少AAA的供应,输入含45%BCCA的氨基酸液可以取得改善营养的良好效果。有关急性肺损伤和急性呼吸窘迫综合征患者的2项1级临床研究显示:营养支持中添加鱼油和抗氧化剂,有助于降低肺血管阻力与通透性,改善肺功能,降低死亡率,缩短机械通气时间与住ICU时间等。

Shaw于1989年提出代谢调理的概念,即加用药物或生物制剂以降低代谢和促进蛋白质合成以调理机体的代谢,诸如布洛芬、吲哚美辛、生长因子、胰岛素样生长因子－1和重组生长激素(rhGH)等。

当循环功能稳定、内环境紊乱得到纠正后,应尽早给予营养支持治疗,为恢复器官功能提供营养基础。如果胃肠功能未恢复,可通过外周或中心静脉给予肠外营养;胃肠功能恢复后,应通过鼻饲管给予肠内营养。肠内营养可提高MOFE患者的全身免疫力。应逐渐增加热卡,最终达到预计的热卡量。尽可能地保证能量供给,注意营养成分的比例;兼顾循环系统、肝肾等对营养补充的耐受情况。原则上由少至多,逐渐调整营养成分比例,减轻脏器负荷;监测并控制血糖,补充营养要素;尽量经胃肠喂养,以减少肠黏膜及绒毛萎缩,减低细菌和毒素移位的发生;可补充谷氨酰胺以促进消化道上皮细胞的修复;胃肠耐受差或消化道出血时,可予肠外营养。

(三)清除炎性介质或阻断其生成

炎症反应原本是机体防御机制中的主要环节,如过度激活可导致炎症失控之恶果。近年来有关人士已注意到体液介质－细胞因子和氧自由基在多器官功能衰竭(multiple organ failure,MOF)发生中的作用,由此派生出一些新的治疗方法,有的已开始用于临床,有的尚需进一步总结。

1.抗内毒素治疗　半乳糖有直接抗内毒素作用,脂多糖抗体可迅速降低血浆内毒素浓度,HA－IA(centoxin)是一种人体IgM单克隆抗体,可以选择地结合内毒素的脂质－A部分,临床报道可明显降低脓毒症患者的病死率。

2.介质抑制剂　黄嘌呤氧化酶抑制剂、肿瘤坏死因子(tumor necrosis factor,TNF)单克隆抗体以及消炎痛和布洛芬等非甾类抗炎药,可以减少前列腺素的合成,己酮可可碱能拮抗包括TNF在内的一些介质,抗脂多糖单克隆抗体也能抑制感染早期血液循环中TNF的活性。

3.免疫球蛋白　可提供针对广泛微生物的抗体,加强对细菌的调理作用以吞食和杀灭细菌。脓毒症患者静脉注射 IgG 60g,连续 2d,可明显改善 MOF 症状,也有观点认为 IgM 的作用可能更优于 IgG。

4. 重组人活化蛋白 C　活化蛋白 C 是内源性蛋白,不仅促进纤溶、抑制血栓形成和炎症,也可调节严重脓毒症的凝血和炎症。脓毒症时蛋白 C 水平降低和蛋白 C 活化受到抑制。应用重组活化的蛋白 C 可抑制血栓形成和炎症反应,促进纤溶功能,调节凝血和炎症。早期出版的全球评估用重组人活化蛋白 C 治疗重症脓毒症研究证明,重组人活化蛋白 C 治疗导致治疗组(24.7%)比安慰剂组(30.8%)死亡率降低。使用重组人活化蛋白 C 死亡的相对风险降低 19.4%,死亡的绝对危险降低 6.1%。此后,使用重组人活化蛋白 C 的疗效和安全性进行了广泛的讨论。分析 PROWESS-SHOCK 临床试验结果后,该药物未能使严重败血症和感染性休克患者的 28d 的全因死亡率在统计学上有显著的减少。使用重组人活化蛋白 C 治疗 28d 的全因死亡率 26.4%,安慰剂组 24.2%。因此,重组人活化蛋白 C 2011 年 10 月 25 日撤出全球市场。

5. 山莨菪碱　山莨菪碱是一种抗胆碱类生物碱,可以调节微循环,改善肾血流,防止血细胞聚集,具有保护细胞膜,稳定溶酶体膜,抑制免疫复合物形成,发挥抗休克作用。大量动物及临床研究表明山莨菪碱应用得当可以改善微循环、降低肿瘤坏死因子(tumor necrosis factor,TNF)-α 和白介素-6 等多种炎性介质的作用,对 MODS 患者有利。

6. 连续性肾脏替代治疗(continuous renal replacement therapy,CRRT)　虽然 MOF 的发病机制尚不十分清楚,但细胞因子的作用很重要,与 MOF 有关的细胞因子有 TNF-α 和白细胞介素(interleukin,IL)-1、IL-2、IL-6 及 IL-8 等。如能有效清除炎性细胞因子,阻断全身炎症反应综合征的形成,将有助于改善 MOF 患者的预后,采用连续性肾脏替代治疗可达到此目的。

另外,MOF 患者的循环和内环境常处于不稳定状态,表现为:①血流动力学不稳定。②物质代谢失调。③水、电解质、酸碱平衡失调。④机体代谢废物堆积。

采用连续性肾脏替代治疗可纠正这些病理状态。

应用连续性肾脏替代治疗 MOF 的主要作用:

①可有效清除循环中细胞因子等炎性介质和血管活性物质。

②可清除过多的容量负荷,间接纠正血流动力学异常;采用中心静脉导管建立血管通路,不额外增加心脏负荷;具有持续、缓慢、稳定超滤的特点,对血浆渗透压和有效循环血容量影响小;低于体温的置换液,使外周血管收缩、血管阻力增加,有助于血压维持;可以精确调控液体出入量,随时调整容量状况,既能预防和治疗充血性心力衰竭,又可避低血容量性低血压;连续超滤期间,血浆去甲肾上腺素和血管紧张素 II 浓度等明显增加,使血管收缩从而维持血压。

③可纠正代谢性酸中毒和电解质平衡紊乱。

④通过清除肺间质水肿,改善组织氧合。

⑤有助于纠正营养不良状态,维持正氮平衡。

连续性肾脏替代治疗已有 30 多年的历史,近年来发展迅速,适应证越来越广。

早在 1960 年,Scribner 等就提出了连续性肾脏替代治疗的概念。从 1977 年开始,连续性动静脉血液滤过、连续性静脉-静脉血液滤过、连续性动-静脉血液透析、连续性动-静脉血液透析滤过及连续性静脉-静脉血液透析相继应用于临床。

1992 年,Grootendoret 等发现,如果持续进行连续性静脉—静脉血液滤过,每天置换液>50L,能使血浆细胞因子水平降低,称之为高容量血液滤过。1998 年,又出现了连续性血浆滤过吸附,应用血浆滤过器连续分离血浆,滤过的血浆经包裹的碳或树脂吸附装置净化后再经静脉通路返回体内,该方法可选择性地去除炎症介质、内毒素和活化的补体。上述各种治疗模式统称为连续性肾脏替代治疗,目前以连续性静脉—静脉血液滤过应用最广。

与传统的间歇性血液透析相比,连续性肾脏替代治疗有许多优势,主要体现在:

①缓慢、等渗地清除水和溶质,精确调整液体平衡,保持血流动力学稳定。

②溶质清除率高,尤其对于中、大分子溶质的清除优于间歇性血液透析。

③可有效清除体内炎性介质,许多研究证实,通过对流或吸附,连续血液滤过可以清除 TNF—α、IL—1、IL—6、IL—8、补体片段及血小板活化因子等细胞因子,尤以高容量血液滤过效果更佳。

但是连续性肾脏替代治疗并非绝对安全有效,也存在一些缺点:

①出血:尽管通常采用低分子量肝素和(或)体外枸橼酸抗凝,对血小板和凝血系统的影响较小,但对于 MOFE 必须关注发生严重出血的可能,如局部血肿、渗血、消化道出血、血尿等。由于老年人反应相对迟钝、主观感觉往往不能反映实际病情变化,在临床监护中必须密切观察,发现不明原因血压下降和血红蛋白降低时,必须全身寻找可疑的出血部位,及时处理,以免酿成严重后果。当患者有出血倾向时,只要不伴有严重的低氧血症,都可采用枸橼酸体外抗凝;如明确有出血时,应避免使用抗凝剂。

②导管感染:中心静脉导管是连续性肾脏替代治疗的血管通路,需要较长时间保留,容易发生导管感染等并发症,严重时可致脓毒症而危及患者生命。同时 MOFE 患者因免疫力低下、长期卧床、误吸、留置静脉针、留置导尿等原因,易并发肺、皮肤、泌尿道及消化道等部位的感染,大量输血、输液也会导致发热等不良反应,使导管感染的诊断造成困难。故在临床上应加强导管护理,定期更换敷料,观察置管局部有无红肿、渗出等表现;一旦发现患者体温升高,用其他部位感染和原因不能解释时,应考虑为导管感染,此时应积极给予抗感染治疗,如抗感染治疗效果不佳,或出现呼吸减慢、血压下降和神志不清、嗜睡等脓毒症征象且不能用其他原因解释时,应立即拔除导管,并根据血培养及导管尖端细菌培养结果更换敏感抗生素。待体温恢复正常可更换部位或在原处重新置管。有时发热虽不考虑导管感染,但抗生素治疗无效,也应预防性的拔除导管。

③容量失衡:目前临床使用的床边血液净化设备,多具有比较精确的容量控制系统,对于心血管功能较好、血流动力学状态相对稳定的患者,只需保证基本的液体平衡即可保证血流动力学稳定,而对于 MOFE 患者则应力求达到更高层次的液体管理,根据所要求达到的血流动力学指标(如中心静脉压、平均动脉压、肺动脉楔压等),调节每小时的液体净平衡。由于老年人代偿和自我调节能力差,对容量失衡的耐受性差,即使轻微的容量超负荷也可诱发急性左心衰、肺水肿,而稍有容量不足又会表现为低血压,故应监测中心静脉压等血流动力学参数,精确统计患者的出、入量,尤其要正确地估算不显性失水量,适时地做到容量平稳。滤过时可能会丢失有益物质,如抗炎介质;尤其应用高容量血液滤过时,易导致电解质、酸碱失衡。

④低体温:治疗中由于大量置换液的输入,可能导致患者体温下降,适当低温可降低组织器官代谢,起到保护作用。但严重体温过低可导致患者感觉不适,抑制全身免疫系统、引起凝血机制异常,甚至心脏传导阻滞和心功能衰竭。尤其是高龄患者更易发生。因此治疗中需注

意对置换液的适当加温和患者的保温措施。

⑤费用较高。

这些缺点限制了连续性肾脏替代治疗更广泛的应用。

二、老年多器官功能衰竭的器官支持治疗

MOFE 治疗的复杂性在于某一器官衰竭或功能不全常导致其他器官或系统衰竭，没有一个器官或系统是孤立的。因某一器官的损伤可致其他器官损伤和功能不全。积极支持每一器官的功能以防止继发其他器官衰竭。

（一）心血管

通常 MOFE 早期心输出量增加。因此，心脏比其他器官较少引起注意。MOFE 晚期患者的高血流动力学状态可突然变为低血流动力学状态。所以，应该在刚出现高循环动力状态时即给予循环支持。检测发现血浆肌钙蛋白 I 和脑钠素增高时即提示心脏损害，应给予功能保护：

1. 纠正酸碱、电解质平衡紊乱　脓毒症休克乳酸性酸中毒通常导致阴离子间隙性代谢性酸中毒。服用碳酸氢钠可能恶化细胞内酸中毒。没有被证明用碳酸钠校正酸血症可以改善血乳酸水平，改善危重患者的血流动力学。然而，pH 值小于 7.20 或碳酸氢盐水平低于 9mmol/L 的情况下，可使用碳酸氢钠治疗，虽然没有数据来支持这种做法。

2. 血管活性药物应用　当适当的液体复苏未能恢复血流动力学和组织灌注，就应开始予血管活性药物治疗。代表药是多巴胺，去甲肾上腺素，肾上腺素。在威胁生命的低血压期间这些药物维持足够的血压以保持各器官的血流灌注压。在器官灌注的临床评价指标的基础上，保持足够的内脏和肾灌注所需的平均血压（平均动脉压 60 或 65mmHg）。如果输液和中等剂量的多巴胺应用患者仍然处于低血压状态，开始应用直接的血管收缩剂〔例如，去甲肾上腺素，剂量 $0.5\mu g/(kg \cdot min)$〕，滴定剂量保持 90mmHg 的收缩压。虽然有效的血管收缩剂如去甲肾上腺素，因为其对心输出量和肾灌注有不良影响，通常是避免使用的。临床研究数据表明，去甲肾上腺素能逆转多巴胺反应迟钝患者的感染性休克。这些患者需要动脉和肺动脉导管有创血流动力学监测。

多巴胺对血管床的影响因给药剂量不同而异。剂量低于 $5\mu g/(kg \cdot min)$，扩张肾、肠系膜血管、冠状动脉床。剂量$(5\sim10)\mu g/(kg \cdot min)$，产生 β－肾上腺素能效应，增加心肌收缩力和心率。$10\mu g/(kg \cdot min)$ 以上的剂量，产生 α－肾上腺素能效应导致动脉血管收缩和血压升高。多巴胺增加感染性休克复苏后低血压患者的平均动脉压。主要是由于正性肌力作用使血压升高，对伴发心脏功能减退患者是有用的。不良影响是心动过速，增加肺分流，可能降低内脏灌注，增加肺动脉楔压。

肾上腺素能增加心脏指数、每搏输出量、平均动脉压、全身血管阻力和心率。这可能会增加氧消耗和减少内脏血流量。肾上腺素与全身和局部乳酸浓度升高有关。使用传统药物无反应的患者推荐肾上腺素。该药的不良影响，包括增加乳酸浓度，心肌缺血和心律失常的发生，减少内脏血流。

去甲肾上腺素是一种最弱的 β－肾上腺素能激动剂，强效的 α－肾上腺素能受体激动剂。它可以提高脓毒症患者液体复苏和多巴胺应用后仍处于低血压状态患者的血压。剂量范围从 0.2 到 $1.35\mu g/(kg \cdot min)$；大剂量为 $3.3\mu g/(kg \cdot min)$，已经用于因为脓毒症可能发生的

α受体下调。脓毒症患者,去甲肾上腺素输液后局部灌注指数(例如,尿流量和乳酸浓度)改进。最近的对照试验显示,多巴胺和去甲肾上腺素治疗的患者死亡率无显著差异;多巴胺的使用有更多的相关不良事件,其中大多数是心律失常。

3.适度应用强心药物　毛花苷C(西地兰)0.1～0.2mg,静脉注射,1次/8～12h。

4.改善心肌代谢药物　曲美他嗪、磷酸肌酸钠等。最近人们认识到MOFE患者心输出量正常甚至增加并不意味着心脏功能可充分地提供足够的氧以满足机体代谢的需要。MOFE患者的耗氧量直接与供氧有关。因此,保持充足的供氧,以保证组织的氧供。

(二)肺

微血管通透性增加导致缺氧,肺泡膨胀不全增加肺内分流是急性呼吸窘迫综合征(acute respiratory distress syndrome,ARDS)患者基本的病生理变化。由于引起肺损伤的实际因素不清,治疗主要是针对预防高危患者发生ARDS和限制肺损伤。一旦发生ARDS,治疗主要是支持。例如,多发伤患者预防性的治疗包括早期确实有效的处理,手术固定不稳定的骨折、在呼衰发生前机械辅助正压通气、早期营养代谢支持。确实有效的早期治疗外伤,通过限制微血管通透性的变化,可减少呼衰和ARDS的发生。机械通气和呼气末正压通气可预防肺泡膨胀不全和通过限制通气/血流比值失衡改善氧合。应该掌握好呼吸机的应用时机,即在出现低氧血症早期即给予吸氧,在呼吸衰竭发生前机械辅助正压通气,目的在于限制微血管通透性的变化,减少ARDS和呼吸衰竭的发生。早期征象:$PaCO_2$有升高趋势;加大吸氧浓度不能纠正低氧血症;呼吸频率超过30次/min伴有出汗、心率进行性加快等表现。小潮气量通气策略已被用来减少机械通气引起的肺泡损伤。推荐的潮气量为6mL/kg,呼气末正压通气以防止呼气末肺泡萎陷。

一旦出现ARDS的征象,治疗的选择有限。这些选择包括继续原有的预防性措施,加上直接治疗肺或肺外的原发病。如患者供氧不足,应用标准通气加呼气末正压,高频通气或改进呼气与吸气比例可能有益。

若疑MOFE患者和并肺炎,应及早应用抗生素。重要的是要查明有无肺外感染,如腹腔脓肿。如怀疑存在感染,未找到感染灶,亦主张应用抗生素。

(三)肾

由于正常情况下,肾血流量占心输出量的20%～30%。肾血流量减少,有利于保证更需氧器官(例如心脏、脑)的血流灌注。虽然短时间内肾血流减少可能对其他重要生命器官有益。但是,除非及时恢复有效肾血流量,否则将发生急性肾衰。因此,治疗的主要目标是重新恢复或保持有效肾血流,预防急性肾衰。多数MOFE合并的肾功能不全为肾前性,所以应保持肾动脉血流流量,特别在血压突然降低而不能维持肾血流量时,此时是否能保持已有衰老或损伤者的原有肾残存功能状态至关重要。应注意维持有效的循环血量、有效的胶体渗透压,维持酸碱电解质平衡。治疗的主要目标是重新恢复或保持有效肾血流,预防急性肾衰竭。治疗的第二个目标是逆转少尿肾衰为非少尿肾衰。因为少尿肾衰的病死率(50%)是非少尿肾衰(25%)的两倍。

1.预防和治疗急性肾衰的原则

(1)预防肾衰

1)保持有效的肾血流灌注:补液、心血管支持、小剂量多巴胺应用。

2)保持供氧。

3）避免肾毒性损伤。

（2）变无尿肾衰为多尿肾衰

1）补液，使肺毛细血管楔压达 15～18cm H_2O。

2）应用大剂量甘露醇。

3）应用袢利尿剂（呋塞米 100～300mg）。

4）应用小剂量多巴胺。

（3）肾衰的治疗

1）利尿。

2）持续的营养代谢支持。

3）根据肌酐清除率调整药物剂量。

4）有效地控制感染。

2.预防和治疗急性肾衰的主要方法

（1）补液：所有的脓毒症患者都需要补液。输液的数量和速度应根据患者的容量和心血管状态评估。对于低血压患者，每次给予等渗晶体溶液（0.9％氯化钠、乳酸钠林格液）500mL注射，重复临床评估后再给第二次。重复应用直到恢复足够灌注的迹象。总量可能需要 4～6L。监视患者容量超负荷的体征，如呼吸困难，肺湿啰音，胸部 X 光片示肺水肿。患者的心理状态、心率、血压、毛细血管充盈和尿量的改进、稳定和恢复正常，表示容量复苏充分。在一些患者中，对输液反应的临床评估可能是困难的。医生可以通过监测这些患者的中心静脉压（CVP）或肺动脉楔压（PAOP）对快速补液的反应进行评估。CVP 10～15mmHg，PAOP 大于18mmHg，或在快速补液后 PAOP 上升 5mmHg 以上表示容量复苏充分。因为这样的患者易发生容量过载，任何进一步的补液必须仔细。在等渗晶体复苏（生理盐水或林格氏溶液）后胶体复苏（白蛋白）没有确切的益处。

（2）甘露醇的应用：甘露醇在预防急性肾衰、治疗急性少尿时利尿的机制：

1）提高血浆渗透压，增加血容量，解除小动脉痉挛，维持正常血流量。

2）减轻肾间质水肿，改善肾脏缺血。

3）通过利尿，增加肾小管液量及尿流速度，起到冲刷作用，以免细胞碎屑及凝胶状蛋白堵塞肾小管造成尿闭。

此外，提高肾小管液渗透压，减少水的重吸收也是导致利尿的重要原因。治疗急性少尿用法：在成人首先于 3min 内静脉注射 20％甘露醇 12.5g（62.5mL）或于 10min 内静脉滴注20％甘露醇 200mL，如 3h 内尿量不增，表明已有肾衰，应按急性肾衰处理。如尿量增加，但每小时＜40mL，可再给予第二个剂量，如尿量增加达 50mL 左右，说明肾衰为功能性，应继续静滴并调整速度，使尿量达每小时 100mL。但一日总量不应超过 100g，并应注意补足血容量及调整电解质。

（四）胃肠和肝

尽管目前尚无保持或改善肠道屏障功能的制剂，以下措施有利于改善肠道和肝功能：

1.保持有效的内脏和肝血流量，最佳的供氧和组织灌注。

2.治疗原发病　早期确实有效的外科处理，清除坏死和损伤组织、脓肿切开引流，感染的抗生素治疗等。

3.营养代谢支持　早期适当的营养支持旨在减轻营养底物的不足，防止细胞代谢紊乱，维持器官、组织的结构与功能,参与机体免疫功能的调控。后期营养支持可加速组织修复,促进患者康复。而肠内营养支持,不仅可为患者提供代谢能量来源,而且还可给予胃肠道以机械刺激,诱导肠黏膜代谢增强,增加肝和肠的血流量,保持肠黏膜屏障和网状内皮细胞系统的正常功能,减轻应激状态下肠黏膜萎缩,降低肠道通透性,改善黏膜的免疫功能,改善危重患者的内脏循环障碍,加速患者恢复。因此,早期经肠营养是防止 MOFE 加重的重要环节,是促进患者康复的重要前提。而且,肠内营养一般较静脉营养更经济。能全力和瑞代均含一定量的膳食纤维,使膳食黏稠度增高,在胃的排空速度减慢,从而延缓了糖类的吸收,有利于血糖的稳定。尤其是瑞代,糖类中用果糖代替蔗糖,更有利于糖尿病患者的血糖控制。此外,膳食纤维能促进小肠黏膜上皮细胞及结肠上皮细胞增生,防止静脉营养时肠屏障功能障碍及静脉炎的发生。肠内营养最常见的并发症是腹胀、腹泻。

4.预防应激性胃肠道出血 硫糖铝、抗酸剂、H2 阻断剂和质子泵抑制剂等,调节胃液 pH 至接近中性;保护肠道屏障功能,应尽可能施行胃肠道营养支持,这样既可摄取热量、营养,也可避免肠道废用。防治菌群失调,即使在使用抗生素时也可以给予调节肠道菌群的药物。

5.保护肠道屏障功能。

(五)凝血功能支持

当患者有凝血功能障碍时,可出现血液高凝状态,此时应该应用肝素抗凝。但后期也有继发出血的危险,可将肝素用量减少至 1/2～1/4 或短时间内停用肝素。将活化部分凝血酶原时间(APTT)维持在正常值上限至正常值的 1.2 倍,这样既可抗凝,又可防止出血。

(六)神经系统功能支持

多种原因都会对 MOFE 患者的神经系统产生影响,所以,对 MOFE 患者应该注意观察其神志状态,出现意识障碍及时处理。有颅压增高征象者给予甘露醇、甘油果糖脱水。有脑供血不足给予改善脑循环药物,如钙通道阻滞剂尼莫地平、桂利嗪等,也可用银杏叶制剂等药物。有其他脏器功能衰竭引起的脑病者,积极治疗原发脏器功能衰竭,保持内环境稳定。尤其要积极治疗和预防低蛋白血症、高碳酸血症、低血糖、低血容量等对神经系统功能的影响。

(倪小青)

第九章　护理管理

第一节　护理管理的控制职能

一、概述

（一）控制的概念

"控制"一词最早出现在古希腊文中，其原意是"驾船术"，即掌握驾船的方法和技术。后来在拉丁文中这一词还被广泛引用为"调节器"。1948 年美国数学家诺伯特·维纳（Nobert Wiener）出版了《控制论》一书，标志着控制论的正式诞生。

所谓控制是指管理者监督和规范组织行为，使其与组织计划、目标和预期的绩效标准一致的系统行动过程。换言之，控制是管理者监督组织的各项活动，及时采取措施以预防或纠正偏差。它包含三层含义：①控制是一个过程。②控制是通过监督和纠偏来实现的。③控制的目的是保证组织实现目标。

（二）控制的重要性

任何组织活动都离不开控制，控制工作始终贯穿于管理活动的全过程。

1. 在执行组织计划中的保障作用　计划都是针对未来制定的，但环境和条件总在不断变化，由于管理者自身素质、知识、技能、经验等限制，制订计划时可能不完全准确、全面；计划在执行过程中也会出现变化，甚至发生难以预料的情况。因此，进行控制是非常必要的。控制可以对计划进行检测，发现偏差时进行纠正；或修正计划、目标，或指定新的控制标准。这样控制在执行和完成计划中就起到了保障作用。控制与计划相互联系，密不可分，就像一把剪刀的两个刃，缺少任何一个刃，剪刀就失去了作用。

2. 在管理职能中的关键作用　管理的各项职能构成一个相对封闭的循环，控制作为管理职能循环中最后的一环，它通过纠正偏差的行动与其他四项职能紧密结合，使管理循环过程顺利进行。控制贯穿于管理活动的全过程，它不仅可以维持其他职能的正确活动，而且在必要时可以改变其他职能的活动。因此，控制在管理的五项职能中起关键作用。例如，当护理质量控制发现原定目标和标准不能实现时，管理者可能采取调整计划、重新确定目标或标准的行动；可能调整组织机构；可能重新配备合适人选；或采取加强领导和指导的重大改变，以便纠正偏差，完成工作任务。

3. 有利于实施合理授权　有效的管理者应该注意合理授权给下属，然而经常会有管理者因为害怕下属犯错误而自己要承担责任，出现不愿意授权的情况。如果形成一种有效的控制系统，可以提供被授予权力的下属工作成效的信息和反馈；同时管理者可以监督权力是否被滥用，也可以督促下属，以保证其采取相应的行动及达到相应的目标。

4. 使组织超越现状　通过控制可以在计划完成、目标和标准实现的基础上，发现问题，总结经验，制定出继续改进和提高的目标和标准，使组织超越现状，以达到更完美、更卓越。因此，在管理工作中，控制不仅是监督、纠偏，还有持续改进的意义。

（三）控制的类型

由于管理对象、管理目标、系统状态的不同，所运用的控制方式也不同，因此形成了不同的控制类型。例如，按控制的业务范围不同，可分为技术控制、质量控制、资金控制、人力资源控制等；按控制源划分，可分为正式组织控制、非正式组织控制、自我控制；按控制的对象划分，可分为局部控制和全面控制；按控制内容的覆盖面不同，可分为专题控制、专项控制和全面控制；按控制点位于整个活动过程中的位置，可分为前馈控制、同期控制和反馈控制。

管理控制的类型是多种多样的，各种控制类型也不是相互排斥的，为有效地实现管理的目标，往往是多种控制类型交叉使用。对于同一个管理系统，可以从不同的角度划分控制的类型。如医院对医务人员严格实行准入制度，杜绝无资质人员上岗，这一控制措施既是正式组织控制，也是前馈控制。

由于任何系统的运行过程均表现为输入—转换—输出的过程，故现将根据控制点位于整个活动过程中的位置不同而分为前馈控制、同期控制和反馈控制做一重点介绍（图9—1）。

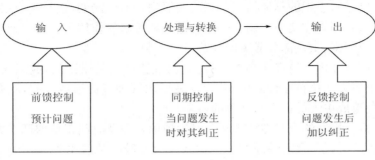

图9—1　控制类型

1. 前馈控制　前馈控制也称事先控制或预防控制，是面向未来的控制，是计划实施前采取预防措施防止问题的发生，而不是在实施中出现问题后的补救。管理人员常运用所能得到的最新信息，包括上一个控制循环中所产生的经验教训，反复认真地对可能出现的结果进行预测，并与计划要求相对比，必要时调整计划或控制影响因素，保证目标的实现。

前馈控制的工作重点是防止所使用的各种资源在质和量上产生偏差，是通过对人、财、物等各种资源的控制来实现的，如在现实生活中的司机驾车上坡前加速、学生上课前预习、新产品上市前大做广告宣传等。在护理管理中前馈控制称为基础质量控制，如急救物品完好率、常规器械消毒灭菌合格率及护理人员素质标准和指标均属此类控制。

2. 同期控制　同期控制又称现场控制或过程控制，此类控制的纠正措施是在计划执行过程中进行的。管理者通过现场监督检查、指导和控制下属人员的活动，对执行计划的各个环节质量进行控制，当发现不符合标准的偏差时立即采取纠正措施。如各级护理管理人员的现场检查、督导，尤其是科室护士长一日五查房、护理部组织的午间、夜间及节假日查房。同期控制也适用于员工的自我控制。例如，护士在为患者进行导尿时，发现无菌手套破损，立即更换。

3. 反馈控制　反馈控制也称事后控制，这类控制作用发生在活动结束之后。主要将工作结果与控制标准相比较，对出现的偏差进行纠正，防止偏差的继续发展或再度发生。如护理部每月的护理质量检查结果反馈，护理差错、事故的分析等。反馈控制的目的在于避免已发生的不良结果继续发展或防止其再度发生。

以上三种控制虽然各有特点,但在实际工作中往往是交叉使用的。前馈控制虽然可以预先做好准备,防患于未然,但有些突发事件是防不胜防的,这时必须辅以同期控制,否则将前功尽弃。同样,不论是前馈控制还是同期控制,都需要反馈控制来检验。另外,在系统发展过程中,对前一个阶段来说是反馈控制,但对后一阶段往往是前馈控制。

(四)控制的基本原则

1.目的性原则 控制的目的一方面是使组织的实际工作按预定的计划进行并实现预期目标,另一方面,是使组织的活动有所创新、有所前进,以达到一个新的高度,即持续改进,追求卓越。为此,控制工作应紧紧围绕上述目的展开,采用各种手段和措施也是为了实现上述目的。

2.客观性原则 控制活动是通过人来实现的,即便是再好的管理者也难免受到主观因素的影响。为了能客观地、准确地评价工作成果,需依据相应的定量或定性的标准进行控制,只有这样,才能避免主观因素的干扰。

3.重点性原则 对组织的整体控制做到面面俱到是不可能的,也是没有必要的。这是因为各部分、各环节、各因素在实现控制目标中的地位和所起的作用不同。因此,要选择那些对全局影响大的重点因素、重点部分或关键环节进行控制。

4.灵活性原则 在现实管理活动中,可能会出现原计划是错误的,或因突发事件改变了原来的条件,使下属无法执行原计划的情况,这就要求管理者灵活地控制,立即修改计划,采取特殊措施,避免造成更大的损失和严重的后果。

5.及时性原则 控制的及时性体现在及时发现偏差和及时纠正偏差两个方面,其目的是减少时滞,避免更大失误。及时性原则一方面要求及时准确地收集和传递所需的信息,避免时过境迁;另一方面要求估计可能发生的变化,只有采取的措施与已变化了的情况相适应,才能保证组织的目标实现。

二、控制的基本过程与方法

(一)控制的基本过程

控制同其他管理活动一样具有一定的程序。各种不同类型的控制其具体工作程序可能各有区别,但其控制的过程是相同的,基本上是按照确定标准、衡量绩效、纠正偏差三个步骤进行的。

1.确定标准 标准是人们检查和衡量工作及其结果的规范。制定标准是控制的基础,它为衡量绩效和纠正偏差提供了客观依据。控制的全过程也是确立标准和执行标准的过程。建立标准首先应明确能体现目标特性及影响目标实现的对象或要素,然后根据计划需要建立专门的标准。

(1)确定控制对象:控制标准的具体内容因控制对象而异,因此在确定标准的时候应当首先确定控制对象。如护理质量控制对象是护理工作和提供护理的人员,控制标准应针对这两方面来制定。

(2)选择控制重点:因为控制不可能面面俱到,不可能事无巨细、同等对待,因此在控制过程中管理者必须选择需要特别关注的地方,即关键环节作为重点控制对象,不仅可以保证计划目标的实现,还能够大大提高控制的效率。如对于卧床患者应首先明确皮肤护理是控制的重点之一,然后建立压疮发生率的控制标准。

（3）分解目标并确立控制标准：将某一计划中的目标分解为一系列具体可操作的控制标准，是确立标准的关键环节。控制标准有定量和定性两种（图9—2）。

控制标准 { 定量标准 { 实物标准：产品的数量、废品的数量等 / 价值标准：单位产品成本、销售收入、利润等 / 时间标准：工时定额、交货期等 } / 定性标准：有关产品和服务质量、顾客满意度、组织形象等 }

图9—2　控制标准

常用的制定标准的方法有三种：①利用统计方法来确定预期结果。②根据经验和判断来估计预期结果。③在客观的定量发现的基础上建立工程（工作）标准。

2.衡量绩效　对照标准衡量实际工作绩效，是控制过程的第二步，是管理者按照控制标准，对受控系统的资源配置、运行情况、工作成果等进行检测，并把计划执行结果与计划预期目标进行比较，从而确定是否存在偏差，以便提供纠正措施所需的最适当的根据。

（1）确定衡量方式：管理者进行绩效衡量前应对衡量项目、衡量对象、衡量方法和衡量频率做出具体的、合理的安排。选择好衡量项目，针对决定实际工作好坏的重要特征进行衡量；选择好衡量对象，包括工作者本人、下级、同事、上级或者职能部门的人员等；选择好衡量方法，可通过观察、报表和报告、抽样调查、召开会议等方法获取全面、真实的信息；选择好衡量频率，衡量过少，不能及时发现偏差，衡量过多，会增加控制成本。

（2）建立信息反馈系统：建立信息反馈系统是非常重要的。通过有效的信息网络将实际工作情况的信息迅速地收集上来，经过分类、比较、判断、加工后，实时地传递给有关的管理人员，并且能够将纠偏措施指令迅速地传达到有关操作人员，以便对问题做出及时的处理。这样既能减轻主要管理人员的工作负担，又能提高控制效率，从而保证计划的顺利实施。

（3）通过衡量绩效检验标准的客观性和有效性：以预定标准为依据衡量工作成效的过程，也是对标准客观性和有效性进行检验的过程。在衡量过程中对标准本身进行检验，辨别并剔除不能为有效控制提供信息并易产生误导作用的不适宜的标准，从而制定最适宜的标准。

3.纠正偏差　纠正偏差是控制职能的关键。其重要性就在于体现了控制职能的目的，并通过纠正偏差，可以把控制和其他管理职能结合，共同处理。为保证纠偏措施的针对性和有效性，必须在制定和实施纠偏措施的过程中注意以下几方面。

（1）找出偏差产生的主要原因：首先管理者需要判断偏差的严重程度，是否会对组织目标产生影响，是否需要予以纠正；其次寻找偏差产生的原因，为纠偏措施的制定指引方向。

（2）确定纠定措施的实施对象：在纠偏过程中，需要纠正的可能是实际活动，也可能是指导这些活动的计划或衡量活动的标准。因此，纠偏的对象可能是进行的活动，也可能是衡量的标准，甚至是指导活动的计划。

（3）选择恰当的纠偏措施：以追加投入最少、成本最小、解决偏差效果最好为目的，同时充分考虑纠偏措施对原先计划实施的影响，注意消除人们对纠偏措施的疑虑，临时应急性措施和永久根治性措施并重，也就是"标""本"兼治。

（二）控制的基本方法

1.预算控制　预算是组织对未来一定时期内预期取得的收入和支出所进行的计划工作。预算控制是指通过预算列表的方式，把计划用条理化的数字表现出来，在此基础上，管理者不断将实际情况与预算计划对比检查，及时发现问题、纠正偏差，以达到控制目的的一种控制方法。

2.质制控制　质量控制的基础是各类质量标准。质量控制主要采取数理统计方法将各种统计资料汇总、加工、整理,得出供控制使用的有关统计指标、数据,衡量工作进展情况和计划完成情况,然后经过对比分析,找出偏差及其发生的原因,采取措施,达到控制的目的。常用的方法有分组法、排列图法、因果分析图法等。

3.进度控制　进度控制就是对生产和工作的进程在时间上进行控制,使各项生产和作业能够在时间上相互衔接,从而使工作能有节奏地进行。

4.目标控制　把总目标分解成不同层次的分目标,并确定它们的考核标准,输入被控系统,然后把被控系统的执行结果与预期的目标及标准进行对照检查,以发现问题,采取纠偏措施。

（三）有效控制系统的特征

一个有效的控制系统可以改进工作绩效和提高生产率,它具有下列特征。

1.适时控制　适时的控制使得控制系统能及时发现偏差信息,并迅速做出反应,防止偏差的积累。

2.适度控制　适度控制能防止控制过多（允许一些随机误差存在）或控制不足,能处理全面控制与重点控制的关系,能使花费一定费用的控制得到足够的控制收益。

3.客观控制　实事求是,一切从客观实际出发,是有效控制的重要保证。一是控制过程中采用的检查、测量技术手段必须能正确地反映组织在时空上的变化程度与分布状况,准确地判断和评价组织的各部门实际状况。二是组织还必须定期地检查过去规定的标准和计量规范,使之符合现时的要求,标准和规范不应自相矛盾。

4.弹性控制　组织在生产经营过程中经常可能遇到某种突发的、无力抗拒的变化,这些变化使组织计划与现实条件严重背离。有效的控制系统应在这种情况下仍应有足够的灵活性去保持对运行过程的管理控制,也就是说,应该具有一定的弹性。

5.自我控制　有效的控制系统应允许员工进行自我反馈和自我控制,这样可以节省时间,提高组织的有效性。

6.员工认同　员工对控制系统的认同感越高,控制系统发挥推动和激励作用越明显。否则,控制系统会影响员工士气,甚至使员工产生抵触、破坏控制系统的行为。

三、控制在护理管理中的应用

控制现象存在于各个领域,是客观世界中一种普遍现象。控制贯穿于护理工作的全过程,涉及各级护理人员。在护理管理中,对护理安全、护理成本、护理质量（包括要素质量、过程质量、结果质量）和护理缺陷等全方位的控制尤为重要。本节主要介绍护理风险管理和护理成本管理。

（一）护理风险管理

护理风险始终贯穿在护理操作、处置、配合抢救等各环节和过程中,因此,如何保证安全护理,发现风险隐患和降低护理风险系数是护理管理者的首要任务。

1.基本概念

（1）护理风险:护理风险是指从事医疗护理服务活动中可能发生的危险与危害,受其主、客观因素的影响,存在突发性和难以预测性。

(2)护理风险管理:护理风险管理是指针对患者、工作人员、探视者可能产生伤害的潜在风险进行识别、评估并采取正确行动的过程。

2.护理风险管理的意义

(1)护理风险管理水平直接影响患者的安全:护理风险与护理安全是并存的概念,是因果关系。在护理风险系数较低的情况下,护理安全系数就较高,反之护理安全系数就较低。护理活动可产生正反两方面截然不同的结果,使疾病向好的方向转化或者是向不好的方向转化。无论何种结果,均是多种风险因素作用于护理活动的结果。通过风险管理可以降低护理活动中的风险性,以保障患者的安全。

(2)护理风险管理水平直接影响医院的社会效益和经济效益:护理风险管理水平与医院的发展密切相关。护理风险管理不善,会使病程延长,使治疗护理方法复杂化,增加物质消耗,会使纠纷和投诉增加,进而增加成本投入,有的还要付出额外的经济负担,甚至可能有损医院的形象。

(3)护理风险意识和管理水平直接影响医院和医务人员的自身安全:在医疗护理活动中,如果风险意识不强、管理不力发生事故和医疗纠纷,医院及医务人员将承担风险,包括经济风险、法律风险、人身风险等。

(4)护理风险管理水平直接影响医院功能的有效发挥:医疗场所的各种污染、放射线、有毒药物和化学试剂等一些物理化学因素,会对从事医疗工作的人员构成危害。做好护理风险管理不仅能保障患者的身心安全,还能保障从事医疗护理及医学工程技术人员本身的健康与安全,从而使医院功能正常发挥。

3.护理风险管理的程序　护理风险管理的程序如图9—3所示。

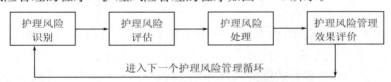

图9—3　护理风险管理的程序

(1)护理风险识别:护理风险识别是护理风险管理的基础,其主要任务是对护理服务过程中客观存在的及潜在的各种风险进行系统的识别和归类,并分析产生护理风险事故的原因。进行护理风险识别,可以防患于未然,对可能出现的护理风险进行预见。同时,也便于管理者制定详细、周密的风险管理制度,实施全面、系统的管理控制,从而降低风险的发生。

(2)护理风险评估:护理风险评估是在风险识别的基础上进行定量分析和描述,通过对这些资料和数据的处理,发现可能存在的风险因素,确认风险的性质、损失程度和发生概率,为选择处理方法和正确的风险管理决策提供依据。通过评估,使护理管理者关注发生于各个环节的护理风险,尤其是加强对发生概率高、损失程度重的护理风险的监控,从而降低护理风险的发生率。

(3)护理风险处理:护理风险处理是护理风险管理的核心内容。护理风险处理是在风险识别和风险评估基础上采取的应对风险事件的措施,主要包括风险预防和风险处置两方面的内容。

风险预防是在风险识别和风险评估基础上,在风险事件出现前采取的防范措施,如建立健全护理风险管理制度、定期进行护理风险教育、加强护理风险监控等。

风险处置包括风险滞留和风险转移两种方式。风险滞留是指将风险损失的承担责任保留在机构内部,是医疗机构传统应对医疗风险的办法。风险转移是将风险责任转移给其他机构,是最常见的风险处理方式,如购买医疗风险保险等。

(4)护理风险管理效果评价:对风险管理手段的效益性和适用性进行分析、检查、评估和修正,为下一个周期提供更好的决策,是对护理风险管理效果的验证。如患者的满意度是否提高,护士的法律意识和防范风险意识是否增强等。采用的方法有调查问卷法、护理文书抽检、不定期组织理论考试等。

(二)护理成本管理

在社会主义市场经济深入发展和卫生事业改革的新形势下,医院只有不断更新、转变观念,强化经济管理,开展成本管理,降低营运成本,才能更好地生存和发展。护理成本作为医院经营成本的重要组成部分,已经成为护理管理领域研究的重要课题。

1.基本概念

(1)成本:成本是指生产过程中生产资料和劳动的消耗。在医疗卫生领域,成本是指在服务过程中所消耗的直接成本(材料费、人工费和设备费)和间接成本(管理费、教育培训费和其他护理费用)的总和。

(2)护理成本:护理成本是指医疗单位在护理服务过程中产生的物化劳动和活劳动消耗的货币价值。物化劳动是指物质资料的消耗,活劳动是指脑力和体力劳动的消耗,货币价值是指产出的劳动成果用货币表示的价值。

(3)护理成本管理:护理成本管理是运用一系列管理方法,对护理服务过程中发生的费用,进行预测、核算、分析、控制等科学管理工作,从而降低成本,增加效益,提高服务质量。

2.护理成本管理的意义

(1)降低医疗机构经营成本:作为医疗机构经营成本的重要组成部分,护理成本直接或间接地反映在医院的经营成本中,如护理人员工资、仪器设备的利用率、护理材料的消耗等。因此,减低护理成本是护理管理者的重要任务,也是降低医疗机构经营成本的主要途径之一。

(2)提高医疗机构成本核算水平和成本信息的准确性:成本核算是成本管理工作中的重要环节,成本核算的结果可以为成本管理提供信息,而准确的成本信息又是成本预测和成本决策的基础,只有完善的护理管理系统才能取得准确的成本信息。护理成本是医院成本的重要组成部分,因此,护理成本管理水平将直接影响医疗机构成本核算水平和成本信息的准确性。

(3)提高经济效益:护理成本管理的目的就是降低成本费用,减少不必要的支出,增加利润,提高经济效益。

(4)提高医疗机构的竞争力:护理成本管理可以降低成本费用,提高医疗机构的经济实力,用于广纳人才,购置先进医疗器械,改善就医流程,提高医疗机构的技术水平,从而提高市场竞争力。

(5)提高员工的节约意识:调动员工增收节支的积极性是护理成本管理工作的目的之一。通过护理成本管理可以使护士认识到成本管理既能减少患者负担,增加社会效益,又能提高经济效益,增加个人收入,从而自觉地去参与成本管理和费用控制。

3.护理成本管理的内容　护理成本管理包括四个方面的内容:一是编制护理预算,将有限的资源适当地分配给预期的或计划中的各项活动;二是开展护理服务的成本核算,提高患者得到的护理照顾的质量;三是进行护理成本—效益分析,计算护理投入成本与期望产出之比,帮助管理者判定医院花费所产生的利益是否大于投资成本;四是开发应用护理管理系统,进行实时动态成本监测与控制,利用有限的资源提供高质量的护理服务。

(1)编制护理预算:编制护理预算是护理管理者为实现护理目标,为一定期限内(通常为1年)所预期的收入和计划支出而编制的资金使用计划,详细描述了在该时期发生的各项护理活动所需要的标准经济资源。护理预算一般分为运营预算和资本经费预算。前者包含护理人员的工资、福利、供应品、小型设备等支出;后者提供的经费是有关大型设备器材、重要装备的购置。也有的医院增加人力预算,包括医院内员工的人力计算、薪资核算,外借、临时聘用、交换等人员的费用支付。

(2)护理成本核算:护理成本核算是护理成本管理工作的重要组成部分,是正确制定护理价格、衡量护理服务效益和合理配置人力资源的基础,是降低医疗护理成本的前提。护理成本核算是将医院在护理过程中发生的各种耗费按照一定的对象进行分配和归集,以计算总成本和单位成本。常用的护理成本核算方法有项目法、床日成本核算、相对严重度测算法、患者分类法、病种分类法以及综合法。

(3)护理成本—效益分析:目的是分析护理服务的投入与实际获得效益之间的关系,可以为护理管理者提供资本继续投入的依据。分析的步骤一般包括以下几个环节:①明确要研究和解决的问题。②确立护理方案,收集相关数据。③选择适当的经济分析方法。④确定与分析成本,确定结果的货币价值。⑤决策分析。成本—效益分析作为一种研究方法,可以不受管理体制的束缚,护理管理者可以根据需要,选择不同的评价方法,准确反映护理成本投入和产出的关系,为科学决策提供有力依据。

(4)护理成本控制:护理成本控制是按照既定的成本目标,对构成成本的一切耗费进行严格的计算、考核和监督,及时发现偏差,并采取有效措施,纠正不利差异,发展有利差异,使成本被限制在预定的目标管理之内的管理方法。成本控制是现代成本管理工作的重要环节,是落实成本目标、实现成本计划的有力保证。

(马利平)

第二节　护理质量管理

一、概述

(一)质量管理的基本概念

1.质量的概念　质量又称为"品质",这个词常用于两个不同的范畴:一个是指"度量物体惯性大小的物理质量"或"物体中所含物质的量";另一个是指产品或服务的优劣程度。质量一般包含三层含义,即规定质量、要求质量和魅力质量。规定质量是指产品或服务达到预定标准;要求质量是指产品或服务的特性满足顾客的要求;魅力质量是指产品或服务的特性远远超出顾客的期望。

2.质量管理

(1)质量管理的概念:质量管理是组织为使产品质量能满足不断更新的质量要求,达到让顾客满意的目的而开展的策划、组织、实施、控制、检查、审核及改进等有关活动的总和。质量管理是各级管理者的职责,应由组织的最高管理者来领导推动,同时要求组织的全体成员参与并承担相应的责任。有效的质量活动可以为组织带来降低成本、提高市场占有率、增加收益等经济效益。

(2)质量管理的发展:质量管理是随着现代工业的发展逐步形成、发展和完善起来的。质量管理的发展大致经历了以下四个历史阶段。

1)质量检验管理阶段:19 世纪以前,大都由操作人员自己制造产品,自行对产品质量进行检验和管理,或由工头进行检验和管理。20 世纪初,科学管理之父泰勒提出了"科学管理理论",主张计划与执行分开,由专职的检验人员负责所有的质量检验和管理工作,使质量管理进入了质量检验管理阶段,即增加"专职检验"这一环节,专职的检验员负责所有的质量检验和管理工作。这一阶段由于单纯依靠检验找出废品和返修品来保证产品的质量,所以存在耗费成本高的弊端。1977 年以前,我国绝大多数的工业、企业的质量管理都处于这个发展阶段。

2)统计质量控制阶段:统计质量控制因数理统计应用于质量管理而得名。第二次世界大战初期,许多民用公司转为生产军用品,而军用品大多属于破坏性检验,事后全部检验既不可能也不许可。美国国防部为了解决这一难题,组织数理统计专家对质量管理方法进行改革,使质量管理工作从单纯的产品检验发展到对生产过程的控制,从而把质量管理引入统计质量管理阶段。但是,统计质量控制存在数理统计方法太深奥,以及过于强调统计质量控制方法而忽略了组织、计划等工作的问题。我国从 20 世纪 50 年代末开始引进这一理论并在部分地区开始试点。

3)全面质量管理阶段:全面质量管理诞生于美国,并在日本得到发展。1961 年,美国通用电气公司的阿曼德·费根堡姆(Armand Vallin Feigenbaum)提出了全面质量管理(total quality management,简称 TQM)。全面质量管理突出"全"字,包括全过程管理和全员管理,组织企业全体职工和有关部门共同参加,综合运用现代科学和管理技术成果,控制影响质量的全过程和各个因素,经济地研制、生产、销售适销对路的、物美价廉的、有竞争力的产品。日本的企业根据本国国情加以修改后付诸实践,全面质量管理在日本迅速发展,成为日本经济腾飞的重要原因之一。随后,全面质量管理理论和原理逐渐被世界各国所认可并成为 20 世纪管理科学最杰出的成就之一。

4)社会质量管理阶段:社会质量管理阶段的突出特点是强调全局观点、系统观点。美国著名质量管理专家约瑟夫·M. 朱兰博士指出,20 世纪是生产率的世纪,21 世纪是质量的世纪。不仅质量管理的规模会更大,重要的是质量管理将受到政治、经济、科技、文化、自然环境的制约并与其同步发展。因此,质量管理必将进入一个新的发展阶段,即社会质量管理阶段。

(3)全面质量管理:由美国管理学专家费根堡姆在 1961 年首先提出,是指为了保证和提高服务质量,综合运用一套质量管理体系、思想、方法和手段进行的系统管理活动。全面质量管理的含义包括以下方面。

1)强烈地关注顾客:树立以顾客为中心、顾客至上的思想,顾客不仅包括外部购买产品和服务的人,还包括内部顾客。例如,医院外部顾客主要是患者,内部顾客是指接受服务的其他部门或岗位的人员。供应室的顾客即为临床各科领取物品的人员,手术室为实施手术服务,医生则是手术室的顾客,等等。

2)持续不断地改进:持续不断的改进是一种永不满足的承诺,质量总会有改进的余地,没有最好,只有更好。

3)改进组织中每项工作的质量：质量不仅与最终产品有关，而且还与生产过程中的每一个环节有关。组织中每一个环节的质量都会影响到最终的产品质量，所以必须不断改进组织中任何一个环节的工作质量。

4)精确地度量：强调用数据说话，采用统计技术度量组织生产中的每一关键变量，然后与标准比较，发现问题，找到根源并予以解决。

5)向员工授权：吸收生产一线的员工参与质量改进，采用团队形式发现问题、解决问题，使人人参与到质量管理活动中。

（二）护理质量管理

1.护理质量的概念　护理质量是指护理人员为患者提供护理技术服务和生活服务的过程和效果，以及满足服务对象需要的程度。随着社会的发展、医学模式的转变以及人们生活水平的提高，护理质量不再是定位在简单劳动和技术操作层面，而是被赋予了更深层次的含义，要求护理人员对患者的生理、心理、精神、社会、文化等方面给予全面护理。同时，患者对护理工作的满意度也是一个非常重要的质量指标。

2.护理质量管理的概念　护理质量管理就是按照护理质量形成规律，应用科学方法保证和提高护理质量。首先应确定好护理质量标准，然后按照这个标准进行工作，在整个工作过程中要不断评定工作是否合乎标准，这是护理质量管理的核心。护理质量管理是一个过程，在这个过程中各个环节相互制约、相互促进、不断循环、周而复始，一次比一次提高。护理质量管理就是要管理好护理质量的每一个环节，并最终形成一套质量管理体系和技术方法。

3.护理质量管理的基本要素　21世纪是一个以质量取胜的时代，质量成为大家共同追求的目标。如何把握护理质量管理，确保临床护理质量和服务质量，不断提高患者的满意度，已成为护理管理的中心任务，更是医院护理管理工作的重要环节。要做好护理质量管理就必须把握以下四个基本要素。

（1）护理质量管理组织：一个合理、完整的管理组织是做好护理质量管理工作的前提。医院要做好护理质量管理就必须设立专门负责护理质量管理的部门，如院内质量控制管理委员会、职能管理部门、科室领导以及护理人员个体管理等多层组织和网络。其中，职能管理部门在质量控制中起着上传下达、制定政策及标准、组织协调与监督考评等重要作用。

（2）护理质量管理标准：科学、完善的质量管理标准是做好护理质量管理工作的基础。护理质量管理标准是以医学科学理论和护理实践经验为依据，对护理过程及护理活动中的事、物和概念进行统一规定，包括各项工作制度、各级护理人员评定制度、各项技术参数和考核标准等。质量标准在方法上应尽量做到量化，便于衡量和应用。

（3）护理质量监控与考评：全程、动态的监控与考评是做好护理质量管理工作的关键。根据护理质量形成的特点、规律和护理质量管理组织层次，对质量的控制要做到全程动态管理，应该真正体现"以患者为中心"，重视基础质量，将事后把关转移到事前控制上，使基础质量、环节质量、终末质量得到切实有效的控制。最终，实现质量管理的最佳目标。实践中，我们从患者来院就诊到康复出院的整个过程中，把涉及护理活动的每个环节都纳入监控的视野，实施全程、动态质量监控，精心组织质量考评，并重点抓护理缺陷的管理和月终质量考评工作。

（4）护理质量评价结果的正确利用：护理质量管理评价指标主要指护理工作效率指标、护理工作质量指标。其中,护理工作效率指标包括:出入院患者数,床位使用率,特别护理、一级护理人数,抢救成功率等,主要反映护理工作数量,大部分是由医护共同完成的工作。而护理工作质量指标包括:基础护理合格率、护理技术操作合格率、护理文件书写合格率、特别护理及一级护理合格率等,主要反映护理工作质量,是对质量标准的评价。客观、公正地对待考评结果,充分利用考评结果促进质量管理工作,提高质量水平,是做好质量管理工作的根本。比如考评要公正、公平;及时公布考评结果;使用激励政策,做到奖惩严明;建立考评档案,定期进行考评结果的纵横向比较和分析,切实用好考评结果,不断提高护理质量。

4.护理质量管理的特点 护理质量管理作为医院质量管理的一个重要组成部分,有其自身的特点。这些特点包括以下几个方面。

(1)护理质量管理的广泛性和综合性:护理质量管理涉及的范围广泛,不仅包括护理业务技术质量管理,还包括护理制度管理、环境管理以及与其他科室和卫生技术人员的协调、配合等。物资供应、患者膳食质量、护校的教学质量等均会影响护理质量。因此,为实现对患者最终的高质量护理,应对影响质量的多方面因素进行综合管理。

(2)护理质量管理的协同性与独立性:护理质量与各级医师、医技科室及后勤服务部门的工作密不可分,大量的护理质量问题需要与各方加强协同管理。因此,与各方协同的好坏,同样影响到护理质量管理。但护理质量又有其相对独立性,大量的护理质量管理工作是护理人员独立开展完成的,它又是一个相对独立的质量管理系统。

(3)护理质量管理的程序性与联系性:护理质量是医院整体工作质量的重要组成部分,护理质量系统内部又有若干工作程序。如执行医嘱是临床护理工作中的一项重要程序,与医师的医疗工作质量紧密相连;术前护理、术前准备与手术质量相关联,成为手术治疗的一项程序。不论护理部门各项护理工作程序之间或是护理部门与其他部门之间,都有工作程序的联系性,都必须加强连续的、全过程的质量管理。

(三)护理质量管理的意义、任务及原则

1.护理质量管理的意义

(1)有利于满足患者的需要:医院工作质量体现在对患者的生命和健康负责。而护理质量管理,旨在树立"质量第一"、"一切为患者服务"的思想,为患者提供优质服务,以满足其合理的需要。

(2)有利于护理学科的发展:护理管理者在管理工作中根据所处的环境,分析护理工作现状,找出存在的问题,针对护理工作中的问题进行持续改进,从而促进护理学科的不断发展。

(3)有利于护理队伍的建设:优良的服务质量是以优秀的护理人员队伍作为基础的。护理质量管理强调的是通过培养优秀的护理人才队伍,达到维持高质量的护理服务的目的。护理人员只有掌握了质量要求的基本标准和准则,才能在工作中自觉维护护理质量。

2.护理质量管理的任务

(1)建立质量管理体系:护理质量是在护理服务活动过程中逐步形成的,要使护理服务过程中影响质量的因素都处于受控状态,必须建立完善的护理质量管理体系,有效地把各部门、各级护理人员、各种质量要素等组织起来,形成一个目的明确、职权清晰、协调统一的质量管理体系。只有这样,才能有效地实施护理活动,保证服务质量的持续改进。

（2）强化质量管理意识：质量意识的养成是质量管理一项重要的基础工作。强化全体护理人员的质量管理意识，使护理人员认识到护理质量管理的重要性和必要性，同时，认识到自己在提高护理质量中的责任，自觉地参与质量管理，从而使质量管理水平得以提高。

（3）制定护理质量标准：护理质量标准是护理质量管理的基础，也是规范护士行为的依据。护理管理者一个重要工作任务就是建立护理质量标准，这是护理管理的基本任务和基础工作。

（4）建立质量信息反馈系统：建立质量信息反馈系统是质量管理的重要环节。只有质量信息反馈及时、准确，才能做到上下级各个层次情况明了，以便发现问题，并及时给予解决，使质量管理一环扣一环地循环反复，螺旋上升。

（5）持续改进护理质量：质量持续改进是质量管理的灵魂。树立"没有最好，只有更好"的工作态度和追求卓越的意识，将持续质量改进作为永恒的追求目标。

3. 护理质量管理的原则

（1）以患者为中心的原则：护理质量管理的目的就是以最佳的护理活动，满足患者的健康需要。因此，临床护理工作必须以患者为中心，为其提供基础护理服务和护理专业技术服务，密切观察病情变化，正确实施各项治疗、护理措施，提供康复和健康指导，把满足患者需求甚至超越患者期望作为质量管理的出发点。

（2）预防为主的原则："预防为主"就是质量管理要从根本抓起。首先，必须从护理质量的基础条件进行控制，把好质量输入关，不合质量要求的人员不聘用，不合质量要求的仪器设备、药品材料不使用，未经质量教育培训的人员不上岗。其次，工作过程中，应把好每一个要素质量及环节质量关，预见可能会出现的问题，防患于未然。

（3）全员参与原则：各级护理人员都是组织的一份子，只有他们积极参与并充分发挥其潜能，才能为组织带来收益。护理质量管理不仅需要管理者正确领导，更需要全员参与。为了有效激发全体护理人员参与质量管理的积极性，护理管理者必须重视人的作用，应重视培训，增强质量意识，引导他们自觉参与护理质量管理，充分发挥其主观能动性和创造性，不断提高护理质量。

（4）实事求是原则：质量管理应从客观实际出发，根据护理工作的规定和医院的实际情况开展工作。质量管理不能急于求成，应循序渐进。在我国目前医疗体制改革形势下，只有实事求是、认真分析，才能实现护理质量的稳步提高。

（5）系统管理原则：任何一种组织可视为由两个或两个以上相互作用、相互依赖的要素组成，是具有特定功能并处于一定环境中的有机整体。在认识和处理管理问题时，应遵循系统的观点和方法，用系统观点去认识和组织质量管理活动，以追求系统的整体功能最大化，真正做到系统功能大于各部分功能之和。

（6）标准化原则：质量标准化是护理质量管理的基础工作，只有建立健全质量管理制度才能使各级护理人员有章可循。护理质量标准化包括建立各项规章制度、各级人员岗位职责、各种操作规程以及各类工作质量标准等。在质量活动中，只有遵循各项标准，才能使管理科学化、规范化。

（7）数据化管理原则："一切让数据说话"是现代质量管理的要求。通过完善的数据统计和数据分析体系,进行明确计量、科学分析并记录。

(8)持续改进原则:这是全面质量管理的精髓和核心,是质量持续的、渐进的变革,是一个不间断的过程。它没有终点,只有不断进取、不断创新,是一种更加科学的质量促进手段。持续质量改进关注质量督导全过程,强调在原有质量基础上不断定位更高标准,使护理质量始终处在一个良性的循环轨道中,以确保护理质量不断提高。

(9)双赢原则:组织与供方相互依存,互利的关系可增强双方创造价值的能力。随着生产社会化的不断发展,组织的生产活动分工越来越细,专业化程度越来越强,一个组织难以做到从原材料开始加工直至形成最终产品,而往往是由好几个组织一起协作完成。因此,护理只有与医疗、医技、后勤等部门在"双赢"的基础上共同合作,才能为患者提供更好的服务。

二、护理质量管理的方法

要确实抓好质量管理,除了要有正确的指导思想,还要依靠科学的质量管理方法。质量管理方法很多,有直方图、控制图、分层法等,而 PDCA 循环被认为是质量管理最基本的工作程序。

(一)PDCA 循环

PDCA 循环又叫戴明环,是美国质量管理专家戴明博士提出的,由计划(Plan)、实施(Do)、检查(Check)、处理(Action)四个阶段组成。它是全面质量管理所应遵循的科学管理工作程序,可以使我们的思想方法和工作步骤更加条理化、系统化、图像化和科学化。

1. PDCA 循环的步骤　每一次 PDCA 循环经过四个阶段、八个步骤,如图 9-4 所示。

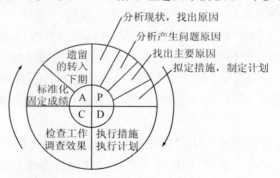

图 9-4　PDCA 循环的步骤示意图

(1)计划阶段:包括四个步骤:第一步,分析质量现状,找出存在的质量问题;第二步,分析产生质量问题的原因或影响因素;第三步,找出影响质量的主要因素;第四步,针对影响质量的主要原因研究对策,制定相应的管理或技术措施,提出改进行动计划,并预测实际效果。措施应具体而明确,回答 5W1H 内容:为什么要这样做(Why)? 做什么(What)? 谁来做(Who)? 什么时间做(When)? 什么地方做(Where)? 怎么做(How)?

(2)实施阶段:是 PDCA 循环的第五步,按照预定的质量计划、目标、措施及分工要求付诸实际行动。

(3)检查阶段:是 PDCA 循环的第六步,是把执行结果与预定的目标对比,检查预定计划目标的执行情况。在检查阶段,应对每一项阶段性实施结果进行全面检查,衡量和考查所取得的效果,注意发现新问题。

（4）处理阶段:对检查结果进行分析、评价和总结。具体分为两个步骤:第七步为总结经验教训,肯定成功的经验,形成标准、制度或规定;将失败的教训进行总结和整理并记录,作为前车之鉴,以防再次发生类似事件。第八步是把没有解决的质量问题或新发现的问题转入下一个循环中去解决。

2.PDCA 循环特点

（1）循环的完整性与连续性:PDCA 循环作为科学的工作程序,其四个阶段的工作具有完整性、统一性和连续性的特点。在实际应用中,缺少任何一个环节都不可能取得预期效果,只能在低水平上重复。比如计划不周,给实施造成困难;有布置无检查,结果不了了之;不将未解决的问题转入下一个 PDCA 循环,工作质量就难以提高。

（2）大环与小环相互联系、相互促进:PDCA 循环作为企业管理的一种科学方法,同样也适用于护理管理。就医院的护理质量管理而言,护理部就是一个大的 PDCA 循环,各个护理单位（门诊、病房、手术室、急诊室等）又有各自的 PDCA 小循环。大环套小环,直至把任务具体落实到每个人。反过来小环保大环,从而推动质量管理不断发展提高。因此,大环是小环的依据,小环是大环的基础。

（3）阶梯式运行,循环式提高:如图 9-5 所示,PDCA 循环不是简单地周而复始,也不是同一水平上的循环,而是每转一周都有新的内容与目标,因而也意味着前进一步,就像阶梯式地运行,逐步上升。在质量管理上,经过了一次循环,也就解决了一批问题,质量水平有了新的提高。

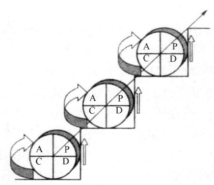

图 9-5　POCA 循环阶梯式运行承意图

（二）品质控制圈

1.概述　品质控制圈是由同一现场工作人员或者工作性质相近的人员,利用自动自发、相互切磋的团队精神,并运用简单有效的管理方法与理念,对自身的工作环境进行持续的改善。

2.应遵守的基本原则

（1）品质控制圈成员应是同一单位或在一起工作的,且是自愿可以轮换的。

（2）品质控制圈要在上班时间内保证每周一次会议,或者至少每月两次,每次约 30min 至1h;遇有临时紧急问题则可随时开会,每次 20~30min。

（3）圈长应注意主持会议的技巧,利用指名发言、接力发言或反问等方式引导全体发言。

（4）把握有效开会的原则,即准时到会、不人身攻击,尊重不同的意见。

（5）品质控制圈成员应尽量学习并运用识别问题及解决问题的品质管理技巧。

（6）一般要有工作现场的督导者来辅助品质控制圈的进行，督导者的主要任务是激发员工的创意。

（7）高级管理者应对品质控制圈给予强有力的支持。

（8）重视人员的发展和现场工作者所提供的创意，以提高生产力及效率。

三、护理质量评价与持续质量改进

（一）临床护理质量评价的内容

对临床护理活动质量的评价，就是衡量护理工作目标完成的程度，衡量患者得到的护理效果。一套完整的质量标准化体系，应包括基础质量标准、环节质量标准、终末质量标准和总体质量标准。因此，常通过以下三个方面进行评价。

1. 基础质量评价　基础质量评价即要素质量评价，主要着眼于评价执行护理工作的基本条件，包括组织机构、设施、仪器设备及护理人员素质。这些内容是构成护理工作的基本要素，具体表现为：

（1）质量控制组织结构：可根据医院规模，设置二到三级质量管理组织，如医院即护理部质量监控小组；基层质量控制小组，即科护士长级质量监控小组。

（2）环境：患者所处的环境是否安全、清洁、舒适、整齐、设施齐全。

（3）护理人员：是否选择合理的护理方式，护理人员质量是否合乎标准等。

（4）仪器设备是否处于正常工作状态：包括药品、物质基数及保存情况，要根据客观标准数量进行检查计量。

（5）文件和规章：病房结构、患者情况、图表表格是否完整及各种规章制度的执行情况。

（6）护理单元设施：按"综合医院评审标准"来评价。

基础质量评价方法有现场检查、考核、问卷调查、查阅资料等。

2. 环节质量评价　环节质量评价主要评价患者从就诊到入院、诊断、治疗、护理及出院过程中各个护理环节的操作程序、管理环节等，具体体现在：正确执行医嘱；病情观察及治疗结果反应观测；对患者的管理；护理报告和记录的情况等方面。

环节质量评价方法主要为现场检查。一般可采用5级评价方法对护理过程进行评价：一是护理人员自我评价；二是同科室护理人员相互评价；三是护士长的检查监督评价；四是总护士长的指导评价；五是护理部的综合质量评价。

3. 终末质量评价　终末质量评价是评价护理活动的最终效果，指对每个患者最后的护理结果或成批患者的护理结果的最终质量评价。另外，护理程序的最后效果评价也属于终末质量评价。

在实际护理质量管理过程中，有些管理者往往只重视结果（终末质量），而忽略了过程（基础及环节质量），这就是质量"冰山现象"。终末质量只是"海平面"上冰山的尖角，而形成质量的各种因素（基础及环节质量）则是"海平面"下那个巨大的三角形底部。因此要做好质量管理不仅要重视终末质量，更要重视基础和环节质量，即实施全程质量管理。

（二）临床护理质量评价的程序

1. 制定质量评价标准　标准是衡量事物的客观准则，是衡量各项工作的标尺。质量评价标准的制定,包括管理指标、工作质量指标、工作效率指标等。在护理服务过程中,对护理服务质量评价时,必须首先明确质量评价标准。常用护理质量标准样例见表9-1至表9-6。

2.收集信息　管理者可以通过个人观察、统计报告、口头汇报、书面报告等形式收集必要的信息,然后将实际绩效与标准进行比较分析。

3.纠正偏差　将执行结果与标准对照,找出差距,分析原因,并分析评价的标准是否完整、合适、始终如一,收集的信息是否可靠,方法是否正确。应充分利用评价结果,提出改进措施,并将评价的结果反馈给护理人员。在肯定成绩的同时,对偏差提出纠正方案,以提高护理工作质量。

(三)评价的组织实施

1.建立护理质量的网络系统　科学的管理方法,必须要有现代化的先进管理手段来实施。护理信息滞后,不能科学指导护理管理,是护理质量管理迫切要解决的问题。因此,建立护理质量的网络系统势在必行。通过网络系统查看每月质量检查结果,全面系统地评估各病区在质量管理中的优势和不足,从而更好地为管理者提供持续质量改进的依据。

此外,网络系统为管理者提供了决策依据。护理工作量、质量考核结果、人员动态变化等数据是护理人员合理配置、护理工作绩效评价和护理计划制定等管理决策的重要依据。通过网络系统为护理人员服务,减轻护士工作负担,如利用计算机转抄输液程序代替护士手工转抄输液程序,减少了护士每日上千次的抄写,同时也减少了差错事故发生的几率。

2.评价的关注点

(1)加强人员培训:按照标准对护理人员进行指导训练,提高质量意识,从而使护理人员在日常工作中就能按照标准提供优质护理服务。

(2)标准适当、合理:标准既要从实际出发,又要具有一定的先进性。

(3)注意评价机遇相等,防止偏向:评价人员易产生宽容偏向,或易忽略某些远期发生的错误。应注意分析被评价对象的工作负担、人力结构、物资设备条件是否合理。

(4)重视反馈和效果评价:评价的目的是改进工作,所以对护理质量评价信息应及时反馈,指出方向,提出改进措施。

(四)持续质量改进

持续改进是"增强满足要求的能力的循环活动"。为了改进组织的整体业绩,组织应不断改进其产品质量,提高质量管理体系及过程的有效性和效率,以满足顾客和其他相关方日益增长和不断变化的需求与期望。只有坚持持续改进,组织才能不断进步。持续质量改进,是在全面质量管理基础上发展起来的,是一种更注重过程管理、环节质量控制的新质量管理理论。20世纪80年代初,开始用于医疗服务质量管理,其目的是向组织自身和顾客提供更多的利益,如更低的消耗、更低的成本、更多的收益、更高质量的服务等。

持续质量改进的主要原则:一是过程改进。质量改进的根本是过程的质量改进,质量改进通过改进过程而实现。二是持续性改进,是以现有质量过程为基础,对患者不满意的问题进行分析,寻找原因,解决问题,提高质量。三是预防性改进。质量改进的重点在于预防问题的发生,而不仅仅是事后的检查和补救,只有事前质量控制,才能达到永久性的、根本性的质量改进。

附表:常用护理质量标准样例(表9-1～表9-6)

表9-1 基础护理质量评价标准

检查内容	分值	扣分方法	扣分原因
1.新入院患者24h搞好个人卫生	6	新入院患者24h未搞好个人卫生扣6分	
2.护理级别与医嘱一览表、床头卡相符;按级别要求巡视患者,发现病情变化及时报告及处理记录	15	护理级别与医嘱一览表、床头卡不相符扣1分;未按护理级别要求巡视患者扣2分;病情变化未及时发现、报告及处理各扣5分;记录不及时扣5分	
3.病房整洁,床铺平整、干燥、无污染痕迹,床栏、吊杆放置正确,床下无杂物,便器放床架上;每周更换床单、被套、枕套一次,不得放于地面	15	病房不整洁、有异味各扣2分;床铺不平整、不干燥、有污染痕迹、有碎屑各扣5分;患者皮肤直接接触胶单扣2分	
4.为不能自理者做好生活护理,做到三短六洁,并协助喂药、喂食	15	指(趾)甲、胡须长扣2分;头发不清洁、未梳理各扣2分;口腔、会阴不清洁、有异味各扣2分;皮肤、衣裤、床单有血、尿、便及胶布迹扣2分;未协助喂食、喂药各扣5分	
5.患者卧位安全舒适,符合病情要求;预防压疮措施落实,无压疮发生;有安全措施,无护理并发症	12	卧位不符合要求,无翻身卡各扣5分;体位与翻身卡不符合各扣2分;无安全措施,约束带使用不正确各扣5分;发生压疮、坠床、烫伤等各扣10分	
6.各种导管、引流管固定正确,引流通畅,定时更换	8	导管、引流管固定不妥当扣4分;导管、引流管受压、折曲、引流不通畅、未及时更换各扣2分	
7.输液、输血无外渗,定期观察,按要求填写输液卡、输血卡并记录	10	无输液卡扣2分;输液卡无签名、实际滴速与记录不符、无定时观察、输液外渗各扣2分	
8.患者呼叫及时到位,口服药分次核对发放	6	患者呼叫不能及时到位(大于2min)扣2分;未执行口服药分次核对发放扣2分	
9.提供有针对性的健康教育、指导	5	患者不了解疾病注意事项扣3分	
10.准确执行护理常规及操作规程,药物现配现用;注意保护患者隐私,对特殊检查、治疗、护理等履行告知制度	8	未执行护理常规及操作规程每项扣2分;护理过程不注意保护患者隐私扣2分;特殊检查、治疗、护理等未履行告知义务扣2分	
合计	100	≥90分为合格	

表 9－2　"优质服务病房"基础护理质量综合管理检查标准

病区：	检查日期：	责任人：		检查人：	
项目	基本内容	标准考评细则	分值	得分	存在问题
基础护理（55分）	床单位	1.床单平整,中线正、四角紧	1		
		2.整洁、无碎屑、无尿渍、无血渍	2		
		3.特护、ICU病房要求每日更换被服1次,一般患者每周更换1次,有污染随时换	2		
		4.床头柜上物品摆放整齐	2		
		5.床头柜内物品摆放有序	1		
		6.床下无杂物,便盆、尿壶用后及时上架	2		
		7.床铺无污渍、血迹	2		
		8.遇特殊情况应做到随脏随擦洗,及时更换衣裤,保持床单位整洁	2		
	六洁	9.特、一级护理患者每日2次刷牙漱口、洗脸。二级护理患者每日协助2次刷牙漱口、洗脸。三级护理患者督促刷牙漱口、洗脸	4		
		10.特、一级护理患者每周洗头1次(夏天每周2次),每日梳头2次。二级护理患者每周协助1次洗头(夏天每周2次),每日协助2次梳头。三级护理患者督促洗头、梳头	4		
		11.特、一级护理患者做到饭前、便后洗手,手、足睡前清洁。二级护理患者协助饭前、便后洗手,手、足睡前清洁。三级护理患者督促饭前、便后洗手,手、足睡前清洁	4		
		12.特、一级护理患者每日1次擦洗外阴。二级护理患者每日1次协助擦洗外阴。三级护理患者督促擦洗外阴	4		
		13.肛门周围无糜烂,清洁无异味	4		
		14.皮肤保持干净,无胶布痕迹及血迹;特、一级护理患者每天擦身一次,根据患者需要随时更换衣裤。二级护理患者每日1次协助擦身,根据患者需求更换衣裤。三级护理患者督促擦身,督促患者更换衣裤	4		
	三短	15.头发短	2		
		16.胡须短。特、一级护理患者每周刮胡须一次。二级护理患者每周协助刮胡须一次。三级护理患者督促刮胡须	3		
		17.指(趾)甲短、无污垢。特、一级护理患者每周修剪指(趾)甲1次。二级护理患者每周协助修剪指(趾)甲1次。三级护理患者督促修剪指(趾)甲	3		
	卧位	18.对于卧床、生活不能自理的患者定时翻身、拍背、按摩受压处,摆放舒适体位	3		
		19.根据患者病情维持肢体功能位置	3		
		20.符合治疗、护理要求	3		

（续表）

病区：	检查日期：	责任人：		检查人：	
项目	基本内容	标准考评细则	分值	得分	存在问题
组织管理（25分）		21. 按照护理等级标准提供生活照顾：特、一级护理患者协助进餐、进水（必要时喂水、喂饭）、注入鼻饲饮食。二级护理患者协助进餐、进水。三级护理患者督促进餐、进水	8		
		22. 特、一级护理患者护士应负责采集留取各种标本。二级护理患者护士应协助采集留取各种标本。三级护理患者护士应督促采集留取各种标本	2		
		23. 按要求安排基础护理人员，做好基础护理	2		
		24. 基础护理班上午提前半小时上班	2		
		25. 根据医生、护士长要求及患者病情控制陪伴人	2		
		26. 在病区墙壁上公示基础护理内容，按规定时间落实各项基础护理，做到保质保量	3		
		27. 认真做好入院介绍及健康宣教，病房内有健康教育材料	2		
		28. 走廊、洗涤间、卫生间等潮湿的地带有安全警示牌	2		
		29. 按等级护理标准巡视病房，观察病情变化：一级护理每小时巡视一次。二级护理每2h巡视一次；三级护理每3h巡视一次	2		
人力资源管理（15分）		30. 严格岗位责任制，合理分工、分层管理、责任到人，护患比达到1∶8（1名责任护士负责8名患者的护理工作）	3		
		31. 排班合理，各班次工作量分配适当；床护比达1∶0.4，根据住院患者人数、病情，动态排班，在早、中、晚、夜班适当增加护士，保证基础护理工作的落实	3		
		32. 未取得护士执业证书的不能单独值班，助理护士不允许进行介入性操作	3		
		33. 二人以上设小组长，护士长不在班由组长负责（排班表注明，并落实）	3		
		34. 周末及节假日应指定一名高年资的护士负责科室的管理	3		
电话随访					
总分			100		

表9-3　重症监护室护理质量管理标准

项目		内容及要求	评估方式	扣分依据	备注
科室护理管理（10分）		1. 科室制度健全、职责明确，各岗位有工作流程，并能严格执行（2分）	查看相关记录		
		2. 制定年度护理工作计划，每月召开护理质量管理安全会议，有记录（2分）			
		3. 护理人员与床位比例为1∶（2.5～3）（1分）			
		4. 护士长应当具有中级以上专业技术职务任职资格，在重症监护领域工作3年以上，具备一定管理能力（1分）			
		5. 重症监护室专科护士接受专业培训率≥90%，每年选送专科护士培养比例不低于所在专科护理领域护士的5%（2分）			
		6. 有护理质量控制小组，有计划、有检查、有评价、有改进措施、有记录；每月召开护理质量安全管理会议（2分）			

（续表）

项目	内容及要求	评估方式	扣分依据	备注
病区 管理 (10分)	7.病区布局合理,流程符合要求(2分) 8.护士着装符合要求(2分) 9.入监护室更换衣帽、鞋,戴口罩;并能严格执行探视制度(2分) 10.护士服务主动、热情,保护患者隐私(2分) 11.基础护理到位,保持患者面部、口腔、手足、会阴、切口、床单位清洁、整齐(2分)	实地查看		
药品 使用 管理 (5分)	12.内服药、外用药、消毒剂、注射药分开放置,标识明确,无过期变质。高危药品单独存放,标识醒目(1分) 13.急救药品名称及数量固定,摆放有序,班班交接并记录。同一药品批号不一致有标识,用后及时补充(1分) 14.毒麻药应专人保管、上锁、班班交接并记录(2分) 15.护士熟练掌握抢救药品的使用(1分)	实地查看 相关记录		
设备 物品 管理 (5分)	16.急救设备、物品定点放置、专人保管、定期消毒、检查、维修、保养,随时处于备用状态,有维护保养并记录(3分) 17.各种备品按需领取无积压,库房备品摆放整齐有序(2分)	实地查看 相关记录		
安全 管理 (15分)	18.有安全管理制度,护士长定时检查,每月进行安全教育并记录(2分) 19.认真执行查对制度,医嘱班班查对,护士长每周查对2次并签名(2分) 20.有创操作前有告知,对各类突发事件有抢救风险预案(2分) 21.有高危人群及危险物品的安全防范措施,标识明显(2分) 22.严格执行交接班制度,监护室与急诊、手术室、病房之间交接规范有记录(3分) 23.患者佩戴腕带,有患者腕带识别与管理制度(2分) 24.落实主动报告护理安全(不良)事件与隐患缺陷制度,科室有相应记录与持续改进措施(2分)	查看相关 文件考核 护士		
专科 护理 (25分)	25.护理人员熟练掌握各类仪器的性能及操作规程,并能熟练使用(4分) 26.责任护士对患者做到八掌握(床号、姓名、性别、年龄、诊断、病情、心理变化、责任医师)(4分) 27.各种引流管护理符合要求,无并发症(4分) 28.熟练掌握各种急危重症护理抢救技术及护理要点(4分) 29.掌握循环系统、呼吸系统、肾功能及水电解质平衡的监测,掌握常用检验及血气分析报告(5分) 30.定时进行业务培训,包括专科技能、基本操作技能、心肺复苏技能等,并记录(4分)	考核护士 实地查看		
教学 管理 (5分)	31.对新上岗护士进行培训及技能考核并记录(3分) 32.科室有带教计划、教学记录(2分)	查看 相关记录		
感染 管理 (25分)	33.见《XX自治区医院感染管理质量评价标准(试行)》			
得分		检查者		

表9-4 护理文件书写质量标准

项目	检查内容	分值
体温单	眉栏、页码填写整齐,页面整洁,无涂改、破损	4
	入院、出院、转出、死亡、手术、分娩、处出、请假、拒测填写正确,无漏项	2
	新入院、转入、发热(T≥37.5℃)、危重、术后病员每日至少测4次体温;高热病员(T≥39.5℃)每日测6次体温,连续测至体温正常3d;一般病员每日测2次体温	2
	各种特殊标记绘制正确	2
	入院时测量身高、血压和体重并记录;住院期间血压和体重根据患者病情和医嘱测量并记录	2
	呼吸线以下栏目填写正确,尿量、液体出入量、引流液量应根据医嘱和病情将24h总结记录于相应栏内,药物过敏史应及时在其他栏内记录	2
	体温单绘制规范,无间断,无漏项	6
医嘱单	眉栏、页码填写完整、正确	2
	页面整洁,无遗漏、无破损	2
	签名符合电子病历要求	2
	长期医嘱、临时医嘱执行正确、及时	10
	药物试验结果标记及时、正确	4
医嘱执行单	眉栏、页码填写整齐,页面整洁,无破损,放置位置正确	2
	医嘱转抄及时、正确	2
	医嘱执行后签字及时,字迹工整	3
	自服药、多条静脉通道标记清楚,停药有标识	3
护理记录单	眉栏、页码填写准确,页面整洁,无错别字,修改符合要求	5
	记录频次符合要求,格式正确,病情变化者随时记录	5
	记录真实、客观、连续,反映动态变化,体现专科特点,医学术语规范,护理措施体现个体化	10
	签名清晰可辨,符合病历书写要求	5
	入院病员应有记录,记录应在4h内完成	5
	记录内容与医嘱、护理常规、病情、护理级别相符合,有生理、心理、社会方面的观察记录	10
	抢救危重症患者记录及时,如未记录应在6h内据实补记,并注明	5
	日间小结、24h总结准确	5

表9-5 病区规范化管理质量标准

项目	检查内容	分值
护士	上班衣帽穿戴整齐(工作裤、工作鞋或白色软底鞋),整洁,佩戴上岗证和手表	4
	长发用规定头发,不用花哨、怪异的头饰,头发保持自然色	4
护士站、护士办公室、更衣室	桌面、墙面、地面保持清洁,天花板无蜘蛛网,墙面不乱张贴,门窗清洁	4
	家具摆放按规定位置,桌面、抽屉物品分类放置	3
	工作人员饮水杯不乱放,用后自己收理	3
	更衣间整洁、整齐,工作服、工作鞋不乱堆放,要求入柜保管	5

（续表）

项目	检查内容	分值
无菌治疗室	地面、墙面清洁，各物品柜内外清洁，抽屉清洁	5
	治疗车按规定位置摆放、清洁；各抽屉物品按标识放置，不乱放（无菌物品与非无菌物品分开放置）	5
	药品放置规范，无过期药品	5
清洁治疗室	各类物品摆放按规定位置，地面、墙面清洁，无死角	5
	各种无菌包、无菌物品放置规范	3
	仪器设备使用后按要求清洁、消毒，归位放置	3
	各抽屉物品按标识放置，无非必需品，洗手槽清洁	4
医疗垃圾存放间	一次性物品使用后按规定回收并分类放置，各桶内外清洁，加盖密闭	5
	使用后的各种无菌包按要求放置	4
物资库房	各库房地面清洁，无卫生死角	3
	清洁物品与非清洁物品分开放置	3
	物品按规定位置放置，有标识，不积压	4
值班室	地面、门窗清洁，桌面清洁，无杂物	3
	床铺整洁，不乱堆乱放	4
盥洗间、开水房	墙面、地面、水槽、瓷砖清洁无污垢，地面不积水	3
	无杂物和各种废物堆放	3
	床、床旁桌、椅按规定放置，床头设施清洁、无杂物，壁柜内外清洁	5
	床铺整洁、平整，无异色，病室内无陪伴床及杂物	5
	病室、厕所地面清洁不积水，墙面瓷砖清洁，面盆、便池清洁，门窗清洁	5

表9-6　临床科室（普通病室）医院感染质量控制考核评分标准

科室：	时间：	年月日	得分		
质量考核内容	标准分	检查方法	扣分标准	得分	检查情况
一、病房院感管理与制度建设	20				
1. 各级各类医院感染管理文件齐全，科室建立医院感染管理控制小组，科主任为第一责任人，职责明确，认真履责	4	查看资料	未建立不得分，不合要求一项扣1分		
2. 每年有质控及培训计划，每月开展质控活动，进行质控分析，有持续改进措施，记录完整。积极参加医院培训活动，科室每季度至少组织一次培训	4	查看资料	未制定不得分，不合要求一项扣1分		
3. 按照相关规范的要求，科室应制定完善的院感相关制度、规范及操作流程，并有效执行	4	查看资料	无制度不得分，不完善酌情扣分		
4. 严格执行消毒隔离制度、无菌技术操作规程及相关的院感规定。对所有患者实行标准预防，已发生院感的患者根据传播途径采取相应的隔离措施	4	查看现场	不合要求一项扣1分		
5. 对特殊感染（炭疽、气性坏疽、朊病毒、破伤风、不明原因传染病）或多重耐药菌等感染的患者，应按要求进行隔离，并及时上报院感科、护理部	4	查看现场	不合要求一项扣1分		
二、治疗室、换药室、注射室管理	20				

（续表）

科室：	时间：	年月日	得分		
质量考核内容	标准分	检查方法	扣分标准	得分	检查情况
1.布局合理，放置规范，标识清楚，洁污区分开	2	查看现场	不合要求一项扣1分		
2.室内清洁、整齐，冰箱内无私人生活用品	2	查看现场	不合要求一项扣1分		
3.每日进行空气消毒有记录，地面每日湿拭清扫2次，遇污染时先用1000～2000mg/L含氯消毒剂局部处理后再用拖布拖净	4	查看现场	不合要求一项扣1分		
4.进行无菌操作时，衣帽整洁，操作前洗手(无明显污迹时可用快速手消毒剂)、戴口罩帽子，执行无菌操作规程。无菌物品必须一人一用一灭菌	4	查看现场	不合要求一项扣1分		
5.抽出的药液、开启的静脉输入无菌液体必须注明开启时间，超过2h不得使用；启封抽吸各种溶媒超过24h不得使用，溶酶瓶上不得插针头与外界相通	4	查看现场	使用过期液体或溶媒不得分，执行缺陷酌情扣0.5～1分		
6.碘附(包括安尔碘)、酒精、杰雪消毒剂密闭保存，用后加盖。每周容器更换2次。干罐有效期4h	4	查看现场	使用过期物品不得分，执行缺陷酌情扣0.5～1分		
三、消毒隔离	30				
1.病室内每日定时通风，必要时空气消毒。地面每日湿拭清扫2次，遇污染时，先用1000mg/L含氯消毒剂局部处理后再用拖布拖净	4	查看现场	一项执行缺陷酌情扣0.5～1分		
2.禁止在病房、走廊清点更换下来的衣物、被服，应分类收集	3	查看现场	执行缺陷酌情扣0.5～1分		
3.扫床巾一床一套(巾)，抹布一床一柜一用，用后浸泡于250mg/L含氯消毒剂中30min，清洗晾干备用。多重耐药菌的患者抹布(至少3张)、拖布与其他患者的分开	4	查看现场	缺一样扣0.5分		
4.体温计一人一用一消毒，用75%酒精或500mg/L含氯消毒剂浸泡30min。各类监护仪定期进行清洁消毒	4	查看现场	一项执行缺陷扣1分		
5.所有需要清洗灭菌的物品应符合要求，密闭运送供应室清洗消毒灭菌，科室不得自行清洗打包。氧气湿化瓶、呼吸机螺纹管、氧气面罩、压脉带、吸引瓶等送消毒供应中心统一处理	4	查看现场及资料	科室违反规定自行处理不得分，执行缺陷一次扣1分		
6.治疗车上层为清洁区，下层为污染区；进入病室的治疗车、换药车应配快速手消毒剂，每治疗一个患者应洗手或手消毒。压脉带一人一用一消毒	4	查看现场	一项执行缺陷扣1分		
7.各种用于注射、穿刺、采血等有创操作的医疗器具必须一人一用一消毒灭菌。各种治疗、护理及换药操作应按清洁—感染—隔离伤口依次进行	4	查看现场	一项执行缺陷扣1分		

（续表）

科室：	时间：	年月日	得分		
质量考核内容	标准分	检查方法	扣分标准	得分	检查情况
8.做好职业防护工作,遇职业暴露立即报告并填写职业暴露表	3	查看现场及资料	一项执行缺陷扣1分		
四、感染控制及监测	20				
1.定期对空气、物表、医务人员的手、使用中消毒液进行监测,要求达标并保存记录	4	查看资料	缺一样扣1分		
2.出现院感病例主管医师24h上报,院感发病率<10%,无菌手术切口感染率≤0.5%,现患率调查实查率>96%,病原学送检率>50%	4	查看资料	漏报一次扣2分,一项不符合要求扣1分		
3.每天监测使用中消毒液浓度达标	5	查看现场及记录	未监测不得分,未达标一次扣2分		
4.法定传染病及时上报,并按要求做好隔离防护工作	4	查看资料	迟报漏报一例扣2~5分		
5.各类监测报告单、反馈单存放有序,无缺失	3	查看资料	缺一样扣1分		
五、手卫生管理	5				
1.设施设备及相关要求符合规范,操作流程上墙	2	查看现场	一项不规范扣0.5分		
2.手卫生执行情况,现场抽查及提问	3	查看现场	一人不合格扣1分		
六、医疗废物管理	5				
医疗废物按《医疗机构医疗废物管理条例》进行处理。收集、储存、转运符合规范,并有记录。胸腔闭式、腹腔等引流液需用含氯消毒剂浸泡30min后倒入下水道,排入医院污水处理系统	5	查看现场及资料	违反规定不得分,不合格一样扣1分		

检查者签名：

　　注:本标准适用于 XX 市二级及以上医院。评价标准为:三级医院≥95分,二级医院≥92分

四、临床护理路径

（一）临床护理路径概述

1.临床护理路径的概念

（1）临床路径:是医院的一组人员,包括管理决策者、医师、护理人员及其他医疗有关人员,共同针对某一病种的检查、监测、治疗、康复和护理所制定的一个有严格工作顺序、有准确时间要求的临床服务计划。

（2）临床护理路径:是患者在住院期间的护理模式,是为患者制定的有针对性的护理计划,是对特定的患者群体,以时间为横轴,以入院指导、入院时诊断、住院中的检查、用药、治疗、护理、饮食指导、教育、出院计划等最佳的护理手段为纵轴,制成一个标准流程。

在临床护理路径的发展与设计过程中,将沟通理论、冲突化解理论、品质管理与改良理论、人本理论、资源依赖理论、机构理论等作为临床护理路径的理论依据,是一种包容了循证

医学、整体护理、质量保证以及持续质量改进的护理标准化方法。临床护理路径是在护理程序的基础上,清除、简化不必要的重复内容,遵循最佳的护理方案,提供高质量、低成本的护理服务,避免了诊疗、护理的随意性,提高了对费用等的可评估性。

2. 临床护理路径的特点

(1)合作性:临床护理路径强调团队合作性,它的制定与实施需要有医生、护士、检验人员、营养师等多个专业人员的参与。

(2)规范性:临床护理路径是一个事先设计好的标准流程,一旦患者进入医院并入径,不论医护人员是谁,均应按此流程进行处理。

(3)连续性:临床护理路径作为一种先进的质量效益型医疗护理质量管理模式,能让护士遵循路径所约定的标准程序进行护理工作,患者从入院到出院均按一定模式接受护理,保持了服务的连续性。

(4)时效性:临床护理路径表明了医护人员在医疗护理活动中操作的时间表。它明确规定在哪天、什么时候、什么状况下怎样处理患者。路径中时限的要求和规定不仅表现在对住院天数的界定上,而且表现在完成各项医疗服务的时限要求上。

(5)选择性:可根据患者的具体情况选择最适合的临床护理路径。

(6)预知性:临床护理路径设定了预期结果,是一个可以预先决定起点和终点的流程,护理活动要达到一个什么样的目标,在路径之初即有规定。

(7)差异性:临床护理路径承认个案差异和例外情况的存在,这包括患者的生理、心理、社会等因素的综合影响。有些患者会偏离路径即出现变异,发生变异是正常的、允许的,但医务人员必须对变异进行详细的记录和解释,分析变异的原因,必要时采取干预手段改进临床护理路径。

3. 开展临床护理路径的基本步骤

(1)计划准备阶段:包括方案制定、资料准备、人员工作分工、开展全员教育,成立临床路径委员会,确定临床路径的开发方向。

(2)开发阶段:成立临床路径开发小组,结合医院实际情况,根据收集整理的资料,确定开发主题,制定临床路径及具体实施方案。

(3)实施检查阶段:临床路径使用前,应对参与路径的所有相关医务人员进行教育;使用过程中,应经常检查实施情况;在病例发生变异时,应尽快纠正变异;此外,临床路径小组应定期对路径实施过程中发生的变异进行汇总分析,查明原因。

(4)评价改进阶段:在实施一定时间后,将路径实施后的结果与实施前的数据进行对照并加以分析,总结成功和失败的经验,并将所得经验应用于路径的进一步改进,而后将新路径重新应用于临床,依次不断循环,使路径不断完善。

4. 实施临床护理路径的意义 临床护理路径自首次被用作个案管理工具至今,虽然在设计和目的上经历了不少变化,但是它的演进过程一直贯彻两个宗旨,那就是高品质服务与低廉的医疗费用:①提高医疗护理质量,督促护士履行职责,减少护理差错和分歧。②能够以患者为中心指导、协调工作,提高了工作效率和服务质量。③能够满足患者的知情同意权,增强了护患之间的信息传递,使护患双方能主动参与治疗和护理,提高患者的满意度,改善护患关系,预防医疗纠纷。④界定标准住院日数,减少不必要的检查和治疗,能有效地降低医疗成本,合理使用有限的卫生资源,避免资源浪费。⑤能充分挖掘患者的自理能力。

临床护理路径对护理人员而言：

(1)制定护理人员对某一疾病的最佳护理模式。

(2)提供护理人员临床训练的教学指南,有利于培养专科护士,同时也是护理专家培养的重要途径。

(3)临床护理路径规定了护理人员的工作流程和要求,避免了因个人能力不同,造成遗漏和疏忽,利于年轻护士的成长。

(4)促进护理质量持续改进。

(5)简化了记录,增加了护士的工作满足感。

(二)临床护理路径的内容及文本

临床护理路径的内容根据不同的疾病,不同的手术,不同医院、病房、医生和不同的专业人员而有不同的服务项目内容。

1.临床护理路径的病种选择　高容量,即同类住院患者多;高费用,即诊断、治疗、护理费用高;治疗、护理有模式可循、变异少、病源充足、治疗效果和住院日较明确、医保政策确定和即将定额付费的疾病或手术。

2.二临床护路径的组成要素　患者类型;常用的医疗照顾方法和实施的时间顺序;多学科的临床医疗、护理;其他专科医师、辅助科室人员;偏离常规路径的差异问题;连续性评估和改进。

3.临床护理路径的基本文件

(1)路径表:临床多以图表框架的形式表达,每个医院、病房对临床护理路径的图表设计可能不太一样,但基本包括:①基本情况:疾病/手术、病种号(诊断关联群)、住院日期(预定总住院日期、实际住院日期)、患者姓名、医生姓名、个案管理者姓名等。②结果标准评估:包括医疗、护理、麻醉评估和会诊,检查和化验,医疗和护理措施,饮食,活动,病情监测,健康教育,出院计划,预期目标,变异等内容。

(2)变化与异常表:实施过程中患者的病情发生变化,出现偏离常规临床护理路径的变异问题,设计变异表,记录变异情况。

(3)工作手册和指导性文件:根据对象不同,可分为医务人员和患者两个版本。前者存放于医务人员手中,实施服务过程需记录结果或变更内容,相当于一份表格式的医嘱、病历;后者存放在患者手中,使患者了解诊断和治疗过程,便于其配合和监督,同时也可使其做到心中有数,满足其知情权。

因此,临床路径描述了为患者医疗负责的医务人员群体在医院中所采取的主要的、具体的临床干预措施。它可以帮助和引导医务人员进行规范的临床诊疗与护理,并对临床诊疗与护理过程进行有效的实施、协调、监测、记录及审查等临床医护管理。

(马利平)

第三节　护理安全管理

一、概述

(一)护理安全的概念

护理安全包括护理主体的安全和护理对象的安全。所以,护理安全概念有狭义和广义之分。狭义的护理安全即患者安全,是指护理服务全过程中不因护理失误或过失而使患者的机体组织、生理功能、心理健康受到损害,甚至发生残疾或死亡。广义的护理安全有三层含义,除上述狭义的概念外,还包括不因护理事故或纠纷而造成医院及当事护理人员承担行政、经济、法律责任等;以及不因医疗护理服务场所环境污染、放射性危害、化疗药物、血源性病原体、针头刺伤等对护理人员造成危害,即护士安全。

患者安全就是使患者避免遭受事故性损伤,预防患者不良结果或损伤发生的过程,就是通过构建一种能够使临床失误发生的可能性最小化,临床失误拦截的可能性最大化的健康服务系统,在最大程度上降低患者安全事故发生率的过程。

护士安全属医疗机构职业健康与安全的范畴,主要涉及护理工作场所中的各类安全问题。我国与护士职业健康和安全相关的政策法规包括《护士条例》、《中华人民共和国职业病防治法》、《职业健康监护管理办法》和《女职工劳动保护规定》等。

(二)护理安全中的患者安全

1. 影响患者安全的因素　在临床护理工作中,患者安全是一个合作性的目标,需要患者和医务人员共同努力。维护患者安全是护士的基本职责,同时也需要患者主动参与维护自身安全。患者常见威胁包括各类用药失误、医院获得性感染、暴露于大剂量放射线和伪劣医药的应用等。在严重的不安全事件中,虽有人类失误的因素,但是通常也伴随着固有的系统因素。如果这些系统因素能够被适当规避,人类失误也是可以预防的。

证据表明,医疗机构护理人员的编制水平下降与临床不良事件增多密切相关,例如患者跌倒、压疮、药物治疗失误、医源性感染,患者再住院率、平均住院日增加,医院死亡率上升等。另外,护士人手不足、工作积极性不高、技能水平低等都会导致护士工作绩效不佳,也是患者安全的重要影响因素。

护士经常通过评判性思维做出关于患者护理的各种决定,这些决定将直接影响到患者的安全。而护士的专业知识和临床技能水平、对患者的关爱程度、护理活动中遇到的障碍、护理工作任务的数量、各种关键信息的缺失、妨碍建设性思维的行为等都会影响护士做出准确的临床决定。

护士工作内容日益复杂,每天护理工作都面临各种各样的挑战。与患者护理活动中的安全性密切相关的因素有:①护理用具或用物没有放在规定的位置、摆放杂乱无章,护士不得不费时费力地寻找物品。②在病室、护士站、治疗室和其他工作场所之间重复乏味的穿梭走动。③情况变化或出现各种阻断因素和分散注意力的干扰因素。④暂停护理工作,等待计算机系统或药品到位等系统服务。⑤沟通失效。⑥由于书写不清或标识不当产生失误。

另外,护士手卫生以及在给药过程中的核对和确认等都会影响护理活动中的患者安全。

2. 护理工作重点环节安全管理　护理工作中的质量环节包括执行医嘱、病情观察、基础护理、重症监护、护理文书、消毒隔离等管理环节。而重点环节是围绕患者安全目标的工作环节,这些环节必须一环一环地从基础抓起,实行分项、分片、分段的管理,使护士职责明确,提高护理质量,最终确保护理安全。

(1)严格执行查对制度,准确识别患者身份

1)对患者施行唯一标识管理:制定对门诊和住院患者身份标识的相关制度;选择使用医保卡、就诊卡或新型农村合作医疗卡、身份证等作为唯一身份标识;逐步推进使用条形码

管理。

2)严格执行查对制度:严格执行各类查对制度,准确识别患者身份。制定标本采集、给药、输血或血制品、发放特殊饮食等患者身份确认和核对程序,至少同时使用两种患者身份识别方法;手术或有创诊疗活动前,严格查对,确保手术患者、部位和术式正确,并让患者(意识清醒状态下)或家属陈述患者姓名。

3)完善关键交接流程和患者身份识别管理:建立关键交接流程和识别患者身份的具体措施、程序与记录。

4)"腕带"识别标示管理:制定使用"腕带"作为识别标示的相关制度。对重症监护室、新生儿室/科、手术室、急诊抢救室患者及意识不清和存在语言交流障碍等患者使用"腕带"。

(2)建立医护人员之间有效沟通程序,正确执行医嘱

1)常规诊疗活动中的医嘱管理:制定并落实医嘱管理制度。在非急危重症常规诊疗活动中,医师下达书面医嘱,书写规范,不采用口头或电话通知方式下达医嘱。

2)急危重症患者抢救正确执行医嘱:在急危重症患者紧急抢救时,医师方可口头下达临时医嘱。护士接口头临时医嘱后,应完整复述并得医生确认,执行时实施双人核查。抢救结束后医师即刻据实补记医嘱。

(3)执行手术安全核查,防止手术患者、部位及术式发生错误

1)手术安全核查与工作流程:制定"手术安全核查、风险评估"制度并建立工作流程。手术前,手术医师、麻醉师、巡回护士再次核对患者身份、手术部位和术式,记录手术类型和手术时间等内容。医务处和护理部实施监管。

2)手术部位识别标示管理:制定手术部位识别标示制度并建立工作流程。规定统一记号,标记手术部位,尤其涉及双侧、多重结构(手指、脚趾、病灶部位)、多平面部位(脊柱)的手术时,应让患者参与(在患者意识清醒状态下)。

(4)执行手卫生规范,落实院感控制基本要求

1)手卫生管理规范和设施:制定手部卫生管理制度、规范程序。医护人员在临床操作过程中严格遵循手卫生管理规范,按照手卫生"六步法"程序洗手。配置有效、便捷的手卫生设备和设施。

2)手卫生监测管理:医院感染控制部门建立手卫生监管流程,有监测手卫生设备和洗手依从性监管记录,并向相关部门和员工反馈。

(5)规范特殊药物的管理,提高用药安全

1)"毒、麻、精、放"等特殊药品使用与管理:制定并执行毒性、麻醉、精神、放射性等特殊药品的使用管理制度。制定高浓度电解质等特殊药品存放区域、标识和储存方法的相关规章制度。包装相似、药名相似、一品两规或多剂型药物的存放有明晰的警示标识。

2)加强用药核对程序:处方或用药医嘱在转抄和执行时有严格的核对程序,并由转抄和执行者签名确认。患者口服药、注射用药加强核对,确保安全。

(6)建立临床"危急值"报告制度

1)制定临床"危急值"报告制度:制定临床"危急值"报告制度和工作流程。检验人员发现"危急值"后能快捷有效地通知医护人员。医护人员接"危急值"报告,进行复述确认无误后提

供临床医师使用,并完整记录。

2)建立"危急值"检验项目表:包括血钙、血钾、血钠、血糖、血气、白细胞计数、血小板计数、血红蛋白、凝血酶原时间、活化部分凝血活酶时间、心肌酶谱等项目。

(7)防范与减少患者跌倒/坠床、压疮发生

1)预防与减少患者跌倒/坠床事件:制定患者跌倒/坠床管理的相关制度、预案和处理流程。对有跌倒/坠床风险的患者,使用警示标识,制定防范措施。

2)防范与减少患者压疮发生:制定患者压疮管理的相关制度、预案和处理流程。制定压疮诊疗及护理规程。

(8)主动报告医疗安全(不良)事件

1)报告医疗安全(不良)事件:制定医务人员主动报告医疗安全(不良)事件与隐患缺陷的制度与流程。有医务人员报告医疗安全(不良)事件的途径,便于医务人员逐级上报。

2)报告医疗安全(不良)事件激励措施:制定医务人员主动报告医疗安全(不良)事件的激励措施,鼓励医务人员主动报告。

3)医疗安全信息资源改进工作:用医疗安全信息资源,制定改进医疗安全工作计划(每年1次)和具体的改进措施(每年2次)。将改进措施纳入管理制度,及时更新。

(9)患者参与医疗安全管理

1)协助患方正确理解、选择诊疗方案:采用多种形式,对患者及其家属提供有关疾病防治、输血等知识的宣传和指导。根据患者疾病诊疗方案,为患方提供相关知识教育,协助患方正确理解、选择诊疗方案。

2)主动邀请患者参与医疗安全管理:主动邀请患者参与医疗安全管理,如身份识别、手术部位确认、药物使用,尤其是患者在接受介入、手术等有创检查和治疗前。鼓励患者向药学人员咨询安全用药的信息。

(三)护理安全中的护士安全

影响护士工作安全的因素有:

1.化学、生物、物理、噪声、放射线、重复而单调的工作等风险因素。

2.医疗技术更新不足。

3.轮值班打乱正常的生活规律。

4.临床环境充斥着复杂的医学、社会、文化和经济因素,护士需要在情感、社会、心理和精神等方面满足越来越多的要求。

5.医院暴力。

6.与医疗有关的设备、材料和房屋设施的工效学不良设计。

7.缺乏防护服装和安全设备。

8.资源分配不足,如护士短缺,财务资源不足等。

医院工作环境的安全对于患者安全具有重要的作用,是患者获得良好的诊断、预防、治疗和护理结果的基础条件。因此,国际护士会提倡并推动国际、国家和地区研发与应用医院工作环境安全的政策或措施,保护护士享有安全工作环境的权利,包括继续教育、免疫接种、防护服装和安全设备。

二、护理缺陷的管理

（一）护理缺陷的定义和判定标准

医疗差错、事故与纠纷，均属医疗缺陷范畴，护理缺陷也属此范围，是指治疗、护理服务人员在提供服务的活动中，由于在医疗体制、管理体系、服务质量和技术操作方面存在的欠缺、不完善因素，而导致医疗损害及误解的事实。医疗护理事故、医疗护理差错和医疗护理纠纷均列入护理缺陷的范畴。国务院对医疗事故有明确界定。医疗护理事故是指在护理过程中，由于护理人员的过失，直接造成患者死亡、残废、组织器官损害导致功能障碍。医疗护理差错是指在护理过程中，因责任心不强、工作粗疏、不严格执行规章制度或违反操作规程等原因，给患者造成精神及肉体上的痛苦，但未造成严重后果。根据产生后果的程度，进一步分为严重差错和一般差错。凡发生差错但尚未对患者引起不良后果，或尚未实施即被发现并被纠正则称为缺点。缺点也属于护理缺陷的范畴。

（二）护理缺陷的常见原因

1. 人力资源不足，超负荷工作状态 为满足社会对医疗服务的需求，而加大各部门的工作量，造成部分科室的人员、设备、空间相对不足。当护士人手紧缺，工作超负荷时，多数护士无法适应多重角色的转换，出现角色冲突，长此以往，使护士身心疲惫，也是构成护理工作不安全的重要原因。再则，过度工作和劳累同样会引起注意力和警惕性的下降，导致错误的增加。

2. 护理人员缺乏工作经验 新职工、新设备的进入有一个培训、适应、磨合过程。从统计分析来看，低年资护士容易发生不安全护理事件，由于她们专业知识不够丰富，技术操作不够熟练，缺乏有效的沟通技巧，法律知识欠缺，理论与实践脱节，违反技术操作规程，容易导致操作失败或操作错误，而发生护理差错。

3. 管理层的因素 安全护理管理是护理质量管理的核心，护理质量直接影响到医疗质量、患者的安危、医院的声誉。管理制度不完善，制度执行不力，上级对下级的监控缺乏力度，对潜在的不安全因素缺乏预见性，对人力资源的教育，培训不重视，护理人员的缺编，护士的待遇偏低等均会导致不安全护理的后果。

4. 其他因素 差错、事故的鉴定处理仍没有一个使医患双方都信赖满意的机制。社会、媒体等对医疗机构、人员尚缺乏公正的评价，医院生存的环境还不令人满意。对护理安全有直接影响的主要因素还包括院内感染、烫伤、跌倒与坠床、输液渗出及坏死、环境污染、食品污染等。

（三）护理缺陷的防范

1. 建立和完善统一的护理安全管理系统 针对医院护理安全质量方面存在的问题，结合医院的实际情况，制定相应的预防与控制措施，规范护理工作流程的各个环节。建立以护理部、护士长、科室质控员为主体，全体护理人员参加的护理安全管理组织体系，形成护理监控、科室互控、科内自控的监控网络，层层把关，环环相扣，各司其职，确保护理安全。护理部按照《护理质量考评标准》对全院护理质量进行定期或不定期抽查，召开会议，分析和解决存在的问题，及时纠正处理，并将检查结果反馈到各病区，各病区对存在的问题进行分析，提出整改措施。

2 运用科学管理系统,建立护理安全管理路径　护理安全是护理管理工作效益的体现,科学系统的管理方法有助于提高管理工作的成效。护士在工作中一旦发现危险因素或不良事件,立即通过上报系统报告。护士长从管理者、教育者的角度出发分析本病房存在的隐患,利用晨交班或会议的机会组织护士进行全面讨论、分析,使护士对存在的隐患有共同认识,并采取相应措施改善不良环节。管理委员会通过这些分析、评价,来掌握护理事故发生的状况,进行集中分析,找出防止事故的对策。护理安全管理路径一方面可以激发护士的自主参与性,加强护士和管理者的沟通,营造积极、公正的安全上报氛围;另一方面可以促进规范化、系统化护理安全管理,有助于管理者根据流程,准确地解读上报内容,从整体的角度出发,兼顾个人因素和环境因素,及时反馈,合理处理,从本质上减少和杜绝安全事故,使护理安全问题真正受到大家的重视。

3. 健全护理安全制度及处理应急预案

(1)完善和制定各项管理制度:要建立护理安全的有效体系,就必须实现对差错的严格预防和控制。制定相应的护理制度和流程,使人人知晓并在实践中参照执行,对可能产生护理不安全的高危环节进行重点关注和整治。定期对存在的安全隐患进行重点讲评分析。一个险些酿成差错的不良事件,实际上因为偶然因素或因即时干预未产生后果。管理学的实践证实,对这个方面的研究和控制与对实际产生不良后果的差错研究具有同样重要的预防和治理意义。对各项护理安全工作应有检查、监督、反馈、讲评、整改的机制。对已经出现的医疗不安全事件,应有危机处理方案,医院管理部门应及时知晓,协同处理,尽可能减轻不安全事件造成的危害,做好各项善后工作,尽快找出导致不安全的危险因素,并制定相应对策。

(2)对各类紧急情况有应急预案:为确保患者住院期间的安全,患者入院后护士即根据患者的病情,结合病区环境做出初步评估。科室必须健全住院患者紧急状态时的应急预案,如猝死、躁动、药物引起过敏性休克等。在制定应急预案时,首先重点突出"预防为主"的原则,如躁动应急预案中,制定该患者护理评估、床头设立"坠床"提示牌及规范使用安全约束带等安全防范措施。其次,制定跌倒等事件发生后的应急处理措施及逐级上报程序。

(3)重视风险意识、法律意识教育:长期以来,护士习惯处于医疗服务的主导地位。因此在实践中,护士更多考虑的是如何尽快地去解决影响患者健康的根本问题,而忽视潜在的法律问题。护理部要求护士对患者权利和护士义务有正确认识,加强风险意识及法律意识教育,规范护理行为,开展护理核心制度学习,结合《医疗事故处理条例》,让护士充分意识到遵守规章制度、遵守护理规范是对自己的保护。护理工作中无处不潜藏着法律问题,为适应法制社会,护士应学法、懂法、守法。护士执行每项操作前都要向患者解释清楚,并认真做好病情观察。根据科室特点制定相应护理常规、操作流程,护理文书书写规范,建立医嘱的查对制度和方法。

(4)加强护理管理职能,转变观念,努力营造安全文化氛围:做好护理安全管理工作,首先必须在全体人员中树立护理安全的观念,加强职业道德教育,时刻把患者安危放在心上。树立安全第一的观念,应让每位护理人员都明白,在护理的各个环节上都可能存在不安全的隐患,如果掉以轻心势必危机四伏,对患者的生命带来不可弥补的伤害。护理管理者应着眼于系统分析,对当事人避免单纯的批评责备和处罚,营造安全文化氛围,倡导主动报告护理过失和缺陷,善于以护理差错事故的实例及时教育护士,使其加强工作责任心,吸取教训,防止类似事件发生,从而全面提高护理安全质量。护理管理者还应该经常检查和督促护士严格执行操作规程,并要加强护士业务素质培训,不断充实和更新知识,提高对患者的护理安全质量。

(5)安全管理纳入病房的目标管理:护士长采取科学管理病房的方法,进行恰当的人力资源管理,根据护士的能力、资历及护理工作强度等合理调配护理人员,注意新、老护士搭配,并提供良好的工作环境,在排班上尽量做到满足护士的要求,以调动她们的工作积极性,既要保证护理人员充足,又要避免护士长期处于紧张、疲劳状态而发生差错事故。当使用新的医疗仪器或开展新治疗、新检查时,组织全体护士认真学习以掌握新知识、新技能。各种仪器上均将操作程序写清楚,以便按程序规范操作。为防止各种遗忘性差错,科室建立交接班前的自查制度,以便及时发现问题并纠正。

(马利平)

第十章　老年病护理

第一节　老年人常见健康问题的护理

老化是人类面临的一种复杂的自然现象。随着年龄的增长,人体各器官和组织细胞逐渐发生形态、功能和代谢等一系列退行性变化,严重影响老年人的身心健康。随着社会老龄化进程的加快,老年人健康问题的发生率不断上升。据相关统计显示,有1/3的老年人(WHO规定＞65岁)出现2种以上的日常生活能力下降,30％的居家老年人和50％的住院老年人有尿失禁,80％的住院老年人有营养不良,60％的居家老年人租住护理院,老年患者占有60％的急诊量、49％的住院日和85％的长期照护床位。积极实施老年人的健康管理与护理,可有效预防老年人健康问题的发生,提高老年人的生活质量,降低医疗成本,节约医疗费用。本项目就老年人常见的健康问题,如跌倒、便秘、大便失禁、尿失禁、睡眠障碍、疼痛、抑郁、焦虑、视觉障碍、皮肤瘙痒等问题及其护理进行介绍。

一、跌倒护理

跌倒是一种不能自我控制的意外事件,是指个体突发的、不自主的、非故意的体位改变,而脚底以外的部位停留在地上或者更低的平面。国际疾病分类将跌倒分为两类:同一平面的跌倒和从一个平面至另一个平面的跌落。

老年人跌倒发生率高,跌倒是老年人伤残和死亡的重要原因之一。世界卫生组织(WHO)指出,跌倒是老年人慢性致残的第三大原因,每年65岁以上的老年人发生跌倒比例大约有30％,15％的老年人发生2次以上跌倒,并伴有骨折、软组织损伤和脑部损伤等,导致老年人活动受限、医院就诊或死亡。在美国老年人意外事故中有2/3由跌倒所致,每年因跌倒造成的医疗总费用超过200亿美元。在我国,跌倒是65岁以上老年人首位意外的伤害,按30％的发生率估算,每年将有4000多万老年人至少发生1次跌倒。老年人跌倒死亡率随年龄增长急剧上升,跌倒严重威胁着老年人的身心健康,给家庭和社会带来巨大负担。

(一)致病因素

跌倒是多种因素相互作用的结果,跌倒发生率随着危险因素的增加而增加。引起跌倒的原因分为内在危险因素、外在危险因素及社会因素。

1.内在危险因素　内在危险因素(主体因素)是主要来源于患者本身的因素,通常不易察觉且不可逆转,需仔细询问和观察方可获知。

(1)生理因素:机能减退,如老年人在智力、肌力、肌张力、反应能力、步态及平衡能力都有所降低,使跌倒的危险性增加;视力衰弱,如老年人的视力、视觉分辨率、视觉的空间或深度觉及视敏度下降;感觉迟钝,如老年性耳聋、耳垢堆积影响老年人听到有关跌倒的警告声音;老年人触觉下降,前庭本体感觉退行性改变,增加跌倒的危险性;运动功能下降,老年人骨骼、关节、韧带及肌肉的结构、功能损害和退化是引发跌倒的常见原因,如老年人骨质疏松明显增加了跌倒的发生率。

(2)病理因素:神经系统疾病,如脑卒中、帕金森病、脊椎病、小脑疾病、前庭疾病、外周神经系统病变;心血管疾病,如律失常、直立性低血压、脑梗死、小血管缺血性病变休克、贫血等小血管缺血性病变;此外,肺炎及其他呼吸道疾病、血氧不足、贫血、脱水以及电解质平衡紊乱等都会导致机体的稳定能力受损;老年人泌尿系统疾病或其他伴随尿频、尿急、尿失禁等症状的疾病常使老年人如厕次数增加或发生排尿性晕厥等而增加跌倒的危险。

(3)药物因素:某些药物通过影响人的神志、精神、视觉、步态、平衡觉等方面而容易引起跌倒,可能引起跌倒的药物有:精神类药物,如抗抑郁药、抗焦虑药、催眠药、抗惊厥药等;心血管药物,如抗高血压药、利尿剂、血管扩张药等;其他药物,如降糖药、非甾体抗炎药、镇痛剂、多巴胺类药物、抗帕金森病药等。

(4)心理因素:沮丧、抑郁、焦虑、情绪不佳及其导致跌倒的危险的社会隔离均可增加跌倒的危险。沮丧可能会削弱老年人的注意力,潜在的心理状态混乱也与沮丧相关,都会导致老年人对环境危险因素的感知和反应能力下降。另外,害怕跌倒可也使行为能力、自理能力降低,活动受限,影响步态和平衡能力,出现步态不稳而增加跌倒的危险。

2.外在危险因素

(1)环境因素:①室内环境因素:如灯光昏暗,地面湿滑,凹凸不平,不合适的家具高度和摆放位置,楼梯台阶、卫生间没有扶栏和把手等都可能增加跌倒的危险。②户外环境因素:路面不平整、雨雪天气、人群拥挤等都可能引起老年人跌倒。③个人环境:居住环境发生改变、衣服裤脚较长、鞋不合脚、辅助行走工具异常、家务劳动(如照顾小孩)、交通损伤等。

(2)活动有关的因素:老年人在行走、上下楼梯、变换体位、重体力劳动等失去平衡的支撑时易发生跌倒。

3.社会因素

老年人的教育和收入水平、卫生保健水平、享受社会服务和卫生服务的途径、室外环境的安全设计,以及老年人是否独居、与社会的交往和联系程度等是影响跌倒发生的间接因素。

(二)辅助检查

根据需要做影像学及实验室检查,确定跌倒造成的损伤情况以及跌倒后现存或潜在健康问题。辅助检查有:影像学检查,如 X 线检查、CT、MRI 等检查跌倒部位的损伤情况;实验室检查,如血常规、血糖等检查有无贫血、低血糖相关因素。

(三)护理诊断

1.有外伤的危险　与跌倒有关。

2.恐惧　与害怕再次跌倒有关。

3.疼痛　与跌倒后组织损伤有关。

(四)护理措施

1.紧急处理

(1)检查伤情:老年人跌倒后,不要急于扶起,应先分清情况,再进行跌倒后的现场处理。首先要检查确认伤情:老年人对跌倒过程是否有记忆,如不能记起跌倒过程,提示可能为晕厥或脑血管意外;检查是否有剧烈头痛或口角歪斜、言语不利、手脚无力、感觉异常及大小便失禁等,警惕是否为脑卒中,处理过程中注意避免加重病情;检查有无骨折,查看有无肢体疼痛、畸形、关节异常、肢体位置异常等,以确认骨折并适当处置。

(2)正确搬运:老年人跌倒初步确定伤情后,如需搬运应保证平稳,尽量保持平卧姿势。

(3)有外伤、出血者:立即止血包扎并进一步观察处理。

(4)对跌倒后试图自行站起的老年人:可协助其缓慢起立后采取坐位或卧位并休息,并继续观察病情。

(5)对跌倒后意识不清的老年人:伴有呕吐者,将头偏向一侧,并清理口腔、鼻腔呕吐物,保持呼吸道通畅;伴有抽搐者,移至平整软地面或身体下垫软物,防止碰、擦伤,必要时使用牙垫,防止舌咬伤,注意保护抽搐肢体,防止肌肉、骨骼损伤;呼吸心跳停止者,应立即进行胸外心脏按压、口对口人工呼吸等急救措施。

2.病情观察 观察患者神志、生命体征的变化,警惕内出血及休克征象;观察神志、瞳孔以及单侧肢体,若有肢体无力、口齿不清、打哈欠、大小便情况,警惕有无颅脑损伤等。

3.对症护理 根据患者的日常生活活动能力,提供相应的基础护理,满足老年人日常生活需求;预防压疮、肺部感染、尿路感染等并发症;指导并协助老年人进行相应的康复功能锻炼,预防失用性综合征的发生,促进老年人身心功能康复,回归健康生活。

4.心理护理 重点针对跌倒后出现恐惧心理的老年人进行心理护理,帮助其分析产生跌倒的原因,共同制订针对性的措施,以减轻或消除其恐惧心理。大多数老年人跌倒后伴有不同程度的身体损伤,生活不能自理,需要长期护理。为避免老年人对护理产生依赖和出现自卑心理,护理时应对其正确疏导,鼓励老年人,促使其自理活动的恢复。

5.跌倒预防护理 跌倒的预防护理着重于如何预防再次发生跌倒。积极干预老年人跌倒因素,有助于避免老年人跌倒的发生或减轻老年人跌倒所致伤害的严重程度。

(1)评估并确定危险因素:通过监测、调查或常规工作记录收集老年人跌倒信息,进行分析评估,确定老年人跌倒的危险因素,制订老年人跌倒的预防措施。

(2)跌倒的预防措施

1)宣教防跌倒知识:加强防跌倒知识和技能的宣教,帮助老年人及其家属增强预防跌倒的意识;告知老年人发生跌倒时的不同情况的紧急处理措施,同时告知其在紧急情况发生时应如何寻求帮助等,做到有备无患。

2)合理运动指导老年人坚持参加适宜、规律的体育锻炼,以增强其肌肉力量、柔韧性、协调及平衡能力、步态稳定性和灵活性,从而减少跌倒的发生。适合老年人的运动包括太极拳、散步、慢跑、游泳、平衡操等。

3)合理用药:指导老年人按医嘱正确服药,不要随意加药或减药,更要避免自行同时服用多种药物,并且尽可能减少用药的剂量,了解药物的副作用,注意用药后的反应。如服用降压药时需遵医嘱调整血压,随意加药量可致低血压,发生跌倒。随意减量则会出现血压不稳定,长期可能发生脑卒中,也可出现跌倒。一旦出现不适应卧床休息,防止跌倒。

4)选择适当的辅助工具:指导老年人使用高度合适、底部面积较大的拐杖。并将拐杖、助行器(图10-1)及经常使用的物件等放在老年人触手可及的位置;有视觉、听觉及其他感知障碍的老年人应佩戴视力辅助设备、助听器等辅助工具。

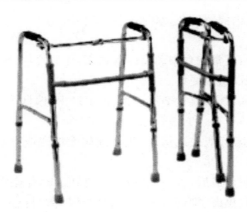

图 10—1　助行器

5）创造安全的环境：①保持室内光线明亮，通风良好，地面干燥、平坦；经常使用的东西放在伸手容易拿到的位置，尽量不要登高取物；家具摆放合理，避免棱角对老年人产生伤害；对过道、厕所、灯开关等予以明确标志，并将其具体方位告知老年人。②衣着舒适合身，避免穿着过于紧身或过于宽松的服饰，以防行走时绊倒；鞋子尺码合脚，尽量避免穿拖鞋、高跟鞋、鞋底过于柔软或过大的鞋。

6）调整生活方式：指导老年人及家属在日常生活中应注意：①避免走过陡的楼梯或台阶，上下楼梯、如厕时尽可能使用扶手。②转身、转头时动作一定要慢。③走路保持步态平稳，尽量慢走，避免携带沉重物品。④避免去人多及湿滑的地方。⑤乘坐交通工具时，应等车辆停稳后再上下车。⑥放慢起身、下床的速度。⑦避免睡前饮水过多导致夜间多次起床如厕，晚上床旁尽量放置小便器。⑧避免在他人看不到的地方独自活动。

7）防治骨质疏松，减轻跌倒后损伤指导老年人加强膳食营养，保持饮食均衡，适当补充维生素 D 和钙剂；绝经期老年女性必要时应进行激素替代治疗，增强骨骼强度，降低跌倒后的损伤严重程度。

二、便秘护理

便秘是指正常的排便形态改变，大便次数减少，粪便干硬，排便困难，用力排便后尚有残便感，老年人便秘属于慢性便秘，慢性便秘常使用罗马Ⅱ标准来诊断。罗马Ⅱ标准为在不用泻剂的情况下，过去 12 个月中至少 12 周连续或间断出现以下 2 个或 2 个以上症状称为便秘，即：①大于 1/4 的时间排便费力。②大于 1/4 的时间粪便是团块或硬结。③大于 1/4 的时间有排便不尽感。④大于 1/4 的时间有排便时肛门阻塞感或肛门梗阻。⑤大于 1/4 的时间排便需用手协助。⑥大于 1/4 的时间每周排便少于 3 次。

老年人的便秘程度随增龄而加重，严重影响老年人的生活质量。据资料统计，老年人的便秘发生率为 5%～30%，长期卧床老年人可高达 80%。

（一）致病因素

引起老年人便秘的原因很多，包括生理因素、不良饮食习惯、不良生活方式、心理因素以及是否有并发症等。

1. 生理因素　随着年龄增长，老年人的食量和体力活动明显减少，胃肠道分泌消化液减少，肠管的张力和蠕动减弱，腹腔及盆底肌肉乏力，肛门内外括约肌减弱，胃结肠反射减弱，直肠敏感性下降,使食物在肠内停留过久,水分过度吸收引起便秘。

2. 不良饮食习惯

(1)膳食纤维摄入不足:日常饮食中动物性食物多,谷类食物、膳食纤维的摄入量减少,使得肠道蠕动缓慢、排便不畅而造成便秘。

(2)不良的饮食行为:如饮酒、喜食辛辣食物、饮水过少、偏食等不良的饮食行为与便秘的发生有关。

3. 不良生活方式　久坐不动、缺乏运动、生活起居无规律或没有养成良好的排便习惯的老年人容易发生便秘。

4. 心理因素　排便意识形成后,若环境适宜、无明显影响因素时能顺利排便,当排便环境不适宜时,排便者因为害羞、焦虑、抑郁等心理变化主动抑制自己的排便行为,排便意识也被抑制甚至消失,排便行为得到控制。但排便意识一旦消失,即是持久消失,因此不良心理状态也容易发生便秘。

(二)临床表现

主要症状是排便次数减少,如3d1次或1周1次;大便量少质硬、秘结;排便费力,便后没有畅快感,甚至引起肛门疼痛或撕裂。当便秘严重时,可出现腹痛、恶心、食欲减退、疲乏无力、头痛、头昏等情形。

(三)辅助检查

为了排除结肠、直肠病变及肛门狭窄等情况,可视情况选择以下辅助检查:结肠镜、直肠镜可直接检查肠内有无异常改变;钡剂灌肠 X 线摄片可检查肠道是否存在狭窄、梗阻等;直肠肛门压力测定;球囊排出试验等。

(四)治疗要点

采用酚酞片、麻仁丸、大黄、番泻叶、甘露醇、乳果糖、液状石蜡、硫酸镁等药物治疗,开塞露、甘油栓、肥皂栓塞肛等物理治疗,或行灌肠法等。

(五)护理诊断

便秘:与肠蠕动减少、药物副作用有关。

(六)护理措施

1. 对症护理

(1)指导老年人养成良好的排便习惯

1)定时排便早餐后或临睡前按时如厕,培养便意;有便意则立即排便;排便时取坐位,勿用力过猛;注意力集中,排便时不要看书看报。

2)勿长期服用泻药,防止药物依赖性的发生。

3)保证良好的排便环境,便器应清洁而温暖。

(2)指导使用辅助器:为体质虚弱的老年人提供座便椅(图10—2),或在老年人面前放置椅背,提供排便坐姿的依托,减轻排便不适感,避免了老年人久蹲后出现直立性低血压。

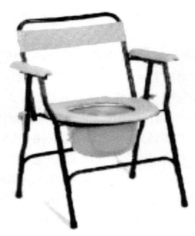

图 10－2　座便椅

（3）外用简易通便剂：老年患者常用简易通便剂，如开塞露、甘油栓、肥皂栓等，经肛门插入使用，通过刺激肠蠕动，软化粪便，达到通便效果。此方法简单有效，易教会患者及家属掌握，简易通便剂的使用方法：老年人取左侧卧位，放松肛门括约肌，将药挤入肛门，保留 5～10min 后进行排便。

（4）灌肠法：严重便秘者必要时给予灌肠。可遵医嘱选用 123 灌肠溶液（按 50％硫酸镁30mL，甘油灌肠剂 60mL，温开水 90mL 配制）、植物油或肥皂水行小量不保留灌肠。

（5）人工取便法：老年便秘者易发生粪便嵌顿，形成结石而无法自行排出时，需采取人工取便法。向患者解释清楚，嘱患者取左侧卧位，戴手套，用涂上皂液的食指伸入肛门，慢慢将粪块掏出，取便完毕清洁肛门。

（6）排便注意事项：指导患者勿忽视任何一次便意，尽量不留宿便；注意排便技巧，如身体前倾，心情放松，先深呼吸，后闭住声门，向肛门部位用力等。

2. 一般护理

（1）饮食护理：饮食调理是预防便秘的基础。

1）多饮水：如无限制饮水的疾病，则应保证每天的饮水量在 2000～2500mL。清晨空腹饮一杯温开水，以刺激肠蠕动，对血脂不高、无糖尿病的患者，清晨宜空腹饮一杯蜂蜜水。

2）摄取足够的膳食纤维和维生素丰富的食物：指导老年人酌情添加粗制面粉、玉米粉、豆制品、芹菜及韭菜等；适当多吃带馅面食，如水饺、馄饨、包子等，有利于保证更全面的营养，又可以预防便秘；多吃含 B 族维生素丰富的食物，如白薯、香蕉、生蒜、生葱、木耳、银耳、黄豆、玉米及瘦肉等，利用其发酵产气，可促进肠蠕动。

3）少饮浓茶或含咖啡因的饮料，禁食生冷、辛辣及煎炸刺激性食物。

（2）活动指导

1）保持良好的生活方式，坚持锻炼：每天保持 30～60min 活动时间，卧床或坐轮椅的老年人可通过转动身体、挥动手臂等方式进行锻炼。

2）运动促排便：①指导腹部按摩促排便，方法为取仰卧位，用手掌从右下腹开始沿顺时针向上、向左、再向下至左下腹，按摩至左下腹时应加强力度，每天 2～3 次，每次 5～15 圈，站立时亦可进行此项活动。②收腹运动和提肛运动：收缩腹部与肛门肌肉 10s 后放松，重复训练数次，以提高排便辅助肌的收缩力，增强排便能力。③卧床锻炼方法：躺在床上，将一条腿屈膝抬高到胸前,每条腿练习 10～20 次,每天 3～4 次;从一侧翻身到另一侧 10～20 次,每天 4～10 次。

(3)排便环境:房间内居住两人以上者,可在床单位间设置屏风或窗帘,便于老年人排泄的需要。照顾老年人排泄时,只协助其无力完成的部分,不要一直在旁守候,更不要催促,以免老年人因精神紧张而影响排便或不愿麻烦照顾者而憋便。

3.用药护理 老年人勿长期服用口服泻药,防止产生药物依赖性。番泻叶、酚酞片、麻仁丸等作用温和的药物,适用于年老体弱、高血压、心力衰竭、动脉瘤、痔、疝、肛瘘等患者,温和的口服泻药多在服后 6～10h 发挥作用,故宜在睡前 1h 服用。番泻叶用开水浸泡当茶饮,酚酞片服药 8～12h 起作用,持续 24h 甚至更长,因酚酞直接刺激肠壁内神经丛,抑制水分吸收,可经过肠肝循环在体内蓄积,因此酚酞不能长时间服用。必要时根据医嘱使用刺激性泻药,如大黄、镁剂等,由于作用强,易引起剧烈腹泻,故尽量少用,并在使用过程中注意观察;润滑性泻药液状石蜡也不宜长期服用,以免影响脂溶性维生素的吸收;容积性泻药如甘露醇、乳果糖等服药的同时需饮水 250mL;指导患者避免长期服用泻药,长期服用泻药可能造成依赖性,减弱肠道自行排便功能而加重便秘,同时还可能造成蛋白质、铁和维生素损失,从而导致营养缺乏。

4.心理护理 医务人员应给老年人讲解便秘出现的原因,调节患者情绪,使其精神放松,避免因精神紧张而引发便秘。反复强调便秘的危害性与可治性,及时发现并解决问题,增加其治疗信心。鼓励患者参加集体活动,提高患者的家庭支持和社会支持水平。

5.健康指导

(1)适当运动和锻炼:①参加一般运动:老年人根据自身情况参加运动,若身体条件允许可适当参加体育锻炼,如散步、慢跑、太极拳等。②避免久坐久卧:避免长期卧床或坐轮椅等,如果不能自行活动,可以借助辅助器械,帮助其站立或进行被动活动。

(2)建立健康的生活方式:①培养良好的排便行为,指导患者在晨起或早餐后排便,即使无便意,也要坚持蹲厕 3～5min。②纠正不良饮食习惯,多食粗纤维含量高的食物,多饮水。③高血压、冠心病、脑血管意外患者应避免用力排便,若排便困难,要及时告知医务人员,采取相应措施,以免发生意外。

三、大便失禁护理

大便失禁是指粪便随时呈液态流出,不受意识控制。大便失禁常同时伴随便秘和尿失禁发生。多见于 65 岁以上的老年人,女性多于男性,多产的老年妇女发生率最高。这是一种伤害自尊的身体功能减退现象,常使老年人产生焦虑、惧怕、尴尬的心理变化,严重影响他们的日常生活与社会交往。

(一)致病因素

1.肛门括约肌功能退化 老年人肛门外括约肌和耻骨直肠肌对正常神经支配失去敏感性,处于弛缓状态;肛门感觉和运动系统均受影响,直肠黏膜在粪便充盈时缺乏膨胀感,不能引起便意及发动排便动作,直肠内粪便随时排出。

2.外伤 外伤损伤了肛管直肠环,使括约肌失去了括约功能而致大便失禁。如刺伤、割伤、灼伤、冻伤及撕裂伤(主要为产妇分娩时的会阴撕裂),以及肛管直肠手术的损伤,如肛瘘、痔、直肠脱垂、直肠癌等手术损伤了肛门括约肌致大便失禁。

3. 神经系统病变　脑外伤、脑肿瘤、脑梗死、脊髓肿瘤、脊髓结核、马尾神经损伤等均可导致大便失禁。

4. 肛管直肠疾病　最常见的是肛管直肠肿瘤,如直肠癌、肛管癌,克罗恩病侵犯到肛管直肠并累及到肛门括约肌,溃疡性结肠炎长期腹泻引起肛管炎,或直肠脱垂引起的肛门松弛,以及肛周的严重瘢痕影响到肛门括约肌,使肛门闭锁不全时均可引起大便失禁。

（二）临床表现

不能自主控制排泄粪便和气体,导致会阴部经常潮湿、粪便染污衣裤。完全失禁时,粪便可以随时自行流出;咳嗽、走路、下蹲及睡眠时,常有粪便、黏液从肛门外流。不完全失禁时,虽能控制干便,但对稀便不能控制,集中精力控制肛门时,方可使粪便不流出。

（三）辅助检查

1. 视诊检查　可能见肛门处有原手术或外伤瘢痕畸形等。

2. 肛指检查　见肛管松弛或括约肌收缩功能差等临床诊断可以确立。原发病因在神经系统和结肠者,要通过神经系统检查、钡剂灌肠和内窥镜检查等来确诊。近年来对肛肠功能检查有一些新的进展,包括肌电描记可见到肌肉张力异常,肛门反射潜伏期加长,肛门皮肤反射和直肠膨胀正常反射消失等。肛直肠腔内气囊测压描记可见到压力图异常。

3. 排粪 X 线造影　可见到肛管直肠角消失等,这些检查有助于区分病变病因和制定合适的治疗方法。

（四）治疗要点

1. 非手术疗法

（1）饮食调节:通过饮食治疗肛管直肠的炎症,使大便成形,避免腹泻及便秘,消除肛管直肠炎症刺激的不适感。常用的方法是多吃含纤维素高的及富有营养的食物,避免进食刺激性食物。如果肛管直肠有炎症可对症服用抗生素。肛周皮肤有炎症应经常保持肛周清洁,使其保持干燥或外用药涂擦。

（2）肛门括约肌锻炼:方法是嘱患者收缩肛门（提肛）,每天提肛 500 次左右,每次坚持数秒钟,这样可增强肛门括约肌的功能。

（3）电刺激和针灸疗法:刺激肛门括约肌收缩,对神经性病变引起失禁者,可采用电刺激疗法和针灸疗法。电刺激疗法是将刺激电极置于外括约肌内,用电刺激肛门括约肌及肛提肌使之产生有规律的收缩,部分大便失禁患者可以得到改善。针灸疗法是我国传统医学的疗法,有的患者亦可取得很好的疗效,常用穴位是长强、百会、承山等。

2. 手术疗法　肛门失禁的手术治疗主要用于肛管括约肌的损伤及先天性高位肛门闭锁术后的肛门失禁。包括肛管括约肌修补术、肛管前方括约肌折叠术、经阴道括约肌折叠术、Parks 肛管后方盆底修补术。

（五）护理诊断

1. 排便失禁　与括约肌功能失调有关。

2. 自我形象紊乱　与大便失禁引起的不良气味有关。

3. 有皮肤完整性受损的危险　与粪便长期刺激局部皮肤有关。

（六）护理措施

1. 心理护理　老年人直肠功能丧失后,经常有难以启齿、意志消沉、孤僻、害怕被发现等心理,如不及时防治,其社会适应能力将进一步退化。护士应充分认识其心理问题,为他们提供优质服务,介绍治疗方法,加强生活护理,注重心理护理,鼓励其树立战胜疾病与恐惧的信心。

2.饮食护理　提供高蛋白、高维生素营养饮食,增强体质,规律进食饮水,增加膳食中食物纤维的含量,根据纤维素含量及大便通畅性进行适当调整。食物纤维不会被机体吸收,但可增加粪便的体积,刺激肠蠕动,有助于恢复肠道功能,加强排便的规律性,有效地改善肛门失禁状况。

3.皮肤护理　教会患者及家人每次便后用温水清洁肛门会阴部,并保持干燥。对于大便失禁严重或无规律排便的人使用一次性尿垫、内置式卫生棉条,使用一次性尿垫前肛周皮肤涂上鞣酸软膏。对长期卧床患者要减轻受压、变换体位、加强营养,促进局部血液循环。在患者肛周喷涂造口护肤粉,使用皮肤保护膜、康惠尔溃疡粉创口保护以预防肛周皮炎,方法是先用温水清洁肛周皮肤,待干后在肛周均匀喷涂,便后用温水清洁,2～3d喷涂1次即可。

4.健康指导　指导老年人适当锻炼身体,对认知功能良好、有自控能力的患者可做腹肌和骨盆底肌的训练。教会患者做提肛运动,每次收缩10s,休息10s,每次练习30次,每天3～5次,持之以恒,坚持半年以上。

四、尿失禁护理

尿失禁是由于膀胱括约肌损伤或神经功能障碍而丧失排尿自控能力,使尿液不自主地流出。尿失禁按照症状可分为充溢性尿失禁、无阻力性尿失禁、反射性尿失禁、急迫性尿失禁及压力性尿失禁五类。

尿失禁是老年人中最为常见的健康问题,不同性别、民族、种族人群的尿失禁发生率都随着年龄的增加而增高。我国近年报道,60岁以上老年性尿失禁男性的发生率大约为18.9%,女性为37.7%。尽管老年性尿失禁对生命无直接影响,但所造成的身体异味、反复尿路感染及皮肤糜烂等,是导致老年人产生孤僻、抑郁等心理问题的原因之一,而且它还对患者及其家庭、卫生保健人员以及社会带来沉重的经济负担和精神负担,严重影响老年患者的生活质量。

(一)致病因素

先天性疾病,如尿道上裂;创伤,如妇女生产时的创伤、骨盆骨折等;手术后并发症,如前列腺手术、尿道狭窄修补术等;各种原因引起的神经源性膀胱膀胱功能失调。

(二)临床表现

1.充溢性尿失禁　尿液不断地自尿道中滴出,这类患者的膀胱呈膨胀状态,不能完全排空,存有大量残余尿。

2.无阻力性尿失禁　患者在站立时尿液全部由尿道流出。

3.反射性尿失禁　患者不自主地间歇排尿(间歇性尿失禁),排尿没有感觉。

4.急迫性尿失禁　患者有十分严重的尿频、尿急症状,由于逼尿肌无抑制性收缩而发生尿失禁。

5.压力性尿失禁　当腹压增加时(如咳嗽、打喷嚏、上楼梯或跑步时)即有尿液自尿道流出,引起这类尿失禁的病因很复杂,需要作详细检查。

(三)辅助检查

1.尿常规、尿培养和生化检查　了解有无泌尿系统感染或肾功能损害。

2.残余尿量测定　以区别因尿道阻力过高(下尿路梗阻)与阻力过低引起的尿失禁。

3.膀胱尿道造影 如有残余尿,行排尿期膀胱尿道造影,观察梗阻部位在膀胱颈部还是尿道外括约肌。

4.膀胱测压 观察膀胱有无抑制性收缩及逼尿肌有无反射。

5.站立膀胱造影 观察后尿道有无造影剂充盈,尿道功能正常者造影剂被膀胱颈部所阻止,如有关排尿的交感神经功能受到损害则后尿道平滑肌松弛,造影片上可见到后尿道的近侧 $1\sim2cm$ 处有造影剂充盈。

6.其他 必要时行膀胱压力、尿流率、肌电图的同步检查。

(四)治疗要点

1.药物治疗 一线药物包括 M 胆碱受体阻滞剂酒石酸托特罗定片(舍尼亭、贝可)、抗胆碱药曲司氯铵(安苏)和 M_3 受体拮抗剂索利那新(卫喜康)等。

2.手术治疗 手术治疗用于非手术治疗无效者。常用手术方式有泌尿生殖膈修复术、耻骨后膀胱尿道固定术、人工括约肌植入术、阴道无张力尿道中段悬吊带术等。

(五)护理诊断

1.功能性尿失禁 与膀胱神经功能失调有关。

2.压力性尿失禁 与盆底肌肉支撑无力有关。

3.急迫性尿失禁 与膀胱容量下降有关。

4.反射性尿失禁 与膀胱神经冲动传导异常有关。

5.有皮肤完整性受损的危险 与尿失禁有关。

6.社交障碍 与异味引起不适有关。

(六)护理措施

老年人尿失禁的发生常是多种因素共同作用的结果,故对尿失禁患者应遵循个体化的原则,针对不同的情况采取护理措施。

1.一般护理

(1)饮食护理:指导老年人选择均衡饮食,保证足够热量和蛋白质供给;摄取维生素丰富及含有纤维素的食物,避免产气及辛辣刺激食物。向老年人解释饮水对排尿反射刺激的必要性,保持每日摄入的液体量在 2000～2500mL,适当调整饮水时间和量,睡前限制饮水,以减少夜间尿量。避免摄入有利尿作用的咖啡、浓茶、可乐、酒类等饮料。

(2)活动与休息:张力性尿失禁患者避免用力、提重物等活动,鼓励老年人坚持做盆底肌与膀胱的训练、健身操等活动,减缓肌肉松弛,促进康复。

(3)皮肤护理:指导患者及时更换尿失禁护理用具;每日用温水擦洗,保持会阴部皮肤清洁干燥;勤换衣裤、尿垫、床单等,局部皮肤可涂适量油膏保护。

2.用药护理 医务人员告知老年人治疗尿失禁的药物作用机制,指导老年人遵医嘱正确用药,讲解抗胆碱药物的不良反应,告知药物不良反应有口干、消化不良、皮肤干燥、自主神经失调等,停药后即可消失。服药期间避免驾驶车辆,并告知患者不要依赖药物而要配合功能锻炼的重要性。

3.心理护理 从患者的角度思考及处理问题,建立互信的护患关系。体会患者的感受,在护理操作时用屏风等遮挡,保护其隐私。告知患者尿失禁可以治愈,增强老年人治疗的信心,减轻老年人的焦虑情绪,用心聆听老年人抒发的困扰及愤怒情绪,帮助其舒缓压力。

4.指导选择尿失禁护理用具

(1)护垫、纸尿裤:护垫、纸尿裤是失禁最为普遍且安全的方法,可以有效处理尿失禁的问题,既不影响患者翻身及外出,又不会造成尿道及膀胱的损害。注意每次更换时用温水清洗会阴和臀部,防止尿湿疹及压疮的发生。

(2)接尿器:高级透气接尿器适用于老弱病残、骨折、瘫痪及卧床不起、不能自理的患者。使用方法:先用水和空气将尿袋冲开,防止尿袋粘连。再将腰带系在腰上,将阴茎放入尿斗中(男性患者)或接尿斗紧贴会阴(女性患者),并把下面的 2 条纱带从两腿根部中间左右分开向上,与三角布上的两个短纱带连接在一起即可使用。这种方法可以避免生殖器糜烂、皮肤瘙痒感染、湿疹等问题。接尿器如图 10—3 所示。

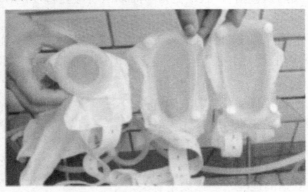

图 10—3 接尿器

(3)接尿袋:避孕套式接尿袋其优点是不影响患者翻身及外出。主要适用于男性老年人,选择适合患者阴茎大小的避孕套式尿袋,勿过紧。在患者腰间扎一松紧绳,再用较细松紧绳在避孕套口两侧妥善固定,另一头固定在腰间松紧绳上,尿袋固定高度适宜,防止尿液反流入膀胱。

(4)保鲜膜袋:保鲜膜袋接尿法其优点是透气性好,价格低廉,引起泌尿系统感染及皮肤改变小,适用于男性尿失禁患者。使用方法:将保鲜膜袋口打开,将阴茎全部放入其中,取袋口对折系一活口,系时注意不要过紧,留有 1 指的空隙为佳。使用时注意选择标有卫生许可证、生产日期、保质期的保鲜袋。

(5)导尿管:一次性导尿管和密闭引流袋适用于躁动不安及尿潴留的患者,优点在于为患者翻身按摩、更换床单时不易脱落;缺点是护理不当易造成泌尿系统感染,长期使用会影响膀胱的自动反射性排尿功能。因此,护理上必须严格遵守无菌操作,尽量缩短导尿管留置的时间。

5.协助行为治疗　行为治疗是压力性、急迫性及其他混合性尿失禁的首选治疗方法,包括生活方式干预、盆底肌肉训练、膀胱训练、间歇性导尿。

(1)生活方式干预:如合理膳食、减轻体重、规律运动、停止吸烟等。

(2)盆底肌肉训练:可分别在不同卧位时进行训练。

1)站立:双脚分开与肩同宽,尽量收缩骨盆底肌肉并保持 10s,然后放松 10s,重复收缩与放松 15 次。

2)坐位:双脚平放于地面,双膝微微分开,与肩同宽,双手放于大腿上,身体微微前倾,尽量收缩骨盆底肌肉并保持 10s,然后放松 10s,重复收缩与放松 15 次。

3)仰卧位:双膝微屈约 45°,尽量收缩骨盆底肌肉并保持 10s,然后放松 10s,重复收缩与放松 15 次。

(3)膀胱训练:可增加膀胱容量,以应对急迫性的感觉,并延长排尿间隔时间。具体步骤如下:①让患者在白天每 2h 饮水 150～200mL,并记录饮水量及饮水时间。②根据患者平常的排尿间隔,鼓励患者在急迫性尿意感发生之前入厕排尿。③若能自行控制排尿,2h 没有尿失禁现象,则可将排尿间隔再延长 30min。直到将排尿时间逐渐延长至 3～4h。若不能自行控制排尿,则可根据膀胱残余尿量行间歇性导尿。

五、睡眠障碍护理

睡眠障碍指睡眠量的异常及睡眠质的异常,或者是在睡眠与睡眠觉醒转换时发生异常的行为或生理事件,包括睡眠失调和异态睡眠。调查显示,40% 以上的人存在睡眠障碍,其中 3/4 是 40～60 岁的中老年人,女性发病者数是男性的 1.5 倍。失眠是睡眠障碍最常见的一种类型,我国失眠患者约有 1.5 亿人,睡眠不良者高达 3 亿人。长期失眠会导致大脑功能紊乱,对身体造成多种危害,严重影响身心健康。因此,睡眠障碍必须引起足够的重视。

(一)致病因素

1.机体老化　由于衰老所致的脑生理学改变,使睡眠的神经体液调节能力降低,高效应器官的作用减弱。此外,随着肾脏的老化,肾功能低下,使肾小管的重吸收能力下降,夜尿增多,频繁排尿,使睡眠变浅。老化引起的睡眠改变,其特征是睡眠时间和深度的改变。这种睡眠模式的变化,使睡眠与觉醒周期性的日夜节律受到破坏,导致老年人白天睡眠增多,夜间失眠加重。睡眠效率即总睡眠时间与卧床时间之比降低,故老年人常诉睡眠不足或失眠。

2.疾病因素　由于老年人全身各系统生理功均存在不同程度的老化,防御功能及代偿功均能降低,常易同时患有多种疾病,由疾病所致的各种刺激源,如疼痛、不适、抑郁、焦虑等均会影响老人的睡眠,而致睡眠障碍。另外,因疾病所采取的不同体位,也会直接影响其睡眠效果。

(1)心血管系统疾病:如心脏病发作常在睡眠时相周期的快速动眼期(REM),心脏病猝死也常在夜间发生,尤其是在快速动眼期。心功能不全时,如发生夜间阵发性呼吸困难,常采取端坐卧位;原发性高血压患者清晨过早转醒,醒后又疲乏。

(2)呼吸系统疾病:如支气管哮喘、慢性支气管炎、肺气肿等所致的咳嗽、咯痰、喘息及可能采取的半坐位或端坐位等均会影响老年人的正常睡眠节律。

(3)消化系统疾病:反酸、嗳气可致患者无法入睡。消化道溃疡时,因夜间胃酸分泌增多,胃痛常在夜晚发生而致失眠。肝性脑病时,其入睡情况和睡眠深度与血氨浓度有直接关系。血氨浓度在 37.3～69.6 $\mu mol/L$ 时,其入睡时间延长,夜间睡眠时间少于 4h,而清醒时间占夜间总睡眠时间的 1/3;当血氨浓度升高至 80～130.5 $\mu mol/L$ 时,这种改变更加明显,且难以判断睡眠深度。而当血氨浓度下降后,睡眠也会逐渐恢复。

(4)泌尿系统疾病:研究表明血尿素氮的浓度增高与失眠有关。故尿毒症患者整个睡眠时间缩短,且几乎不进入任何一睡眠时相周期。而在肾透析后,可进入非快速动眼期(NREM)第Ⅲ、Ⅳ时相的睡眠。而肾炎时尿频、尿急的症状,增加了夜间如厕的次数,使夜间醒转增多,入睡困难,睡眠变浅。

(5)运动系统疾病:如骨性关节炎、骨质增生、多发性肌肉痛等所致的不适与疼痛,常使老年人夜间不能入睡。

(6)代谢疾病:如甲状腺功能低下者,白天疲劳、嗜睡,其非快速动眼期第Ⅲ、Ⅳ时相的睡眠明显减少。而甲状腺功能亢进者,多有入睡困难、易醒、大部分时间睡眠变浅等特点。

(7)神经系统疾病:某些中枢神经系统疾病如脑血管病、老年期痴呆、脑炎、脑外伤、颅内肿瘤等均可引起睡眠障碍。

此外,有些老年人有打鼾、睡眠呼吸暂停和情绪失调等也都可能影响老年人的正常睡眠,导致睡眠障碍。

3.睡眠环境改变　研究证明,在新环境下睡眠时相周期中非快速动眼期与快速动眼期睡眠的比例有所变化,其特点是快速动眼期减少,入睡时间延长,觉醒次数增多等。故更换新的环境,或卧室环境的温湿度过高、过低,床铺不平,有噪声,光线太强,均会改变老年人的睡眠规律,对睡眠质量产生影响。

4.心理社会因素　进入老年期后,个体本身对社会生活的适应能力下降,同时面临退休、丧偶、社会角色改变、慢性病折磨、经济拮据、生活困难等重大事件,容易产生焦虑、紧张、忧郁乃至思虑过度,引起睡眠节律紊乱。

5.不良生活方式　睡前饮用咖啡、浓茶,吸烟等,均可造成兴奋难眠、入睡困难或睡眠中断。饮酒开始有帮助入睡的作用,但长期饮用后会改变睡眠结构,最常见易早醒和宿醉,若突然戒断可产生严重失眠。睡前剧烈运动、睡前兴奋行为也可导致失眠。另外,饮食过饱或饥饿,可产生不舒适感,造成入睡困难。

6.药物因素　凡是能影响5-羟色胺、多巴胺、乙酰胆碱、去甲肾上腺素等中枢神经递质,使睡眠与觉醒规律改变的药物,均可能引起药源性睡眠障碍,具有提神、兴奋的药物晚餐时或睡前服用更容易引起睡眠障碍。

(二)临床表现

1.睡眠量异常

(1)发作性睡眠:指老年人因各种脑病、内分泌疾病引起的嗜睡状态,以及因脑病变所引起的发作性睡病,这种睡病表现为经常出现短时间(一般不到15min)不可抗拒的睡眠发作,往往伴有摔倒、睡眠瘫痪和入睡前幻觉等症状。

(2)睡眠量不足:指整夜睡眠时间少于5h,表现为入睡困难、浅睡、易醒或早醒等,又称失眠。失眠可由外界环境因素(如光线过强、噪声大、值夜班、坐车船、刚到陌生的地方)、躯体因素(如疼痛、瘙痒、剧烈咳嗽、睡前饮浓茶或咖啡、夜尿频繁或腹泻等)或心理因素(如焦虑、恐惧、过度思念或兴奋)引起。一些疾病也常伴有失眠,如神经衰弱、焦虑、抑郁症等。

2.睡眠质异常　睡眠质异常是指睡眠发作性异常行为。通常表现在睡眠中出现一些异常行为,如梦游症、梦呓(说梦话)、夜惊(在睡眠中突然骚动、惊叫、心跳加快、呼吸急促、全身出汗、定向错乱或出现幻觉)、梦魇(做噩梦)、磨牙、不自主笑、肌肉或肢体不自主跳动等。这些发作性异常行为不是出现在整夜睡眠中,多发生在一定的睡眠时期,例如:梦游和夜惊,多发生在正相睡眠的后期;而梦呓则多见于正相睡眠的中期,甚至是前期;磨牙、不自主笑、肌肉或肢体不自主跳动等多见于正相睡眠的前期;梦魇多在异相睡眠期出现。

老年人睡眠异常白天表现为困倦、倦怠、思睡、补睡眠。有些老年人长期服用镇静催眠药,突然停药时可出现反跳性失眠,表现为入睡时间延长或觉醒次数增加,且睡眠时间缩短。

（三）辅助检查

主要应用脑电图多导联描记、Epworth 睡眠量表（ESS）测量、夜间多相睡眠图记录、多相睡眠潜伏期测定等。还可对原发病进行血常规、血电解质、血糖、尿素氮、心电图等检查。

（四）护理诊断

睡眠型态紊乱与机体内外因素改变有关。

（五）治疗要点

1.药物治疗　抗焦虑药如苯二氮䓬类（BZD）、抗抑郁药、抗精神药物。

2.心理治疗　心理治疗有认知疗法、睡眠限制疗法、刺激控制疗法、松弛疗法、光照疗法、生物反馈疗法、睡眠卫生教育。

（六）护理措施

睡眠障碍与环境因素密切相关，但老年人的内在因素也不可忽视，故要针对老年人的特点及环境对老人的影响，采取相应的护理措施。

1.创建良好的睡眠环境　老年人的睡眠环境应以整洁、舒适、安静、安全为原则，睡前根据老年人的睡眠习惯，调节好室内的温度、湿度、光线，减少外界环境对老人视、听、嗅、触等感觉器官的不良刺激，要求室内光线幽暗、空气流通、温湿度适宜、被褥舒适、床铺弹性适中等，并注意尽量避免变换老年人睡眠环境。一般室温在 18～22℃、湿度在 50%～60% 为宜。天冷时要注意保暖，尤其是老年人主诉两脚发凉时，睡前要用热水泡脚，并根据季节变化，调整被子的厚薄，必要时加盖毛毯。对于住院的老年人，应尽快帮助其适应新的环境变化，详细介绍病房环境和同病室的患者，尽量将治疗集中在白天进行，操作做到"说话轻、走路轻、操作轻、关门轻"，条件允许时可将需要治疗处理和打鼾严重的老年人与其他人分室。此外，医院的寝具样式、面料直接关系到睡眠质量。要求被褥、枕头及有关物品舒适卫生、美观大方，易于消毒。必要时老年人可以使用自己的被褥。

2.养成良好睡眠习惯　指导老年人养成良好的睡眠习惯，调整睡眠与觉醒的正常节律。规律的生活作息时间，如固定的日间活动及就寝时间，是良好睡眠的必要条件。养成良好的睡眠习惯，不仅对睡眠有帮助，亦是最好的养生之道。

（1）尽可能满足老年人的睡眠习惯：由于老人的生活环境、文化背景不同，长期形成的睡眠习惯也各异。如就寝前，有些老年人喜欢吃点心或热饮料；有些老年人喜欢看电视、听收音机或阅读书报；有些老人则喜欢温水沐浴等。只要身体状况或病情许可，应尽量尊重老年人的睡眠习惯和睡眠体位。此外，乳酪、牛奶和金枪鱼等因含有丰富的色氨酸，能够抑制脑的兴奋和思维活动，促使机体进入睡眠状态，是良好的增进睡眠的食物。

（2）睡前饮食：睡前应避免进食过饱或饥饿，避免饮浓茶、咖啡，避免服用氨茶碱、麻黄素等兴奋中枢神经的药物，避免剧烈活动。

（3）调整生活规律：安排有规律的睡眠时间表，定期锻炼和适度活动有助入睡。鼓励老年人日间适当活动，如打太极拳、散步、看书、听音乐及社交活动等，并劝告老年人每天按时起床，以强化生理节律。倘若老人长年养成的睡眠习惯有时即使对生活不利，也不要硬性强迫纠正，而需要多解释、多说服，向老人倡导规律睡眠的益处。痴呆和睡眠节律紊乱（如昼夜颠倒）的老人要给予特殊的照顾，注意调整其睡眠类型，保证夜间睡眠质量。

3.睡前清洁促进睡眠　睡觉前可用热水泡脚、按摩头部、清洁口腔、清洗会阴、洗温水浴等，从精神和身体上给予老人一种满足、舒适的感觉。

4.指导肌肉放松促进睡眠　以通过调整呼吸、姿势、集中注意力凝思冥想为辅助动作,结合有意识地按顺序放松肌肉练习达到松弛的目的。下面介绍三种松弛肌肉的方法。

(1)缓解上半部身体与颈部肌肉紧张的练习:缓慢旋转头部,耸肩,松弛肩肌;自肩部旋转双臂,按顺序活动,每次 10～15min。

(2)腹式呼吸法:采取最舒适的体位,将双臂随意放置于身体两侧,进行腹式吸气,同时尽可能扩大胸廓,放松腹肌,平静地完成一次吸气动作后,缓慢地进行呼气,时间较吸气慢一倍。在腹式呼吸的同时,依次放松全身肌肉,自足部开始至头部。

(3)肌肉松弛活动练习:该练习法由美国学者霍夫曼(Hoffman)提出,环境选择要清静,并采取轻松的姿势,使全身肌肉放松;闭上双目,做深呼吸;脑海里呈现一幅宁静的图画,并在每次呼气时重复一个对自身有特殊意义的词或字,如"安静";在上述活动时,按顺序放松全身肌肉,自足部开始至头部;反复进行,每次 15～20min;结束时静坐数分钟,顿感全身轻松。

六、疼痛护理

疼痛是机体受到损伤时发生的一种不愉快的感觉和情绪性体验,是一组复杂的病理、生理改变的临床表现。疼痛可以是局部组织反应,也可以是全身性疾病的表现。疼痛是老年人一种常见症状。随着增龄变化,准确感觉疼痛和主诉疼痛的能力降低,而不明确的疼痛和由此引发的不适感明显增加。

老年人疼痛发展趋势为:①老年人持续性疼痛的发生率高于普通人群。②骨骼肌疼痛的发生率增高。③疼痛程度逐渐加重。④功能障碍与生活行为受限等症状明显增加。许多老年人常年生活在各种疾病的疼痛之中,不仅严重影响了老年人的生活质量,而且增加了社会负担。因此,老年人疼痛已经成为一个全社会都应当关注的普遍性社会问题。

(一)致病因素

骨关节病,如风湿性关节炎、退行性骨关节病、骨质疏松、骨质增生;神经性疼痛,如糖尿病、三叉神经痛、脊椎病、偏头痛、脑卒中等;组织损伤性疼痛,如痛风、骨折、胃炎、溃疡病、心绞痛、感染性疾病和癌症等都是老年人疼痛的常见病因。65 岁以上者有 80%～85% 患有一种以上易诱发疼痛的疾病,故老年人各种疼痛的发病率高。

(二)临床表现

疼痛根据其原因不同表现为不同类型。

1.根据起病缓急和持续时间而分的疼痛类型

(1)急性疼痛:有明确原因引起的急性发作,如骨折、手术、蛛网膜下腔出血等,持续时间多在 1 个月内。常伴有自主神经系统症状,如心跳加快、出汗,血压轻度升高等。

(2)慢性疼痛:起病较慢,一般超过 3 个月。多与慢性疾病有关,如糖尿病性周围神经病变、骨质疏松症等。一般无自主神经症状,但常伴有心理障碍,如抑郁的发生。

2.根据发病机制而分的疼痛类型

(1)躯体疼痛:源自皮肤或骨筋膜或深部组织的疼痛,定位比较明确,性质为钝痛或剧痛。

(2)内脏疼痛:源自脏器的浸润、压迫或牵拉,疼痛位置较深且定位不清,性质为压榨样疼痛,可伴牵涉痛。以腹腔脏器的炎症性疾病较为多见。

(3)神经性疼痛:性质为放射样烧灼痛,常伴有局部感觉异常。常见原因是如疱疹后神经痛、糖尿病性周围神经痛、椎管狭窄、三叉神经痛、脑卒中后疼痛。

（三）辅助检查

采用视觉模拟疼痛量表、面部表情量表、疼痛日记评分法等方法检查疼痛程度。根据疼痛原因及部位对原发病进行检查,如影像学(X线、CT、MRI、造影等)以及实验室检查。

（四）治疗要点

1. 治疗原发病　对疼痛应先查找并明确原发病后,积极治疗原发病,如骨折患者先治疗骨折,痛风患者先降嘌呤,结石患者先治疗结石等。

2. 药物治疗　疼痛患者原发病治疗后还有明显疼痛时再进行止痛治疗。疼痛治疗药物主要包括非甾体抗炎药、麻醉性镇痛药、抗抑郁药、抗焦虑药与镇静催眠药等。因老年人多以慢性疼痛多见,因此止痛时最好选择长效缓释剂。

（1）非甾体抗炎药:适用于短期治疗关节疾病炎症和急性风湿性疾病的主要药物,如布诺芬等。对乙酰氨基酚(泰诺林)是用于缓解轻至中度肌肉骨骼疼痛的首选药物。

（2）中药制剂:常用活血祛瘀祛湿中成药,如追风透骨丸、活络丸、伸筋活络丸等,能有效缓解骨质增生、风湿性关节炎疼痛等。

（3）阿片类镇痛药物:适用于急性疼痛和恶性肿瘤引起的疼痛。阿片类药物对老年人的止痛效果好,但老年人常因间歇性给药而造成疼痛复发。阿片类药物的副作用有恶心、呕吐、便秘、镇静和呼吸抑制,用药过程中注意观察和处理。

（4）抗抑郁药物:除了抗抑郁效应外,还有镇痛作用,可用于治疗各种慢性疼痛综合征。此类药包括三环类抗抑郁药,如阿米替林和单胺氧化酶抑制剂。三环类、四环类抗抑郁药不能用于严重心脏病、青光眼和前列腺肥大的患者。

（5）其他药物:如曲马多主要用于中等程度的各种急性疼痛和手术后疼痛,由于其对呼吸抑制作用弱,故适用于老年人的镇痛。活血祛瘀祛湿中药膏贴剂(如麝香追风膏、虎骨膏、骨刺痛贴膏)、外用止痛药(如芬太尼透皮贴剂(多瑞吉止痛贴))适用于不能口服的患者和已经应用大剂量阿片的患者。

3. 非药物止痛　非药物止痛可减少止痛药物的用量,改善患者的健康状况,常作为药物治疗的辅助措施,但是非药物止痛不能完全取代药物治疗。常用的非药物止痛方法如热敷法、按摩、放松疗法、音乐疗法均为有助于减轻疼痛的方法。

（五）护理诊断

疼痛:与原发病及机体老化有关。

（六）护理措施

1. 一般护理

（1）休息与活动:运动锻炼对于缓解老年人慢性疼痛非常有效。运动锻炼能改善全身血液循环,调节情绪,振奋精神,缓解抑郁症状,还可以增强骨承受负荷及肌肉牵张的能力,促进钙的吸收,减缓骨质疏松的进程,恢复身体的协调和平衡。骨折和手术后疼痛的老年人早期宜卧床休息,非疼痛部位第2d即可活动。

（2）饮食护理:针对疼痛的原发病指导患者的饮食营养。心绞痛、糖尿病、脑卒中、痛风引起的疼痛患者,宜低盐低脂、低胆固醇、低热能清淡饮食,禁烟酒。骨关节疾病疼痛者宜高钙、高维生素、高蛋白饮食。手术后疼痛患者饮食宜清淡,忌辛辣刺激饮食。骨关节病患者无痛风时可每日饮小量酒。

2. 对症护理　积极治疗原发病,去除致痛原因。如炎症性疼痛积极抗感染;骨折疼痛,应采取复位、止血、包扎、固定等措施;胸腹部手术后咳嗽引起伤口疼痛,应协助患者按压伤口后再鼓励咳痰和深呼吸等;因寒冷出现的疼痛一般为类风湿性关节炎,关节局部可给予热水袋热敷以促进血液循环。

3.用药护理　药物止痛是临床解除疼痛的主要手段,止痛药分为非麻醉性和麻醉性两大类。非麻醉性止痛药如阿司匹林、布洛芬等,具有解热止痛功效,用于中等程度的疼痛,如牙痛、关节痛、头痛等,但大多对胃黏膜有刺激,可引起溃疡出血,宜饭后服用。麻醉性止痛药如吗啡、哌替啶等,用于难以控制的疼痛,止痛效果好,但易引起成瘾性和呼吸抑制,呼吸功能不良的老年人避免使用。长期服用阿片类药物导致的便秘可选用麻仁丸等中药。外用膏贴剂一般使用24~48h药效消失,局部皮肤可引起皮疹或水疱,告知患者停止使用后即可恢复。

4.心理护理　尊重并接受患者对疼痛的反应,建立良好的护患关系;解释疼痛的原因,介绍减轻疼痛的措施,有助于减轻患者焦虑、恐惧等负性情绪,从而缓解疼痛压力;鼓励患者参加有兴趣的活动,看报、听音乐、聊天、深呼吸、放松按摩等方法能分散患者对疼痛的注意力,以减轻疼痛;尽可能地满足患者对舒适的需要,如帮助变换体位,减少压迫;做好各项清洁卫生护理;保持室内环境舒适等;做好患者家属的工作,争取家属的支持和配合。

七、抑郁护理

抑郁症是躁狂抑郁症的一种发作形式,以情感低落、思维迟缓、言语动作减少等为典型症状。老年期抑郁症是指在60岁以后首次发病的抑郁症,是老年期最常见的功能性精神障碍,以持久(≥2周)的抑郁心境为主要临床特征。其临床表现以情绪低落、焦虑、迟滞和躯体不适为主,且不能归同于躯体疾病和脑器质性病变。我国研究资料显示,精神科门诊初诊病例中,老年期抑郁症占7.36%~7.56%,社区人群中老年期抑郁症的患病率为0.16%。世界卫生组织(WHO)认为,抑郁症是老年人仅次于心脑血管疾病的第二号杀手,因此,老年期的抑郁已成为老年心理保健中的突出问题,早期发现、早期治疗可以取得良好效果。

(一)致病因素

随着年龄增长,老年人各生理功能减退和社会角色改变,遭受各种精神刺激的频度和强度都明显增加。社交减少、缺乏社会支持、经济收入减少、劳动能力丧失、亡偶丧子、疾病缠身、丧失生活能力等,均是引发老年期抑郁症的负性生活事件。而老年人应对精神压力和精神创伤的能力下降是一个重要的促发因素。

(二)临床表现

受老化过程的生理和心理变化的影响,老年期抑郁障碍与青壮年期发病者之间的临床表现还是存在一些差别,青壮年期发病者的认知功能损害较为明显,其他方面的表现相对较轻。老年期抑郁症的发生是渐进而隐伏的,其临床表现分为基本症状、一般症状与躯体症状等。

1.基本症状

(1)情感障碍:大部分患者表现为情绪低落、忧郁寡欢、内心沉重,缺乏愉快感,对工作、学习、家庭、日常事务等一切事物都缺乏兴趣,对生活没有信心,有孤独感、失落感、自觉悲观失望,有突出的焦虑烦躁症状。

(2)思维活动障碍:患者表现为思维迟缓,反应迟钝,思考问题困难和主动性言语减少,痛苦性联想增多,常出现自责、自罪、厌世及疑病心理变化。

(3)智力活动障碍:出现比较明显的认知功能损害的症状,如记忆力显著减退,计算力、理解和判断力下降,动作迟缓,反应迟钝,缺乏积极性及主动性。严重时日常生活也懒于料理,进一步发展可出现不语不动,不吃不喝,呈木僵状态,生活需要人照顾。

(4)意志行为障碍:轻者依赖性强,遇事犹豫不决,稍重时活动减少,不愿社交,严重者可处于无欲望状态,日常生活均不能自理。最危险的病理意向是有自杀企图和行为。老年患者一旦决心自杀往往比成年人更坚决,行为也更隐蔽,应引起高度重视。

2.一般症状

(1)睡眠障碍其突出表现为早醒,醒后不易再入睡,日间尤其是上午表现为疲乏思睡,精神萎靡,也可有入睡困难或睡眠增多。

(2)疲倦乏力:无明显原因持续感到极度疲乏,精神萎靡,全身软弱无力。老年人常诉站起想坐着,坐着想躺下,躺下就无力再起来了。

(3)体重下降明显:常在短期内体重大幅度减轻,以使有些老年人担心自己患了癌症或其他重病,进一步增加焦虑情绪。

3.躯体症状　伴有突出的躯体性焦虑,表现为心慌、胸闷、心前区疼痛或紧压感;食欲常明显减退,腹痛、腹胀、恶心、呕吐,腹泻或便秘,胃肠牵扯或收缩感等;尿频、尿急、尿痛,性欲明显减退,阳痿等;有时这些症状可能比较突出,完全冲淡或掩盖了抑郁心境,称之为隐匿性抑郁。

4.其他症状　有些老年人可出现幻觉、幻听,被害妄想,关系妄想,现实解体,人格解体,疑病观念,强迫和恐惧症状等。

(三)辅助检查

对疑为抑郁症的患者,除进行全面的躯体检查及神经系统检查外,可进行地塞米松抑制试验(DST)和促甲状腺素释放激素抑制试验(TRHST)两项实验室检查。

(四)治疗要点

1.药物治疗　中度以上抑郁发作主要进行药物治疗。个体化合理用药是必须遵循的用药原则,从小剂量开始逐渐增至治疗量,停药时也应逐渐递减,以免引起停药反应。目前临床上一线抗抑郁药主要包括三环类抗抑郁药,如丙米嗪、阿米替林、多塞平等,其中丙米嗪的抗镇静和抗焦虑作用较弱,主要用于迟钝型抑郁,但由于其对心血管和消化系统等不良反应明显,老年人应慎重使用;四环类抗抑郁药,代表药有马普替林,对心血管不良反应相对较小,镇静作用温和,适合老年患者选用。

2.心理治疗　对有明显心理社会因素作用的抑郁发作患者,在药物治疗的同时常合并心理治疗。常用的心理治疗方法包括支持性心理治疗、认知行为治疗、人际治疗、婚姻和家庭治疗、精神动力学治疗等,其中认知行为治疗对抑郁发作的疗效已经得到公认。

3.物理治疗　有严重消极情绪及自杀企图的患者和使用抗抑郁药治疗无效的患者可采用改良电抽搐(MECT)治疗,电抽搐治疗后仍需用药物维持治疗。近年来又出现了一种新的物理治疗手段,即重复经颅磁刺激(rTMS)治疗,主要适用于轻中度抑郁发作。

4.其他方法　如中医治疗、替代性治疗等。

(五)护理诊断

1.个人应对无效　与不能满足角色期望,丧失工作能力有关。

2.有自杀的危险　与消极观念、自杀企图有关。

3.思维过程紊乱　与消极认知有关。

4.睡眠型态紊乱 与思维障碍有关。

（六）护理措施

1.一般护理

（1）饮食护理：食欲不振、便秘是抑郁患者常出现的肠胃系统方面的问题。应选择患者平常较喜欢且富含纤维的食物，可采取陪伴患者用餐或少量多餐。若患者因认为自己没有价值，不值得吃饭时，可让患者从事一些为别人做事的活动，如此可以协助患者接受食物。若患者坚持不吃，或体重持续减轻，则必须采取进一步的护理措施，如喂食、鼻饲、静脉输液等，以维持适当的水分及营养。

（2）休息与活动：老年抑郁症患者大部分时间卧床不动、不易入睡、睡眠浅、易醒或早醒。应主动陪伴和鼓励患者白天参加多次短暂的工娱活动，如打球、下棋、唱歌、跳舞等；晚入睡前让患者喝热饮、热水泡脚或洗热水澡、避免看过于兴奋、激动的电视节目或会客、谈病情。为患者创造舒适安静的入睡环境，确保患者睡眠。患者由于情绪低落、悲观厌世、毫无精力和情绪顾及自己的卫生及仪表，护理人员应给予鼓励和协助，使患者能维持日常生活自理状态。

2.安全护理

（1）识别自杀动向：患者自杀前常有先兆症状，如焦虑不安、失眠、沉默少语或心情豁然开朗、在特殊地点徘徊、忧郁烦躁、拒餐、卧床不起等。可陪伴患者参加各种团体活动，如各种工疗和娱疗，避免其单独活动，在与患者的接触中，应能识别这些动向，给予心理上的支持，使他们振作起来，避免意外发生。

（2）加强巡视：对有消极意念的患者重点巡视。尤其注意夜间、凌晨（此时是抑郁症者自杀的最危险期）、午间、饭前和交接班及节假日等病房人员少的情况下防范，做到全天专人看护。

（3）预防自杀措施：加强对病房设施的安全检查。严格做好药品及危险物品的保管工作，杜绝不安全因素，发药时看服到口，仔细检查口腔，严防藏药或蓄积后一次性吞服。测量体温时，对严重抑郁患者应做到手不离表，严防咬吞体温表。会客时，应反复向家属交代病情，取得家属的帮助和配合，做好患者的疏导工作。

3.心理护理

（1）减轻心理压力：增加社会交往，改善消极的生活方式。

（2）改变负性思考：抑郁患者常有负性的看法，而这种情形常是不自觉的。首先应协助患者确认负性的想法并加以改变。其次，帮助患者回顾其优点、长处和成就来增加正向看法。此外，还要帮助患者检视认知、逻辑与结论的正确性，修正不合实际的目标，协助患者完成建设性工作和参与社交活动，树立正性想法。

（3）建立有效沟通方式：鼓励患者抒发自己的想法并认真倾听，选择其感兴趣的话题交流。严重抑郁患者思维过程缓慢、思维量减少、语言表达少，对于此类患者应耐心以非语言的方式表达关心与支持，引导患者注意外界，同时协助或鼓励患者表述看法。

4.用药护理

（1）坚持服药：注意观察药效和不良反应，发药后一定要做到看服到口，不可随意增减药量，更不可能因各种原因中途停服。

（2）遵循用药原则：开始用药从小剂量逐渐增至治疗量，停药时也应逐渐递减，以免引起停药反应。注意合理用药、个体化用药。

5. 健康指导

（1）指导复查：说明坚持用药、定期门诊复查的重要性，对于 60 岁以上第一次患病的抑郁症患者治愈后至少应维持治疗 1 年，若出现复发症状，则维持治疗 2 年或更长。

（2）指导家庭应对技巧：指导家属为患者创造和利用各种人际接触的机会，协助患者改善处理人际问题方式，增强社交技巧。

八、焦虑护理

焦虑是最常见的一种情绪状态。当焦虑的严重程度和客观事件或处境明显不符，或者持续时间过长时，就变成了病理性焦虑，称为焦虑症，也称为焦虑障碍。老年期焦虑症，指发生在老年期，以广泛和持续性焦虑或反复发作的惊恐不安为主要特征的神经症性障碍。临床上常伴有自主神经症状和运动性不安，如头痛、胸闷、心悸、口干、呼吸急促、出汗、震颤、尿频、尿急等。老年人由于脑功能下降，精神应激较多，容易发生焦虑症，因此老年人经常处于明显的焦虑状态，但并非实际威胁所致，其紧张不安程度与现实处境很不相称。

（一）致病因素

目前病因尚不明确。研究表明，焦虑症与遗传因素、个性特点、不良事件、应激因素、躯体疾病等均有关系，这些因素会导致机体神经内分泌出现紊乱，神经递质失衡，从而造成焦虑等症状的出现。老年焦虑症增多与体弱多病、肢体功能障碍、离退休问题、疑病症、孤独、生活状况、社会治安问题等有关。

（二）临床表现

1. 情绪症状　患者感觉自己处于一种紧张不安、提心吊胆、恐惧、害怕、忧虑的内心体验中。问其紧张害怕原因时有些人能明确说出害怕的对象，也有些人说不清楚害怕什么，但就是觉得害怕。

2. 躯体症状　患者紧张的同时往往伴有自主神经功能亢进的表现，如心慌、气短、口干、出汗、颤抖、面色潮红等，有时还有濒死感，觉得自己快要死掉了，严重时还会有失控表现。

（三）辅助检查

常用汉密顿焦虑量表来评定。

（四）治疗要点

1. 药物治疗　药物治疗对焦虑症有良好的效果，可使焦虑症状很快减轻。如阿普唑仑、去甲羟安定、氯硝西泮的抗焦虑作用较强。

2. 心理治疗　心理治疗是通过语言或非语言交谈与患者建立起的良好医患关系，应用有关心理学和医学知识指导和帮助患者克服和纠正不良的生活方式、行为习惯、情绪障碍、认知偏见以及适应问题。心理治疗对焦虑症的缓解及预防复发起重要作用。适合焦虑症的心理治疗有支持治疗、行为治疗、认知治疗、生物反馈治疗等。

（五）护理诊断

焦虑与焦虑特质和老化有关。

（六）护理措施

1. 一般护理

（1）环境要求：对于严重焦虑的患者将其安置在安静舒适的房间，避免干扰，周围的设施要简单安全，进行专人护理。

（2）密切观察病情：对伴有躯体疾病患者，向其讲明不良的情绪可对身体造成不良的影响，让患者从主观上控制情绪反应。监测生命体征，对有严重躯体疾患的老年患者，除严密监测外，还要调整饮食结构，加强营养质的摄入，增加钙质食物的补充，以防骨折发生。

2.**药物护理** 一般轻度焦虑不需作特别的处理，指导老年患者保持良好的心态，学会自我疏导，自我放松。密切观察药物效果与不良反应。指导正确服药的时间及定期更换药物，严格按照医嘱来服药，不得随意更改剂量。阿普唑仑抗惊恐发作效果最好，对广泛性焦虑伴有抑郁情绪也有良好的效果，但抗焦虑治疗一般不宜超过 6 周，因此类药物最大的缺点是易产生耐受性和依赖性，而突然停药可产生戒断症状。

3.**心理护理** 加强心理护理，以支持和疏泄疗法为主要内容。帮助患者了解疾病，认识疾病的性质，消除疑虑；对患者有耐心，允许患者有哭泣、纠缠等情绪的发泄行为；应用沟通技巧，鼓励老年患者表达内心感受，帮助其明确焦虑的相关因素，待情绪稳定时，应不失时机地给予心理护理；教会患者掌握松弛疗法的方法；指导患者正确处理各种应急事件的方法，增强心理防御能力；培养广泛的兴趣和爱好，保持心情豁达开朗。

九、视觉障碍护理

视觉障碍是指由于先天或后天原因，导致视觉器官（眼球视觉神经、大脑视觉中心）的构造或机能发生部分或全部的障碍，经治疗仍对外界事物无法（或甚难）做视觉的辨识。据调查，每 1 万名 60～69 岁老年人中约 400 人为视残，70～79 岁的老年人中约 800 人为视残，80～89 岁的老年人中约 1200 人为视残，100 岁以上高达 1300 人为视残，老年视残是儿童视残的 50～160 倍。老年人视力损害的防治与康复已成为我们面临的严重挑战。

（一）致病因素

1.**感染因素** 感染是引起视觉障碍最常见的原因。

（1）感染性：由细菌、病毒、衣原体、真菌、寄生虫等引起的角膜炎、角膜溃疡、虹膜睫状体炎、脉络膜炎、眼内炎、全眼球炎、眼眶蜂窝织炎等。

（2）非感染性：泡性角膜炎、角膜基质炎、葡萄膜炎（包括虹膜睫状体炎、脉络膜炎）、交感性眼炎、原田病等。

2.**其他因素**

（1）屈光不正：近视、远视、散光、老视、斜视、弱视等。

（2）眼外伤：眼球穿孔伤、钝挫伤、爆炸伤、化学烧伤、辐射伤等。

（3）青光眼。

（4）各种眼病后遗症：角膜瘢痕、瞳孔膜闭、瞳孔闭锁、玻璃体混浊等。

（5）全身疾病所致各种眼病变：高血压性视网膜病变，糖尿病性视网膜病变，肾炎性视网膜病变，血液病性视网膜病变，视网膜色素变性，黄斑变性，缺血性视神经病变等各种眼底病变，糖尿病性白内障。

（6）视网膜血管病：视网膜脱离，视网膜动脉阻塞，视网膜静脉阻塞，浆液性脉络膜，视网膜病变，视网膜血管炎，视网膜脱离等。

（7）老年变性病变：老年性白内障，角膜变性，老年性黄斑变性。

（8）肿瘤：眼内肿瘤、眼眶肿瘤或侵及眼球的眼睑肿瘤等。

（二）临床表现

与老化有关的视觉障碍主要有老视、视敏感度和对比视敏感度下降,表现为视物的精细感下降、暗适应能力下降和视野缩小。眼科疾病情况如白内障、青光眼、糖尿病性视网膜病变、老年性黄斑变性等,则表现为视力明显减退甚至失明。

（三）辅助检查

主要通过眼科专业器械检查老年人视力障碍的类型及程度。

（四）治疗要点

1.药物治疗　开角型青光眼所致的视力障碍使肾上腺受体阻断药,如盐酸左布诺洛尔滴眼液,感染性眼炎全身或局部使用抗生素。

2.手术治疗　白内障、闭角型青光眼所致的视力障碍常采用手术治疗;视网膜病变所致的视力障碍可采用激光或(和)手术治疗。

（五）护理诊断

1.有受伤的危险　与各种原因引起的视力障碍有关。

2.知识缺乏　缺乏疾病及用药治疗相关知识。

（六）护理措施

1.对因治疗护理

（1）对青光眼所致视力障碍者用药护理:开角型青光眼遵医嘱用药降低眼压;避免增加眼压的活动;嘱咐患者尽量避免在夜间及暗处活动。肾上腺受体阻断滴眼药禁用于支气管哮喘、严重慢性阻塞性肺部疾病、窦性心动过缓或Ⅲ度房室传导阻滞、明显心衰、心源性休克及对本药过敏者。

（2）对白内障及视网膜病变所致视力障碍者护理:手术后嘱患者睡前佩戴质硬的眼罩,近期内避免从事弯腰搬重物等体力活动,保持大便通畅。维持血糖和血压值在合适的范围内,防止白内障、糖尿病性视网膜病变的发展。视网膜病变采用激光手术治疗,术后双眼覆盖眼罩,卧床休息,指导患者术后避免眼部受伤等。

2.一般护理

（1）保持适宜的环境:调节室内光线,提高照明度可以弥补老年人视力下降所造成的部分视物困难。晚间用夜视灯以保持室内光线,避免受刺眼的阳光和强光灯泡的直接照射,当室外强光照射进户时,可用纱质窗帘遮挡。

（2）避免用眼过度:指导用眼时间不要太长,最好安排在上午进行,避免用眼过度疲劳;老年人对光亮对比度要求较高,老年人的阅读材料应印刷清晰、字体较大,最好用淡黄色的纸张,避免反光;保证充足的睡眠。

（3）物品妥善放置:老年人应熟悉日常用品放置的位置,使用物品应简单、特征性强、操作简单,为老年人创造一个物品放置固定、有序的生活环境。

（4）日常生活护理

1）多饮水:患有青光眼的老年人每次饮水量为 200mL(青光眼患者一次性喝水超过300mL 的时候就会出现头痛),防止眼压升高,加重病情。

2）饮食护理:戒烟酒,避免辛辣刺激性食物,如辣椒、洋葱、大蒜、胡椒等食物。减少含咖啡因的食物摄入,宜高维生素低脂饮食。

3）保持适当运动量:有研究证实,适量运动可以降低黄斑部退化的风险,罹患视觉障碍的可能性会降低超过 70％。

3. 健康指导

（1）定期接受眼科检查：指导老年人每年进行一次眼科检查，对于有糖尿病、心血管疾病病史的老年人应缩短检查时间。如果近期自觉视力减退或眼球胀痛伴头痛，应该尽快检查，明确病因。

（2）配镜指导：老年人眼睛的调节能力衰退是随年龄的增长而逐渐发展的，因此根据定期眼科检查的情况，更换适合的眼镜。配镜前先要验光，排除近视、远视和散光，然后按年龄和老视的程度增减屈光度。同时还应考虑平时所习惯的距离适当增减镜片的度数。如进行近距离精细工作，应适当增加老花镜度数，反之老花镜度数则适当降低。

（3）指导滴眼剂的正确使用

1）检查药物：使用滴眼剂前了解其性能、药物维持时间、适应证和禁忌证，检查眼药水有无混浊、沉淀及失效期等。

2）方法：使用滴眼剂前清洁双手，用食指和拇指分开眼睑，眼睛向上看，将滴眼剂滴在穹窿内，闭眼，用食指和拇指提起上眼睑，使滴眼剂均匀分布在结膜内。滴药时，滴管不可触及角膜。滴药后按住内眼角数分钟，防止滴眼剂进入泪小管，吸收后影响循环和呼吸。

3）药物保管：平时备一瓶滴眼剂以便遗失时使用，使用周期长的滴眼剂应放冰箱冷藏保存，切不可放入贴身口袋，以防污染和药物漏出。

（4）活动指导：指导患者外出活动尽量安排在白天。在光线强烈的户外活动时，宜佩戴防紫外线的太阳镜。从暗处转到亮处时，要停留片刻，待适应后再行走，反之亦然。

十、皮肤瘙痒护理

皮肤瘙痒是指仅有皮肤瘙痒感而无明显原发性皮肤疾病的损害。它是一种不愉快的皮肤感觉，多见于老年人，冬夏季易发，可分为全身性和局限性两种。

（一）致病因素

1. 内因　机体疾病因素，如糖尿病、肝胆疾病、肾脏疾病、内脏癌肿、血液病（缺铁性贫血等）、甲状腺疾病及某些代谢性疾病、神经性疾病等；老化因素，老年人因皮肤腺体功能减退，皮肤萎缩、干燥，加之过度热水洗烫，易引起全身性瘙痒。

2. 外因　理化因素，如光线、化学制品、气候改变、洗浴不当、食物或衣物刺激（如毛织物、化纤织物等）以及一些药物刺激等；其他如接触粉尘、家禽及尘螨等。

（二）临床表现

1. 阵发性剧烈瘙痒　瘙痒发作呈阵发性，伴有蚁走等感觉，气温变化、衣服摩擦、饮酒及进食辛辣食物等刺激可引起发作或加重。

2. 皮肤损害　由于频繁搔抓，皮肤常呈条状抓痕、血痂、色素沉着或减退，日久可出现湿疹样改变、苔藓化等继发损害。

（三）辅助检查

针对可能引起瘙痒的原发病检查，如糖尿病、肝胆疾病、肾脏疾病、内脏癌肿、血液病；相应的实验室检查，如血糖、血常规、尿常规、肝肾功能、补体、超声及组织病理学检查等。

（四）治疗要点

1. 止痒治疗　内服抗组胺药物，如第一代抗组胺药扑尔敏等，第三代抗组胺药地氯雷他定等;严重者可用静脉滴注10％葡萄糖酸钙;普鲁卡因静脉封闭;外用皮质类固醇霜或各种止痒剂如炉甘石、桉油醇、樟脑、薄荷醇、氧化锌等。

2.治疗原发疾病 有糖尿病者药物控制血糖,加强饮食管理;积极抗炎,降低胆色素治疗胆汁淤积症;定期体检,预防肾脏疾病和癌肿;针对病因纠正贫血等。

(五)护理诊断

1.焦虑 与瘙痒不适有关。

2.知识缺乏 缺乏与瘙痒有关的原发疾病的相关知识。

(六)护理措施

1.一般护理

(1)保持环境:保持室内温、湿度适宜并保持房间通风。注意生活规律,不要过度劳累。保证充足的睡眠,因瘙痒难以入睡时可以使用少量镇静催眠药。

(2)皮肤护理:剪短指甲,忌搔抓,避免热水烫洗,适当减少沐浴次数,洗澡水温以35～40℃为宜,洗澡时间不宜过长,以15～20min最宜。洗澡时不宜用碱性较强的肥皂。老年人油脂分泌少,皮肤干燥,故需要经常擦拭护肤用品,如护肤膏、护肤霜、护肤油等,使皮肤保持一定的湿度和滋润度。衣物、被褥应选择柔软的棉织品。

(3)饮食护理:饮食宜清淡,避免太咸、太腻。禁食鱼、虾、牛羊肉、辣椒等易过敏食物及辛辣刺激性食物。多食富含维生素的食物,如新鲜的绿色蔬菜、水果,保持大便通畅。多饮水、不喝酒、少饮或不饮咖啡。

2.用药护理 观察药物疗效及副作用。第一代抗组胺药最常见的副作用是嗜睡和乏力,第二代抗组胺药因有严重的心脏毒性,与酮康唑、伊曲康唑和红霉素合用时会加重上述不良反应,故目前几乎不用。第三代抗组胺药副作用轻。服用第一代抗组胺药时不宜外出,最好卧床休息;镇静催眠药在睡前半小时服用以利睡眠;静脉滴注钙制剂时速度应缓慢,以免发生心慌等不良反应;用普鲁卡因静脉封闭时,每分钟10滴,并密切观察。

3.心理护理 耐心向患者解释有关引起瘙痒的原因及预防措施,鼓励其积极参加老年人健身操或者看电视、听音乐、聊天等活动,转移对瘙痒的注意力,防止精神因素加重瘙痒。教会患者一些转移注意力的技巧,如呼吸松弛法、皮肤拍打法等,以减少对皮肤搔抓。

4.健康指导 养成良好的饮食生活习惯,避免进食油腻、鱼虾海产品及烟酒等刺激性食物,多吃新鲜蔬菜及水果,多饮水,保持大便通畅。忌用热水烫洗及使用碱性过强的肥皂洗浴。瘙痒处避免过度搔抓、摩擦。去除病因,避免暑热及寒冷刺激。秋冬季适当减少沐浴次数,沐浴后及时涂抹护肤霜。夏季注意清洁卫生,减少汗液的刺激。

(王静)

第二节 阿尔茨海默病的护理

一、概述

阿尔茨海默病(Alzhemiers Disease,AD)是一组病因未明的原发性退行性脑变性疾病。多起病于老年期,潜隐起病,进展缓慢、不可逆,临床上以智能损害为主。

二、病因及发病机制

病因和发病机制不明,目前普遍认为 AD 是一个多因素致病的复杂病理过程,其中遗传因素、环境因素均参与了发病。

1.病因

(1)遗传因素:在 AD 的发病中,遗传因素是起主要作用的因素之一。目前已经确定 4 种基因的突变或多态性与 AD 有关。老年痴呆有家族遗传倾向,因此父母或兄弟中有老年性痴呆症患者,本人患老年性痴呆症的可能性要比无家族史者高出 4 倍。

(2)环境因素:铝的蓄积,AD 的某些脑区的铝浓度可达正常脑的 10～30 倍,老年斑(SP)核心中有铝沉积。铝选择性地分布于含有神经纤维缠结(NFT)的神经之中,铝与核内的染色体结合后影响到基因的表达,铝还参与老年斑及神经纤维缠结的形成。故有学者提出"铝中毒学说"。

(3)其他,还有感染因素、神经递质障碍等作用因素。

2.发病机制 对 AD 病因及发病机制的高度概括就是 ABC 学说:脑老化(aging,A)、β 淀粉样蛋白(B)、神经递质受体通道(channel,C),三者互相作用、互相关联和互相制约导致 AD 的发病。其具体含义为:脑老化为最主要的危险因素,是痴呆发生的基础与条件;β 淀粉样蛋白是发病的直接原因;神经递质受体通道是优先受累的靶分子,导致神经元环路失衡,脑的整体功能障碍。但不难看出,不论哪种假说都离不开 β 淀粉样蛋白的效应,可以说,β 淀粉样蛋白几乎是所有因素导致 AD 的共同途径,在 AD 的发病中起着至关重要的启动作用,其他的病理改变如 NFT、神经元丢失等,均被认为是 Aβ 的解离与凝聚、清除与产生的失衡所引发的。

3.常见的高风险因素

(1)高龄:年龄一直被认为与阿尔茨海默病的最相关的因素,随着年龄的增长,阿尔茨海默病患者可呈指数型增长。

(2)性别:女性多于男性。年龄＞65 岁妇女患阿尔茨海默病通常比年龄相匹配的男性高 2～3 倍。

(3)头颅外伤史。

(4)遗传性易感基因。

(5)吸烟是引起心脑血管病和阿尔茨海默病的危险因素。

(6)高脂血症、高血压病。

(7)教育程度低。

(8)糖尿病:长期患糖尿病,是目前已知的阿尔茨海默病的最危险因素。

(9)心脏病:心肌梗死、心房颤动和充血性心力衰竭是阿尔茨海默病的明确风险因素。

(10)微量元素(如铝等):有文献报道铝等金属离子对 Aβ 淀粉样蛋白寡聚化及在老年斑中的积累起促进作用。其确切的病因还在研究探索中。

三、临床表现

AD 患者多隐袭起病,故很难判断患者认知功能障碍发生的确切时间。少数患者可在躯体疾病、骨折或精神受刺激后出现症状。临床主要表现为持续进行性认知功能减退及其伴随的社会生活功能减退和行为及精神症状。根据疾病的发展和认知功能缺损的严重程度,可分为轻度、中度和重度。

（一）轻度

近事记忆障碍常为本病的首发症状,患者对新近发生的事情容易遗忘,如经常失落物品,忘记重要的约会及已许诺的事情,记不住新来同事的姓名;学习新知识困难,看书读报后不能回忆其中的内容。时间定向常有障碍,患者记不清具体的年、月、日。计算能力减退,很难完成简单的计算,如 100 减 7、再减 7 的连续运算。思维迟缓,思考问题困难,特别是对新的事物表现出茫然难解。早期患者对自己认知功能缺损有一定的自知力,并力求弥补和掩饰,例如经常作记录,避免因记忆缺陷给工作和生活带来不良影响,可因此引起焦虑和抑郁。患者对工作和家务漫不经心,不能合理地管理钱财,亦不能安排和准备膳食。尚能完成已熟悉的日常事务,经常回避竞争。患者的个人生活基本能自理。

人格改变往往出现在疾病的早期,患者变得主动性缺乏、活动减少、孤独、自私、对周围环境兴趣减少、对周围人较冷淡,甚至对亲人漠不关心,情绪不稳、易激惹。

（二）中度

随着疾病的进展,痴呆程度加重,记忆障碍日益严重,表现为用过的物品随手即忘,日常用品丢三落四,甚至遗失贵重物品,忘记自己的家庭住址,忘记亲人的姓名,但尚能记住自己的名字。有时因记忆减退而出现错构和虚构。远事记忆也受损,不能回忆自己的工作经历,甚至不知道自己的出生年月。除有时间定向障碍外,地点定向也出现障碍,在熟悉的地方也会迷路走失,甚至在家中也找不到自己的房间。言语功能障碍明显,讲话无序,内容空洞或赘述,不能列出同类物品的名称;继之,出现命名不能,在命名测验中对少见物品的命名能力丧失,随后对常见的物品命名亦困难。患者失认以面容认识不能最常见,常不能从面容辨认人物,不认识自己的亲人和朋友,甚至出现丧失对自己的辨别能力,即不认识镜子中自己的影像。失用表现为不能正确地以手势表达方法作出连续的动作,如刷牙动作。患者已不能工作,难以完成家务劳动,甚至洗漱、穿衣等基本生活的料理也越来越困难,需家人帮助。

患者的精神和行为障碍也比较突出,情绪波动不稳;或因找不到自己放置的物品而怀疑被他人偷窃,或因强烈的嫉妒心而怀疑配偶不忠;可伴有片段的幻觉、妄想;有睡眠障碍,部分患者昼夜颠倒,白天思睡,夜间不宁。行为紊乱,常拾捡破烂视为珍宝;乱拿他人的物品占为己有;亦可表现为本能活动亢进,当众裸体;有时出现攻击性行为。

（三）重度

重度患者痴呆严重,已不知道自己的姓名和年龄,不认识亲人。患者只有自发言语,内容单调、重复或刻板,或反复发出不可理解的声音,最终不能说话。随着言语功能的丧失,患者活动逐渐减少,并逐渐丧失行走能力,甚至不能站立,只能终日卧床,大小便失禁。晚期患者可出现原始性反射,如强握、吸吮反射等。最明显的神经系统体征是肌张力增高,肢体屈曲。

AD 患者在整个病程中都可出现行为和精神症状,多见于中度 AD 患者,主要表现为猜疑或妄想、幻觉;行为异常或冲动攻击、焦虑、恐惧或情绪紊乱、易激惹及睡眠障碍。患者的妄想不系统、多变,被害、被窃及嫉妒妄想较常见,有的怀疑配偶或照料者是假的等。幻觉较少见,常以视幻觉为主,看到死去的亲人,或听到他们说话。行为障碍较常见,患者总想离家出走,若予以劝阻,可出现愤怒或攻击,行为多缺乏目的性,常在家无目的的乱搬物品,翻箱倒柜,乱捡垃圾并视为珍宝而收藏。

轻度患者可出现抑郁,伴紧张、恐惧、焦虑,甚至有消极言语。中重度患者不会出现典型的抑郁心境,多表现为焦虑、恐惧,这与患者判断能力下降有关。睡眠障碍主要表现为睡眠节律紊乱,夜间失眠、易醒,而白天思睡。

AD病程呈进行性,一般经历5～10年左右,罕见有自发缓解或自愈,最后发展为严重痴呆,常因压疮、骨折、肺炎、营养不良等继发躯体疾病或衰竭而死亡。

四、诊断要点

根据ICD－10公布的精神与行为障碍分类,下列特点是确诊AD(编码为F00)的基本条件:

1. 存在痴呆。

2. 潜隐起病,缓慢退化,通常难以指明起病的时间,但他人会突然察觉到症状的存在。疾病进展过程中会出现明显的高台期。

3. 无临床依据或特殊检查的结果能够提示精神障碍是由其他可引起痴呆的全身性疾病或脑的疾病所致(如甲状腺功能低下、高血钙、维生素B_{12}缺乏、烟酸缺乏、神经梅毒、正常压力脑积水或硬膜下血肿)。

4. 缺乏突然性、卒中样发作,在疾病早期无局灶性神经系统损害的体征,如轻瘫、感觉丧失、视野缺损及运动协调不良(但这些症状会在疾病晚期出现)。

因痴呆多发生于老年人,且有25％～30％的痴呆患者可能出现抑郁;而抑郁的患者也可因注意力不集中、情绪低落而表现为表情冷漠,对周围环境缺少兴趣、被动、迟钝、缺少动力、记忆力下降等类似痴呆的表现。所以应特别注意痴呆与老年抑郁的鉴别,以防忽视了抑郁的存在延误治疗而发生患者自杀等不良后果。两者的鉴别要点如下。

(1)抑郁症常是急性发作,而痴呆为缓慢发作。

(2)抑郁症患者常有精神疾患的病史,如有起伏循环的情绪变化,或家属也有抑郁症状史等。

(3)抑郁症患者情绪压抑发生在前,比知觉、记忆力的改变早数个月,而痴呆则以记忆力及智能的减低先出现;抑郁症患者有显著的情绪变化,而痴呆症患者的情绪变化不显著。

(4)抑郁症患者会抱怨自己记忆力差、注意力不集中、自贬或暴露自己认知的缺陷,而痴呆患者则倾向于隐藏自己认知的缺陷,很少抱怨认知障碍。例如抑郁症患者对别人的问话,常回答"不知道",若肯回答时则可以选择合适的字词来回答,但痴呆症患者的回答常是含糊不切题或答错。

(5)抑郁症患者在记忆力缺陷方面,呈现近期和远期的记忆力均下降;而痴呆症患者常呈现近期记忆力比远期记忆力差。

(6)抑郁症患者的精神症状很少出现日落症候群(sundown syndrome)的情形,而痴呆症则常出现。

(7)抑郁症患者的精神状态检查可表现良好的构图描绘能力,加以鼓励可以发挥出解释格言谚语的能力,且心理测验也可表现出正常的非语言技巧。痴呆症患者可见到慢性进行性的智能衰退现象。

五、治疗

目前尚缺乏特殊的病因治疗措施。AD的治疗主要包括心理社会治疗和药物治疗。

（一）心理社会治疗

对轻症患者应加强心理支持与行为指导，鼓励患者参加适当活动；对重症患者应加强生活上的照顾和护理，注意患者的饮食和营养。心理社会治疗的目的是尽可能保持患者的认知和社会生活功能，确保患者的安全，以减缓其精神衰退。开展心理社会治疗的重要措施之一是告知家属有关疾病的知识，包括临床表现、治疗方法、疗效、预后及转归等，同时要让家属或照料者熟悉基本的护理原则，主要包括：①对患者的提问，应给予简单明了的回答。②提供有利于患者定向和记忆的提示，如日历、标出常用物品的名称、指出卧室和卫生间的方位等。③不要和患者发生争执。④对兴奋和吵闹的患者应进行劝阻。⑤鼓励患者适当活动。⑥应定期和医生联系，及时得到医生的指导。

（二）药物治疗

1. 行为和精神症状的治疗　应给予必要的对症治疗，可短时间、小剂量使用抗精神病药控制幻觉、妄想等精神行为症状。伴有淡漠、抑郁、敌意、攻击、易激惹的患者，可给予抗抑郁药如 SSRIs。应慎用可以加重认知损害的抗惊厥剂和苯二氮䓬类药物。应注意药物不良反应特别是药物相互作用。当症状改善后，宜及时停药。

2. 改善认知功能的药物　其目的在于改善认知功能和延缓变性过程。迄今为止，改善认知功能的药物为数不少，有的疗效与安慰剂不相上下，有的应用后经认知功能测验评分，患者的认知有一定的改进，但仍不足以给患者的实际生活、工作能力带来助益，然而这类药物仍在不断的开发研究中。目前临床证实疗效比较好的药物主要如下。

（1）多奈哌齐：系乙酰胆碱酯酶抑制剂，常用剂量 5～10mg/d，起始剂量为 5mg/d，1 周后可增加至 10mg/d。该药不良反应较轻，主要有腹泻、恶心、睡眠障碍，无明显肝脏毒性作用。类似的药物还有重酒石酸利斯的明，常用剂量为 4.5～13.5mg/d。

（2）美金刚：是低亲和力、非竞争性 N—甲基—d—天门冬氨酸（NMDA）受体拮抗剂，也被推荐用于治疗中重度 AD。常用剂量为 10～20mg/d。

六、护理

（一）护理评估

1. 健康史、致病因素　询问有无家族史，有无病毒、细菌等感染史。病因不明，但重金属摄入者，随饮食或呼吸进入体内的有害元素比如铜、汞和铝也是老年痴呆病的诱因。

2. 身心状况

（1）症状评估：AD 患者多隐袭起病，临床上主要表现持续进行性认知功能减退及其伴随的社会生活功能减退和行为及精神症状。

1）认知功能减退表现：主要是记忆力减退，以近记忆障碍为首发症状，表现为：①经常丢三落四，特别是对刚刚发生过的事情也没有记忆，似乎事情已完全消失，即使经过提醒也记不起来。②智力低下，学习新东西的能力减退，不能用适当的语言表达，甚至外出经常迷路，不能记住物件放在哪里，不会计算收支。③性格改变，原本沉默寡言的人变得滔滔不绝，原本性格开朗的人变得淡漠少语，情绪大幅度波动，性格变得多疑。怀疑配偶不忠，怀疑儿女不孝，爱与人生气，甚至打架。

2）社会功能减退表现：日常生活能力下降。患者对日常生活活动愈来愈感到困难，洗澡、进食、穿衣或上厕所都可能需要他人帮助才能完成。

3)行为及精神症状表现：行为怪异，表现出很强的特异性，临床中出现了形形色色的表现。有的老人会把好吃的藏起来，不给家人分享；有的老人不缺钱，但却爱捡破烂，在家里堆满了垃圾；有的老人跟踪到儿女的房间里，窃听甚至窥视别人在做什么；有的出现了幻听、幻视，拿着棍子追打自己在幻视中看到的物体……

（2）心理—社会状态：由于认知功能减退，自理能力下降，患者易产生焦虑、抑郁心理；低教育者：接受过正规教育的人其发病年龄比未受过教育者可推迟 7～10 年；离群丧偶者：长期情绪抑郁、离群独居、丧偶且不再婚、不参加社交活动、缺乏体力和脑力活动等心理社会因素也易致老年性痴呆症。

3.辅助检查

（1）影像学检查：对于 AD 患者，CT 或 MRI 显示有脑萎缩且进行性加重；正电子发射体层摄影（PET）可测得大脑的葡萄糖利用和灌注在某些脑区（在疾病早期阶段的顶叶和颞叶，以及后期阶段的额前区皮层）有所降低。

（2）心理测验：MMSE、长谷川痴呆量表可用于筛查痴呆；韦氏记忆量表和临床记忆量表可测查记忆；韦氏成人智力量表可进行智力测查。

（二）护理诊断

1.记忆受损　与记忆进行性减退有关。

2.自理缺陷　与认知行为障碍有关。

3.思维过程紊乱　与思维障碍有关。

4.语言沟通障碍　与思维障碍有关。

（三）护理目标

护理的总体目标：老年痴呆患者能最大限度地保持记忆力和沟通能力，提高日常生活自理能力，较好地发挥残存功能，生活质量得以提高。

（四）护理措施

1.心理护理　美国心理学家勒温曾经将人的心理活动和行为视为一种"场"，这个场存在于人的头脑中，对"心理事件"有实在影响的环境。因此，进行心理护理和心理支持尤为重要。我们应走出 AD 患者情感淡漠的误区，认识到他们也有爱与归属的需要，掌握痴呆老人的心理特点：他们的世界一切都是陌生的，不能自我确认，充满恐惧，有针对性的制订护理措施，以改善患者的心理环境，提高生活质量。

（1）语言沟通策略：在交谈内容上寻找愉快的刺激因子（记忆与情感交流过程密切相关，当人的后天生活习惯难以维持时，固有的个人愉快回忆可以作为刺激因子使记忆再生），引起患者的关注与兴趣，调动他们的思维。在沟通中注意恰当地运用肢体语言，表示鼓励同情，使患者感到被尊重与关怀。每次只提一简单的问题，以诱导为主，避免斥责、拒绝等语言。

（2）亲情人际疗法：是指增加亲属、晚辈、朋友的探视与交流，给予老人心理支持。增加痴呆老人的文体活动，以提高患者的沟通能力，培养乐观情绪，延缓疾病的发展。

2.认知功能障碍护理

（1）对记忆障碍的护理（回忆疗法）：鼓励老人回忆过去的生活经历，特别是让患者回忆一些愉快的事，激发患者的思维活动；帮助其认识目前生活中的人和事，以恢复记忆并减少错误判断；鼓励老人参加一些力所能及的社交活动，通过动作、语言、声音、图像等信息刺激，提高记忆力。对于记忆障碍严重者，通过编写日常生活活动安排表、制订作息计划、挂放日历等，帮助记忆。

(2)对智力障碍的护理：促进其多用脑、勤用脑，以刺激大脑的思维活动。并给患者制订切实可行的功能训练计划，包括语言、计算及理解功能训练，做到循序渐进、反复强化、持之以恒。如进行拼图游戏，对一些图片、实物、单词做归纳和分类，进行由易到难的数字概念和计算能力训练等。

(3)对思维障碍的护理：对思维贫乏的患者多给予信息及语言刺激，寻找患者感兴趣的话题，用患者经历过的重大事件，诱导启发患者用语言表达，刺激大脑的兴奋性。对思维活跃及紊乱的患者，改变话题，分散注意力，转移思路，使思维恢复到正常状态。对有妄想的患者，护理人员应态度和蔼亲切，语言恰当。注意谈话技巧，不可贸然涉及患者的妄想内容。

(4)对定向障碍的护理：必须专人陪护，防止患者单独外出、走失，发生意外事件。对一些轻度痴呆患者进行定向力训练，如在日常生活护理时反复向患者讲述日期、时间、地点，天气等，使患者逐渐形成时间概念。

3.饮食护理　合理安排膳食，补充微量元素可预防痴呆的发生。改善 AD 患者的身体状况，延长寿命，提高生活质量。①戒烟酒，严格控制暴饮暴食，定时定量，以维护正常的消化功能。②多食富含卵磷脂、乙酰胆碱的食物，如鸡蛋、鱼、肉等，多食坚果、牛奶、麦芽等，有助于提高记忆力。③药膳：根据中医理论采用一些有益脑细胞的食物熬制，如山药粥，具有补脑髓补五脏的作用。芝麻核桃粥，有补肾润燥、健脑和中的作用。

4.生活护理　通过患者自理程度，根据 Orem 的自理模式选择"全补偿""半补偿""支持教育法"。"全补偿"是指全部负责患者的生活护理；"半补偿"是指除督促训练外给予协助；"支持教育法"是指做好指导，协助其养成良好的习惯。

(1)预防感染：保持环境清洁、空气清新；根据气候变化增添衣物；保持卧床及大小便失禁患者的皮肤清洁、干燥，勤沐浴。

(2)安全护理：建立一个舒适、安全、温暖、明亮、空气新鲜的环境。卧床患者给予床挡加护，危险物品妥善保管，地面保持干燥，通道无障碍物。

5.睡眠护理　环境中的不合适刺激可增加患者原有的烦躁不安。睡眠紊乱的患者易导致行为异常，甚至攻击行为。为患者安排丰富的日间活动，尽量不安排睡眠时间，采用亮光刺激或设计室内光线(自然或人工)体现白天和黑夜的不同；睡前不大量进食，限制水的饮用；睡前可少量饮用牛奶等安神食品，必要时可服用中药成分的镇静安眠剂。

6.服药护理　指导监督患者服药，以免发生漏服或错服；对于服药的患者一定要看服，确认咽下，防止患者将药吐掉，观察药物不良反应，报告医生，便于及时调整给药方案。

7.病情观察　患者年老体弱，机体抵抗力差，再加上记忆和智能受损，因此患者表述症状困难，使症状隐蔽、不典型等。护理人员要仔细耐心观察病情，及时发现问题，及时处理，以免延误病情。并及时记录，做到小痛不放过，无痛不麻痹。

8.健康指导　及早发现痴呆：加强对全社会的健康指导，提高对痴呆症的认识；及早发现记忆障碍，做到"三早"：早发现、早诊断、早干预。选择居家护理，家庭成员的精心护理对于巩固疗效，延缓病程具有重要意义。对家属或照料者进行痴呆疾病常识的宣教，通过定期家访，提高照料者的护理技能，指导照料者掌握与老年痴呆患者交流的方法，提高中晚期老年痴呆患者的生活质量。

（五）护理评价

经过预防、治疗和护理干预后，老人的认知能力有所提高，并能最大限度地保持社交能力和日常生活自理能力，生活质量有所提高。

（胡晓婧）

第三节　血管性痴呆的护理

一、概述

血管性痴呆（vascular dementia，VD）是指由于脑血管病变引起的痴呆，其起病急缓不一，病程具有波动性，多呈阶梯式发展，常伴有局限性神经系统体征。是老年期痴呆病因中的第 2 位原因，约占痴呆的 20%。

二、病因及发病机制

1. 病因　多数学者认为血管性痴呆的病因是脑血管病变（包括出血性和缺血性）引起的脑组织血液供应障碍，导致脑血管循环区域的脑结构改变和功能衰退。

2. 发病机制　脑血管性病变是 VD 的基础。脑血管病变等多种病因引起大脑长期低灌注，导致大脑神经细胞物质和能量代谢紊乱，促使神经元发生不同程度的坏死或丢失，或者由于出血导致的脑实质损伤而引起记忆、注意、执行功能和语言等高级认知功能的严重受损是 VD 发生的核心机制。根据发病机制不同，分为以下 6 个亚型：①多发性梗死性痴呆（MID），占 75%。②重要部位的单个梗死痴呆，例如丘脑梗死。③小血管病性痴呆，包括微梗死性痴呆、皮质下动脉硬化性脑病、脑白质病变、脑淀粉样血管病（可伴出血）。④低灌注性痴呆。⑤出血性痴呆，如丘脑出血。⑥其他：如常染色体显性遗传病合并皮质下梗死和白质脑病（CADASIL）。

近几年研究发现，血管性痴呆存在脑内乙酰胆碱的减少。因此，胆碱能系统功能障碍可能亦是 VD 的发生机制之一。

三、临床表现

VD 临床表现形式与病损部位、大小及梗死次数有关。其主要包括：早期症状、局限性神经系统症状和痴呆症状。

1. 早期症状　早期多无明显痴呆表现，主要表现为：①情感障碍，为典型症状，表现为持续的情绪不稳定，情感脆弱，严重时表现情感失禁。②各种躯体不适症状，常见的症状有头痛、眩晕、肢体麻木、睡眠障碍和耳鸣等。

2. 局限性神经系统症状及体征　由于脑血管受损部位不同，可出现不同的症状和体征。如位于左大脑半球皮质的病变，可能有失语、失用、失读、失写等症状；位于右大脑半球皮质的病变，可能有视空间障碍；丘脑病损的病变可能表现以遗忘、情绪异常、嗜睡等精神症状为主等。

3. 痴呆症状　早期出现记忆障碍，随着病情不断发展，痴呆症状呈阶梯式加重。到晚期也表现为全面性痴呆，记忆力、计算力、思维能力、自知力、定向力等均发生障碍。

四、诊断

目前 VD 的诊断标准很多,尚缺乏一致的认识。根据 ICD-10 公布的精神与行为障碍分类,其中血管性痴呆(编码为 F01)的诊断要点如下:诊断的前提是存在痴呆,认知功能的损害往往不平均,可能有记忆丧失、智能损害及局灶性神经系统损害的体征,自知力和判断力可保持较好。突然起病或呈阶段性退化,以及局灶性神经系体征与症状使诊断成立的可能性加大。对于某些病例只有通过 CT 或最终实施神经病理学检查才能确诊。

有关特征为高血压、颈动脉杂音、伴短暂抑郁心境的情绪不稳、哭泣或爆发性大笑、短暂意识混浊或谵妄发作,常因进一步梗死而加剧。人格相对保持完整,但部分患者可出现明显的人格改变,包括淡漠、缺乏控制力或原有人格特点更突出,如自我中心、偏执态度或易激惹。

五、治疗

VD 治疗原则:防治脑卒中,改善认知功能和控制精神行为症状。

1.对因治疗　VD 目前尚无特殊的治疗方法,预防和治疗脑血管病的危险因素是 VD 治疗的基础。包括积极控制高血压、糖尿病,降低胆固醇,降低颅内压;对脑卒中急性期治疗,应根据卒中类型采取适当的抗凝、扩血管、止血治疗;戒烟、戒酒等。

2.改善认知治疗　是目前被证明有效的治疗措施。如应用胆碱酯酶抑制剂、兴奋性氨基酸受体拮抗剂、脑血循环促进剂、钙通道拮抗剂、脑细胞代谢激活剂、抗氧化药、血管扩张药等改善患者认知功能。

3.精神和行为症状治疗　对出现的精神症状、各种不良的行为、睡眠障碍等应及时使用小剂量抗精神病药治疗。

六、护理

(一)护理评估

1.健康史、致病因素(生理方面)　询问是否有高血压、冠心病、糖尿病、房颤、脑卒中等;是否有痴呆家族史;是否吸烟、饮酒;是否保存自理能力;营养状况、皮肤、排泄情况;睡眠型态;观察患者生命体征、有无神经系统阳性体征等。

2.心理(症状)状况和社会方面

(1)心理(症状)评估

1)认知功能障碍:VD 的早期核心症状是近事记忆障碍。早期患者虽然出现记忆障碍,但在相当长的时间内,自知力保持良好,智能损害只涉及某些局限的认知功能如计算、命名等困难,而一般推理、判断能力长时间保持正常,人格也相对完整,日常生活自理能力保持良好状态,又称"局限性痴呆""网眼样痴呆"。但随着病情的加重,认知功能损害加剧,情绪不稳或失禁更为突出,易激惹。此外还可出现定向障碍、语言障碍等。

2)行为精神症状:部分患者可有精神病性症状如幻觉、妄想等;在行为及人格方面也逐渐地发生相应的改变,如变得自私、吝啬、收集废物、无目的的徘徊等。病情进展具有波动性、阶梯样恶化的特点。

3)社会功能减退:在痴呆的发展过程中,生活自理能力逐渐下降,到晚期生活完全不能自理,不知饥饱,外出走失,大小便失禁,不认识亲人,达到全面痴呆。

(2)社会方面评估:患者的家庭和社会支持系统:患者亲属与患者的关系如何,负责照顾的家人是否觉得负担太重且不能得到放松;家人是否热心照顾患者。

(二)护理诊断

1.营养失调(低于机体需要量) 与患者咀嚼或吞咽困难、情绪抑郁及老年人因缺齿、味觉改变等有关。

2.吞咽障碍 与神经肌肉受损、面部麻痹有关。

3.排便异常 与长期卧床、精神科药物及神经肌肉功能障碍等有关。

4.睡眠形态紊乱 与脑部病变导致缺氧、环境改变及焦虑、恐惧、兴奋、抑郁不良情绪等有关。

5.躯体移动障碍 与神经、肌肉受损、肌肉无力等有关。

6.语言沟通障碍 与认知功能下降、神经系统病变有关。

7.定向障碍 与记忆力下降有关。

8.思维过程改变 与认知功能下降有关。

9.社交能力受损 与思维过程改变、认知功能下降等有关。

10.生活自理能力缺陷 与认知功能、神经、肌肉功能障碍等有关。

11.有暴力行为的危险 与幻觉、妄想等有关。

12.有自杀的危险 与抑郁情绪有关。

13.有皮肤完整性受损的危险 与大小便失禁、长期卧床有关。

14.有受伤的危险 与智能下降、感觉减退、定向力障碍等有关。

(三)护理目标

1.患者能够摄入足够营养与水分,保证营养。

2.患者进食及饮水后未发生误吸及噎食。

3.患者大小便通畅,能形成按时排便习惯。

4.患者能够得到充分睡眠,睡眠质量有所改善。

5.患者肢体功能恢复良好。

6.患者能最大限度地保持沟通能力,使用剩余的语言能力或手势、延伸进行交流。

7.患者能正确表达自己需求,最大限度推迟患者思维衰退。

8.患者最大程度保持自理能力。

9.照顾者和周围人不发生受伤。

10.患者能够自诉与其情感状态有关的感受;确认产生自杀观念及其行为的后果。

11.患者皮肤完好,未发生受损情况。

12.患者能够减少或不发生外伤的危险。

(四)护理措施

1.饮食护理 合理的膳食可延缓血管性痴呆进展。应结合患者的健康状况,给予易消化、营养丰富、低脂肪、低糖、充足蛋白质及维生素饮食,以增加患者抵抗力。对轻、中度痴呆患者可鼓励自行进食,速度要慢,不可催促,以防噎食。对重度痴呆患者应协助喂食,喂食时注意喂食速度和进食姿势,尽量取坐位或半坐卧位,以免发生呛咳。进食后指导患者保持坐位 30min 以上。若患者拒食,则不应勉强,可先让患者做些别的活动,转移注意力后再劝其进食。对失语及吞咽困难的患者应及早进行吞咽功能训练,对严重吞咽困难的患者,可给予静脉输液或鼻饲,以补充能量。

2.排泄护理　鼓励患者多饮水、多运动,多食蔬菜、水果及粗纤维丰富的食物,养成良好的饮食及定时排泄习惯等,均可有效预防便秘。腹部按摩能改善肠胃功能、增强肠蠕动,可在每日清晨饮水后 30min 及餐后 30min 顺着肠的蠕动方向顺时针按摩,以利缓解便秘。一旦发生便秘及时给予通便药或缓泻药。另外,大部分痴呆患者都会间断出现大、小便失禁,因此要定时提醒如厕,并且及时更换被大小便污染的衣物。

3.睡眠护理　血管性痴呆患者大多有睡眠障碍,认知障碍严重时,常白天休息,夜间吵闹。对于这种情况,首先要为患者创造良好的入睡条件,尽量减少或消除影响患者睡眠型态的相关因素,周围环境要安静、舒适;入睡前用温水泡脚;不要进行刺激性谈话或观看刺激性电视节目等;不要给老人饮浓茶、咖啡、吸烟,以免影响睡眠质量;对严重失眠者可给予药物辅助入睡。每日应保证有 6～8h 的睡眠。对于昼夜颠倒的患者,如病情许可,白天要让其有适度的活动,尽量不让患者在白天睡觉,增加活动,保持兴奋,以使他们能在夜间休息,保证患者足够的休息和睡眠。

4.生活护理　痴呆患者由于认知能力下降、精神行为异常、定向力障碍导致生活能力下降,护理时应根据不同患者的不同病情因人制宜地采取个性化的护理措施。对于轻、中度的痴呆患者,除了给予适度的生活照顾外,应尽量指导其自理日常生活和保持良好的卫生习惯,采取适当措施制止患者的不卫生行为,并根据天气变化及时建议患者添减衣服,经常为病房开窗换气。长期卧床的患者要为其定期翻身、拍背。对大小便失禁的患者,要及时协助处理大小便,保持皮肤、床铺的整洁、干燥,以减少发生感染、皮肤病及压疮的危险。

5.安全护理　血管性痴呆患者往往伴有思维混乱、记忆力减退、感觉迟钝、肢体功能运动障碍等,这些均为安全问题的危险因素。

(1)防跌倒:对每一位住院痴呆患者均需做好防跌倒风险评估,对跌倒高风险患者,切实落实好防跌倒措施。如注意环境设施的安全,为患者提供安全的休养环境,地面要防滑,保持干燥,特别是浴室要装扶手,便于患者如厕及行走,选择坐式的便器,高度适宜;防跌倒患者衣着大小应适宜,裤脚过长应及时协助卷起,鞋底应防滑等。

(2)防自杀:在血管性痴呆的早期,患者的认知功能损害较轻,具有完好的自知力。当患者意识到自己的记忆力、工作和学习能力日渐下降,引起一系列的心理反应,如焦虑、抑郁等。患者在这种不良情绪或幻觉、妄想等支配下可能会发生的自我伤害,因此,护理人员必须做好防自杀风险评估,加强高风险自杀患者管理,有效落实防自杀护理措施,如加强巡视,严密观察病情变化;加强危险品、药品管理等。

(3)防暴力:患者在幻觉、妄想支配下可能会出现暴力行为。护理人员应做好防暴力风险评估,密切观察有暴力倾向的患者,及时发现暴力行为先兆,进行有效护理干预,尽量把暴力行为消灭在初期。一旦患者出现暴力行为应保持镇定,设法引开患者注意力,迅速控制局面,及时找出引起暴力原因,针对不同原因采取相应措施,避免类似事件发生。

(4)防出走:血管性痴呆患者伴有记忆障碍、定向障碍,离开病区时必须由护理人员或家属陪伴,避免发生走失或其他意外事件。

用药护理对于吞咽困难的痴呆老人,可将药片掰成小粒或研碎后溶于水中服用;对于不能吞咽或昏迷的患者,应由胃管注入药物;对于拒药、藏药行为的患者,应及时了解拒药、藏药原因,耐心做好解释工作,并且严格执行发药规范,确保患者将药物服下。用药过程中密切观察用药作用与不良反应,如有异常及时通知医生处理。

7. 认知功能障碍的护理

(1)记忆训练:临床对痴呆患者进行记忆锻炼的方法有瞬时记忆法(念一串不按顺序的数字,从三位数起,每次增加一位数,念完后立即让患者复述,直至不能复述为止)、短时记忆法(给患者看几件物品,让患者回忆刚才看过的东西)、长时记忆法(回忆最近探望过的家人、朋友,看过的电视内容等)。进行记忆训练时可根据患者记忆损害的程度采取不同的锻炼方式和内容,每次时间不宜过长,循序渐进,并经常给予鼓励。

(2)语言功能训练:痴呆患者均有不同程度的语言功能障碍,进行语言功能训练时必须注意护理人员要有足够的耐心,利用一切护理、治疗的机会,主动与患者交流。交流时注意力要集中,目光亲切,态度温和,让对方觉得自己非常关注彼此交流。说话自然、语调适中、吐词清晰、语言尽量简单通俗。早期可用单词或短语加视觉信号来进行训练,如卡片、图片等。

(3)定向力训练:临床常用现实定向治疗,即护理人员反复向患者提供关于目前情况的信息,如当前日期、时间、地点、周围人物、个人身份等,使患者逐渐恢复时间、地点、人物等定向力。

(4)思维障碍的护理:加强病情观察,从患者言行中,及时了解幻觉、妄想发生的时间、内容、频率等,耐心倾听患者对幻觉内容的感受,给予安慰,使患者感到被关心、理解,千万不要与患者争辩,有些患者出现幻觉有规律性,可在其幻觉出现时鼓励患者参加感兴趣的活动,转移其注意力;对有妄想的患者,护理人员应态度和蔼亲切,语言恰当,注意谈话技巧,不可贸然触及患者的妄想内容。

8. 肢体功能障碍的护理　应尽早进行偏瘫肢体的被动运动、主动运动等,防止肌肉萎缩,促进瘫痪肢体功能恢复,降低致残率,并预防各种并发症发生。

9. 健康教育　血管性痴呆,重在早期预防。因此必须积极防治高血压病、高脂血症、糖尿病、脑卒中等;养成良好的生活习惯,生活有规律,适当运动,戒烟酒,注意劳逸结合;合理饮食,少食动物脂肪及胆固醇高的食物,多食蔬菜、水果,保持大便通畅。照护痴呆老人是一个漫长的阶段,由于家属缺乏照护知识,特别是护理技能的缺乏,给家属带来了许多压力。所以,应加强对家属进行痴呆疾病常识的宣教及护理技能的指导,使他们能够正确对待患者,掌握疾病相关知识和发展规律,增强战胜疾病信心,提高照料能力,以提高中晚期老年痴呆患者的生活质量,延缓病情发展。

(五)护理评价

1. 患者营养是否良好。

2. 患者是否发生误吸、噎食。

3. 患者大小便是否正常。

4. 患者睡眠是否充足。

5. 患者定向力、语言能力、肢体活动能力等是否改善。

6. 患者是否保持沟通能力,能否进行有效交流。

7. 患者是否主动料理自己生活,基本生理需求是否得到满足。

8. 患者有无不良情绪,有无发生暴力、自杀行为。

9. 患者皮肤是否破损。

10. 患者是否受伤。

11.家属对疾病知识是否了解,是否掌握帮助患者进一步恢复生活和社会功能的方法。

(胡晓婧)

第四节　脑损害和功能紊乱以及躯体疾病所致的其他精神障碍的护理

脑损害和功能紊乱以及躯体疾病所致的其他精神障碍是由不同病因引起的脑功能紊乱所致的精神障碍。这些病因有原发性大脑疾病、影响脑的全身性疾病、内分泌障碍如库兴综合征,或其他躯体疾病,以及某些外源性毒性物质(不包括酒和药物)或激素。这些状况有一个共同点,即根据临床特征无法将其诊断为器质性精神障碍,例如痴呆或谵妄。这一类患者推测其起病由大脑疾病或功能紊乱直接引起,而并非仅仅与这些疾病或障碍存在偶然的联系,也不是机体对这些疾病症状的心理反应,如长期癫痫所伴发的精神分裂症样障碍。

以下所罗列的疾病为已知存在使本类精神综合征出现的风险相对增加:癫痫;边缘性脑炎;亨廷顿病;头部外伤;脑瘤;能远距离影响中枢神经系统的颅外肿瘤(特别是胰腺癌);脑血管病、损害或畸形;红斑狼疮及其他胶原病;内分泌疾病(特别是甲状腺功能低下和亢进、库欣病);代谢病(例如低血糖症、血卟啉症、低氧血症);热带感染性和寄生虫病(如锥虫病);非精神药物的毒性作用(普萘洛尔、左旋多巴、甲基多巴、类固醇、抗高血压药、抗疟药)。

一、护理评估

脑损害和功能紊乱以及躯体疾病所致的精神障碍,大多是原发疾病发展到一定严重程度,影响到大脑功能活动,在一定条件下出现的精神障碍。在临床表现上,这类精神障碍既有原发疾病的症状体征,又有不同的严重程度和不同类型的精神症状,而且与应激事件强度、社会压力、亲属态度等社会因素有很大关系,因此要求护理人员全面评估患者的情况。

1.生理方面

(1)患者生长发育史、疾病家族史、药物过敏史、外伤和手术史。

(2)患者原发疾病的进展情况,包括原发疾病的主要症状表现、发展趋势、治疗情况、疗效以及预后等。

(3)有无缺氧、腹水、黄疸、水肿、少尿或无尿等表现。

(4)是否存在与原发疾病相关的神经系统症状和体征,如共济失调、肌阵挛、锥体束征阳性、脑膜刺激征、手足震颤、扑翼样震颤、末梢神经炎等。

(5)患者的一般状况,包括生命体征、营养状况、进食情况、大小便和睡眠情况等。是否存在神经系统症状,有哪些阳性体征。

(6)实验室及其他辅助检查结果。

2.心理方面

(1)患者性格特征、兴趣爱好、人际关系如何;生活、学习、工作能力状况如何;对自身疾病的态度如何;是否配合治疗;对治疗有无信心;是否了解该病。

(2)有无记忆障碍:脑器质性疾病患者常发生记忆障碍,表现为远、近记忆力不良。在评估记忆力时,应当在自然的情况下进行,因为这样患者可以从容地回忆。

(3)有无思维障碍:思维障碍在脑器质性疾病患者中并不少见,通常表现为缺乏主动性思维、持续言语、联想加快、抽象思维障碍、妄想等。在评估时,评估者可以通过物品联想、问题转换、完形填空、抽象名词的解释、物品归类等任务去把握患者存在的症状。

（4）有无智能障碍：大脑弥漫性损害时多伴有智能障碍，有的表现为计算能力下降，有的表现为抽象理解能力受损、缺乏概括和判断能力，更为严重的患者会丧失所有的生活技能和以往的知识经验。在评估时，评估者可以让患者进行一些数字计算、物品分类、故事复述等任务。

（5）有无情感障碍：脑器质性疾病患者的情感障碍往往是明显的，在临床观察和交谈中即可发现。患者的表情、言语和姿势均可作为判断情感障碍的参考。通常患者会存在情感迟钝、情绪不稳以及悲观抑郁等情感表现。

（6）有无意识障碍：意识障碍在脑器质性疾病中并不少见，尤其是脑外伤，因此应根据心理过程及神经系统体征评估患者的意识状况。

3. 社会方面

（1）患者病前是否发生过严重的生活事件，患者对它的反应如何。

（2）目前症状对患者的日常生活能力、患者人际关系以及患者的工作能力有何影响。

（3）患者亲属与患者的关系如何，是否能给患者提供支持和关心。

二、护理诊断

器质性精神障碍除了精神症状之外，同时还存在各种躯体症状，相比其他精神障碍更加复杂，因而涉及的护理诊断更为广泛。以下列出一些较为常见的护理诊断。

1. 生理方面

（1）营养失调（低于机体需要量）：与生活无规律、食欲下降有关。

（2）睡眠型态紊乱：与脑部疾病导致缺氧有关。

（3）排便异常：与意识障碍、精神药物不良反应等有关。

（4）有感染的危险：与营养失调、生活自理能力下降后致机体抵抗力下降有关。

（5）有皮肤完整性受损的危险：与长期卧床有关。

（6）有受伤的危险：与意识障碍、智能障碍、癫痫发作状态、躯体移动障碍、感觉减退等有关。

2. 心理方面

（1）语言沟通障碍：与意识障碍、认知功能下降有关。

（2）思维过程改变：与脑部受损、认知功能下降等有关。

（3）定向力障碍：与记忆力减退、注意力不集中、意识障碍有关。

（4）意识障碍：与脑部的感染、脑血管疾病、脑外伤、变性改变、肿瘤等有关。

（5）急性意识障碍：与躯体疾病、体温过高等有关。

（6）感知改变：与病理生理方面的改变、注意力改变等有关。

（7）思维过程改变：与躯体疾病所致的幻觉、妄想等精神症状有关。

（8）焦虑：与缺乏对疾病恰当的认识和评价、担心疾病的预后、环境改变等有关。

（9）恐惧：与环境及健康状况改变、不能预测疾病的后果等有关。

3. 社会方面

（1）生活自理能力缺陷：与意识障碍、认知功能减退、神经系统病变等有关。

（2）社交障碍：与思维过程改变、认知功能下降、定向力下降有关。

（3）有暴力行为的危险：与幻觉、错觉、妄想等有关。

三、护理目标

1. 生理方面

（1）患者能够保证营养、水分补充及电解质的平衡。

（2）患者睡眠的质和量有所改善。

（3）患者未发生感染，机体抵抗力逐渐得到提高。

2. 心理方面

（1）患者能与医护人员、亲友、病友等进行有效交流。

（2）患者的定向力完整。

（3）患者意识状态良好，程度未进一步加重。

3. 社会方面

（1）患者生活自理能力提高。

（2）患者能与周围相关人员进行沟通。

（3）患者能认识自伤、伤害他人等行为的后果，并能有意识约束自己的冲动想法和行为。

四、护理措施

1. 生理方面

（1）病情观察：生命体征的变化与脑部疾病的关系十分密切，应密切监测。观察两侧瞳孔的大小是否正常，是否等大、同圆，对光反应是否正常。此外，意识障碍的程度是提示颅内疾病轻重程度的重要指标，要随时注意意识状态的变化。

（2）饮食护理：根据患者不同的营养情况采取相应措施，保证患者的营养、水分的补充及维持电解质的平衡。为患者提供含丰富营养成分、清淡易消化的食物，并允许患者选择个人喜好的食物。对于能自行进食的患者给予合理膳食的指导。对不能自行进食的患者，如痴呆患者，护理人员应耐心喂饭。有意识障碍、吞咽功能障碍的患者不能强行进食以防误吸或噎食，可采取鼻饲营养或静脉输液等方法补充营养。颅压高并伴有呕吐的患者，可暂缓进食，因进食可加重呕吐，必要时可静脉输液保证入量，同时也要注意控制输液的速度和量，避免脑水肿加重。癫痫伴发精神障碍的患者应给予低盐饮食，避免过饱，诱发癫病。有的患者表现为贪食，或者是忘记自己已经吃完饭又要求吃饭时，护理人员要设法转移患者的注意力，避免暴饮暴食，导致消化不良。

（3）睡眠护理：尽量减少或消除影响患者睡眠的各种因素，保证睡眠。帮助患者尽快适应新的生活环境，消除陌生感和不安全感。

（4）个人卫生护理：严重痴呆患者多数不知洗漱，帮助其洗脸或洗澡时，患者可表现为不合作、拒绝，这可能与老人的不安全感有关，或担心脱了衣服会被别人偷走等，这时可让患者熟悉的人帮助他，脱下的衣服要放在他能看到的地方。在给患者洗漱时，还要注意水温不要过热，以免发生烫伤。由于失用，有的痴呆患者拿着衣服不知如何穿，常会出现把裤子当衣服穿，或把鞋子戴在头上，把袜子当成手套等，此时应协助患者穿好衣物，尽管做起来很慢，也要训练患者保持穿衣的功能。

（5）排泄护理：痴呆患者常会有大小便失禁的现象，一方面当患者大小便在裤子里或床上时要及时清理干净;另一方面也要训练患者定时排便,知道有便意时如何表达,知道卫生间的地方。对于便秘、尿潴留的患者,鼓励能活动的患者多做适当的运动,以利于肠蠕动,为患者提供富含粗纤维的食物,刺激肠蠕动,定时督导排便,指导和训练患者养成定时排便的习惯;给予腹部按摩等,必要时与医生联系给予灌肠和导尿。

(6)安全护理:为患者提供安全的治疗环境,对意识障碍、重度痴呆、癫痫发作患者及年老患者,应设专人护理。对长期卧床的患者,应安装床挡或适当给予保护性约束,防止坠床。对意识模糊、行走不便及反应迟钝的患者,可适当限制其活动范围,活动时需有人陪伴。加强危险物品管理,减少环境中对患者有潜在危险的因素,清除环境中的障碍物。

2. 心理方面

(1)认知功能障碍的护理:对于患者的记忆力减退、注意力集中困难及定向力障碍,可给予回忆疗法、记忆训练及现实定向训练,如给予提示性信息,如日历、动作提示、放置老照片的影集,反复向患者说明其所处的时间、地点及周围人物身份等。

(2)谵妄状态的护理:处于谵妄状态的患者,对周围环境的认知功能差,在幻觉、错觉及妄想的影响下,患者可表现情绪激动、恐惧,还可能因此而产生冲动或逃避的行为,并且会导致自伤、伤人的后果。为了防止发生意外,应有专人护理,随时注意加强防范。如病床要加床挡,控制患者的活动范围,病室内的设施要简单。当患者激动不安时,护士应该陪伴在患者的床边,耐心地予以安慰,帮助其稳定情绪。必要时可以用约束带暂时给予保护,按照医嘱给镇静剂协助患者安静下来。

(3)癫痫大发作的护理:注意观察,出现先兆症状时,让患者立即平卧,避免摔伤。发作时,保持呼吸道通畅,迅速将牙垫放入患者的口腔内上下齿之间,防止抽搐时咬破唇舌。松解衣领和裤带,适当保护下颌和四肢,防止肢体过度伸张时,导致关节脱臼。但注意不要用力按压,防止发生骨折。抽搐停止后,将头转向一侧,以防口腔分泌物被吸入气管内。发作终止后,应让患者卧床休息,专人守护,观察意识恢复情况,防止出现癫痫持续状态。对发作后意识朦胧、兴奋躁动的患者,要注意保护,防止摔伤。对于抑郁状态的患者:①将其置于护理人员易观察及安全的环境中,避免单独居住、单独活动。②鼓励患者参加工娱疗活动。③严密观察病情变化,严防患者消极自杀。

(4)对于兴奋状态的患者:①将患者安置于单间,房间内物品简化、安全、规范,减少不良刺激和环境中对患者潜在的危险因素。②要用耐心的态度、温和的语言,帮助患者控制情绪,鼓励其正确表达自己的想法和需要。③加强巡视,密切观察病情变化,必要时可采取保护性约束措施,防止患者在幻觉妄想支配下出现暴力行为。

(5)与患者建立治疗性人际关系,主动发现患者的身心需要,并及时采取措施,尽可能地予以满足。同时鼓励患者表达自己的想法和需要,给予他们发泄情绪和悲伤的机会,从而减轻患者的焦虑、恐惧和抑郁等情感障碍的程度。

3. 社会方面

(1)协助和鼓励患者提高生活自理能力,恢复社会功能。

(2)帮助患者认识与发病有关的心理社会问题,根据患者自身的实际情况及疾病恢复情况,与患者共同制定具有可行性和可操作性的康复目标和措施。

(3)指导家属学习和掌握疾病的一般知识,使家属能够识别早期症状,掌握复发先兆,及时为患者提供有效帮助,多关心患者生活,为患者创造恢复健康的良好环境;要妥善管理好药物,监护患者按时按量服药,了解用药后的一般不良反应及处理方法。

(4)当精神症状减轻或者消失后,指导患者和家属了解疾病复发的先兆,掌握自护的方法,并定期复查。

五、护理评价

1. 生理方面

(1)患者营养状况是否良好,睡眠是否充足,大小便情况是否正常。

(2)是否发生感染等并发症。

2. 心理方面

(1)患者的意识状态有无好转,记忆力、定向力有无改善,有无不良情绪。

(2)是否了解一定的疾病知识。

3. 社会方面

(1)患者能否主动料理自己的生活,生活是否有规律。

(2)有无发生暴力行为,能否与他人进行有效交流。

(胡晓婧)

第五节　心境障碍的护理

对于心境障碍患者的护理,应综合考虑患者生理情况、精神症状以及社会心理等多方面因素,系统分析,进行护理评估,做出护理诊断,制订护理目标,开展有针对性的护理措施,最后使护理评价的有效性等。这样的护理程序一方面可以保证患者安全及各方面需求的满足,另一方面当患者出现冲动伤人、自伤自杀等危险行为时,也能够及时采取应急措施。

一、护理评估

对心境障碍患者进行评估时,除了从现病史、既往史、个人发育史、家族史等方面进行评估外,更可以从生理功能、心理功能和社会功能等多方面去了解和评估患者病前个性特点、病前生活事件、患者应对挫折和压力的心理行为方式和效果;患者所面临的困境和出现的问题,对治疗的态度;还应对患者的家庭、生活环境、可利用的社会支持系统等情况进行全面分析,特别是对患者的危险行为如冲动伤人、自伤自杀等需要重点评估。

(一)抑郁发作的护理评估

1. 生理情况　评估患者的营养状态、睡眠状况、排泄情况、卫生习惯、身体特征等。评估方法:观察患者有无饮食减少所致的营养不良、水和电解质紊乱,体重有无变化;患者睡眠状况有何异常;患者大小便的次数、性质和量的情况;患者生活自理程度,衣着是否整洁,身上有无异味等;以及自伤、自杀所致的躯体损伤。

2. 精神症状　评估患者的思维联想及内容改变情况,患者的语速是否过于缓慢,能否有效沟通,注意力是否集中,以及对疾病有无自知力;评估患者的情绪状态,是否情绪低落、自我评价过低、悲观厌世,情绪的波动有无规律;重点评估患者有无自杀企图和行为,特别要注意评估患者有无自杀先兆症状(如沉默少语、烦躁不安、失眠、拒食等)。

3. 社会心理方面　评估患者的家庭环境、经济状况、人际关系、社交能力、工作情况以及社会支持系统等。

（二）躁狂发作的护理评估

1.生理情况　评估患者的营养状态，体重改变情况，睡眠状况，排泄情况，活动情况，生活自理程度。特别注意躁狂发作患者有无脱水、外伤等情况。

2.精神症状　评估患者的思维联想和内容改变情况，有无幻觉、妄想及其对患者的影响，患者对疾病有无自知力，评估患者对住院的态度和合作程度；评估患者的情绪状态，是否情绪高涨、自我评价过高、易激惹以及情绪变化的情况；重点评估患者有无外跑、冲动、伤人、毁物等行为。

3.社会心理方面　评估患者的家庭环境、经济状况、人际关系、社交能力、工作情况以及社会支持系统等。

二、护理诊断

（一）抑郁发作的护理诊断

1.生理情况

（1）患者营养失调，低于机体需要量：与抑郁导致食欲下降、自罪妄想等有关。

（2）睡眠型态紊乱，早醒、入睡困难：与情绪低落等因素有关。

（3）便秘与尿潴留：日常活动减少、胃肠蠕动减慢、药物不良反应有关。

（4）生活自理能力下降：与精神运动迟滞、兴趣减低、无力照顾自己有关。

2.精神症状

（1）患者的思维联想障碍：与情绪低落有关。

（2）自我贬低、无价值感：与抑郁情绪、自我评价过低有关。

（3）焦虑：与内疚、自责、疑病等因素有关。

（4）存在自伤、自杀的危险：与抑郁情绪、自我评价低、悲观绝望等有关。

3.社会心理方面

（1）个人应对无效：与情绪抑郁、无助感、精力不足等有关。

（2）自我保护能力下降：与精神运动抑制、行为反应迟缓有关。

（二）躁狂发作的护理诊断

1.生理情况

（1）患者营养失调，低于机体需要量：与兴奋消耗过多、进食无规律有关。

（2）睡眠型态紊乱，入睡困难、睡眠需求减少：与精神运动性兴奋有关。

（3）便秘：与生活起居无规律、饮水量不足等有关。

（4）生活自理能力下降：与兴奋活动有关。

2.精神症状

（1）患者思维联想过程障碍：与躁狂有关。

（2）感知觉改变：与躁狂有关。

（3）存在暴力行为的危险，冲动伤人等：与易激惹、情感控制力下降等有关。

3.社会心理方面

（1）个人应对无效：与好管闲事、情绪不稳定、易激惹有关。

（2）自我保护能力下降：与精神运动兴奋、行为反应过于快速有关。

三、护理目标

(一)抑郁发作的护理目标

1.生理情况　患者摄入营养均衡的食物,未发生体重下降;患者在不服用药物时,每晚睡眠时间达 6～8h,对睡眠有自我满足感;尽早发现便秘与尿潴留的征兆,对腹胀、大便干结、排尿困难等不适,患者能及时叙说;患者能够自理日常生活,保持床单位的整洁。

2.精神症状　患者的抑郁情绪得到缓解,对治疗有信心;在住院期间,患者不伤害自己。

3.社会心理方面　患者能用语言表达对于自我过去和未来的正向观点,出院前自我评价改善;愿意并适当与他人交往;能叙述疾病相关知识,用适当方式宣泄内心的情感,恰当地表达个人需要,有适当的处置方式。

(二)躁狂症的护理目标

1.生理情况　患者的生活起居有规律,饮水充足;睡眠恢复正常;便秘缓解或消失;患者的活动量正常,机体消耗与营养摄入达到基本平衡;在护理人员的帮助下,患者的生活自理能力显著改善。

2.精神症状　情绪高涨、思维奔逸等症状得到基本控制;在护理人员的帮助下,患者能控制自己的情绪,学会用恰当的方式表达内心体验;不发生伤害他人或自杀的行为。

3.社会心理方面　建立良好的护患关系并帮助患者建立良好的人际关系;患者了解躁狂发作的相关知识,能恰当表达自己的需求,有适当的处事方式。

四、护理措施

护理措施必须遵循个体化的原则。因为每一个心境障碍患者都有各自的临床特点,都是独特的个体,尽管他们的医学诊断相同、护理诊断也可能相同,但每个患者的护理措施却不尽相同。

(一)抑郁发作的护理措施

1.生理护理　为患者提供合适的治疗环境,维持正常的营养、睡眠、排泄和生活自理等。

(1)提供安全的治疗环境:病房光线明亮、空气流通、整洁舒适,可以提高患者的情绪,增强生活自信心。做好安全检查,防止在入院时、会客或外出返回时将危险品带入病房。

(2)饮食护理:加强饮食调理,保证营养供给,并选择易消化、高蛋白的食物。抑郁的患者大多有营养不良,是与情绪低落、自责自罪导致食欲下降,甚至拒食有关。因此,护理人员首先要了解患者不愿进食的原因,给予耐心解释,制订出相应的护理对策,如选择患者平时喜爱的食物、陪伴患者用餐、少量多餐等。若患者坚持不肯进食,则必须采取措施如喂食、鼻饲、静脉输液等,以维持其身体日常需要。

(3)睡眠护理:抑郁患者常出现早醒、睡眠浅、入睡困难等。白天尽量避免卧床,护理人员应以坚定的语气鼓励患者,或陪伴患者,白天从事工娱活动,如做手工、下棋、唱歌、跳舞等。向患者讲解生理睡眠的重要性及睡眠与疾病的关系。晚上入睡前热水泡脚,保证安静的睡眠环境,避免看过于兴奋、激动的电视节目。遵医嘱给予必要的安眠药物等。由于抑郁发作有昼重夜轻的特点,早醒时往往为患者一天中抑郁情绪最重的时候,很多意外事件,如自伤、自杀等,在该时段发生,因此,清晨应加强护理巡视,对早醒者应予以安抚、防范。

(4)排泄护理:抑郁患者由于情绪低落、进食少、活动少,常出现便秘、腹胀、尿潴留等情况。护理人员应鼓励患者多喝水、常活动、多吃新鲜蔬菜和水果,并每天观察患者的排泄情况,发现异常及时处理。对 3d 无大便者,遵医嘱给予相应的缓泻剂或者灌肠;发现患者尿潴留时,应及时查明原因,采取针对性的措施,给予诱导排尿,让患者听流水声、下腹部放热水袋、按摩膀胱等,以及遵医嘱给药、导尿。

(5)生活护理:抑郁患者由于情绪低落、自责自罪等导致生活被动、个人卫生疏懒,护理人员应耐心引导、督促,必要时协助患者料理个人卫生,如沐浴、更换衣裤、仪表仪容等。有些严重的卧床不动的抑郁患者,需注意有压疮发生的可能,应帮助患者翻身、被动运动、躯体卫生、大小便料理等。

2. 治疗护理

(1)药物治疗护理:护理人员应确保患者每次将药物全部服下,保证药物治疗的效果。还要将所服药物剂量、常见的不良反应及处理措施告知患者,同时密切观察患者服药后的情况。出现药物不良反应,及时处理。

(2)自伤、自杀患者的护理:这是护理临床工作的重点。需要熟悉抑郁患者的病情,既往自伤、自杀的形式、程度等。护理人员应随时注意病房的安全检查,了解患者自杀意志的情况及可能采取的方法。经常与患者一起交流,敢于针对其自伤、自杀问题进行交谈,鼓励患者表达内心感受,如不良的情绪、消极厌世的想法、自伤自杀的冲动想法。及早辨别自伤自杀的企图,采取有效的措施,防止意外发生。对于特别严重的患者,需要专人看护,同时鼓励患者参加集体活动,避免独自相处。

3. 心理护理

(1)建立良好的护患关系:护理人员要以真诚、支持和理解的态度对待患者。抑郁患者往往因思维迟缓而言语减少和语速缓慢,在沟通的过程中,应允许患者有足够反应和思考的时间,并耐心倾听,不要表现出不耐烦甚至嫌弃的表情和行为。与患者交谈时,应避免使用简单生硬的语言,更要避免使用直接训斥性的语言,以免加重患者的自卑感。也不要过分认同患者的悲观感受,避免强化患者的抑郁情绪。交谈中应尽量选择患者感兴趣的或较为关心的话题,鼓励和引导他们回忆以往愉快的经历和体验,用讨论的方式抒发和激励他们对美好生活的向往,同时注意尊重患者的隐私权。

在与患者语言交流的同时,应重视非语言沟通的作用。有时静静地陪伴、关切爱护的目光注视、轻轻地抚摸等非言语性沟通方式,配合简单、中性、缓慢的语言,往往能够使严重的抑郁症患者从中感到关心和支持。通过这些活动逐渐引导患者注意外界,同时利用治疗性的沟通技巧,协助患者表达其自身的感受。

(2)改善抑郁情绪:护理人员在照顾抑郁患者时,首先自身要具备稳定、温和、接受的态度,要有耐心和信心。抑郁患者往往情绪低落、对任何事物都失去兴趣,甚至有自责、自罪感,意志活动减退等症状,因此护理人员在与患者相处时会倍感困难。这就要求护理人员以平常心态接受患者,必须有耐心并相信患者可能改变。

抑郁患者的认知方式总是呈现一种"负性的定式",对自己或外界事物常不自觉地持否定的看法,称为负性思考。护理人员必须协助患者确认这些负性思考,然后设法打断这种负性循环。可以帮助患者回顾自身的优点、长处、成就来增加患者对自身或外界的正向认识;还可以协助患者检视自己的认知、逻辑与结论的正确性,修正不合实际的目标,协助患者完成某些建设性的工作和参与社交活动,减少患者的负向评价,并提供正向加强自尊的机会。

（3）增加自信心：护理人员可以与患者讨论其抑郁体验，帮助其分析、认识精神症状，减少患者由于缺乏对疾病的认识而出现的焦虑、抑郁情绪，反复向患者表达其症状和疾病是可以治愈的，以增加患者树立战胜疾病的自信心。同时训练患者学习新的心理应付方式，在护理过程中，要创造一个积极的人际交往机会，协助患者改善以往消极被动的交往方式，逐步建立积极健康的人际交往方式，增加人际交往技巧。另外，还应改善患者处处需要别人关照和协助的心理，并通过学习和行为矫正训练的方式，建立新的应对技巧，为患者今后重新融入社会，独立处理各种事务打下良好基础。

4. 社会方面的护理

（1）日常家庭生活护理：护理人员应了解患者的情趣爱好，鼓励其参加有趣味的活动，帮助患者与周围人交往，关注患者的进步并给予表扬。还可以帮患者拟定一个简单的作息时间表，内容包括起居、梳理、洗漱、沐浴，每天让患者自行完成作息时间表所规定的内容，同时给予积极的鼓励和支持。充分利用家庭资源，增进家属对疾病的认识，引导家属共同面对患者问题，调整家庭的适应能力。

（2）健康教育：指导患者和家属学习有关疾病知识及如何预防复发的常识，为患者创造良好的家庭环境和人际互动关系。指导家属帮助患者管理药物并监护患者按时服药，密切观察患者的病情变化和药物不良反应，以保护患者不受到自伤、自杀行为的伤害。

（二）躁狂发作的护理措施

1. 生理护理

（1）提供安静的治疗环境：提供一个安全和安静的病房环境。躁狂患者往往躁动不安，很容易受周围环境刺激的影响，因此室内物品应陈设简单、整洁易用、颜色淡雅，可以帮助患者稳定情绪。

（2）饮食护理：躁狂患者由于兴奋、整日忙碌、体力消耗大而忽略了最基本的生理需求。因此护理人员必须为患者提供营养丰富、易消化的食物和充足的饮水，以维持患者所需的营养与水分。集体环境无法安心饮食时，可以考虑安排患者单独用餐，以防周围环境对患者的影响。

（3）睡眠护理：躁狂患者活动过度，睡眠需要减少，对环境很敏感，往往出现入睡困难，因此护理人员应为患者提供安静的睡眠环境，适当安抚患者，遵医嘱给予药物治疗。白天合理安排患者的活动时间，使患者能够得到适当的休息。

（4）生活护理：鼓励患者自行料理个人卫生、着装适宜，也是护理人员需要注意的事情。对于异常的打扮给予指正，教导患者更好地体现个人修养。

2. 治疗护理

（1）药物治疗护理：药物是治疗躁狂患者的有效方法。患者往往不承认有病，拒绝服药，因此在用药的过程中，护理人员应密切观察患者的合作性、药物的耐受性和不良反应，特别是对应用锂盐治疗的患者要更加关注，注意血锂浓度的监测，熟悉锂盐中毒的症状和处理方法。对于恢复期的患者，护理人员应明确告知维持用药对巩固疗效、减少复发的意义，并了解患者不能坚持服药的原因，与患者一起寻找解决的方法。

（2）冲动伤人患者的护理：部分躁狂患者以愤怒、易激惹、敌意为特征，甚至出现破坏攻击、冲动伤人行为。护理人员对每个新入院患者应详细评估既往有否冲动伤人行为史及其原因，患者还应善于发现冲动伤人行为的先兆，当患者出现无理要求增多、情绪激动、挑剔、有意违背正常秩序、辱骂性语言、动作多而快等,应及时采取预防措施,设法稳定患者情绪,避免冲动伤人行为的发生。对处在疾病急性发作期的患者,应尽可能地满足其大部分合理的要求,对于不合理、无法满足的要求也应尽量避免采用简单、直接的方法拒绝,而给予婉转地解释,以避免激惹患者。当面对患者的冲动伤人行为时,护理人员应沉着冷静、避免言语刺激,采取相应措施,降低患者的兴奋性,控制冲动伤人行为的程度和范围,必要时实施隔离或约束保护患者。

3. 心理护理

(1)建立良好的护患关系:尊重、关心患者是建立良好关系的基础。护理人员应以平静、温和、诚恳、稳重和坚定的态度接待患者。躁狂患者常常兴奋好动,语言增多,所诉说的诸多感受,往往并非是真正的内心感受和体验,而是用否认的意念来逃避真正的想法。因此,建立良好的护患关系有利于护患间的沟通和交流,让患者表达内心的真实想法,以利病情的缓解。

(2)增加自信心:护理人员应协助躁狂患者认识自己的疾病,同时学习新的相关知识。引导患者参与有兴趣的活动、简单的手工作业和整理室内环境,给予适当的肯定,以增强患者的自尊,树立自信心。尽量多与患者交流,让患者描述内心的想法,帮助患者逐渐认识自己的疾病,学会应对方法。

4. 社会方面的护理

(1)日常生活护理:指导患者参与有益的活动,以发泄过剩的精力。躁狂患者往往自觉精力旺盛、不知疲倦、急躁不安、易激惹等,容易使发生破坏性行为,损坏周围的物品。护理人员应根据患者病情及场地设施等,安排既消耗精力又无竞争性的活动项目,如参加工娱活动、跑步、擦地板等;也可鼓励患者把自己的生活"写"或"画"出来,这类静态活动既减少了活动量,又可发泄内心感受。

(2)健康教育:指导躁狂患者及其家属掌握症状复发的先兆,预防复发。鼓励家属参与患者治疗的全过程;教会家属为患者创造良好的家庭环境,锻炼患者的生活和工作能力;指导家属学会识别、判断疾病症状的方法;使家属了解督促和协助患者坚持用药、定期门诊复查的重要性。

五、护理评价

护理评价虽然是护理程序的最后一个步骤,但始终贯穿于整个护理过程。护理人员可以从情绪、行为以及认知等角度评估护理措施是否有效,是否需要调整。帮助患者面对现实,解决内在冲突,增强处理焦虑和心理压力的能力,增加自信心和自我价值感,重建和维持人际关系和社会生活等。包括以下几个方面:

1. 生理情况 患者是否维持饮食营养、水分、排泄、休息和个人卫生等方面的适当生理功能。其中的睡眠是否改善,主要观察能否在 30min 内入睡,以及在不服用药物的情况下保持睡眠时间 6~8h。

2. 精神症状 患者的情感症状是否逐步得到控制,能否够控制和舒缓自己的抑郁或高涨的情绪,能否认识和分析自己的病态行为,对自己的行为负责,是否造成自己或他人或周围物品的损害。

3. 社会心理方面 患者能否自行料理自己的日常生活,能否恰当地与他人交往,能否体现一定的社会功能;家属是否对疾病的简单知识及如何应对疾病有所了解,掌握一定的照顾患者的方法。

（胡晓婧）

第六节　失眠症的护理

一、护理评估

要得出较为准确的评估,最好将失眠的主观标准与客观标准结合起来。另外,对睡眠的评估不能简单地问患者"昨晚睡得怎么样?",而是必须明确患者是否存在入睡困难、早醒、再次入睡的难易程度以及次日的精神状况等。具体包括以下几个方面。

1.生理方面

(1)了解失眠发生的时间,以判断是一过性失眠、短期失眠,还是慢性失眠。如为慢性失眠,应继续评估是否有好转的时候,以及好转或加重的原因。

(2)了解失眠的表现:如上床时间;上床后一般多久能入睡;1周有多少次入睡困难(躺下至入睡的时间>30min);入睡后有无经常觉醒或惊醒及发生的频度;醒后能否入睡或多久才能再次入睡;有无多梦或常有梦魇;是否认为这是睡眠不好的原因;早晨几点醒转;早醒后能否再次入睡;每夜总的睡眠量有多少;白天是否有不适的感觉等。

(3)睡眠期间的异常情况(如打鼾憋气、肢体抽动、疼痛、尿频、瘙痒、惊叫、哭泣、起床走动等)。必要时向患者家属了解情况。

1)生活习惯和工作性质:有无吸烟、饮酒、浓茶、咖啡嗜好。

2)有无慢性躯体疾病。

3)服药情况,有无药物滥用等。

2.心理方面

(1)有无相关的应激源:如负性生活事件、环境改变等。

(2)情绪状态:有无自主神经症状或焦虑、抑郁情绪表现;有无精神紧张因素及导致精神紧张的具体原因;能否解决或已经解决了这些因素。

(3)心理应对方式:评估患者平时对压力事件的处理方式、处理压力事件所需的时间。

(4)患者的人格特征。

3.家庭和社会方面　患者及其家属对失眠的态度和认识,家庭关系如何。

二、护理诊断/问题

1.生理方面

(1)睡眠型态紊乱:与社会心理因素刺激、焦虑、睡眠环境改变、药物影响等有关。

(2)疲乏:与失眠、异常睡眠引起的不适状态有关。

2.心理方面

(1)焦虑:与睡眠型态紊乱有关。

(2)恐惧:与异常睡眠引起的幻觉、梦魇有关。

(3)绝望:与长期处于失眠或异常睡眠状态有关。

3.社会方面　个人应对无效与长期处于失眠或异常睡眠有关。

三、护理目标

帮助患者重建有规律、有质量的睡眠模式。

四、护理措施

1. 生理方面　用药指导：指导患者按医嘱用药，并向患者讲解滥用药物的危害，以及正确用药的 5 个基本要点。

(1)选择半衰期较短的药物，并使用最低有效剂量，以减轻白天镇静作用。

(2)间断给药：每周 2～4 次。

(3)短期用药：连续用药不超过 3～4 周。

(4)缓慢停药：突然停药时，会出现撤药反应，半衰期较短的药物比半衰期较长的药物撤药反应出现的更快、更严重，故停服半衰期较短的药物须经过几天的逐步减药时间。

(5)用药不可同时饮酒，否则会增加药物成瘾的危险性。

2. 心理方面

(1)消除诱因

1)对于由于心理因素导致的失眠，心理护理的重点在于建立良好的护患关系，加强护患间的理解和沟通，了解患者深层次的心理问题。

2)用支持性心理护理帮助患者认识心理刺激，消除失眠诱因。

3)失眠患者常常有失眠－焦虑－失眠的恶性循环，运用认知疗法，帮助患者了解睡眠的基本知识，如睡眠的生理规律、睡眠质量的高低、失眠的原因和根源，引导患者认识睡眠，以正确的态度对待失眠，消除对失眠的顾虑，解除心理负担，纠正恶性循环状态：对睡眠保持符合实际的期望；不把白天发生的不愉快都归咎于失眠；不努力入睡；不给睡眠施加压力；对短期内的睡眠不好不悲观；学会承受睡眠缺失的后果。

(2)运用行为治疗技术，重建规律、有质量的睡眠模式。

1)刺激控制训练：属于行为疗法的一种，主要是帮助失眠患者减少与睡眠无关的行为和建立规律性睡眠－觉醒模式的手段。具体方法：把床当作睡眠的专用场所；感到有睡意时才上床，而不是一疲乏就上床。不在床上从事与睡眠无关的活动，如看书等；入睡困难或中途觉醒无法再入睡(如觉醒后 20min)时，可看一些业务书籍，或起床做一些用眼的事，等有睡意时，再上床睡觉；无论夜间睡眠质量如何，都必须按时起床；避免白天睡觉。

2)睡眠定量疗法：也是一种行为治疗方法。失眠患者往往在床上待很长时间，希望能弥补一些失去的睡眠时间，但结果却适得其反。因此睡眠定量疗法的主要目的是使失眠者减少在床上的非睡眠时间，而增加有效的睡眠时间。具体方法：如果患者每晚在床上的时间是 9h，但实际睡眠时间为 6h，即通过推迟上床或提前起床来减少患者在床上的时间至 6h，然后将患者上床睡眠的时间每周增加 15min，每晨固定时间起床，以保证在床上时间至少 85%～90% 用于睡眠。这种方法可使轻度患者不断改善，获得较好睡眠。护士随访。

3)矛盾意向训练：也是一种行为疗法。主要为说服患者强迫自己处于清醒状态。如果失眠者试着不睡，减少了为入睡做出的过分努力，其紧张焦虑情绪会因此逐渐减轻，失眠症状也就随之改善。

4)其他疗法：根据患者失眠的情况，可适当选用暗示疗法，该法适合于暗示性较强的失眠症患者,通常选用某些营养药物作为安慰剂,配合暗示性语言,诱导患者进入睡眠;光疗,即给予一定强度(7000~12000Lux)和适当时间的光照,以改变睡眠－觉醒节律;还可选用各种健身术(如气功、瑜伽、太极拳等)及音乐疗法等。通过以上几种方法,引导患者养成良好的睡眠卫生习惯,逐步纠正睡眠－觉醒节律,使之符合通常的昼夜节律,从而获得满意的睡眠质量。

3.社会方面　减少发作次数,帮助患者及其家属认识和探索疾病的诱发因素,尽量减少可能诱使疾病发作的因素,如睡眠不足、饮酒等。另外,建立生活规律,减少心理压力,避免过度疲劳和高度紧张等,都可减少疾病的发作次数。发作频繁者,可在医生指导下服用相应药物,也可达到减少发作的目的。

4.睡眠知识宣教　教会患者自我处理失眠的各种措施:①生活规律,将三餐、睡眠、工作的时间尽量固定。②睡前2h避免易兴奋的活动,如看小说或惊险的电视节目、长久谈话、进食等,睡前喝一杯热牛奶,避免咖啡、浓茶、巧克力、可乐等兴奋剂。③适当增加白天的活动量,尽量减少白天的睡眠时间和次数;可多在户外活动,接受阳光照射。④用熟悉的物品或习惯帮助入睡,如听音乐、用固定的被褥等。⑤睡前使用诱导放松的方法,包括缓慢的深呼吸,全身肌肉放松等,使患者学会有意识的控制自身的心理生理活动,降低唤醒水平。⑥营造最佳的睡眠环境:避免光线过亮或直射脸部;维持适当的温度和湿度;保持空气流通,保持周围环境安静,避免噪音干扰;选择舒适的寝室。⑦镇静催眠药物的正确应用。

5.预防　失眠症的预防主要包括以下几方面。

(1)缓解精神过度紧张。

(2)纠正对睡眠的各种误解,消除对睡眠的畏惧心理。

(3)正确评价自己。

(4)客观看待外界事物,学会疏导自己。

(5)可采用前述的自我催眠措施。

(6)建立良好、规律的生活方式,适当锻炼。

五、护理评价

1.生理方面　患者的睡眠是否得到改善。

2.心理方面　患者对其睡眠质量是否满意。

3.社会方面　患者及家属对失眠的相关知识是否已经了解。

(胡晓婧)

第七节　心力衰竭的护理

一、概述

心力衰竭是指在静脉回流正常的情况下,由于原发的心脏损害引起心排血量减少,不能满足组织代谢需要的一种综合征。临床上以肺循环和(或)体循环淤血以及组织血液灌注不足为主要特征,也称充血性心力衰竭,常是各种病因所致心脏病的终末阶段。心力衰竭按发病的缓急可分为急性和慢性,以慢性居多。按主要受累部位可分为左、右和全心力衰竭。按心力衰竭时收缩与舒张功能的改变可分为收缩性、舒张性、混合性心力衰竭。按心排血量可分为低心排血量性、高心排血量性心力衰竭。按病理生理可分为原发性心肌收缩力减损性心力衰竭、负荷过度性心力衰竭和负荷不足性心力衰竭。随着卫生保健及治疗学的进步，人类的平均寿命不断延长，老年人心力衰竭已逐渐成为心血管系统中的主要临床疾患。

二、临床表现

心力衰竭根据病变的心脏和淤血部位的不同，分为左心室衰竭、右心室衰竭和全心衰竭。以左心室衰竭开始较多见，以后继发性肺动脉高压而导致右心室衰竭。单独的右心室衰竭较少见。

1. 左侧心力衰竭　主要表现为肺循环淤血、心排血量降低、外周组织器官灌注不足。

(1)症状：①疲劳是由心搏出量下降引起，运动性疲劳和衰弱是常见症状，可因休息而消失。②呼吸困难为左心室衰竭较早出现和最常见的症状。夜间阵发性呼吸困难常于夜间入睡一二小时后突感胸闷、气急而被迫坐起；有的伴咳嗽，咳泡沫样痰；有的伴支气管痉挛，两肺有明显的哮鸣音，类似支气管哮喘；端坐呼吸见于左侧心力衰竭严重时。③急性肺水肿是肺毛细血管压迅速升高使大量液体转移到肺泡内引起。

(2)体征：多数患者心脏扩大，尤以左心室为主；心率加快；舒张期奔马律；两肺底可闻湿啰音，随体位可改变。但老年人肺部啰音可呈多变性及不典型性。同时常伴有其他伴随病的相应体征。

2. 右侧心力衰竭　以体静脉淤血的表现为主：

(1)症状：①消化道症状。②劳力性呼吸困难。

(2)体征：①水肿。②颈静脉征。③肝脏肿大。

3. 全心衰竭　心力衰竭早期常是从单侧开始，临床多见为先左侧心力衰竭，而后发展波及右心，从而出现全心衰竭。临床表现为左右侧心力衰竭的表现同时存在，但以一侧心力衰竭表现为主。

三、治疗原则

祛除病因及诱因、缓解心室功能异常，改善生活质量，降低死亡率。对老年人而言，要完全祛除导致心力衰竭的病因几乎是不可能的，但应采取积极措施防止心肌进一步损害。

1. 减轻心脏负荷　休息，控制钠盐摄入、利尿药的应用、血管扩张药的应用。

2. 增加心排血量　洋地黄类药物，非洋地黄类正性肌力药物。

3. β受体阻滞药的应用。

4. 治疗及预防各种诱因　其中控制感染尤为重要。对于老年人，肺部感染是导致心力衰竭发生及发展的重要因素，几乎绝大多数老年人心力衰竭都伴有肺部感染。合理选用抗生素是非常必要的。此外老年人调节水、电解质平衡的能力下降，容易发生紊乱，尤其是长期或过量应用利尿药时。因此，必须监控患者的出入量及电解质变化，保持平衡。

四、护理评估

1. 健康史　因许多原因都可导致心力衰竭，护士在询问患者时要仔细询问是否有过高血压、心绞痛、心肌梗死、风湿性心脏病、心瓣膜疾病、心内膜炎和心包炎等。如果有，询问这些疾病的治疗康复情况；询问患者是否有活动无耐力、呼吸困难、尿量减少；了解患者的液体出、入量；评估患者对心力衰竭知识的理解情况。

2.心理社会评估 急性心力衰竭的患者常表现出紧张、恐惧；慢性心力衰竭患者由于心力衰竭治疗效果的不同，会表现出不同的心理状态，尤其基本病因难于治疗和控制时。护士应尽可能收集相关资料，确定患者的心理问题，为帮助患者做准备。

3.急性心力衰竭评估

(1)是否具有引发心力衰竭的原发病及诱因。

(2)有无严重呼吸困难、端坐呼吸、咳嗽、咳大量粉红色泡沫状痰。

(3)查体双肺是否布满湿啰音。

(4)有无心源性休克的表现。

4.慢性心力衰竭评估

(1)评估患者引起心力衰竭的原发病病史及治疗情况，此次引起心力衰竭及心力衰竭加重的诱因。

(2)评估患者目前的症状、体征：呼吸困难、咳嗽、咳痰、咯血、乏力、食欲缺乏、恶心、呕吐、水肿、尿量等；有无心脏扩大、颈静脉怒张、肝大、发绀、胸腔积液、双肺底湿啰音；是否有低血压状态及交替脉。

(3)评估 X 线、UCG、血气、血电解质、肝肾功能及血糖等。

(4)评估患者用药情况及疗效。

五、护理要点及措施

1.祛除或控制基本病因 指导患者遵医嘱进行药物治疗如控制高血压、冠心病、感染性疾病、甲状腺功能亢进、营养失调等；介入和手术治疗如先天性心脏病、冠心病、心律失常等。

2.控制和消除诱发因素 严格遵医嘱用药，控制各种感染、治疗心律失常、纠正电解质紊乱与酸碱平衡失调、补充失血与纠正贫血、避免输血和输液过多、纠正或停用不恰当用药等。对于心力衰竭患者要控制输液和输血速度，补液速度一般不超过每分钟 15 滴，每日补液氧不超过 1000mL，输血每次应在 300mL 以下。

3.一般治疗和护理

(1)休息：要限制患者体力和脑力的活动。体力和脑力上的休息对早期心力衰竭患者治疗是十分重要的。休息可以降低基础代谢率，减少心脏做功；通过减少骨骼肌耗氧，增加肾血流量和肾小管滤过率，有利于肾排钠排水，减轻心脏容量负荷；患者应增加卧床休息时间，因为站立位刺激醛固酮生成，卧位减少醛固酮生成，从而有排钠利尿作用，轻度心力衰竭的患者休息就可以使病情明显减轻。病情恢复期应鼓励患者适量活动。长期卧床易致静脉血栓和肺栓塞、直立性低血压、虚弱等。对于在家休息的患者，注意患者家庭、经济和社会处境等，如果患者负担家务如买菜、做饭、打扫房间等，显然不能卧床或坐在椅子上休息，需动员家庭和社会中的各种力量帮助患者，以减少过早活动对患者的危害。

(2)心理护理：精神应激在心力衰竭的发病中起重要作用，有时其至诱发肺水肿。同时心力衰竭时所致的呼吸困难常使患者感到紧张和恐惧，护理人员要给予患者足够的关注和心理安慰，必要时遵医嘱使用镇静药以减少交感神经兴奋对心脏带来的不利影响。可用地西泮(安定)2.5mg,3/d 或睡前服；硝西泮 10mg,睡前服等。对于极度烦躁或急性肺水肿患者可用盐酸吗啡 5～10mg 皮下注射，或 1～3mg 用生理盐水 10～20mL 稀释后静脉慢推，要注意患者是否有呼吸抑制。

(3)饮食及控制钠盐的摄入:心力衰竭患者的钠排泄常减少,任何方式的摄入钠盐均可加重症状。重度心力衰竭的患者应限制钠盐在0.5~1.0g(相当于食盐1~2.5g),轻度心力衰竭患者限制钠盐在2~3g(相当于食盐5~7g)。如果患者已经使用利尿药,一般不必严格限制钠盐的摄入。限制钠盐的程度应根据心力衰竭的程度和利尿药治疗的效果而定。指导患者进食易消化的清淡饮食,以流食或半流食为宜,避免摄入难消化及产气多的食物。要少食多餐,对于夜间有阵发性呼吸困难的患者,可将晚饭提前。对于血浆蛋白低,发病与营养缺乏有关的患者,蛋白摄入不低于1~1.5g/(kg·d)。适当限制热量摄入,以减少心脏负担。病情严重的患者每日先摄取1000kcal热量,病情缓解后给1200~1500kcal。

(4)体位:根据心功能不全的程度,协助患者取不同体位。对轻度心力衰竭者,为减轻夜间阵发性呼吸困难可采用头高位睡眠以减轻肺部淤血症状;严重者宜采用半卧位或坐位;急性左侧心力衰竭患者,协助其取端坐卧位同时双下肢下垂,使回心血量减少,膈肌下降,胸腔容积扩大,肺活量增加,而缓解呼吸困难。

(5)吸氧:有些心力衰竭主要表现为缺氧、呼吸困难,给予吸氧可缓解症状。一般患者可给予低流量(2~5L/min)吸氧;急性肺水肿的患者给予高流量(6~8L/min),并加以湿化,避免呼吸道干燥。肺心病患者则要严格控制氧流量,防止高浓度氧对呼吸的抑制。吸氧过程中,观察患者神志、缺氧纠正程度和临床症状改善情况,保证吸氧管道的通畅,维持呼吸道的通畅。

(6)药物治疗:遵医嘱准确用药,及时观察药物作用和副作用。①利尿药:心力衰竭时,肾脏和神经内分泌反应使肾小管钠的重吸收增多,水、钠潴留,细胞外液容量增加导致肺水肿和(或)体循环淤血。常用有噻嗪类、襻利尿药、保钾利尿药。长期使用利尿药会引起各种电解质紊乱如低钾、低氯、低钠等;内分泌代谢紊乱如尿酸增高、血糖增高、脂质代谢紊乱等;胃肠道反应如恶心呕吐、腹痛、腹泻等;诱发和加重肝肾功能不全和其他不适如耳聋、眩晕、皮疹等。②血管扩张药:通过扩张容量血管,减少回流、降低左心室舒张末期容量和室壁张力减轻前负荷;通过扩张动脉,降低体循环阻力和左室射血时的阻抗,降低后负荷,从而降低心肌耗氧量,增加缺血心肌的收缩性,减少瓣膜反流和异常分流,心搏血量增加,心功能改善。③洋地黄类药物:注意给药前要仔细了解患者的基本临床资料如年龄、症状、体征、血电解质、肝肾功能、心电图表现、体重、脉搏、心率和心律(记录1min的脉率和心率);用药后,每天观察心力衰竭症状和体征改善情况,记录出入量,注意脉搏和心电图的变化;观察是否出现洋地黄中毒的临床表现,每次给药前测量心率和心律,如果成人心率低于60/min,高度警惕洋地黄中毒;识别易导致洋地黄药物中毒的因素;教育并鼓励患者自我检测,记录脉搏、尿量和体重变化,有异常反应及时报告医务人员;严格按处方服药,最好在每日同一时间给药和服药,避免漏服或因漏服而加服。④磷酸二酯酶抑制药:可抑制环磷酸腺苷(cAMP)分解,常用的有氨力农、米力农。⑤β受体阻滞药是治疗心力衰竭的常规药物。不适用于有明显血流动力学障碍的患者,一般主张在洋地黄、利尿药等治疗基础上应用。用药时从小剂量开始,逐步增加,注意患者心率不低于50/min。

(7)心力衰竭的机械辅助循环治疗:是用人工机械类辅助或代替部分心腔以改善衰竭心脏循环状态的治疗方法。用于药物治疗无效时。其基本原理是降低心脏的前负荷和后负荷,使心室做功减少,能量消耗降低,心脏能量储备增加,从而使心脏功能逐步恢复。包括主动脉内气囊反搏术(intra—aortic balloon pump,IABP)和心室辅助装置。

(8)水肿的护理:①观察水肿的消长程度,每日测量体重,准确记录出入液量并适当控制液体摄入量。②加强皮肤护理,协助患者经常更换体位,嘱患者穿质地柔软的衣服,经常按摩骨隆突处,预防压疮的发生。

(9)老年卧床者,应注意继发感染的可能,尽量鼓励患者多翻身、咳嗽,必要时采取辅助方法帮助排痰,适当地在床上活动肢体,做好口腔护理及会阴部护理。

4.急性左侧心力衰竭的护理 急性左侧心力衰竭主要表现为急性肺水肿,是严重急症。

(1)体位:使患者取坐位或半坐位,两下肢下垂,减少静脉回心血量。

(2)纠正缺氧:一般用鼻导管或面罩给予高流量氧气,6～8L/min。应用酒精湿化液或有机硅消泡剂,可使泡沫的表面张力下降而破裂,有利于肺泡通气功能改善。如动脉氧分压仍不能维持在60mmHg以上,应气管内插管机械辅助呼气末正压呼吸(positive end—expiratory pressure,PEEP),以增加肺的功能残气量,减轻肺泡萎陷并可抑制静脉回流。注意因胸腔正压而引起右心室搏出血量减少而致左心排血量降低和低血压。

(3)吗啡:是治疗急性肺水肿有效的药物,不论何种原因引起的肺水肿均可及早给药。吗啡减弱中枢交感冲动而扩张外周动脉和小动脉;其镇静作用又可减轻患者的烦躁不安。一般3～5mg静脉推注,于3min内推完,需要时可在首剂量后15～20min重复1次,共2～3次。用药后严密监测病情变化,呼吸困难缓解,焦虑减轻说明病情缓解。以后可5～10mg皮下注射或肌内注射每3～4h一次。吗啡的副作用打呼吸抑制、低血压、恶心、呕吐。出现呼吸抑制时用吗啡的拮抗药纳洛酮0.4～1mg拮抗。有脑出血、神志障碍、慢性肺部疾患的患者禁用。

(4)快速利尿:呋塞米(速尿)20～40mg或利尿酸钠25～50mg静推,于2min内推完,10min内起效,持续3～4h。注意利尿过度引起的低血钾、血容量急剧降低引起的休克。

(5)轮扎四肢降低前负荷:应用软橡皮管或可自动充气或放气的血压计袖带做束脉带,束脉部位应在肩关节以下13cm,腹股沟以下大约20cm,压力要低于收缩压,约束的远端要可摸到脉搏,每次只约束3个肢体,每15～20mm将一条束带解下,扎于另一条肢体上,依次轮番进行,直至症状好转。由于强利尿药的静脉应用,此种方法目前已很少应用。

(6)其他药物:可用血管扩张药和强心苷类药物。

(7)氨茶碱:对解除支气管痉挛有特效。心源性哮喘和支气管哮喘不易鉴别时可应用。除扩张支气管外,氨茶碱也是磷酸二酯酶抑制药,具有正性肌力作用、外周血管扩张作用和利尿作用。常用:0.25g用葡萄糖水稀释后静脉推注,10min推完,然只用0.5mg/(kg·h)维持。12h后减至0.1mg/(kg·h)。

(8)在急性肺水肿患者抢救同时,要尽快明确和治疗诱因,如急性心肌梗死,快速心律失常、输液过多、感染等。

5.慢性心力衰竭的护理 约90%的心力衰竭的加重或发作是有诱因的,最常见的有感染、心律失常、电解质及酸碱平衡紊乱、妊娠分娩、过度体力活动、情绪激动、气候骤变、治疗护理不当等。早期纠正危险因素、减少心力衰竭的发生和加重是护理的首要目标。

(1)加强对原发病的治疗和护理。

(2)减少和避免上述诱发因素。

(3)改善不良生活方式:降低心脏发生新的损害的危险,如戒烟、限酒、减轻体重,根据体重变化及早发现液体潴留。

(4)休息:休息的时间和方式需根据心功能情况安排。长期卧床患者应定时翻身,做好皮肤护理,防止压疮;并鼓励其做自主下肢活动,预防下肢深静脉血栓形成。

(5)排便护理:每日定时排便,勿过度用力,必要时给予润肠药或缓泻药。

(6)饮食护理:协助患者进食低热量、低盐、高蛋白、高维生素、高纤维素清淡的食物,少量多餐。

六、健康教育

1. 指导患者保持乐观心态　由于发生心力衰竭的老年人多数都有器质性心脏病,而且原发病一般都难以完全控制,因此,心力衰竭往往反复发生,并逐渐加重。因此绝大多数患者存在焦虑、抑郁等心理障碍,出院前做一次认真细致的心理教育十分重要。

2. 告知患者避免诱因,防止复发　绝大多数心力衰竭患者的基本病因不易根除,而避免诱因和防止复发就十分重要。让患者理解预防感冒的重要性,一旦感冒应及时治疗;饮食注意控制食盐量;保持心情舒畅。

3. 向患者强调继续服药的重要性　了解用药的目的、作用、剂量、用法、不良反应,尤其是地高辛的毒性反应的识别。

4. 指导患者适当运动,保持心脏代偿功能　根据心脏病的性质、心功能和体力情况,避免长期卧床。保证充足的睡眠。

5. 嘱患者定期复查,监测体重。

6. 指导患者康复运动

(1)心功能Ⅰ～Ⅱ级患者的康复运动:应先行步行运动法,逐渐过渡到其他较大的运动,如体操、老年门球等。

(2)心功能Ⅲ级患者的康复运动:应先行床边坐立法,每日 2 次,每次 10～30min,逐渐增加活动量,直至步行等肢体活动。

(3)心功能Ⅳ级患者的康复运动:每日被动运动肢体,定时协助患者翻身。

(隋凤花)

第八节　心律失常的护理

正常心脏激动起源于窦房结,经结间束、房室结、希氏束、左和右束支及浦肯野纤维至心室,称为窦性心律。当激动起源部位、频率、节律、传导时间和途径等一项或多项发生异常时称为心律失常。心律失常是老年心脏病中最常见的并发症,发病率高,其发生随年龄增长而增高,老年人心律失常的特点国内外报道较多,观点不尽一致,因此对老年人心律失常开展积极的防治是减少老年心血管疾病死亡的一个有效措施。

一、期前收缩

(一)概述

期前(期外)收缩系窦房结以外的异位起搏点(心房、心室、房室结区)提前发出激动所致,可分为房性期前收缩、室性期前收缩和房室交界区期前收缩,其中以室性最为多见,其次为房性、交界性。老年人房性期前收缩可见于器质性心脏病及非器质性心脏病,>60 岁老年人如果长期监测心电图几乎都可以发现房性期前收缩,检出率为82.1%。室性期前收缩多见于各种器质性心脏病,如冠心病(急性心肌梗死、不稳定型心绞痛、缺血性心肌病)、原发性高血压等,缺血、缺氧、麻醉、手术及药物作用、电解质紊乱等使心肌受到机械电化学刺激而发病,老年人室性期前收缩发生取决于病变的严重程度。

(二)临床表现

1.症状　房性期前收缩可无症状,也可有心悸。室性期前收缩主要为心悸,特征为心跳暂停感,老年患者常出现头晕、乏力、胸闷甚至晕厥,偶发无症状。

2.体征　体检可发现在基本心律间夹有提前搏动,其后有一较长间歇。

3.心电图特点

(1)房性期前收缩,P波提前发生,与窦性P波形态不同,其后有不完全代偿间歇,QRS波群通常形态正常,少数无QRS波群发生(图10-4)。

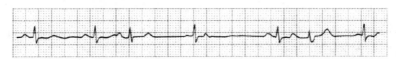

图10-4　房性期前收缩

(2)室性期前收缩,提前出现的宽大、畸形的QRS波群,时限≥0.12s,T波方向与QRS波群主波方向相反;提前出现的QRS波群前无相关P波;多数代偿间歇完全(图10-5)。

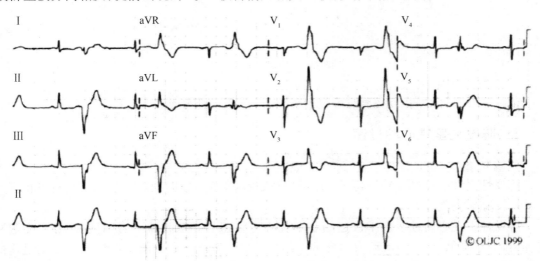

图10-5　室性期前收缩

(三)治疗原则

1.房性期前收缩治疗取决于患者症状及基础心脏病,一般无须使用药物治疗,关键在于祛除诱因和治疗原发病,下列患者可使用抗心律失常的药物治疗:①房颤复律后频发性房性期前收缩。②甲状腺功能亢进患者,甲状腺功能亢进症状控制后仍有频发房性期前收缩。③期前收缩引起明显症状者。相关药物为奎尼丁和普鲁卡因、普罗帕酮、β受体阻滞药、胺碘酮。

2.治疗室性期前收缩的主要目的是预防室性心动过速、心室颤动和心性猝死。对无症状的孤立的室早,无论其形态和频率如何,无需药物治疗,有症状出现时,首先应向患者解释,减轻其焦虑。无效时用抗心律失常药物减少室早以减轻其症状。对伴发于器质性心脏病的室性期前收缩,应对其原发病进行治疗。当运动引起,或动态心电图监测显示短阵连续的室性期前收缩,或室性期前收缩引起心绞痛等严重症状时,应对室性期前收缩进行治疗。对洋地黄中毒引起的室性期前收缩除停药外,静脉注射苯妥英钠或静脉滴注氯化钾常有效。低钾引起的期前收缩,应积极祛除病因,纠正低血钾。

二、房性心动过速

（一）概述

房性心动过速随年龄增长而增加,老年房性心动过速患病率可达 13%,此变化从 60 岁左右开始,>65 岁者明显多于<65 岁者。房性期前收缩连续发生≥3 个称为房性心动过速,常见病因有原发性高血压、冠心病、心肌病、甲状腺功能减退、电解质紊乱等,老年人生活方式不同,如长期静坐、酗酒、吸烟等可影响心血管系统,导致房性心动过速。

（二）临床表现

患者多有心悸,亦可无症状,老年人常有心功能不全,房性心动过速发作可使心功能不全恶化。根据发病机制和心电图表现的不同,可分为自律性房性心动过速、折返性房性心动过速、紊乱性房性心动过速。心电图特征:①心房率通常为 150～200/min。②P 波形态与窦性不同。③常出现二度Ⅰ型或Ⅱ型房室传导阻滞(图 10—6)。

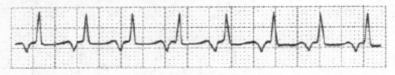

图 10—6　房性心动过速

（三）治疗原则

治疗主要是针对病因,必要时可应用镇静药或 β 受体阻滞药。

三、阵发性室性心动过速

（一）概述

阵发性室性心动过速异位起搏点的部位在心室,发作持续时间短于 30s,能自行终止。

（二）临床表现

阵发性室性心动过速由于快速的心率及心房收缩与心室收缩不协调,引起心室充盈减少,心排血量降低,产生血流动力学异常。其严重程度取决于心脏的基本情况和心动过速的持续时间。心电图特征:①室性期前收缩连续出现 3 次以上。②QRS 波群呈宽大畸形,时限超过 0.12s,ST—T 波方向与 QRS 波主波方向相反。③心室率 100～250/min,④心律规则或略不规则,即 RR 间期规整或稍不规整(图 10—7)。

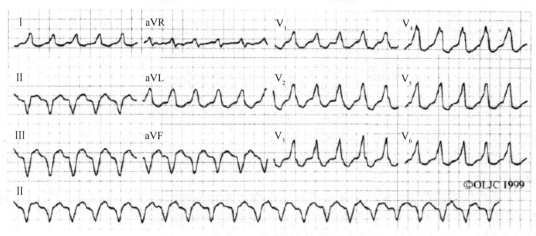

图 10—7 阵发性室性心动过速

（三）治疗原则

1. 急性发作的治疗 室性阵发性心动过速可引起严重的血流动力学障碍，甚至可发展为心室颤动，因而必须处理。

（1）治疗诱因及原发病。

（2）药物治疗首选利多卡因 50～100mg，稀释后缓慢静脉注射，有效以后 1～4mg/min，静滴维持；也可用胺碘酮 150～300mg 溶于 10％葡萄糖液 250mL 静脉滴注。

（3）可经食管或直接心脏起搏，用程序刺激超速起搏或短阵猝发刺激终止心动过速。

（4）病情危急时，立即应用同步直流电复律；顽固性室速可用直流电或射频导管法消融治疗。

2. 预防复发 发作终止后，可选用能够控制发作的药物口服，以防止复发。

四、阵发性室上性心动过速

（一）概述

阵发性室上性心动过速（室上速）经典定义是起源于希氏束分叉以上的心动过速。新的定义是指起源部位和传导途径不局限于心室的心动过速，室上性心动过速是最常见的心律失常类型之一，在老年人群中较青、中年人普遍，并且老年人衰老和常伴有器质性心脏病，因此老年人室上性心动过速的诊断和治疗具有特殊性。老龄化过程中心脏解剖病理性变化、心房病理学改变如炎症、退行性病变、纤维化或缺血等是室上性心动过速的病理基础，老年人对药物的耐受性较低，在药物治疗中比年轻人容易发生毒性反应（洋地黄、利尿药等）导致发生室上速。

（二）临床表现

室上性阵发性心动过速，突然发作，心率增快至 150～250/min，可能持续数秒、数小时或数日。包括心悸、胸闷、焦虑不安、头晕，少见有晕厥、心绞痛、心力衰竭与休克等，症状轻重取决于发作时心室率快速的程度与持续时间，亦与原发病有关。心电图特点：心率 150～250/min，节律规则；QRS 波群形态与时限均正常，但发生室内差异性传导或原有束支传导阻滞时，QRS 波群形态异常；P 波为逆行性，常埋藏于 QRS 波群内或位于其终末部分，P 波与 QRS 波群保持固定关系；起始突然，通常由一个房性期前收缩触发，其下传的 PR 间期显著延长，随之引起心动过速发作。

（三）治疗原则

1.祛除病因。

2.刺激迷走神经如颈动脉窦按摩、压迫眼球、诱发恶心等。

3.药物治疗。

4.同步直流电复律。上述方法治疗无效时，可考虑同步直流电复律。但洋地黄中毒所致的心动过速及有低血钾者不宜用电复律治疗。

5.有条件者可单独或与药物合用经食道或直接心脏起搏，用超速刺激或短阵触发刺激终止心动过速。

6.频繁发作而药物治疗预防无效者可考虑在电生理标测基础上，进行心内膜导管消融、射频或手术阻断折返径路。发作频繁的患者，可选用能控制发作的药物口服，如维拉帕米、普罗帕酮或胺碘酮口服维持，并应避免发作的诱因，预防复发。

老年人阵发性室上性心动过速持续时间较长，频率较快时可诱发心绞痛、心力衰竭、低血压、休克，部分患者可危及生命，如行经导管射频消融治疗（RFCA）使其根治，可挽救患者的生命。

五、心房扑动与心房颤动

（一）概述

心房扑动与心房颤动是发生于心房内的、冲动频率较房性心动过速更快的心律失常。当心房异位起搏点的频率达 250～350/min，心房收缩快而协调为心房扑动。若频率＞350/min且不规则时，则为心房颤动。两者均可有阵发性和慢性持续型两种类型。房扑在老年人中发病率为 0.0088%，其中＞1/2 合并房颤；随年龄增长，患病率增加，冠心病、高血压、心脏病是引起房扑的最常见原因。房颤在年龄＜60 岁的人群中发病率＜1%，而在＜80 岁的人群的发病率＜6%。

（二）临床表现

对血流动力学与心脏功能的影响及其所引起的症状，主要取决于心室率的快慢及原来心脏病的轻重。阵发型或持续型初发时心室率常较快，心悸、胸闷与恐慌等症状较显著。心室率较接近正常时对循环功能影响较小，症状亦较轻。快速心房颤动，左房压与肺静脉压急剧升高时可引起急性肺水肿。心房颤动发生后还易引起心房内血栓形成，部分血栓脱落可引起体循环动脉栓塞。心房颤动主要体征是心律绝对不规则，心音强弱不等，患者脉搏次数显著少于心搏数，称为脉搏短绌。心房扑动时心律可规则或不规则，视心房与心室传导比例而定，若规则地按比例传导如 3∶1 或 6∶1 等，则心室律规则。

1.心房扑动心电图特征　P 波消失，代之以大小、形态相同、节律规则、快速的连续性锯齿样扑动波（F 波），心房率通常为 250～300/min（图 10-8）。

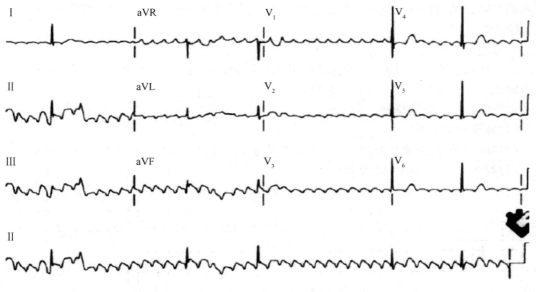

图 10—8 心房扑动

2.心房颤动心电图特征

(1)P 波消失,出现形态、振幅、间期完全不一样的心房颤动波(f 波)。

(2)RR 间期绝对不等。

(3)频率 350～600/min(图 10—9)。

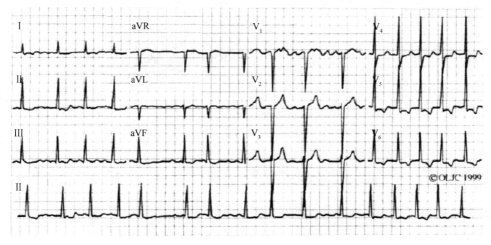

图 10—9 心房颤动

(三)治疗原则

对心房扑动与心房颤动的治疗,除针对病因和诱因治疗,应注意心室率的控制,异位心律的转复以及复发的预防。

六、心室扑动与心室颤动

(一)概述

心室扑动与心室颤动是最严重的心律失常。心室扑动时心室有快而微弱无效的收缩;心室颤动时则心室内各部分肌纤维发生更快而不协调的乱颤,两者对血流动力学影响均等于心室停搏。

(二)临床表现

心室扑动与颤动一旦发生,患者迅即出现心脑缺血综合征,表现为意识丧失、抽搐,继以呼吸停止。检查时听不到心音也无脉搏。

1.心室扑动心电图特征

(1)各导联无 P 波。

(2)QRS—T 波群无法分辨,代之以正弦型的大扑动波,规则、向上与向下的波幅相等。

(3)频率 180～250/min(图 10—10)。

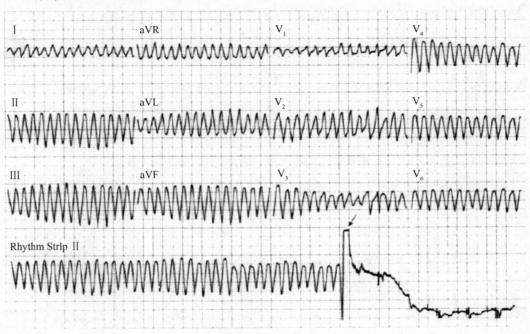

图 10—10 心室扑动

2.心室颤动心电图特征

(1)表现为形态、频率及振幅均完全不规则的颤动波。

(2)频率 150～500/min。

(3)颤动波大者称粗颤,纤细者为细颤(图 10—11)。

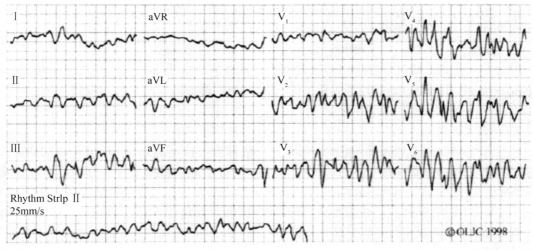

图 10－11　心室颤动

（三）治疗原则

应立即就地进行心肺复苏的抢救。

七、病态窦房结综合征

（一）概述

病态窦房结综合征简称病窦综合征。是由于窦房结或其周围组织原器质性病变导致窦房结冲动形成障碍，或窦房结至心房冲动传导障碍所致的多种心律失常和多种症状的综合病征。主要特征为窦性心动过缓，当合并快速性心律失常反复发作时称为心动过缓－心动过速综合征。病态窦房结综合征多见于老年患者，但各个年龄组均可发病，高峰在 51～70 岁。

（二）临床表现

起病隐匿，进展缓慢，有时被偶然发现。以心、脑、胃肠及肾等脏器供血不足的症状为主，如乏力、胸痛、心悸、头晕、失眠、记忆力减退、易激动、反应迟钝、尿多、食欲缺乏等。可持久或间歇发作。出现高度窦房阻滞或窦性停搏时，可发作短阵晕厥或黑矇。偶可发生心绞痛、心力衰竭或休克等。急性下壁心肌梗死和心肌炎，可引起暂时性窦房结功能不全，急性期过去后多消失。有学者报道，从无症状到严重窦性心动过缓与晕厥的发生多为 5～10 年，中间可出现好转和恶化阶段的不规则交替。

（三）治疗原则

1. 病因治疗　首先应尽可能地明确病因，如冠状动脉明显狭窄者可行经皮穿刺冠状动脉腔内成形术，应用硝酸甘油等改善冠脉供血。心肌炎则可用能量合剂、大剂量维生素 C 静脉滴注或静注。

2. 药物治疗　对不伴快速性心律失常的患者，可试用阿托品、麻黄碱或异丙肾上腺素以提高心率。避免使用减慢心率的药物如 β 受体阻滞药及钙拮抗药等。

3. 中医治疗以补气、温阳、活血为主，可用人参加炙甘草汤、生脉散加四逆汤。

4. 安装按需型人工心脏起搏器：最好选用心房起搏（AAI）或频率应答式起搏器，在此基础上用抗心律失常药控制快速性心律失常。

八、房室传导阻滞

（一）概述

房室传导阻滞是指冲动在房室传导过程中受到阻滞。分为不完全性和完全性两类。前者包括一度和二度房室传导阻滞，后者又称三度房室传导阻滞，阻滞部位可在房室结、希氏束及双束支。

（二）临床表现

一度房室传导阻滞患者常无症状。听诊时心尖部第一心音减弱，是由于 P—R 间期延长，心室收缩开始时房室瓣叶接近关闭所致。二度Ⅰ型房室传导阻滞患者可有心搏暂停感觉。听诊时有心搏脱漏，第一心音强度可随 P—R 间期改变而改变。二度Ⅱ型房室传导阻滞患者常疲乏、头昏、昏厥、抽搐和心功能不全，常在较短时间内发展为完全性房室传导阻滞。听诊时心律整齐与否，取决于房室传导比例的改变。完全性房室传导阻滞的症状取决于心室率的快慢和伴随病变。

（三）治疗原则

首先针对病因，如用抗生素治疗急性感染，肾上腺皮质激素抑制非特异性炎症，阿托品等解除迷走神经的作用，停止应用导致房室传导阻滞的药物，用氯化钾静脉滴注治疗低血钾等。一度与二度Ⅰ型房室传导阻滞预后好，无需特殊处理。但应避免用抑制房室传导的药物，口服小剂量阿托品 0.3mg，每日 3～4 次，或麻黄碱 30mg，每日 3～4 次可使文氏现象暂时消失。阿托品有加速房室传导纠正文氏现象的作用，但也可加速心房率。二度Ⅱ型房室传导阻滞如 QRS 波群增宽畸形，临床症状明显，尤其是发生心源性昏厥者，宜安置人工心脏起搏器。完全性房室传导阻滞，心室率在 40/min 以上，无症状者，可不必治疗，如心室率过缓可试给麻黄碱、阿托品、小剂量异丙肾上腺素。如症状明显或发生一过性心源性昏厥，可静脉滴注异丙肾上腺素（1～4μg/min）并准备安置人工心脏起搏器。

九、室内传导阻滞

（一）概述

室内传导阻滞指的足希氏束分支以下部位的传导阻滞，一般分为左、右束支传导阻滞及左前分支、后分支传导阻滞。临床上除心音分裂外无其他特殊表现。诊断主要依靠心电图。

（二）临床表现

1. 完全性右束支传导阻滞　①V$_1$ 导联呈 rsR 型，r 波狭小，R 波高宽。②V$_5$、V$_6$ 导联呈 qRs 型，s 波宽。③QRS≥0.12s。④T 波与 QRS 波群主方向相反。

2. 完全性左束支传导阻滞　①V$_5$、V$_6$ 导联出现增宽的 R 波，其顶端平坦、模糊或带切迹（M 形 R 波），其前无 q 波。②V$_1$ 导联多呈 rS 或 QS 型，S 波宽大。③QRS≥0.12s。④T 波与 QRS 波群主波方向相反。

3. 左前分支阻滞　①电轴左偏－45°～－90°。②Ⅰ、aVL 导联为 qR 型。③Ⅱ、Ⅲ、aVF 导联为 rS 型。④QRS＜0.11s，大多数正常。

4. 左后分支阻滞　①电轴右偏（达＋120°或以上）。②Ⅰ导联为 rS 型，Ⅱ、Ⅲ、aVF 导联为 qR 型。③QRS＜0.11s。左后分支较粗，血供也丰富，不易出现传导阻滞，如发生表示病变严重，右束支如同时发生传导阻滞，很容易发展成完全性房室传导阻滞。

（三）治疗原则

主要针对病因，若左、右束支同时发生阻滞，则将引起完全性房室传导阻滞，这是因为心室起搏点的位置低，其频率较慢，易致 Adams—Stokes 综合征发作，应考虑及早安装人工心脏起搏器。

十、心律失常评估与护理

（一）护理评估

1. 既往史　既往有无心源性疾病：如冠状动脉粥样硬化性心脏病、风湿性心脏病、心肌炎、高血压心脏病、肺源性心脏病、先天性心脏病等。

2. 诱发心律失常的因素　如自主神经功能紊乱，内分泌代谢失常（如甲状腺功能亢进或低下），酸中毒和电解质紊乱（如低血钾、高血钾和高血钙等），强心苷、抗心律失常药物或麻醉药物过量，以及急性感染、颅脑病变、导管直接刺激等。正常人在过度吸烟、饮酒、饱餐、疲劳、紧张、情绪激动、猛然用力等情况下也可能发生心律失常。

3. 症状评估　评估心律失常的类型、发作频率、持续时间、起止方式、发作时自理程度。

（1）窦性心律失常：窦性心动过速患者可无症状或感心悸；窦性心动过缓，可引起头晕、乏力、胸痛等。

（2）期前收缩：患者无症状，或感心悸、心跳暂停；频发室早可致心悸不适、乏力、头晕、晕厥，室早连续时间过长，可诱发或加重心绞痛、心力衰竭。

（3）异位性心动过速：阵发性室上性心动过速在无器质性心脏病的年轻患者，多感心悸、胸闷、乏力，而心脏患者发作时可出现头晕、黑矇、昏厥、血压下降、心力衰竭。阵发性室性心动过速发作时多有晕厥、呼吸困难、低血压，甚至抽搐。

（4）心房颤动：多有心悸、胸闷、乏力，严重者出现心力衰竭、休克、晕厥及心绞痛。

（5）心室颤动：患者立即出现阿—斯综合征，即意识丧失、抽搐、心跳呼吸停止。

（6）房室传导阻滞：一度房室传导患者常无症状；二度Ⅰ型房室传导阻滞患者感心跳停顿或心悸；二度Ⅱ型房室传导阻滞患者感乏力、头晕、活动后气急、短阵晕厥；三度房室传导阻滞患者出现心力衰竭和脑缺血症状，严重时出现阿—斯综合征，甚至猝死。

（二）护理要点及措施

1. 病情观察

（1）了解心律失常发生的原因。

（2）监测心电图，判断心律失常的类型。

（3）观察脉搏的频率、节律的变化及有无心排出量减少的症状。

（4）当心电图或心电监护示波发生以下情况时，及时与医师联系，并准备急救处理：频发室性期前收缩（＞5/min）或室性期前收缩呈二联律；成对的室性期前收缩、多源性室性期前收缩或反复发作的短阵室上性心动过速；室性期前收缩落在前一搏动的 T 波之上；心室颤动及二度Ⅱ型、三度房室传导阻滞。

2. 一般护理

（1）鼓励其正常工作和生活，注意劳逸结合；轻度心律失常患者应适当休息，避免劳累；严重心律失常患者应卧床休息；为患者创造良好的安静休息环境，协助做好生活护理。

（2）测量各种心律失常患者的脉搏时，每次测量时间不少于 1min。

(3)饮食不宜过饱,保持大便通畅;避免饱餐和进食刺激性食物,如咖啡、浓茶等。

(4)特殊检查要向患者解释其注意事项,鼓励患者消除顾虑配合检查。

(5)在用药过程中应密切观察药物反应,防止过量或严重的毒副作用发生,并给予相应的护理。

(6)备好抢救用品,包括各种抢救药品和抗心律失常药物及各种抢救器械,如除颤仪、氧气、起搏器等要处于备用状态。

(7)消除患者焦虑、恐惧情绪,给予必要的解释和安慰,对于进行心电监护的患者,需加强巡视,给予患者较多的心理支持,有利于配合治疗。

3.症状护理

(1)用药护理:遵医嘱准确给予抗心律失常药物并观察疗效。

(2)心电监护:对严重心律失常进行心电监护,护士应熟悉监护仪的性能、使用方法,要注意有无引起猝死的危险征兆,一旦发现立即报告医师,做出紧急处理。

(3)阿—斯综合征抢救的护理配合:立即叩击心前区及进行人工呼吸,通知医师,备齐各种抢救药物及物品;建立静脉通道,遵医嘱按时正确给药;心室颤动时积极配合医师做电击除颤或安装人工心脏起搏器。

4.心脏骤停抢救的护理配合 同阿—斯综合征抢救配合法;保证给氧,保持呼吸道通畅,必要时配合医师行气管插管及应用呼吸机辅助呼吸,并做好护理;建立静脉通道,准确、迅速、及时地遵医嘱给药;脑缺氧时间较长者,头部可置冰袋或冰帽;监测24h出入量,必要时留置导尿。注意保暖,防止并发症;严密观察病情变化,及时填写特护记录。

5.室上性心动过速发作较频,再次发作时间较短者,可用以下方法进行自救:刺激咽部,诱发恶心;深吸气后屏气,再用力做呼气动作;按压一侧颈动脉窦5~10s。

6.做好电复律前、中、后护理。

7.用药护理

(1)用药前回顾患者病史,评估是否能够安全用药。注意患者用药前后心律、心率、血压的变化,从而评价是否达到治疗效果并监测有无药物中毒和不良反应的发生。协助医生对患者进行 ECG、电解质检查。对于有心功能问题的患者应从小剂量开始使用并注意监测是否有心绞痛或消化道、神经系统等不良反应的发生。

(2)评估患者坚持长期服药的依从能力。帮助患者建立规律的服药计划并坚持每天服药。需更换不同生产厂家的药物时,应咨询专业人士如医生、药剂师等。

(3)房颤患者服用华法林治疗易受机体和许多食物、药物的影响,个体差异大,治疗时严密观察口腔、鼻腔和皮下有无出血,有无大便隐血,避免过度劳累和易致损伤的活动。增减药物剂量或停药时要监测 INR。

(三)健康教疗

1.指导患者积极防治原发疾病,避免各种诱发因素,如发热、疼痛、饮食不当、睡眠不足等。应用某些药物(抗心律失常药、排钾利尿药等)后产生不良反应时应及时就医。

2.嘱患者适当休息与活动。无器质性心脏病者应积极参加体育锻炼,调整自主神经功能,器质性心脏病患者可根据心功能情况适量活动,注意劳逸结合。

3.教会患者及家属测量脉搏和听心律的方法。

4.指导患者正确选择食谱。饱食、刺激性饮食、嗜烟酒等均可诱发心律失常,应选低脂、易消化、清淡、富营养、少量多餐饮食;合并心力衰竭及使用利尿药时应限制钠盐的摄入,多进含钾的食物,以减轻心脏负荷和防止低血钾症而诱发心律失常。

5.嘱患者保持大便通畅。加强锻炼,预防感染。

6.讲解坚持服药的重要性,不可自行减量或撤换药物,如有不良反应及时就医。

(隋凤花)

第九节　高血压的护理

高血压是老年人最常见的疾病之一,是导致冠心病、心力衰竭、脑卒中、肾衰竭等的重要危险因素。随着人口老龄化,高血压已成为影响老年人健康、生活质量的主要疾病。高血压分为原发性和继发性两类,老年人以原发性的为主,临床上称高血压病。据统计,高血压病的患病率,60岁以上者可达33%;65岁以上者可达65%,其中半数以上是收缩期高血压。

一、原发性高血压

(一)概述

原发性高血压是一种以血压升高为主要临床表现而病因尚未明确的综合征,可引起心、脑、肾严重并发症,发病率高。血压水平随年龄而增高,尤其是收缩期高血压,老年人较为常见。WHO/ISH高血压的诊断标准为:未服抗高血压药的情况下,收缩压≥140mmHg(18.7kPa)和(或)舒张压≥90mmHg(12kPa)。需要在不同时间测量3次均达到高血压诊断标准或通过动态血压监测确定。并排除由其他疾病导致的继发性高血压。

(二)病因与发病机制

本病发生的原因和机制尚不完全清楚,目前认为是多种因素参与的结果。

1.性别、年龄、遗传、肥胖、摄盐量、职业、吸烟、长期的噪声影响、精神刺激、持久的紧张状态等均与高血压的发生有一定关系。

2.发病机制与中枢神经和交感神经系统、肾素-血管紧张素醛固酮系统(RAAS)、血管内皮系统生成、激活和释放的各种血管活性物质、胰岛素抵抗所致的高胰岛素血症等有关。

3.除了上述共同因素外,老年人高血压的发病还与大动脉硬化、总外周血管阻力升高、不良生活方式等因素有关。

(三)临床表现

1.症状　大多数患者起病缓慢,早期多无症状,偶尔体检时发现血压升高,亦可有头痛、头晕、眼花、耳鸣、失眠、乏力等症状,症状与血压水平未必一致。体检时可听到主动脉瓣第二心音亢进,心尖部第四心音亢进。

2.并发症表现　老年人在长期高血压的影响下,往往引发冠心病、肾小动脉硬化、肾衰竭、脑出血、左心室肥大、扩张,进而左侧心力衰竭形成高血压心脏病。

3.高血压急症　恶性高血压、高血压危象、高血压脑病。

4.老年高血压病特点　临床上以收缩期高血压为多见;血压波动大,一天内波动亦大;易发生直立性低血压,收缩压在立位可比卧位低20mmHg(2.7kPa)以上;易发生心力衰竭;肾缺血是老年高血压发病的重要因素;在我国老年人高血压的并发症中以脑卒中和心脏疾病较多。

5.辅助检查

(1)常规检查:血、尿常规、肾功能、血尿酸、脂质、糖、电解质、心电图、胸部 X 线和眼底检查。

(2)血压测量:出于老年人血压波动较大,仅一次偶测血压值难以确诊,因此,应注意多次测量血压,动态血压监测对诊断有价值。

(四)治疗原则

1.非药物治疗　适合于各型高血压患者,通过改变不良的生活方式来达到降低血压的目的,包括以下措施。

(1)限制钠摄入,一般每天摄入食盐量不超过 6g 为宜。

(2)减轻体重,尤其是对肥胖的患者。

(3)适当运动,以有氧运动为宜。

(4)限制饮酒量,戒烟。

(5)健康的饮食习惯,减少膳食脂肪,补充适量蛋白质,多吃蔬菜和水果,摄入足量的钾、镁、钙。

(6)劳逸结合,保证充足的睡眠及良好的休息。

(7)减少紧张与恐惧,以良好的心态对待生活,保持乐观态度。

2.药物治疗　应选用 WHO/ISH 建议的五种第一线药物,即利尿药、β受体阻滞药、血管紧张素转换酶抑制药、钙拮抗药、α受体阻滞药。

3.老年高血压病治疗特点　一般首选利尿药;避免选用可引起直立性低血压、抑郁症的药物;用量宜从小剂量开始,逐渐加量,并以能控制血压的最小剂维持,以免发生副作用;最好不在夜间服药,以防止脑血栓发生;对有症状、中重度高血压者,应积极降压。一般以缓慢降压为妥,将血压降至 140/90mmHg 为宜,对伴有糖尿病者应以 135/85mmHg 为宜;不应强求一定要将血压降至正常人水平,尤其对伴有心、脑供血不足者。

二、继发性高血压

(一)概述

继发性高血压是指继发于其他疾病或病因的高血压。由某些确定的疾病或病因引起的血压升高,约占所有高血压的 5%,如原发性醛固酮增多症、嗜铬细胞瘤、肾血管性高血压、肾素分泌瘤等,可通过手术得到根治或改善。

(二)病因与发病机制

引起继发性高血压的原因主要有以下几种。

1.肾性高血压　是继发性高血压中最为多见的,包括急慢性肾小球肾炎、慢性肾盂肾炎(晚期影响到肾功能时)、肾动脉狭窄、肾肿瘤等。

2.血管疾病　主动脉狭窄、多发性大动脉炎等。颅脑病变使颅内压增高也可引起继发性高血压。

3.内分泌疾病　如肾上腺皮质功能亢进、原发性醛固酮增多症和嗜铬细胞瘤等。

(三)临床表现

继发性高血压的临床表现主要是原发病的症状和体征,高血压仅是其中的一部分。

1.肾动脉狭窄　可为单侧或双侧性。老年人多为动脉粥样硬化性。多为进展迅速或突然加重的高血压。

2.嗜铬细胞瘤　出现阵发性或持续性血压升高伴心动过速、头痛、出汗、苍白症状。

3.原发性醛固酮增多症　临床上以长期高血压伴顽固的低血钾为特征,可有肌无力、周期性瘫痪(麻痹)、烦渴、多尿等。血压多为轻、中度增高。

4.库欣综合征　除高血压外,有向心性肥胖、满月脸水牛背、皮肤紫纹、毛发增多、血糖增高等特征。

5.辅助检查

(1)测定血液中的胆固醇及三酰甘油,同时应做心电图、超声心动图检查,拍 X 线胸部正位片。

(2)检查肾功能。

(3)测定血中钙、尿酸的水平。

(4)糖代谢。

(5)电解质检查。

(6)怀疑原发性醛同酮增多症:检查电解质及酸碱平衡,测定醛固酮,测定血浆肾素活性,B 超、肾上腺 CT、肾上腺磁共振显像可确立病变性质和部位。

(7)怀疑嗜铬细胞瘤:测定血压儿茶酚胺及其代谢产物,必要时还可以做 B 超,CT 扫描,磁共振显像,放射性核素可作定位诊断。

(8)怀疑皮质醇增多症:测定血、尿皮质醇及尿 17-羟皮质类固醇,小剂量地塞米松抑制试验等。颅内蝶鞍 X 线检查、肾上腺 CT 扫描及放射性核素检查可用于病变定位。

(9)肾动脉造影可明确诊断肾动脉狭窄。

(四)治疗原则

1.手术治疗　大多数嗜铬细胞瘤为良性,可做手术切除。约 10%嗜铬细胞瘤为恶性,肿瘤切除后可有多处转移灶,用^{131}I—MIBG 可有一定疗效。肾动脉狭窄治疗包括手术、经皮肾动脉成形术(PTRA)和药物治疗。手术治疗包括血供重建术、肾移植术、肾切除术。经皮肾动脉成形术手术简便、疗效好,为首选治疗。

2.药物治疗　根据不同病因所致血压升高,合理选用降压药。ACE 抑制药对肾脏有保护作用,除降低血压外,还可减少蛋白尿,延缓肾功能恶化。ACE 抑制药有降压效果,但可能使肾小球滤过率进一步降低,使肾功能恶化,尤其对双侧肾动脉狭窄不宜应用。钙通道阻滞药有降压作用,并不明显影响肾功能。螺内酯是醛固酮拮抗药,可使血压降低,血钾升高,症状减轻。

三、高血压的评估与护理

(一)护理评估

1.病史评估　一般情况,患者的年龄、性别、职业、婚姻状况、营养状况等,尤其注意与现患疾病相关的病史和药物应用情况及过敏史、手术史、家族史、遗传病史和女性患者生育史等。

2.身体评估　有受伤的危险,评估患者头痛的程度、持续时间,是否伴有头晕、眼花、耳鸣、恶心、呕吐等症状。

(二)护理要点及措施

治疗护理的主要目标是最大限度地降低心血管死亡和致残的总危险,提高老年高血压患者的生活质量。

1.全面评估患者　头痛的程度、持续时间,是否伴有头晕、眼花、耳鸣、恶心、呕吐等症状。解释这些症状主要与血压升高有关,血压恢复正常且平稳后可减轻或消除。保持病室安静,光线柔和,尽量减少人员探视,保证充足的睡眠。操作宜相对集中,动作轻巧,防止过多干扰加重患者的不适感。待患者头痛缓解后,与患者一起讨论引起或加重头痛的因素,如劳累、缺乏睡眠、情绪激动、精神紧张、吸烟、酗酒、环境嘈杂、不规律服药等。告诉患者合理安排工作与休息,放慢生活节奏,坚持服药,戒烟酒,保持情绪平和,避免在嘈杂的环境中久留等。

2.心理护理　当患者出现头痛时嘱其卧床休息,抬高床头,改变体位时动作要缓慢。护士要陪在患者身边,给患者心理上的支持,指导患者使用放松技术,如心理训练、音乐治疗、缓慢呼吸等。

3.用药护理　遵医嘱予以降压药治疗,测量用药后的血压以判断疗效,并观察药物副作用。使用噻嗪类和襻利尿药时应注意补钾,防止低钾血症;用 β 受体阻滞药应注意其抑制心肌收缩力、心动过缓、房室传导时间延长、支气管痉挛、低血糖、血脂升高的副作用;钙通道阻滞药硝苯地平的副作用有头痛、面红、下肢水肿、心动过速,而地尔硫䓬可致负性肌力作用和心动过缓;血管紧张素转换酶抑制药可有头晕、乏力、咳嗽、肾功能损害等副作用,警惕服降压药后可能发生的急性低血压反应:服药后如有晕厥、恶心、乏力时,立即平卧,取头低足高位,以促进静脉回流,增加脑部血流;避免体位突然改变,服药后不要站立太久,因长时间站立会使腿部血管扩张,血流淤积于下肢,脑部血流量减少;避免用过热的水洗澡或蒸汽浴,防止周围血管扩张导致晕厥。

4.异常生命体征的观察　如发现患者意识发生改变,应绝对卧床休息,床头抬高 $15°\sim30°$,做好口腔护理和皮肤护理,以避免口腔溃疡和压疮的发生。伴恶心、呕吐的患者,应将痰盂放在患者伸手可及处,呼叫器也应放在患者手边,防止取物时摔倒,必要时病床加用床档。

5.生活护理　如患者有头晕、眼花、耳鸣等症状时应卧床休息,如厕或外出时有人陪伴,指导患者及家属识别并避免潜在的危险因素,如剧烈运动、迅速改变体位、活动场所光线暗、病室内有障碍物、地面滑、厕所无扶手等,若头晕严重,护士应协助患者在床上大小便并做好晨晚间护理,如刷牙、洗脸、泡脚等。

6.饮食护理　注意改进饮食结构,减少钠、脂肪的摄入,多吃富含钾、钙的食物,并补充优质蛋白质。

7.高血压急症的预防及护理

(1)向患者说明保持良好的心理状态和遵医嘱服药对于预防发生高血压急症的重要意义。

(2)定期监测血压,严密观察病情变化,发现血压急剧升高、剧烈头痛、呕吐、大汗、视物模糊、面色及神志改变、肢体运动障碍等症状,立即通知医师。

(3)一旦发生高血压急症,应绝对卧床休息,抬高床头,避免一切不良刺激和不必要的活动,协助生活护理。保持呼吸道通畅,吸氧。安定患者情绪,必要时用镇静药。连接好心电、血压、呼吸、氧饱和度监护。迅速建立静脉通道,遵医嘱尽早准确给药,如硝普钠静脉滴注过程中应避光,调整给药速度,严密监测血压,脱水药滴速宜快等。

(三)健康教育

1.向患者及家属解释引起原发性高血压的生物、心理、社会因素及高血压对机体的危害,以引起患者足够的重视,坚持长期的饮食、运动、药物治疗,将血压控制在接近正常的水平,以减少对靶器官的进一步损害,避免突然改变体位,不用过热的水洗澡和蒸汽浴,禁止长时间站立。

2.指导患者坚持低盐、低脂、低胆固醇饮食,限制动物脂肪、内脏、鱼子、软体动物、甲壳类食物,多吃新鲜蔬菜、水果,防止便秘。肥胖者控制体重,减少每日总热量摄入,养成良好的饮食习惯:细嚼慢咽,避免过饱,少吃零食等。

3.嘱患者改变不良的生活方式:劝戒烟,限饮酒,劳逸结合,保证充分的睡眠。学会自我心理平衡调整,保持乐观情绪。家属也应该给患者以理解、宽容与支持。

4.指导患者根据病情选择慢跑、骑车、健身操、太极拳等有氧运动。当运动中出现头晕、心悸、气短等症状时就地休息,避免竞技性运动和力量型运动如球类比赛、举重、俯卧撑等。适当运动有利于大脑皮质功能恢复,还能增加患者对生活的信心。

5.告知患者及家属有关降压药的名称、剂量、用法与副作用,并提供书面材料。教育患者服药剂量必须遵医嘱执行,不可随意增减药量或突然撤药物。教会患者自测血压,每日定时、定位测量血压,定期复查,出现胸痛、水肿、鼻出血、血压突然升高、心悸、剧烈头痛、视物模糊、恶心呕吐、肢体麻木、偏瘫、嗜睡、昏迷等病情变化时立即就医。

(崔顺锦)

第十节　稳定型心绞痛的护理

一、概述

稳定型心绞痛(stable angina pectoris,UAP)亦称稳定型劳力性心绞痛,是在冠状动脉固定性严重狭窄的基础上,由于心肌负荷的增加引起心肌急剧的、暂时的缺血与缺氧的临床综合征。

二、临床表现

1.症状　心绞痛以发作性胸痛为主要临床表现,疼痛特点如下。

(1)部位:主要在胸骨体中段或上段之后可波及心前区,有手掌大小范围,界限不清楚,常放射至左肩、左臂内侧达环指和小指,或至颈、咽或下颌部。

(2)性质:胸痛常为压迫、发闷或紧缩性,也可有烧灼感,但不像针刺或刀扎样锐痛,偶伴濒死样的恐惧感,发作时往往被迫停止正在进行的活动直至症状缓解。

(3)诱因:常由体力活动或情绪激动等诱发。

(4)持续时间:疼痛出现后逐步加重,然后3~5min消失。

(5)缓解方式:一般在停止原来活动后即可缓解;舌下含服硝酸甘油也可在几分钟内缓解。

老年人不典型的心绞痛,疼痛可位于胸骨下段、左心前区或上腹部,放射至颈、下颌、左肩胛部或右前胸,疼痛可很快或仅有左前胸不适发闷感以及牙痛等。

2.体征　发作时常见心率加快、血压升高、表情焦虑、皮肤冷或出汗,有时出现第四或第三心音奔马律。

3.辅助检查

(1)心电图检查。

(2)心脏 X 线检查。

(3)放射性核素检查。

(4)冠状动脉造影。

可直接或间接反映心肌缺血。

三、治疗原则

1.发作时治疗

(1)休息。

(2)药物治疗如舌下含服硝酸甘油或硝酸异山梨酯。

2.缓解期的治疗　尽量避免各种确知足以诱致发作的因素,调节饮食,禁止饮酒、吸烟、调整日常生活和工作量,减轻精神负担,保持适当的体力活动,使用作用持久的抗心绞痛药物如 β 受体阻滞药、硝酸酯制剂、钙通道阻滞药等,必要时可行介入治疗及手术治疗。

四、护理评估

1.一般情况　患者的年龄、性别、职业、婚姻状况、营养状况等,尤其注意与现患疾病相关的病史和药物应用情况及过敏史、手术史、家族史、遗传病史和女性患者生育史等。

2.相关因素　男性患者是否吸烟,女性患者是否有饮咖啡的习惯等。

3.身体状况。

4.辅助检查　包括特殊检查及有关手术耐受性检查的结果。

五、护理要点及措施

1.全面评估患者　包括健康史及其相关因素、身体状况、生命体征,以及神志、精神状态、行动能力、既往发病特点。

2.做好饮食护理　指导患者多进食富有营养、易消化、口味清淡的膳食,不可过饱,减轻心脏的负担。

3.协助患者做好术前相关检查工作　如影像学检查、心电图检查、胸部 X 线片、血液检查、尿便检查等。

4.发作时护理措施

(1)限制活动,卧床休息,遵医嘱予硝酸酯类药物。

(2)根据病情给予吸氧,氧流量 2～3L/min。

(3)经常巡视患者,询问疼痛情况。

(4)避免情绪激动、过度劳累,避免寒冷刺激,避免暴饮暴食。

六、健康教育

1.指导患者遵医嘱服药。

2.嘱患者注意避免各种诱因　情绪激动、过度劳累,避免寒冷刺激,避免暴饮暴食。调整日常生活与工作量;减轻精神负担;保持适当的体力活动,但以不致发生疼痛症状为度;一般不需卧床休息。在初次发作(初发型)或发作加多、加重(恶化型),或卧位型、变异型、中间综合征、梗死后心绞痛等,疑为心肌梗死前奏的患者,应予休息一段时间。注意饮食,应少吃富含脂肪、胆固醇的食物,尽量控制糖的摄入,多食水果蔬菜,多吃鱼,可喝牛奶。每天的盐摄入量控制在 6g 以下;多吃有利改善血管状态的食物:大蒜、洋葱、山楂、黑木耳、大枣、豆芽、鲤鱼等食物;避免吃刺激性食物和胀气食物如浓茶、咖啡、辣椒、咖喱等。戒烟。坚持适当的体育锻炼。保持良好的心情和心态。有身体不适症状及时就医。

3. 向患者介绍该病的危险性　由于无症状的患者可能突然转为心绞痛或心肌梗死,也可能逐渐演变为心肌纤维化出现心脏增大,发生心力衰竭或心律失常,个别患者也可能猝死。嘱患者外出时需有人陪同并携带药物。并定期复查。

(隋凤花)

第十一节　急性冠脉综合征的护理

急性冠脉综合征(acute coronary syndrome,ACS)是一组由急性心肌缺血引起的临床综合征,包括急性心肌梗死(AMI)及不稳定型心绞痛(UAP),其中 AMI 又分为 ST 段抬高的心肌梗死(STEMI)及非 ST 段抬高的心肌梗死(NSTEMI)。老年人 ACS 常为多支血管病变,病变复杂,症状不典型,无胸痛或胸痛程度较轻,常表现为气促、出汗、恶心、呕吐、晕厥等。老年人发生 ACS 后更容易失代偿,甚至导致多器官功能衰竭。

急性冠脉综合征是以冠状动脉粥样硬化斑块由稳定转为不稳定,继而破裂或糜烂,继发完全或不完全闭塞性血栓形成为病理基础的一组临床综合征。

一、不稳定型心绞痛

(一)概述

不稳定型心绞痛的发病机制是冠脉内不稳定的粥样斑块继发病理改变,使局部心肌血流量明显下降,如斑块的出血、纤维帽出现裂隙,表面有血小板聚集及刺激冠状动脉痉挛,导致缺血加重。可因劳力负荷诱发,但负荷中止后胸痛并不缓解。这类心绞痛临床上存在不稳定性,有进展为心肌梗死的高度危险性。

(二)临床表现

胸痛的部位和性质与稳定型心绞痛相似但具有以下特点:①原为稳定型心绞痛,在 1 个月内疼痛发作的频率增加,程度加重、时限延长、诱发因素变化,硝酸类药物缓解作用减弱。②1 个月内新发生的心绞痛并因较轻的负荷所诱发。③休息状态下发作心绞痛或轻微活动即可诱发,发作时表现有 ST 段抬高的变异性心绞痛也属此列。不典型表现包括:主要于休息时发生的胸痛、上腹部痛、新发的消化不良、刺穿性胸痛、某些肋膜炎特征的胸痛或渐增性呼吸困难。

二、急性心肌梗死

(一)概述

急性心肌梗死是指因持久而严重的心肌缺血所致的部分心肌急性坏死。在临床上常表现为胸痛、急性循环功能障碍以及反映心肌损伤、缺血和坏死等一系列特征性的心电图改变。

临床表现常有持久的胸骨后剧烈疼痛、急性循环功能障碍、心律失常、心功能衰竭、发热、白细胞计数和血清心肌损伤标记酶的升高以及心肌急性损伤与坏死的心电图进行性演变。

老年人急性心梗以心前区疼痛为主,但常以无痛型出现,表现为昏睡、呼吸困难、瘫痪、心律失常、休克、心力衰竭等。典型的胸痛性质与心绞痛相似,但更剧烈,时间长。不典型的常发生猝死,易发生在睡眠中、饱餐后或用力排便后,难以有效预防。老年患者病死率和再次心肌梗死发生率较高,应尽早开通梗死相关冠状动脉血管、达到有效的血液灌流,以降低心肌梗死病死率、缩小梗死范围。

当心肌缺血心电图上出现相应区域 ST 段抬高时,除变异性心绞痛外,表明相应的冠脉已经闭塞而导致心肌全层损伤,伴有心肌坏死标记物升高,临床上诊断为 ST 段抬高性心肌梗死;胸痛如不伴有 ST 段抬高,常提示相应的冠状动脉尚未完全闭塞,心肌缺血损伤尚未波及心肌全层,心电图可表现为 ST 段下移和(或)T 波倒置等,临床上列为非 ST 段抬高性心肌梗死,此类心肌梗死如果处置不当,可发展为 ST 段抬高性心肌梗死。

(二)临床表现

1. 先兆　半数以上患者在发病前数日有乏力、胸部不适,活动时心悸、气急、烦躁、心绞痛等前驱症状,其中以新发生心绞痛和原有心绞痛加重最为突出,心绞痛发作较以前频繁,硝酸甘油疗效差,应警惕心梗的可能。老年人胸痛不典型,尤其是伴有糖尿病的高龄老年人可无胸痛,有的老年人表现为牙、肩、腹等部位的疼痛或出现胸闷、恶心、休克、意识障碍等表现。

2. 症状

(1)疼痛最先出现,多发生于清晨,疼痛部位和性质与心绞痛相同。但程度重,持续时间长,休息或硝酸甘油无效,可伴濒死感,少数老年人一开始就休克或急性心力衰竭。

(2)全身症状发热、心动过速、白细胞增高和红细胞沉降率增快等。发热多在疼痛发生后 24~48h 后出现,体温多在 38℃ 左右。

(3)胃肠道症状:恶心、呕吐和上腹胀痛,重症者有呃逆。

(4)心律失常多发生在起病 1~2d,而以 24h 内最多见。以室性心律失常最多,尤其是室性期前收缩。房室和束支传导阻滞亦较多。

(5)低血压和休克多在起病后数小时至数日内发生,多为心源性。

(6)心力衰竭主要是急性左侧心力衰竭。为梗死后心肌收缩力减弱或收缩不协调所致。

3. 体征

(1)心脏体征,心界扩大,心率快,心尖部第一心音减弱,可出现第四心音奔马律,多在 2~3d 有心包摩擦音。心尖区可出现粗糙的收缩期杂音或收缩中晚期喀喇音,为二尖瓣乳头肌功能失调或断裂所致,可有各种心律失常。

(2)血压降低。

4. 检查

(1)心电图特征性改变:ST 段抬高的 MI 者其心电图表现为,①坏死区出现病理 Q 波,在面向透壁心肌坏死区导联出现。②损伤区 ST 段弓背向上型抬高,在面向坏死区周围心肌损伤区导联出现。③缺血区 T 波倒置,在面向损伤区周围心肌缺血区导联出现。④背向心梗区 R 波增高,ST 段压低和 T 波直立并增高。非 ST 段抬高性 MI 者心电图有 2 种类型:①无病理性 Q 波,有普遍性 ST 段压低≥0.1mL,但 aVR 导联 ST 段抬高或有对称性 T 波倒置。②无病理性 Q 波,仅有 T 波倒置。

（2）心肌酶谱：肌红蛋白在 AMI 后出现最早，十分敏感，但特异性不很强。cTnT 和 cTnI 出现稍延迟，但特异性高。CK－MB 对早期（<4h）AMI 的诊断有较重要的价值，其增高水平与心肌梗死范围及预后明显相关。

（3）血象：白细胞增多，中性粒细胞增多，嗜酸性粒细胞减少或消失，红细胞沉降率加快，血清肌凝蛋白轻链增高。

（三）治疗原则

1. 监护和一般治疗

（1）绝对卧床休息 24h，保持环境安静。

（2）吸氧，鼻导管或面罩吸氧。

（3）多功能监护仪监测，至少 5～7d，必要时监测血流动力学变化。

（4）护理，患者急诊入院 24h 内，启动急救程序，加强急救管理，严密监护，动态观察病情至关重要。严密监测患者血压、心率、心律及尿量，要求绝对卧床休息，保持环境安静，限制探视，减少干扰；病情稳定后可逐渐增加活动量，预防深静脉血栓形成、便秘、肺部感染等并发症；做好患者心理护理。

2. 解除疼痛常用药物 哌替啶肌注或吗啡皮下注射，最好和阿托品合用；轻者可用可待因或罂粟碱；硝酸油或硝酸异山梨酯，舌下含用或静滴，注意心率加快和低血压；中药制剂；心肌再灌注疗法亦可解除疼痛。

3. 再灌注 心肌起病 3～6h 内，使闭塞冠脉再通。

（1）溶解血栓疗法常用尿激酶、链激酶、重组组织型纤维蛋白溶酶原激活剂。

（2）经皮穿刺腔内冠状动脉成形术。

4. 消除心律失常

（1）室性期前收缩或室性心动过速用利多卡因，亦可用胺碘酮。

（2）心室颤动时，采用非同步直流电除颤，药物治疗室性心动过速不满意时，及早用同步直流电复律。

（3）缓慢的心律失常可用阿托品静注。

（4）二、三度房室传导阻滞宜用临时人工心脏起搏器。

（5）室上性心律失常药物不能用洋地黄、维拉帕米控制时，用同步直流电复律或用抗快速心律失常的起搏治疗。

5. 控制休克

（1）补充血容量，右室梗死、中心静脉压升高不一定是补充血容量的禁忌。

（2）应用升压药。

（3）应用血管扩张药如硝普钠、硝酸甘油等。

（4）其他对症治疗，纠正酸中毒保护肾功能，应用糖皮质激素。

6. 治疗心力衰竭 梗死发生后 24h 内宜尽量避免使用洋地黄制剂，右室梗死慎用利尿药。

7. 其他治疗

（1）促进心肌代谢药物，维生素 C，辅酶 A，细胞色素 C，维生素 B_6 等。

（2）极化液疗法：极化液由氯化钾、胰岛素、葡萄糖配成，促进心肌摄取和代谢葡萄糖。

（3）右旋糖酐－40 或羟乙基淀粉。

(4)β受体阻滞药、钙通道阻滞药和血管紧张素转换酶抑制药,对前壁心梗伴交感神经亢进,可防止梗阻范围扩大。

(5)抗凝疗法,氯吡格雷、华法林等,同时监测凝血酶原时间。

8.恢复期处理　进行康复治疗,逐步做适当的体育锻炼。

(四)护理要点及措施

1.一般护理

(1)病情观察:老年急性冠状动脉综合征患者常常病情变化快,并发症多,应在 CCU 连续监护 3～5d,为抢救赢得时机。

①严密监测神志、心率、心律、呼吸、血压、瞳孔、尿量、电解质和动脉血气分析的变化。

②出现充血性心力衰竭、恶性心律失常、心源性休克,说明患者处于危险期中。

③监测心电图变化及心肌酶变化。必要时监测血流动力学参数,了解心功能变化。

④观察使用药物后的作用和不良反应,如心绞痛是否缓解,用亚硝酸类药后是否出现头痛、头胀、面红、头晕等血管扩张作用的表现。对此药物敏感者易发生直立性低血压。

⑤观察心绞痛的程度、持续时间、有无面色苍白、大汗、恶心、呕吐,如疼痛性质发生变化或心绞痛发作频繁、加重,疼痛持续 15min 以上或服药不缓解,要警惕心肌梗死的发生。

(2)立即停止活动,绝对卧床休息,吸氧。

(3)合理膳食:给低热量、低脂、低胆固醇、高维生素、易消化的清淡饮食,少量多餐,不宜过饱,避免刺激性食物,禁烟、酒。

(4)保持大便通畅。

(5)了解患者心理状态,消除不良情绪,避免各种诱发因素。

2.溶栓的护理　急性心肌梗死后早期用药溶栓(冠状动脉内或静脉)可挽救已受到损害但仍存活的心肌,达到限制心肌梗死的最终范围的目的,从而降低病死率。目前认为发病 6h 之内溶栓效果更好,若条件允许,可在发病现场就地溶栓。护士要意识到给药时间对患者的重要性,详细了解溶栓治疗的目的、常用药物的使用步骤、各种药物的特性及配伍、用药过程的注意事项及要求,并向患者及家属说明溶栓的重要性,以取得配合。要正确给药,详细记录输液速度、给药量、减量情况及停药时间。注意溶栓后可能发生的并发症,如休克、心力衰竭、心律失常、再梗死、出血,特别是颅内出血。

3.制订康复训练计划　目前认为长期卧床可导致体力下降、肌肉萎缩、肺部感染、血栓形成、开始坐立时头晕、眼花或直立性低血压,而早期活动则可增加患者的体力活动量,改善精神及社会功能,减轻症状,降低再梗死的发生率,早日恢复病前的生活方式和社会活动。一般认为老年人以 4 周程序为妥,活动应从被动到主动,从半卧位到坐位,逐渐增加每日活动的次数或延长每次活动的时间,循序渐进。活动中注意监护,询问自觉症状,避免负荷过度。运动时注意:不发生胸痛、气急、疲劳、眩晕等心肌缺血的症状,心衰<120/min,ST 段移位<1mm,不出现严重心律失常,收缩压升高不超过 30mmHg 或下降不超过 20mmmg,上述任何一种表现发生,则应停止活动,待次日再试,无危险者,再进行下一阶段练习。

4.保持良好心理　减少不良心理刺激,调整患者的心理状态,使患者尽可能正确认识疾病,对治疗护理充满信心。老年急性冠状动脉综合征患者面对突然而来的疾病打击,面对 CCU 的环境以及高额的医疗费用常常不知所措,表现为易怒、焦虑、紧张、恐惧、忧郁、情绪紊乱等,这些不良的心理反应影响着预后。护士要理解患者当得知自己生命受到威胁时的发怒、指责，耐心细致照料患者，满足患者的需求，与患者一起讨论他的病情、治疗、护理，使患者理解治疗的意义，稳定情绪，积极配合，与家属一起通过暗示、说服、示范、诱导等方法让患者学会放松自己，变消极为积极，唤起患者心理正性反馈，保持心理平衡。

5. 健康教育

（1）合理安排患者的休息与活动，保证充足的睡眠，每日 6～8h，午休 30～60min，高龄老人可在早餐后休息 30min，限制会客，防止过度疲劳，避免加重心脏负担。

（2）认识劳累、情绪激动、饱餐、用力排便、寒冷刺激均是心绞痛的诱发因素，应尽量避免。

（3）饮食指导：低脂肪（占总热量的 30％以下）、低胆固醇（每日摄取 300mg）、高纤维素食品对患者有益，尽量少摄取含有丰富饱和脂肪酸的食品，如猪肉、牛肉、奶油、奶酪，多吃水果、蔬菜、谷类、豆类和鱼。劝阻患者少饮酒、不饮酒，不吸烟，少摄取兴奋性或刺激性饮料，如咖啡、浓茶，以免刺激心脏，增加心脏负担。注意餐后休息。

（4）积极治疗糖尿病、高血压，控制体重。

（5）病情稳定后经医师同意可恢复工作及性生活。

（6）用药指导：由于老年患者健忘，常常误服、漏服药物，将服药的剂量、名称、时间混淆。护士要给患者标明药名、形状、作用、服用方法、顺序，告诉患者可能发生的不良反应与简易处理方法。不能擅自停药，提醒患者外出携带保健盒。若患者不能自理，家属要学会服药方法。

（7）患者及照顾者要掌握急救方法：当发生心绞痛时，立即停止取有活动，舌下含服硝酸甘油 0.6mg，若 5min 不缓解，则口含第二片硝酸甘油，可含 3 次。如疼痛仍不缓解，需及时就医。照顾者要学会心肺复苏术，以备心跳骤停时，紧急施救。

（8）按时复查。

（崔顺锦）

第十二节　无症状性心肌缺血的护理

一、概述

无症状性心肌缺血（silent myocardial ischemia，SMI）是无临床症状，但客观检查有心肌缺血表现的冠心病，亦称隐匿型冠心病。其心肌缺血的心电图表现可见于静息时，或在增加心脏负荷时才出现，常为动态心电图记录时发现。老年冠心病常以无症状心肌缺血为多见，发作隐匿，易被忽视，病死率更高。动态心电图是监测 SMI 的重要方法之一，对评估 SMI 的预后有重要意义。无症状心肌缺血近年来受到心脏病学家的重视，但其发病机制尚不清楚。其机制主要涉及心肌缺血的机制，缺血心肌的代偿调节作用及心肌活动缺血而无疼痛等方面。影响因素可能为：①患者产生大贵的内源性阿片类物质使患者痛阈提高。②心肌缺血较轻或有较好的侧支循环。③糖尿病患者的无痛性心肌缺血和无痛性心肌梗死可能与自主神经疾病有关。

由于无症状的患者可能突然转为心绞痛或心肌梗死，也可能逐渐演变为心肌纤维化出现心脏增大，发生心力衰竭或心律失常，个别患者也可能猝死。及时发现这类患者，可为他们提供及早治疗的机会。

二、临床表现

1. 分型　本病有 3 种类型。

(1)完全无症状性心肌缺血:患者有冠脉狭窄引起心肌缺血的客观证据,但从无心肌缺血的症状。

(2)心肌梗死后的无症状性心肌缺血:患者曾患心肌梗死,有心肌缺血但无心绞痛症状,其死亡率较高。

(3)心绞痛伴有的无症状心肌缺血:不稳定心绞痛患者中,伴无症状心肌缺血常可引起致命性心律失常。

2. 辅助检查

(1)运动心电图:特异性为 $69\%\sim90\%$。

(2)动态心电图:既可检出无症状心肌缺血,也可观察其持续时间、严重程度、发作规律及频度。

(3)运动核素心肌灌注显像:是最为敏感的方法,对测量运动时心肌缺血的范围、严重性及推测冠状动脉狭窄的部位、程度及判断预后均有意义。

三、治疗原则

采用防治动脉粥样硬化的各种措施,硝酸酯类、钙离子拮抗药和 β 受体阻滞药均可减少或消除无症状性心肌缺血的发作,联合用药效果更好。药物治疗仍持续有心肌缺血发作者,应行冠状动脉造影以明确病变的严重程度,并考虑进行血管再通手术。

四、护理评估

1. 健康史。

2. 相关因素　男性患者是否吸烟,女性患者是否有饮咖啡的习惯等。

3. 身体状况。

4. 辅助检查　包括特殊检查及有关手术耐受性检查的结果。

五、护理要点及措施

1. 全面评估患者　包括健康史及其相关因素、身体状况、生命体征,以及神志、精神状态、行动能力等。

2. 做好饮食护理　指导患者多进食富有营养、易消化、口味清淡的膳食,不可过饱,减轻心脏的负担。

3. 协助患者做好术前相关检查工作　如影像学检查、心电图检查、胸部 X 线片、血液检查、尿便检查等。

六、健康教育

1. 指导患者遵医嘱服药。

2. 嘱患者避免情绪激动、过度劳累,避免寒冷刺激,避免暴饮暴食。

3. 向患者介绍该病的危险性,特别强调外出时需有人陪同并携带药物。并定期查体。

(崔顺锦)

第十三节 缺血性心肌病的护理

一、概述

缺血性心肌病是由于心肌的血供长期不足,心肌组织发生营养障碍和萎缩,或大面积心肌梗死后以致纤维组织增生所致的一类冠心病。其临床特点是心脏逐渐扩大,发生心律失常和心力衰竭。由于心肌长期供血不足导致心肌弥漫性纤维化,病变主要累及左心室心肌及乳头肌,可波及起搏传导系统。患者的冠状动脉多呈广泛而严重的粥样硬化,管腔明显狭窄,但可无闭塞。

二、临床表现

1.心脏增大 患者有心绞痛或心肌梗死的病史,心脏逐渐扩大,以左心室扩大为主,后期则两侧心脏均扩大。部分患者可无明显的心绞痛或心肌梗死史。

2.心力衰竭 心力衰竭多逐渐发生,大多先呈左侧心力衰竭,然后继以右侧心力衰竭,出现相应的症状。

3.心律失常 可出现各种心律失常,这些心律失常一旦出现将持续存在,其中以期前收缩(室性或房性)、心房颤动、病态窦房结综合征、房室传导阻滞和束支传导阻滞为多见。

4.辅助检查

(1)心电图检查可见心律失常,还可见到冠状动脉供血不足的变化,包括 ST 段压低、T 波低平或倒置、QT 间期延长、QRS 波群电压低等。

(2)放射性核素检查示心肌缺血和室壁运动异常。

(3)二维超声心动图也可显示室壁的异常运动。

(4)选择性冠状动脉造影和冠状动脉内超声显像可确立诊断。

三、治疗原则

治疗在于改善冠状动脉供血和心肌的营养,控制心力衰竭和心律失常。在纠正各种类型的缺血性心血管病时,应注意以下几点:

1.病态窦房结综合征和房室传导阻滞而有阿-斯综合征发作者,宜及早安置永久性人工起搏器。起搏器术后,需按照起搏器植入术后的护理常规护理。

2.心房颤动的患者,如考虑转复窦性心律,应警惕其同时存在病态窦房结综合征的可能,避免转复窦性心律后,心率极为缓慢,反而对患者不利。

3.发生严重室性心律失常者,除药物治疗外,还考虑用埋藏式自动复律除颤器治疗。

4.终末期缺血性心肌病患者是心脏移植的主要适应证之一。

四、护理评估

1.病史评估 评估心肌缺血的危险因素及表现:如患者的性别、年龄、职业;有无高脂血症、高血压、糖尿病、吸烟等危险因素。患者直系亲属中有无与遗传相关的缺血性心肌病患者。

2.身体评估　主要观察生命体征、心率、心律、心音变化,有无心脏杂音及肺部湿啰音等。

3.实验室及其他检查评估　血常规、血脂分析、血清心肌酶和肌钙蛋白等。连续监测心电图的动态变化,注意有无心肌缺血的改变。

五、护理要点及措施

1.按心脏病护理常规。

2.全面评估患者　包括患者有无缺血性心肌病史及胸痛、胸闷、憋气等心肌缺血表现的症状。有无高血脂、高血压、糖尿病等危险因素。

3.心理护理　当患者发生胸痛、胸闷症状时,护士要陪在患者身边,给患者心理上的支持,鼓励患者表达内心的感受。患者入院时,向患者介绍病区环境,减轻陌生环境给患者心理上带来的压力。避免在患者面前讨论病情。

4.用药护理　嘱患者坚持按医嘱用药,及时发现药物的不良反应,告知医生。

5.异常心率、心律、心电图的观察　监测患者的心率、心律,及时发现异常的心电图改变,如冠状动脉供血不足时,出现的 ST 段压低、T 波低平或倒置、QT 间期延长、QRS 波群电压低等,一旦发现以上改变,应立即报告医生。

6.饮食护理　告知患者摄入低热量、低脂、低胆固醇、低盐、高纤维素饮食,少食多餐,避免过饱,以促进心肌代谢,增强机体抵抗力。戒烟酒,肥胖者控制体重。

六、健康教育

1.指导患者积极预防动脉粥样硬化,避免缺血性心肌病的诱发因素,如高血脂、感染、过度劳累等。

2.嘱患者饮食宜清淡、易消化、富营养,每餐小宜过饱,多食蔬菜水果,防止便秘。劝其戒烟酒。

3.指导患者合理安排活动与休息,尽量从事轻工作,避免重体力劳动,建议患者进行散步、打太极拳、练气功等运动。适当活动有利于提高心脏储备力,提高活动耐力,改善心理状态和生活质

4.强调严格遵医嘱用药,不随意增减或撤换药物的重要性。告知患者服用洋地黄中毒反应的表现;指导用血管扩张药者,改变体位时动作不宜过快,以防止发生直立性低血压。

5.教育家属给予患者积极的支持,帮助患者树立战胜疾病的信心,保持情绪稳定。

6.嘱患者定期门诊随访,防止病情发展。

(崔顺锦)

第十四节　主动脉夹层的护理

一、概述

主动脉夹层(aortic dissection)是心血管疾病的灾难性危重急症,如不及时诊治,48h 内病死率可高达 50%。临床特点为急性起病,突发剧烈疼痛、休克和血肿压迫相应的主动脉分支血管时出现的脏器缺血症状。本病起病凶险,病死率极高。但如能及时诊断,尽早积极治疗,

特别是近十年来采用主动脉内支架置入术,挽救了大量患者的生命,使本病预后大为改观。

目前认为本病的基础病理变化是遗传或代谢性异常导致主动脉中层囊样退行性变,部分患者为伴有结缔组织异常的遗传性先天性心血管病,高血压、动脉粥样硬化和增龄为主动脉夹层的重要促发因素,约 3/4 的主动脉夹层患者有高血压,60～70 岁的老年人发病率较高。此外,医源性损伤如安置主动脉内球囊泵,主动脉内造影剂注射误伤内膜等也可导致本病。

二、临床表现

最常用的分型或分类系统为 De Bakey 分型,根据夹层的起源及受累的部位分为 3 型(图10—12)。

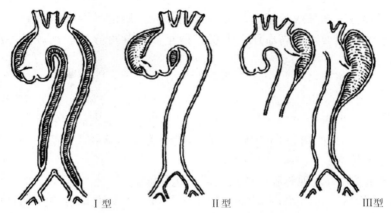

Ⅰ型　　　　　　　　Ⅱ型　　　　　　　　Ⅲ型
图 10—12　De Bakey 分型

Ⅰ型:夹层起源于升主动脉,扩展超过主动脉弓到降主动脉,甚至腹主动脉,此型最多见。

Ⅱ型:夹层起源并局限于升主动脉。

Ⅲ型:病变起源于降主动脉左锁骨下动脉开口远端,并向远端扩展,可直至腹主动脉。

根据起病后存活时间的不同,本病可分为急性期,指发病至 2 周以内,病程在 2 周以上则为慢性期。以 2 周作为急慢性分界,是因为本病自然病程的死亡曲线,从起病开始越早越高,而至 2 周时死亡率达到 70%～80%,趋于平稳。

1.疼痛为本病突出而有特征性的症状,约 96% 的患者有突发、急起、剧烈而持续且不能耐受的疼痛,不像心肌梗死的疼痛是逐渐加重且不如其剧烈。疼痛部位有时可提示撕裂口的部位;如仅前胸痛,90% 以上在升主动脉,痛在颈、喉、颌或脸也强烈提示升主动脉夹层,若为肩胛间最痛,则 90% 以上在降主动脉,背、腹或下肢痛也强烈提示降主动脉夹层。少数患者仅诉胸痛,可能是升主动脉夹层的外破口破入心包腔而致心脏压塞的胸痛,有时易忽略主动脉夹层的诊断,应引起重视。

2.休克、虚脱与血压变化,约半数或 1/3 患者发病后有面色苍白、大汗、皮肤湿冷、气促、脉速、脉弱或消失等表现,而血压下降程度常与上述症状表现不平行。某些患者可因剧痛而出现血压增高。严重的休克仅见于夹层瘤破入胸膜腔大量内出血时。低血压多数是心脏压塞或急性重度主动脉瓣关闭不全所致。两侧肢体血压及脉搏明显不对称,常高度提示本病。

3.其他系统损害　由于夹层血肿的扩展可压迫邻近组织或波及主动脉大分支,从而出现不同的症状与体征,致使临床表现错综复杂,应引起高度重视。

(1)心血管系统:最常见的是以下三方面。①主动脉瓣关闭不全和心力衰竭:由于升主动脉夹层使瓣环扩大,主动脉瓣移位而出现急性主动脉瓣关闭不全;心前区可闻及典型叹气样舒张期杂音且可发生充血性心力衰竭,在心力衰竭严重或心动过速时杂音可不清楚。②心肌梗死:当少数近端夹层的内膜破裂下垂物遮盖冠状窦口可致急性心肌梗死;多数影响右冠窦,因此多见下壁心梗。该情况下严禁溶栓和抗凝治疗,否则会引发出血大灾难,死亡率可高达71%,应充分提高警惕,严格鉴别。③心脏压塞。

(2)其他:包括神经、呼吸、消化及泌尿系统均可受累。夹层压迫脑、脊髓的动脉可引起神经系统症状:昏迷、瘫痪等,多数为近端夹层影响无名或左颈总动脉血供;远端夹层也可因累及脊髓动脉而致肢体运动功能受损。夹层压迫喉返神经可引起声音嘶哑。夹层破入胸、腹腔可致胸、腹腔积血,破入气管、支气管或食管可导致大量咯血或呕血,这种情况常在数分钟内死亡。夹层扩展到腹腔动脉或肠系膜动脉可致肠坏死急腹症。夹层扩展到肾动脉可引起急性腰痛、血尿、急性肾衰或肾性高血压。夹层扩展至髂动脉可导致股动脉灌注减少而出现下肢缺血以致坏死。

4.辅助检查

(1)胸部X线片与心电图检查:胸片可见主动脉增宽,上纵隔增宽或钙化影,可提示主动脉夹层。在急性胸痛患者中,心电图常作为与急性心肌梗死鉴别的重要手段。

(2)经食管超声心动图检查:可识别真、假腔或查获主动脉的内膜裂口下垂物。可发现撕裂内膜所致的血流异常。

(3)CT血管造影:可发现假腔中的血栓或心包积液。

(4)磁共振血管造影:是诊断主动脉夹层的金标准。可为主动脉夹层的诊断、受累范围、分支的累及提供重要信息。

(5)主动脉造影:通过显示假腔和内膜撕裂明确诊断。可判定破口部位及假腔血流方向,是制定介入或手术计划必须进行的检查。

三、治疗原则

本病系急危重症,死亡率高,如不处理约3%猝死,2d内死亡占37%～50%,甚至达72%,1周内死亡占60%～70%,甚至达91%,因此要求及早诊断,及早治疗。

1.严密监测血流动力学指标,包括血压、心率、心律及出入液量平衡;凡有心力衰竭或低血压者还应监测中心静脉压、肺毛细血管嵌压和心排血量。

2.绝对卧床休息,强效镇静与镇痛,必要时静脉注射较大剂量吗啡或行冬眠治疗。

3.随后的治疗决策应按以下原则

(1)急性期患者无论是否采取介入或手术治疗均应首先给予强化的内科药物治疗。

(2)升主动脉夹层特别是波及主动脉瓣或心包内有渗液者宜急诊外科手术。

(3)降主动脉夹层急性期病情进展迅速,病变局部血管直径≥5cm或有血管并发症者应争取介入治疗,置入支架(动脉腔内隔绝术)。夹层范围不大,无特殊血管并发症时,可试行内科药物保守治疗,若1周不缓解或发生特殊并发症,如血压控制不佳、疼痛顽固、夹层扩展或破裂,出现神经系统损害或证明有膈下大动脉分支受累等,应立即行介入或手术治疗。

4.内科药物治疗

(1)降压:迅速将收缩压降至<100～120mmHg(13.3～16kPa)或更低,可静滴硝普钠。

(2)β受体阻滞药:减慢心率至60～70/min及降低左室dp/dt,以防止夹层进一步扩展。

β受体阻滞药经静脉给药作用更快。

5.介入治疗　以导管介入方式在主动脉内置入带膜支架,压迫撕裂口,扩大真腔,治疗主动脉夹层。此项措施已成为治疗大多数降主动脉夹层的优选方案,不仅疗效明显优于传统的内科保守治疗和选择性外科手术治疗,且避免了外科手术的风险,术后并发症大大减少,总体死亡率也显著降低。

6.外科手术治疗　修补撕裂口,排空假腔或人工血管移植术。手术死亡率及术后并发症发生率均很高。仅适用于升主动脉夹层及少数降主动脉夹层有严重并发症者。

四、护理要点及措施

1.严密监测病情变化　应用多功能监护仪监测心率、心律、血压、脉氧饱和度变化,必要时行血流动力学监测。

2.绝对卧床休息,做好生活护理。

3.心理支持　关心安慰患者,保持情绪稳定,尽最大可能降低患者的紧张、焦虑、恐惧感。

4.遵医嘱合理用药,泵控给药,观察用药反应。

5.急救准备　备好急救药品及器材。

6.积极配合检查,做好介入治疗及手术前准备。

五、预后

本病未经治疗死亡率极高,以下因素可影响预后:夹层发生的部位,越在主动脉远端预后越好,Ⅲ型较Ⅰ、Ⅱ型好;诊断及处理越及时越好;合理选择有效的治疗方案;夹层内血栓形成,可防止夹层向外膜破裂,避免内出血的危险。

六、健康教育

1.控制血压及心率,遵医嘱规律口服降压药物,将血压控制在正常范围内(收缩压不高于140mmHg,舒张压不高于90mmHg),尤其避免血压波动,心率控制在80/min以内。

2.改变不良生活方式,适量运动锻炼,避免剧烈运动,低盐低脂清淡饮食,避免情绪激动,积极控制血脂血糖。

3.术后3个月、6个月、9个月、1年要定期做血管超声或CTA检查。

(崔顺锦)

第十五节　慢性阻塞性肺疾病的护理

一、概述

慢性阻塞性肺疾病(chronic obstructive pulmonary diseases,COPD)是一组以气流受阻为特征的肺部疾病。肺功能进行性减退,严重影响患者的劳动力和生活质量。COPD是呼吸系统疾病中的常见病和多发病,发病率随年龄增大而增高,其病因不清楚,目前认为与吸烟、职业粉尘和化学物质、空气污染、感染等因素有关。

二、临床表现

1. 症状　慢性咳嗽最为常见，随病程发展可终身不愈，常为晨间咳嗽明显，夜间有阵咳或排痰，咳痰一般为白色黏液或浆液性泡沫痰，偶可带血丝，清晨咳痰量较多，急性发作期痰量明显增多，可有脓性痰；气短及呼吸困难症状早期在体力活动时出现，随者病情逐渐加重，在日常活动甚至休息时也感气短，呼吸浅快，重症患者或急性加重时出现喘息、胸闷等症状。

2. 体征　随疾病进展出现桶状胸，双侧语颤减弱，肺部叩诊呈过清音、心浊音界缩小，肺下界和肝浊音界下降，听诊两肺呼吸音减弱，呼气延长，部分患者可闻及干、湿性啰音。

3. 辅助检查

(1)肺功能检查：是判断气流受限、评估 COPD 严重程度的主要客观指标，对 COPD 诊断、疾病进展程度、预后及治疗反应等有重要意义。主要指标有第 1s 用力呼气容积占预计值百分比、肺总量、功能残气量、肺活量等。

(2)胸部 X 线检查：COPD 早期胸片可无变化，以后可出现肺纹理增粗、紊乱等非特异性改变，也可出现肺气肿改变，X 线胸片改变对 COPD 诊断特异性不高，主要作为确定肺部并发症及其与其他肺疾病鉴别之用。

(3)动脉血气检查：对确定是否存在低氧血症、高碳酸血症、酸碱平衡失调以及判断呼吸衰竭的类型有重要价值。

(4)其他：COPD 合并细菌感染时，外周血白细胞增高，核左移。痰培养可查出病原菌，常见病原菌为肺炎链球菌、流感嗜血杆菌、肺炎克雷白杆菌等。

三、治疗原则

1. 稳定期治疗　首先应戒烟，同时可应用支气管扩张剂药物口服或吸入治疗。包括 β_2 肾上腺素受体激动药、抗胆碱能药、茶碱类、祛痰药以及糖皮质激素等药物，常用的有沙丁胺醇、异丙托溴铵、噻托溴铵、茶碱缓释或控释片、氨茶碱、盐酸氨溴索等。吸入治疗的剂型常用的有气雾剂和定量吸入剂，临床亦常用吸入糖皮质激素与长效肾上腺素受体激动药联合制剂，可增加运动耐量、减少急性加重发作频率、提高生活质量，改善肺功能。另外，长期家庭氧疗也是 COPD 重要的治疗措施，可提高慢性呼吸衰竭患者生存率和生活质量，对血流动力学、运动能力和精神状态均会产生有益的影响。

2. 急性加重期治疗　急性加重是指咳嗽、咳痰、呼吸困难比平时加重或痰量增多或呈黄脓痰。确定急性加重期的原因及病情严重程度，最多见的急性加重原因是呼吸系统继发感染。

(1)抗感染治疗：当患者呼吸困难加重，咳嗽伴痰量增加、有脓性痰时，初步判断病原菌类型并选用抗生素治疗，同时留取痰液标本，根据细菌培养情况、疾病严重程度选用恰当的抗生素。老年患者基础疾病多，病情复杂而危重程度高，一般首选静脉滴注给药。

(2)激素治疗：老年患者急性加重期可考虑口服泼尼松 30mg/d，也静脉给予甲强龙 40～80m/d，连续 5～7d。

(3)化痰治疗：可应用祛痰药口服、静脉滴注或雾化吸入治疗，如盐酸氨溴索、乙酰半胱氨酸、糜蛋白酶等。

(4)支气管舒张药治疗：有明显喘息、气急症状者可给予联合用药，静脉应用、口服或吸入治疗,吸入药物如硫酸沙丁胺醇 500μg、异丙托溴铵 500μg,或沙丁胺醇 1000μg、异丙托溴铵 250～500μg,通过喷射雾化器给患者吸入治疗以缓解症状。

(5)氧疗:应给予持续低流量吸氧,发生低氧血症者可给予鼻导管吸氧或通过面罩吸氧,一般吸入氧浓度为 28%～30%,氧流量 2L/min,应避免吸入氧浓度过高引起二氧化碳潴留。

四、护理评估

询问患者吸烟史、反复长期感染因素、慢性刺激等理化因素、发病季节和生活环境因素等;患者咳嗽、咳痰规律以及咳嗽、咳痰、喘息进行性加重程度,全身症状是否有疲劳、食欲缺乏和体重减轻;监测患者血清蛋白指标是否正常;患者心理状态和对诊断及治疗的理解情况,是否存在恐惧、疑虑、烦躁等种种心理反应及其程度;入院方式,清理呼吸道能力等。

五、护理要点及措施

1.病情观察　密切观察呼吸频率、深度、节律变化,观察咳、痰、喘症状及加重情况,尤其注意痰液性状、黏稠度、痰量及呼吸道廓清能力。密切观察体温变化,有无胸痛、刺激性干咳等症状。出现呼吸困难加重、缺氧、发绀,并伴随烦躁不安、神志恍惚时,提示痰堵窒息危险发生,积极配合抢救护理。

2.指导患者正确使用支气管扩张药物　及时督促与指导患者正确使用压力型气雾剂或定量吸入器,如 β_2 受体激动药、胆碱能受体激动药辅助装置的使用方法与注意事项,详细讲解吸入治疗要领并示范动作,指导患者掌握正确操作方法,确保疗效。

3.指导有效咳嗽排痰　教会患者正确咳嗽咳痰方法。

4.指导患者正确接受氧疗　氧疗是纠正慢性阻塞性肺疾病导致缺氧最直接最有效的治疗方法。急性发作期患者并发有Ⅱ型呼吸衰竭时宜采取持续低氧流量吸氧,每日氧疗应保持在 15h 以上,保证持续低流量吸氧,氧流量 1～2L/min。

5.指导患者进行呼吸锻炼　对于中重度慢阻肺患者,可通过呼吸锻炼增加患者的呼吸储备,指导患者掌握缩唇腹式呼吸方法。

6.营养支持护理　注意老年患者出入量平衡,提供高热量、高蛋白、高维生素的易消化食物,少食多餐,避免辛辣刺激。热量比例中糖类占 50%～60%,脂肪占 20%～30%,蛋白质占 15%～20%,其中优质蛋白占 50% 以上。如果患者处于应激状态,分解代谢增强,蛋白质供给需增至 20%～50%。必要时经静脉补充营养。

7.加强心理护理　由于病程迁延,反复发作,多次住院,不少老年患者易产生急躁、失眠、自卑或恐惧心理。要耐心倾听患者诉说,细致观察患者病情特点,给予针对性心理疏导,消除不良心理,鼓励其增强信心,以积极的态度配合治疗。

六、健康教育

1.教育 COPD 患者加强个人防护。在寒冷季节或气候转变时,注意防寒保暖,防止呼吸道感染。保持室内空气新鲜流通,老年人居室温度冬季一般保持在 22～24℃为宜,夏季 26～28℃,相对湿度 50%～70%。

2.指导 COPD 患者正确服用止咳化痰药物。出现痰液黏稠、痰少剧烈咳嗽等症状时,可口服复方甘草合剂或其他祛痰止咳药物。教会患者掌握正确的服药方法:①含有甘草的药物应饭后服用,如复方甘草合剂、复方甘草片等,因为空腹服用对胃黏膜刺激较强,会产生不适。②酊剂、合剂药物服用后,最好不再饮水,以保持咽部局部作用,止咳效果会更好。痰多者尽量将痰液咳出,尤其是清晨,老年体弱者可协作翻身或轻拍背部帮助排痰。

3. 指导 COPD 患者每天有计划地进行锻炼。锻炼方法有散步、慢跑、打太极拳等,以不感到疲劳为宜。加强呼吸运动锻炼,如腹式呼吸锻炼,每日锻炼两次,每次 10～20min,可以使膈肌活动度增加,达到改善呼吸功能的目的。老年患者根据自身情况进行适宜的锻炼。

4. COPD 患者要学会以消耗最少的能量和氧气,达到最大可能的肺膨胀。指导患者取舒适体位,一般取坐位,体质较弱者取半坐位,首先放松肩和颈部肌肉,缓慢深呼吸,尽量延长呼气时间,保持有节律的呼吸。

5. 告知 COPD 患者在家中禁用镇静药。无论是缓解期还是急性发作期,均慎用或禁用镇静,以防导致呼吸抑制,甚至引起呼吸暂停或肺性脑病。

6. 指导 COPD 患者熟练掌握家庭吸入治疗方法。掌握常用的吸入剂不同类型与使用方法:定量吸入法、异丙托溴铵、万托林及必可酮等;干粉吸入剂、信必可、舒利迭、奥克斯都保等。掌握超声雾化吸入治疗及氧气喷射雾化的正确使用。老年患者记忆力差需要采用书面的指导材料。

7. 指导 COPD 患者掌握家庭氧疗知识与方法。每日坚持 15h 氧疗效果确切,氧疗时保证持续低流觉吸氧,即 1～2L/min。

8. 做好营养与饮食指导。进食高热能、高蛋白质及富含维生素的食物,以增强免疫力和减少感染的机会,具体要求做到以下几点:

(1)蛋白质每日摄入量为 1.2～1.5g/kg,以优质蛋白为主。

(2)每日服维生素 C 100mg、维生素 A 5000U,以增强支气管黏膜上皮的防御能力,维持正常的支气管黏液分泌和纤毛活动,改善呼吸道感染症状,促进支气管黏膜修复。

(3)避免食用过冷、过热、生硬食物,以减少刺激,避免引发阵发性咳嗽,避免饮用咖啡、浓茶。

(王静)

第十六节　老年肺癌的护理

一、概述

肺癌在全球发病率和病死率位居首位,近年来,老年人群肺癌发病率呈明显上升趋势。高龄老人患肺癌的病理分型中,老年男性易患鳞癌,老年女性易患腺癌。老年肺癌的发生与长期吸烟、大气污染密切相关。老年人免疫功能降低、代谢活动、内分泌功能失调、慢性肺疾病等因素可能与肺癌有一定联系。

二、临床表现

肺癌的症状与肿瘤的部位、大小、类型、发展阶段,以及有无并发症或转移密切相关。周围型肺癌常无症状,仅在体检时偶然发现。肿瘤位于大支气管内阻塞管腔时,症状出现较早。老年肺癌症状如下。

1. 咳嗽和咯血　咳嗽是肺癌常见的发症状,多为较长时期经治不愈的阵发性刺激性咳嗽,不易用药物控制。早期为干咳,病情发展可有咳痰。老年患者易患 COPD,平时有咳嗽,故易被忽略,以致病情延误,应引起高度重视。间断性或持续性痰中带血,色泽较鲜,偶见大咯血。

2. 胸痛　常表现为间歇性隐痛或闷痛,癌侵及胸膜,疼痛加剧,已属晚期。

3. 发热　早期即可出现持续不退的低热,后期"癌性热"对抗炎治疗无效。

4. 气急　癌肿阻塞或压迫较大支气管,可出现胸闷、气急甚至窒息。

5. 肺外症状　最常见如杵状指、肢端肥大、多发性神经炎、关节痛、神经精神改变、库欣综合征、男性乳腺发育等。

6. 晚期症状　随着病程发展,会出现一系列症状和体征,如胸腔积液、声带麻痹、心包积液、肝大、黄疸、情绪改变、呕吐以至昏迷。到了晚期呈恶病质,极度消瘦、衰弱、精神不振等。

7. 辅助检查　肺 CT 检查可作为肺癌诊断的首选方法,无创伤痛苦,并可为手术提供病变部位及范围。纤维支气管镜检查活检和刷检及经皮肺穿刺活检阳性率较高,为有创检查。由于老年患者多合并有心脑血管疾病,对于纤维支气管镜检查及经皮肺穿刺活检难以忍受,而痰脱落细胞学检查无创伤,患者易于接受。老年肺癌误诊可能原因有:①肺外症状多,如乏力、恶心、头痛、发热、骨关节症状等。②伴随基础疾病多,如合并慢性支气管炎、陈旧性肺结核、冠心病、高血压等。③辅助检查无特异性,如 X 线片上难与炎症、肺结核、炎性假瘤鉴别,所以对老年人有肺内或肺外症状要考虑到肺癌的可能,应及时检查以减少误诊。对有肺部既往疾病史的患者,在原病灶扩大或出现新病灶时,应高度怀疑合并肺癌的可能,尽早做相关的辅助检查。

三、治疗原则

治疗方法包括手术、放疗、化疗及靶向药物治疗,根据病变范围,可单独或联合使用。

1. 外科手术治疗　目前主张肺癌的外科治疗中,老年患者应该尽量避免全肺切除。伴随外科微创技术的发展,胸腔镜越来越多地运用于肺癌的手术治疗中。65 岁以上患者用胸腔镜做肺叶切除术者,手术病死申和并发症均低于标准和剖胸手术。

2. 放射治疗　放射治疗对于高龄老年患者可作为一种根治性治疗手段。对老年患者施行放疗要定位精准,防止放射野过大,避免发生放射性肺炎。老年患者发生放射性肺炎后诱发呼吸衰竭的概率多于年轻患者。老年肺癌患者常伴有 COPD,而且放疗后易并发放射性肺炎及肺纤维化。放疗与化疗相结合的联合治疗有助于提高疗效。

3. 化学药物治疗　目前单药化疗和非铂类化疗均被认为是适合于老年患者的治疗方案。患者的临床特征、药物的毒性作用、患者的并发症、治疗成本以及患者的意向均是我们选择治疗药物的依据。

4. 靶向治疗　靶向治疗是近年治疗肺癌的一个新途径,是利用具有一定特异性的载体,将药物或其他杀伤肿瘤细胞的活性物质选择性地运送到肿瘤部位,把治疗作用或药物效应尽量限定在特定的靶细胞、组织或器官内,而不影响正常细胞、组织或器官的功能,从而提高疗效、减少毒副作用的一种方法。适用于既往接受过化疗、不适于化疗的晚期或转移性肺癌。靶向治疗毒副作用少,对于老年患者更易于接受。

四、护理评估

1.健康史及相关因素　包括家族中有无肺癌发病者,初步判断肺癌的发生时间,有无对生活质量的影响,发病特点。

2.一般情况　患者的性别、年龄、职业、婚姻状况、营养状况、疾病史及药物过敏史;发病特点:患者有无咳嗽、咯血、咯血量及症状发生时间;有否胸痛,胸痛性质为间歇性隐痛还是闷痛;是否发热等。本次发病是体检时无意发现还是出现咳嗽、咯血或胸痛而就医。

3.相关因素　仔细询问患者有无吸烟史及肺部慢性疾病;生活和职业环境是否长期接触铀、镭等放射性物质及致癌性物质;有无肺癌家族遗传史;精神心理状态:患者心理状态和对诊断及治疗的理解情况,是否有足够的支持力量。

4.局部症状和体部　肺部肿块位置、大小、数重、胸痛的性质和程度。

5.全身症状和体征　重要脏器功能状况,有无转移灶的表现及恶病质。

6.辅助检查　包括特殊检查及常规检查的结果。

五、护理要点及措施

1.咯血的护理措施

(1)保持呼吸道通畅:评估咯血量及大量咯血窒息的危险,咯血时一般取侧卧位,病情不允许侧卧者可取平卧位,头偏向一侧。鼓励患者轻微咳嗽,将血液及时咯出,避免不慎将咯出的血块吸入气管或肺部而引起窒息,必要时立即给予负压吸引吸出积血,保持呼吸道通畅。

(2)心理护理:评估患者精神心理状态及评估患者咯血危险因素;评估患者有无紧张、焦虑、恐惧心理,有无高血压、失眠、沉思、紧张、烦躁不安、心悸等;咯血时给予精神安慰,避免紧张,必要时给予镇静药,并适当给予止血等对症治疗。

(3)咯血期间要密切观察咯血的颜色、性状、量及生命体征的变化,随时报告医生。

(4)咯血量小的患者应静卧休息,大咯血者应绝对卧床休息。

(5)密切观察有无窒息先兆。如果出现极度烦躁不安、表情恐惧或精神呆滞、喉头作响、呼吸浅速或骤停,应立即让患者取头低足高位,撬开患者口腔,用手掌拍击背部,尽量排出口腔、咽喉部积存的血块,或用吸引器将喉或气管内的积血吸出,恢复呼吸道通畅。

(6)大咯血患者应暂禁饮食。咯血停止后或少量咯血时,应给予温凉流质或半流质饮食;忌服浓茶、咖啡等刺激性饮料,并保持大便通畅。

2.肺癌化疗护理措施

(1)评估患者生理、心理及精神状态:了解患者心理状态和对诊断及治疗的理解情况,评估患者的饮食、营养状态和饮食摄入情况,必要时与营养师一起评估患者所需要的营养,并制定饮食计划。

(2)心理支持:鼓励患者增加战胜疾病的信心,解除其紧张、恐惧、消极的精神状态,以取得患者的配合。

(3)观察病情及化疗反应:及时发现化疗的不良反应,做好对症护理及必要的记录,严重者立即通知医师积极处理。

①骨髓抑制反应的护理:当白细胞总数降至 $3.5 \times 10^9/L$ 或以下时应高度重视,当白细胞总数降至 $1 \times 10^9/L$ 时,遵医嘱输白细胞及使用抗生素以预防感染,并做好保护性隔离。

②恶心、呕吐的护理：在化疗期间，如患者出现恶心、呕吐时，化疗可安排在饭前进行，亦可以在化疗前 1h 和化疗后 4～6h 遵医嘱给予镇吐药，减慢药物滴注速度，避免不良气味等刺激。恶心不适时，嘱患者做深而缓慢的呼吸，或饮少量碳酸饮料，吸吮硬而略带酸味的糖果，有助于抑制恶心反射。翻身时，勿突然大动作转动身体，以防恶心中枢受到刺激，引起呕吐。饮食宜少量多餐，避免过热、粗糙、酸、辣刺激性食物，以防损伤胃肠黏膜。如有呕吐，可嘱患者进食较干的食物，餐中少饮水，餐后休息片刻。化疗前及化疗后 2h 内避免进餐。如化疗明显影响进食，出现口干、皮肤干燥等脱水表现，须静脉输液，补充水、电解质和机体所需要的营养。

③口腔护理：化疗后患者唾液腺分泌减少，常出现口干、口腔 pH 下降，易致牙周病和口腔真菌感染。要避免口腔黏膜损伤，不进食硬食物，用软牙刷刷牙，并常用盐水或复方硼砂溶液漱口。

④化疗静脉血管的选择：因化疗药物刺激性强，疗程长，应用大静脉输入化疗药物（PICC 导管或中心静脉导管）。

⑤其他毒副反应护理：对由于药物毒性作用使皮肤干燥、色素沉着、脱发和甲床变形者，应做好解释和安慰，向患者说明停药后毛发可再生，以消除其思想顾虑。如有脱发者，可配戴发套。

（4）饮食护理：治疗期间应给予清淡、营养丰富、易于消化的食物，并应注重食物的色、香、味、形，以增进食欲。治疗间歇阶段则宜多进食具有补血、养血、补气作用的食品，以提高机体的抗病能力。鼓励患者散步及参加娱乐活动，尽量使患者在接受化疗过程中处于最佳身心状态。

3.肺癌放疗护理

（1）放疗前应耐心做好解释工作，详细讲解放射治疗的重要性、作用及可能发生的反应。消除患者紧张、恐惧的心理，坚定信念，使其以积极的心态配合治疗。

（2）指导吸烟患者一定要戒烟。

（3）嘱患者切勿擦去皮肤照射部位的标志。

（4）保护照射部位皮肤。衣服宜柔软、宽大、吸湿性强；照射部位忌用肥皂和粗毛巾擦洗；避免搔抓、压迫。禁涂抹凡士林等难以清洗的软膏、红汞、酒精或碘酊等，忌贴胶布。避免阳光照射或冷热刺激。

（5）观察放射反应：①全身反应，如乏力、恶心、呕吐。②局部红斑、灼痛、刺痒等。③严密观察呼吸情况。④注意体温的变化。⑤注意咳嗽的变化和伴随症状。

（6）患者多休息，注意保暖，预防感冒。

（7）给易消化、高营养、无刺激的食物，鼓励患者每日饮水 2000～4000mL。照射前后 30min 不可进食。

4.靶向治疗护理措施

（1）心理护理：靶向治疗前应耐心做好解释工作，详细讲解靶向治疗的重要性、作用及可能发生的反应。消除患者紧张、恐惧的心理，坚定信念，使其以积极的心态配合治疗。

（2）用药护理：吉非替尼的剂量为 250mg/片，厄洛替尼的剂量为 150mg/片。服用方法均为口服，餐前 1h 或餐后 2h。如果有吞咽困难，可将片剂置于半杯白开水中，无需压碎，搅拌至完全分散，饮下药液后，用半杯白开水冲洗杯子，再饮下。

（3）不良反应及护理

①皮肤反应：皮肤反应是服用靶向治疗药物后最常见的不良反应，主要表现为皮疹、皮肤瘙痒、皮肤皲裂、皮肤干燥和皮肤脱皮，皮疹发生时间多在服药后 1 周，最早在第 7d，最迟在第 30d 出现，呈普通皮疹或痤疮样囊泡型皮疹，主要分布在面部、颈部、躯干和头皮，痤疮样囊泡型皮疹同时伴有轻中度的皮肤干燥和瘙痒。护理：密切观察患者服药后的皮肤情况，经常询问患者是否感到皮肤干燥和瘙痒，并详细记录症状出现的时间、部位、范围，嘱患者一旦出现上述情况应避免抓挠，勿用碱性肥皂和粗毛巾擦洗，局部禁搽刺激性药物；嘱患者着舒适柔软的衣服，避免摩擦；避免强烈阳光直接照射皮肤，保持皮肤卫生；局部给予外搽薄荷止痒洗剂和哈西奈德软膏等。皮肤干燥可用油性润肤品减轻其症状，症状严重可用呋喃西林溶液湿敷。

②腹泻：患者出现腹泻，最早发生在服药第 3d，最晚在服药第 22d，腹泻与便秘交替出现。护理：观察患者服药后大便次数、性状、颜色和量等，出现腹泻立即报告医生，轻者遵医嘱予蒙脱石 3mg 口服，3/d，至腹泻停止；重者先口服洛哌丁胺 2 粒，以后每 2 小时口服 1 粒，至腹泻停止 12h 后停服；补充水电解质，以维持机体平衡，腹泻期间嘱患者多卧床休息，如厕时嘱家属陪同，避免摔倒；每次便后清洗肛周并搽鞣酸软膏；嘱患者着棉质内裤或多吃易消化的食物；对腹泻和便秘交替出现的患者，根据情况给予对症处理，所有患者不能因此不良反应而中断治疗。

③胃肠道反应：患者用药后有不同程度的恶心、呕吐、胃烧灼感和厌食感，出现时间在服药后第 1～8d，呕吐物多为胃内容物。护理：安慰患者，告知出现恶心呕吐是一种常见的不良反应以消除顾虑。指导患者切取新鲜的柠檬薄片贴于鼻部，以减轻恶心、呕吐症状。同时嘱其注意饮食卫生，少食多餐，勿食甜食和易产气食品。服药前遵医嘱予甲氧氯普胺类药物口服，胃部有烧灼感者可口服奥美拉唑等抑酸药物，对症状较重者遵医嘱应用镇吐药，如托烷司琼、格拉斯琼等静脉滴注。

④口腔溃疡：患者出现口腔溃疡，均为Ⅰ～Ⅱ度。护理：每日观察患者口腔黏膜的颜色、溃疡大小，有无出血等。使用软毛牙刷，忌酸辣、过热、粗糙等食物，鼓励患者多饮水，进食高蛋白、高热量、高维生素的半流食或口服肠内营养液，少食多餐，进食速度适中，以防进一步损伤口腔黏膜。每顿饭后用生理盐水或 1∶10000 制霉菌素溶液等漱口，同时用口腔溃疡膜或重组人表皮生长因子外敷溃疡面，每日 3 次，一般 2～3d 痊愈。

⑤间质性肺炎：患者出现间质性肺炎是口服吉非替尼最严重的不良反应，较罕见。护理：密切观察患者生命体征、神志、血氧饱和度等，如有突然发热、呼吸困难、咳嗽、喘憋、乏力，应立即给氧 2～4L/min 持续吸入，并给予激素、平喘、抗感染等治疗。

5.临终关怀护理措施

（1）多给精神安慰，消除患者对死亡的恐惧感。鼓励和训练患者的配偶和亲属给患者以亲情的表示，使患者获得精神上的欢愉。

（2）帮助生活不能自理的患者定期翻身，每天擦洗，按摩手足。可用红花酒精涂擦受压部位，防止压疮发生。

（3）如咳嗽有痰，鼓励患者自行咯出，排痰困难者，可拍背助其排痰，必要时辅以吸痰，休息睡眠时注意取头偏向一侧卧位，以防痰涎窒息。若发现患者突然失语、面色改变、呼吸停止，必须马上报告民生，紧急抢救。

（4）疼痛的护理：癌痛的控制往往受患者、护士、药物组合多种因素的综合影响，而护士的密切观察和及时提供适宜的镇痛方法是控制癌痛的重要因素。

准确评估，注重影响疼痛的积极和消极因素。对疼痛产生积极和消极影响的因素包括：①疼痛的性质及类型（如神经性疼痛还是躯体性疼痛；疼痛迅速加剧还是持续存在）。②是否存在其他症状，如恶心或呼吸困难。③是否对疼痛恐惧。④是否存在其他的恐惧或焦虑，尤其是对死亡的恐惧。⑤是否以往有过成功应对疼痛的经历。⑥是抑郁，还是心理状态良好。⑦是否精神痛苦。⑧家庭或其他内部成员关系紧张还是相互支持。⑨失望还是充满希望。⑩疼痛对患者、家庭、医护人员意味着什么。

心理护理：帮助患者树立信心，稳定情绪，解除紧张和焦虑，注意分散患者注意力。可通过听音乐、看电视或尽可能注意感兴趣的事来分散痛感。家属可通过肌肤的抚慰、解释或聊些轻松话题缓解患者的烦躁、忧虑情绪。殷切的关心体贴也可缓解疼痛。建立"舒适家庭病房"，因为舒适可使心理生理异常减轻到最低限度。

减少可诱发和加重疼痛的因素。①提供安静的环境，调整舒适的体位，保证患者充分的休息。②小心搬动患者，滚动式平缓地给患者变换体位，避免拖、拉动作。必要时，寻求协助，支撑患者各肢体，防止用力不当引起病变部位疼痛。告知患者不要突然扭曲或转动身体。③指导、协助胸痛患者用手或枕头护住胸部，以减轻深呼吸、咳嗽或变换体位所引起的胸痛。

严格按"三阶梯方案"原则（口服给药；按时给药；按阶梯给药；药物量个体化）准确及时给药，观察效果及副作用。包括了解治疗的基本原则，向患者说明接受治疗的效果，帮助患者正确用药，评估治疗效果，及时向医生报告，积极防治不良反应等。

（5）密切观察患者的呼吸、血压、脉搏、体温、神志的变化。如有异常，及时报告医师，对症处理。

（6）饮食丰富多样、清淡、富有营养，以肉粥、鱼粥、蛋粥、薏米粥、百合粥、枸杞等各种粥类、汤类为主，配合水果、新鲜蔬菜。

六、健康教育

1.指导患者保持良好的心境，乐观的情绪，做好自我心理调适，树立乐观向上、坚决与疾病作斗争的信心。

2.指导患者注意劳逸结合，逐渐增加活动量，并适当做力所能及的家务劳动，为重新投入工作和社会生活做积极的准备。尽量避免去人群密集的公共场所，以防感冒。

3.指导患者进行呼吸功能锻炼，进行恢复肺功能及肺活量的练习、腹式呼吸、有效咳嗽及咳痰等。

4.告知患者若出现胸闷、气短、咳嗽、痰中带血、胸痛等症状持续不缓解时，应及时就诊。

5.告知患者定时复查，半年内每个月1次，以后3个月至半年1次，应严格遵守医嘱。

6.给予饮食护理　营养在肺癌的综合治疗中起着十分重要的作用，良好的营养支持有助于治疗和康复的顺利进行。在临床治疗之前或之中，营养补充充足，对化疗、放疗、手术治疗的耐受性较强，效果较好，恢复较快。通常人体的营养来源可分为3个方面：膳食营养、肠内营养、肠外营养（静脉营养）。应该以膳食营养为主，膳食营养不足时，再辅以肠内、肠外营养。创造清洁、舒适、愉快的进餐环境，尽可能安排患者与他人共同进餐，以调整心情、促进食欲。根据患者的饮食习惯，给予高蛋白、高热量、高维生素、易消化饮食，动、植物蛋白应合理搭配，如蛋、鸡肉、大豆等，如患者喜爱，可多加些甜食。调配好食物的色、香、味，以刺激食欲。安排品种多样化饮食，尽量增加患者的进食量和进食次数。①早中期肺癌患者消化系统功能是健全的。应抓紧时间给机体补充全面的营养，以提高抵抗力，防止或延缓恶病质的发生。②针对肺癌患者咳嗽、咯血等症状，注意给予"补血饮食"。③肺癌患者放疗或化疗后白细胞下降时，饮食上应全面补充营养，多食肉、鱼、蛋、奶、豆以及新鲜的蔬菜水果，可配合多食乌鸡汤、脊骨、排骨、肝脏、动物血、阿胶、花生米(不去皮)、红枣等补血食物。④吞咽困难者应给予流质饮食，进食宜慢，取半卧位以免发生吸入性肺炎或呛咳，甚至窒息。病情危重者应采取喂食、鼻饲或静脉输入脂肪乳剂、复方氨基酸和含电解质的液体。氨基酸的平衡有助于抑制癌肿的发展；锌和镁对癌细胞有直接抑制作用。⑤肺癌患者应避免刺激性的食物，高纤维膳食可刺激肠蠕动，有助消化、吸收和排泄功能。如患者易疲劳或食欲不佳，应少量多餐。

（王静）

第十七节　胸腔积液的护理

一、概述

胸腔是由壁胸膜与脏胸膜所组成的一个封闭性腔隙，其内为负压，正常情况下两层胸膜之间存在很少量的液体，起到润滑作用，减少在呼吸活动过程中两层胸膜之间产生的摩擦，利于肺在胸腔内舒缩。这种液体从壁胸膜产生，由脏胸膜吸收，不断循环使之处于动态平衡，液体量保持恒定。当发生某种情况影响到胸膜，造成壁胸膜产生胸腔积液或是脏胸膜吸收胸腔积液的速率有变化，导致胸膜腔内出现过多的液体称胸腔积液。胸膜毛细血管内静水压及通透性增加、血浆胶体渗透压降低、壁胸膜淋巴回流受阻、外伤(如食管破裂、胸导管破裂)或疾病(如胸主动脉瘤破裂)等原因，均可引起胸腔积液。

二、临床表现

1. 咳嗽、胸痛　常为干咳，伴胸部刺痛，咳嗽或深呼吸时胸痛加剧。
2. 呼吸困难　少量积液时症状不明显，或略感胸闷；大量积液时有明显呼吸困难，而此时胸痛可趋缓。
3. 全身症状　取决于胸腔积液的病因。
4. 体征　少量积液时可有胸膜摩擦音，典型的积液体征为患侧胸廓饱满，呼吸运动减弱，叩诊浊音，语颤及呼吸音减弱或消失；中量积液时在叩诊浊音界的上缘有时可闻及支气管呼吸音；大量积液致气管向健侧移位。
5. 辅助检查　行胸腔积液常规怀疑生化检查、酶学测定、免疫细胞学检查、病原学检测、CT 和 MRI。CT 用于胸腔积液诊断有其特殊优点，卧位时积液主要集中在背部，并向外侧胸壁延伸，形成斜弧形液面。MRI 也具有较高分辨率，可检测少量胸腔积液。超声检查，积液在 B 超图像中呈暗区或无回声区，较易区分，但在积液量甚少时 B 超图像不能很好显示，使识别较难，不及 CT 敏感。B 超引导下胸腔积液穿刺可用于局限性胸腔积液或粘连分隔胸腔积液的诊断和治疗。

三、治疗原则

1.结核性胸腔积液　抗结核药物治疗、胸腔穿刺抽液及应用糖皮质激素,糖皮质激素可降低炎症反应、减轻结核性胸腔积液的中毒症状,可加快胸腔积液吸收,减少胸膜增厚、粘连的机会。

2.恶性胸腔积液　恶性胸腔积液是最常见的胸腔积液之一。全身性抗肿瘤化学治疗和胸腔局部治疗,胸腔局部治疗包括:①胸腔内注入抗肿瘤药物。②胸膜腔注入生物免疫调节药。③胸膜粘连术,使胸膜粘连、胸膜腔闭锁,阻止胸腔积液复发。

3.化脓性胸腔积液(简称脓胸)　脓胸常继发于化脓性感染或外伤。急性期脓胸给予强有力抗感染治疗同时(全身和局部胸腔内给药)应积极引流胸腔脓液,可反复胸穿或肋间切开引流;慢性期脓胸由于化脓性炎症周期长,产生广泛胸膜增厚、肉芽组织增生、纤维化,肺脏被包裹不能张开,影响肺和心脏功能,常需做胸膜剥脱术。若肺仍不能复张,则需加胸廓改形术以消除残腔。对于支气管胸膜瘘者,做瘘管结扎术,必要时行胸廓改形术。脓胸慢性期者,呈慢性消耗、营养不良,支持治疗显得十分重要,应予高蛋白、高维生素和高能量食物,注意积极纠正电解质紊乱、维持酸碱平衡等。

四、护理评估

一般情况:性别、年龄、营养状况、疾病史及药物过敏史。呼吸系统情况:有无咳嗽、胸痛、呼吸困难,疼痛的部位和性质、咳嗽的性质、干咳或咳痰、是否存在发热,以及本次发病情况。精神心理状态:患者心理状态和对诊断及治疗的理解情况。恶病质情况:恶性胸腔积液患者是否伴有消瘦、贫血貌、恶病质、锁骨上淋巴结肿大。

五、护理要点及措施

1.鼓励患者积极排痰,保持呼吸道通畅,同时密切观察生命体征的变化,注意监测体温的变化,遵医嘱监测动脉血气分析值的改变。

2.给予舒适的体位,抬高床头,半卧或健侧卧位,以利呼吸,胸闷气急时给予吸氧,遵医嘱给氧 $2\sim4$ L/min,氧浓度 $35\%\sim40\%$。

3.指导患者掌握腹式呼吸,指导患者有效咳嗽咳痰。

4.病情稳定时鼓励患者适当活动,增加肺活量。

5.胸痛剧烈时给予止痛药。

6.密切观察咳嗽咳痰情况,有无咯血及咯血量,观察胸腔积液的颜色、量并记录。

7.胸腔闭式置管引流的护理

(1)加强巡视,经常观察导管周围有无红肿、渗出,及时更换敷贴。

(2)保持导管通畅,防止滑落与扭曲,倾倒引流液时特别注意关闭导管,防止空气逸入胸腔。

(3)在进行注药时要严格无菌操作,准确将药液注入胸腔内。在注药时注意观察患者有无疼痛、胸闷、出汗等症状,发现异常立即停止操作,并及时对症处理,注药后用 20mL 生理盐水冲管,然后夹闭引流管。

(4)指导患者经常更换体位,协助离床活动,促使肺部早日复张。

(5)积液中含有大量纤维蛋白原,易引起导管阻塞,定时用生理盐水 250mL＋肝素 12500U 溶液 5～10mL 冲管。

(6)应严密观察引流是否通畅,记录引流量。

(7)每日更换胸腔闭式引流瓶,严格无菌操作,避免逆行感染。

8. 加强营养,重症患者均有不同程度的营养不良,放液又导致大量蛋白丢失,故应加强营养。营养支持的原则为高蛋白、高脂肪、低碳水化合物的膳食或肠外营养液,保证治疗顺利进行。

9. 做好心理护理,消除紧张心理。重症患者存在着不同程度的焦虑和恐惧心理,对治疗缺乏信心,对新疗法了解少,顾虑较多,留置导管前应向患者解释清楚置管的作用、注意事项及可能出现的不良反应,取得患者和家属的理解和信任,使其消除顾虑,增强对治疗的信心,以最佳的心态配合治疗。

六、健康教育

1. 指导患者注意饮食,避免劳累,保持心情舒畅,情绪稳定,安排好生活起居,适当进行户外活动,增强体质,提高抗病能力。

2. 指导患者避免受凉,预防呼吸道感染,戒烟,注意进食富含粗纤维、高热量、高蛋白饮食。

3. 指导患者积极防治原发病,遵医嘱按时服药,定期门诊复查,每 2 个月复查胸腔积液 1 次。一旦出现胸痛、呼吸困难等症状应立即到医院救治。

(王静)

第十八节　呼吸衰竭的护理

一、概述

呼吸衰竭是由于呼吸功能严重损害,导致低氧血症或伴有二氧化碳潴留引起的综合征。临床上多种重症疾病可导致呼吸衰竭并成为危重患者死亡的重要原因。

1. 病因及发病机制

(1)呼吸道病变:支气管炎症痉挛、上呼吸道肿瘤、异物阻塞气道引起通气不足,气体分布不匀导致通气和血流比例失调,发生缺氧和二氧化碳潴留。

(2)肺组织病变:肺炎,重度肺结核、肺气肿、肺水肿、成人呼吸窘迫综合征、矽肺等。

(3)肺血管性疾病:肺血管栓塞、肺梗死、肺毛细血管瘤。

(4)胸廓病变:胸廓外伤、畸形、手术创伤、气胸、胸腔积液等影响胸廓活动和肺脏扩张。

(5)神经系统、传导系统和呼吸肌疾患:脑血管病变、脑炎、脑外伤、电击、药物中毒、重症肌无力。

2. 呼吸衰竭按动脉血气分析有以下两种类型

(1)低氧性呼吸衰竭(Ⅰ型缺氧无 CO_2 潴留,或伴 CO_2 降低,见于换气功能障碍(通气/血流比例失调、弥散功能损害和肺动一静脉样分流)的病例。

(2)高碳酸一低氧性呼吸衰竭(Ⅱ型):缺 O_2 伴 CO_2 潴留系肺泡通气不足所致的缺 O_2 和

CO_2 潴留,单纯通气不足,缺 O_2 和 CO_2 潴留的程度是平行的,若伴换气功能损害,则缺 O_2 更为严重。只有增加肺泡通气量,必要时加氧疗来解决。

3. 按病变部位可分为中枢性和周围性呼吸衰竭。

4. 按病程可分为急性呼吸衰竭和慢性呼吸衰竭。

(1)急性呼吸衰竭:指呼吸功能原来正常,因多种突发因素的发生或迅速发展,引起通气或换气功能严重损害,在短时间内导致呼吸衰竭。突然发生呼吸衰竭的临床表现,如脑血管意外、药物中毒抑制呼吸中枢、呼吸肌麻痹、肺梗死、ARDS 等,因机体不能很快代偿,如不及时抢救,会危及患者生命。

(2)慢性呼吸衰竭:多见于慢性呼吸系统疾病,如慢性阻塞性肺病、重度肺结核等,其呼吸功能损害逐渐加重,虽有缺 O_2 或伴 CO_2 潴留,但通过机体代偿适应,仍能从事个人生活活动,称为代偿性慢性呼吸衰竭。一旦并发呼吸道感染,或因其他原因增加呼吸生理负担所致代偿失调,出现严重缺 O_2、CO_2 潴留和酸中毒的临床表现,称为失代偿性慢性呼吸衰竭。

二、临床表现

1. 低氧血症的表现　主要是呼吸困难和发绀。

2. 神经精神症状　缺氧和二氧化碳潴留均可引起精神症状。

3. 循环系统症状　有心率增快、心搏出量增加、血压上升、心律失常。

4. 消化系统和肾功能的改变。

5. 值得警惕的呼吸衰竭早期表现　①睡眠规律倒转。②头痛,晚上加重。③多汗。④肌肉不自主的抽动或震颤。⑤自主运动失调。⑥眼部征象,球结膜充血、水肿,是反映二氧化碳升高的敏感征象。

6. 辅助检查　包括动脉血气分析及生化指标实验室检查和 X 线检查。

三、治疗原则

呼吸衰竭处理的原则:在保持呼吸道通畅的条件下,改善缺 O_2 和纠正 CO_2 潴留,以及代谢功能紊乱,从而为基础疾病和诱发因素的治疗争取时间和创造条件,同时要积极有效抗感染治疗。

四、护理评估

有无导致呼吸衰竭的病因、基础疾病或诱因,患者呼吸道、肺组织、肺血管系统病变,神经系统以及传导系统病变,呼吸肌疾患。

呼吸系统症状:患者呼吸困难、发绀程度;有无呼吸频率、节律、幅度改变;咳嗽、咳痰情况。

神经精神症状:患者有无烦躁不安、嗜睡、意识模糊、定向障碍等脑缺氧表现。

循环系统症状:有无心率、血压改变、心律失常、体表静脉充盈、皮肤潮红、温暖多汗。

消化系统症状:有无消化道出血。

心理状态评估:患者心理状态和对诊断及治疗的理解情况;是否有足够的支持力量;是否存在恐惧、烦恼等种种心理反应以及存在程度。

查体:可有发绀、意识障碍、球结膜充血、水肿、扑翼样震颤、视盘水肿等。

实验室检查:动脉血气分析及生化指标。

判断危险因素:①有痰堵窒息的危险。②有肺性脑病发生的危险。③有消化道出血的危险。④有意外受伤的危险。

五、护理要点及措施

1.密切观察咳痰,咳痰情况　尤其注意痰液的性状、黏稠度和量;特别要关注患者清除气道分泌物的能力。教会患者有效咳嗽、咳痰方法。

2.痰堵窒息的防护　密切观察呼吸的频率、深度和节律有无改变,患者出现呼吸困难加重,缺氧、脉氧饱和度下降、发绀,伴随烦躁不安、神志恍惚,提示痰堵窒息危险发生,积极配合抢救。

3.肺性脑病的观察　缺氧和二氧化碳潴留急剧变化,患者可出现失眠、精神错乱、狂躁或表情淡漠、神志恍惚、嗜睡、昏迷等表现,应及时报告医生并协助抢救。

4.消化道出血的观察　急性加重期注意观察大便颜色,粪便隐血阳性提示消化道出血,若突然出现头昏,眼花、无力、口渴、心悸、心动过速、血压下降、昏厥,提示消化道大出血,积极配合抗休克抢救。

5.有意外受伤的防护　患者肺性脑病期精神错乱、狂躁、神志恍惚易出现摔伤、跌倒危险,应加强 24h 看护。

6.急性呼吸衰竭期护理

(1)绝对卧床休息,取半卧位,避免不必要的谈话,保持病室安静。

(2)氧疗,根据血气分析调整氧流量,根据医嘱给予呼吸兴奋药。

(3)保持呼吸道通畅:通过湿化、叩背、雾化、有效咳嗽,经口鼻吸痰等手段排出痰液,清理呼吸道。

(4)严密观察病情:监测生命体征、动脉血气;严密观察呼吸频率、节律、深度、呼吸困难等情况。

(5)备好吸引器、气管插管、气管切开等用物。

(6)根据医嘱给予抗生素治疗控制感染,控制补液量及速度,防止加重心脏负荷。

(7)准确记录出入液量,观察痰液性状、量、观察药物的不良反应。

7.慢性呼吸衰竭护理

(1)保持呼吸道通畅:鼓励患者咳嗽排痰,并协助患者更换体位、轻拍其背部,以利于将痰液咳出;对意识障碍患者则及时经口鼻吸痰。

(2)合理给氧:氧疗是肺心病合并呼吸衰竭时最常用的治疗方法,对纠正缺氧,抢救患者起着至关重要的作用。在氧疗中,持续低流量、低浓度给氧,一般氧流量为每分钟 1～2L,浓度控制在 25%～30%。

(3)严格控制感染:合理使用抗生素是控制感染的有效措施。护士做到了解所用药物的药理作用,正确选择抗生素溶媒,强调现用现配,以保证发挥药物的治疗效果。同时,要严格无菌操作,加强病房管理,减少探视人数,以防交叉感染。

(4)严密监测病情变化:严密监测患者的意识、呼吸、心率变化,如果患者呼吸困难及发绀加重,并出现球结膜充血或水肿、头痛、嗜睡、精神恍惚、烦躁不安、抽搐甚至昏迷,则提示有可能发生肺性脑病,及时报告医生处理。同时,注意患者尿量及排便情况,监测肾和消化道功能。

(5)心理护理:由于肺心病患者病程长、体质差,且反复发作,久病缠身,逐年加重,因而患者常出现焦虑情绪,对疾病失去治疗信心。因此,要耐心地进行心理疏导,讲解有关疾病的防治知识,使患者增强战胜疾病的信心,更好地配合治疗和护理工作。

(6)加强基础护理:注意给患者保暖,室温一般在保持18～20℃,相对湿度保持在50%～70%,病房内要定时通风;注意给卧床患者翻身,保持皮肤清洁,防止其发生压疮;注意口腔护理,加强营养,提高患者机体免疫力。

(7)饮食护理:呼吸衰竭患者机体内蛋白分解代谢增高,储存脂肪功能降低,使呼吸肌收缩力和持久力降低,应常规鼻饲给予高蛋白、高脂肪、低糖类以及富含多种维生素和微量元素的饮食,必要时做静脉高营养治疗。

8.并发症的预防 呼吸衰竭可导致慢性肺源性心脏病、右侧心力衰竭、急性加重时会并发消化道出血、休克和多器官功能衰竭,应加强观察和防治。

六、健康教育

1.指导患者加强个人防护 注意开窗通风,保持室内空气新鲜流通,室温18～20℃,相对湿度50%～70%,在寒冷季节或气候骤变时,注意保暖,防止受凉感冒,预防呼吸道感染。吸烟者应戒烟。

2.告知患者出现痰液黏稠或痰少咳剧等症状时,应及时到医院就诊,遵医嘱使用祛痰止咳药物。痰多者尽量将痰液咳出,尤其是清晨;老年、体弱者可协助翻身或轻拍背部帮助排痰。

3.指导患者每天有计划地进行锻炼,如散步、慢跑、打太极拳、做气功等,以不感到疲劳为宜,避免过劳而引起呼吸困难。加强呼吸运动锻炼,如腹式呼吸锻炼,其具体做法是:患者取立位(可坐或仰卧),一手放前胸,一手放腹部,深吸气伴随腹肌放松(即鼓肚子),使膈肌下降,然后缩唇成鱼口状尽量向外呼气,同时腹肌收缩(即收肚子)使膈肌上升,以增加呼气量。吸气与呼气的时间比为1:(2～3),做到深吸缓呼,吸气用鼻,呼气用口,呼气时将口唇缩拢如吹口哨样或鱼口状。每次锻炼两次,每次10～20min,可以使膈肌活动度增加,达到改善呼吸功能的目的。

4.指导患者在家中长期氧疗,以鼻导管法每日给氧15～20h以上,低流量吸氧,氧流量为1～1.5L/min,吸氧浓度在24%～32%,最好在夜间进行,可降低肺动脉压,改善症状,提高生活质量和延长生存时间。

5.告知患者饮食应遵守的原则 摄入充足的热能、蛋白质及富含维生素的食物。为减轻液体潴留,患者每日液体的摄入量应限制在前一日排出液体量加500mL。同时,要根据患者情况限制钠盐的摄入。

(王静)

第十九节 肺栓塞的护理

一、概述

肺栓塞(pulmonary embolism,PE)是指各种内源性或外源性栓子堵塞肺动脉或其分支,阻碍组织血液供应,引起以肺循环障碍和呼吸功能障碍为主要临床表现及病理生理综合征。常见的栓子是血栓,其余少见的有新生物细胞、脂肪滴、气泡、静脉输入的药物颗粒。肺动脉栓塞导致肺组织因血流受阻或中断而发生坏死,称为肺梗死。主要发生在 50 岁以上的人群。肺栓塞是仅次于冠心病和高血压的常见心血管疾病,急性期死亡率较高,发病 1h 内猝死率为 11%,总死亡率为 32%。深静脉血栓形成引起的肺栓塞发病机制包括 3 个方面,血管内皮损伤、血液高凝状态及静脉血流淤滞。95%的肺栓塞来自于下肢深静脉血栓,近年来,由于颈内静脉、锁骨下静脉、股静脉内插管以及 PICC 置管、静脉内化疗的增加,使来源于上腔静脉径路的血栓有增加的趋势。

二、临床表现

肺栓塞典型的临床表现为"三联征",即呼吸困难、胸痛、咯血。多数患者缺乏特异性表现,主要取决于血管堵塞的多少、发生速度和基础心肺功能状态。

1.呼吸困难或气促　97%的患者有呼吸困难,尤以活动后明显,呼吸急促,最快可达 40～50/min,同时有心动过速、发绀,合并感染时有咳嗽、咳痰,高热症状。另外,肺内可闻及哮鸣音或干湿啰音。最有意义的体征为颈静脉充盈或搏动及下肢深静脉血栓所致的肿胀、压痛、僵硬、色素沉着和浅静脉曲张。

2.胸痛　有两种性质的疼痛,其中胸膜性胸痛多见,占 40%～70%,由于血栓靠近胸膜,形成局部炎症引起疼痛,少数为心绞痛,占 4%～12%,由冠状动脉血流减少所致。

3.咯血　为肺梗死所致肺泡出血的结果,一般量不多,鲜红色,数日后可呈暗红色,发生率 13%～30%。

4.咳嗽　多为干咳,发生率 20%～37%。

5.烦躁不安　低氧血症和右心功能不全引起,甚至出现濒死感,发生率 55%。

6.晕厥　较大血栓堵塞左、右主肺动脉及分支,血流动力学不稳定甚至急性右侧心力衰竭,引起晕厥,为急性肺血栓栓塞症首发或唯一症状,发生率 11%～20%。

7.心悸　心率>90/min,发生率 10%～18%。

8.辅助检查

(1)实验室检查:血浆 D-二聚体含量测定>500μg/L 时对急性 PE 敏感性大,为 92%～100%,但特异性较低,为 40%～43%,应进行其他检查;测定值<500μg/L 基本排除静脉血栓栓塞症。

(2)X 线胸片或 CT 检查:见斑片状浸润、肺不张、膈肌抬高、胸腔积液等,螺旋 CT 肺血管成像可显示血栓部位、形态,血管壁内腔受损情况。

(3)动脉血气检查:常表现为低氧血症、低碳酸血症、肺泡-动脉血氧分压差($P_{A-a}O_2$)增大,部分患者血气可正常。

(4)超声心动图检查:直接征象为肺动脉主干及其分支内发现栓子;间接征象为右心室和右心房扩张,右肺动脉内径增加,左心室内径变小,肺动脉高压。

(5)肺动脉造影:肺动脉造影是诊断肺栓塞的金标准。如肺动脉及其分支充盈缺损;栓子堵塞造成的肺动脉截断现象;肺动脉堵塞引起的肺野无血流灌注,不对称的血管纹理减少,肺透过度增强。

(6)放射性核素肺通气/灌注显像:是一项简单而安全的无创性方法,肺通气显像正常而灌注显像呈典型改变,基本可以诊断肺栓塞。

三、治疗原则

1.一般治疗

(1)卧床休息,密切监测患者呼吸、血压、心率、心电图、中心静脉压、动脉血氧变化。

(2)酌情给予镇咳、镇静、镇痛及小剂量抗焦虑药。

(3)持续低流量吸氧,3L/min,氧分压<60～65mmHg,心排血量降低时,应用氧气面罩或气管插管给氧,维持氧饱和度在90%以上。

(4)预防性应用抗生素,控制下肢血栓性静脉炎、预防肺栓塞并发肺部感染。

(5)迅速纠正心律失常,如心房扑动和房颤。

(6)合并休克者给予抗休克治疗。

2.抗凝治疗　肺栓塞的溶栓治疗。

3.介入治疗　是使急性肺栓塞患者迅速改善循环功能障碍的有效方法s

4.外科治疗　实行肺动脉血栓内膜剥脱术或肺移植。

四、护理评估

1.高危情况及病史　了解家族中有无血栓栓塞的高危因素,初步判断发病时间,有无对生活质最的影响,发病特点;患者的年龄、性别、职业、婚姻状况等,尤其注意与现患疾病相关的病史和药物应用情况及过敏史:手术史、家族史。

2.发病特点　由于肺栓塞症状和体征均缺乏特异性,易误诊为其他心血管疾病。有无呼吸困难,活动后明显,呼吸急促或胸痛。

3.相关因素　仔细询问病史,注意有无血栓栓塞的高危因素,发病前有无剧烈咳嗽、排便用力、卧床时间较长患者下地活动的时间,是否使用中心静脉导管等。该病起病急,由于肺栓塞导致严重缺氧,烦躁不安,患者无任何心理准备,通常表现为恐惧甚至濒死感。

4.症状体征评估

(1)呼吸状态:观察呼吸频率、氧饱和度、动脉血气分析及肺部体征的变化,当出现呼吸加速、变浅,动脉血氧饱和度下降,心率加快等表现时,提不呼吸功能受损、机体缺氧。

(2)意识状态:观察患者有无烦躁不安,嗜睡、意识模糊、定向障碍等脑缺氧表现。

(3)循环状态:观察颈静脉有无充盈度增高、肝大、肝颈静脉回流征阳性,下肢水肿等静脉压增高的心功能不全的表现。当较大的肺动脉栓塞后,可使左心室充盈压降低,心排血量减低,需密切观察有无低血压和休克的临床表现。

(4)心电活动:严重缺氧可导致心动过速和心律失常,溶栓治疗后如出现胸前导联T波倒置加深,可能是溶栓成功、右室负荷减轻、急性右心扩张好转的反应。

五、护理要点及措施

1.危险因素预防　猝死、出血的危险、肺部感染、有意外受伤的危险。

(1)密切监测血压、心率、神志、尿量、呼吸频率、心电图、中心静脉压、缺氧程度、动脉血气,发现早期征兆,立即采取急救措施。

(2)持续吸氧,维持氧饱和度在90%以上,纠正低氧血症,改善肺通气,缓解肺血管痉挛和冠状动脉痉挛。

（3）预防性应用抗生素，控制下肢血栓性静脉炎以及预防肺栓塞并发肺部感染。

（4）稀释痰液，以沐舒坦 30mg 加生理盐水 10mL 雾化吸入，协助咳嗽排痰，背部护理。

（5）满足患者生活需求，做好基础护理，协助饮水、进餐、排尿、排便。保持大便通畅，避免用力排便，防止下肢血管内压力突然升高，使血栓再次脱落形成新的危及生命的栓塞。

（6）加强肺栓塞临床表现的观察，对明确诊断的患者要反复交代病情，嘱卧床休息，留陪护人员，加双床档保护，防止发生坠床。

（7）密切观察出血征兆，如皮肤青紫面积和范围、血管穿刺处出血情况、血尿、腹部或背部疼痛、有无头痛以及神志的改变。静脉或动脉穿刺针眼压迫止血需用力并延长压迫时间。溶栓前、后密切监测各项出凝血指标、血小板计数、血色素。发生出血后立即减量或停用溶栓药，给予止血或输血对症治疗。

2. 急性左侧心力衰竭的护理

（1）评估发生左侧心力衰竭的危险因素：肺动脉机械性堵塞和神经体液因素的影响，可使肺静脉回心血量减少，左室充盈压下降，导致心排血量下降，引起低血压休克。

（2）注意观察心源性休克表现：收缩压＜90mmHg 或平均动脉压下降＜30mmHg 和（或）少尿＜0.5mL/（kg·h），脉率＞60/min，皮肤湿冷，神志淡漠，体温不升等。

（3）急性左侧心力衰竭的处理原则：保持安静、保暖、吸氧、止痛，必要时可给吗啡、哌替啶、可待因。

（4）抗休克治疗：补充液体，防止发生肺水肿；可静脉滴注多巴胺、多巴酚丁胺、肾上腺素或去甲肾上腺素，使收缩压维持在 90～100mmHg，尿量＞50mL。

（5）纠正低氧血症，保持氧分压＞90mmHg 以上，如出现呼吸衰竭同时合并低氧血症的患者立即行机械通气治疗。

（6）迅速纠正引起低血压的心房颤动和心房扑动。

3. 肺动脉高压和右侧心力衰竭护理

（1）评估发生右侧心力衰竭的危险因素：一般认为肺栓塞造成肺血流减少＞50%时，临床上即可出现急性右侧心力衰竭。

（2）密切观察右侧心力衰竭症状：胸闷气短，活动耐力下降，指端、口唇、耳廓发绀，咯血，上腹部胀痛是右侧心力衰竭的早期表现。

（3）改善缺氧症状：半卧位，抬高床头，持续低流量吸氧 3L/min。氧分压＜60～65mmHg 时，应用氧气面罩或气管插管给氧，吸入氧浓度使氧饱和度维持 90% 以上。

（4）严格控制入液量：遵医嘱给予利尿、血管扩张药，限制水钠摄入，强心药慎用快速洋地黄制剂，如毛花苷 C，一般用多巴酚丁胺或多巴胺缓慢静滴，增加心脏搏出量。

（5）皮肤护理：注意保护肿胀的下肢，加用气垫床，防止发生皮肤破损。

4. 心肌缺血的护理

（1）评估发生心肌缺血的危险因素：由于肺动脉栓塞肺血管收缩，导致迷走神经张力过高，引起肺血管痉挛和冠状动脉痉挛，表现为心前区憋闷，心电图有 ST 段改变。

（2）病情观察：密切观察心绞痛持续时间、缓解方式，心肌酶变化，心电图动态改变。

（3）用药与氧疗：立即吸氧，舌下含服硝酸甘油或静脉注射硝酸甘油，皮下、肌内或静脉注射罂粟碱 30mg，每小时 1 次，该药有镇静和减少血小板聚集作用。

六、健康教育

1. 讲解防止血液淤滞的相关知识,对存在发生肺血栓栓塞症的危险人群,指导其避免增加静脉血流淤滞的行为,如长时间保持坐位,特别是架腿而坐;穿束膝长筒袜、长时间站立不活动。

2. 鼓励老年卧床患者进行床上肢体活动,不能自主活动的患者需进行被动活动,平卧时将腿抬高至心脏以上水平,间断进行锻炼,可促使下肢静脉血液回流。病情允许时早期下床活动。

3. 嘱咐患者尽量避免在股静脉和下肢输液;在锁骨下静脉穿刺和安装永久起搏器的患者要督促和协助患者活动患侧肢体。

4. 讲解如何降低血液凝固度,高血压、高脂血症易导致高血液凝固,因此要适当增加液体摄入,防止血液浓缩,晚餐少食高胆固醇、高蛋白饮食。

5. 指导有血栓形成高危险的患者和患有心血管疾病如脑卒中、慢性心房纤颤、急性心肌梗死、慢性心功能不全的患者遵医嘱服用抗凝药。

6. 帮助患者认识下肢静脉血栓和肺血栓栓塞症的表现,对有发生下肢静脉血栓的危险人群讲解下肢静脉血栓和肺血栓栓塞症的表现,一旦发生肢体疼痛,肿胀应警惕下肢静脉血栓。

7. 告知存在危险发病因素患者,突然出现胸痛、呼吸困难、咯血痰时应考虑肺血栓栓塞症,及时就诊。

(王静)

第二十节　支气管哮喘的护理

一、概述

支气管哮喘(asthma)是一种以嗜酸性粒细胞和肥大细胞反应为主的气管变态反应性炎症和气道高反应性为特征的疾病,发生不同程度的可逆性广泛性气管阻塞的症状,易复发。发病原因主要有遗传因素及吸入螨虫、花粉等变应原,进食某些药物、食物添加剂等,哮喘的促发因素有大气污染、吸烟、呼吸道细菌或病毒感染,以及气候转变、吸入冷空气、精神因素。慢性肺部疾病的老年患者常因呼吸道感染而引发哮喘。

二、临床表现

常见的症状有咳嗽、喘息、呼吸困难、胸闷、咳痰等。典型的表现是发作性伴有哮鸣音的呼气性呼吸困难、咳嗽和喘鸣,常在夜间及凌晨发作,接触过敏源、呼吸道感染或情绪波动等可诱发或加重,轻者可自行缓解或经治疗后缓解。严重者端坐呼吸,干咳或咳大量白色泡沫痰,甚至出现发绀等。哮喘症状可在数分钟内发作,经数小时至数天,用支气管扩张药或自行缓解。

哮喘的发病特征。①发作性:当遇到诱发因素时呈发作性加重。②时间节律性:常在夜间及凌晨发作或加重。③季节性:常在秋冬季节发作或加重。④可逆性:平喘药通常能够缓解症状,可有明显的缓解期。

三、治疗原则

主要包括抗气管炎症药物、支气管舒张药和特异免疫疗法。抗炎药物能抑制及预防气道炎症的发展,降低气道高反应性;支气管舒张药可缓解气道阻塞症状。哮喘治疗需要长期坚持,老年患者哮喘常由于呼吸道感染引发,治疗原则需要抗感染与扩张支气管平滑肌同步进行。除全身用药物外,吸入疗法在哮喘治疗中占有重要地位,吸入药物种类有由受体激动药、抗胆碱药物、糖皮质激素类、促进黏液溶解与排出的药物。吸入方法有压力定量型吸入剂、干粉吸入剂、气溶胶雾化吸入等,压力定压型吸入剂有硫酸沙丁胺醇吸入剂、必可酮气雾剂等。干粉吸入剂有噻托溴铵粉吸入剂、富马酸福莫特罗粉吸入剂、布地奈德福莫特罗粉吸入剂、沙美特洛替卡松粉吸入剂。雾化吸入的制剂有复方异丙托溴铵溶液、布地奈德混悬液、氨溴索、乙酰半胱氨酸溶液、硫酸庆大霉素注射液、激素以及中药类等,均可以经压缩空气、氧气作动力或超声雾化吸入,起到解痉、平喘、化痰、止咳、抗炎、抗应激等作用。

四、护理评估

病情评估应注意询问是否为反复发作的喘息、呼吸困难、胸闷或咳嗽。评估发作时间与严重程度,有无发病诱因,是否接触或吸入某些刺激物、变应原。应仔细询问既往发病过程、诊疗经过、服药剂量、时间等。评估血液常规检查情况,如有无白细胞、嗜酸粒细胞增高。最后要评估痰液检查情况,如合并呼吸道细菌感染,痰涂片、细菌培养及药物敏感试验有助于病原菌诊断及指导治疗。

五、护理要点及措施

1. 哮喘先兆期护理　指导患者稳定情绪,避免焦虑、急躁和恐惧心理,做几次深呼吸,迅速脱离过敏原和过敏环境,如避免继续接触引起哮喘的花粉、烟雾等,同时观察发病的征兆,如胸部发紧、喉部发痒、干咳、胸闷、呼吸不畅、精神紧张等,立即给缓解支气管痉挛的药物,并积极给予对症处理,如抗炎和抗过敏等治疗。

2. 哮喘急性发作期护理

(1)加强病情观察:加强生命体征监测,密切观察呼吸、心率、氧饱和度的变化,并观察面色神志和精神状态的变化,观察有无呼吸困难、发绀加重,脉氧饱和度下降等病情加重的迹象,准备好急救器材和急救药品,如有异常立即通知医生及时处理。

(2)休息与吸氧:嘱患者卧床休息,协助取舒适体位,如半卧位或坐位,以减少疲劳;给予氧气吸入,氧流量 $1\sim3L/min$,重症哮喘时氧流量可调至 $4\sim5L/min$,使动脉血氧饱和度 $\geq$ 90%,氧分压 $>60mmHg$ 以上。

(3)遵医嘱应用解痉药物:及时给予支气管扩张药,包括 β 受体激动药、胆碱能受体阻滞药,同时应用糖皮质激素等药物,达到抗炎、松弛支气管平滑肌的作用。常用的给药方法有静脉滴注、肌内注射、口服、经气道吸入等多种方法,常用的药物有氨茶碱、喘定、沙丁胺醇、甲强龙等,常用的吸入方法有压力定量吸入剂、干粉吸入剂及雾化吸入等方法,如沙丁胺醇气雾剂等。

(4)呼吸道护理:保持呼吸道通畅,促进痰液排出,使用祛痰药治疗,必要时协助排痰,鼓励患者用力咳嗽,把痰咳出或轻拍背部促进排痰。

（5）营养与饮食护理：给予清淡可口、营养丰富的流食或半流食，多进食水果和新鲜蔬菜，避免进食鱼、虾、蟹类等易引发过敏的食物，鼓励患者多饮水，保证每日液体入量 2500～3000mL 或以上，使排痰通畅。

（6）静脉通道的建立与维护：保证水、电解质、药物的输入，必要时建立 2 条静脉通道，保证静脉补液与特殊药物如氨茶碱、激素等治疗药物的及时输入。注意输液速度不能过快，以免加重患者心脏负荷而致心力衰竭。

（7）一般护理：急性发作期间患者易出汗，及时擦拭并更换内衣，防止受凉感冒，保持室内通风和适当温度、湿度。

（8）心理护理：重症哮喘患者往往存在紧张、焦虑或恐惧等不良心理，要给予患者耐心解释、精心护理，及时满足患者的护理需求，鼓励患者增强战胜疾病的信心。

3.哮喘恢复期护理

（1）饮食护理：加强营养，进食富含蛋白质、维生素的清淡易消化的食物，避免引发过敏的食物，积极补充水分，饮食多样化。

（2）保证充足的睡眠：嘱患者继续卧床休息，恢复体力，保持心情愉快，避免精神刺激，适当室内运动。

（3）调节室内温度和湿度：保持室内空气新鲜。防止吸入花粉、烟尘、异味气体等。

（4）预防继发感染：积极预防上呼吸道感染，加强呼吸道抗寒能力训练，学会有效咳嗽排痰，保持口腔卫生。

（5）坚持长期治疗：哮喘急性发作期治疗症状好转后，慢性炎症病理生理改变仍存在，必须按照医嘱坚持长期治疗方案，防止哮喘再次急性发作。

4.哮喘急性发作严重程度评判标准　见表 10—1。

表 10—1　哮喘急性发作严重程度评判标准

临床特点	轻度	中度	重度	危重
精神状态	可有焦虑/尚安静	时有焦虑或烦躁	常焦虑、烦躁	嗜睡或意识模糊
体位	可平卧	喜坐位	端坐呼吸	
喘息	步行、上楼时	稍事活动	休息时	
讲话方式	连续成句	常有停顿	单字	不能说话
出汗	无	有	大汗淋漓	
呼吸频率	轻度增加	增加	常＞30/min	
辅助呼吸肌活动及三凹征	常无	可有	常有	胸腹矛盾运动
哮鸣音	散在，呼吸末期	响亮、弥漫	响亮、弥漫	减弱乃至"静肺"
脉率	＜100/min	100～120/min	＞120/min	＞120/min 或伴严重心律失常
PaO_2（吸空气）	正常	≥60mmHg	＜60mmHg	＜60mmHg
$PaCO_2$（mmHg）	＜45	≤45	＞45	＞45
SaO_2（吸空气）	＞95％	91％～95％	≤90％	≤90％
pH				降低

六、健康教育

1.疾病知识教育　哮喘是一种慢性病，采取有效的防治措施，教育患者了解哮喘的本质、诱因、发作预兆、用药种类及方法,特别要强调长期抗炎的预防性治疗。

2.环境　保持空气流通、新鲜、温度及湿度适宜,可适当加大湿度,房间内不宜布置花草、地毯,避免接触和吸入刺激性气体,枕头不宜填塞羽毛,另要控制触发因素,消除常见的可触发哮喘发作的其他变应原和刺激因素,可以预防哮喘发作并减少用药。

3.教给患者急性发作时自我治疗方法

(1)学会观察病情变化:早期发现哮喘急性发作的征象,就能够在家中及时使用平喘药物,避免急性发作加剧。例如出现胸闷、刺激性咳嗽,或者日常使用的平喘药须增加用药次数或用药量,家中备有方便使用的平喘药物。

(2)正确掌握用药方法:患者在家中可首先使用 β_2 受体激动药定量吸入治疗,如应用沙丁胺醇吸入剂吸入治疗。

4.心理支持与精神安慰　尽量减轻患者精神紧张的心情,教会患者学会各种放松技术,生活要有规律,避免过度紧张及疲劳。

5.饮食护理　食用新鲜食物、蔬菜及水果,避免食用放置时间过久的陈菜、腐败和发霉的食品等。严格避免带有刺激性的食物、调料和佐料,如各种烟酒、辣椒、胡椒、八角、茴香等,尽量避免进食可能诱发支气管哮喘发作的油菜花、黄花菜、虾皮、虾米、螃蟹等食物。

6.坚持长期吸入治疗　在医师指导下坚持应用吸入疗法,正确采用定量或干粉吸入装置,使用沙丁胺醇气雾剂时,要控制用量,避免在短时间内反复喷吸,以免引起严重心律失常等不良反应,干粉吸入装置定时清洁消毒,干燥避污保存。

(王静)

第二十一节　睡眠呼吸暂停低通气综合征的护理

一、概述

睡眠呼吸暂停低通气综合征是指在睡眠过程中呼吸暂停反复发作30次以上,或睡眠呼吸暂停低通气指数(AHI)≥5/h,并伴有嗜睡等临床症状的一组综合征。呼吸暂停是指睡眠过程中口鼻呼吸气流完全停止10s以上;低通气是指睡眠过程中呼吸气流强度(幅度)较基础水平降低50%以上,并伴有血氧饱和度较基础水平下降≥4%或微醒觉;睡眠呼吸暂停低通气指数是指每小时睡眠时间内呼吸暂停加低通气的次数。在成人睡眠呼吸障碍性疾患中,主要有阻塞型睡眠呼吸暂停综合征(obstructive sleep apnea syndrome,OSAS)、中枢型睡眠呼吸暂停综合征(central sleep apnea syndrome,CSAS)、睡眠低通气综合征(sleep hypoventilation syndrome)及重叠综合征(over lap syndrome)等。老年患者阻塞型睡眠呼吸暂停低通气综合征多见。

二、临床表现

1.日间临床表现

(1)嗜睡:最常见的症状,轻者表现为日间工作或学习时间困倦、嗜睡,严重时吃饭、与人谈话时即可入睡,甚至发生严重的后果,如驾车时打瞌睡导致交通事故。

(2)头晕乏力:由于夜间反复呼吸暂停、低氧血症,使睡眠连续性中断,醒觉次数增多,睡眠质量下降,常有轻度不同的头晕、疲倦、乏力。

(3)精神行为异常:注意力不集中、精细操作能力下降、记忆力和判断力下降,症状严重时不能胜任工作,老年人可表现为痴呆。夜间低氧血症对大脑的损害以及睡眠结构的改变,尤其是深睡眠减少是主要的原因。

(4)头痛:常在清晨或夜间出现,隐痛多见,不剧烈,可持续1~2h,有时需服止痛药才能缓解,与血压升高、颅内压及脑血流的变化有关。

(5)个性变化:烦躁、易激动、焦虑等,家庭和社会生活均受一定影响,由于与家庭成员和朋友情感逐渐疏远,可能出现抑郁症。

(6)性功能减退:约有10%的患者可出现性欲减退,甚至阳痿。

2.夜间的临床表现

(1)打鼾:是主要症状,鼾声不规则,高低不等,往往是鼾声－气流停止－喘气鼾声交替出现,一般气流中断的时间为20~30s,个别长达2min以上,此时患者可出现明显的发绀。

(2)呼吸暂停:75%的同室或同床睡眠者发现患者有呼吸暂停,往往担心呼吸不能恢复而推醒患者,呼吸暂停多随着喘气、憋醒或响亮的鼾声而终止。OSAHS患者有明显的胸腹矛盾呼吸。

(3)憋醒:呼吸暂停后忽然憋醒,常伴有翻身,四肢不自主运动甚至抽搐,或忽然坐起,感觉心悸、胸闷或心前区不适。

(4)多动不安:因低氧血症,患者夜间翻身、转动较频繁。

(5)多汗:出汗较多,以颈部、上胸部明试,与气道阻塞后呼吸用力和呼吸暂停导致的高碳酸血症有关。

(6)夜尿:部分患者诉夜间小便次数增多,个别出现遗尿。

(7)睡眠行为异常:表现为恐惧、惊叫、呓语、夜游、幻听等。

3.全身器官损害的表现　OSAHS是高血压、冠心病的发病的独立危险因素,患者常以心血管系统异常表现为首发症状和体征,OSAHS患者高血压的发病率为45%,且降压药物的治疗效果不佳,冠心病则表现为各种类型心律失常、夜间心绞痛和心肌梗死;另外全身器官损害还表现为肺心病、呼吸衰竭、糖尿病、缺血性或出血性脑血管病、精神异常、如躁狂性精神病或抑郁症等。

4.体征　CSAS可有原发病的相应体征,OSAHS患者可能有肥胖、鼻甲肥大等。

三、治疗原则

1.氧疗　可以纠正低氧血症,对继发于充血性心力衰竭的患者,可降低呼吸暂停和低通气的次数,对神经肌肉疾病却有可能加重高碳酸血症,故对于此类患者有氧疗指征时,一般应与气道持续正压通气结合进行。

2.辅助通气治疗　无创通气指征AHI>15次/h;5≤AHI<14次/h但伴随白天症状,如认知障碍、日间睡眠、合并高血压及其他心脑血管疾病时。对严重患者或老年患者,应用机械通气可增强自主呼吸,可选用经鼻持续气道内正压通气(nasal－continuous positive airway pressure,CPAP)、双水平气道内正压(bilevcl positive airway pressure,BIPAP)以及自动调压智能(Auto－CPAP)呼吸机治疗,必要时采取有创机械通气。有的患者可采用口腔矫治器(oral appliance,OA)治疗。

3. 药物治疗　　根据患者情况可选用乙酰唑胺、莫达非尼、呼吸兴奋药物、茶碱等药物治疗,但疗效不确定。

4. 手术治疗　　可依据不同病因采取鼻手术、腭垂腭咽成形术、激光辅助咽成形术、低温射频消融术手术治疗。由于老年人因年老体弱,基础疾病多,一般不主张手术治疗。

5. 一般治疗　　指导患者养成良好的睡眠习惯,获得足够的睡眠时间,提高睡眠质量,嘱患者减肥、戒烟、戒酒、慎用镇静安眠药物,改变睡眠体位,采取侧卧位睡眠,应用鼻黏膜收缩药滴鼻等。

6. 原发病的治疗　　如神经系统疾病、充血性心力衰竭的治疗等。

四、护理评估

评估患者是否有打鼾、日间嗜睡等情况存在,是否有失眠症,睡醒后血压是否升高。评估患者体质有无肥胖及其程度、颈围(男性＞43cm,女性＞39cm)、口咽部形态及大小、是否为小下颌、是否有鼻中隔偏曲、过敏性鼻炎。评估患者心率、血压及心肺功能情况,是否合并存在心肺疾患。安排患者进行睡眠呼吸监测,根据记录的多导睡眠图,可以确立或排除诊断、准确分型和评价病情的严重程度。

五、护理要点及措施

1. 睡眠呼吸监测前的护理

(1) 知情同意:监测前详细介绍监测目的、意义及睡眠质量对监测的影响,解答患者的疑问,消除紧张恐惧情绪,取得配合。

(2) 环境准备:睡眠监测室应,单人间,做好隔音,减少声、光对睡眠的干扰,保证空气流通及适宜的温湿度,保持床单元干净、整洁,设有呼叫器、床栏及抢救设施,床边放置便器,保证患者安全,发现异常情况及时处理。

(3) 讲解注意事项:监测前告知患者洗头、洗澡、剃胡须,禁服镇静催眠药,禁饮咖啡、茶水、酒类等,穿宽松棉质睡衣,关闭手机等通讯工具,对重度睡眠呼吸障碍者,应有家属陪护。

(4) 正确连接导联线:用乙醇棉球擦拭安放电极片处皮肤,进行脱脂处理,正确连接各导联,固定牢固,与皮肤保持良好接触。

2. 监测中护理

(1) 保证信号通畅:导联连接后应检查仪器是否传出各导联信号,红外线摄像是否捕捉到所需监测范围,待信号稳定后即可进行阻抗校准,确认所有导联均符合要求后关灯进行信号采集。

(2) 保证患者安全:患者深睡眠期,易发生血氧饱和度下降,呼吸暂停严重者甚至出现心律失常、发绀、窒息等,应加强夜间巡视。发现异常及时汇报医生,做好抢救准备。

3. 监测后护理　　次日晨监测结束后,关闭多导睡眠监测仪,取下患者身体各导联,协助患者做好脸部、头部的清洁,整理好各电极使之处于备用状态,协助医生分析图像,打印报告单。

六、健康教育

1. 积极进行健康宣教,让患者意识到长期随访的必要性,便于医患之间的理解和沟通,并建立良好的生活习惯。

2.减少相关危险因素　积极治疗原发病,如高血压,心、脑血管等方面疾病,降低血压,控制心律失常、心绞痛、心肌梗死的发生,消除脑血栓、脑出血等脑血管意外,控制血糖。

3.纠正不良睡眠行为　培养良好的睡眠卫生习惯,因乙醇可抑制觉醒反应,增加呼吸紊乱的频率和缺氧的严重度,吸烟可增加呼吸道的刺激症状,必须戒酒戒烟,避免服用镇静药、麻醉药,纠正不良睡眠姿势,尽量采取侧位,减少仰卧机会。

4.肥胖患者应减肥,控制体重,尤其颈部肥胖和咽部脂肪过度沉积,造成上气道呼吸阻力增加,呼吸肌疲劳或损伤,功能残气减少。

5.家庭无创通气机的使用指导　重度睡眠呼吸暂停、符合无创通气指征的患者需要长期在睡眠时应用无创通气机辅助通气,可以改善睡眠、预防低氧血症的发生。

(1)向患者及家属介绍使用无创通气的必要性,同时向患者及家属讲述无创通气的原理和作用,消除患者对无创呼吸机的陌生感和恐惧感。

(2)指导患者选择合适的鼻面罩,可根据面部大小和自主呼吸方式来选用不同型号鼻面罩。鼻面罩与面部吻合良好,头带或固定带松紧适宜,以鼻面罩不漏气为准。鼻面罩与面部不可让患者有过强的压迫感,避免压伤和擦伤面部皮肤,必要时垫纱布或涂擦润滑油。

(3)教会患者和家属掌握无创通气机的操作要点,上机前设置合适的呼吸模式、参数、监测指标等;检查呼吸机运行情况,管道有无漏气,湿化器水位是否正常,电源是否稳定。使用过程中如有报警应迅速查明原因,给予及时处理,注意检查呼吸机管道的衔接,氧气管道有无脱落、扭曲,呼吸机参数调节及氧流量是否合适等。

(4)训练患者正确呼吸,指导患者通气过程中尽量紧闭嘴,用鼻呼吸,并减少吞咽动作,避免把气吸到胃内,造成胃肠胀气。

(5)告知患者在治疗如果出现胸部不适、气短、剧烈头痛、失眠等症状,应停止使用呼吸机,及时与医生联系,通过门诊或住院进行监护和调试。

(6)指导患者正确维护通气机,每日擦拭机器表面;鼻面罩使用后每日用清水冲洗、晾干;管路每周清水清洗 1 次,晾干备用,发现破损及时更换;过滤网每周清洗 1 次。

(栾宁)

第二十二节　反流性食管炎的护理

一、概述

由胃和十二指肠内容物,主要是酸性胃液或酸性胃液加胆汁反流至食管,引起食管黏膜的炎症、糜烂、溃疡和纤维化等病变。其中胃食管反流病(GERD)常并发反流性食管炎(RE)。

反流性食管炎是由于胃食管反流引起的食管黏膜损伤,其发病机制主要为:食管抗反流防御机制减弱,包括反流屏障、食管对反流物的清除及黏膜对反流物攻击的抵抗力;反流物对食管黏膜的攻击作用增强。社会心理因素也可以通过精神内分泌途径影响食管和胃的动力。老年患者食管黏膜逐渐萎缩、食管的蠕动功能下降、食管下括约肌松弛、导致食管结构和功能改变使反流性食管炎的发病率增加。老年人户外活动减少,体重增加。食物中脂肪含量增多,使胃排空时间延长,饮酒、吸烟均可增加反流机会。老年人心血管病发生率较高,服用一些刺激消化道黏膜及影响食管胃动力药物的机会较多,糖尿病患者常伴有胃肠动力障碍,易引起排空延迟;随着年龄的增长,老年人外分泌腺逐渐萎缩,唾液量、重碳酸分泌量减少,中和酸、强化黏膜屏障的能力下降;此外,老年人脊柱后弯及便秘较常见,诸多因素都可能促进老年人反流性食管炎的发生发展。

二、临床表现

典型症状,有胃灼热、反酸、胸痛、腹胀;非典型症状为胸痛、上腹部疼痛和恶心;消化道外症状包括口腔、咽喉部、肺及其他部位(如脑、心)的一些症状,如反流性咳嗽综合征、反流性喉炎综合征、反流性哮喘综合征和反流性蛀牙综合征。

1.胃灼热　50%以上的患者有此症状,多出现于饭后1～2h。某些体位也可引发胃灼热感觉,如仰卧、侧卧(特别是右侧卧位)、向前屈身弯腰、做剧烈运动、腹压增高(举重、用力排便)等。

2.胸痛　位于胸骨后、剑突下或上腹部,常向胸、腹、肩、颈、下颌、耳和上肢放射,也可向左臂放射。

3.吞咽困难　初期可因食管炎引起的食管痉挛而出现间歇性吞咽困难,后期则可因瘢痕形成而出现食管狭窄,此时胃灼热感可逐步减轻,但吞咽困难呈进行性加重,严重者可日渐消瘦。

4.反胃　大多数患者有此症状。进食、用力或体位改变,特别是卧位或弯腰时更易发生。

5.并发症　食管狭窄出血、溃疡;穿孔;Barrett食管;癌变率高,老年患者的食管炎常更严重,并发Barrett食管、癌的发病率随年龄增加而增高;Delahunty综合征;胃食管反流还是支气管哮喘发病的重要原因之一;出血及贫血。

6.辅助检查

(1)胸骨后烧灼感或烧灼痛可通过食管腔内pH测定、食管腔内测压以及食管闪烁显像以确定有无GERD,应用食管滴酸试验则可确定症状是否由GERD所致,必要时可做食管内镜及活组织检查以明确诊断。

(2)钡剂检查:可发现下段食管黏膜皱襞增粗、不光滑、可见龛影、狭窄、蠕动减弱。头低位时可能显示胃内钡剂向食管反流,部分患者有食管裂孔疝表现。

(3)内镜检查:可显示不同程度的反流性食管炎,明确食管良、恶性病变及Barrett食管。

三、治疗原则

缓解或消除胃食管反流的症状;预防和治疗重要的并发症;重视治疗原发病,预防GERD复发。

1.轻度食管炎者,可服用抗酸药或硫糖铝,此外还可用枸橼酸铋钾或盖胃平。

2.对中度食管炎,可选用H_2受体拮抗药,如西咪替丁400mg,12h 1次,或法莫替丁20mg,每12h 1次;或用促动力药,如多潘立酮(吗丁啉)10mg,3/d,西沙必利5mg,3/d;饭前30min服用。

3.对重度的可加大剂量或次数,或改用质子泵抑制药如奥美拉唑20mg,每日1次或每12h 1次,饭前30min服用。目前有五种PPIs(奥美拉唑、兰索拉唑、雷贝拉唑、泮托拉唑和埃索美拉唑),所有这些药物在处方剂量都可以控制GERD症状和促进食管炎愈合。

4.促进食管胃排空药和制酸药联合应用有协同作用,能促进食管炎的愈合,亦可用多巴胺拮抗药或西沙必利、质子泵抑制药或 H_2 受体拮抗药联合应用。

5.扩张治疗　有严重食管狭窄时,可考虑进行内镜扩张治疗。

6.手术治疗。

四、护理评估

了解患者有无焦虑、抑郁等不良情绪,有无生命体征异常。患者胃灼热、反酸、胸痛、吞咽困难及困难程度,有无服用 NSAIDs 或抗胆碱能药物等。是否有饮咖啡的习惯。有无上腹部疼痛和恶心反胃、咳嗽、哮喘等;有无出现食管狭窄、出血、穿孔、溃疡、气管炎、吸入性肺炎等并发症的发生。有无进食困难、体重下降、营养不良。

五、护理要点及措施

1.抬高床头,半卧位休息,保持病房整洁,定时通风。

2.饮食护理　常规给予低脂肪饮食,出现吞咽困难给予半流质或流质饮食,必要时禁食。

3.病情观察　观察剑突后烧灼感出现的时间、规律、放射部位、疼痛程度、反流物颜色和性质。

4.胃灼热、反酸的护理

(1)指导肥胖患者减肥。

(2)指导患者戒烟、酒、咖啡、巧克力。

(3)睡眠时,可将头侧床脚垫高 15～20cm,这对减轻平卧反流是行之有效的办法。要改变不良睡姿,如将两上臂上举或枕于头下,这样可引起膈肌抬高,胃内压力增加,从而使胃液反流而上。

(4)要避免过度弯腰、快速行走等。

(5)穿着宽松舒适衣物。

(6)加强口腔护理,反流后及时漱口,防止口腔溃疡发生。

5.吞咽困难护理

(1)观察吞咽困难是否进行性加重等,如同时发现患者有食物反流、食物由鼻孔流出、呕血及呛咳等伴随症状,应通知医师并嘱其取侧卧位,以防反流物吸入呼吸道,发生肺部感染或窒息。

(2)轻度吞咽困难患者可适当活动。重度因不能进食时致失水、营养不良、酸碱失衡等全身不适的患者应卧床休息,并给予生活照顾。

(3)饮食护理:根据吞咽困难的程度选择饮食,轻者给无渣软饭;中度者给流质饮食,采取少量多餐供给;重度者应禁食,提供肠外高能量营养如优质蛋白、碳水化合物、多种维生素、微量元素等。禁食刺激性强的食物,如辣椒、咖啡等,忌烟、酒。

6.用药护理

(1)制酸药:常用的药物有奥美拉唑、兰索拉唑、法莫替丁、复方氢氧化铝、氧化镁、雷尼替丁等,饭前半小时服用。

(2)胃动力药:常用的药物有多潘立酮、西沙比利、枸橼酸莫沙比利,饭前半小可服用。

(3)黏膜保护药:嚼碎服用可缓解症状。

(4)忌服有降低食管括约肌肌力、促进食物反流作用的药物,如茶碱、异丙肾上腺素、多巴胺、安定和钙通道阻滞药如硝苯地平、维拉帕米等。

7.注意生活规律,要起居有常。保持良好心态,避免情绪紧张、激动。适当参加家务劳动,但要注意劳逸结合,避免劳累过度。

8.心理护理 由于该病反复发作,且老年患者常合并其他疾病如呼吸道、心血管疾病等,常导致患者营养不良、抵抗力下降、情绪低落、烦躁、对治疗丧失信心。根据患者的社会背景、个性、对疾病的认知程度,对每个患者提供个体化心理支持,并给予心理疏导和安慰,以增强战胜疾病的信心。

六、健康教育

1.在患者出院前,为患者讲解继续治疗与预防复发的注意事项,将有关资料交给患者或家属,告知患者定期复查。

2.指导患者少量多餐,避免过饱;宜清淡,应少饮含气或酸性饮料和刺激性饮品,如橘汁、柠檬汁、汽水、浓茶、咖啡等;少食甜品和高脂饮食,如巧克力、肥肉、煎鸡蛋等;禁吸烟、饮烈酒。

3.告知患者适当锻炼身体,肥胖者适当减肥,以增强体质。

4.指导患者遵医嘱按时服药,向患者详细讲解所用药物的作用、有效剂量、维持量、使用方法、治疗特点及药物不良反应等,提高患者的用药依从性,避免和减少由于患者对药理机制及作用认识不足而导致的不遵医嘱服药和随意要求医生停药的现象。

5.应根据患者的文化程度、接受能力和知识需求,对疾病相关知识选择不同的教育内容。

(栾宁)

第二十三节　老年胃肠道肿瘤的护理

一、胃癌

(一)概述

胃癌是指来源于胃黏膜的恶性肿瘤其发病在不同年龄、各国家地区和种族间有较大差异。男性胃癌发病率和死亡率均高于女性,男女之比为 2∶1,发病年龄以中老年居多,55~70岁高发年龄段。早期胃癌多无症状或仅有轻微症状。当临床症状明显时,病变已属晚期。其发病与遗传因素、性别因素、年龄因素、幽门螺旋杆菌感染、食物、血型、癌前期变化有关。

(二)临床表现

早期胃癌 70% 以上无任何症状,中晚期胃癌的症状如下。

1.全身症状 乏力、食欲缺乏、消瘦、贫血、发热、皮肤干燥、毛发脱落等。

2.消化系统症状 上腹部疼痛;消化道出血;呃逆、吞咽困难;幽门梗阻症状。

3.局部可触及肿块,质硬而不规则,可有压痛;肿瘤转移可引起腹水、肝大、黄疸等相应症状。

4.晚期症状 消瘦和贫血;上腹疼痛明显且持续时间较长,不易缓解,还伴有食欲缺乏、恶心呕吐、饱胀、吞咽困难等症状。

5.辅助检查

(1)胃肠 X 线检查:为胃癌的主要检查方法,口服钡剂,进行不同充盈度的摄片以显示黏膜相,气钡双重造影方法对于检出胃壁微小病变很有价值。

(2)内镜检查:可直接观察胃内各部位黏膜,对胃癌,尤其对早期胃癌的诊断价值很大。①早期胃癌有时病变极不典型,仅呈边界不清、不规则的黏膜粗糙,甚至仅表现为色泽变化。②进展期胃癌,常呈形态不规则的隆起或凹陷性改变,呈菜花、菊花状或溃疡样改变,表面糜烂、出血、污秽,镜下较易诊断。

(3)实验室检查。血液检查:常有不同程度的贫血,红细胞沉降率增快;血肿痛标志物检测升高;粪便隐血检查:多持续阳性。胃液检查:胃液可混有血液或呈咖啡色样沉渣;胃酸缺乏;乳酸浓度多增高。

(三)治疗原则

早期发现、早期诊断、早期治疗。早期手术治疗,不需辅助治疗;中期以手术根治为主,辅以化学治疗、放射治疗;晚期以非手术治疗为主。

(四)护理评估

评估患者有无生命体征异常;有无食欲下降、体重减轻、乏力、便血、呕血等症状;有无恶病质;患者腹部疼痛的时间、部位、性质、节律性、与进食的关系,腹部是否扪及包块,包块的大小、部位、活动度等。

(五)护理要点及措施

1.病情和体力允许时可适量活动,以增加机体抵抗力。有疼痛或出血时卧床休息,保持病房安静,温湿度适宜。

2.口腔护理　呕血时加强口腔护理,及时清理口腔,保持口腔清洁。

3.饮食护理

(1)让患者了解充足的营养支持对机体恢复有重要作用,对能进食者鼓励其尽可能进食易消化、高热量、高蛋白、营养丰富的流质或半流质饮食。

(2)静脉营养支持:对有吞咽困难者,中、晚期患者应按医嘱静脉输注高营养物质,以维持机体代谢需要。

(3)营养监测:每周测量体重,监测血清白蛋白和血红蛋白等营养指标。

4.病情观察　严密观察患者生命体征变化,包括体温、脉搏、呼吸、血压,观察并记录生命体征每小时1次。观察腹痛的部位、性质、持续的时间、节律性。观察大便颜色、性状、量,监测便常规结果。

5.幽门梗阻时,行胃肠减压,观察胃液颜色、性状、量、气味。

6.疼痛的护理

(1)观察患者腹痛的部位、持续时间、性质、有无节律性,是否伴有严重的恶心和呕吐、吞咽困难、呕血及黑粪等症状。保持舒适安静的环境,减少不良刺激,保证休息。

(2)观察止痛药物治疗效果,用药后疼痛缓解时间,疼痛间隔时间,止痛药物的不良反应。

(3)疼痛发作时及时到患者床旁安慰鼓励患者。

7.化疗期间的护理

(1)如果实施静脉输入化疗药,应通过中心静脉化疗,并及时巡视,防止化疗药物外渗。

(2)观察化疗的反应,及时报告医生,给予对症处理。经常与患者交谈,提供一个安全、舒适、单独的环境。

(3)在做检查、治疗和护理前,要依据患者的了解程度给予说明,并注意保护性医疗。

(4)鼓励患者或家属参与治疗和护理计划的决策过程。

(5)寻找合适的支持系统,如建议单位领导或同事给予关心,鼓励家庭成员进行安慰,必要时陪伴患者。

8.心理护理　根据患者的社会背景、个性及对疾病的认知程度,对每个患者提供个体化心理支持。患者在知晓自己的诊断后,预感疾病的预后不佳,加之躯体的痛苦,会出现愤怒、抑郁、焦虑,甚至绝望等负性心理反应,而这些又会加重其躯体不适。因此应做到以下几点:

(1)护理人员应运用倾听、解释、安慰等技巧与患者沟通,关心与体贴患者。

(2)耐心听取患者自身感受的表白,给予患者表达情绪的机会和时间,并给予支持和鼓励。当患者表现悲哀等情绪时,应表示理解。

(3)向患者介绍有关胃癌治疗进展的信息,提高患者治疗的信心。

(4)指导患者保持乐观的生活态度,用积极的心态面对疾病,树立战胜疾病、延长生存期的信心,并给以心理疏导和安慰。

(六)健康教育

1.向患者及家属详细讲解胃癌的相关知识,介绍出院后有关事项,并将有关资料交给患者或家属,告知患者每隔 2～3 个月复查 1 次,以监测病情变化和及时调整治疗方案。

2.教会患者及家属如何早期识别并发症,发现异常及时就诊。

3.嘱患者遵医嘱继续免疫治疗。

4.指导患者合理使用止痛药,慎服对胃黏膜刺激性药物。

5.嘱患者养成定时定量、细嚼慢咽的进食习惯,少食过冷、过烫、过辛辣的煎炸食物,且忌吸烟酗酒。胃大部切除术后胃容积减少,宜少量多餐进高营养饮食。

6.嘱患者劳逸结合,形成规律的健康生活方式,加强自我情绪调整,保持乐观进取的心态。

二、结肠癌

(一)概述

结肠癌是常见的恶性肿瘤之一,可能与饮食、结肠息肉、慢性结肠炎、遗传等因素有关。70～80 岁人群发病率最高,是我国老年人常见恶性肿瘤。腺瘤癌变是一个长期的过程,一般认为至少 5 年,平均 10～15 年。腺瘤体积大、数目多、绒毛成分多,严重非典型增生者易发生癌变。一般而言,≤1cm 腺瘤的癌变率为 1%,1～2cm 为 10%,>2cm 则高达 50%,管状腺瘤癌变率为 5%～9%,管状绒毛状腺瘤为 20%～30%,绒毛状为 40%～50%。

(二)临床表现

1.全身临床表现如低热、贫血,晚期患者有进行性消瘦、恶病质、黄疸和腹水等表现。

2.排便习惯改变　表现为腹泻或糊状大便,或腹泻与便秘交替出现。

3.血便　一般结肠下段或直肠癌肿常以血便为突出表现,或有痢疾样脓血便。

4.肿块　直肠指检发现质地坚硬、表面呈结节状的肿块,肠腔狭窄。引起环形狭窄的癌多在左侧。中晚期可在右腹膜到质坚、表面呈结节感的肿块。

5.腹痛　由于常并发肠梗阻而引起腹绞痛,伴有腹胀、肠鸣音亢进与肠型,右侧结肠癌表现为右腹钝痛,合并感染时有压痛。

6.辅助检查

(1)内镜检查:直接观察病变的部位、形态,同时进行活检,以此获得确诊。

（2）影像学检查：X线钡剂灌肠检查可显示肿瘤的部位与范围，有钡剂充盈缺损、肠腔狭窄、黏膜皱襞破坏等征象；计算机X线体层摄影（CT）、磁共振成像（MRI）或直肠内超声检查，显示结肠癌的肠壁与肠外浸润深度及淋巴结有无转移。

（3）实验室检查：血常规、便常规、血清癌胚抗原检测、血生化检查。

（三）治疗原则

1.手术治疗　外科手术是目前治疗结直肠癌最重要和最有效的方法。

2.化学治疗　尽管结直肠癌对化疗药物一般不是很敏感，但化疗对于提高结直肠癌患者的生活质量及延长生存期，还是得到大多数学者的认可。

3.分子靶向药物治疗　与新的化疗药物联合应用使得结直肠癌的治疗取得了长足的进步。

（四）护理评估

了解患者意识是否清楚，生命体征有无异常；有无食欲下降、体重减轻、乏力、便血等症状，有无恶病质；有无黑粪；腹部疼痛的时间、部位、性质；腹部是否扪及包块，包块的大小、部位、活动度、是否有压痛等。

（五）护理要点及措施

1.保持病房整洁、安静，环境适宜，定时通风。晚期患者情况较差者需绝对卧床休息。

2.口腔护理　每日2次，观察口腔黏膜和牙龈是否有出血。

3.饮食的护理　可进高热觉、高营养、高维生素、易消化、低脂食物，少食多餐，细嚼慢咽。少进食乳制品，以免肠道气体产生过多。为避免术后排便困难影响伤口愈合，可给予粗纤维饮食及收敛药物。对于进食少或不能进食者通过静脉补充营养。

4.病情观察　监测患者神志及生命体征变化，尤其是心率、血压变化并每小时记录生命体征1次。观察大便次数、颜色、性状、量，是否混有血液或黏液。观察腹部体征变化，监测体重及腹围变化。观察有无肝大、黄疸、腹水、锁骨上淋巴结肿大等。

5.疼痛的护理

（1）根据患者的表情、体位、脉快、血压高或低、呼吸浅快等，判断患者疼痛的部位、强度和性质。用1～10级疼痛量表评估患者的疼痛等级并记录，及时报告医生。

（2）评估切口处有无红肿，评估尿管和引流管是否通畅。

（3）观察患者有无腹胀、腹痛，了解肠鸣音情况。

（4）在患者活动前给予镇痛药，以增加活动量。用药后半小时评估镇痛药物的效果。

（5）指导非药物缓解疼痛的方法，如变换体位、分散注意力、减少周围环境刺激、放松疗法。

（6）指导患者咳嗽和深呼吸可按压切口的方法。

（7）会阴部伤口疼痛的护理，需要更多的护理与指导。指导患者用38～42℃的温水坐浴10～20min，每天3～4次，促进局部血液循环。

6.结肠造口的护理

（1）评估造口所在的肠段位置，使用合适的造口袋。使用透明的、末端可以打开的造口袋，以利于观察和倾倒排泄物。

（2）经常观察造口外观和周围皮肤情况，造口黏膜应是粉红色的。保护造口及其周围皮肤，在造口周围皮肤上涂抹皮肤保护剂。

（3）及时更换造口袋,造口袋内容物达到 1/3 时,应倾倒或更换造口袋。

（4）必要时行结肠造口灌洗。

（5）进行必要的心理疏导,帮助患者从心理上适应身体上的变化。

7. 生物靶向治疗的护理　及时了解患者的心理状态,提前告知治疗的过程,使患者对靶向治疗有充分认识。生物靶向治疗过程应在心电监护下完成。生物靶向治疗药物禁止冷冻,开启后立即使用,静脉输入前后应用生理盐水冲洗输液管,并用过滤输液器。开始时 15min 应减慢速度,如无异常速度可以加快。如出现轻中度反应时,减慢输液速度或服用抗组胺药物。若反应严重立即停止输液,更换输液器,静推肾上腺素、糖皮质激素、抗组胺药,并给予支气管扩张药及吸氧。密切观察生命体征。

8. 放射治疗的护理

（1）心理干预:护理人员应及时了解患者的心理状态,主动帮助患者解决细小的需求,使患者对护理人员信任有加,是心理干预得以实施的关键。心理干预须因人而异,根据患者的不同情况,不同患者的不同心理区别对待。

（2）饮食护理:放疗后的肿瘤患者,应多服健脾和胃、养血补气之品,如薏米粥、山核、鸡蛋、猪肝、鲜鱼等,出现放射性肠炎时,宜食用少渣、低脂及产气少食物。

（3）皮肤的护理:放疗后,放射野（即照射的范围）的标记应在医生的指导下拭去,禁用肥皂擦洗。放疗后皮肤干燥和瘙痒,可用滑石粉、痱子粉、皮炎平霜等涂擦。避免阳光直接照射皮肤,避免接触强风、过热或过冷以及盐水等有明显刺激作用的物质。出现放射性肠炎时,保持肛门及会阴部清洁,症状明显者给予止血、止泻治疗。

9. 化学治疗的护理

（1）心理护理:患者对化疗均存有恐惧及焦虑心理,害怕毒副作用。化疗前向患者及家属讲解药物作用、目的、效果及用药过程中可能出现的毒副作用,给予充分安慰和鼓励,消除患者的顾虑。请同病患者现身说法,帮助患者树立信心,在最佳的心理状态下积极配合治疗。

（2）静脉的护理:化疗周期通常较长,保护患者的静脉血管至关重要。通常采用中心静脉插管。

（3）饮食护理:应给予高蛋白、高维生素、营养丰富、易消化的食物,鼓励患者多饮水,以少食多餐为宜,指导患者和家属调节可口的饮食,保证患者的食量.满足机体的需求,以增强机体对化疗的耐受力。

（4）胃肠道反应的护理:对出现恶心呕吐、食欲缺乏者,对症处理的同时注意配合心理护理,对患者多询问、多关心,采取分散注意力的方法减轻患者心理压力和焦虑情绪,饮食以清淡、易消化半流食为主,且要少食多餐,使患者顺利完成化疗。

（5）骨髓抑制的护理:采用保护性隔离,加强防止感染的措施,减少探视及人员流动,严格遵守各项无菌操作,并用紫外线照射病室,每日 2 次,每次 30min,尽量避免侵入性操作。

（6）脱发的护理:向患者解释脱发的原因和性质,给予开导和安慰,鼓励患者表达感受,使其认识脱发是暂时现象,化疗停止后可逐渐恢复正常,鼓励患者通过戴帽子或假发改变现有的现象,树立生活的勇气和信心。

10. 心理护理　评估患者的心理状态,有无焦虑、恐惧等不良情绪。疾病是否影响患者日常生活和睡眠。对于病情危重者,医护人员应陪在患者身边安慰患者,使其保持情绪稳定,增强战胜疾病的信心。主动倾听患者和家属的主诉,鼓励他们表达有关情绪反应。鼓励患者观察和触摸造口。如果患者身体状况允许,护理人员可鼓励患者参与结肠造口的护理。尊重患者的文化和宗教习惯,鼓励他们使用这些资源来加强应对。鼓励患者和家属讨论目前状况对家庭成员、结构、功能的潜力影响。如果可能,向患者提供癌症支持组织、社会服务机构信息。

（六）健康教育

1.嘱患者注意饮食卫生,多食含纤维、营养丰富的食物,少食高脂肪、高蛋白质食物。保持正常体重。

2.指导患者进行适当体育活动,如散步、太极拳等,增加机体的免疫功能。保持乐观豁达的心理状态,对生活充满信心,利于疾病康复。

3.给患者讲解造瘘的必要性,使其能正确地对待术后生活的改变。

4.指导并教会患者正确护理结肠造瘘口,教给患者有关人造肛门袋的排空和更换知识,如食物的选择、肛门袋的处理等,并保护好周围皮肤。

5.告知患者为防止造瘘口狭窄,经常用示指扩张造瘘口。

6.告知患者每日坚持多饮水,养成定时排便的好习惯。如有便秘,可经造瘘口灌肠。

7.让患者了解进一步治疗的必要性,如放疗、化疗、生物靶向治疗等,使其恢复自信心,且能正常与人交往。

8.嘱患者观察病情变化,定期复查,如有腹痛、便血等症状及时就诊,以保证生活质量。

（栾宁）

第二十四节　功能性肠病的护理

一、功能性消化不良

（一）概述

功能性消化不良（functional dyspepsia,FD）是指持续或间隙性上腹部中心部位的疼痛、不适、腹胀、反酸、嗳气、恶心、呕吐等症状且不能用器质性疾病或解剖结构的改变来解释的一系列症候群。流行病学调查显示,FD 占消化不良患者的 30%～50%,占消化专科门诊的30%～40%。依据 FD 患者对症状的主诉将其分为溃疡样型、运动障碍样型、非特异型、反流样型等。老年患者中以运动障碍样型多见。FD 的发病机制至今尚未彻底阐明,可能包括多种发病机制,普遍认为 FD 的病因与发病机制与下列因素有关。

1.胃肠动力异常　大量的临床研究表明,FD 的病理生理机制可能与胃动力障碍、胃感觉异常、胃电节律紊乱等胃源性因素关系密切。胃动力障碍的病理生理改变可能是 FD 发病的主要机制。老年患者中 50%有胃排空障碍,亦多见结肠及小肠功能紊乱。

2.胃肠感觉异常　50%的 FD 患者较少的进餐量即可产生上腹部不适和疼痛,可能是内脏感觉的敏感性增高所致,普遍认为主要是中枢机制引起了内脏感觉的高敏感性。

3.胃肠激素水平低　胃肠激素对消化道运动有显著影响,胃动素、促胃泌素等能引起胃电节律加快,从而增强胃窦的收缩,促进胃排空。大量资料显示,FD 患者空腹和餐后血浆胃动素低于正常人水平。

4.幽门螺杆菌（HP）感染　HP 产生的尿素酶可水解胃内的尿素,在正常体温下每天可产生一定量的 CO_2,参与腹胀、嗳气的形成。

5. 其他因素　FD 的发病与年龄、心理障碍和神经异常、环境因素等也有一定的关系。

（二）临床表现

1. 上腹痛　为常见症状,部分患者以上腹痛为主要症状,伴或不伴有其他上腹部症状。上腹痛多无规律性,部分患者上腹痛与进食有关,表现为饱痛,进食后缓解,或表现为餐后 0.5～3.0h 腹痛持续存在。

2. 早饱、腹胀、嗳气　亦为常见症状,可单独或同时出现,伴或不伴有腹痛。早饱是指有饥饿感但进食后不久即有饱感,致摄取食物明显减少。上腹胀多发生于餐后,或呈持续性进餐后加重。早饱和上腹胀常伴有嗳气。

3. 恶心、呕吐　并不常见,往往发生在胃排空明显延迟的患者,老年 FD 患者以胃排空延缓为主要特征。呕吐多为当餐胃内容物。

4. 不少患者同时伴有失眠、焦虑、抑郁、头痛、注意力不集中等精神症状,这些症状与部分患者"恐癌"心理有关。

5. 体征　体征较少,多无特异性,可有上腹部压痛。

6. 辅助检查

（1）实验室检查:进行血常规、肝功能、肾功能检查,必要时做血糖、甲状腺功能等相关内分泌的检查,甚至免疫学检查,以除外糖尿病、甲状腺功能亢进（或减退）症及结缔组织病等全身性疾病。FD 患者空腹和餐后血浆胃动素低于正常人水平。

（2）超声波、X 线等检查:排除肝、胆、胰、肠道器质性病变。

（3）内镜检查:排除食管炎、胃及十二指肠溃疡、糜烂、肿瘤等器质性病变。

（4）全消化道钡餐:在怀疑有机械性肠梗阻时有一定的诊断价值。

（5）空腹体表胃电图分析:功能性消化不良的患者主要表现为胃电节律过缓或过速。

（6）胃排空试验:对于治疗效果欠佳者,可行胃肠动力检查以指导治疗,但近期的研究资料认为,仅有部分 FD 患者存在胃排空延迟,即使行胃排空试验亦不会影响患者的治疗方案,因此不列为常规的检查方法。

（7）幽门螺杆菌检查:血清幽门螺杆菌抗体检测,功能性消化不良患者多见幽门螺杆菌感染。

（三）治疗原则

对 FD 患者治疗选择从理论上讲应采用个体化的治疗方案。对溃疡型和动力障碍型消化不良,可分别采用抗分泌或促动力药物作为一线的治疗。当症状对患者生活质量产生明显影响时,可以考虑采用间歇性治疗（如 2～4 周）。在极少数症状持续存在和不能停药的患者,则需持续治疗。应用促动力药,特别是西沙必利治疗 FD 疗效可达 60%～90%,多潘立酮治疗 FD 也有效且副作用较甲氧氯普胺少。对溃疡-运动障碍混合型 FD 患者应用法莫替丁加西沙必利较单一用药更有效。用中药调治功能性消化不良症效果好,可口服枳实消痞丸、香砂养胃丸等。对于某些明显伴有抑郁、焦虑情绪,并且消化不良症状较重的 FD 患者,还需加用抗抑郁、抗焦虑药物治疗,这样可显著提高疗效。

（四）护理评估

了解患者的起病时间、原因或诱因、病程长短;有无嗳气、恶心、呕吐等症状,伴或不伴腹胀、腹痛;腹痛的部位、性质、规律及持续时间;患者的全身营养状况、精神状况、神志、生命体征等状况。

（五）护理要点及措施

1. 一般护理　注意休息，规律作息，避免精神紧张，嘱患者按时足量用药。

2. 心理护理　功能性消化不良一般病程较长，尤其是老年人，随着年龄的日渐增高，除本病之外的其他疾病还会不断伴随而生，因此，他们的心理压力往往比年轻患者要大得多。护理人员应有针对性地向患者介绍有关本病的医学知识，使患者对本病有一个大概的了解，知道其治疗预后情况，从而消除思想顾虑，全身心地配合治疗和护理。

及时评估患者的生理、心理反应及心身防卫和应对能力，找出护理问题，制定相应的护理计划，通过心理护理使患者避免精神紧张，消除焦虑情绪，减少对自身病情的关注，促进患者康复。针对性地行心理治疗和护理，包括支持性心理治疗、个别心理治疗、患者互助治疗、社会与家庭支持性心理治疗、认知治疗、暗示疗法和放松训练等。

3. 饮食护理　功能性消化不良对饮食要求比较严格，其重要性有时甚至胜过药物治疗，特别是老年FD患者，合理的饮食调养常可收到事半功倍之效，一般来说，本病应以清淡、易消化、富有营养的食物为主。劝导患者改变不良的饮食习惯，注意生活规律，饮食要合理，定时定量，少食刺激性强、生冷及油腻食物，戒除烟酒，不暴饮暴食。积极补充维生素和蔬菜、水果，坚持围绕疾病调整饮食，制定适宜的食谱。对于老年FD伴便秘患者，饮食中要有适量的纤维素，每天进食一定量的蔬菜与水果；适当食用些粗粮；配合腹部按摩，加强通便作用。

4. 用药护理　功能性消化不良属多病因的复杂性疾病，临床治疗方法多样，加之老年患者多伴有其他系统的疾病，用药往往非常繁杂，因此，务必告诫患者谨慎用药。胃肠动力药及胃黏膜保护药应餐前服用；对胃肠功能有损害但又必须使用的药物，应饭后服用，以减少对胃黏膜的不良刺激。用中药治疗时可在煎剂中加入姜、枣等物，以暖胃护脾，并应浓煎少量多次服用，以减轻胃肠负担。服药期间，严禁进食辛辣、海腥、油炸之物。另要做好长期服药的准条，按时足量用药。

（六）健康教育

1. 对患者进行与疾病相关的健康知识宣讲，对病程长、经多次住院或门诊治疗效果不佳者，讲解功能性消化不良的发病原因。

2. 让患者在充分知情并认可各项检查结果均正常的前提下，加强理解沟通，启发患者对疾病的主动认知及积极配合，解除其对疾病的顾虑、恐惧等不良心理应激。

3. 加强腹式呼吸　对于因生理因素引起的消化功能不良患者，指导患者进行腹式呼吸，每天锻炼3~4次，每次10~15min。加强腹式呼吸可增加肺通气量，促进肺循环，使血液中的含氧量明显增加，改善全身各系统的功能。同时，膈肌和腹肌起落运动增强，对五脏六腑起到按摩和被动牵拉运动的作用，从而促进了胃肠蠕动和消化腺的分泌，对促进食物的消化和吸收，改善功能性消化不良的各种症状具有一定的治疗作用。

4. 锻炼腹肌　对于各年龄段不同生活、饮食习惯导致的功能性消化不良，可指导患者做增加腹肌张力的运动（禁忌证除外），即每天收缩腹肌数次；或使脚后跟着地，膝部轻度弯曲，保持半坐位的姿势；仰卧时举起下肢，但要保持膝部伸直。

5. 调节饮食　由于饮食不合理而致的功能性消化不良，最关键的是调节饮食，如腹胀时不食产气食物如豆类、洋葱、红薯等，便秘时尽可能进食高纤维食物，如蔬菜、水果等。

6. 改变生活方式，创造良好的生活环境　指导患者适当参加活动，缓解抑郁、焦虑情绪，保持乐观及稳定的情绪。对卧床休息的患者，对其床上的饮食起居要提供便利条件。

二、肠易激综合征

（一）概述

肠易激综合征（irritable bowel syndrome，IBS）指的是一组包括腹痛、腹胀、排便习惯改变和大便性状异常、黏液便等表现的临床综合征，持续存在或反复发作，经检查排除可以引起这些症状的器质性疾病，常与其他功能性肠病的症状重释。根据临床特点可分为腹泻型、便秘型、腹泻便秘交替型以及胀气型。老年肠易激综合征患者通常有长期的肠功能紊乱史，某些人始于儿童期或青春期。肠易激综合征的确切病因不清，但公认与以下因素有关。

1. 精神、神经因素　研究认为，本病症状发作或加重均与情绪紧张有关，焦虑、抑郁、激动、恐惧等情绪不安因素刺激机体，影响了自主神经功能，从而引起结肠和小肠的运动功能改变及分泌功能失调。老年人常见的精神刺激有家庭不和、恐癌、配偶病故等。

2. 遗传因素　肠易激综合征有明显的家族聚集倾向。国外33%的患者有家族史，国内与此接近，而且同一家族中肠易激综合征患者的临床表现雷同。

3. 感染因素　约1/4肠易激综合征患者的症状起自胃肠炎、痢疾或其他直接影响胃肠功能的疾病。研究认为各种细菌、病毒感染可引起肠黏膜下巨细胞或者其他炎性细胞释放细胞因子，引起肠道功能紊乱而发生肠易激综合征。

4. 饮食因素　多数肠易激综合征患者症状的出现与进食的种类、性状有关，如富含纤维素的食物、生冷食物、高脂高蛋白食物、海鲜类食物、酒类饮品等，肠易激综合征患者对这些食物的不耐受可能是发病机制之一。

5. 药物因素　已知一些抗生素、麻醉药、抗酸药等有诱发肠易激综合征的作用。研究发现，这些药物通过影响胃肠道平滑肌的兴奋性和肠道的内分泌引发症状。

（二）临床表现

1. 腹痛　几乎所有肠易激综合征患者都有不同程度的腹痛。部位不定，以下腹和左下腹多见。多于排便或排气后缓解。

2. 腹泻　一般每日3～5次，少数严重发作期可达数十次。大便多呈稀糊状，也可为成形软便或稀水样。多带有黏液，部分患者粪质少而黏液量很多，但绝无脓血。有些患者腹泻与便秘交替发生。

3. 便秘　排便困难，粪便干结、量少，呈羊粪状或细杆状，表面可附黏液。

4. 腹胀　位于脐周或全腹，白天夜间均可发生，一般腹围不增大。

5. 体征　体征多无特异性，可在相应部位有轻压痛，部分患者可触及腊肠样肠管，直肠指检可感到肛门痉挛、张力较高，可有触痛。

6. 辅助检查

（1）实验室检查：粪常规检查可见大量黏液或正常，血尿常规、大便隐血、细菌培养（至少3次）、甲状腺功能测定、肝胆胰肾功能、红细胞沉降率、电解质、血清酶学检查等均正常。

（2）X线检查：X线钡灌肠可见结肠充盈迅速及激惹征，但无明显肠结构改变；全消化道钡剂有时可见钡剂通过小肠过速，钡头于0.5～1.5h即可到达回盲部。在进行钡灌肠检查时，宜用温生理盐水灌肠，因为肥皂水或寒冷液体灌肠可引起结肠痉挛而产生激惹现象。

（3）结肠镜检查：肉眼观察黏膜无异常或仅有较度充血水肿和过度黏液分泌，结肠黏膜活检正常。有的患者进行结肠镜检查时，因痛觉过敏，常因腹痛不能耐受而中途终止检查或不能检查。有的患者检查后,有较长时间腹痛、腹胀,且较难恢复,可能与肠镜检查时刺激有关。

(4)结肠运动功能检查:乙状结肠压在无痛性腹泻者降低,便秘者则增加;直肠压在便秘者增加,腹泻者则降低,并可有肛门松弛;不论便秘或腹泻者,均可导致乙状结肠和直肠的运动指数增高。

(三)治疗原则

多主张综合性全身治疗,或针对可能的病因进行对抗治疗,提高患者的生活质量。对精神紧张、焦虑、多疑、烦躁的患者,应尽力解除精神压力,必要时给予抗焦虑药、镇静药等;应避免过分辛辣、甜、酸、凉和粗硬的食物,少饮含碳酸的饮料,戒烟限酒,对缓解症状有一定作用;解痉药可解除平滑肌痉挛,减缓肠蠕动,对腹痛、腹泻、排便不尽感有效;动力药可促进胃肠蠕动,对便秘型有效;动力-感觉调节药适用于便秘型肠易激综合征;消胀剂可吸收气体,减轻腹胀。

(四)护理评估

了解患者的起病时间、原因或诱因、病程长短;粪便的性状、次数和量;有无腹痛、里急后重、恶心、呕吐或发热等伴随症状;患者的全身营养状况、精神状况、神志、生命体征、尿量、皮肤弹性等;肛周皮肤情况。

(五)护理要点及措施

1.一般护理　注意休息和腹部保暖,嘱患者定时按量服药,但药物主要是对症处理,对治疗疾病无作用,因此,如无必要,可不使用药物治疗。

2.心理护理　多数患者由于工作、家庭、生活等因素引起长期而过度的精神紧张,因此对他们应该给予更多的关怀,自入院始尽可能提供方便,使他们对新的环境产生信任感和归属感。在明确诊断后更要耐心细致地给患者讲解病情,使其对所患疾病有深刻的认识,避免对疾病产生恐惧,消除紧张情绪,耐心细致地讲解,也会使患者产生信任感和依赖感,有利于病情缓解。

3.饮食护理　肠易激综合征不论哪种类型都或多或少与饮食有关。腹泻型患者应避免进食冷、辛辣等刺激性食物,减少煎、炸食物;避免含有大量小易吸收的碳水化合物的食物,包括脂肪、小麦及含麸质食物如面包、面条及其他面粉制品、苹果、梨子、李子、玉米、燕麦、马铃薯等;避免饮碳酸饮料;控制海鲜、甜牛奶等有可能导致腹泻的食物摄入,少量多餐。在急性腹泻期间,有时需要短暂禁食,以使肠道得以休息,但必须补大量的水分。对于便秘型患者,饮食中必须有适量的纤维素,每天要进食一定量的蔬菜与水果;主食不要过于精细,要适当进食粗粮;晨起空腹饮一杯淡盐水或蜂蜜水,配合腹部按摩或转腰,让水在肠胃振动,加强通便作用。

4.腹泻护理　观察腹泻患者大便的次数、性状、量、气味、有无黏液及脓血。必要时按医嘱予止泻的药物抑制肠蠕动,延长肠内容物停留时间,促进小肠对胆盐、水分吸收。腹泻患者要注意卧床休息,以减少体力消耗和肠蠕动次数。另外要注意患者的腹部保温,受凉会使病情加重。做好肛周皮肤的护理,每次便后嘱患者用软纸轻拭并用温水清洗,条件允许可坐浴。行缩肛运动,促进肛周血供。肛周局部涂以无菌凡士林或其他无菌油膏,以保护皮肤。

5.便秘护理　嘱便秘患者每天锻炼腹肌,引发便意。养成定时排便的习惯,防止粪便堆积,每次排便时间不宜过长,不可过于用力。必要时予缓泻药,如开塞露等。

6.中药保留灌肠　灌肠用中药药方为柴胡、白芍、炙甘草;腹痛者加延胡索;腹泻者加五倍子;黏液便者加黄连;便秘者加大黄。先做好解释工作,使患者了解中药灌肠具有清热解毒、软坚散结、解痉镇痛等作用,另外灌肠可促进排出大便、细菌和毒素,能清洁肠道,减少肠内容物非正常分解与发酵,减少气体产生,有效减轻腹胀。灌肠时,协助患者取左侧卧位,药液温度调至 38~40℃,药液量 100~200mL,抬高臀部 10cm,插入肛管 15~20cm,灌入时液面距肛门不超过 30cm,在 15~20min 缓慢灌入,灌入后嘱患者先屈膝仰卧,抬高臀部 10~15min 后取出臀下小枕,再嘱其静卧休息 1h 以上。

(六)健康教育

1. 指导患者适当参加文体活动,缓解精神紧张和疲劳,积极锻炼身体,增强体质,预防疾病,选择既能长期坚持又有益于身体的有氧运动,例如:快走、慢跑、游泳等,每周运动 3~5 次,运动量因人而异,以不出现疲劳为宜。

2. 告知患者应保证足够的睡眠,规律的作息时间,睡前温水泡脚,不饮咖啡、浓茶等兴奋性饮料,避免从事令人兴奋的活动。

3. 告知患者对可疑不耐受的食物,如虾、蟹、牛奶、花生等尽量不食,辛辣、冰冻、油腻、生冷食物及烟酒要禁忌。同时避免泻药及理化因素对肠道的刺激。饮食定量,不过饥、过饱,养成良好的生活习惯。

4. 嘱患者避免精神刺激,解除紧张情绪,经常保持乐观豁达及稳定的情绪,以应对各种应激情况。

5. 指导患者经常做腹部按摩,以增强肠道运动功能和免疫功能。

(栾宁)

第二十五节　肝硬化与肝性脑病的护理

一、肝硬化

(一)概述

肝硬化是临床常见的慢性进行性肝病,是以肝组织弥漫性纤维化、假小叶和再生结节形成为特征的慢性肝病。临床上有多系统受累表现,以肝功能损害和门静脉高压为主要表现,晚期常出现消化道出血、肝性脑病、继发感染等严重并发症。引起肝硬化的病因很多,在我国以病毒性肝炎所致肝硬化为主,国外以酒精中毒多见。

(二)临床表现

通常肝硬化起病隐匿,病程发展缓慢,病情较轻微,可潜伏 3~5 年或 10 年以上,少数因短期大片肝坏死,3~6 个月便发展成肝硬化。常分代偿性肝硬化和失代偿性肝硬化两类临床表现。

1. 代偿性肝硬化　可无症状或症状不典型,缺乏特异性。以乏力、食欲减退出现较早且较突出,可伴有腹胀不适、恶心、上腹隐痛、轻微腹泻等。上述症状多呈现间歇性,因劳累、感染而诱发,经适当休息、治疗可以缓解。

2. 失代偿性肝硬化　肝硬化患者出现黄疸、腹水、低蛋白血症、消化道出血及肝性脑病者,提示进展至失代偿期。主要表现为肝功能减退和门静脉高压症两类症状。

(1)乏力、体重减轻:主要原因是进食的热量不足,糖、蛋白质、脂肪等中间代谢障碍,致使能量产生不足、肝功能损害或胆汁排泄不畅、血中胆碱酯酶减少,影响神经、肌肉的正常生理功能;乳酸转化为肝糖原的过程障碍,活动后,肌肉内乳酸蓄积过多。体重减轻为消化功能及吸收功能障碍所致。

(2)消化系统症状:食欲减退、上腹不适、腹胀,对脂肪耐受性差,易腹泻。

(3)低热:部分患者可出现不规则低热,一般不超过 38.5℃,持续的高热常提示有并发的感染。

(4)出血及贫血:出血倾向常见,严重者可出现胃肠黏膜及皮肤广泛出血。

(5)内分泌失调的表现:男性患者睾丸萎缩、性功能减退、毛发脱落等。

(6)皮肤表现:肝病面容、蜘蛛痣、肝掌。蜘蛛痣主要分布在面颈部、上胸、肩背和上肢等,下腔静脉引流区域,形似蜘蛛,用火柴梗按压蜘蛛痣中心,周围即褪色,放松按压即恢复。

(7)黄疸:肝硬化患者出现黄疸,是由于肝细胞摄取、结合及排泄胆红素的功能发生障碍,故黄疸性质属于肝细胞性。

(8)腹水:腹水是肝硬化由代偿转化为失代偿的重要标志之一,肝窦静水压力升高及低蛋白血症是其形成的基本因素。

(9)脾大、脾亢:门脉高压,脾静脉回流受阻,引起脾脏淤血性肿大;此外,肝脏坏死所产生的毒性产物或其他港物可引起增生性脾大。

(10)侧支循环建立开放:是门静脉高压症的特征性表现,脾大、侧支循环建立开放(食管和胃底静脉曲张、腹壁静脉曲张、痔静脉扩张)、腹水、胸腔积液。

(11)肝硬化的实验室检查

①血常规:脾功能亢进时白细胞和血小板计数减少。

②尿常规:失代偿期可有蛋白尿、血尿和管型尿。有黄疸时可有胆红素、尿胆原增加。

③肝功能:代偿期正常或轻度异常,失代偿期多有异常。

④免疫功能检查:血清 IgG 显著升高,T 淋巴细胞数常低于正常。

⑤腹水检查:为漏出液。

⑥影像学检查:如 X 线钡剂检查、CT 检查等。

⑦纤维内镜检查:可直视静脉曲张及其分布和程度。

⑧腹腔镜检查:直接观察肝脾情况。

(12)并发症:上消化道出血;肝性脑病;感染;功能性肾衰竭(肝肾综合征);原发性肝癌;其他如电解质、酸碱平衡紊乱。

(三)治疗原则

积极病因治疗,同时加强静脉营养支持、保肝、抗感染、预防并发症及对上消化道出血、肝性脑病、功能性肾衰竭等并发症的对症支持治疗。限制钠水摄入、使用利尿药、放腹水,加输注入血白蛋白治疗,提高血浆胶体渗透压。对难治性腹水进行浓缩回输、腹腔—颈静脉引流及经颈静脉肝内门体分流(TIPSS)治疗。

(四)护理评估

了解患者发病过程,有无肝炎或输血史;有无恶心、呕吐、腹胀,粪便的性状及颜色;观察患者精神状态,对人物、时间、地点的定向力;肝脾有无压痛;有无腹水;皮肤和黏膜有无黄染、出血点、蜘蛛痣;有无体重下降及消瘦程度。

（五）护理要点及措施

1.病情观察　观察患者生命体征及神志变化，每周测量腹围、体重1次。观察腹胀、腹泻、腹痛部位、程度，并及时报告医生。正确记录24h出入量。

2.饮食护理　饮食以高热量、高蛋白质、低脂肪、低盐、多维生素而易消化软食为主，忌食粗糙过硬食物。伴有水肿和腹水的患者应限制水和盐摄入（3～5g/d），进水量限制在每日1000mL左右，应用排钾利尿药时应进食含钾多的食物。肝功能不全昏迷期或血氨升高时，限制蛋白质摄入，控制每日30g左右。禁烟、忌酒、咖啡等刺激性饮料及食物。

3.体位及皮肤护理　肝硬化患者应多卧床休息，卧床时尽量取平卧位，阴囊水肿者可用托带托起阴囊。大量腹水者可取半卧位，抬高下肢。肝硬化患者每日用温水擦浴，保持皮肤清洁，衣着宜柔软宽大，床铺应平整，定时更换体位，防止发生压疮和感染。将患者的指甲剪短，防止抓伤。皮肤瘙痒时应注意用温水清洗，不要用刺激性药物或肥皂擦洗。

4.心理护理　由于该病病程长、预后差，且老年患者常合并其他疾病如呼吸道、心血管疾病等，抵抗力下降，常有情绪低落、烦躁表现，对治疗丧失信心。根据患者的社会背景、性格、家庭环境、对疾病的认知程度，对每个患者提供个体化心理支持，并给予心理疏导和安慰，以增强战胜疾病的信心。

5.腹腔穿刺放腹水的护理要点　放腹水水前向患者说明注意事项、操作目的，以取得合作，测量体重、腹围、生命体征，嘱患者排空膀胱以免误伤。术中及术后监测生命体征，观察有无不适反应；放液速度不宜过快，放液量不宜过多，一次放腹水量不宜超过3000mL。术毕用无菌敷料覆盖穿刺部位，如有溢液可用吸收性明胶海绵处置，术后使用腹带包扎，以免腹内压骤然下降；记录抽出腹水的量、性状和颜色，标本及时送检。

6.做好并发症的观察和护理　如上消化道出血、肝性脑病、电解质及酸碱平衡紊乱。

二、肝性脑病

（一）概述

肝性脑病是肝细胞功能衰竭的最常见和最严重的表现之一，是由各种急慢性肝病引起的、以代谢紊乱为基础的中枢神经系统功能失调的综合征。其主要临床表现是意识障碍、行为失常和昏迷。临床上一般可分为急性和慢性肝性脑病两大类。慢性肝性脑病血氨可明显升高。

（二）临床表现

急性肝性脑病常见于急性重型肝炎所致的急性肝衰竭；慢性肝性脑病多见于肝硬化和慢性肝衰竭。根据精神、神经表现、脑电图检查及智力试验，可将慢性肝性脑病分为5期（级）。

0期（隐性期）：既往称为亚临床肝性脑病，现多称为轻微型肝性脑病。表面观察患者完全正常，经智力检查发现智力低下、反应时间明显延长或操作能力减退等。

Ⅰ期（前驱期）：轻度性格和行为异常。欣快激动或淡漠少言，或行为失常，可有扑翼样震颤。脑电图仅轻度异常改变。历时数天或数周或更久。

Ⅱ期（昏迷前期）：以精神错乱、意识模糊、睡眠障碍为主。此期出现明显神经体征，例如腱反射亢进、肌张力增高、踝阵挛及巴宾斯基征阳性等，扑翼样震颤和脑电图异常均很明显，具有一定的特征性。患者可出现不随意运动及运动失调。

Ⅲ期（昏睡期）：以昏睡和精神错乱为主，各种神经体征持续加重。患者大部分时间呈昏睡状态,但可以唤醒,醒时尚能应答问话,但常有神志不清或幻觉。扑翼样震颤仍可引出,肌张力增强,四肢被动运动常有抗力。脑电图也有异常发现。

Ⅳ期(昏迷期):患者完全丧失意识,不能唤醒。腱反射和肌张力仍亢进,有时成张目凝视状,由于患者不能合作,扑翼样震颤不能引出。深昏迷时,各种反射消失,肌张力降低,瞳孔散大,可出现阵发惊厥、踝阵挛和换气过度。

伴肝功能严重损害的肝性脑病患者尚有黄疸、出血倾向和肝臭表现,易并发各种感染、肝肾综合征、脑水肿等情况,使其临床表现更为复杂。患者死亡原因常与感染和呼吸道功能或肾衰竭有关。

(三)治疗原则

目前针对肝性脑病的治疗仍采取消除诱因、避免诱发和加重肝性脑病、减少肠内毒物的生成和吸收、促进有毒物质的代谢清除,纠正氨基酸代谢紊乱、对症支持疗法,以及纠正水、电解质和酸碱平衡失调等综合性治疗措施。

(四)护理评估

评估患者的精神、神经表现及呼吸、血压、瞳孔等生命体征的变化,特别要注意有无神志丧失、扑翼样震颤,肌张力增强,四肢被动运动等表现。

(五)护理措施及要点

1.饮食护理　控制与调整饮食中蛋白质的摄入量,能量供给应以糖类为主,每日供给热量1200～1600kcal 和足量的维生素,并保持糖类和蛋白质的比例均衡(一般为 5∶1)。蛋白质摄入量不宜超过 70g/d,但不能低于 40g/d,以免引起负氮平衡。以碳水化合物为主要食物,可口服蜂蜜、葡萄糖、果汁、面条、稀饭等。昏迷患者以鼻饲葡萄糖液供给能量。患者神志清楚后,可逐步增加蛋白质饮食,以植物蛋为好。

2.维持水、电解质平衡　密切观察患者的生命体征,神志,皮肤黏膜的颜色、体重的变化,准确记录出入量,严格控制补液的速度及量。控制每日水入量,入量一般为每日尿量加1000mL,每日总入量以不超过 2500mL 为宜。

3.维持有效呼吸功能　观察患者呼吸形态,监测血气分析;协助患者半卧位,利于患者肺扩张和通气;给予低流量吸氧,保持呼吸道通畅,协助患者翻身、叩背,鼓励患者深呼吸、咳嗽、咳痰;痰多不易咳出者可给予雾化吸入;若患者出现严重呼吸困难及缺氧症状,应及时行气管插管或切开,呼吸机辅助呼吸。

4.保护脑细胞功能,防止脑水肿　高热时用冰帽以降低颅内温度,降低能量消耗,是保护脑细胞功能的有效措施。抬高床头 20°,可有效降低颅内压,但勿高于 30°。

5.控制感染　根据医嘱使用抗生素。保持室内空气新鲜,定时开窗通风,注意保暖。协助患者做深呼吸、有效咳嗽及排痰;加强基础护理,预防口腔、肺部和尿路感染。

6.保持大便通畅　遵医嘱应用导泻药物,注意观察用药效果。

7.做好肝性脑病患者的安全防护　对于烦躁患者应注意保护,可加床档,必要时使用约束带,防止发生坠床和撞伤等意外。

(六)健康教育

1.指导患者保证足够的休息和睡眠,保持乐观情绪。

2.指导患者合理饮食,进食高热量、高蛋白质、高维生素、易消化饮食。忌食过多的蛋白质:已经发生过肝性脑病或有肝性脑病前兆的患者,更应严格限制蛋白质的摄入量,每天每千克体重不应超过 0.5g;忌食糖过多;忌食辛辣食物。

3.指导患者忌酒、烟:尼古丁有收缩血管作用,造成肝脏供血减少,影响肝脏的营养,不利于肝病稳定。

4.指导患者注意保暖及个人卫生,预防感染。

5.指导患者正确遵医嘱用药,教会患者观察药物疗效和不良反应,有异常及时就诊。

6.安慰家属,要理解关心患者,给予细心的照顾。教会患者及家属如何早期识别并发症,以监测病情变化和及时调整治疗方案。

(栾宁)

第二十六节 糖尿病的护理

一、概述

糖尿病(diabetes mellitus,DM)是由遗传和环境因素相互作用而引起的一组以慢性高血糖为共同特征的代谢异常综合征。因胰岛素分泌或作用的缺陷,或两者同时存在而引起的碳水化合物、蛋白质、脂肪、水和电解质等代谢紊乱。随着病程的延长可出现多系统损害,导致眼、肾、神经、心脏、血管等组织的慢性进行性病变,引起功能缺陷及衰竭。重症或应激时可发生酮症酸中毒、高渗性昏迷等急性代谢紊乱。糖尿病分为四型,即胰岛素依赖型糖尿病(1型糖尿病)、非胰岛素依赖型糖尿病(2型糖尿病)、其他特殊类型糖尿病和妊娠糖尿病。其中非胰岛素依赖型糖尿病也叫成人发病型糖尿病,多发生在 40 岁以上和老年人中,占糖尿病患者90%以上。其特征为胰岛素抵抗、胰岛素分泌不足、肝糖输出增多。

中国糖尿病协会 2010 年最新调查发现,我国的糖尿病发病率高达 9.7%,糖尿病患者接近 1 亿,毫无疑问我国已成为全球范围糖尿病增长最快的地区,且超过印度成为糖尿病第一大国。糖尿病已成为严重威胁人类健康的世界性公共卫生问题。

二、临床表现

1.多尿、烦渴、多饮 由于血糖浓度增高,超过肾糖阈值,导致尿糖、尿渗透压升高,而肾小管重吸收水减少,尿量和尿次数增多,一昼夜可 20 余次,总量达 2～3L。由于多尿,患者口渴多饮。但非胰岛素依赖型糖尿病老年患者常无典型的"三多"症状,仅在体检时发现血糖升高。

2.多食善饥 由于排出大量糖尿,糖未能充分利用,加之血糖增高后刺激机体分泌胰岛素,因此食欲亢进,有饥饿感,每日进食 5～6 次,每餐可达 0.5～1kg,但有时仍不能满足饥渴。

3.体重减轻、疲乏无力 由于糖代谢失常、能量利用减少、负氮平衡、失水等,患者感疲乏、虚弱无力。发生糖尿病时明显超重或肥胖者大多数为非胰岛素依赖型糖尿病,肥胖越明显,越易患非胰岛素依赖型糖尿病;胰岛素依赖型糖尿病患者在起病前体重多属正常或偏低。无论是胰岛素依赖型糖尿病或非胰岛素依赖型糖尿病,在发病之后体重均可有不同程度降低,而胰岛素依赖型糖尿病往往有明显消瘦。

4.其他 由于高血糖及末梢神经病变导致皮肤干燥和感觉异常,患者常有皮肤瘙痒,尤其多见于女性外阴,由于尿糖刺激局部而引起;或并发真菌感染,瘙痒更加严重。另外,四肢麻木、腰痛、月经失调、性功能障碍、便秘等也常见。

5.并发症

(1)糖尿病的急性并发症,包括糖尿病酮症酸中毒、非酮症性高渗性昏迷、糖尿病乳酸性酸中毒、低血糖昏迷。

(2)糖尿病的慢性并发症,包括动脉粥样硬化性糖尿病大血管病变、糖尿病肾病、视网膜病变、心肌微血管病变,以周围神经病变最常见的糖尿病神经病变,以及糖尿病足部病变等。

其中胰岛素依赖型与非胰岛素依赖型糖尿病均可发生各种急慢性并发症,但在并发症的类型上有一定差别。就急性并发症而言,胰岛素依赖型糖尿病容易发生酮症酸中毒,非胰岛素依赖型糖尿病较少发生酮症酸中毒,但老年患者易发生非酮症高渗性昏迷。就慢性并发症而言,胰岛素依赖型糖尿病容易并发眼底视网膜病变、肾脏病变和神经病变,发生心、脑、肾或肢体血管动脉硬化性病变则不多见,而非胰岛素依赖型糖尿病除可发生与胰岛素依赖型糖尿病相同的眼底视网膜病变、肾脏病变和神经病变,此外,心、脑、肾血管动脉硬化性病变的发生率较高,合并高血压也十分常见。因此非胰岛素依赖型糖尿病患者发生冠心病及脑血管意外的机会远远超过胰岛素依赖型糖尿病患者,尤其是老年患者。

6.辅助检查

(1)尿糖测定:尿糖阳性是诊断糖尿病的重要指标,但受肾糖阈的影响,不能准确地反映血糖的变化情况,目前多被微量血糖检测仪所取代。在检测血糖条件不足的情况下,每天 4 次尿糖定性试验(3 餐前和晚上 9～10 时),以及 24h 尿糖定量可作为判断疗效指标和调整降血糖药剂量的参考。

(2)尿酮体测定:尿酮体阳性对新发病者提示为胰岛素依赖型糖尿病,对非胰岛素依赖型糖尿病或正在治疗中的患者,提示疗效不满意或出现重要的并发症。

(3)血浆葡萄糖(血糖)测定:血糖升高是诊断糖尿病的主要依据,也是评价疗效的主要指标。有静脉血和毛细血管血葡萄糖测定两种方法。糖尿病诊断需依据静脉血浆葡萄糖测定,毛细血管血葡萄糖测定仅用于糖尿病的监测。空腹血糖值正常范围为 3.9～6.2mmol/L(70～110mg/dl);≥7.8mmol/L(140mg/dl)为糖尿病;糖尿病酮症酸中毒时血糖多为 16.7～33.3mmol/L(300～600mg/dl),有时可达 55.5mmol/L(1000mg/dl)以上;糖尿病高渗性昏迷血糖常高至 33.3mmol/L(600mg/dl)以上。

(4)糖化血红蛋白(HbA1c)和糖化血清蛋白(GA)测定:HbA1c 在总血红蛋白中所占的比例能反映取血前 8～12 周的平均血糖水平,与点值血糖相互补充,作为糖尿病血糖控制的监测指标,正常值<6.5%。血清白蛋白在血中浓度相对稳定,半衰期为 17～19d,GA 测定可反映近 2～3 周的平均血糖水平。HbA1c 和 GA 测定一般不作为糖尿病的诊断依据。但是现在有大量的研究认为 HbA1c 可以作为判断糖尿病的指标,但是标准切点尚未统一。

(5)葡萄糖耐量试验:①口服葡萄糖耐量试验(OGTT):血糖高于正常范围但又未达到糖尿病诊断标准者,需进行 OGTT。②静脉注射葡萄糖耐量试验:只适用于胃切除术后、胃空肠吻合术后及吸收不良综合征者,或作为评价葡萄糖利用的临床研究手段。

(6)血浆胰岛素和 C—肽测定:血胰岛素水平测定对评价胰岛细胞功能有重要意义,C—肽能较准确反映 B 细胞功能。正常人空腹基础胰岛素水平为 5～20mU/L;基础 C—肽水平为:0.4nmol/L。

三、治疗原则

1.健康教育　是重要的基本治疗措施之一,贯彻于糖尿病诊治的整个过程。内容包括:糖尿病基础知识教育、糖尿病心理教育、饮食治疗教育、运动治疗教育、药物治疗教育及糖尿病自我监测、自我保健教育。

2.饮食治疗　是所有糖尿病治疗的基础,是糖尿病自然病程中任何阶段预防和控制糖尿病必不可少的措施。合理控制总热量、热能摄入量以达到或维持理想体重为宜;平衡膳食,选择多样化、营养合理的食物;提倡少食多餐,定时定量进餐。使用"手掌法则"选择食物营养搭配(图10-13)。

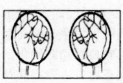
糖类(淀粉和水果):可以选用相当于2个拳头大小的淀粉类食物,水果则相当于1个拳头大小

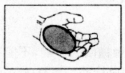
蛋白质:选择1块相当于掌心大小的,厚度相当于小指厚度

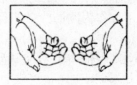
蔬菜:选择您两个手能够抓住的菜量,当然这些蔬菜都是低糖类蔬菜——绿豆或黄豆、卷心菜等

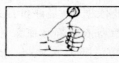
脂肪:限制脂肪仅在拇指的尖端(第一节),每餐不超过250ml低脂奶

图10-13　手掌法则

3.运动疗法　适当的运动有利于减轻体重,提高胰岛素敏感性,改善血糖和脂代谢紊乱,还可减轻患者的压力和紧张情绪,使人心情舒畅。运动治疗的原则是适量、持之以恒和个体化。

4.药物治疗

(1)口服药:促胰岛素分泌药、双胍类药物、噻唑烷二酮类、葡萄糖苷酶抑制药、磺脲类。

(2)胰岛素:普通(短效)胰岛素(RI)、短效人胰岛素、中效胰岛素(NPH)、长效胰岛素(PZI)、超短效人胰岛素类似物、超长效人胰岛素类似物、预混胰岛素(30R,50R)。

(3)肠降血糖素:艾塞那肽是拟肠降血糖素药,可以模拟葡萄糖依赖性胰岛素分泌增强作用和肠降血糖素其他抗高血糖药作用。

5.血糖监测　血糖控制差的患者或病情危重者应每天监测4~7次,直到病情稳定,血糖得到控制。当病情稳定或已达血糖控制目标时可每周监测1~2d。使用胰岛素治疗者在治疗开始阶段每日至少测血糖5次,达到治疗目标后每日自我监测血糖2~4次,使用口服药和生活方式干预的患者每周监测血糖2~4次。

四、护理评估

1.了解患者患病的有关因素,如有无糖尿病家族史、病毒感染等;询问患者起病时间、主要症状及特点,如有无烦渴多饮、多食、多尿、腹胀、便秘和腹泻、体重减轻、伤口愈合不良、感染等。对糖尿病原有症状加重,伴食欲减退、恶心、呕吐、头痛、嗜睡、烦躁者,应警惕酮症酸中毒的发生,注意询问有无感染、胰岛素治疗不当、饮食不当,以及有无应激状态等诱发因素。对病程长者要注意询问患者有无心悸、胸闷及心前区不适感;有无肢体发凉、麻木或疼痛和间歇期跛行;有无视物模糊;有无经常发生尿频、尿急、尿痛、尿失禁、尿潴留及外阴瘙痒等情况。了解患者的检查和治疗经过,目前用药情况和病情控制情况等。

2.评估患者的生命体征、精神和神志状态。酮症酸中毒昏迷及高渗性昏迷患者,应注意患者瞳孔的大小及对光反射情况。体温、血压、心率及心律有无异常,有无呼吸节律、频率的改变,以及呼气中出现烂苹果味等。

3.评估患者的营养状况及皮肤、黏膜,观察患者有无消瘦或肥胖,特别是腹型肥胖。观察有无皮肤的湿度和温度改变,特别是足部末梢有无皮温下降,足背动脉搏动有无减弱;足底有无胼胝形成;下肢的痛觉、触觉、温觉有无异常;局部皮肤有无发绀或缺血性溃疡、坏疽,或其他感染灶的表现,有无不易愈合的伤口等;有无颜面和下肢水肿。

4.评估眼部、神经和肌肉系统。了解有无白内障、视力减退、失明,肌张力及肌力有无减弱,腱反射有无异常,有无间歇性跛行。

5.了解血糖变化的特点,血糖高峰值与低谷值的时间,对各类降糖药与胰岛素的敏感性。是否发生过低血糖,是在什么时候发生的,发生时的血糖值是多少。

五、护理要点及措施

1.饮食护理　建议每日至少3餐,注射胰岛素者4~5餐为宜,可预防低血糖的发生;按1/3、1/3、1/3或1/5、2/5、2/5分配。定时定进餐,与药物作用、运动时间保持一致,使血糖不会波动太大;少量多餐既能保证营养充足,又可减轻胰腺负担,有利于控制血糖。合理饮食调配,少进糖食、根茎类蔬菜,如土豆、白薯、山药。要适当限制水果。应多进粗纤维的食物,如糙米、玉米、豆类、绿叶蔬菜、白菜、绿豆芽、黄瓜、芹菜、西红柿等。多食用精蛋白,如瘦肉、蛋、奶、鱼类。选用植物油,少进动物内脏类食物等。

2.运动护理　鼓励患者持之以恒、循序渐进的规律运动。最大安全运动心率=220-年龄。坚持适当的活动,适当规律的活动是治疗糖尿病的一种重要手段,可采取多种活动方式,如散步、做健美操、打太极拳、跳老年迪斯科舞、打乒乓球、游泳、跑步。可根据自己的身体情况和爱好,选择活动方式。要持之以恒。活动时间选餐后1~1.5h开始,此时是降血糖的最佳时间。老年肥胖患者早起床后可轻度活动。注射胰岛素的老年人,应避开高峰时间活动,以免发生低血糖。

3.糖尿病足护理

(1)评估老年患者的一般情况,包括年龄、生活方式,以及预防糖尿病皮肤病变的相关知识,评估其生活自理程度、家属及陪护人员的照顾水平。评估老年糖尿病患者易于引发皮肤病变的危险因素,是否存在吸烟者、末梢神经感觉丧失、末梢动脉搏动减弱或消失,是否有足畸形,如高足弓及爪形趾者,是否有足部溃疡或截肢史等。

（2）指导患者做有利于下肢血液循环的运动，坚持每日30～60min的中速行走，同时练习做改善下肢血液循环的提脚跟运动、踮脚尖运动、弯膝运动、坐椅运动、上楼梯运动、抗衡运动等。

（3）帮助老年患者修剪趾甲时应平直修剪，不要剪得太短，趾甲的长度修剪后应与趾尖成平行，不要将趾甲的边缘修成圆形或有角度。可用趾甲锉将趾甲尖锐的角边缘锉滑。

（4）做好老年选购鞋子时注意事项的指导，选购鞋子的时间最好是在下午或黄昏；如果双脚大小有别，应以较大的一只脚的尺码为标准。购鞋时，最好能用尺准确地度量脚与鞋的尺码；尽量选择软皮面、绢面或布面等透气性好、圆鞋头、厚胶底（1～1.5寸）的运动鞋，款式宜简单；避免穿尖头鞋、凉鞋，以免双足受损伤。

（5）做好老年患者穿鞋时注意事项的指导，首次穿着新鞋，时间不宜过久。最好先试穿1～2h，等适应后再逐渐增加穿着时间。试穿新鞋后，要仔细检查双脚，若发现水疱、皮肤破损或有任何红肿现象即表示新鞋的尺码或鞋形不合，不宜再穿。每次穿鞋前要检查一下鞋子内，清除鞋内沙石等异物。

（6）做好老年糖尿病患者穿袜时注意事项的指导，应选购柔软的棉质袜，具有吸汗和透气性。同时应选择浅颜色，不宜穿弹性过强的袜子，尤其是袜头、袜腰部分不可过紧，以免影响血液循环。也不要穿着有破洞的袜子，防止影响血液循环，导致严重后果。

（7）常见足部问题不正确的处理方法

①陷甲：陷甲（向内生长的指甲）不可自行修剪，应到医院请足病诊疗师处理；如果趾甲底部遇到压力，很容易会引起细菌感染，所以必须用抗生素治疗及冲洗。必要时甚至要手术切除。为防止趾甲向内生长，平时剪趾甲，要平着横剪，两边切勿剪得太深。

②水疱：一旦水疱发生，尽量避免切开，宜在无菌操作下抽出液体，以无菌纱布敷盖，水疱干枯后形成痂皮，切勿强行剥脱，要任其自然脱落。个别的水疱需要切开包扎并给予抗生素治疗。

③皮肤皲裂及磨伤：可预防性使用润肤膏保持皮肤湿润；如系真菌感染（足癣）应请专科医生诊治，足部患处涂抗真菌药；足趾间多汗可使趾间皮肤浸软引起皲裂，因此洗脚后要擦净擦干；保持鞋袜干燥，要穿合适的鞋子，避免鞋内有异物。

④鸡眼和胼胝：预防鸡眼和胼胝的发生，应穿合脚的鞋子，不穿尖头鞋；足部发生鸡眼和胼胝，禁忌自己用刀片割或用市面上的鸡眼药水或贴鸡眼胶布、药膏。如发生鸡眼和胼胝要及时到医院请足病诊疗师处理。

⑤真菌感染：发生足癣后，应在医生的指导下，使用抗真菌药膏如脚气灵软膏、惠氏软膏、达克宁霜等，涂于患处，防止真菌繁殖。及时治疗，避免恶化造成溃烂。同时预防脚癣的关键是每天洗脚、更换袜子，穿着透气性好的鞋袜，保持足部干燥。

⑥甲沟炎：预防甲沟炎的关键是修剪指甲时要小心，勿损伤甲沟；指甲旁长有肉刺时，不要用手撕拉肉刺，要用指甲刀剪掉，并涂以酒精消毒。发生甲沟炎时应立即到医院请专科医师处理。除全身应用抗生素外，局部如有脓液要切开引流，每日更换消毒纱布，必要时要拔甲引流。另外老年患者应该卧床休息，抬高受伤肢体，促进伤口愈合。

4.口服用药的护理　护士应了解各类降糖药的作用、剂量、用法、不良反应和注意事项，指导患者正确服药。磺脲类降糖药治疗应从小剂量开始，于早餐前半小时口服，该药的主要不良反应是低血糖，少见有肠道反应、皮肤瘙痒、胆汁淤滞性黄疸、肝功能损害、再生障碍性贫血、溶血性贫血、血小板减少等。此外还应注意水杨酸类、磺胺类、保泰松、利血平、β受体阻滞药等,可通过减弱葡萄糖异生,降低磺脲类与血浆蛋白结合,降低药物在肝的代谢和肾的排泄等机制,增强磺脲类降糖药物的作用。而噻嗪类利尿药、呋塞米、依他尼酸(利尿药)、糖皮质激素等,因抑制胰岛素释放,或拮抗胰岛素作用,或促进磺脲类降糖药在肝降解等,可降低磺脲类降血糖作用。双胍类药物不良反应有腹部不适、口中金属味、恶心、畏食、腹泻等,严重时发生乳酸血症,餐中或餐后服药或从小剂量开始可减轻不适症状。α葡萄糖苷酶抑制药应与第一口饭同时服用,服用后常有腹部胀气等症状。瑞格列奈应餐前服用,不进餐不服药。噻唑烷二酮主要不良反应为水肿,有心力衰竭倾向和肝病者应注意观察。

5. 按医嘱记录出入量 作为衡量体重增减的指标。

6. 老年糖尿病患者的心理护理

(1)首先了解老年糖尿病患者不良情绪的类型,了解老年糖尿病患者一般情况,包括年龄、性别、文化程度、宗教信仰、家庭成员、爱好以及特殊的生活习惯等,以便在与老年患者的交流中相互沟通。对处于否认期的老年糖尿病患者,耐心讲解老年糖尿病的诊断依据和方法,帮助老年患者正视糖尿病。尽管糖尿病是一种终身性疾病,但是它是一种可以有效控制的疾病,只要在治疗中积极与医护人员配合,管理好"五驾马车",血糖将会得到良好的控制,有效延缓或减少并发症的产生和发展。

(2)护理人员要正确引导老年糖尿病患者的求医方法,介绍系统治疗糖尿病知识,并进行心理疏导,指导患者认真学习有关糖尿病知识,切忌盲目乱投医,按医护人员的指导科学对待。

(3)面对喜怒无常的老年糖尿病患者,要积极寻找与他们交流的话题切入点,通过与患者亲切、诚恳的交谈,取得患者的信任,建立良好的护患关系,使患者愿意表达内心的想法,也可采用宣泄法让患者发泄自己的愤怒情绪,与患者进行心灵的沟通,使老年患者能够接受护理人员的劝导,调整心态,以积极的方式和科学的方法与糖尿病作斗争。让患者知道良好的心理状态,稳定的情绪,是保持血糖平稳的基础。

(4)对于自暴自弃的老年糖尿病患者,护理人员要耐心疏导,可以用真人实例向老年糖尿病患者介绍成功的治疗经验,选取患者熟悉的病友,鼓励老年患者参加糖尿病健康教育培训班和糖尿病病友联谊会,使他们接受系统的糖尿病知识培训,为老年患者提供与病友交流的机会,相互鼓励、相互帮助,树立战胜疾病的信心和勇气,保持良好健康心态,科学地对待疾病。

六、健康教育

1. 向老年患者系统讲解疾病知识,采取多种方法指导老年患者、家属及陪护人员,通过面对面讲解、播放录像、发放健康教育资料等,让他们了解糖尿病的病因、临床表现、诊断与治疗方法,提高老年患者及家人对治疗的依从性,使之以乐观积极的态度配合治疗。

2. 指导可参与学习的老年糖尿病患者掌握自我监测的方法,包括监测血糖、血压、体质指数等,了解糖尿病的控制目标。

3. 帮助老年患者提高自我管理水平,包括向患者详细讲解口服降糖药及胰岛素的名称、剂量、给药时间和方法,教会其观察药物疗效和不良反应。使用胰岛素的患者,应教会患者或家属掌握正确的注射方法。

4.指导老年糖尿病患者掌握饮食、运动的调整原则及方法。养成良好的生活方式,戒烟酒。同时指导其掌握各种并发症的观察方法和应对措施。

5.指导老年糖尿病患者定期复诊,一般 2～3 个月复查 HbA1c,如原有血脂异常,每 1～2个月监测 1 次,如原无异常每 6～12 个月监测 1 次即可,每 1～3 个月测体重 1 次,以了解病情控制情况,及时调整用药剂量。每 3～6 个月门诊定期复查,每年全身查体 1 次,有利于及时预防慢性并发症的发生。

6.建议患者随身带卡片,卡片上注明自己的姓名、家庭成员联系电话、自己所患疾病名称,以便意外发生时医院在第一时间确诊。

7.做好老年患者日常足部皮肤护理知识宣教

(1)养成每天使用"五步"洗脚的良好习惯,每天晚上用温水(<40℃)及温性肥皂清洗足部。水温不能太冷或太热,洗前用手或温度计测试水温,如果对温度不太敏感应请家人协助。

(2)勿将足部浸泡超过 5min,洗脚时避免使用毛刷,以免皮肤受损。

(3)洗净后,用柔软的干毛巾轻轻擦干,尤其是脚趾间,切莫用力,以免擦破皮肤。

(4)洗脚后仔细检查足部、趾间,并用小镜子协助检查脚掌,如果自己看不清楚,可由家人代劳。检查双脚有无皮肤皲裂、水疱、割伤、红肿、变色、皮温高、脚癣、鸡眼等,足部动脉搏动及皮肤感觉是否正常。

(5)皮肤干燥者,清洁后在双脚涂上润肤膏,以保持皮肤柔润,防止皮肤皲裂,但注意不要涂在脚趾间。

(6)脚汗过多者,不宜用爽身粉,以免闭塞毛孔。可用棉花棒将酒精涂于趾缝间,再用纱布分隔开来,这样可以加速水分挥发,保持脚部干爽。

(7)任何时候,即使在家也不要赤足走路,以免足部受伤。

(8)不要自行随便修剪及利用化学药物清除脚趾的鸡眼或胼胝,要去医院请医生或足病诊疗师处理。

(9)在冬天里,不要用热水袋或电热毯等温暖足部,北方农村的热火炕亦容易灼伤足部,可选用厚毛巾袜取暖。

(10)每日做小腿和足部运动,以保持血液流通;如脚部发现任何问题,应尽快去医院治疗,避免延误时机,造成不良后果。同时建议老年糖尿病患者每年到专科就诊全面检查脚部一次,包括感觉改变和血管搏动情况。

(栾宁)

第二十七节　高尿酸血症与痛风的护理

一、高尿酸血症

(一)概述

高尿酸血症是指体内嘌呤代谢紊乱,尿酸生成过多或排出过少,引起血尿酸升高,超过血浆正常浓度,高尿酸血症是痛风的生化基础及特征,其并发症是关节、皮肤、肾脏等组织器官的损害。人体 37℃时,血清尿酸的饱和浓度约为 7mg/dl,高于此值即为高尿酸血症。

高尿酸血症可分为原发性和继发性两大类。

1.原发性高尿酸血症发病有关因素主要有以下两个方面 ①尿酸排泄减少:尿酸排泄障碍是引起高尿酸血症的承要因素,包括肾小球尿酸滤过减少、肾小管重吸收增多、肾小管尿酸分泌减少以及尿酸盐结晶在泌尿系统沉积。②尿酸生成增多:若限制嘌呤饮食 5d 后,如每日尿酸排出超过 3.57mmol/L,可认为是尿酸生成过多。

2.继发性高尿酸血症 由于肾的疾病致尿酸排泄减少;骨髓增生性疾病致尿酸生成增多;某些药物抑制尿酸的排泄等多种原因导致的高尿酸血症所致,在某些原发性高尿酸血症中也存在继发性因素。

(二)临床表现

主要分为以下五期。

1.无症状期 仅有血尿酸持续性或波动性增高。

2.急性关节炎期 常午夜起病,突然发作下肢远端单一关节红、肿、热、痛和功能障碍。最常见为蹋趾及第一关节,其余依次为踝、膝、腕、指、肘关节。

3.痛风石及慢性关节炎期 痛风石可以存在于任何关节、肌腱和关节周围软组织,导致骨的破坏及周围组织的纤维化和变性。

4.肾病变 痛风肾病和尿酸性尿路结石。

5.高尿酸血症与代谢综合征 高尿酸血症患者常伴有肥胖、冠心病、血脂异常、高脂血症、糖尿量减低及非胰岛素依赖型糖尿病,统称代谢综合征。

(三)治疗原则

1.迅速终止急性关节炎发作,通过控制高尿酸血症通常可有效减少发作,使病情逆转。

2.控制尿酸性肾病与肾石病,保护肾。急性关节炎期应绝对卧床休息,抬高患肢,避免受累关节负重,持续关节疼痛后 72h 方可逐渐恢复活动。同时尽早予以药物治疗使症状缓解,根据情况使用秋水仙碱、非甾体类抗炎药(NSAID)、抑制尿酸合成药物,以及促进尿酸排泄等药物治疗。

3.无临床症状的高尿酸血症一般无需进行药物治疗,但应适当进行生活方式的调整,以降低尿酸水平,包括保持理想体重、控制血脂、避免过量饮酒等。

4.慢性高尿酸血症者的治疗目标是使血尿酸维持在 $360\mu mol/L(6.0mg/dl)$ 以下。

5.伴肥胖或代谢综合征者要同时控制其他指标(包括体重),减少并发症的发生。

(四)护理

1.评估患者的一般情况,包括患者的年龄、身高、体重、腰围、腹围、个人生活习惯、饮食、饮酒嗜好等。

2.评估老年患者有无高血脂、高血压、家族遗传性疾病情况以及是否应用利尿药等。

3.观察患者关节疼痛的部位、性质、间隔时间,有无午夜因剧痛而惊醒的症状发生;观察受累关节有无红、肿、热和功能障碍;观察患者有无过度疲劳、寒冷、潮湿、紧张、饮酒、饱餐、脚扭伤等诱发因素。观察患者有无痛风石的体征,了解结石的部位及有无症状;观察患者的体温变化,有无发热。

4.心理护理 由于疼痛影响进食和睡眠,疾病反复发作导致的关节畸形和肾功能的损害,均可导致老年患者思想负担的加重,常常表现为情绪低落、焦虑、孤独等负性情绪,护士应积极与老年患者进行交流沟通,给予精神上的安慰和鼓励。

5.做好疾病知识的宣教 给老年患者、家属及陪护人员讲解疾病的有关知识,并嘱患者保持心情愉快、避免情绪紧张;选择合适的鞋袜,避免太小、太紧;同时注意保暖,防止受凉、劳累、感染、外伤等。

6.针对肥胖的老年患者讲解如何通过适度的运动减轻体重:运动后疼痛超过1~2h,应暂时停止此项运动;使用大肌群,如能用肩部负重者不用手提,能用手臂者不要用手指;交替完成轻、重不同的工作,不要长时间持续进行重体力活动;经常改变姿势,保持受累关节舒适,若有局部温热和肿胀,尽可能避免其活动。

7.指导患者严格控制饮食,避免进食高蛋白和高嘌呤的食物,忌饮酒,保持每天至少饮水2000mL,特别是在使用排尿酸药物时更应多饮水,有助于尿酸随尿液排泄。

8.教会老年患者及陪护人员平时如何用手触摸耳郭及手足关节处,检查是否产生痛风石,定期复查血、尿酸的变化,及时随诊。

二、痛风

(一)概述

痛风是机体长期嘌呤代谢障碍、血尿酸增高引起组织损伤的一组异质性疾病。临床特点是高尿酸血症、特征性的关节炎反复发作,在关节滑液的白细胞内可找到尿酸钠结晶、痛风石形成,严重时关节活动障碍和畸形、肾尿酸结石和(或)痛风性肾病。防治原则有:迅速终止急性发作、止痛、纠正高尿酸血症、防止尿酸结石形成和肾损害。

血液中尿酸长期增高是痛风发生的关键原因。由于各种因素导致酶的活性异常或肾脏排泄尿酸发生障碍,从而导致尿酸生成过多,使尿酸在血液中聚积,产生高尿酸血症。其直接病理机制是肾小管对尿酸盐的清除率下降。也与先天遗传基因有关,痛风任何年龄都可能发生,可能与受寒、劳累、饮酒、食物过敏或吃高嘌呤食物有关。感染、创伤和手术为常见诱因。

(二)临床表现

1.多见于中老年男性、绝经后妇女,5%~25%患者有痛风家族史。发病前常伴有高尿酸血症病史,常在午夜突然发病因足痛而惊醒。

2.体征 最初发作为单一关节,以跚趾及第1跖趾关节多见,然后是足弓、踝、跟、膝、指、肘关节受累致疼痛。偶有双侧同时或先后发作。疼痛高峰在24~48h,如刀割或咬噬状。

3.关节周围及软组织出现红肿热痛、功能障碍,大关节腔内的积液,可有发热、白细胞增高、红细胞沉降率增快。一般在三天或几周后可自然缓解;恢复期关节局部皮肤可出现脱屑和瘙痒。

4.辅助检查

(1)血尿酸测定:正常男性为:血尿酸>420μmol/L(7.0mg/dl),正常女性为:血尿酸>35μmol/L,可确诊为高尿酸血症。未经治疗的痛风患者血尿酸多数升高,继发性较原发性痛风升高更为明显。

(2)24h尿酸测定:限制嘌呤饮食5d后,每日尿酸排出量超过3.57mmol/L可认为尿酸生成增多。

(3)关节滑液检查:痛风性关节炎患者的滑液量增多,外观呈白色而不透亮,黏性低,在偏光显微镜下,白细胞内有双折光现象的针形尿酸盐结晶,同时白细胞增多。

(4)组织学检查:对于可疑的痛风石组织可作活检。

(5)X线检查:早期急性关节炎时,仅受累关节周围软组织肿胀。反复发作时,可在软组织内出现不规则团块状致密影,即痛风结节。

（三）治疗原则

目前尚无有效办法根治原发性痛风。

1. 一般治疗　调节饮食,控制总热量摄入;限制嘌呤食物,严禁饮酒;适当运动,减轻胰岛素抵抗,防止体重超重和肥胖;多饮水,增加尿酸的排泄;避免使用抑制尿酸排泄的药物;避免各种诱发因素和积极治疗相关疾病等。

2. 急性痛风性关节炎期的治疗　口服秋水仙碱,对治疗炎症、止痛有特效,越早越好。非甾体抗炎药有吲哚美辛、双氯芬酸、布洛芬、美洛昔康、塞来昔布、罗非昔布等,效果不如前者,但较温和,发作超过 48h 也可应用,症状消退后即可减量。糖皮质激素在上述两种药无效或禁忌时用,一般尽量不用。

3. 发作间歇期和慢性期处理目的是使血尿酸维持正常水平。无症状性高尿酸血症应积极寻找病因和相关因素,如利尿药的应用、体重增加、饮酒、高血压、血脂异常等。

（四）护理评估

了解患者关节疼痛的部位、性质和程度以及间隔时间,有无午夜因剧痛而惊醒等症状,观察患者受累关节有无红、肿、热和功能障碍,有无痛风石的体征。

（五）护理要点及措施

1. 观察患者的体温变化,有无发热等。急性发作时绝对卧床休息至疼痛缓解后72h,抬高患肢,避免负重,局部不宜用冷敷或热疗。指导患者使用减轻负重的方法,如拐杖等。

2. 局部症状护理　手、腕或肘关节受累时,为减轻疼痛,可使用小夹板固定制动,也可在受累关节给予冰敷或 25% 硫酸镁湿敷,消除关节的肿胀和疼痛。痛风石严重时,可能导致局部皮肤溃疡发生,避免发生感染。

3. 饮食护理　减少嘌呤摄入最量,增加维生素 C、纤维素的含量。急性期应严格限制饮食中嘌呤的摄入,食物中的嘌呤量控制在 $100\sim150g/d$,同时提高蛋白质,脂肪控制在 50g/d,同时提高碳水化合物的含量。选嘌呤低的蔬菜水果,如白菜、青椒、洋葱、青菜、可乐、汽水、苏打水、梨、蜂蜜、奶油、核桃等。避免食用动物内脏、沙丁鱼等喋呤高的食物,饮食控制不可过度,以免导致营养失衡加重痛风。高血压、肥胖、高脂血症者限制钠盐的摄入。选植物油,少选动物油,避免饮酒、限制吸烟。多吃碱性食物,补充钾、钠、氯离子,维持酸碱平衡。多吃蔬菜,多饮水,临睡前饮水可使夜尿增加,有助于小结石排出和控制感染。但肾功能不全时,适量减少水分摄入。

4. 心理护理　密切观察患者的情绪变化,患者由于疼痛影响进食和睡眠,疾病反复发作导致关节畸形和肾功能损害,思想负担重,常表现情绪低落、忧虑、孤独,护士应积极与患者交流,并宣教痛风的有关知识,讲解食物与疾病的关系,给予患者精神上的安慰与鼓励,使患者正确对待疾病,积极配合治疗。

5. 用药护理　指导患者正确服药,观察药物疗效,及时处理不良反应。口服秋水仙碱常有胃肠道反应,静脉使用时慎防外渗,以免造成组织坏死。丙磺舒、磺吡酮、苯溴马隆可有皮疹、发热、胃肠道反应。使用期间嘱患者多饮水、口服碳酸氢钠等碱性药。应用非甾体类抗炎药(NSAID)时,注意观察有无活动性消化性溃疡或消化道出血发生。使用别嘌醇者除有皮疹、发热、胃肠道反应外,还有肝损害、骨髓抑制等,在肾功能不全者,宜减半量应用。使用糖皮质激素应密切观察疗效,观察有无"反跳"现象,若同时口服秋水仙碱可预防"反跳"现象。

6.避免过度疲劳、寒冷、潮湿、紧张、饮酒、饱餐、关节损伤等诱发因素。适当参加体育活动；卧床患者做好基础护理，有关节活动障碍者，可做理疗和体疗。预防并发症的发生。

（六）健康教育

1.向患者及家属介绍疾病的有关知识，说明本病是一种终身性疾病，但经过积极有效治疗，患者可以维持正常生活和工作。嘱其保持心情愉快，避免情绪紧张；生活要有规律性；肥胖者应减轻体重。

2.告知患者防治高血压、冠心病、糖尿病和肥胖，避免受寒、劳累、感染、创伤和进高嘌呤饮食，以免诱发痛风发生。

3.饮食指导　指导患者严格控制饮食，避免进食高蛋白和高嘌呤的食物，忌饮酒，每天至少饮水2000mL，特别是在用排尿酸药时更应多饮水，有助于尿酸随尿液排出。

4.适度运动与保护关节

（1）运动后疼痛超过1～2h，应暂时停止此项运动。

（2）使用大肌群，如能用肩胛部负重者不用手提，能用手臂者小要用手指。

（3）交替完成轻、重不同的工作，不要长时间持续进行重体力劳动。

（4）经常改变姿势，保持受累关节舒适，若局部湿热和肿胀，尽可能避免其活动。

5.让患者了解痛风是一种终身性疾病，轻者经有效治疗可维持正常的工作。若病情反复发作可导致关节僵硬、畸形、肾结石和肾衰竭，导致患者生活质量下降。引起患者的重视，积极配合治疗、护理。

6.教会患者平时用手触摸耳郭及手足关节部位，检查是否产生痛风石。定时监测尿的pH、血尿酸，门诊随访。

（栾宁）

第二十八节　老年骨质疏松症的护理

一、概述

骨质疏松症（osteoporosis）是一种系统性骨病，其特征是骨量下降和骨的微细结构破坏，表现为骨的脆性增加，因而骨折的危险性大大增加，即使是轻微的创伤或无外伤的情况下也容易发生骨折。老年性骨质疏松症（senile osteoporosis，SOP）又称为Ⅱ型骨质疏松症。女性一般在绝经后20年以上，男性年龄大约在70岁以上，其发病率女性为男性的2倍。常见于绝经后妇女和老年人。随着年龄的增长，老年性骨代谢中骨重建处于负平衡。发病机制一方面是由于破骨细胞的吸收增加；另一方面是由于成骨细胞功能的衰减导致骨量减少。

二、临床表现

1.身高缩短和驼背　正常人每人24节椎体，每个椎体高度约2cm，老年性骨质疏松症每个椎体缩短2mm，身长平均缩短3～6cm。

2.腰背疼痛　在老年骨质疏松症中占70%～80%，疼痛由脊柱向两侧扩散，久坐久立疼痛加重，仰卧或坐位疼痛减轻，新鲜胸腰压缩性骨折，亦可产生急性疼痛，在相应部位脊柱棘突有强烈压缩痛，一般2～3周后可逐渐减轻，产生慢性腰痛。

3.呼吸功能下降　脊柱压缩性骨折、脊柱后弯、胸廓畸形,可使肺活量和组织换气量显著减少。患者往往可出现胸闷、气短、呼吸困难等症状。

4.骨折　是骨质疏松的最常见和最严重的并发症。髋、腕及椎体骨折这三种骨折在65岁以上妇女占6%。有调查显示,北京50岁以上女性腰椎骨折患病率为15.0%,80岁以上为36.6%。髋部骨折随年龄增加发病率明显增高。

5.辅助检查

(1)X线检查:X线为一种较易普及的检查骨质疏松症的方法。

(2)骨密度测定。

(3)骨转化的生化测定:包括与骨吸收有关的生化指标和与骨形成有关的生化指标。

三、治疗原则

老年骨质疏松主要提倡预防和对症治疗。积极治疗一些能引起骨质疏松的内科疾病;50岁以上的人慎用糖皮质激素、肝素等以免导致骨质疏松。少吸烟、少饮酒。酒精中毒将导致肾上腺皮质功能亢进而引起骨质疏松;老年人骨折者,石膏固定弊多利少,长期卧床及活动减少将加重骨质疏松。

1.药物治疗　补钙:

(1)钙制剂:分无机钙和有机钙二类。

(2)钙调节剂:钙调节剂主要包括维生素D、雌激素、降钙素。

(3)氟化物:主要能刺激成骨细胞的成骨活性和骨形成能力。

(4)二膦酸盐:如阿仑膦酸钠、依替膦酸钠能抑制骨转化,对骨密度有明确的增加作用。

2.营养疗法　多食用含钙食品,主要是奶制品及豆制品,3杯牛奶能提供900mg元素钙。

四、护理评估

了解疾病的发病时间、发病特点以及有无对生活质量的影响。了解患者有无身高缩短、腰背疼痛、呼吸功能下降等。

五、护理要点及措施

1.注意保暖,避免寒冷刺激　冷寒交替时,注意保暖,睡卧时盖好衣被,避免着凉和使用冷水;多走平地,勿持重物。睡硬床板,鼓励患者多进行户外活动,多晒太阳,应注意减少和避免患者受伤的可能性。

2.摄入足够的钙　老年人一般应每日摄入钙不少于850mg。若已发生了骨质疏松症,则每日补钙应达1000～2000mg。而且食物中的钙磷比值要高于2:1,才有利于骨质疏松症的预防和治疗。膳食要富含蛋白质和维生素C,高蛋白膳食可明显增加钙的吸收。每日供给优质蛋白质60～70g,维生素C 300mg以上,主要从鱼、虾、奶、黄豆制品及富含维生素C的蔬菜、水果中获得。

3.每日坚持体操锻炼　如扩胸运动、深呼吸运动、伸背运动、下肢后提运动、收腹运动和下肢外展运动等,早晚各一次,每次约20min。每日也可参加气功、太极拳、舞剑等活动。

4.保持良好生活方式,调节心情和自身压力,避免熬夜。可防止酸性物质沉积,保证骨代谢的日常进行。吸烟影响甘峰的形成,过量饮酒不利于骨骼的新陈代谢,喝浓咖啡会增加尿钙排泄,影响身体对钙的吸收,应避免上述不良生活习惯。

5.指导患者使用骨科辅助器具如背架、紧身衣等,以限制脊椎的活动度,给予有效的支撑力度。

6.准确评估患者疼痛的部位、性质、程度以及持续的时间等,疼痛明显或有骨折的患者应卧硬板床休息,或给予消炎止痛药并结合中药热敷、理疗。平时增加钙片、维生素 D、雌激素的补充。

7.加强心理干预 骨质疏松症的老年患者由于疼痛及害怕骨折,常常不敢运动而影响日常生活,当发生骨折时,需要限制活动,不仅患者本身需要角色适应,其家属亦要正视病情。因此护士应协助患者及家属尽快适应角色与责任,尽量减少对患者康复治疗的不利因素。同时针对不同患者的具体病情,给予必要的康复指导,耐心解释,使患者了解疾病的原因,以解除他们因病痛所带来的精神压力,减轻思想负担,帮助正确认识和对待疾病,并争取家属和陪护人员的配合。

8.严格掌握用药方法及注意事项 患者服用钙剂时最好空腹服药,并增加饮水量,以增加尿量,减少泌尿结石形成的危险,同时应注意观察有无食欲减退、恶心、颜面潮红等不良反应。同服维生素 D 时,不可和绿叶蔬菜一起服用,以免形成整合物而减少钙的吸收。服用雌激素应定期进行妇科检查和乳腺检查,反复阴道出血应减少用量或停药,使用雄激素的女患者应定期监测肝功能。服用二膦酸盐时,应空腹服药,同时饮清水 200～300mL,至少在半小时内不能进食或喝饮料,也不能平卧,需采取立位或坐位,以减少对食管的刺激。

六、健康教育

1.做好防病知识教育,让患者了解到随着年龄的增长均有不同程度的骨量丢失,在达到峰值骨量就应开始预防骨质疏松症,以争取获得较理想的峰值骨量。

2.告知患者合理的生活方式和饮食习惯可以在一定程度上降低骨量减少的速率和程度,延缓和减轻骨质疏松症的发生及发展。其中运动、保证充足的钙剂摄入是行之有效的方法之一。

3.鼓励患者多晒太阳。紫外线能刺激维生素 D 合成,促进钙质在骨骼中沉积,达到预防骨质疏松症的作用。每天 1～2 次,每次 10min,不可在阳光最强的时候暴晒,以上午 10 点以前和下午 3 点以后为佳。

4.嘱患者按时服用各种药物,学会自我监测药物不良反应。应用激素治疗的患者应定期检查,以便及时发现可能出现的不良反应。

5.指导老年患者进行户外活动,鼓励进行肌肉和关节的协调性和平衡性锻炼,指导患者进行步行、游泳、慢跑、骑自行车等运动,但应避免剧烈的、有危险的运动。同时运动要循序渐进、持之以恒。

6.加强预防跌倒的宣传和教育,积极采取家庭、公共场所防滑、防绊、防碰等防护措施,避免不安全事件的发生。

7.指导患者出院后坚持服药,定期复诊。

(栾宁)

第二十九节　短暂性脑缺血发作的护理

一、概述

短暂性脑缺血发作(TIA)是由于高血压动脉硬化、微血栓形成、脑血管痉挛、颈椎骨质增生、骨刺压迫等因素造成的脑动脉一过性或短暂性供血障碍,导致相应供血区局灶性神经功能缺损或视网膜功能障碍,有20%～40%的患者在数年内发展成脑梗死。

二、临床表现

1.临床特征　多见于老年人,男性多于女性;突然起病,历时短暂,持续数秒或数分钟,一般5～20min,多在1h内恢复,最长不超过24h;可完全恢复,不遗留神经功能缺损的症状和体征;有反复发作的病史。

2.临床类型　按缺血部位可分为颈内动脉TIA和椎－基底动脉TIA。

(1)椎－基底动脉系统供血不足主要表现为眩晕、头晕、恶心或呕吐、发作性跌倒、站立或行走不便等,发作次数多,但时间较短。

(2)颈内动脉系统供血不足最常见的症状为单瘫、偏瘫、偏身感觉障碍、失语、单眼视力障碍等。较椎－基底动脉系统TIA发作少,但持续时间较久,且易引起完全性脑卒中。

3.辅助检查　一般头部CT和MRI检查可正常;在TIA发作时,MRI弥散加权成像可显示脑局部缺血性改变;血常规、血生化检查对TIA的诊断意义不大,但对于查找病因以及判断预后是十分必要的。

三、治疗原则

本病可自行缓解,治疗上着重于病因治疗和预防复发。应调整好血压、血糖、血脂,改善心功能;抗血小板聚集及减少微栓子形成,扩张脑血管、改善微循环药物治疗;避免颈部过度屈伸或快速转动;对于颈动脉狭窄70%以上的患者可行外科手术和血管内介入治疗。

四、护理评估

评估患者及家属对脑血管病的认识程度,了解患者病史和既往史,如高血压、动脉粥样硬化、房颤、糖尿病和血脂异常等疾病,询问发病前是否跌倒过,双眼是否出现视物不清,发病时有无意识障碍,发病次数、持续时间等。

五、护理要点及措施

1.一般护理　发作时应卧床休息,取头低位,以利脑部血液供给;保持病室安静,避免大声喧哗,尽量减少不良刺激,以免诱发和加重眩晕,遵医嘱低流量吸氧。病情平稳后可鼓励患者下床活动,确保周围环境中没有障碍物,地面要防滑,以防跌倒。教会患者使用辅助设施,如扶手、护栏等。患者如厕、沐浴或外出时有人陪伴。

2.病情观察　观察生命体征变化,关注患者主诉以判断病情的发展和转归;出现意识丧失、肢体无力加重、头晕或眩晕症状及时通知医生处理;观察用药后疗效和副作用。呕吐时,用手托住患者头部,使其增加舒适感,呕吐后协助患者漱口,更换干净衣物,记录呕吐物的量、性状、次数等。

3.应用抗凝药物护理　遵医嘱抽血,定期监测凝血功能的变化,观察有无皮肤、黏膜、牙龈、鼻腔、耳道、消化道出血倾向。使用低分子肝素类药物需严格遵守脐周皮下注射原则,注射后按压 5min,防止局部青紫、瘀斑。

4.心理护理　由于患者害怕再次发作,精神较紧张,因此要耐心向患者解释病情,介绍疾病的相关知识,消除不安心理;要保证足够睡眠,必要时遵医嘱使用镇静药,同时鼓励其进行适当活动;多与家属沟通,取得配合,给予患者良好的社会支持。

六、健康教育

1.向患者讲解疾病相关知识　本病为脑卒中的一种先兆表现或警示,如未经正确治疗而任其自然发展,约 1/3 的患者在数年内可发展成为完全性卒中。告知患者及家属该病的主要危险因素、早期症状、就诊时机以及与预后的关系;告知患者出现肢体麻木无力、头晕、头痛、复视或突然跌倒时应引起高度重视,及时就医;告知患者积极治疗相关疾病,监测血压、血糖变化;按时、按量服药,切勿自行停药、减量或换药;定期复诊和体检。

2.做好饮食指导　指导患者合理膳食,如选择低盐、低脂、充足蛋白质和丰富维生素饮食,少食甜食,戒烟、限酒,禁食辛辣、油炸食物。控制好体重。

3.进行日常生活指导　嘱患者平时活动时要慢,尤其转动头部时更应缓慢进行,避免突然改变体位。指导患者合理休息和娱乐,洗澡时间不宜过长,适当运动如慢跑、散步等,每次 30min。告知患者外出时要有人陪伴;天热出汗及时补充水分,冬季注意保暖,外出要戴帽子。

4.指导患者保持心态平衡　长期精神紧张不利于改善脑部的血液供应,甚至还可诱发某些心脑血管病。鼓励患者积极调整心态、稳定情绪,培养自己的兴趣爱好,多参加有益身心的社交活动。

(栾宁)

第三十节　脑梗死的护理

一、概述

脑梗死是指各种原因引起的脑部血液供应障碍,使局部脑组织发生不可逆性损害,导致脑组织缺血、缺氧性坏死。约占脑血管疾病发病申的 75%,病死率平均 10%～15%,致残率极高,复发后死亡率大幅度增加。临床上常见类型有脑血栓形成、脑栓塞和腔隙性脑梗死。

1.脑血栓形成　是指颅内外供应脑组织的动脉血管壁发生病理改变,血管腔变狭窄或在此基础上形成血栓,造成脑局部急性血流中断,脑组织缺血、缺氧、软化坏死,出现相应的神经系统症状与体征,如偏瘫、失语等,是脑血管疾病中最常见的一种,占本病的 40%～60%。

2.脑栓塞　占本病的 15%～20%;栓子来源可分为心源性、非心源性、来源不明三大类。

3.腔隙性脑梗死　其发病率占脑梗死的 20%～30%。

二、临床表现

1. 多在安静和睡眠中起病,多数患者症状经几小时甚至 1～3d 达到高峰。起病前多出现过头痛、头晕、眩晕、短暂性肢体麻木、无力等症状。

2. 发病后多数患者意识清醒,少数可有不同程度的意识障碍,如果大脑半球较大面积梗死、缺血、水肿,可影响间脑和脑干的功能,发病后不久出现意识障碍甚至脑疝、死亡。

3. 辅助检查主要有脑 CT 检查和头颅 MRI 检查。

三、治疗原则

主要通过溶栓、抗凝、脱水以及合理调控血压等治疗,以改善和恢复脑缺血区的血液供应,预防和治疗缺血性脑水肿,保护脑细胞,防治并发症,预防脑梗死再发。

四、护理评估

询问起病的时间、方式、有无明显的前驱症状和伴发症状;有无饮水呛咳和吞咽困难;言语是否清楚,能否与人进行有效的交流;判断肌力,有无肢体偏瘫、偏身感觉减退,日常生活活动是否受限等;了解患者年龄、家族史、既往史,患者的心理反应和对治疗的信心,家属支持情况。

五、护理要点及措施

1. 卧床休息,急性期卧床休息 1～2 周,保持病房安静;低流量吸氧,氧流量 1～2L/min。对意识障碍患者采取侧卧位或平卧头偏向一侧,备好吸痰器和口腔护理包,及时清理呼吸道分泌物,可应用口咽管预防舌后坠,保持呼吸道通畅。

2. 观察意识、瞳孔、言语、生命体征变化,备好急救物品和药品,做好气管插管准备。

3. 维持足够营养摄入,保证饮食安全。能自行进食者,观察吞咽、进食效果(量和速度),给患者提供充足的用餐时间;不能经口进食时遵医嘱留置胃管,并做好鼻饲护理。

4. 药物治疗护理 严格遵医嘱应用抗凝溶栓药,监测出凝血时间,观察皮肤、黏膜、消化道有无出血;应用血管扩张药物应观察患者有无头部胀痛、颜面部发红、血压降低等变化;应用脱水药物要选择粗直血管,必要时留置套管针,避免药物外渗并监测排尿情况、准确记录出入量、监测水电解质变化。

5. 言语沟通障碍和肢体活动障碍的护理 对失语患者要尊重并鼓励患者表达意愿,可用手势提示法、图片法等交流。要在生活上给予照顾,建立舒适体位,协助定时翻身、叩背、洗漱、如厕或床上大小便、沐浴等;脱衣服时先脱健肢再脱患肢,穿衣服时先穿患肢再穿健肢;防止跌倒、烫伤等安全护理。

6. 预防并发症

(1)预防肺部感染:定时翻身叩背,可使用振动排痰仪振肺;鼓励清醒患者咳嗽,严格消毒氧气湿化瓶、吸氧管道、超声雾化装置等。

(2)预防泌尿系统感染:每日清洗会阴并保持干燥;留置导尿时每日消毒尿道口,并定时夹闭尿管,训练膀胱功能,定时更换尿管。

(3)预防压疮:评估患者皮肤情况,保持皮肤清洁、干燥;必要时使用气垫床、垫圈等;保持床单位平整,及时清理大小便。

(4)预防深静脉血栓:鼓励患者进行下肢主动和被动运动。

7.心理护理。脑梗死患者若有沟通障碍、肢体功能障碍易引发焦虑、抑郁情绪。护士要细心观察,及时发现患者的心理问题,进行针对性沟通,以解除患者思想包袱。

六、健康教育

1.指导偏瘫患者正确摆放体位。患侧卧位时患侧上肢前伸,与躯干呈 90°,健侧上肢可放在身上,患侧下肢呈屈曲位,健腿由枕头支撑。健侧卧位时患侧上肢放在胸前并由枕头支撑、肩关节屈曲约 90°伴肩胛骨前伸,肘关节伸直,患侧下肢向前屈髋屈膝并完全由枕头支撑。

2.鼓励患者及早进行康复锻炼。告知患者床上主动和被动活动的重要性;让患者尽量做自己力所能及的事情,不要过多依赖家人。家属与其交谈时尽量坐在患者的患侧。

3.教会照料者选择适当的饮食和合适的进食体位以及发生呛咳时的处理等。

4.指导患者预防复发,根据医嘱按时按量服用降压、降糖、降脂药物,定时监测血压、血糖、血脂变化,定期复诊。

(栾宁)

第三十一节　脑出血的护理

一、概述

脑出血是指原发性非外伤性脑实质内出血一急性期病死率为 30%～40%,约 80%发生于大脑半球,以基底节区为主,其余 20%发生于脑干和小脑。多见于 50 岁以上的中老年人,多在情绪激动、劳动或活动以及暴冷时发病,发病后症状在数分钟至数小时内达到高峰。高血压和动脉硬化是脑出血的主要原因。

二、临床表现

临床症状的轻重主要取决于出血量和出血部位。

1.基底节区出血　壳核是最常见的出血部位,占高血压性脑出血的 50%～60%,损伤内囊可引起对侧偏瘫和偏身感觉障碍,出血量大时很快昏迷;丘脑出血可出现精神障碍和中枢性高热;尾状核出血少见。

2.脑叶出血　一般以顶叶多见,其次为颞叶、枕叶及额叶。可有头痛、呕吐、癫痫发作等表现,而昏迷较少见。

3.脑桥出血　突然头痛、呕吐、眩晕、复视、交叉性瘫或偏瘫、四肢瘫等;出血量大于 5mL 时,患者很快昏迷,可呈去大脑性强直,两侧瞳孔呈针尖样,常在 48h 内死亡。

4.小脑出血　发病突然,眩晕和共济失调明显,可伴有频繁呕吐及枕部疼痛。大量出血可导致枕骨大孔疝而死亡。

5.脑室出血　分为继发性和原发性两类。前者多见于脑出血破入脑室系统所致,多数昏迷较深,常伴强直性抽搐;后者少见,为脑室壁内血管自身破裂出血引起。脑室出血本身无局限性神经症状,仅三脑室出血影响丘脑时,可见双眼球向下方凝视。

6.蛛网膜下腔出血(SAH) 是指脑底部或脑表面血管破裂后流入蛛网膜下腔引起相应症状,又称为原发性蛛网膜下腔出血。老年患者头痛、脑膜刺激征等临床表现不典型,但精神症状可较明显。

7.辅助检查 头颅 CT 是确诊的首选检查,可准确显示出血部位、大小、脑水肿情况及是否破入脑室,还可初步判断颅内动脉瘤位置、有无继发性脑梗死等。MRI 对幕下出血的检出率优于 CT。脑脊液检查对蛛网膜下腔出血诊断意义大。

三、治疗原则

脱水治疗降低颅内压,减轻脑水肿;控制血压,卧床休息,避免用力和情绪激动,防止再出血;抗感染,预防并发症;促进神经功能恢复,减轻继发性损害,预防复发、降低病死率。

四、护理评估

评估患者意识状态,检查瞳孔大小、对光反射和生命体征;有无吞咽困难、排尿排便障碍及肢体瘫痪;询问家族史与脑血管病、高血压、糖尿病病史;评估患者的心理反应和家庭支持等情况。

五、护理要点及措施

1.严格卧床休息,满足患者生活需要。急性期卧床休息 4～6 周,抬高床头 15°～30°。保持病房安静,避免各种刺激,避免患者精神紧张、情绪波动;意识障碍、躁动患者加床档,必要时使用约束带。

2.严密观察意识、瞳孔、生命体征、血氧饱和度的变化,避免再次出血。本病出血再发率较高,以 5～11d 为高峰。大便困难时遵医嘱用通便药,监测血压变化,突然升高或下降均应及时报告医生。

3.应用脱水药物的观察与护理。选择粗直血管、大号头皮针快速静滴甘露醇,要防止药物外渗,监测排尿情况和脱水效果,准确记录出入量。

4.保持呼吸道通畅,做好抢救准备。遵医嘱吸氧,定时翻身、叩背,必要时吸痰,可应用口咽管预防舌后坠,备口腔护理包,做好气管插管准备。

5.保证营养供给。能自行进食者选择高蛋白、高维生素软饭、半流或糊状食物,饮水量充足,进食后保持坐位 30～60min,防止食物反流。不能经口进食者留置胃管鼻饲。

6.预防并发症。正确摆放患肢,协助翻身叩背,必要时使用气垫床、垫圈等,保持床单位清洁干燥,保持大便通畅,避免情绪波动和用力,进行下肢主动和被动运动。预防肺部感染、压疮、深静脉血栓和脑疝。

六、健康教育

1.指导康复锻炼和自我护理 教会照料者正确摆放、变换患者体位,教会患者床上被动活动。尽量将物品摆放在患侧,家属与其交谈时尽量坐在患者的患侧。

2.做好饮食指导 教会照料者选择适当的饮食、选择合适的进食体位、发生呛咳时的处理等。鼓励患者进食高蛋白、高维生素、富含纤维的清淡饮食,多饮水,多吃新鲜蔬菜、水果、谷物类、鱼类和豆类。

3. 做好生治指导　指导患者保持情绪稳定,避免大喜大悲;大便不畅时,应用通便药物,避免用力大便;尽量做自己力所能及的事情,不要过多依赖家人。戒烟限酒。

4. 告知患者定期复诊,预防疾病复发　指导患者根据医嘱按时按量服用药物,监测血压、体温、脉搏;出现头晕、头痛、呕吐等异常时及时来院就诊。

(王静)

第三十二节　老年肺炎的护理

一、概述

肺炎是急性肺实质感染,可根据多种方式进行分类。老年人常见肺炎可以是原发性、继发性及吸入性肺炎等。感染为最常见的病因,有细菌、病毒、真菌感染等,另有理化因素、免疫损伤、过敏及药物影响的原因。老年患者随年龄增大,机体抵抗力明显下降,多伴有 COPD、肺气肿等慢性呼吸道疾病,导致抗病和防病能力下降;老年人咽喉部位反射衰退,在吞咽口水、进食、饮水时很容易将口咽部的常存菌、分泌物或者食物吸到肺部并发感染,以及感冒治疗不及时、不彻底导致肺炎,也表现多种病原体所致的混合感染,如细菌合并病毒、真菌、需氧菌合并厌氧菌等。其常见类型如下。

1. 社区获得性肺炎(community acquired pneumonia,CAP)　指在医院外罹患的感染性肺实质炎症,随者人类社会老龄化及慢性疾病患者的增加,老年护理院及长期护理机构大量建立,伴随而来的护理院获得性肺炎(nursing home acquired pneumonia,NHAP)作为肺炎的一种类型被提出。CAP 病原菌以肺炎链球菌、流感嗜血杆菌、金黄色葡萄球菌为多见。

2. 医院获得性肺炎(hospital acquired pneumonia,HAP)　亦称医疗相关肺炎(health care associated pneumonia,HAP),是指患者入院时不存在,也不处于感染潜伏期,而于 48h 后在医院内发生的肺炎。老年人发病率明显高于年轻人,发病率达 0.5%～15%,为医院内各种感染的 1～3 倍,主要病原菌以革兰阴性杆菌为多,占 50%～70%,如铜绿假单胞菌、肺炎克雷白杆菌、不动杆菌、肠杆菌科等,革兰阳性球菌,如金葡菌占 15%～30%。近年来,多重耐药菌(MDR)引起 HAP 的比例逐年上升。

3. 细菌性肺炎(bacterial pneumonia)　是感染性肺炎最常见的类型。近年来,由于大量广谱或超广谱抗生素的使用,细菌耐药率逐年增高,临床常见"难治性肺炎",尤其在建立人工气道患者、老年患者以及免疫抑制药使用的患者中病死率极高。细菌性肺炎的病原体类型因年龄、伴随疾病、免疫功能状态及获得方式而不同,抗菌治疗是决定细菌性肺炎预后的关键,老年患者多伴有严重基础疾病、免疫功能低下,预后较差。

4. 肺炎支原体肺炎　是肺炎支原体(mycoplasma pneumonia,MP)引起的呼吸道和肺部急性炎症病变,MP 是 CAP 的重要病原体,占所有 CAP 病原体的 5%～30%。起病缓慢,数天到 1 周可无症状,继而出现乏力、头痛、咽痛、肌肉酸痛、刺激性干咳、夜间为重,不规则发热、头痛、胸闷、恶心等,胸部 X 线检查显示炎症呈斑片或点状阴影,右肺多于左肺,可并有少量胸腔积液。临床上不易与病毒或轻度细菌性感染性肺炎区别,易误诊,常需进一步做血清支原体抗体检查、血清特异性补体结合试验等检查。

5. 病毒性肺炎(virus pneumonia,VP)　是由病毒侵犯肺实质而引起的肺部炎症,常由于上呼吸道病毒感染向下蔓延发展而引起,亦可由体内潜伏病毒或各种原因如输血、器官移植等引发病毒血症进而导致肺部病毒感染。常见病毒为流感病毒、副流感病毒、腺病毒、呼吸道合胞病毒等。年龄大于65岁的老年人、原有心肺疾患以及慢性消耗性疾病患者多见,一般起病缓慢,先有上感症状,症状较轻,老年患者可急性起病或合并细菌感染。

6. 呼吸机相关性肺炎(ventilator associated pneumonia,VAP) 是指经气管插或气管切开建立人工气道同时接受机械通气24h后,或停用机械通气或拔除人工气道48h内发生的肺炎,是HAP的一种常见类型。建立人工气道与机械通气使呼吸系统正常防御和廓清功能减弱或消失,加之老年患者高龄体弱、基础疾病多、应用广谱抗生素和制酸药,增加了致病菌在患者口咽部或胃内寄生繁殖,误吸与反流发生率高,以及人工气道气食上分泌物的隐匿性吸入,均可增加呼吸机相关肺炎发生的危险。

7. 吸入性肺炎 指吸入食物、胃内容物及其他刺激性液体引起的化学性肺炎,继之常并发细菌感染,严重者可导致低氧血症和急性呼吸衰竭。发生吸入性肺炎的主要原因是老年患者咽喉腔黏膜萎缩、变薄、感觉减退,会厌、声门、保护性反射及吞咽协同作用减弱或丧失,易产生吞咽障碍、呕吐或隐匿性吸入,使食物、寄生于咽喉部的病菌、异物或胃内容物反流进入下呼吸道,从而引发吸入性肺炎。

二、临床表现

老年肺炎临床表现不典型,常缺乏明显的呼吸系统症状、体征,易发生漏诊、误诊,且由于老年患者基础疾病多,易发生多脏器功能衰弱,肺炎并发症多而重,易发生水、电解质及酸碱平衡紊乱、低蛋白血症、心律失常、呼吸衰竭及休克等严重并发症,病死率高。老年肺炎大致有如下临床特点。

1. 临床表现不典型 老年肺炎常缺乏典型症状与体征,多无发热、胸痛、咳铁诱色痰等典型症状,极少出现语颤增强、支气管呼吸音等肺实变体征,有症状者仅占35%左右,高热仅占34%。

2. 首发症状一般以非呼吸道症状突出 35%以上患者以消化道症状为主,患者可首先表现为腹痛、腹泻、恶心、呕吐及食欲减退等消化道症状,或心悸、气促等心血管症状,或表情淡漠、嗜睡、谵妄、躁动及意识障碍等神经精神症状。高龄者常表现为尿失禁、精神恍惚、跌倒、丧失活动及生活能力。

3. 可出现脉速、呼吸快、呼吸音减弱、肺底部可闻及湿啰音,但极易于与慢性支气管炎、心力衰竭等基础疾病相混淆,有部分患者可出现低氧血症症状。

4. 辅助检查 动脉血气检查结果因肺炎严重程度和肺功能基础状况而不同,经支气管镜或经气管吸引获取标本培养。细菌性肺炎查血象,白细胞计数升高,而病毒或支原体肺炎白细胞计数可正常或减低,X线胸片检查可见斑片状阴影,痰标本涂片或细菌培养根据不同类型肺炎可有不同,对治疗与鉴别诊断具有重要意义。

三、治疗原则

以对症治疗为主,需针对病原菌应用抗生素治疗。治疗措施包括:

1. 卧床休息,居室保持空气流通,注意隔离消毒,预防交叉感染。

2. 给予氧疗、应用支气管扩张药物、祛痰镇咳药物及抗生素治疗。

3.保持呼吸道通畅,及时清除呼吸道分泌物等。

4.对症及支持疗法,给予高热量、高蛋白、高维生素、易消化的软食或半流食,少量多餐,保持充足的人量,利于痰液排出,同时积极预防心、肾功能不全及呼吸衰竭。

四、护理评估

病因评估:感染、理化因素、免疫损伤、过敏及药物,有无受凉、疲劳、上呼吸道感染等诱发原因,以及老年患者原有的基础疾病情况。症状体征评估:有无咳嗽、咳痰、气急、发绀、胸痛、呼吸困难等呼吸系统症状,如咳嗽性质,痰液颜色、性状、痰量,气急、发绀程度及胸痛的部位等;有无恶心、呕吐、腹胀、腹泻、黄疸等消化系统症状;特别注意有无嗜睡、神志恍惚、烦躁不安、谵妄或昏迷等神经系统症状,以鉴别重症肺炎出现感染性休克问题;以及实验室检查白细胞总数及中性粒细胞计数、痰涂片、细菌培养及药物敏感试验等。疾病阶段评估:根据患者临床表现评估疾病的发病阶段。精神心理评估:有无焦虑、恐惧、紧张、忧郁及其程度。

五、护理要点及措施

1.预见性护理

(1)感染性休克危险:老年患者如有烦躁不安、神志恍惚等精神症状、体温不升或过高,发绀、四肢厥冷、心动过速、尿量减少、血压降低等休克征象,应做好抢救准备。

(2)重视体温变化、高热的热塑及发热可有无寒战等伴随症状。

(3)重视呼吸系统咳嗽、咳痰情况以及咳出痰液的颜色、性状、痰量及咳痰能力等。

(4)教会患者及时有效的咳嗽方法,使呼吸道保持通畅。

2.急性期护理

(1)绝对卧床休息,以减少氧耗量,缓解头痛、肌肉酸痛等症状。胸痛剧烈者,取患侧卧位,以减轻疼痛,呼吸困难者取坐位或半坐位。

(2)提供高热最、高维生素、易消化的流质或半流质饮食,鼓励患者多饮水。

(3)密切观察体温、脉搏、呼吸、血压,发现患者面色苍白、四肢厥冷、烦躁不安、神志恍惚、体温骤降、脉率快、血压下降等休克征象,应采取抢救措施。

(4)高热患者实施物理降温,并观察记录其疗效。

(5)缺氧明显者给予氧气吸入,老年患者吸氧以防止一氧化碳潴留,根据血气分析结果调整吸氧浓度。

(6)抗生素应用做到现用现配,按时给药,并观察用药后反应。

(7)鼓励患者咳痰,如病情危重无力咳痰,可给予患者吸痰,注意观察痰的颜色、性状和盘,保持呼吸道通畅。

(8)保持室内空气新鲜,定时开窗通风,避免患者着凉。

(9)加强安全护理,对高热出现谵妄、意识不清者应用床栏,防止坠床。

3.发热期护理

(1)体温上升期:产热大于散热,表现为皮肤苍白、畏寒、寒战、皮肤干燥。主要护理是保暖,加被子或热水袋保暖。

(2)高热持续期:产热和散热在较高水平上趋于平衡。表现为皮肤潮红、灼热;口唇、皮肤干燥;呼吸深而快;心率加快;头痛、头晕、食欲缺乏、全身不适、软弱无力。①卧床休息,以减少能消耗,密切观察病情变化。②必要时吸氧,患者呼吸、心率加快易发生缺氧。③体温在39℃以上每4小时测体温一次,38℃以上每日测4次。体温超过39℃,给予物理或药物降温。④饮食:高热量半流质饮食,鼓励多进食、多吃水果、多饮水,保持大便通畅。

(3)体温下降期:散热大于产热,体温恢复至正常水平。表现为皮肤潮湿、大量出汗,体液大量丧失,易出现血压下降、虚脱或休克现象。应及时补充水分预防虚脱。及时更换衣服,保持皮肤清洁、干燥。

4.冰毯机降温护理　冰毯作为新一代的降温仪器,具有操作简单、方便、降温效果好,可随意控制温度等诸多优点。

(1)使用前检查电冰毯性能是否良好,然后将冰毯铺在床上,使患者背部以下的躯体均在冰毯上,不触及颈部,以免副交感神经兴奋引起心动过缓,在使用过程中床单潮湿要及时更换,以免引起患者不适。

(2)正确连接电源线、导水管,水箱内放入适量的蒸馏水,妥善固定好传感器探头,防止脱出。

(3)降温过程中的护理:设定好开机、关机温度,逐渐达到治疗温度,不可降温过快导致患者寒战,反而增加产热,对患者不利。清醒患者足部放热水袋,以增加患者的舒适感。做好高热降温阶段、维持降温阶段、撤停阶段的降温护理及生命体征监测,做好皮肤护理、营养水分补充和心理护理。

5.感染性休克期抢救配合及护理

(1)生命体征监测:应用心电监护仪监测呼吸、心率、氧饱和度的变化,并观察面色神志和精神状态的变化,观察患者全身情况、尿量、中心静脉压,并注意保暖和安全。

(2)体位:取仰卧中凹位,抬高床头及下肢20°~30°,有利于呼吸和静脉血回流。

(3)氧疗:给予持续高流量吸氧,维持脉氧饱和度90%以上,必要时给予氧气面罩吸氧,改善缺氧状态。

(4)迅速建立静脉通道:为保证水、电解质、药物的输入,尽快建立2条静脉通道,分别用于补充血容量和血管活性药物(升压药物,如多巴胺),并应采用留置针或大静脉输液,避免输液部位外渗,引起局部组织坏死,影响抢救疗效;输液时速度不能过快,以免加重患者心脏负荷而致心力衰竭。

(5)心理护理:患者往往较恐惧或焦虑,应用暗示疗法让患者看到希望,增强信心。

6.心理护理　给予患者安慰,消除思想压力和紧张焦虑,实施针对性心理护理。根据发热的不同时期患者紧张、焦虑、不安、害怕等心理不适或问题给予精神安慰,鼓励患者积极配合治疗护理,树立战胜疾病的信心。

7.护理安全

(1)血管保护:老年患者血管脆性高,对于长期输液患者宜建立外周中心静脉,保证治疗的进行。

(2)患者安全:对有精神症状患者,应用约束带,加床档。慎用镇静药,防止高碳酸血症患者呼吸抑制。

(3)用药安全:老年患者基础疾病多,应用药物时注意观察药物副作用,控制液体速度,防止并发症的发生。

8.吸入性肺炎的护理

(1)保持呼吸道通畅,正确安置患者的体位:取患侧卧位时进行湿化气道,叩背,再取健侧卧位时吸痰,便于痰液引流,减少咳嗽。卧位时保持患者双举上肢,以助胸部扩张。除去肺部分泌物:可采取气道湿化、雾化吸入、叩击法、体位引流等,指导患者有效咳嗽、咳痰。对不能自主咳嗽、咳痰的患者,要加强吸痰,必要时半小时吸痰 1 次。

(2)减少并发症的发生:①吞咽功能训练:吞咽功能障碍者,应早期进行吞咽功能训练。②加强氧疗:采取动脉血气分析,根据血气分析结果指导吸氧。

(3)掌握正确的进餐方法,听诊肺呼吸音,有痰鸣音者先排痰或吸痰,平稳后进餐;鼻饲前,回抽胃液,确认鼻胃管是否在胃内;鼻饲时,床头抬高 45°～60°或右侧位,保持 1h。注入速度要慢,尽量保持安静;注入中必须吸痰时应停止注入。一次进餐＜350mL,15～30min 为宜;进餐 1h 后方可进行吸痰或辅助咳痰。进餐后确认胃管在胃中并固定好;拔胃管时先封死管尾端;气管插管患者呕吐时,应及时吸出并观察吸出物性状。

(4)掌握有效的咳嗽、咳痰方法:由于老年人动作迟缓,咳嗽无力,导致痰液排出不畅。加强叩背,翻身,对于老年人要兼顾患者舒适、省力原则。必要时应用振动排痰仪或吸痰。

(5)人工气道患者气囊管理:及时吸出气囊上方分泌物,可经鼻置入气囊上方引流管,每 30～60min 抽吸 1 次。放气囊前,应边彻底抽吸气囊边吸引;气囊压力应为 2.45～2.94kPa (25～30cm H_2O)。另外,对长期使用呼吸机治疗的患者,选择可冲洗式气管插管,定时冲洗或抽吸声门下间隙及分泌物,能降低气道或支气管肺部感染的危险。

(6)保持口腔卫生:老年人中,口腔护理组发生吸入性肺炎的为 11%,未口腔护理组为 19%,从而说明口腔护理对预防吸入性肺炎的重要意义。①定期检查口腔状态,对有口腔黏膜糜烂、口腔溃疡和感染者应给予及时对症处理。②有针对性地选择漱口液:当口腔 pH 为 7.0～7.5 时,用 2%～3%硼酸水或朵贝尔液;当 pH 为 3.0～6.0 时,用 1%～3% H_2O_2 和 1%～5%$NaHCO_3$;有牙龈炎患者,用 1∶5000 呋喃西林溶液漱口;有真菌感染时,用 5%碳酸氢钠或 1∶10000 制霉菌素液漱口;有铜绿假单胞菌感染时,用 0.1%乙酸溶液;吸出口腔分泌物;要用止血钳夹紧纱球,边擦口腔边吸引,避免损伤口腔黏膜。

六、健康教育

1. 增强机体抗病能力　老年患者体弱多病,机体抗病能力及应激能力差,极易感染呼吸系统疾病,要指导患者了解肺炎病因和诱因,加强身体锻炼,避免受凉、淋雨,防止过度疲劳。

2. 积极预防呼吸道感染　要积极预防上呼吸道感染,增强呼吸道耐寒能力,罹患慢性疾病尤其是合并呼吸道疾病的老年人,要积极治疗和防患于未然,避免接触有感冒症状者。肺炎恢复期适当活动,避免过度疲劳,避免再次受凉感冒。

3. 指导肺炎患者合理饮食　指导患者进食高热量、高维生素、高蛋白易消化饮食,发热时给予半流质食物,多饮水。患有慢性肺疾病的老年患者,营养摄入少,吸收差,体质虚弱,多进食优质蛋白质、清淡易消化的食物,少量多餐,保持每日液体入量 2500～3000mL。

4. 指导患者保持适宜的环境　室内温度 22～26℃,注意保持室内空气新鲜,定时通风,保持室内湿度在 50%～70%,尽量避免居住在铺有地毯的房间,阳台避免用泥土养花或植物。

5. 教育患者遵医嘱按时服药　了解肺炎药物治疗的疗效、用法、疗程、不良反应,防止行停药或减量,并掌握药物不良反应预防知识。

6. 指导患者心理调适　老年人应该避免忧郁、焦虑、紧张等不良因素的刺激,保持情绪乐观、精神愉快,这不仅是预防老年肺炎必不可少的,而且也是老年人保健养生的灵丹妙药。

7.指导患者及时发现病情 要定时测量体温、脉搏、呼吸状况,注意有无咳嗽咳痰等情况,日常生活中注意精神、饮食及消化功能,以及肢体有无水肿等情况。

8.指导患者加强呼吸功能的训练 讲解呼吸功能锻炼的意义和方法,指导患者掌握锻炼方法并持之以恒。

9.指导家属照顾老年患者 教会老年患者家属及照顾者掌握正确卧位及喂饭方法,指导其学会为患者保持正确体位,防止误吸及隐匿性吸入,定时翻身、叩背,促进痰液引流,以及保持口腔清洁,防止口腔内的细菌吸入气管。

(杨琳)

第三十三节 肺结核的护理

一、概述

肺结核是结核分枝杆菌侵入肺组织引起肺部感染的传染性疾病。肺结核分原发和继发性,初染时多为原发(Ⅰ型),而原发性感染后遗留的病灶,在人体抵抗力下降时,可能复发,通过血循环播散或直接蔓延而致继发感染(Ⅱ～Ⅳ型)。近年来老年患者中肺结核发病率可见上升趋势,其中继发性感染多见。

二、临床表现

1.全身症状 乏力、疲倦、食欲减退、体重减轻、活动耐力下降。常有发热,一般为午后低热、而颊潮红,伴夜间盗汗,当肺部病灶急剧进展或播散时,可有寒战、高热,体温可达40℃以上,多呈弛张热或稽留热。

2.呼吸道症状 咳嗽、咳痰,一般为干咳或只有少量黏液,伴继发感染时,痰呈黏液性或脓性。约1/3患者有不同程度的咯血,多为痰中带血丝或少量血痰,病变侵犯大血管时发生大量咯血。当炎症波及壁层胸膜时可有胸痛,随呼吸和咳嗽时加重。

3.体征 常见心率增快、红细胞沉降率增快、血常规检查可见血白细胞减少,痰结核菌培养为阳性。听诊呼吸音减弱,可闻及干性或湿性啰音,肺部有渗出、浸润及不同程度的干酪样病变。浸润型肺结核X线检查,可见大小不等、边缘模糊的云絮状阴影。慢性纤维空洞型肺结核胸廓变形,病侧胸廓下陷,肋间隙变窄,呼吸运动受限,气管向患侧移位,呼吸减弱。X线显示空洞、纤维化、支气管播散三大特征。

三、治疗原则

抗结核药物治疗用药原则是早期、联合、足量、规律及全程用药。早期用药强调早诊断、早治疗,有利于病变吸收消散,联合用药可避免或延缓耐药性的产生,又能提高疗效。目前老年患者治疗常采用四联抗结核治疗,即采用异烟肼、利福喷汀、乙胺丁醇或吡嗪酰胺,以及左氧氟沙星四种药物联合使用,在治疗上必须规律用药、剂量要足、全程用药,根据病情状况,疗程需1年或1.5年,至少6～9个月。

四、护理评估

评估患者有无结核病接触史和疫苗接种史,既往健康状况,是否有陈旧性结核疾病;评估患者有无结核全身中毒症状和呼吸系统症状;评估结核病患者心理状况,有无出现自卑、焦虑、孤独感或恐惧等不良心理;评估患者受教育情况、生活或居住环境、职业、家庭情况、社交情况等;评估相关检查情况,如痰液涂片、培养检查是否查出结核菌分枝杆菌,以及结核菌素纯蛋白衍化物(PPD)试验结果。

五、护理要点及措施

1. 一般护理　注意保证休息,结核活动期应卧床休息,恢复期可适当活动,以高蛋白、高维生素、高纤维素、高热量、低脂肪的饮食为主,病灶处于进展期、结核中毒症状明显者宜摄取清淡、营养丰富、容易消化的食物,少量多餐,保证营养需求。

2. 对症护理

(1)发热护理:卧床休息,多饮水,必要时给予物理降温或小剂量药物降温,夜间盗汗时注意室内通风,及时擦拭和更换衣物、被单等,要避免着凉。

(2)咳嗽、咳痰的护理:指导患者有效咳嗽排痰,痰量黏稠或量多时加强叩背、雾化吸入及体位引流等措施,遵医嘱应用止咳祛痰药。

(3)咯血护理:吸氧,取患侧卧位,保持呼吸道通畅。

3. 服药指导　督促患者按医嘱服药,坚持合理、足量、联合、全程、规范治疗,观察药物不良反应,如有巩膜黄染、肝区疼痛及胃肠道反应,发现异常及时与医生沟通。抗结核用药时间至少 0.5 年,有时长达 1.5 年,不规则服药或过早停药是治疗失败的重要原因。

4. 心理护理　加强患者健康宣教与心理疏导,介绍相关知识,使其了解结核病是一种慢性呼吸道传染病,帮助患者消除焦虑、紧张心理,充分调动自身康复能力,增进免疫功能,使患者树立信心,积极配合治疗。

六、健康教育

1. 积极向患者及家属进行结核病基本知识宣教,解释病情,介绍治疗方法、药物不良反应。督促患者坚持规律用药、全程用药、合理用药是最重要的教育内容。

2. 饮食以高蛋白、高热量、富含维生素的食物为主,宜食新鲜蔬菜、水果及豆类。有饮酒、吸烟嗜好的患者应戒烟戒酒,避免过劳、情绪波动及呼吸道感染和刺激,合理安排休息,增强抵抗力。

3. 指导患者定期随诊,接受 X 线胸片检查,以了解病情变化,有利于治疗方案的调整,继续巩固治疗至疾病痊愈。

4. 痰菌阳性患者应隔离,若家庭隔离,患者应单独居住,饮食、食具、器皿均应分开。被褥、衣服等可在阳光下暴晒 2h 消毒,餐具等煮沸消毒。居室应保持空气流通、阳光充足,每日应打开门窗 3 次,每次 20~30min。一般在痰菌阴性时,可取消隔离。

5. 对肺结核应有正确的认识,目前肺结核有特效药物治疗,疗效满意。教育患者保持乐观精神和积极态度,坚持按时按量服药,完成规定的疗程,否则容易复发。

6. 积极锻炼身体,可选择气功、保健功、太极拳等项目进行锻炼,能使机体的生理功能逐渐恢复,平时注意防寒保暖,增强抗病能力。

7.做好结核病预防工作。早发现早登记,及时给予合理化疗和良好护理,以控制传染源。加强宣教,注意个人卫生,不随地吐痰,患者的痰液要进行灭菌处理,实行分餐制,切断传染途径。未受过结核菌感染的要接种卡介苗,使人体对结核菌产生免疫力。

（杨琳）

第三十四节　肾小球肾炎的护理

一、急性肾小球肾炎

（一）概述

急性肾小球肾炎（acute glomerulonephritis）,简称急性肾炎,是一组起病急,以血尿、蛋白尿、水肿和高血压为主要表现,可伴有一过性氮质血症的疾病。本病常有前驱感染,多见于链球菌感染后,其他细菌、病毒和寄生虫感染后也可引起。急性肾小球肾炎可分为3型:Ⅰ型为抗肾小球基膜型;Ⅱ型为免疫复合物型;Ⅲ型为非免疫复合物型。老年人发生的多属Ⅲ型,提示为细胞免疫介导所致,可能与血管炎有关。在老年人群中,肾小球肾炎的发生率可能比过去公认的高很多,或许比60岁以下人群高。其中最常见的诊断是原发性肾小球肾炎,占所报告病例的65%～70%。

（二）临床表现

在老年人群,急性肾小球肾炎和急进性肾小球肾炎往往表现为ARF,肾小球病理表现和年轻人相似,多为新月体肾炎。事实上,新月体肾炎是此类老年患者肾活检中发现的最普遍的肾脏损害。老年ARF患者肾活检结果6%～8%为感染后性肾小球肾炎,临床特征与年轻人相同,但高血压、氮质血症和ESRD的发生率较高。

1.血尿　常为起病的第一个症状,几乎所有患者均有血尿,40%为肉眼血尿。尿色呈均匀棕色、浑浊或呈洗肉水样,但无血凝块,酸性尿中可呈酱油样棕褐色,持续1～2周,镜下血尿可持续1～6个月,少数病例可持续半年或更久,但绝大多数均痊愈。

2.蛋白尿　几乎全部患者均有程度不同的蛋白尿,但多数低于3.0g/d,少数超过3.5g/d,常为非选择性蛋白尿,部分患者就诊时尿蛋白已转至微量。

3.水肿　常为起病早期症状,80%以上患者可出现水肿,多表现为晨起眼睑水肿,面部肿胀感,呈"肾炎面容",可伴有下肢轻度凹陷性水肿。少数患者出现全身性水肿、胸腔积液、腹水等,若水肿持续发展,常提示预后不良。

4.高血压　70%～80%患者出现高血压,多为轻、中度的血压增高,偶可见严重的高血压。一般恢复较迅速,高血压与水肿的程度常平行一致并且随利尿消肿而恢复正常。若血压持续升高2周以上且无下降趋势者,表明肾脏病变较严重。少数出现高血压脑病、急性左侧心力衰竭等。

5.少尿　大部分患者起病时尿量减少（400～700mL/d）,少数100～400mL/d,且伴一过性氮质血症,尿沉渣中可有红细胞管型、颗粒管型等。早期尿中白细胞、上皮细胞稍增多,2周后尿量渐增,肾功能恢复。

6.肾功能减退　血清C_3及总补体发病初期下降,于8周内恢复正常,对本病诊断意义很大。血清抗链球菌溶血素"O"滴度可增高,部分患者血循环中免疫复合物(CIC)阳性。肾功能检查可有 Cr 降低,血 BUN、血肌酐升高。极少数由少尿发展成无尿,尿素氮及血肌酐轻度升高,若尿素氮≥21.4mmol/L(60mg/L),肌酐≥352μmol/L(4.0mg/L),应警惕发生急性肾衰竭。

7.全身表现　患者常有疲乏、厌食、恶心、呕吐、头晕、头痛,偶与风湿热并存。最轻的亚临床型患者,仅出现镜下血尿,甚或尿检也正常,仅血 C_3 呈规律性改变,急性期明显下降,6～8 周恢复。肾活检有典型病理改变。

(三)治疗原则

1.一般治疗　急性期注意休息、保暖,待肉眼血尿消失、水肿消退、血压恢复正常后逐渐增加活动量。

2.对症治疗　利尿治疗可消除水肿,降低血压,通常利尿治疗有效。利尿后高血压控制不满意时,可加用降压药物。

3.控制感染灶　对于反复发作的慢性扁桃体炎,待肾炎病情稳定后,可做扁桃体摘除,手术前后两周应注射青霉素。

4.透析治疗　对于少数发生急性肾衰竭者,应予血液透析或腹膜透析治疗至肾功能恢复,一般不需长期维持透析。

(四)护理评估

1.病史　发病前 2 周左右有无上呼吸道和皮肤感染史,起病缓急程度,就诊原因是水肿还是肉眼血尿,水肿的部位、程度,有无头昏、头痛、失眠等症状,能承受的活动量,每日尿量,既往是否经常有上呼吸道感染史。

2.身体评估　体检要确定水肿的部位(睑部、下肢或全身性水肿),血压增高程度,有无局部感染灶存在。

3.实验室及其他检查　血尿及蛋白尿的程度,肾功能检查是否正常,B 型超声检查结果,肾病理检查是否符合毛细血管内增生性肾炎。

(五)护理要点及措施

1.护理要点

(1)注意饮食护理(低盐、限水、依肾功能调理蛋白),准确记录出入量并观察体重;观察水肿情况;防止继发感染和压疮。

(2)注意休息(急性期绝对卧床,水肿消退、肉眼血尿消失、血压恢复正常后逐步开始活动);加强生活和心理护理(良好环境、各项生活护理)。

(3)给予疾病相关知识的健康教育。预防并发症,发生并发症积极治疗。

2.护理措施

(1)提供良好、舒适的环境,保持病室空气新鲜。限制探视人员,防止呼吸道感染,避免受凉,注意保暖。

(2)合理的膳食:饮食方面应根据每种疾病的情况对患者进行个体化的饮食指导,低盐饮食钠<2g/d,适当限制蛋白质的摄入量,提供优质蛋白、清淡易消化的高热量、高蛋白的流质或半流质食物。

(3)遵医嘱给予利尿药、抗高血压药,并观察药物的疗效及不良反应。尽量避免肌内或皮下注射,注射后按压稍长时间,防止继发感染。

（4）下肢水肿严重时,少站立,抬高下肢,会阴部肿胀明显时,应及时用纱布垫托起,防擦伤皮肤或糜烂。水肿明显者给无盐饮食,水肿减轻后,给低盐饮食,钠不超过每日 3g。

（5）限制摄入水及液体入量,一般为前一日尿量再加 500ml。

（6）准确记录 24h 出入量,监测体重、血压。尿少时,限制钾的摄入,出现氮质血症少尿症状时,限制蛋白质(20~30g/d)摄入量。给予富含维生素的低盐饮食。

（7）穿舒适的全棉内衣。急性期嘱患者卧床休息,无肉眼血尿、水肿。血压正常后,可逐渐活动,避免过度劳累。

（8）向患者说明疾病过程及治疗方案,讲解定期检查的必要性,70%的患者能康复,部分患者可能会导致慢性肾小球肾炎或急性肾衰竭。

（9）适量饮水不憋尿,尿液潴留在膀胱,细菌会经输尿管感染肾脏。泌尿道结石要处理,尤其是输尿管结石很容易造成肾积水,造成肾脏损坏。

（六）健康教育

1.指导患者合理用药,并告知药物的作用与副作用,慎用一些肾毒性药物,如抗生素、一些镇痛药物等。

2.严格禁酒　酒精的中间代谢产物有比较明确的肝毒性,并且加重肾脏的负担。凡是含有酒精的饮料一律不能饮用(包括葡萄酒)。饮酒后酒在胃肠道内很快被吸收,约 90%以上的酒精成分(乙醇)在肝脏内代谢,而乙醇有直接刺激、损害肝细胞的毒性作用,可使肝细胞发生变性、坏死,加剧肾脏组织的病变。因此对乙肝肾炎患者而言,禁酒是自我疗养的基本要求。

3.注意饮食　肾病患者有消化系统的疾患,消化吸收能力比较差,一定要注意在适当加强营养的同时控制脂肪和糖的摄入,勿服霉变食物,多吃富含蛋白质与提高免疫力的食物。如鱼、肉、蛋、牛奶、豆制品、菌类和新鲜水果蔬菜。

4.合理作息　急性肾小球肾炎患者必须保证每天得到充分的休息,在力所能及的情况下,可以适当做一些活动。由于个体差异很大,具体的活动量需要自己灵活掌握,没有量的规定。一般以活动结束后没有明显的疲劳感为宜。老年患者活动项目以散步、太极拳等比较舒缓的运动为宜。需要注意的是绝对不能从事重体力劳动。保证 7~8h 睡眠,中午最好能午休0.5h。

5.调整心态　正确对待疾病,保持心情舒畅,树立战胜疾病的信心。避免忧郁、愤怒等不良情绪刺激。过度兴奋、愤怒都会加重病情,特别要防止发怒,处事待人要胸怀宽广、冷静。只有保持愉快的心情,才有利于急性肾小球肾炎的康复。

6.预防感染　急性肾小球肾炎患者在患病时身体处于免疫失衡状态,如果感冒、发热会加重肝肾的损伤。另外,急性肾小球肾炎患者机体免疫力低下,易引起感冒、支气管炎、泌尿系感染等,这样会使病情复发或加重。

7.控制糖尿病和高血压　肾脏就是由数百万个微血管球组成,血压控制不好、糖尿病太久都会造成血管硬化。

8.定期检查　最好每半年做一次尿液和血液肌酐和尿素氮检查。

二、慢性肾小球肾炎

（一）概述

慢性肾小球肾炎(chronic glomerulonephritis),简称慢性肾炎。是指起病隐匿,病情迁延,病变进展缓慢,最终将发展成慢性肾衰竭的肾小球疾病。由于不同的病理类型及病程阶段不同,疾病表现可多样化。慢性肾炎病情迁延,最终将发展成为慢性肾衰竭。病变进展速度主要取决于其病理类型,也与保健和治疗效果有关。一般认为持续性肾功能减退或有明显高血压者、新月体肾小球肾炎、局灶性节段性肾小球硬化预后较差。

(二)临床表现

慢性肾炎是病因多样,病理形态不同,而临床表现相似的一组肾小球疾病,它们共同的表现是水肿、高血压和尿异常改变。

1. 水肿 在整个疾病的过程中,大多数患者会出现不同程度的水肿。水肿程度可轻可重,轻者仅早晨起床后发现眼眶周围、面部肿胀或午后双下肢踝部出现水肿。严重的患者,可出现全身水肿。然而也有极少数患者,在整个病程中始终不出现水肿,往往容易被忽视。

2. 高血压 对慢性肾炎患者来说,高血压的发生是一个迟早的过程,其血压升高可以是持续性的,也可以间歇出现,并以舒张压升高(高于 12.7kPa)为特点,高血压的程度也有很大的个体差异,轻者仅(18.7～21.3)/(12.7～13.3)kPa,严重者甚至可以超过 26.7/14.7kPa。

3. 尿异常改变 尿异常包括尿量变化和镜检的异常。有水肿的患者会出现尿量减少,且水肿程度越重,尿量减少越明显,无水肿患者尿量多数正常。当患者肾脏受到严重损害,尿的浓缩-稀释功能发生障碍后,还会出现夜尿量增多和尿比重下降等现象。在尿沉渣中可以见到程度不等红细胞、白细胞、颗粒管型、透明管型。当急性发作时,可有明址的血尿,甚至出现肉眼血尿。

4. 肾功能损害 呈慢性进行性损害,进展速度主要与相应的病理类型有关。已有肾功能不全的患者当遇应激状态时(如感染、劳累、血压增高、肾毒性药物的应用等),肾功能可急剧恶化,如能及时祛除这些诱因,肾功能仍可在一定程度上恢复。

(三)治疗原则

慢性肾炎的治疗应以防止或延缓肾功能进行性衰退为目标,主要治疗如下。

1. 限制食物中蛋白质及磷的摄入量,氮质血症的患者应予优质低蛋白、低磷饮食,并辅以酸和肾衰氨基酸(含 8 种必需氨基酸和组氨酸)来治疗,低蛋白及低磷饮食可减轻肾小球内高压、高灌注及高滤过状态,延缓肾小球的硬化。

2. 高血压是加速肾小球硬化,促使肾功能恶化的重要因素,因此应积极控制高血压。ACE 抑制药能直接降低肾小球内高压,减轻高滤过,从而减少蛋白尿,延缓肾功能的恶化。

3. 血小板解聚药,应用大剂量双嘧达莫,或小剂量阿司匹林(40～300mg/d),有抗血小板聚集的作用,对系膜毛细血管性肾小球肾炎有一定疗效。

4. 避免加重肾损害的因素,如避免劳累、感染、妊娠、应用肾毒性药物如氨基糖苷类抗生素等。

(四)护理评估

1. 病史 了解发病方式、起病缓急、首发症状、病程长短、有无反复发作病史、既往是否就诊、曾做过哪些检查、是否明确诊断、曾用过哪些治疗方法。

2. 身体评估 营养状况、有无贫血貌、水肿的部位和程度、血压的高低。

3. 心理社会资料 了解患者对目前健康状况及对预后的认识,是否有焦虑、悲观情绪,如担心有发展为慢性肾功能不全的可能,有无坚持长期用药的思想准备,家属对疾病的认识及应对能力。

（五）护理要点及措施

1.病情观察 慢性肾炎患者的水肿一般不重，但少数患者可出现肾病综合征的表现，注意观察患者的尿量，水肿程度有无加重，密切观察血压的变化，血压突然升高或持续高血压可加重肾功能的恶化。监测肾功能如 CCr、血肌酐、血 BUN，定期检查尿常规，监测水、电解质酸碱平衡有无异常。

2.饮食护理 慢性肾炎患者一般给予低盐、适量蛋白质、高维生素的饮食。对于有氮质血症的患者，应限制蛋白质的摄入，一般为 0.5～0.8g/(kg·d)。向患者及家属解释低蛋白饮食的重要性，因摄入高蛋白饮食可使肾功能进一步恶化。宜给予优质的动物蛋白，使之既能保证身体所需的营养，又可减少蛋白质代谢的产物，起到保护肾功能的作用。高血压患者应限制钠和高脂肪的摄入。水肿时应限制水分的摄入。

3.用药护理 长期服用降压药者，应使患者充分认识降压治疗对保护肾功能的作用，嘱患者不可擅自改变药物剂量或停药，以确保满意的疗效。有明显水钠潴留的高血压患者遵医嘱用利尿药，注意观察利尿药的效果及副作用。激素或免疫抑制药常用于慢性肾炎伴肾病综合征的患者，应观察该类药物可能出现的副作用。肾功能不全的患者在使用 ACE 抑制药时要注意监测有无出现高血钾。用血小板解聚药时注意观察有无出血倾向，监测出血、凝血时间等。

4.心理护理 多数患者病程较长，肾功能逐渐恶化，预后差，因此心理护理尤为重要，特别是对于那些由于疾病而影响了正常的工作、学习和生活的患者。应指导患者注意避免长期精神紧张、焦虑、抑郁等，这些不良心理可造成肾血流量的减少，加速肾功能的减退。

（六）健康教育

老年人由于反应性差，语言表达能力下降，不能完整地叙述病史，加之早期症状不典型，给诊断和治疗带来困难，致使病情加重，或由急性转为慢性，病情迁延，严重者引发肾衰竭。因此，对这些患者的健康教育显得尤为重要。

1.指导正确对待疾病，保持乐观情绪。由于慢性肾炎患者患病时间长，病情常反复，治疗又缺乏有效方法，故使得不少患者容易烦躁不安、悲观失望，甚至产生自暴自弃情绪，这会直接损害患者身心健康，影响病情。

2.嘱患者注意自我保护，预防感染。任何感染都会加重肾炎病情。慢性肾炎患者机体抵抗力低，很容易感染，感染部位常在呼吸道、泌尿系统及皮肤，应注意口腔、会阴及皮肤等处清洁。如有感染前驱症状发生，就应立即就医，及时治疗，切莫拖延。

3.嘱患者要进行适当体力活动，但要避免过劳，慢性评炎患者不应长期卧床休息。如果长期不进行适度体力活动及社交活动，会使体质及抗病力进一步下降。每日有适度活动而又不致劳累，劳逸结合，以增进体质，有利肾病康复。

4.告知患者饮食注意事项。对慢性肾炎患者而言，饮食控制对患者病情的康复有利。慢性肾炎患者应遵循低盐、低脂、优质低蛋白、高纤维饮食原则。肾炎饮食的控制情况直接影响着慢性肾炎治疗和预后情况。

5.指导家属关注患者心理。针对老年人的心理变化特征，做好沟通工作，解除患者的疑虑。如对冷漠者，应主动与其交谈，重点讲明疾病知识及治疗的重要性；对紧张恐惧者，多关心体贴，耐心解释，缓解紧张情绪，并寻求社会支持系统；对多疑心理者，除了宣讲卫生知识，还要正确引导，消除或减轻心理障碍，提高其心理健康水平。

（杨琳）

第三十五节　尿路感染的护理

一、概述

尿路感染是老年人群中的一种常见病,在老年人感染性疾病中发病率仅次于呼吸道感染,列第 2 位,其发病率为 6.6%～43.3%。老年人尿路感染的临床表现不典型,由于感觉迟钝,尿路刺激症状不明显,而以肾外非特异性症状表现如发热、下腹不适和下坠感、腰骶部酸痛等表现明显。老年人不明原因的发热需考虑为尿路感染,入侵尿路的致病菌 90% 以上是革兰阴性菌,而女性为大肠杆菌,男性为变形杆菌,其次为铜绿假单胞菌、克雷白杆菌、产气杆菌、产碱杆菌等。尿路感染在老年人中女性占多数,是女性老年人常见的疾病。

(一)病因

1.尿路梗阻是诱发尿路易于上行感染的重要原因。

2.尿路损伤、畸形和功能缺陷。

3.肾脏损害。

4.老年人免疫功能低下,黏膜防御机制减弱。

5.老年女性大便失禁,会阴部感染,尿道口细菌寄生,绝经后阴道分泌物 pH 值上升,缺乏 IgA,这些均易导致尿路细菌生长繁殖。

(二)临床特点

1.发病率高,致病菌复杂。

2.症状不典型,并发症严重。

3.老年人一旦发生尿路感染,多为肾盂肾炎,且并发菌血症、败血症的危重倾向较其他年龄组高。

4.复杂性尿路感染较常见。

(三)辅助检查

1.尿常规检查　尿蛋白、尿糖、尿酮体、尿比重、酸碱度、尿胆红素、尿胆原、亚硝酸盐、红细胞(潜血)和白细胞等。

2.尿细菌培养　根据细菌的培养,确定是何种细菌感染,然后针对性较强的用药。

二、护理评估

(一)健康史

引起尿路感染的原因很多,如肾脏损伤、尿路梗阻、会阴部有伤口、机体免疫力低下等,另外还有很多诱发因素,如妊娠、低血钾、高血钙和滥用止痛剂、全身性疾病等,其中妇科炎症、包皮炎及前列腺炎是尿路感染最常见的诱因。尿路感染的主要症状是尿频、尿急、尿痛,老年女性尿路感染除了上述症状之外还有乏力、腰酸、食欲下降、胃痛胃胀、便秘或腹泻等症状。更兼有女性绝经后易出现的尿道口干涩、排尿不尽、排尿后小腹酸胀等多种症状,此病不但给老年人身体上带来痛苦,也会带来一些心理问题。

(二)身体状况

尿路感染分为上尿路感染和下尿路感染,上尿路感染指的是肾盂肾炎,下尿路感染包括尿道炎和膀胱炎。肾盂肾炎又分为急性肾盂肾炎和慢性肾盂肾炎,好发于女性。

1.急性肾盂肾炎　起病急骤,表现为寒战、畏寒、发热、全身不适、头痛、乏力、食欲减退、恶心、呕吐、尿频、尿急、尿痛、腰痛、肾区不适、上输尿管点压痛、肋腰点压痛、肾区叩击痛、膀胱区压痛。

2.慢性肾盂肾炎　急性发作时的表现可与急性肾盂肾炎一样,但通常要轻得多,甚至无发热、全身不适、头痛等全身表现,尿频、尿急、尿痛等症状也不明显。

3.膀胱、尿道炎　有尿频、尿急、尿痛,膀胱区疼痛,尿道分泌物等表现。

因此,在尿路感染急性发作期,容易导致败血症、感染性休克等危重并发症,此外还容易并发慢性肾功能衰竭、肾乳头坏死等严重并发症而危及生命。

(三)心理、社会状况

尿路感染容易伴随心理障碍。老年女性容易发生尿路感染,往往迁延难愈,再加上诸多的症状,久病之后,或多或少给患者造成一定程度的心理障碍。比如不愿外出、害怕社交、情绪低落、顽固失眠,甚至厌恶生活而产生轻生的念头等,严重影响了患者的生活质量。因此,护士要用热情关怀和诚恳的态度耐心细致地解释有关知识,消除患者因相关知识缺乏而导致的疑病心理。并耐心倾听患者的倾诉,要注意维护患者的自尊心。

三、护理诊断

1.排尿异常　尿频、尿急、尿痛与尿路感染有关。

2.体温过高　与下列因素有关:尿路感染、肾盂肾炎、膀胱炎。

3.知识缺乏　与缺乏预防尿路感染知识有关。

四、护理措施

(一)一般护理

1.为老年人提供安静环境有利于休息。

2.老年人的饮食应摄入营养丰富、热量足够且易消化的食物,鼓励老年人多饮水,达到尿道自洁的作用。

(二)病情观察

观察老年人有无发热的征象、排尿的次数、量、尿液的颜色、透明度,观察老年人的面部表情是自然还是窘迫,了解老年人是否存在心理问题。对老年人进行全面的评估,以便找出存在的护理问题,制定合适的护理措施。

(三)症状护理

1.排尿异常的护理措施

(1)密切观察与感染有关的早期表现,及时采取措施。注意尿液的颜色和量。

(2)多饮水,在肾脏功能良好的情况下,嘱老年人多饮水,以清洁尿道。

(3)及时给予敏感的抗生素治疗。

(4)观察有无膀胱刺激症状及发热,膀胱刺激症状明显的,可碱化尿液,有发热者,可用物理或化学降温。

(5)保持外阴清洁,可用 1∶5000 高锰酸钾液坐浴消毒,每日 2～3 次。

(6)在泌尿系统感染期间,要避免不必要的侵入性检查和治疗,以防引起逆行感染。

2.高热老年人的护理

(1)检测体温,体温达到 38.5℃以上,要及时处理,进行物理或化学降温。

(2)控制感染,遵医嘱应用敏感的抗生素治疗。

(3)注意休息。

(4)补充液体和水分,保证每日尿量不少于 1500mL。

(5)注意做好皮肤护理。

(四)心理护理

1.帮助患者寻找焦虑的原因,进行心理疏导,使老年人树立战胜疾病的信心。

2.向患者解释疾病的治疗方法、效果及预后,增强老年人的信心,并积极配合治疗和参与制定护理措施。

3.指导老年人参与社会活动,与人交流,保持良好稳定的情绪。

(五)治疗护理

1.治疗遵循以下原则

(1)纠正诱因:特别是对于反复感染的患者,首要的就是寻找并去除导致发病的易感因素,才能彻底有效治疗而不复发。

(2)采用合理的抗菌药物消灭致病菌:这是治疗尿路感染关键的一环。对急性起病者,抗菌药物治疗最为重要,一旦处理不当,不仅疗效不佳,且引起肾功能受损而影响预后。

(3)辅以全身支持疗法:尿路感染尤其是复发者,常与机体免疫功能低下有关。因此,在调整药物,采用合理抗菌素的同时,需加强机体的免疫功能,必要时,要用中药调整体质,增强药物疗效。

2.用药护理

(1)选择敏感的抗生素治疗,最好先做细菌培养。当出现排尿不适,疑有尿路感染发作时,应先保留尿标本(作细菌培养用)后再服药。

(2)治疗时间要足够。一般治疗尿路感染的时间为 10～14 天。当病情反复发作,或病情较重时,抗菌治疗时间应适当延长。一般在症状消失、尿中白细胞正常、尿细菌培养阴性 5～7 天后停药。少数情况下,经 2～4 周的治疗仍不足以缓解症状时,可采用长程抗菌疗法。

(3)要坚持停药后的随访。

五、健康教育

1.向老人及家属讲述有关疾病的知识,对他们进行健康指导,要保持乐观情绪,建立良好的生活习惯。

2.宜食清淡、营养丰富、易消化的食物,多食新鲜蔬菜水果,如西瓜、冬瓜,两者性味甘寒,可清热利水解毒。在急性期,临床上出现尿频、尿急、尿痛伴发热、腰痛等症状时,原则上饮食应忌食油炸品、辣椒、烟酒等,以免助热酿湿。

3.忌食肥腻、辛辣及温热性食物,如韭菜、葱、蒜、胡椒、生姜、羊肉、狗肉等,肥腻食物有碍消化,加重病情。忌烟酒。同时也要控制盐的摄入量,防止过咸伤肾。

4.在药物治疗期间,宜保证每日有 2000～3000mL 的人水量,鼓励多排尿,勿憋尿,而且排空膀胱。

5.注意休息,讲究卫生,要经常注意阴部的清洁、干燥,要勤洗澡,且不要用池浴或盆浴,要勤换内裤,在新婚、月经、妊娠和产褥期,尤其应注意。

6.积极锻炼身体,以增强机体免疫力,提高抗病能力。

7.盆底肌的锻炼,收缩肛门每次10s,放松间歇10s,连续15～30min,每日数次,坚持4～6周的锻炼,有利于泌尿系感染的预防。

(杨琳)

第三十六节　病毒性肝炎的护理

一、概述

病毒性肝炎是由多种肝炎病毒引起的以肝脏损害为主的一组全身性传染病。目前按病原学分类已确定的有甲、乙、丙、丁、戊五型肝炎病毒。各型肝炎表现基本相似,以乏力、食欲减退、厌油、肝大、肝功能异常为主要表现,部分病例可出现黄疸。

病毒性肝炎属乙类传染病,是须严格管理的传染病,要求发现后24h内上报。

(一)甲型肝炎病毒

甲型肝炎病毒(hepatitis A virus,HAV)是一种 RNA 病毒。HAV 呈球形,无包膜,对外界抵抗力较强,耐酸碱,室温下可生存一周,可在贝壳类动物、污水、海水、淡水、泥土等环境中存活数月,于80℃ 5min 或100℃ 1min 才能使之灭活,对紫外线、甲醛、含氯消毒液等敏感。感染 HAV 后,早期产生 IgM 抗体,其是近期感染的标志,一般持续8～12周。

(二)乙型肝炎病毒

乙型肝炎病毒(hepatitis B virus,HBV)是一种 DNA 病毒,属嗜肝 DNA 病毒科。乙型肝炎患者血清在电镜下观察可查见3种颗粒:①直径22nm 的小球形颗粒。②管状颗粒,长为100～700nm,宽约22nm。③直径为42nm 的大球形颗粒。HBV 的主要抗原抗体系统包括以下几种。

1.乙型肝炎表面抗原(HBsAg)和表面抗体(抗－HBs)　HBsAg 存在于病毒颗粒的外壳以及小球形颗粒和管状颗粒。HBsAg 阳性反映现症 HBV 感染,其本身无感染性而有抗原性,能刺激机体产生抗－HBs。抗－HBs 为保护性抗体;阳性表示对 HBV 有免疫力,见于乙型肝炎恢复期、既往感染及乙肝疫苗接种后。

2.乙型肝炎核心抗原(HBcAg)和核心抗体(抗－HBc)　HBcAg 主要存在于受染的肝细胞核内,复制后被释至胞浆中,由胞浆中形成的 HBsAg 包裹,装配成完整的病毒颗粒后释放入血。血液中一般不能查到游离的 HBcAg,故临床上一般不检测 HBcAg,而检测其抗体。IgM 型核心抗体只出现于急性乙肝和慢性乙肝急性发作时,持续时间不长。IgG 型核心抗体则可长期存在。

3.乙型肝炎 e 抗原(HBeAg)和 e 抗体(抗－HBe)　HBeAg 是以隐蔽形式存在 HBV 核心中的一种可溶性蛋白。HBeAg 的存在表示病毒复制活跃,有较强的传染性。抗－HBe 转为阳性后,病毒复制多处于静止状态,传染性降低。长期抗－HBe 阳性并不代表病毒复制停止或无传染性。

(三)丙型肝炎病毒

丙型肝炎病毒(hepatitis C virus,HCV)是一种具有脂质外壳的 RNA 病毒,HCV 与

HBV 及 HDV 无同源性,可能是黄病毒属中分化出来的一种新病毒。本病毒经加热 100℃ 10min 或 60℃ 1h 或 1∶1000 甲醛 37℃ 6h 可灭活。HCV 感染者血中的 HCV 浓度极低,抗体反应弱而晚,血清抗－HCV 在感染后平均 18 周转阳,至肝功能恢复正常时消退,而慢性患者抗－HCV 可持续多年。

(四)丁型肝炎病毒

丁型肝炎病毒(hepatitis D virus,HDV)是一种缺陷的嗜肝单链 RNA 病毒,需要 HBV 的辅助才能进行复制,因此 HDV 与 HBV 同时或重叠感染。当 HBV 感染结束时,HDV 感染亦随之结束。HDV 具有高度的传染性及很强的致病力。HDV 感染可直接造成肝细胞损害。

(五)戊型肝炎病毒

戊型肝炎病毒(hepatitis E virus,HEV)为直径 27～34nm 的 RNA 病毒。HEV 对氯仿敏感,在碱性环境中较稳定。HEV 存在于潜伏末期及发病初期患者的粪便中。

二、流行病学

(一)传染源

甲型肝炎的主要传染源是急性患者和隐性患者。病毒主要通过粪便排出体外,发病前 2 周至发病后 2～4 周内的粪便具有传染性,而以发病前 5 天至发病后 1 周最强,潜伏后期及发病早期的血液中亦存在病毒。

乙型肝炎的传染源是急、慢性患者的病毒携带者。病毒存在于患者的血液及各种体液中。急性患者自发病前 2～3 个月即开始具有传染性,并持续于整个急性期。

丙型肝炎的传染源是急、慢性患者和无症状病毒携带者。病毒存在于患者的血液及体液中。

丁型肝炎的传染源是急、慢性患者和病毒携带者。HBsAg 携带者是 HDV 的宿主和主要传染源。

戊型肝炎的传染源是急性及亚临床型患者,以潜伏末期和发病初期患者粪便的传染性最高。

(二)传播途径

1. 甲型肝炎、戊型肝炎 这两型肝炎主要经粪－口途径传播。粪便中排出的病毒通过污染的手、水、苍蝇和食物等经口感染,以日常生活接触为主要方式,通常引起散发性发病,如水源被污染或生食污染的水产品(贝类动物),可导致局部地区暴发流行。

2. 乙型、丙型、丁型肝炎 这三型的传播途径包括以下两种。①血液、体液传播:输血及血制品以及使用污染的注射器或针刺等均可引起传播,生活上的密切接触和性接触亦能导致传播。②母婴传播:我国婴幼儿 HBV 感染的重要途径,其主要通过产道分娩,哺乳及密切接触感染,通过胎盘感染者约占 5%。

(三)易感人群

人类对各型肝炎普遍易感,各种年龄均可发病。甲型肝炎以幼儿、学龄前儿童发病最多,其次为青年人,但暴发流行时各年龄组均可发病,感染后可获得持久免疫力。乙型肝炎感染多发生于婴幼儿及青少年,成人患者则多为慢性迁延型及慢性活动型肝炎。丙型肝炎的发病以成人多见,常与输血和血制品、药瘾注射、血液透析等有关。丁型肝炎的易感者为 HBsAg 阳性的急、慢性肝炎及先症状携带者。戊型肝炎各年龄普遍易感,感染后具有一定的免疫力。

各型肝炎之间无交叉免疫,可重叠感染或先后感染。

（四）流行特征

我国属于甲型及乙型肝炎的高发地区,但各地区人群感染率差别较大。甲型肝炎全年均可发病,而以秋、冬季为高峰期,通常为散发;在托幼机构、小学及部队发病率较高,且可发生大流行。乙型肝炎的发病有家庭聚集现象,无明显季节性,近年来随着乙肝疫苗的广泛接种,乙型肝炎的发病率有所下降。乙型、丙型、丁型肝炎以散发为主。

三、发病机制及病理变化

（一）发病机制

各型病毒性肝炎的发病机制目前尚未完全明了。目前认为,甲型肝炎病毒在肝细胞内复制的过程中仅引起肝细胞轻微损害,表现为肝细胞坏死和炎症反应。HBV 通过被机体的免疫反应所清除,因此一般不发展为慢性肝炎、肝硬化或病毒性携带状态。HBV 通过注射或破损皮肤、黏膜进入机体后,经血液到达肝脏和其他器官,并在肝脏及相应组织细胞内复制,但并不引起明显的肝细胞损伤,肝细胞损伤主要是机体一系列免疫反应所致,即机体的免疫反应在清除 HBV 的过程中造成肝细胞的损伤,其慢性化机制可能与免疫耐受有关。

（二）病理变化

1. 急性肝炎　急性肝炎常见肝大、肝细胞气球样变和嗜酸样变、肝细胞灶性坏死与再生、汇管区炎细胞浸润等。

2. 慢性肝炎　慢性肝炎的主要病理改变为肝细胞变性和点、灶性坏死,可有肝小叶及汇管区胶原及纤维组织增生、肝细胞再生结节形成。

（1）慢性迁延型肝炎,肝脏大多较正常稍大（即肿大现象）,质较软。

（2）肝脏体积增大或不大,质中等硬度。

3. 重型肝炎　急性重型肝炎以肝脏缩小、大量肝细胞坏死、网状纤维支架塌陷及残余肝细胞、胆小管淤胆为特征。亚急性重型肝炎在急性重型肝炎基础上可见肝细胞再生、胶原及纤维组织增生,形成再生结节。慢性重型肝炎在慢性肝炎或肝硬化病变的基础上,有新鲜的大块或亚大块坏死。

4. 淤胆型肝炎　淤胆型肝炎有轻度急性肝炎的组织学改变,伴以明显的肝内淤胆现象。毛细胆管及小胆管内有胆栓形成,肝细胞内亦可见到胆色素淤滞。小胆管周围有明显的炎细胞浸润。

四、护理评估

（一）健康史

询问患者有无与肝炎患者密切接触史,有无血液及血液制品、注射、手术、血液透析等应用史,有无使用对肝脏有损害的药物及烟酒嗜好史,是否接种过各型肝炎疫苗等,询问起病后有无恶心、呕吐、厌油腻食物、食欲减退、乏力等症状,皮肤黏膜及小便有无发黄等。

（二）身体状况

各型肝炎的潜伏期长短不一:甲型肝炎为 2～6 周（平均 1 个月）;乙型肝炎为 6 周～6 个月（一般约 3 个月）;丙型肝炎为 5～12 周（平均 40d）;丁型肝炎为 1～20 周;戊型肝炎为 2～9 周（平均 6 周）。

1.急性肝炎　急性肝炎包括急性黄疸型肝炎和急性无黄疸型肝炎,各型病毒均可引起。

(1)急性黄疸型肝炎:病程可分为 3 个阶段。

①黄疸前期:多以发热起病,伴以全身乏力,食欲不振、厌油、恶心,甚至呕吐,常有上腹部不适、腹胀、便秘或腹泻。少数病例可出现上呼吸道症状、皮疹、关节痛等症状。本期尿色逐渐加深,至本期末尿色呈红茶样。肝脏可轻度肿大,伴有触痛及叩击痛。本期一般持续 3~7d。

②黄疸期:尿色加深,巩膜及皮肤出现黄染,且逐日加深,多于数日至 2 周内达高峰,然后逐渐下降。黄疸出现后发热很快消退,而胃肠道症状及全身乏力现象则加重,至黄疸即将减轻前即迅速改善。本期持续 2~6 周。

③恢复期:黄疸消退,精神及食欲好转。肿大的肝脏逐渐回缩,触痛及叩击痛消失。肝功能恢复正常。本期持续 1~2 个月。

(2)急性无黄疸型肝炎:起病大多缓慢,临床症状较轻,仅有乏力、食欲不振、恶心、腹胀和肝区痛,多无发热,亦不出现黄疸;肝常肿大伴触痛及叩击痛,少数有脾肿大。肝功能改变主要是 ALT 升高。不少病例并无明显症状,仅在普查时被发现。

2.慢性肝炎

(1)慢性迁延型肝炎:急性肝炎病程达半年以上,仍有轻度乏力、食欲不振、腹胀、肝区痛等症状,多无黄疸,肝肿大伴有轻度触痛及叩击痛。

(2)慢性肝炎:既往有肝炎史,目前有较明显的肝炎症状,如倦怠无力、食欲差、腹胀、溏便、肝区痛等,面色常晦暗,一般健康情况较差,劳动力减退。肝肿大质较硬,伴有触痛及叩击痛,脾多肿大。可出现黄疸、蜘蛛痣、肝掌及明显痤疮,肝功能长期明显异常。

3.重型肝炎

(1)急性重型肝炎:亦称暴发型肝炎。起病急,病情发展迅猛,病程短。患者常有高热,极度乏力,消化道症状严重,如厌食、恶心、频繁呕吐、鼓肠等。在起病数日内出现神经、精神症状,如性格改变,行为反常、嗜睡、烦躁不安等。可急骤发展为肝性脑病。出血倾向明显,凝血酶原时间显著延长及凝血酶原活动度不大于 40%。黄疸急剧加深,呈"酶—胆分离"。本病死亡率高,病程不超过 3 周。

(2)亚急性重型肝炎:亦称亚急性肝坏死。起病初期类似一般急性黄疸型肝炎,但病情进行性加重,出现高度乏力、厌食、频繁呕吐、黄疸迅速加深。此型病程可长达 3 周至数月,易发展为坏死性肝硬化,一旦出现肝肾综合征,预后不良。

(3)慢性重型肝炎:此型肝炎的特征为慢性肝炎或肝炎后肝硬化病史、体征、肝功能损害、亚急性重型肝炎的表现,预后差,病死率高。

4.淤胆型肝炎　淤胆型肝炎亦称毛细胆管型肝炎或胆汁淤积型肝炎。起病及临床表现类似急性黄胆型肝炎,但乏力及食欲减退等症状较轻而黄疸重且持久,有皮肤瘙痒等梗阻性黄疸的表现,大便色浅,肝脏肿大。转肽酶、碱性磷酸酶以及 5—核苷酸酶等梗阻指标升高,ALT 多为中度升高,尿中胆红素强阳性而尿胆原阴性。

(三)心理社会状况

患者对肝炎知识的了解程度;患者患病后对住院隔离和疾病预后的认识,有无焦虑、抑郁、悲伤,及被人歧视、嫌弃或孤独感等心理反应;患病后是否对学习、工作、家庭造成影响,家庭经济情况等。

（四）辅助检查

1.血常规　白细胞总数正常或稍低,淋巴细胞相对增多,偶有异常淋巴细胞出现。重症肝炎患者的白细胞总数及中性粒细胞均可增高。血小板在部分慢性肝炎患者中可减少。

2.肝功能检查

（1）血清酶:其中以 ALT 最为常用,是判断肝细胞损害的重要指标。急性肝炎在黄疸出现前 3 周,ALT 即开始升高。重型肝炎时因大量肝细胞坏死,ALT 随黄疸迅速加深反而下降,呈胆－酶分离现象。AST 也升高,意义与 ALT 相同。其他血清酶类,如 ALP、Y－GT 在肝炎时也可升高。

（2）血清蛋白:血清总蛋白减少,白蛋白降低,白球比值（A/G）下降或倒置,反映肝功能显著下降,常有助于慢性活动性肝炎、肝硬化和重型肝炎的诊断。

（3）血清胆红素和尿胆红素:血清胆红素是判断肝损伤程度的重要指标之一。黄疸型肝炎时血清总胆红素、直接胆红素、间接胆红素、尿胆原和尿胆红素均升高。淤胆型肝炎则以直接胆红素、尿胆红素增加为主,尿胆原减少或正常。

（4）凝血酶原活动度（PTA）:PTA 对重型肝炎的临床诊断和预后判断有重要意义。PTA高低与肝损害程度成反比,PTA 越低,肝损害越重,预后越差。PTA 不大于 40% 是诊断重型肝炎的重要依据。

3.血清免疫学检查　测定抗 HAV－IgM 对甲型肝炎有早期诊断价值,HBV 标志（HBsAg、HBeAg、HBcAg 及抗－HBs、抗－HBe、抗－HBc）对判断有无乙型肝炎感染具有重大意义。

4.肝穿刺病理检查　肝穿刺病理检查对各型肝炎的诊断有很大价值,通过肝组织电镜、免疫组化检测以及以 Knodell HAI 计分系统观察,对慢性肝炎的病原、病因、炎症活动度以及纤维化程度等均得到正确数据,有利于临床诊断和鉴别诊断。

（五）治疗要点

病毒性肝炎目前尚无可靠而满意的抗病毒药物治疗。一般采用综合疗法,以适当休息和合理营养为主,根据不同病情给予适当的药物辅助治疗,同时避免饮酒、使用肝毒性药物及其他对肝脏不利的因素。

1.急性肝炎　急性肝炎多为自限性疾病。若能在早期得到及时休息、合理营养,及对症、支持疗法,大多数病例能在 3～6 个月内临床治愈。

2.慢性肝炎　慢性肝炎除了进行适当休息和营养以外,还需要以下治疗。

（1）保肝治疗,如使用肝泰乐、维生素。

（2）抗病毒治疗,如使用干扰素,降转氨酶药（如五味子制剂、垂盆草制剂等）。

（3）免疫制剂,如胸腺肽或胸腺素等。

（4）中医中药辨证施治。

3.重型肝炎　应及早采取合理的综合措施,加强护理,密切观察病情变化,及时纠正各种严重的生理性紊乱,防止病情进一步恶化。对难以保守治疗恢复的病例,有条件时可采用人工肝支持系统,争取进行肝移植。

4.淤胆型肝炎　酌情选用氢化泼尼松每日 40～60mg 口服或氟美松每日 10～15mg 溶于葡萄糖液内静脉滴注。瘙痒明显者可口服异丁嗪 5mg,每日 2 次,或消胆胺每日 2～3g。

五、护理诊断及合作性问题

1.活动无耐力　与肝功能受损、能量代谢障碍有关。

2.营养失调　与摄入减少及消化吸收障碍有关。

3.焦虑　与担心预后及隔离治疗等有关。

4.知识缺乏　缺乏病毒性肝炎的防治知识。

5.潜在并发症　出血、肝性脑病、感染、肝肾综合征等。

六、护理目标

患者的焦虑和孤独感减轻,疲乏感减轻或消失,活动耐力逐步提高。对病毒性肝炎的防治知识有一定了解,无并发症发生。

七、护理措施

(一)一般护理

1.隔离　甲型、戊型肝炎从发病之日起按消化道隔离3周;乙型、丙型、丁型肝炎及无症状HBsAg携带者行血液或体液隔离至病毒消失。

2.休息　急性肝炎、重型肝炎、中重度慢性肝炎、ALT升高者应卧床休息,以增加肝脏血流量,降低机体代谢率,促进肝细胞的修复与再生,以利于炎症病变恢复。以后随病情进一步好转,逐渐增加活动量,以不感到疲劳为宜。肝功能正常后1~3个月可恢复日常活动和工作,但仍应避免过度劳累及重体力劳动。

3.营养与饮食　急性肝炎患者宜进食清淡、易消化、低脂、维生素丰富的食物,如米粥、清肉汤、豆浆、蒸鸡蛋等。热量以能维持身体需要为度,多食新鲜蔬菜、水果。恢复期患者可逐渐过渡到普食。慢性肝炎患者适当增加蛋白质的摄入,但有肝性脑病先兆者应限制蛋白质摄入。合并腹腔积液时,应给予低盐或无盐饮食。重症肝炎患者宜进食低脂、低盐、高糖、高维生素、易消化的流质或半流质饮食,限制蛋白质摄入量,补充足量的B族维生素、维生素C及维生素K。所有肝炎患者应禁止饮酒。

(二)病情观察

重症肝炎患者,应重点观察生命体征、神志、黄疸、出血等症状,及早发现并发症早期征兆,如性格、行为的改变,定向力异常等肝性脑病等先兆,有无呕血、便血等出血倾向。重型肝炎和肝衰竭患者应严格记录24h出入液体量,监测尿常规、尿比重,血清钾、钠,血肌酐、血尿素氮,一旦发现病情变化,应及时报告医师,积极配合抢救。

(三)对症护理

1.皮肤瘙痒的护理　黄疸型肝炎患者由于胆盐沉着刺激皮肤神经末梢,引起皮肤瘙痒,应指导患者进行皮肤自我护理,具体措施包括以下几点。

(1)保持床单清洁、干燥,衣服宜柔软、宽松,勤换洗。

(2)每日用温水轻擦皮肤,不宜使用碱性肥皂、化妆品等刺激性用品。

(3)及时修剪指甲避免搔抓,防止皮肤破损,对已有破损者,则应保持局部清洁、干燥,预防感染。

(4)瘙痒重者局部可涂擦止痒剂,也可口服抗组胺药。

2.呕吐、腹泻的护理　给予清淡易消化的饮食,少食多餐;记录 24h 出入液体量;严重者暂禁食,遵医嘱静脉补充所需营养;加强肛周皮肤护理。

3.加强基础护理　做好口腔护理,定时翻身拍背,及时清除呼吸道分泌物,防止口腔及肺部感染;经常更换体位,对骨突受压部位及水肿部位进行按摩,局部垫软枕,以防止压疮发生。

（四）用药护理

肝炎患者在治疗过程中,切忌滥用药物,禁用损害肝脏的药物。用药过程中,应注意给药方法、剂量,密切观察药物的不良反应等。

（五）心理护理

在治疗护理中应注意介绍疾病的相关知识,如主要症状、治疗方法、护理措施、疾病预后及隔离的意义,以增加患者对疾病的了解;多与患者交流沟通,随时了解患者的心理活动,鼓励患者说出自己的想法和感受,以便及时进行疏导和鼓励,并配合亲友探视等使患者产生安全感,消除焦虑、抑郁等不良心理,保持豁达、乐观心情,增强战胜疾病的信心。

（六）健康指导

1.家庭隔离　指导患者在家中实行分餐制,注意对食具、用具、洗漱用品及排泄物的消毒。

2.指导规律　生活告知患者充足休息与加强营养的重要性,肝功能恢复 3 个月以上,再逐渐恢复工作,但仍需随访。

3.定期复查　慢性肝炎患者 3～6 个月随访一次,检测肝功能及病毒标志物,如发现异常,随时就诊。

（杨琳）

参考文献

[1]张国荣,王宏伟,朱利峰,等.伽马刀治疗原发性三叉神经痛长期随访分析报告[J].立体定向和功能性神经外科杂志,2010,23(5):274—277.

[2]吕学明,袁绍纪,张荣伟,等.微血管减压术治疗典型和非典型三叉神经痛结果对照分析[J].立体定向和功能性神经外科杂志,2010,23(5):275—261.

[3]简志宏,袁贤瑞,Acharya S,等.微血管减压术治疗原发三叉神经痛和面肌痉挛[J].中国耳鼻咽喉颅底外科杂志,2009,15(4):258—260.

[4]李民虎,金香月,邬英全.吉兰—巴雷综合征临床研究进展[J].中国医药导报,2009,6(14):5—6,11.

[5]李小鹰.2010版《中国高血压防治指南》解读—新指南,心在哪里?[J].中国医学前言杂志,2011,3:67—68.

[6]李玉琴,李娜,程芳等.老年心房颤动的药物治疗[J].中国老年学杂志,2011,31(9):1700—1702.

[7]王士雯,钱芳毅,周玉杰,等.老年心脏病学[M].北京:人民卫生出版社,2012.

[8]邓青南,郭振辉.老年呼吸系统及危重症学[M].北京:人民军医出版社,2009.

[9]蔡柏蔷,李龙芸.协和呼吸病学[M].2版.北京:中国协和医科大学出版社,2011.

[10]康健,侯刚.老年人特发性肺纤维化的正确诊断寓于鉴别诊断之中[J].中老年医学与保健,2007,(4):198.

[11]中华医学会呼吸病学分会.肺血栓栓塞症的诊断及治疗指南(草案)[J].中华结核呼吸杂志,2001,24(5):259—264.

[12]李俊峰.老年慢性胃炎的治疗与预防探析[J].中国社区医师,2010,30:52—53.

[13]渠丽珍.438例老年性消化性溃疡临床及内镜分析[J].中国临床实用医学,2010,11(4):184—185.

[14]程志球.老年消化性溃疡80例临床分析[J].临床合理用药,2009,8(2):89—90.

[15]柳珂,于观贞,陈颖,等.青年与老年胃癌的[J].临床合理用药,2009,8(2):89—90.

[16]张凯军,吴斌文.老年人结肠息肉临床及病理特点分析[J].实用医学杂志,2010,26(3):438—439.

[17]刘诗,许娟娟,侯晓华.老年人慢性特发性便秘的病理生理变化[J].实用老年医学,2010,24:95—98.

[18]郑炜宏,伍中庆,吴宇峰.老年性骨质疏松症相关疾病及危险因素的研究概况[J].医学综述,2012,12(23):3534—3535.

[19]冯啸波,姜军,朱维铭.老年人慢性顽固性便秘的外科治疗[J].实用老年医学,2010,24(2):107—109.